新编 临床眼科学

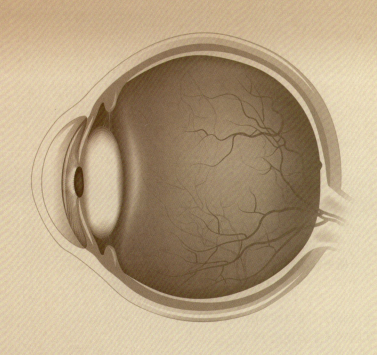

主编 张铭连

人民卫生出版社

图书在版编目（CIP）数据

新编临床眼科学 / 张铭连主编 . —北京：人民卫生出版社，2019

ISBN 978-7-117-28218-5

Ⅰ.①新… Ⅱ.①张… Ⅲ.①眼科学 Ⅳ.①R77

中国版本图书馆 CIP 数据核字（2019）第 046364 号

人卫智网　www.ipmph.com　医学教育、学术、考试、健康，购书智慧智能综合服务平台

人卫官网　www.pmph.com　人卫官方资讯发布平台

版权所有，侵权必究！

新编临床眼科学

主　　编：张铭连
出版发行：人民卫生出版社（中继线 010-59780011）
地　　址：北京市朝阳区潘家园南里 19 号
邮　　编：100021
E - mail：pmph @ pmph.com
购书热线：010-59787592　010-59787584　010-65264830
印　　刷：北京盛通印刷股份有限公司
经　　销：新华书店
开　　本：889×1194　1/16　印张：38
字　　数：1338 千字
版　　次：2019 年 5 月第 1 版　2019 年 5 月第 1 版第 1 次印刷
标准书号：ISBN 978-7-117-28218-5
定　　价：268.00 元

打击盗版举报电话：010-59787491　E-mail：WQ @ pmph.com
（凡属印装质量问题请与本社市场营销中心联系退换）

谨以此书
献给河北省眼科医院

建院 **115** 周年

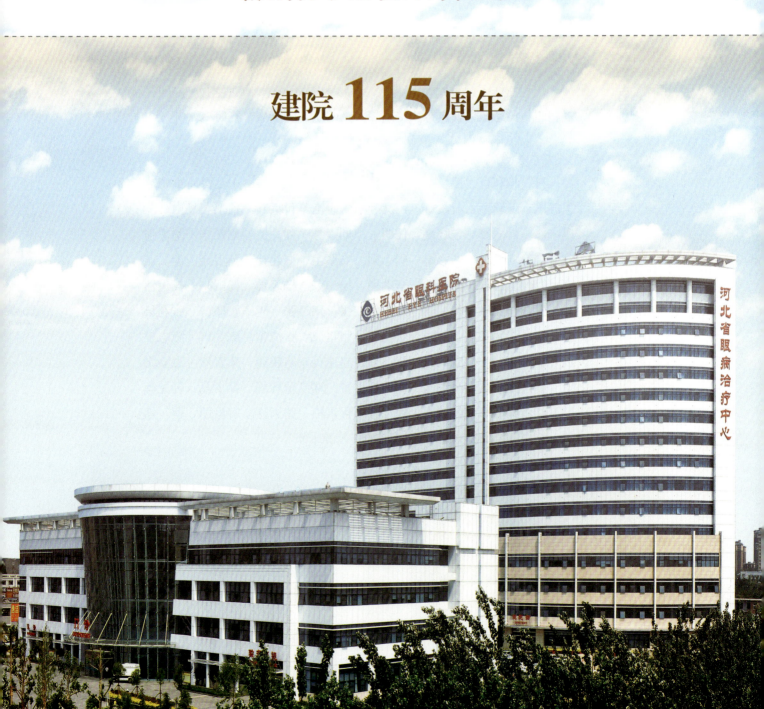

《新编临床眼科学》编委会

主　编　张铭连

副主编　王莉菲　吴彦超　韩惠芳　李瑞峰　王萌萌　贾金辰　杨赞章

编　委（以姓氏笔画为序）

刁　科　马利肖　王　东　王　伟　王　娟　王　鑫　王运昌　王晓冰
王健民　王聪颖　石慧君　卢文胜　史俊虎　付世新　代书英　白　萍
冯　炜　吕丽娜　朱晓磊　任明玉　刘占芬　刘立民　刘延东　刘志强
刘春宵　刘素江　刘彩娟　闫忠阳　安军生　许建锋　孙卫锋　李　亚
李　妍　李志勇　李善学　李瑞民　杨　荣　杨　洁　杨国兴　杨俭伟
肖　丽　余文琳　谷　梁　宋丽华　张　伟　张　越　张印博　张利科
张宏彬　张武林　张胜娟　张晓娜　张培成　张清生　陈　冉　陈志敏
周才喜　庞　午　庞润晖　赵　云　赵迷英　赵晓丽　荣素然　袁立飞
贾　鑫　高　瑞　高占国　常永业　董　玮　董坤峰　韩少磊　韩龙辉
韩育红　韩爱军　韩瑞娟　程彦彦　程素棉　路天祥　解世朋　蔡　祎
魏　炜

秘　书　王晶晶　李明然

主 编 简 介

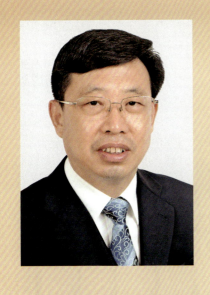

张铭连,眼科主任医师,教授,硕士研究生导师,中国共产党第十九次全国代表大会代表,享受国务院特殊津贴专家,现任河北省眼科医院院长、党委书记,河北省眼科学重点实验室主任,河北省眼科研究所所长,邢台市科协副主席。兼任中华中医药学会眼科分会副主任委员、中国中西医结合学会眼科专业委员会副主任委员、中国医师协会中西医结合医师分会眼科专业委员会副主任委员、世界中医药学会联合会眼科分会副会长、河北省中西医结合学会眼科分会主任委员,并担任《中国中医眼科杂志》《中国针灸》《河北中医》杂志,"十二五"规划教材《眼科学》,"十二五""十三五"规划教材《中西医结合眼科学》编委。

从事眼科医教研工作35年,在中医、中西医结合诊治疑难危重眼病方面有较高的学术造诣,特别是在治疗疑难眼底病、葡萄膜炎、干眼症等复杂眼病方面有丰富的临床经验,创立了"目络学说",研制了"活血通络颗粒""玄麦润目颗粒"等6种治疗疑难眼病的中药制剂。获国家发明专利3项,获省、部级科技进步奖7项(其中二等奖3项),承担国家自然科学基金、省基金等项目13项(其中国家自然科学基金3项)。发表学术论文102篇(其中SCI收录11篇),主编、参编著作12部。荣获全国劳动模范(先进工作者),全国优秀科技工作者,河北省杰出专业技术人才,河北省首届名中医,河北省省管优秀专家等荣誉称号。

《新编临床眼科学》编委合影

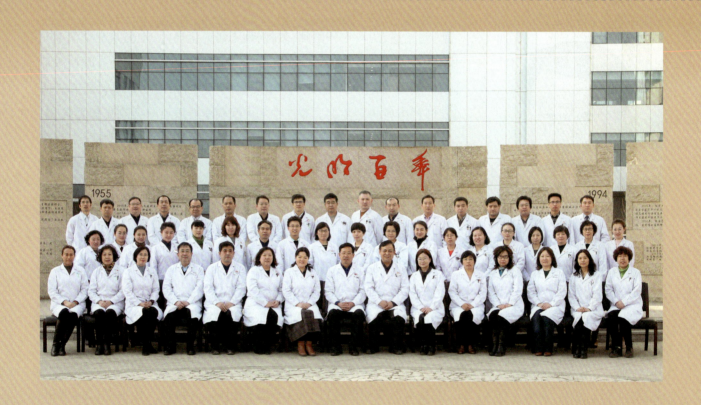

序

河北省眼科医院（原邢台眼科医院）是一所具有115年历史的眼专科医院，拥有一大批临床实践经验丰富的专家。他们在眼科疾病的西医和中医的诊治方面均独具特色。医院组织全院高年资的眼科专家，根据自己的诊疗经验，并汲取国内外眼科的发展成果，集体编撰了这部实用、易懂、全面的《新编临床眼科学》。它将为医学生、基层医生和低年资眼科医生提供一套好学易用的参考书。本书既有眼科基础理论，也有编者的临床经验总结。

河北省眼科医院于20世纪70年代集体编写了《临床眼科学》。该书既全面系统，又简明扼要，可读性强，深受医学生、进修人员和基层眼科医师的欢迎。该书在当时全国眼科界产生了较大的影响。随着国内外眼科事业的迅猛发展，眼科界的新理论、新技术、新设备也日新月异地涌现，眼科诊疗技术已迥异于以前。本次重修《临床眼科学》为《新编临床眼科学》，阐述了河北省眼科医院（原邢台眼科医院）的百年眼病诊治经验和现代眼科诊疗技术的新进展，并对中医诊治优势病种的经验做了详细介绍。为我国中西医眼科结合提供了一部重要的参考书，为推动我国中西医结合眼科学的发展做出重要贡献。河北省眼科医院在发展中既强调现代化办医，也重视传统医学的传承与弘扬，是我国眼科中西医结合的典范。他们将医院丰富的中西医结合经验编辑成书是对中国眼科界的重要贡献，相信本书将会大有裨益于眼科医生的临床实际工作，因此，在本书即将出版之际，谨记数语，是为序。

首都医科大学附属北京同仁医院院长
中华医学会眼科学分会前任主任委员
亚太眼科学会候任主任委员

前　言

《新编临床眼科学》在河北省眼科医院(原邢台眼科医院)全体编撰人员努力下和人民卫生出版社的支持下即将付梓，这是几代邢台眼科医院人实践经验和智慧的结晶。

本书的基本框架来自于20世纪70年代我院编写的《临床眼科学》。当时《临床眼科学》仅在内部编印供医学生和进修医师教学使用。该书既全面系统，又简明扼要，既有基本理论，又有临床诊疗经验，具有很强的实用性。发行以来，深受医学生、进修人员和基层眼科医师的欢迎，在当时全国眼科界产生了较大的影响。首次印刷1万册，很快销售一空，后来又多次印刷，依然供不应求。随着社会的发展和科学技术的进步，眼病的诊疗技术在很多方面有了突破性进展，一些新技术、新药的应用提高了眼病的诊治水平。毋庸讳言，以目前眼科的发展速度和临床实践水平来衡量，《临床眼科学》原书中的一些论述需要修正及更新，许多新的诊疗技术和手术需要补充。当前眼科书籍可谓浩如烟海，但读来好懂、学来好用的眼科书籍却并不多。《临床眼科学》内部编印四十余年来，以其"好读易用"的特点深受读者好评，不断有眼科同道联系医院希望能够将此书正式公开出版发行。在此，我们衷心感谢参与编写《临床眼科学》的老前辈和老专家给我们留下的宝贵经验和财富。

基于以上原因及强烈的责任感，时隔四十年，在人民卫生出版社的指导下，我们集全院资深眼科医师之力，精心编撰，反复修改，终于完成了这部凝聚几代邢台眼科医院人心血的参考书。

本书保留了《临床眼科学》原书的基本框架及精华内容，对一些章节做了较大改动，删除原书中一些过时的、临床早已摒弃的内容，增补了大量的新知识、新技术、新疗法和新药物。相较于初版，本书增加了几个新章节，特别是新增了中西医结合治疗眼科疑难复杂疾病的疗法。《新编临床眼科学》对章节进行了优化整合，大幅更新了初版的内容，是一本系统全面、内容新颖、简明实用的眼科参考书。

眼科是一门实践性很强的临床学科，没有充分的临床实践，医师不可能有高超的诊治水平。《新编临床眼科学》的编者们都是长期在临床一线工作的高年资医师，对编写内容的实用性心领神会，本书是他们长期临床经验的结晶。它突出的特点是：在理论上既强调其科学性，又突出其实用性；在内容上既保持传统经验的完整，又注重对新技术的吸收。相信本书的出版，对促进眼科学术发展和眼科临床技术的提高，尤其对我国中西医结合眼科事业的发展会起到良好的推动作用。由于编者水平有限，书中不足之处，恳请眼科同道不吝赐教，以便再版时予以修订。

衷心感谢人民卫生出版社为本书出版给予的大力支持，感谢全体编写人员付出的辛勤劳动，使本书得以顺利出版。

张铭连
2019年1月18日

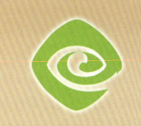

目　　录

第一篇　基础眼科学

第一章　眼科发展简史 … 2
- 第一节　中国眼科发展简史 … 2
- 第二节　河北省眼科医院院史 … 4

第二章　眼科解剖生理学 … 10
- 第一节　概论 … 10
- 第二节　眼附属器 … 10
- 第三节　角膜 … 13
- 第四节　巩膜 … 13
- 第五节　葡萄膜 … 14
- 第六节　视网膜 … 15
- 第七节　前房、后房和房水 … 16
- 第八节　晶状体 … 16
- 第九节　玻璃体 … 17
- 第十节　视路 … 17
- 第十一节　瞳孔反射径路 … 18
- 第十二节　眼外肌 … 19
- 第十三节　眼眶 … 20

第三章　眼部胚胎学 … 24
- 第一节　眼部组织的发育过程 … 24
- 第二节　眼部组织的发育来源 … 25

第四章　眼科病理学概论 … 26
- 第一节　细胞与组织损伤 … 26

第二节	炎症性病变	27
第三节	局部血液循环障碍	28
第四节	肿瘤性病变	29

第五章　眼科免疫学概论 31
第一节　免疫基本知识 31
第二节　眼免疫系统 32
第三节　眼免疫相关性疾病 33

第六章　眼部微生物与寄生虫 35
第一节　眼部常见微生物 35
第二节　眼部常见寄生虫 38

第七章　眼科遗传学和流行病学概论 41
第一节　眼科遗传学概论 41
第二节　眼科流行病学概论 43

第八章　中医眼科基础理论 45
第一节　眼与脏腑的关系 45
第二节　眼与气血津液的关系 46
第三节　眼与经络的关系 47
第四节　五轮学说 47
第五节　八廓学说 48
第六节　玄府学说 48
第七节　眼病的中医病因病机 49
第八节　眼科常用辨证方法 50

第二篇　眼科诊断学

第九章　眼科病史采集和病历记载 54
第一节　病史采集 54
第二节　病历书写 54

第十章　眼科一般检查 57
第一节　视力检查 57
第二节　色觉检查 58
第三节　立体视觉检查 58
第四节　眼睑检查 59
第五节　泪器检查 59
第六节　眼球检查 60
第七节　眼眶检查 60
第八节　裂隙灯显微镜检查 60
第九节　检眼镜检查 61
第十节　眼压检查 62

第十一节　眼位、眼球运动、眼部肌肉检查 63
第十二节　婴幼儿眼部检查 64

第十一章　眼科特殊检查 66
第一节　角膜特殊检查 66
第二节　前房特殊检查 69
第三节　瞳孔检查 71
第四节　视野检查 73
第五节　微视野检查 75
第六节　眼部超声检查 76
第七节　彩色多普勒血流成像 79
第八节　活体超声生物显微镜 80
第九节　IOL-Master 光学生物测量 82
第十节　视觉电生理检查 83
第十一节　眼底血管造影检查 88
第十二节　光学相干断层扫描成像 91
第十三节　对比敏感度检查 94
第十四节　像差检查 95
第十五节　屈光检查 98
第十六节　双眼视检查 101
第十七节　复视检查 103
第十八节　斜视检查 103
第十九节　调节与集合功能检查 104
第二十节　眼科微生物检查 105
第二十一节　眼科影像学检查 107
第二十二节　伪盲的相关检查 110
第二十三节　泪液与泪器的特殊检查 111

第三篇　临床眼科学

第十二章　眼睑疾病 114
第一节　概述 114
第二节　眼睑炎症 114
第三节　眼睑肿瘤 119
第四节　眼睑位置及功能异常和先天异常 121

第十三章　泪器疾病 126
第一节　泪腺疾病 126
第二节　眼睑皮肤松弛症 127
第三节　泪道疾病 127
第四节　泪器肿瘤 129

第十四章　眼表疾病 132
第一节　概述 132

  第二节　眼干燥症 ··· 133
  第三节　睑板腺功能障碍 ·· 135

第十五章　结膜疾病 ·· 137
  第一节　结膜炎症 ··· 137
  第二节　结膜变性与色素沉着 ··· 145

第十六章　角膜疾病 ·· 147
  第一节　角膜炎 ·· 147
  第二节　免疫性角膜病变 ·· 163
  第三节　角膜变性与营养不良 ··· 171
  第四节　角膜肿瘤 ··· 182
  第五节　角膜先天异常 ··· 183

第十七章　巩膜疾病 ·· 185
  第一节　巩膜先天异常 ··· 185
  第二节　巩膜炎其他巩膜病变 ··· 185

第十八章　晶状体疾病 ·· 189
  第一节　白内障 ·· 189
  第二节　晶状体位置异常 ·· 191
  第三节　晶状体先天异常 ·· 193

第十九章　青光眼 ·· 195
  第一节　青光眼总论 ·· 195
  第二节　原发性闭角型青光眼 ··· 196
  第三节　原发性开角型青光眼 ··· 201
  第四节　继发性青光眼 ··· 205
  第五节　发育性青光眼 ··· 214

第二十章　葡萄膜疾病 ·· 223
  第一节　葡萄膜炎概述 ··· 223
  第二节　感染性葡萄膜炎 ·· 226
  第三节　非感染性葡萄膜炎 ·· 230
  第四节　葡萄膜肿瘤 ·· 235
  第五节　葡萄膜先天异常 ·· 237

第二十一章　玻璃体疾病 ·· 239
  第一节　玻璃体混浊 ·· 239
  第二节　玻璃体的结构、体积和位置的改变 ·· 241
  第三节　玻璃体猪囊虫 ··· 242
  第四节　玻璃体先天异常 ·· 242
  第五节　其他玻璃体疾病 ·· 243

第二十二章　视网膜疾病 — 244
- 第一节　视网膜血管病 — 244
- 第二节　视网膜血管炎 — 257
- 第三节　糖尿病视网膜病变 — 261
- 第四节　年龄相关性黄斑变性 — 264
- 第五节　息肉状脉络膜血管病变 — 268
- 第六节　中心性浆液性脉络膜视网膜病变 — 271
- 第七节　视网膜脱离 — 272
- 第八节　视网膜变性类疾病 — 275
- 第九节　视网膜母细胞瘤 — 278

第二十三章　视路疾病 — 281
- 第一节　视神经炎 — 281
- 第二节　视盘水肿 — 283
- 第三节　缺血性视神经病变 — 284
- 第四节　视神经萎缩 — 286
- 第五节　视交叉病变 — 288
- 第六节　视束病变 — 290
- 第七节　外侧膝状体及其以上视路病变 — 291

第二十四章　眼的屈光与调节异常 — 295
- 第一节　光学基本原理 — 295
- 第二节　眼的屈光异常 — 296
- 第三节　调节和集合 — 298
- 第四节　屈光不正和老视的非手术矫正 — 300
- 第五节　屈光不正和老视的手术矫正 — 303
- 第六节　盲和低视力 — 304

第二十五章　斜视与弱视 — 307
- 第一节　眼球运动 — 307
- 第二节　双眼视觉 — 308
- 第三节　内斜视 — 311
- 第四节　外斜视 — 315
- 第五节　A-V 型斜视 — 318
- 第六节　麻痹性斜视 — 320
- 第七节　特殊类型斜视 — 325
- 第八节　先天性眼球震颤 — 331
- 第九节　弱视 — 333

第二十六章　眼眶疾病 — 338
- 第一节　眼眶炎症 — 338
- 第二节　眼眶肿瘤 — 343
- 第三节　眼眶发育异常 — 351
- 第四节　甲状腺相关眼病 — 355

第五节　眼眶淋巴组织增生性病变 357

第二十七章　眼外伤疾病 360
　　第一节　眼外伤分类及病史采集 360
　　第二节　机械性眼外伤 361
　　第三节　非机械性眼外伤 394

第二十八章　眼与全身病 398
　　第一节　内科病的眼部表现 398
　　第二节　外科病的眼部表现 402
　　第三节　妇科病的眼部表现 403
　　第四节　儿科病和遗传代谢性疾病的眼部表现 403
　　第五节　皮肤病及性病的眼部表现 404
　　第六节　神经科病的眼部表现 405
　　第七节　口腔科疾病的眼部表现 407
　　第八节　耳鼻喉科病的眼部表现 407
　　第九节　药物与化学性眼病 408

第四篇　眼科治疗学

第二十九章　眼科常用西药 412
　　第一节　抗细菌药物 412
　　第二节　抗真菌药 417
　　第三节　抗病毒药 418
　　第四节　抗青光眼药物 419
　　第五节　干眼治疗药物 422
　　第六节　白内障治疗药物 424
　　第七节　糖皮质激素类药物 425
　　第八节　非甾体抗炎药物 427
　　第九节　抗变态反应药物 428
　　第十节　抗血管内皮生长因子药物 428
　　第十一节　散瞳药与睫状肌麻痹药物 429
　　第十二节　血管收缩剂与减充血剂 429
　　第十三节　抗视疲劳药物 430
　　第十四节　眼用免疫制剂 431
　　第十五节　眼科局部麻醉药 431
　　第十六节　其他眼科用药 431

第三十章　眼科常用中药 434
　　第一节　方剂 434
　　第二节　中成药 454

第三十一章　激光治疗学 464
　　第一节　眼科激光总论 464

第二节	白内障相关的激光治疗	465
第三节	青光眼相关的激光治疗	467
第四节	玻璃体和视网膜疾病相关的激光治疗	469
第五节	激光在泪道疾病中的应用	471
第六节	整形美容相关的激光治疗	473

第三十二章　放射治疗学和介入治疗学 475

第一节　放射治疗学在眼科的应用 475
第二节　介入治疗学在眼科的应用 475

第三十三章　手术治疗学 477

第一节　眼科手术学基础 477
第二节　眼睑手术 482
第三节　泪器手术 487
第四节　结膜手术 493
第五节　角膜手术 495
第六节　白内障手术 504
第七节　抗青光眼手术 515
第八节　视网膜脱离手术 524
第九节　玻璃体手术 529
第十节　黄斑部疾病的手术治疗 535
第十一节　屈光手术 538
第十二节　斜视手术 546
第十三节　眼球及眼眶手术 552
第十四节　眼外伤手术 557
第十五节　眼部整形美容手术 575

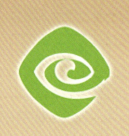

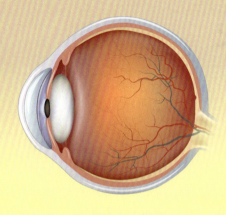

第一篇 基础眼科学

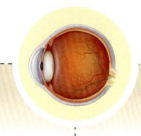

第一章

眼科发展简史

第一节 中国眼科发展简史

眼科是人们在几千年来与疾病做斗争的过程中,逐渐形成和发展起来的临床学科,其形成与发展与整个社会发展有着密切联系。我国眼科的发展史虽是连贯的,但从发展状况和学术特点来看,大体可分为六个阶段:萌芽阶段、奠基阶段、独立发展阶段、兴盛阶段、衰弱阶段和新中国眼科学的蓬勃发展阶段。

一、萌芽阶段(南北朝及以前)

早在公元前14世纪的殷武丁时代,就有殷贞王患眼病的甲骨文记载:"贞王弗疾目"。同时,在先秦、秦汉时期的《山海经》《诗经》《淮南子》等古籍也有对眼病及其民间治疗的一些记载,比如《淮南子》中有"夫梣木色青翳,而赢瘾蜗睆,此皆治目之药也",梣木即秦皮,目前仍是中医眼科的常用药物。

《黄帝内经》首次提出了眶、内眦、外眦、白眼、黑眼、约束、目系等一系列主要解剖结构的名称,阐述了眼与脏腑经络的关系,将阴阳学说和五行学说引入眼科辨证,为后世中医眼科奠定了一定的理论基础。该书记录的眼病有目盲、目下肿、目黄、目赤、目赤痛、目瞑等15种,并介绍了30多种眼部症状及部分针刺疗法。成书于东汉的《神农本草经》是我国现存最早的药学专著,收载了八十多种治疗眼病的药物。从该书的记载来看,汉代以前已观察到眼睑病、泪器病、结膜病、角膜病等眼疾。

二、奠基阶段(隋唐时期)

隋唐时期,我国眼科学不仅继承了秦汉时期的医学成就,且与日本、朝鲜、阿拉伯、印度等国的医学交流逐渐增多,这对丰富中医眼科学的内容起到了积极作用。隋代巢元方著《诸病源候论》是我国现存最早的病因病理专书,其中关于眼病的记载颇为详尽,有眼睑病、结膜病、角膜病、屈光不正等眼科疾病38论。隋唐时代的孙思邈著《千金要方》,书中首次归纳了容易引起眼病的19种因素;在眼病治疗方面,首次提出了食用动物肝脏的明目作用;单列针灸一卷,主张汤药攻内,针灸攻外,针与灸并用;除内服药外,还介绍了洗眼法、滴药法、冷敷法、热敷法、熏眼法、按摩法及钩割法等多种治疗方法。

晚唐时期的王焘著《外台秘要》,首次引入了印度医学理论,详细介绍了白内障、青光眼、倒睫等眼病。《龙树眼论》系我国首部眼科专著。原书已佚,其佚文可见于《医方类聚》《医心方》等书。该书记述了眼病的起因及各种眼病的治法,特别是较详细地阐述了针拨白内障的方法。《刘皓眼论准的歌》是继《龙树眼论》后的一部眼科专著,全书为诗歌体裁,便于记颂。首载"五轮歌"及将72种眼部病证按内、外障分类的方法,对后世学术影响深远。

唐代时的太医署为医学教育机构和医疗机构,将原属于内、外科的五官科疾病,细划分为"耳目口齿"科,自此,五官科成为独立的科目。

三、独立发展阶段(宋金元时期)

北宋的官修方书《太平圣惠方》,收集了宋初和以前方书及民间验方,特别对白内障针拨手术有了详细的介绍。其后又有《圣济总录》,全书200多卷,有论有方,眼科部分在《太平圣惠方》的基础上加以扩充,写成12卷,包括眼病58门,手术2门,记载眼病用方758条,介绍了钩、割、针、镰法手术，内容较为丰富。《银海精微》是驰名中外的眼科著作，书中论述了五轮八廓学说和一些眼科基础理论，还叙述了多种眼科疾病的病因症状和治疗方法，并附有多种眼病简图。除内服方药外，尚有洗、点、针镰等外治法。元代危亦林的《世医得效方》专设眼科一卷，重点阐述了五轮八廓学说，并分别叙述眼科七十二证的证治，内容简明扼要而实用。约成书于宋、元时期的《秘传眼科龙木论》是一部著名的眼科专书。该书按内、外障分类记叙了72种眼病的病因、症状和治疗，列载了诸家秘要名方、药性，并介绍了金针拨内障以及钩、割、镰、洗等手术方法，对后世有很大的影响。

宋代设太医局，下分九科，将眼科从五官科划分出来，使眼科独立成科。此外，在宋代已有使用眼镜的记载，在宋代史沆断狱，南宋宗室赵希鹄所著《洞天清录》一书中已有用眼镜"叆叇"看书的描述。

四、兴盛阶段（明清时期）

明、清两代是中医眼科的兴盛时期。元末明初的眼科名医倪维德所著的《原机启微》是阐述理论比较系统的一本眼科专书。该书将眼病按病因分为18类，包括眼睑疾患、泪器疾患、结膜疾患、虹膜疾患、晶状体疾患、原发性及外伤性青光眼、夜盲、外伤及营养性眼疾患等，自此我国眼科有了系统的理论根据。

《审视瑶函》是明末清初医家傅仁宇父子编著的一本眼科学专著，全书将眼科病定为108症并做详细记述。收方300余首，介绍了金针拨内障以及钩、割、针、烙、点、洗、敷、吹等眼科外治法，同时详细介绍了用药禁忌和眼科针灸疗法等，内容比较丰富。此后有《目经大成》《张氏医通》《古今图书集成》《医宗金鉴》等医学书籍问世，在眼科处方、手术、器械、药物、病因等方面均有详尽记述。

明代李时珍编撰的《本草纲目》载有眼科药物400余种，在眼科方面"有赤目传变，内障昏盲，外障翳膜，物伤眯目"等病症的描述。后有清代赵学敏著《本草纲目拾遗》，内有眼科明目药20余种，眼科治疗用药50余种。明代朱橚等编有《普济方》是明代医方书大成。全书共180卷，眼科部分16卷，分眼病为57类，各类均附有论述。方剂除搜集明以前方书所载者外，并采录当时验方，内容极为丰富。

此外，明、清均设太医院，医学教育方面有医学提举司，眼科仍为一科。明清时期的中医眼科，在基础理论与临床治疗方面都有很大发展，眼科文献的数量与质量大大超过以前各代，所以说是我国眼科学发展的兴盛时期。

五、衰弱阶段

自1840年鸦片战争到1949年新中国成立的百余年间，我国眼科学由兴盛转向衰落。眼科著作大多内容简单，无明显特色。黄岩的《秘传眼科纂要》、马化龙的《眼科阐微》、作者不详的《眼科奇书》、康维恂的《眼科菁华录》等均有一定的创见。随着西医眼科的传入，为中西医结合眼科的形成和发展创造了条件。如徐庶遥著《中国眼科学》、陈滋著《中西医眼科汇通》等。唐容川著《中西汇通医经精义》中也包含眼科方面的内容。

从19世纪下半叶到20世纪早期，西方国家在我国开始建立医学院校，设有眼科课程。但多与耳鼻喉科一起，内容简陋。1918年北京协和医学院将眼科与耳鼻喉科分开。1916年我国李清茂由美归国，任该院眼科代主任，并翻译《梅氏眼科学》作教材，开始以中文系统地介绍现代眼科学。美国Peterson、加拿大Cuningham（韩培林）等亦在成都华西协合大学教授眼科学。

我国各地先后也建立起了以眼科为主的综合医院或眼专科医院。我国自办的医学校如天津医学馆（1881），即后来的北洋医学堂（1893）、海军医学堂（1914），北京医学专门学校等也培养新型医学生。其中成立较早的医院有北京同仁医院（1886）、顺德府仁慈医院（现河北省眼科医院1904）、华西大学眼耳鼻喉科医院等。1931年波兰眼科专家瓦茨瓦夫·舒涅维奇神父（宣蔚仁）到直隶省顺德府（现河北省邢台市）仁慈医院任眼科医生并主管医院的医疗工作，开展了睑内翻矫治、睑板腺囊肿切除、白内障囊外摘除、泪囊摘除、青光眼环钻术、虹膜嵌顿术、视网膜脱离的电烧灼术及巩膜缩短术等眼科手术，可谓西医眼科技术在中国的较早传入。上海震旦大学、北京协和大学、河北省立医学院等毕业的大学生都慕名到这里跟宣蔚仁学习眼科技术，1948年原国家卫生部部长钱信忠为当时的邢台眼科医院题字"治病救人，防盲剔苦"。

眼科学术交流始于1887年创刊的《博医会报》（*China Medical Journal*），以英文刊出眼科论文，1915年创刊中文《中华医学杂志》发表眼科稿件。1929年毕华德等相继在《中华医学杂志》的英文版和中文版组刊眼科专号。20世纪30年代，毕华德、周诚浒、刘以祥、陈耀真在北京、上海、济南、成都先后成立了眼科或眼耳鼻喉科学会，开展学术交流活动。

六、新中国眼科学的蓬勃发展阶段

1949年中华人民共和国成立初期，全国的眼科医生仅有101人，主要集中在大城市。随着新中国医学事业的发展，眼科专业医师队伍迅速壮大。全国除了在大城市的医院设立眼科之外，省级的医院也都设立了眼科，甚至还成立了眼科医院、眼库和眼病防治研究机构。为了适应眼病防治和防盲治盲的需要，全国大多数的县级医院相继设立了眼科,有些基层乡镇医院也配备了眼科医师。特别是改革开放以来,随着"科教兴国"政策指引,更有力地促进了我国现代眼科学的发展,我国现有眼科医生已达3万余名。

新中国成立初期,沙眼是最严重的致盲性眼病。1955年我国汤飞凡、张晓楼首先在世界上分离培养出沙眼衣原体。经过全国开展大规模的群防群治后,沙眼致盲率迅速下降。到20世纪80年代初期,沙眼已不再是我国致盲的主要原因,非感染性眼病白内障已成为首位致盲眼病。1984年国家成立全国防盲指导组,防盲治盲工作的重点转到白内障复明手术。现代白内障摘除及人工晶状体植入术的广泛应用大大提高了患者术后的视力改善和生活质量。防盲工作亦进一步关注到低视力患病率及低视力眼病如屈光不正、弱视、青光眼及眼底病等的防治。

新中国成立后,全国及各省市先后陆续成立了眼科分会。眼科学分会还成立了专题协作组,1984年更名为学组。全国眼科大会每年召开一次,还穿插有各学组学术会议或各种类型专题研讨会,并与国际学术组织协办会议等,促进了我国眼科整体学术水平迅速提高。1952年创办了《中华眼科杂志》。眼科专著和参考书亦不断增加,其中以《眼科全书》(现《中华眼科学》)为代表,多次修订新版,成为最有参考价值的眼科书。其他各系统眼病学、手术学、诊断学、应用基础学、检测技术等中文专著纷纷出版,并扩展到英文版专著,进一步促进了知识更新和信息交流。20世纪80年代中山医科大学建立了我国第一个眼科中心。1991年建立了卫生部眼科学实验室、视光学中心等之后,相继成立了教育部眼科学实验室和眼科学国家重点实验室。

与此同时,新中国成立后,党中央实施振兴中医政策,我国中医眼科事业也得到了迅猛发展。1955年起,北京等地先后成立中医研究院所,设立中医眼科研究室和临床科室。1956年起,全国各地相继成立高等中医院校,设立眼科教研室和附属医院眼科的门诊及病房。1985年成立全国中医眼科学会,并创办了《中国中医眼科杂志》等。通过临床教学实践,高等中医院校统编教材《中医眼科学》,并多次修订,不断充实完善。同时,路际平著《眼科临症笔记》、陆南山著《眼科临症录》、姚和清著《眼科证治经验》、陈达夫著《中医眼科六经法要》、庞赞襄著《中医眼科临床实践》、张望之著《眼科探骊》以及《韦文贵眼科经验选》《陈溪南眼科经验》《张皆春眼科证治》等,使名老中医的宝贵经验得到总结与推广。此外,中国中医研究院等主编《中医大辞典·眼科部分》、陆绵绵编《中西医结合治疗眼病》和《世界传统医学·眼科学》、杨维周著《中医眼科历代方剂汇编》、唐由之主编《医学百科全书,中医眼科分卷》、成都中医药大学编《中医眼科学》、廖品正主编《中医眼科学》、唐由之等主编《中医眼科全书》、李传课主编《中医眼科临床手册》和《新编中医眼科学》、张铭连主编《中西医结合眼科疾病诊疗手册》等,一大批中医眼科专著如雨后春笋般陆续出版。进入21世纪以来,由于国家实行改革开放的政策,有力地促进了我国眼科学基础和临床水平的提高,眼科学成为发展最快的临床学科之一。2016年我国发布了首部《中国的中医药》白皮书,颁布了首部《中医药法》,用法律为中医药振兴与传承保驾护航。目前广大中医、中西医结合的眼科工作者,正携手并进,着力推动中医药振兴发展。

第二节　河北省眼科医院院史

河北省眼科医院(原邢台眼科医院)萌芽于清光绪十二年(1886年),据邢台卫生史志记载,当年法国神父包儒略在顺德府天主教堂为老百姓诊治眼病。光绪三十年(1904年)正式建立道济眼科诊所,是中国建院最早、规模最大的眼专科医疗机构之一。历经三个朝代115年的发展,现已成为以眼科为重点,以口腔和耳鼻咽喉头颈外科为特色,集医、教、研和急救、预防、保健于一体,国内眼科诊疗技术水平一流的眼科医院。目前医院分泉北和顺德两个院区,占地300余亩,建筑面积12万多平方米,为河北医科大学附属医院,且是目前国内单体规模最大、环境最优的三级甲等眼科医院。眼科被评为河北省重点学科和河北省临床重点专科;中医眼科为国家临床重点专科和重点学科;并设有河北省眼科学重点实验室、河北省眼科研究所、河北省中医眼科研究所、河北省眼科司法医学鉴定中心、河北省防盲指导组办公室、河北省中医药重点研究室、河北省国际科技合作示范单位、博士后科研工作站等科研、教学机构。

一、教会医院时期(1886—1948年)

据《邢台卫生志》记载,1886年法国籍传教士包儒略在顺德府(现河北省邢台市)北长街北头路东建起了五间经堂。同时,利用他们掌握的眼科技术,为当地老百姓治疗一些常见眼病,这便是医院的萌芽。随着看病患者的不断增多,1904年春,顺德府天主教在北长街北头路西建立了一家诊所——道济眼科诊所,有二三人主持医疗工作(姓名不详),以眼科外用药为主要手段治疗眼病,此即医院的前身。1910年诊所扩建改称"顺德府仁慈医院"(图1-2-1)。1931年3月,波兰籍眼科专家瓦茨瓦夫·舒涅维奇神父(宣蔚仁)来此主持眼科医疗工作(图1-2-2),在国内率先开展了白内障、青光眼、睑外翻矫治术、视网膜脱离术,并用巩膜电灼术治疗近视眼。1932年,医院扩建后更名为"顺德公教医院"(图1-2-3),有医生3人,护士22人,设病床30张,院长由波兰籍修女金兰英担任,宣蔚仁仍主管全院医疗工作。1937

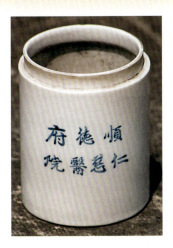

图 1-2-1　顺德府仁慈医院时期的医疗器具

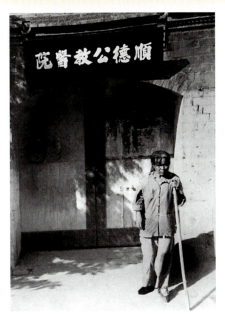

图 1-2-3　顺德公教医院

1946年3月晋、冀、鲁、豫军区卫生部进驻邢台北关，是年春，军区刘伯承司令员受军区卫生部长钱信忠的邀请并在邓小平政委的陪同下到顺德公教医院请宣蔚仁医生诊治眼病，是年6月，钱信忠部长派军区卫生部军医尹丁凡、唐熙凤到公教医院学习眼科技术。1946年9月，邢台出现了针对天主教堂医院的破坏行为，为把这所医院保存下来，钱信忠请示了刘伯承、邓小平等首长后，由主持华北局财政工作的薄一波批拨二亿七千万冀南币，将医院购买收归国有，医院改为部队编制并实行了供给制。当年12月医院更名为邢台眼科医院。军区卫生部医政科副科长李景园任政委，军区白求恩国际和平医院副院长洪明贵兼任邢台眼科医院院长。1947年1月18日医院举行了开诊仪式（图1-2-4）。1948年5月，邢台眼科医院移交华北人民政府卫生部接管。是年夏，钱信忠部长亲笔为医院题写"治病救人、防盲剔苦"的匾额（图1-2-5）。期间，医院诊治了大量病人，特别是宣蔚仁、徐校卿等医师做了数以万计的眼科手术，并培养了一批优秀眼科医生，因此在国内眼科界产生了较大影响。

二、1949—1966年

1949年2月，徐校卿任院长；1949年8月，医院交由河北省人民政府卫生厅直属，医院正式更名为"河北省人民眼科医院"。1949年10月1日新中国成立，院长徐校卿应邀到北京天安门前参加观礼。1952年8月，尹丁凡任院长；1954年2月，尹丁凡为邢台县一患者成功开展了同种异体角膜移植术（图1-2-6），术后视力达到0.8，填补了全省空白，成为国内较早成功开展角膜移植术的医院之一。《河

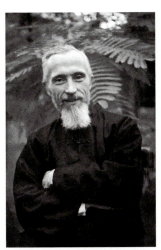

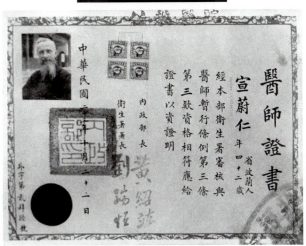

图 1-2-2　宣蔚仁医师

年初，宣蔚仁应北京中央医院（现北大人民医院的前身）邀请到该院帮助开展眼科。1938年秋宣蔚仁聘请中央医院徐校卿医生到医院工作并任医务主任。徐校卿与宣蔚仁密切合作，开创了医院发展新局面。1939年，顺德公教医院建成一栋二层楼房，病床增加到60张。

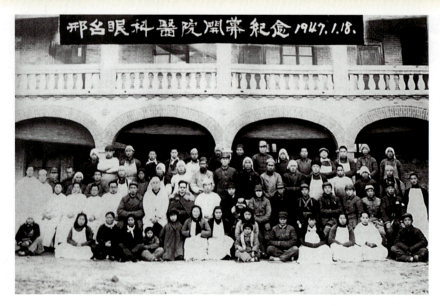

图1-2-4　1947年1月18日眼科医院开诊仪式中洪明贵院长、李景园政委与全体员工合影

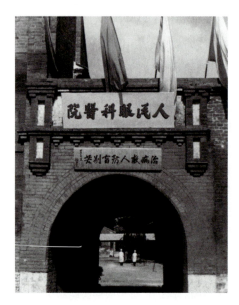

图1-2-5　原卫生部部长钱信忠为医院题词"治病救人，防盲剔苦"

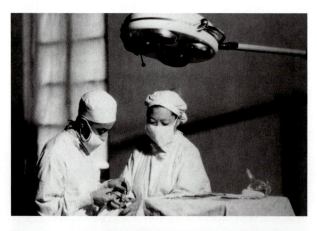

图1-2-6　1954年尹丁凡院长开展我院第一例角膜移植手术

北日报》《人民日报》《健康报》分别进行了专题报道。期间，医院不仅对白内障、青光眼、结膜病、角膜病、泪器病、眼睑病、眼肌病等手术进行了改进和改良，而且又成功地开展了球内异物取出、眶肿瘤摘除、角膜移植、网脱加压环扎等一些高难度手术，并相继成立了青光眼病房、眼镜磨片室、中西医结合治疗病房，开展了对葡萄膜炎、视网膜炎、眼肌麻痹等眼病的治疗工作。1955年11月，改称"河北省邢台眼科医院"。1958年医院创办了邢台眼科大学，1961年因政策原因停办，共培养学生500余人。同时，医院编写了《眼科学》讲义，通过举办河北省医训班、中级医疗干部培训班和"五官科医士班"，为各省（市）和部队医院培养卫生技术人才，到1965年底为全省90%以上的县医院培养了眼科医生，目前这批学生均已成为各地眼科的学科带头人和技术骨干。

三、1966—1978年

从1966年12月到1967年3月，医院虽处于管理瘫痪状态，但大多数医护人员仍坚守岗位，没有出现停诊闹革命的情况。1968年4月27日，医院更名为"邢台地区东方红医院"，1970年10月，改称"邢台地区眼科医院"。在毛主席"抓革命，促生产"的指示下，各项业务工作逐步转向正规。医院先后成功开展了眶外侧壁切开摘除眼眶肿瘤术、板层角膜移植术、熨烙术治疗蚕食性角膜溃疡及运用中西医结合方法治疗视神经萎缩、小梁切除术治疗慢性单纯性青光眼、眼底血管荧光造影等新技术、新项目。1976年8月由医院多名专家参与编写的一百多万字的《临床眼科学》定稿付印，该书内容丰富、图文并茂，且首次编入了中西医结合眼科的部分内容，受到了眼科界同仁的高度赞扬，印刷量高达 15 000 册。期间，医院先后自行和合作研发了红宝石激光视网膜凝结器、压平角膜接触镜、大口径角膜移植环钻等一批器械，其中，程锡勋研制的自制压平角膜接触镜荣获 1978 年全国医药卫生科技奖；冯建平自制的液氮冷冻器、氧气冷冻器用于临床实践效果良好，填补了河北省空白。

四、改革开放后的 22 年（1979—2000 年）

1978 年党的十一届三中全会召开后，在党的路线、方针、政策指引下，医院各项工作取得了突出成绩。到 2000 年底，医院门诊量、住院人数、手术数量、年收入分别比改革开放之初的 1979 年增长了 1.38、1.97、1.93 及 75 倍。同时，进一步加大了学科建设，陆续建立了新的白内障、青光眼、角膜病、眼肌病、眼眶病、眼外伤、眼底病、眼部整形与美容、中医及中西医结合眼科等亚专科。各学科的技术水平也日益提高，如小梁切除术、虹膜根切术、人造瞳孔术、角膜移植术、青光眼与白内障联合手术、荧光素眼底血管造影、红宝石激光治疗中浆病、激光凝固视网膜裂孔以及中西医结合治疗病毒性角膜炎等方面，在当时国内均处于先进水平。从 1979—2000 年，医院共有 54 项科研成果获省、市级科技进步奖，其中"HAP 材料植入物治疗眼窝凹陷的研究"获 1995 年河北省科技进步二等奖，并被推广至全国 20 个省和香港等地区的 200 多家医院；"慢性甲醇中毒性视神经病变的临床研究"成果荣获 1999 年河北省科技进步三等奖，填补了该研究领域的国内外空白，达到国际先进水平。

五、迈向新世纪（2001—2018 年）

新世纪伊始，医院在认真总结改革开放以来的基本经验后，提出了"与时俱进、科技先行、以人为本、深化改革"的战略思想，着眼于"一切为了患者"这个中心，着重于"双提（提高服务质量、提高服务技能）"这个重点，先后制订 40 多项工作制度，实行了科主任负责制，把管理重心下移，健全了整体护理模式，改善了住院环境，实施绩效考核，进一步调动了广大医务人员工作积极性。先后购置了德国西门子螺旋 CT、日本、德国、瑞士产手术显微镜、日本 NIDEK 型准分子激光手术系统等先进设备百余台（件）。同时，不断加大人才培养和引进力度，注重提升科研水平，新世纪伊始，医院共取得省、市级科技进步奖 86 项，其中荣获省部级科技进步奖 19 项。通过各项管理措施的落实，医院初步营造了医疗上以"特"招人、服务上以"优"暖人、技术上以"精"服人、收费上以"廉"待人的良好就医环境，受到社会和群众的广泛认可。

2008 年，新一届医院领导班子提出了医院眼科"中原领先、国内一流、与国际接轨"的发展目标，并带领全院大力实施"育名医、创名科、建名院"的"三名"战略，使医院逐步走上由临床型向研究型转变的道路，医教研等工作均取得跨越发展。医院总资产由 2008 年的 14 937 万元增长至 2018 年的 97 992 万元，增长了 556%；年门诊量由 30.7 万人次增长至 70 万人次，增长了 128%；年住院患者由 13 251 人次增长至 28 733 人次，增长了 116%；总手术量由 18 616 例增长至 34 677 例，增长率 86%。吸引了晋、冀、鲁、豫等 30 个省（直辖市、自治区）和美国、新加坡、加拿大、新西兰等多个国家的患者前来求医就诊，是邢台市和河北省对外宣传交流的重要窗口单位，已成为晋、冀、鲁、豫中原地带区域性一流的眼科中心。

2008 年经国家人力资源和社会保障部审核批准，医院成为"博士后科研工作站"设站单位；2010 年首都医科大学北京眼科学院邢台临床科研基地和河北医科大学教学医院揭牌；7 月，医院司法医学鉴定中心正式升格为河北省眼科司法医学鉴定中心；2011 年医院成为瑞霖眼科临床救治（狮子）基金首批志愿者医院。并参与了全国高等医药院校"十二五"规划教材《中西医结合眼科学》（第 2 版）的编写和国家及河北省的三级甲等眼科医院评审标准、《中医眼科指南》的制定工作；2012 年张铭连主任医师主研的科研项目"活血通络颗粒研制及治疗缺血性眼病的应用研究"获河北省科技进步二等奖，这是全市卫生系统和全省眼专科医疗机构中唯一获此奖项的单位。中医眼科被批准为国家"十二五"重点学科建设单位，为国内唯一获此殊荣的市级医疗机构；2013 年医院开始建设"河北省眼科学重点实验室"，为全省唯一眼科学重点实验室；同年 10 月，经河北省卫生厅批准，医院正式更名为河北省眼科医院；2014 年，医院与天津中医药大学签订了"关于培养硕士学位研究生协议书"，天津中医药大学临床医学研究生培养基地落户医院。同年 9 月，成功申请国家自然科学基金资助项目 2 项，获支持资金 159 万元，实现了邢台市和全省眼科医院"零"的突破；2014 年 10 月，河北省重点工程——医院占地 183 亩、建筑面积 9 万平方米的新院区投入使用，患者就诊环境进一步改善（图 1-2-7）。2015 年，医院被评为全国文明单位；河北省科技厅授牌"国际科技合作示范单位"，成为全省唯一获此荣誉的眼科医疗机构；2016 年，医院被国家卫生计划生育委员会确定为河北省唯一一家"中国县级医院眼科团队培训项目"执行单位，全国共有七家执行单位。同年，医院经省教育厅和省卫生计划生育委员会批准，成为河北医科大学附属医院（非隶属）；2017 年张铭连主任医师主持的科研项目"Leber 遗传视神经病变机制及中医药干预研究"荣获中华中医药学会科技进步二等奖，并当选河北省中西医结合

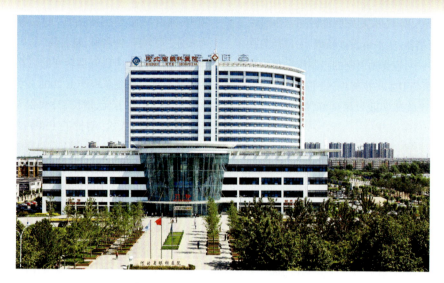

图 1-2-7 河北省眼科医院新院区

学会第三届眼科专业委员会主任委员和世界中医药学会联合会眼科专业委员会第三届理事会副会长。同年3月张铭连主任医师一行3人应邀出席2017年第9届波兰角膜国际论坛,并做了题为"中国中医眼科的传承与发展概况"的大会发言。同年6月河北省眼科学重点实验室经过3年建设期,成功通过由省科技厅组织的专家组验收,10月医院眼科再次被评为河北省重点学科。11月医院签约的外籍专家波兰西里西亚大学眼科医院爱德华院士,成功入选河北省首批"外专百人计划"(全省共10人)。12月成立了河北省眼科医院眼科联盟,并加入了全国眼科联盟,与新疆库尔勒市人民医院、山东临清市中医院、莘县第二人民医院和河北各地的30余家基层医院签约协作。12月医院通过河北省卫生和计划生育委员会组织的三级甲等眼科医院现场评审,并再次获全国文明单位荣誉称号。2018年全面开启医院"双一流"建设,围绕建设国内一流眼科医院、国内一流学科和专科这一战略目标,凝心聚力、创新作为,力争早日建成国际知名的眼科强院。2018年医院被国家卫生健康委员会"健康快车"管理办公室确定为全国七家之一和河北省唯一一家"健康快车"的上车医院,2018年4—12月医院选派8名技术精湛的医护人员,历时8个月时间,在广东省湛江市和江西南昌、井冈山市等站点,为当地2000余名贫困白内障患者免费实施复明手术任务。经过河北省卫生计生委全面评审评价,5月30日,河北省卫计委发出通知,确定河北省眼科医院为三级甲等眼科医院,成为全省唯一一所三级甲等眼科医院,为医院实现医疗质量和安全、医院管理、服务能力的持续改进奠定了坚实的基础。2018年9月,医院作为改革开放40周年全省先进典型,河北电视台、河北广播电台、河北日报、长城网等媒体,对医院改革开放以来坚持创新发展、在医疗、科研、教学等取得的显著成绩,相继给予专题宣传报道。

同时,全面构建"眼科大而强,亚科专而精"的发展格局,不断加强与京、津、粤和美国、加拿大、日本、波兰、新加坡等国内外眼科界的学术交流和合作,积极推进眼科学术和技术的发展。先后承办了全国中医、中西医结合学会眼科年会,中国(河北)第一、第二、第三、第四届国际眼科学术研讨会,第二届中国(河北)·东南亚中医药国际学术研讨会、第三和第五届京津冀中西医结合眼科学术交流会和中国民族医药学会眼科分会2016年度学术交流会,特别是医院2009年以来连续九年在14~23次全国眼科学术会交流论文数量名列前茅。并大力推进"三名"战略,通过请进来讲学、走出去学习等方式,注重培养和引进技术骨干和学科带头人。现有高级技术职称168人,医学博士、硕士160余人,张铭连院长当选中国共产党第十九次全国代表大会代表,并获全国劳动模范(先进工作者)和全国优秀科技工作者称号,另有16人分别获国务院和省政府特贴专家,省、市管优秀专家称号。20余人担任国家核心期刊主编,国家和省级眼科学会主委、副主委等职务。还创建了河北省首家博士后科研工作站、河北省眼科学重点实验室、河北省国际科技合作示范单位,联同北京同仁医院、首都医科大学眼科学院、北京大学人民医院、天津医科大学、天津中医药大学,以及美国哥伦比亚大学、加拿大西三一大学、日本品川眼科中心、波兰西里西亚大学眼科学院等国内外科研院所开展科研合作和学术交流。先后发表SCI论文20余篇,编写专著50余部;获国家发明专利6项,获省级科技进步奖20余项,其中省部级科技进步二等奖5项,均为全省眼科界最高奖项;成功荣获国家自然科学基金资助课题3项,填补全省眼专科医院的空白。特别是在遗传性眼病和甲醇中毒性视神经病变的研究方面,达到国际先进水平。

(李瑞民 朱晓磊)

参 考 文 献

1. 李凤鸣,谢立信.中华眼科学.3版.北京:人民卫生出版社,2014:8-16.
2. 李传课.中医眼科学.北京:人民卫生出版社,1999:3-23.
3. 唐由之,肖国士.中医眼科全书.2版.北京:人民卫生出版社,2011:7-17.
4. 尹纳新.眼科中西医结合历史的回顾.中华医史杂志,2002,56(1):57-58.

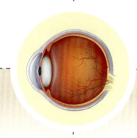

第二章

眼科解剖生理学

第一节 概论

眼为人体的视觉器官,由眼球、视路及眼附属器组成。

眼球略呈球形,位于眼眶内,其直径约为24mm。正常眼球的前后径在出生时为16mm,3岁时为23mm,成年时为24mm。眼球向前方平视时一般突出于外侧眶缘12~14mm,突出程度因人种、发育等因素影响有所差异,但两眼之间相差通常不超过2mm。眼球壁由三层膜所构成,外层为纤维膜,可分为前部透明的角膜和后部不透明的巩膜,组织坚韧;中层为葡萄膜,包括虹膜、睫状体和脉络膜三部分,富有色素和血管;内层为视网膜,含视细胞和神经纤维,为感受光线及传达神经冲动的重要组织。眼球壁所围绕的眼内腔中含有房水、晶状体、玻璃体等透明组织,统称为眼内容。三者与角膜均透明,但因为屈光指数不同而使进入眼内的光线发生屈折,因此一起构成了眼的屈光系统(图 2-1-1)。

视网膜接受光线刺激后,产生神经冲动,经过视神经、视交叉、视束、外侧膝状体、视放射等,传导至大脑枕叶视皮质,形成视觉。其传导径路,称为视路。

眼附属器,位于眼球的周围,包括眼睑、结膜、泪器、眼外肌和眼眶。

为密切结合临床,本章内容按检查顺序由眼的前部向后叙述。

第二节 眼附属器

一、眼睑

眼睑分上睑和下睑。上睑的上边以眉毛为界,下睑向下移行于面部皮肤,其界限不明显。上睑的表面,常显一水平皱襞,称为上睑沟或双重睑,俗称双眼皮,系提上睑肌牵引所致。上下睑中间的裂缝,称为睑裂。其平均长度为27.88mm,高度为7.54mm,一般男性睑裂的长度与高度,均较女性稍大。

围绕睑裂的上下睑游离缘,称为睑缘。睑缘分前后两唇,前唇钝圆,生有睫毛,毛囊周围有皮脂腺(Zeis 腺)和变态汗腺(Moll 腺)开口于毛囊。后唇呈直角,与眼球表面紧密接触。两唇之间,可见一浅灰色线,称缘间线,为睑成形术的重要标志。缘间线与后唇之间有一排睑板腺的开口。

图 2-1-1 眼球

上下睑缘之鼻侧部各有一突起,中央有一小孔,名叫泪点,为泪小管的进口处。

上、下睑缘在内外侧的会合处分别称为内眦和外眦。内眦较圆钝,状若蹄形,而外眦则为锐角。内眦包围一肉状隆起,为泪阜,其周围之浅窝,称为泪湖。泪阜外侧有一淡红色纵行皱褶,名结膜半月皱襞,为动物第三眼睑(瞬膜)的遗迹。

(一) 眼睑解剖

1. 眼睑的构造　由前向后分为下列五层。

(1) 皮肤:菲薄,易形成皱褶。

(2) 皮下组织:疏松结缔组织,无脂肪,常因水肿或出血而肿胀。

(3) 肌层:包括眼轮匝肌、提上睑肌和 Müller 肌。

1) 眼轮匝肌:为一薄层肌肉,以睑裂为中心环绕上下睑。按其部位分为睑部、眶部和泪囊部三部分。睑部纤维起自内眦韧带,与睑缘平行作弓状向外侧行走,终止于外眦韧带;眶部位于睑部眼轮匝肌的外围,自内眦韧带起,沿眶缘环绕一周后又终止于该韧带;泪囊部也称 Horner 肌,其深部的纤维起始于泪后嵴后方的骨面,经泪囊后方达睑板前面,加入眼轮匝肌的纤维中,有助于维持眦角后部、保持眼睑紧张度,并挤压泪囊,起到泪液排出泵的作用。

2) 提上睑肌:起始于眶尖的总腱环,沿眶上壁向前呈扇形伸展并逐渐形成腱膜,经过上睑横韧带(又称 Whitnall 韧带)转向下走行,附着于睑板上缘及上穹窿结膜;提上睑肌两端扩展成角,外侧角从泪腺的眶部和睑部之间穿过并附着于外眦韧带,内侧角较薄弱,附着于内眦韧带和额泪缝;部分提上睑肌纤维则伸向睑板前面,并穿过眼轮匝肌纤维,止于皮肤。此肌为动眼神经所支配,具有开睑功能。

3) Müller 肌:为一平滑肌。上睑板肌起源于提上睑肌纤维,附着于上睑板的上缘;下睑板肌发源于下直肌前端的鞘膜,附着于下睑板下缘。均为交感神经所支配,有辅助开睑的功能。

4) 睑板前组织:位于眼轮匝肌和睑板之间,由疏松的结缔组织所组成,其中可见提上睑肌纤维,为眼睑血管和神经的主要分布区域。

(4) 睑板与眶隔

1) 睑板:上下眼睑各一,上睑板较宽而厚,略作半月状。中央部宽度约为 7~9mm,女子稍窄。睑板内有睑板腺,上睑约有 25 个,下睑约有 20 个,垂直排列并开口于睑缘灰线后,分泌的油脂构成泪膜脂质层。上下睑板的内外两端各连一结缔组织带,即内、外眦韧带。

2) 眶隔:为一薄层纤维组织,外围与眶缘的骨膜相联系,内端移行于上下睑板之凸缘,颞侧与眶外侧韧带连合,鼻侧附着于泪骨和泪囊的后面。此膜在眼睑与眼眶间形成隔障,在一定程度上,可防止炎症性病变互相蔓延。

内眦韧带起自上下睑板的内端,分前后两支,前支横跨泪囊,终止于泪前嵴及上颌骨之额突;后支向后绕泪囊,附着于泪后嵴。外眦韧带起自上下睑外端,附着于颧骨的眶结节上。

(5) 睑结膜层:附着在睑板的后面(详见结膜部分内容)。

2. 眼睑的血管　眼睑的主要血液供给,为来自眼动脉的睑内侧动脉和泪腺动脉的睑外侧动脉。这些动脉支在眼轮匝肌与睑板之间,互相吻合,形成三个动脉弓,其中两个分别在上下睑缘附近,称上下睑缘动脉弓,另一个在上睑板上缘,称上睑周围动脉弓。其静脉汇流于内眦静脉、颞浅静脉和眼静脉。

3. 眼睑的淋巴　可分为内外两组,内侧组注入颌下淋巴结,外侧组注入耳前淋巴结和腮腺淋巴结。

4. 眼睑的神经　眼睑的运动神经,包括面神经(支配眼轮匝肌)和动眼神经(支配提上睑肌);感觉神经为三叉神经的第一支(即眼神经,分出泪腺神经、眶上神经、滑车神经)和第二支(即上颌神经,分出眶下神经、颧面神经和颧颞神经等);交感神经为颈交感神经,支配 Müller 肌、血管及皮肤腺体。

(二) 眼睑的生理

眼睑通过闭合睑裂以避免异物入眼,通过瞬目运动可清除结膜囊的灰尘、细菌等,并促进泪液的分泌、涂布和排出,保持眼表湿润状态及角膜的透明性。睫毛可以遮蔽部分强光和异物入眼。

二、泪器

(一) 泪器的解剖

泪器包括泪腺和泪道。

1. 泪腺

(1) 泪腺:分泌泪液的腺体,位于眼眶前部的上外侧,眶隔的后方,被提上睑肌腱板分隔为较大的眶部泪腺(或称上泪腺)与较小的睑部泪腺(或称下泪腺),正常时难以触及。泪腺共有 10~20 个排泄管,开口于上睑穹窿结膜的颞侧。

(2) 泪腺的血管:动脉由后方进入,为眼动脉的分支,称为泪腺动脉;静脉向后回流于眼上静脉。

(3) 泪腺的神经:泪腺神经为混合神经,包含感觉纤维、交感神经纤维和副交感神经纤维。

1) 感觉纤维:起源于三叉神经核,经三叉神经眼支分布于泪腺,司感觉。

2) 交感神经纤维:起源于颈内动脉丛,司泪液分泌。

3) 副交感神经纤维:起源于来自脑桥的泌涎核,经面神经至膝神经节,然后通过岩浅大神经抵达蝶腭神经节,最后随同三叉神经第二支的颧神经而进入眼眶,终于加入泪腺神经而分布于泪腺,司泪液分泌。

(4) 泪腺的淋巴:与结膜及睑淋巴系统相连,注入耳前淋巴结。

2. 泪道

(1) 泪道:是泪液排出的管道。包括泪点、泪小管、泪囊和鼻泪管。

1) 泪点:上下睑缘内侧部的类圆形小孔,是泪道的起始端。泪点周围稍隆起,开口朝向泪湖。正常时泪点贴附于眼球表面,当位置发生变异常引起溢泪症。

2) 泪小管:连接泪点与泪囊的小管,长约 10mm,最初与睑缘垂直,继则呈直角向内转弯,常汇合成泪总管后开口于泪囊外侧壁的上部。

3) 泪囊:位于泪骨的泪囊窝内,顶部呈盲端,下端变狭移行于鼻泪管。长 12mm,宽 6mm。泪囊上 1/3 位于内眦韧带上方,其余 2/3 位于内眦韧带下方。泪囊的内侧附着于泪囊窝处的骨膜;外侧被以泪筋膜,泪筋膜的外面由内眦韧带前后支及 Horner 肌所包绕。

4) 鼻泪管:位于骨性鼻泪管内,上接泪囊,向下并稍向外后延伸,开口于下鼻道,全长 18mm。鼻泪管下口处有 Hasner 瓣膜,若出生后不能开放则会引起新生儿泪囊炎。

(2) 泪道的血管:动脉血液供应来源有三:①来自眼动脉的睑内侧动脉供应泪囊,下睑内侧动脉供应鼻泪管;②来自面动脉的内眦动脉供应泪囊和鼻泪管;③来自颌内动脉的眶下动脉供应泪囊下部,蝶腭动脉的鼻支供应鼻泪管下部。静脉则注入内眦静脉及眶下静脉。内眦动静脉距内眦 8mm,动脉在内,静脉在外,故泪囊手术时慎勿损伤此两支血管。

(3) 泪道的淋巴:泪囊部淋巴管随同面静脉达颌下淋巴结。鼻泪管部淋巴管与鼻部淋巴管相连。

(4) 泪道的神经:①感觉纤维:主要来自三叉神经眼支的滑车下神经,司泪小管、泪囊和鼻泪管上部的感觉;来自三叉神经上颌支的前上齿槽神经,司鼻泪管下部的感觉。②运动纤维:来自面神经,司泪道部眼轮匝肌的运动。

(二) 泪液的生理

1. 泪液 弱碱性透明液体。除含有少量蛋白及无机盐外,尚含有溶菌酶、IgA、补体、β 溶素及乳铁蛋白。在正常清醒状态下,16 小时内分泌泪液 0.5~0.6ml。影响泪液分泌的因素有精神因素、反射因素、药物因素等。

2. 泪液的导流 泪液排到结膜囊后,经瞬目动作分布于眼球表面,并向内眦汇集形成泪湖,再由泪点、泪小管产生的虹吸作用和泪囊收缩产生的吸力进入泪道,借助重力作用和泪囊收缩产生的吸力排入鼻泪管和鼻腔。

3. 泪器的功能 保持眼球表面正常湿润度;导流使侵入结膜囊的异物排出;具有一定的杀菌能力。

三、结膜

(一) 结膜的解剖

结膜是覆盖眼睑后面与眼球前面的透明薄层黏膜。依解剖部位分为睑结膜、球结膜和穹隆结膜三部分。

结膜囊是以睑裂为口、以角膜为底,由结膜包绕形成的囊状间隙。

1. 睑结膜 紧密附着于睑板的后面,不易推动。正常时透明而平滑,能透见结膜下血管及部分睑板腺。在睑缘内 2mm 处有一与睑缘平行的浅沟,称睑板下沟,常为异物存留之处。

2. 球结膜 自穹隆结膜到角膜缘,覆盖在眼球的前面。球结膜菲薄透明,可见下面的血管和巩膜。角膜缘附近的球结膜与眼球筋膜和巩膜紧密粘连,其余部分则较疏松。

3. 穹隆结膜 介于睑结膜和球结膜之间,组织疏松,多皱襞,以便眼球自由活动。穹隆结膜富含血管,特别在下穹隆部可见繁密的静脉网。

(二) 结膜的组织结构

结膜分为上皮层和固有层。上皮层在睑结膜和穹隆结膜部为扁平上皮,在角膜缘附近逐渐演变为复层鳞状上皮,然后移行为角膜上皮。疏松的结缔组织间有淋巴细胞和肥大细胞,当慢性炎症时淋巴细胞大量增生形成滤泡。结膜的副泪腺分泌基础泪液,其组织结构与泪腺相同。其中 Krause 腺位于上下穹隆结膜,以上穹隆部为最多,也可见于泪阜部;Wolfring 腺腺体稍大而数目较少,位于上下睑板之凸缘,及上睑板腺末端附近。杯状细胞分布于结膜上皮细胞层,以穹隆结膜及半月皱襞最多,分泌黏液。

(三) 结膜的血管

结膜血管来自眼睑动脉弓和睫状前动脉。静脉大致伴随动脉而行。

1. 眼睑动脉弓 包括上、下睑睑缘动脉弓和上睑周围动脉弓。上睑睑缘动脉弓位于睑缘附近的睑板前组织中,发出细支穿过睑板,在睑板下沟处又分出上下小支,分布于睑缘及附近的睑结膜。下睑睑缘动脉弓穿透睑板后,以细支分布于睑结膜、穹隆结膜及球结膜。上睑周围动脉弓,于睑板上缘,穿过 Müller 肌达结膜下,分为上行支与下行支,上行支向上绕过穹隆部延伸至球结膜,下行支与上睑缘动脉弓的分支相吻合。由眼睑动脉弓伸向球结膜的各动脉分支统称为结膜后动脉,充血时称为结膜充血。

2. 睫状前动脉 共 7~8 支,来自眼肌动脉,沿巩膜表面向前方进行,在距角膜缘 3~5mm 处分出细小分支,一部分细支穿入巩膜,另一部分细支继续前进至角膜缘部构成角膜缘周围血管网并分布于角膜缘周边的球结膜，又称为结膜前动脉。角膜缘周围血管网充血时称为睫状充血。

(四) 结膜的淋巴

结膜淋巴管丰富，向两眦部汇流，注于眼睑淋巴系统。

(五) 结膜的神经

由三叉神经支配。

第三节 角膜

一、角膜的解剖

角膜位于眼球的最前端，占纤维膜的前 1/6，透明，有弹性，无血管，前表面有泪膜覆盖。角膜前面呈横椭圆形，新生儿阶段角膜直径约 9~10mm，3 岁时直径接近成人，成年男性角膜横径约 11~12mm，纵径约 10~11mm，女性略小。直径小于 10mm 称为病理性小角膜，大于 13mm 称为病理性大角膜。角膜前表面水平曲率半径为 7.8mm，垂直为 7.7mm，后表面曲率半径为 6.22~6.80mm。角膜中央最薄，约 0.5mm，周围较厚，约 1mm。

角膜从前向后共分 6 层，依次是：上皮层、前弹力层、基质层、Dua 层、后弹力层和内皮层。

1. 上皮层　为 4~6 层非角化、无外分泌功能、复层鳞状上皮，厚度 40~50μm，损伤后可以再生。

2. 前弹力层　为上皮层基底膜下一层无细胞的胶原纤维膜，厚度约 8~14μm，对机械性损伤的抵抗力较强，对化学性损伤的抵抗力较弱，损伤后不可再生。

3. 基质层　由胶原纤维、角膜细胞、黏蛋白、糖蛋白等构成，胶原纤维的有序排列使该层成为人体中最透明的组织，厚度约 500μm，占全角膜厚度的 9/10，损伤后发生瘢痕修复，会影响局部角膜的透明性。

4. Dua 层　是 2013 年由英国的 Dua 教授首次提出的新分层。该层无细胞，由 5~8 层 I 型胶原板层构成，厚约 10μm，薄而强韧，可经受起 150~200kPa 的压强。该层在角膜深板层移植手术、角膜生物力学研究、后部角膜病变的发生机制研究中具有重要的意义。

5. 后弹力层　由角膜内皮细胞分泌而来，厚度随年龄的增加而增厚，对机械性损伤的抵抗力较差，对化学性和病理性损伤的抵抗力较强，损伤后可以再生。

6. 内皮层　由一层六角形角膜内皮细胞构成，内皮细胞密度随年龄逐渐降低，从幼年时的约 4000/mm^2 降至老年时的约 2600/mm^2，细胞间连接紧密，具有良好的屏障作用，但与后弹力层连接松散而容易发生脱离，成人的内皮细胞损伤后不可以再生，其修复依靠周围内皮细胞的移行和扩展。

角膜缘：临床上是指透明角膜与不透明巩膜之间的移行区，组织学上其前界为角膜前弹力层止端和后弹力层止端连线，后界为经过巩膜突的前界平行线，平均宽约 1.0mm。上方角膜缘最宽，下方次之，两侧较窄。

角膜的血管：角膜无血管。角膜缘周围有血管网，主要供应角膜周边部，其动脉为睫状前动脉的末梢动脉，直接与静脉连接，形成环状，静脉汇入眶静脉系统。

角膜的神经：主要为来自三叉神经眼支的睫状感觉神经纤维。该神经纤维干从角膜周围呈水平放射状进入角膜的中 1/3，继而转向前并不断分叉，形成分布繁密的上皮下神经丛，再贯穿前弹力层进入角膜上皮层。角膜上皮层的神经末梢极为丰富，因此角膜知觉极为敏锐。

二、角膜的生理

1. 角膜的代谢　角膜主要利用葡萄糖和糖原分解供能。由于角膜没有血管，代谢所需的大部分葡萄糖和氨基酸均来源于房水；角膜上皮所需的氧气在睁眼时主要来自泪膜中的溶解氧气，闭眼时主要来自结膜和角膜缘血管，角膜内皮的供氧来自房水。维生素 A 参与角膜糖蛋白合成，维生素 C 和谷胱甘肽具有清除毒性过氧化物的作用。

2. 角膜的生理功能　①维持眼球形状，保护眼内容物；②允许光线透过；③参与屈光：角膜的屈光指数是 1.377，前表面的屈光力为 48.8D，后表面的屈光力为 43D，占全眼屈光力的 70%；④渗透作用：角膜上皮和内皮细胞连接紧密，细胞表面富于脂类，因此非极性物质易于通过，角膜基质则易于水溶性极性物质通过；⑤感知外界刺激：角膜可以感知冷热觉、痛觉和触觉。

第四节 巩膜

一、巩膜的解剖

1. 巩膜　位于角膜的后方，约占纤维膜的 5/6。质地坚固，不透明，儿童呈蓝白色，成年人呈白色，老年人呈黄白色。巩膜外面与眼球筋膜之间的腔隙称为巩膜上腔。巩膜里面与脉络膜之间的腔隙称为脉络膜上腔。不同部位的巩膜厚度也不相同，后部巩膜最厚，约 1mm，向前逐渐变薄，赤道部巩膜厚度约为 0.4~0.6mm，肌肉附着点处最薄，约 0.3mm，赤道部向前至角膜缘约为 0.6mm。

巩膜的前方与角膜相连接。在角膜缘内外表面均可见一浅沟，称为外巩膜沟和内巩膜沟。其中内巩膜沟处是巩膜静脉窦和房角所在处，内巩膜沟后缘隆起，为巩膜突，是睫状肌附着处。

巩膜的后方有一细小管道，有视神经穿过，称为巩膜孔。此处，内 1/3 巩膜与脉络膜共同构成筛板，外 2/3 巩膜演变成硬脑膜。此外，巩膜还有睫状前动脉、睫状后动脉、涡状静脉等血管所穿行的壁孔。

2. 巩膜的血管和淋巴　巩膜表层和视神经筛板处血管网丰富，而巩膜基质层基本无血管。后部巩膜的动脉来源：眼动脉—睫状后动脉—睫状后短动脉—视神经动脉环和巩膜动脉血管丛。前部巩膜和表层巩膜的动脉来源：眼动脉—睫状前动脉—巩膜深层血管丛和表层血管网。巩膜前部静脉网丰富，其中巩膜静脉窦的外出小管和睫状肌的静脉小支在巩膜内形成静脉丛，经过表层静脉网汇入睫状前静脉。部分外出小管直接连接到表层静脉网，这些小管称为房水静脉。中后部巩膜静脉则导入涡状静脉及后部巩膜小静脉支。巩膜内无淋巴管。

3. 巩膜的神经　巩膜受三叉神经的睫状神经支配。

二、巩膜的生理

巩膜与角膜一起包裹并保护精密的眼内容构造；遮蔽光线；为眼外肌提供附着点。

第五节　葡萄膜

一、葡萄膜的解剖

葡萄膜是眼球壁三层结构的中间层，由虹膜、睫状体和脉络膜三个相连续部分组成，是富含色素的血管性结构，色如葡萄而得名，又称为色素膜或血管膜。

1. 虹膜　虹膜为葡萄膜的最前部，状如圆盘，由睫状体前缘伸展到晶状体前面，中央有一圆孔，称为瞳孔。瞳孔的边缘，称为瞳孔缘。瞳孔缘镶以深褐色的花边，系虹膜后色素上皮层向前外翻所致。虹膜前表面距瞳孔缘约 1.5mm 处有一隆起的环状锯齿状条纹，称为虹膜卷缩轮或虹膜小环。此卷缩轮将虹膜表面分为内部的瞳孔区与外部的睫状区。在卷缩轮附近，可见大小不规则的陷凹，称为虹膜隐窝。

虹膜组织结构：从前向后分为 4 层：①前表面层；②基质与瞳孔括约肌层；③前色素上皮与瞳孔开大肌层；④后色素上皮层，富含色素，不同人种的该层色素细胞数不同，对虹膜的颜色起到主要作用。

虹膜的血管：虹膜主要有血管组织形成。睫状后长动脉和睫状前动脉的分支在虹膜根部吻合成虹膜动脉大环，发出许多动脉细支放射状到达瞳孔缘，而后毛细血管折回成为静脉，从而在瞳孔缘形成一个不完整的血管环，称为虹膜血管小环。此后虹膜静脉彼此吻合，并与睫状体静脉吻合后经脉络膜至涡静脉。

虹膜的神经：瞳孔括约肌受动眼神经的副交感神经纤维支配，司缩瞳。瞳孔开大肌受来自颈上神经节的交感神经纤维支配，司扩瞳。虹膜感觉神经纤维来自三叉神经的睫状神经。

2. 睫状体　睫状体为围绕眼球内部呈环状色素带。前方起始于虹膜根部，后方以锯齿缘为界移行于脉络膜。外围以睫状体上腔与巩膜相连。睫状体鼻侧宽约为 5.9mm，颞侧为 6.7mm。睫状体分睫状冠和睫状体平坦部两部。睫状冠子午线断面呈三角形，其内有睫状肌，受动眼神经支配，司调节；睫状冠的内表面有 70~80 个纵行放射状突起，称为睫状突，其无色素睫状上皮可产生房水。睫状体中的睫状肌由平滑肌纤维束组成，分为外侧的前后走行的纵行纤维、中层的扇形斜向走行的放射纤维、内侧的与角膜缘平行走行的环形纤维三部分。睫状体上腔是介于睫状肌和巩膜之间的潜在腔隙，前方止于巩膜突。房水的葡萄膜巩膜引流途径是指前房水经前房角睫状肌纤维间的裂隙进入睫状体上腔和脉络膜上腔，并通过巩膜或巩膜神经血管周围间隙排出眼外的途径。

睫状体的血管：动脉来自虹膜动脉大环、睫状后长动脉、睫状前动脉在睫状肌内形成睫状肌动脉环，再分叉成密集而粗大的毛细血管网。静脉大部分引入睫状突平行静脉，再平行向后走形引入涡静脉，少部分穿出巩膜加入睫状静脉。

睫状体的神经：睫状神经在睫状体内分布成密集的神经丛。感觉神经纤维来自三叉神经眼支。交感神经纤维来自交感神经丛，司血管平滑肌舒缩。副交感神经纤维来自动眼神经，司睫状肌舒缩。

3. 脉络膜　为葡萄膜的后部，位于视网膜和巩膜之间的一层富含血管的棕色膜。前端以锯齿缘为界，后端止于视神经周围。脉络膜动脉分支在视神经周围形成的血管环称为 Zinn 环。脉络膜外面贴近巩膜，其间潜在的空隙，称脉络膜上腔；内面与视网膜色素上皮层紧密结合。脉络膜的血液大部分来自睫状后短动脉，少部分来自睫状后长动脉。静脉汇集于 4~6 支涡静脉排出眼球外。脉络膜的神经纤维来自睫状神经。

二、葡萄膜的生理

1. 遮光作用　葡萄膜和视网膜色素上皮起到了类似照相机的光圈和暗箱的作用。此种构造只允许外来光线通过瞳孔射入眼内，而将多余的光线摒除于外，并借助瞳孔对光线的调控作用，从而提高视网膜影像的清晰程度。

2. 营养作用　睫状体产生的房水对角膜和虹膜提供营养；脉络膜对视网膜的外层提供营养。

3. 调节作用　通过调节睫状肌舒缩和瞳孔大小参与屈光系统的调节。

第六节 视网膜

一、视网膜的解剖

1. 视网膜 为眼球壁的最内层，是一种高度分化的神经组织。其前界为锯齿缘，向后止于视盘，内侧为玻璃体，外侧为脉络膜。组织学上，视网膜由外侧的色素上皮（1层）和内侧的神经视网膜（9层）共10层结构组成。

视网膜色素上皮是在神经视网膜和脉络膜Bruch膜之间的含有黑色素的单层上皮细胞层，细胞之间连接紧密，可以阻断水和离子的自由来往。每个视网膜色素上皮细胞对应的光感受器细胞的数量大致恒定，约为45个，对光感受器细胞的代谢起着重要作用。视网膜色素上皮外面与脉络膜紧密黏着，而与内侧的神经视网膜之间却存在着潜在性空隙，因此病理情况下很容易分开造成脱离状态。

除视盘、中心凹和锯齿缘外，神经视网膜一般分为9层：

（1）光感受器层：由视锥、视杆细胞的内外节组成。

（2）外界膜：为一薄网状膜，由光感受器和Müller细胞之间的连接结构组成。

（3）外核层：由视锥、视杆细胞的细胞核组成。

（4）外丛状层：是疏松的网状结构，由视锥细胞和视杆细胞的轴突、双极细胞的树突、水平细胞和Müller细胞的突起相连接的突触部位，是视觉信息处理与传递的初级结构。

（5）内核层：由双极细胞（信息的传递）、水平细胞、无长突细胞及Müller细胞4种细胞的细胞核和视网膜血管系统的深层毛细血管组成，其中双极细胞为视觉信息传递系统第一级神经元，Müller细胞起视网膜支架和营养作用。

（6）内丛状层：主要由双极细胞（视觉信息传递系统第一级神经元）与神经节细胞（视觉信息传递系统第二级神经元）相互接触形成突触的部位，也是内核层各种细胞之间突触结合的部位。

（7）神经节细胞层：由神经节细胞的细胞体组成，其中神经节细胞是视觉信息传递系统第二级神经元，此外该层还含有Müller细胞、神经胶质细胞和视网膜血管分支，起视网膜支持和营养作用。

（8）神经纤维层：主要由神经节细胞轴突（视神经纤维）构成，其走行与视网膜平行，并向视盘汇聚延伸成为视神经，此外该层还含有传出纤维、Müller细胞、神经胶质细胞和视网膜血管系统的小动脉及浅层毛细血管。

（9）内界膜：是视网膜和玻璃体间的一层薄膜，是Müller细胞的基底膜。

视网膜上可见视盘、黄斑及锯齿缘等特殊结构。

视盘：又称视乳头，位于眼球后极部鼻侧约3mm处，大小约1.5mm×1.75mm，边界清楚，为一个橙红色的圆形盘状结构。其中央有一小凹陷，称为视杯。视盘上有视网膜中央动静脉通过，其分支分布于视网膜上。

黄斑：视网膜后极部上下血管弓之间的凹陷区，正对视轴，直径约1~3mm，无血管，因富含叶黄素而使外观色略黄，故得名。该区域中央有一小凹，称为中心小凹或黄斑中心凹，正常时眼底检查可见反光，是视力最敏锐的区域。黄斑区的视细胞靠近中心凹视杆细胞越少，黄斑中心凹的视细胞主要是视锥细胞。黄斑区的内界膜与玻璃体的粘连紧密，因此容易发生黄斑裂孔。

锯齿缘：是视网膜周边终止的边缘，呈锯齿形。锯齿缘与脉络膜内面之间、与玻璃体之间均有紧密粘连。

黄斑区纤维以水平缝为界，呈上下弧形排列到达视盘颞侧，此纤维束称为视盘黄斑纤维束。黄斑纤维占全视网膜视纤维的1/3，以视盘黄斑纤维束后到达视盘。颞侧周围视网膜神经纤维，以水平缝为界，绕过黄斑上下两侧到达视盘，而鼻侧周围纤维则直接向视盘集中。此种纤维分布情况，于检眼镜无赤光线下，清晰可见。

2. 视网膜的血管 视网膜内5层的营养供应依靠视网膜血管系统，外5层依靠脉络膜血管系统。两者均来自眼动脉，但在视网膜处相互独立，并不沟通。视网膜血管系统：颈内动脉—眼动脉—视网膜中央动脉。视网膜中央静脉引入颈静脉窦。脉络膜血管系统：颈内动脉—眼动脉—后睫状动脉—睫状后长动脉（鼻颞侧各一，与睫状前动脉一起供应脉络膜前部）/睫状后短动脉（约20支，供应脉络膜后部）。脉络膜涡静脉引入上下眶静脉，再引入颈静脉窦和翼丛。视网膜内5层中有从小动脉至终末毛细血管的完整的视网膜血管结构；视网膜外5层中没有血管结构，其营养物质需要依靠从脉络膜向视网膜方向的细胞间转运和扩散。

3. 血-视网膜屏障 由视网膜毛细血管内皮形成的内屏障和视网膜色素上皮形成的外屏障共同组成。该屏障依赖细胞间的紧密连接，限制水溶性分子的通过，防止这些分子进入视网膜。

二、视网膜的生理

视网膜光感受器-视锥视杆细胞的外节捕捉外界入眼的光刺激，转化为电刺激，经过双极细胞传至神经节细胞，神经冲动也随之逐级整合，随神经节细胞轴突向视盘汇集。

人视网膜共有4种视色素，每一个光感受器细胞的外节中只含有 1 种视色素。视锥细胞的视色素为视紫蓝质，又具体分为对红光敏感(570nm)、对蓝光敏感(440nm)、对绿光敏感(540nm)3 种，受到光刺激时可以混合成不同颜色。当视网膜中缺少或完全缺乏某种感色物质称为色盲。视杆细胞的视色素为视紫红质，对蓝绿光最敏感(500nm)。视紫红质的感光依赖外源性维生素 A 的不断补充，否则可导致夜盲。视网膜色素上皮具有吸收散射光线，控制视网膜下液体量，营养外层视网膜，合成视色素，清除代谢产物，维持电稳态，创伤后再生和修复等功能。

第七节　前房、后房和房水

1. 前房　由角膜、虹膜、瞳孔区的晶状体、睫状体前部共同围成的腔隙，容积约 0.25ml（图 2-7-1）。中央前房深度最深，正常成人约为 3.0mm，周边部渐浅。前房深度随年龄、屈光状态等改变，年轻人、近视者前房较深，老年人、远视者前房较浅。前房最周边处称为前房角，其前外侧壁为角巩膜缘，后内侧壁为虹膜根部和睫状体前端，两壁在睫状体前端相遇。前房角是房水排出的主要途径，对维持正常眼内压起重要作用。前房角有以下结构：

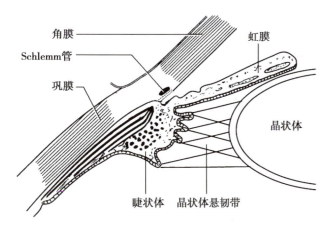

图 2-7-1　眼前节（角膜缘、前后房结构）

（1）Schwalbe 线：角膜后弹力层的止端与角膜基质纤维形成的一条环形隆起线，是前房角前壁的前缘，小梁网的前端附着于此。

（2）巩膜突：巩膜向前房突出的窄嵴，在眼球子午切面上是突出于前巩膜内表面的楔状物，其内面有睫状肌的纵行纤维贴附，并有小梁网覆盖于其上。

（3）Schlemm 管：是围绕前房角一周的房水输出管道，位于小梁网的后外侧，在矢状面上呈前尖后宽的不规则椭圆形，内壁有一完整的内皮细胞层，其细胞内含有大量空泡和微通道。Schlemm 管外侧管壁发出 25~35 条集液管通过巩膜内静脉丛与睫状前静脉相通，内侧管壁通过单层内皮细胞直接与小梁网相贴。

（4）小梁网：是一种由小梁相互交错形成的多层海绵状组织，位于 Schwalbe 线与巩膜突之间的巩膜内沟（角巩膜缘内面的凹陷）内。小梁网在眼球子午切面上呈近似三角形，其尖端连于 Schwalbe 线，其内侧面与房水接触，其外侧面的后 2/3 与 Schlemm 管相贴。小梁网的每一束小梁由胶原纤维核心、中层围绕的弹力纤维和最外被覆的一层内皮细胞——小梁细胞组成。小梁网具有筛网的作用，使房水中的一些微粒物质和细胞不易进入 Schlemm 管。组织解剖学上将小梁网从内（房水侧）到外（Schlemm 管侧）可大致分为三部分，即葡萄膜部、角巩膜部和邻管组织。其中，邻管组织可能是房水流出阻力最大的部位。此外，临床上通常以 Schlemm 管为分界将小梁网分为前、后两部分，即前 1/3 不能引流房水的非功能小梁和后 2/3 有引流房水作用的功能小梁。

2. 后房　是虹膜后表面、晶状体前表面、晶状体赤道部表面、玻璃体前表面、睫状体内表面之间围成的一个不规则的腔隙。此腔内充满房水，容积约 0.06ml。

3. 房水　由睫状突无色素上皮细胞分泌，充满于后房和前房之中，总量为 0.15~0.3ml，pH 7.2~7.7，屈光指数 1.336。睫状突无色素上皮细胞间的紧密连接、虹膜组织的连接和虹膜血管共同构成血-房水屏障，使得房水中的化学成分与血液不同。房水中水占总量的 98.75%，还有少量抗坏血酸、乳酸、氨基酸、葡萄糖、无机盐等。正常房水中的总蛋白质浓度远低于血浆，其中白蛋白浓度高于血浆，而球蛋白浓度低于血浆。当血-房水屏障被破坏时，房水中蛋白含量急剧增加，临床上裂隙灯检查可见到房水闪辉现象。房水的生理功能：维持眼内压，营养角膜、晶状体及玻璃体，清除上述组织的代谢产物。

第八节　晶状体

一、晶状体的解剖

晶状体为一双凸面的弹性透明体，通过晶状体悬韧带悬挂于虹膜和玻璃体之间。晶状体前后面的顶点称晶状体前极和后极。前后两面的交界处称晶状体赤道部。前表面和赤道部浸泡于房水中，后表面与玻璃体相贴，位于玻璃体前面的玻璃体凹内，晶状体赤道部通过晶状体悬韧带与睫状突相联系。在静止状态下，晶状体的直径约 9~10mm，厚度约 4~5mm。

晶状体由晶状体囊和晶状体纤维所组成。晶状体囊为一层透明而具有高度弹性的薄膜。临床上将晶状体赤道部以前的囊膜称为前囊，将赤道部以后的囊膜称为后囊。

上皮细胞代谢活跃,从前囊下延续生长直至赤道后1mm左右处。此后晶状体上皮细胞改向前后极伸展,形成晶状体纤维。

晶状体纤维不断生长并将旧纤维推向中心,形成了硬化的晶状体核,占总体积的84%。根据晶状体核形成的时间顺序可分为胚胎核、胎儿核、婴儿核和成人核。核外较新的纤维柔软有弹性,称为晶状体皮质,位于囊膜与晶状体核之间,占总体积的16%。人的一生中晶状体纤维不断生长,晶状体随之增大增厚,其硬度越来越大,弹性也越来越差。

二、晶状体的生理功能

1. 屈光　无调节状态下相当于20D的凸透镜。
2. 调节　睫状肌收缩时引起晶状体悬韧带松弛,晶状体因自身弹性而增厚,屈光力增加。当晶状体弹性下降或睫状肌收缩力减退时,眼的调节力下降。
3. 吸收紫外线,保护视网膜。

三、晶状体的代谢

晶状体没有血管和神经,通过无糖酵解途径获取能量。

第九节　玻璃体

一、玻璃体的解剖

玻璃体为无色透明的凝胶体,充满在晶状体后面的玻璃体腔内,由晶状体、晶状体悬韧带、睫状体后面和视网膜包绕,占眼球内容积的4/5,成人约4.5ml。玻璃体由98%的水与2%的胶原纤维支架和透明质酸黏多糖组成。屈光指数1.3382,pH 7.2~7.5。玻璃体周边部的胶原纤维排列较致密形成玻璃体膜。位于晶状体后表面和睫状体平坦部(又称玻璃体基底部)的玻璃体膜称为前界膜;前界膜之后直至视盘边缘处的玻璃体膜称为后界膜。玻璃体膜在睫状体平坦部和视盘附近处最厚,连接也最紧密。

二、玻璃体的生理功能

玻璃体具有构成眼屈光系统、支撑晶状体视网膜的正常位置、减轻震动对眼内结构的影响、营养周围组织等作用。

三、玻璃体的代谢

玻璃体无血管和神经,其营养可能来自脉络膜和睫状体,本身代谢作用很低,无再生能力,胶原纤维塌陷后水分析出,称为玻璃体液化。

第十节　视路

一、视神经

1. 视神经　位于视路的前部。起自视盘,终于视交叉,由视网膜神经节细胞发出的纤维汇集而成。全长约50mm。可分为四段,即球内段、眶内段、管内段和颅内段。

(1) 眼球内段:由视盘至巩膜孔的后缘,长1mm,此段有巩膜筛板横过。筛板前视神经纤维无髓鞘。视盘是神经纤维聚合成视神经的部位,其上无视细胞,在视野中形成生理盲点。

(2) 眶内段:自巩膜孔后缘至视神经管入口。长约25mm,呈S形弯曲,以利于眼球的自由转动。

(3) 管内段:位于视神经管内,长约9mm。其下方有眼动脉经过,内侧与蝶窦和后筛窦相邻。此段虽较短,但常由于炎症、压迫或骨折而发生病变。

(4) 颅内段:由视神经管出口至视交叉,长约16mm。

在视盘中央处有视网膜中央静脉穿行,因此黄斑纤维位于视神经的颞侧,鼻侧周围纤维位于视神经的鼻侧,上下部颞侧周围纤维被分别推向上下方而不相遇。在球后10~15mm处视神经中央动静脉离开视神经,因此黄斑纤维转入轴心,鼻侧与颞侧纤维分居内外两侧。在接近视交叉时视神经内旋45°,各象限纤维随之稍有改变。

2. 视神经鞘膜　由外至内共有三层,即硬膜、蛛网膜及软膜,分别与颅内同名脑膜相连续。鞘膜间隙与相应的颅内间隙相通,其中蛛网膜下腔充满脑脊液,当颅内压增高时,压力传至视盘导致视盘水肿。

3. 视神经的血管　球内段血供来自Zinn环。眶内段血供来自眼动脉的分支——视网膜中央动脉和视神经中央动脉。管内段的血供来自颈内动脉的分支——软脑膜动脉。颅内段的血供则由颈内动脉、大脑前动脉及前交通动脉的分支供给。

4. 视神经的感觉神经　视神经鞘膜上富有感觉神经纤维,故在急性球后视神经炎时,球后部常有痛感。

二、视交叉

视交叉位于蝶鞍之上,下方为脑垂体,前上方为大脑前动脉及前交通动脉,后上方为第三脑室,两侧为颈内动脉。来自视网膜鼻侧的神经纤维交叉至对侧,来自视网膜颞侧的神经纤维不交叉。来自视网膜上半部的交叉纤维(鼻侧纤维)居于视交叉上层,先在同侧形成后膝,然后转向进入对侧视束;来自视网膜下半部的交叉纤维(鼻侧纤维)居于视交叉下层,先在对侧形成前膝,然后转向进入对侧视束;来自视网膜上半部的不交叉纤维(颞侧纤维)居于视交叉同侧的外上方;来自视网膜下半部的不交叉纤维(颞侧纤维)居于视交叉同侧的外下方。黄斑纤维进入视交叉后向内后及上方走行,至后缘上方时交叉至对侧,不交叉纤维在同侧中央部进入视束(图2-10-1)。当视交叉发生压迫时会产生不同的视野缺损。视交叉主要是由颈内动脉和大脑前动脉分支所供血。

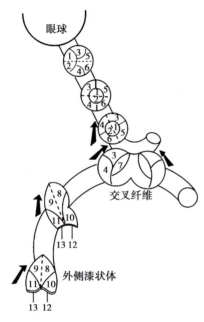

图2-10-1 视交叉的神经纤维分布

1.黄斑部上部纤维;2.黄斑部下部纤维;3.颞上部纤维;4.颞下部纤维;5.鼻上部纤维;6.鼻下部纤维;7.黄斑部颞半不交叉纤维;8.黄斑部上象限纤维;9.黄斑部下象限纤维;10.上象限纤维;11.下象限纤维;12.对侧鼻上周边部纤维;13.对侧鼻下周边部纤维;------相当视网膜水平线;箭头:表示内旋现象

三、视束

视束是由视交叉向后的神经束,包含同侧视网膜颞侧的不交叉纤维和对侧视网膜鼻侧的交叉纤维。视束经过前穿质与灰白结节之间,绕大脑的外侧面,在大脑颞叶的下面,终止于外侧膝状体。黄斑纤维起初在视束的中央,渐移至背部。上象限颞侧周边纤维位于腹内侧,下象限颞侧周边纤维位于腹外侧。自对侧视网膜鼻侧周边部发出之纤维,则居于腹面狭窄区。视束前段由颈内动脉与大脑后动脉的后交通支供血,后段则为前脉络动脉供应。

四、外侧膝状体

外侧膝状体位于丘脑后端的外侧,借上丘上臂连于上丘。外侧膝状体收容大部分由视束而来的纤维(即视网膜节细胞的轴突),经过换神经元后发出视放射纤维。黄斑纤维居于上方。视网膜上象限颞侧纤维居于下内侧,视网膜下象限颞侧纤维居于下外侧。来自对侧视网膜鼻侧周边部的纤维终止于下方狭窄区内。外侧膝状体前、外部由前脉络动脉供血,后、内及中部由后脉络动脉供血,黄斑纤维则由前、后脉络动脉共同供血。

五、视放射

视放射是由外侧膝状体发出的纤维,最先行于内囊后脚,在丘脑与豆状核之间,然后在大脑白质内绕侧脑室的下脚和后脚,终止于枕叶。视网膜下象限颞侧纤维向前在颞叶内呈屈膝状(Meyer襻),再转向后,经颞叶到枕叶,形成视放射的下部分;视网膜上象限颞侧纤维则经顶叶到枕叶,形成视放射的上部分。黄斑纤维则行于视放射的中部,将上下象限颞侧纤维分隔开。对侧视网膜鼻上、鼻下周边部纤维分别位于视放射的最上和最下部。视放射近内囊部分由前脉络动脉供血;前上部由大脑中动脉的分支所供血;后下部由大脑后动脉所供血。

六、视皮质

视放射终止于枕叶距状裂上下唇的脑皮质,即Brodmann第17区。该区组织学上呈白色条纹,故亦名纹状区,为视觉最高中枢。紧靠纹状区的Brodmann第18区和纹状区周围的第19区虽不直接接收视觉纤维,但与视觉的意识、记忆和眼的反射运动有关。视网膜上象限颞侧纤维终止于距状裂的上唇;下象限颞侧纤维则终止于距状裂的下唇。黄斑纤维终止于枕叶的后极。对侧视网膜鼻侧纤维则终止于距状裂上下唇的最前缘。

视皮质主要由大脑后动脉的分支距状沟动脉所供血,其后极部还接受大脑中动脉的血液供给,黄斑的中央区位于大脑后动脉和大脑中动脉所分布的区域之间,受双重血管营养,因此在距状沟动脉闭塞时,黄斑区可不受影响,在视野上出现黄斑回避现象。

第十一节 瞳孔反射径路

一、对光反射径路

光亮照射一侧瞳孔,引起被照侧瞳孔缩小,称为直接对光反射;照射一侧,引起另一侧瞳孔缩小,称为间接对光反射。其通路可分传入径及传出径两部分。

1. 传入径 光反射纤维开始与视觉纤维相伴行,至视交叉后分为交叉和不交叉纤维,分别进入对侧和同侧视束。当接近外侧膝状体时,光反射纤维离开视束,经四叠体上丘臂进入中脑顶盖前区，终止于顶盖前核。在核内交换神经元后发出纤维，一部分绕过中脑导水管与同侧缩瞳核（Edinger-Westphal 核，E-W 核）相联系，另一部分经后联合交叉至对侧 E-W 核。

2. 传出径　由两侧 E-W 核发出神经纤维，经动眼神经入眶，止于睫状神经节，在节内交换神经元，节后纤维经睫状短神经入眼球，达瞳孔括约肌。

二、近反射径路

视近处物体时瞳孔缩小，同时发生调节和辐辏。其传入径与视路相伴行，一同到达视皮质。传出径由视皮质发出的纤维经枕叶-中脑束到 E-W 核和动眼神经的内直肌核，再随动眼神经到达瞳孔括约肌、睫状肌和内直肌。

第十二节　眼外肌

一、眼外肌的解剖

眼外肌包括上、下、内、外四直肌及上、下两斜肌。四直肌及上斜肌均起自眶尖视神经孔周围的总腱环。动眼神经、展神经及三叉神经的鼻睫状支由此环中通过，滑车神经穿过环之外侧缘。直肌的止端肌腱附着于眼球赤道前部的巩膜上。四条直肌附着点距角膜缘的距离按照内(5.5mm)、下(6.5mm)、外(6.9mm)、上(7.7mm)直肌的顺序依次增大，形成一个特殊的螺旋状，称为 Tillaux 螺旋。斜肌止端附着于眼球赤道后部（图 2-12-1）。

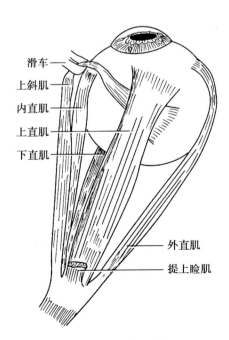

图 2-12-1　眼外肌

1. 上直肌　起自总腱环之上方，在提上睑肌下面，向前、向上稍向外走行，与眼球的视轴约呈 23°角。当经过赤道部附近时，上斜肌居于其下。上直肌经过上斜肌腱膜与提上睑肌筋膜相连接，手术时注意避免误伤。此肌全长 40.8mm，腱长 5.8mm，腱宽 10.6mm，与巩膜的接触弧为 6.5mm。为四直肌中最长而力量最弱者。此肌司眼球上转、内转、内旋（角膜垂直子午线上缘向鼻侧旋转）。

2. 下直肌　起自总腱环之下方，沿眶下壁前进，其行走方向与上直肌大致相同，与眼球的视轴约呈 23°角。下方与下斜肌肌腱相交叉且存在筋膜连接，故下直肌手术量一般不宜超过 5mm。此肌全长 40mm，腱长 5.5mm，腱宽 10mm，与巩膜的接触弧为 6.5mm，为四直肌中最短者。此肌司眼球下转、内转、外旋（角膜垂直子午线上缘向颞侧旋转）。

3. 内直肌　起始于总腱环内侧偏下方处，沿眶内壁呈水平方向前行。其上方有上斜肌通过。此肌全长 40.8mm，腱长 3.7mm，腱宽 10.3mm，与巩膜的接触弧为 6mm，为眼外肌中最厚、肌腱最短、力量最强之肌肉，也是唯一没有筋膜与斜肌相连的肌肉，故手术时更应注意避免肌肉滑脱。此肌司眼球水平内转。

4. 外直肌　一部分起自总腱环之外方，另一部分起始于眶上裂外侧缘之骨突。沿眶外壁前进，其方向与内直肌相平行。外直肌的下缘恰好由下斜肌止端的上缘通过。在眼球后部，外直肌与视神经之间有睫状神经节。该肌全长 40.6mm，腱长 8.8mm，腱宽 9.2mm，接触弧为 12mm。此肌司眼球水平外转。

5. 上斜肌　起自总腱环内上方，在眼眶内上方向前走行，行至眶内上缘附近形成肌腱，通过纤维软骨的滑车后，转向后颞上方，经过上直肌下方，附着于眼球赤道部后方偏外侧之巩膜上，其行走方向与视轴呈 51°角。该肌全长约 60mm（总腱环至滑车 40mm，滑车至附着点 20mm），为眼外肌中最长者。此肌司眼球内旋、下转、外转。

6. 下斜肌　起自眶下壁前内缘泪浅窝，向后外上方走行，经过下直肌下方，附着于赤道部后方、眼球外下侧之巩膜上。下斜肌附着点的近端靠近外直肌的下缘，远端靠近黄斑部，手术时注意避免误伤。下斜肌走行方向与视轴呈 51°角。肌全长约 37mm，腱长 2~3mm，腱宽 9.55mm，为眼外肌中最短者。此肌司眼球外旋、上转、外转。

眼外肌的神经：上直肌、下直肌、内直肌、下斜肌为动眼神经支配；外直肌为展神经支配；上斜肌为滑车神经支配。

眼外肌的血管：眼动脉分出内外两条肌支，外侧肌支供应上直肌、外直肌、上斜肌和提上睑肌。内侧肌支供应内直肌、下直肌和下斜肌。供应直肌的动脉又分出 7 支睫状前动脉（外直肌有 1 支，其余直肌均有 2 支），睫状前动脉入眼后供应眼球前段。所以一次斜视手术只限2条直肌，以免造成眼球前段缺血。

二、眼外肌的生理

眼外肌的功能是使眼球发生环绕纵轴、横轴及矢状轴的单眼转动，以及两眼的联合运动（详见斜视相关章节）。

第十三节　眼眶

眼眶为骨质空腔，位于面部左右两侧各一。由额骨、蝶骨、筛骨、腭骨、泪骨、上颌骨、颧骨7块颅骨所构成。眼眶略呈四棱锥形体，尖端向后，基底向前。眶口平均高度为34.9~36.7mm，宽度为38.5~39.8mm；两眶内壁几乎平行，眶外壁与内壁呈45°角，眶轴与头颅矢状轴约呈25°角。眶轴长度（眶深度）为46.7~47.9mm。眼眶容积在成人平均为27.4~29.3ml。眼眶内容包括眼球、视神经、泪腺、眼肌、骨膜、筋膜、脂肪、血管、神经等（图2-13-1）。

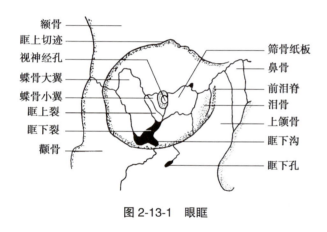

图2-13-1　眼眶

一、眼眶骨壁

眼眶有上、下、内、外四壁。

1. 眶上壁　又名眶顶。前方大部由额骨所构成，后方一小部则由蝶骨小翼形成。眶上壁前部较厚，向下显著凹陷，后部薄弱而较平坦。眶上壁前部的外侧，有一平滑而宽大之凹陷，名泪腺窝，容纳泪腺。眶上壁前部近内角处，有一小圆形凹陷，称滑车凹，为上斜肌的软骨性滑车附着部。

2. 眶下壁　又名眶底。主要由上颌骨的眶面所构成，其前外侧部由颧骨构成，其后部由腭骨的眶突所组成。眶下缘的内侧角处有一浅凹，为下斜肌的起始部位。

3. 眶内壁　主要由筛骨纸板构成，此板向前与泪骨和上颌骨的额突相衔接，在眶深部由蝶骨体所构成。为眶壁中最薄之骨壁。眶内壁的前方有上颌骨额突与泪骨形成之泪囊窝，此窝为卵圆形，下接鼻泪管。此窝之前后界为泪前

嵴与泪后嵴，为泪囊手术的重要解剖标志。

4. 眶外壁　其前部1/3为颧骨的眶面形成，后部2/3则由蝶骨大翼所构成。为眶壁中最坚固的骨壁，尤以眶缘部为主，后部较为薄弱。于眶外缘的稍后方，额颧缝的下方11mm处有一小隆起，名颧骨眶结节，为睑外侧韧带、外直肌制止韧带及眼球悬韧带的附着处。此外，于蝶骨大翼的后缘，近眶尖部，有一骨质小隆起，名外直肌棘，为一部分外直肌的起始部位。

二、眶的裂与管（孔）

眶壁之间有许多裂、管或孔，为血管神经等的通路。

1. 视神经孔（或视神经管）　居眶尖部，呈卵圆形，长4~9mm，直径4~6mm，为视神经、眼动脉所通过。

2. 眶上裂　位于视神经孔之外侧，在眶上壁与外壁的分界处，内宽外窄，形如逗点。为动眼神经、滑车神经、展神经、三叉神经第一支及眼上静脉所通过。临床上，眶上裂部位的外伤或炎症可以同时累及动眼神经、滑车神经、展神经，导致眼球各方向运动受限，但不累及视神经，称为眶上裂综合征。如果同时累及视神经，临床上会同时存在视神经改变和视力减退，称为眶尖端综合征。

3. 眶下裂　居眶外壁与下壁之间，为三叉神经第二支（眶下神经）及眶下动脉所通过。

4. 眶下沟（管）　在眶下裂的下内侧向前行进，后形成管状，沉没于眶下壁中，在眶下缘下方约4mm处开口，是为眶下孔。眶下神经与眶下动脉即通过此孔。

5. 眶上切迹（或孔）　位于眶上缘内1/3与外2/3交界处，为眶上神经及眶上动脉之出口处。眶上孔之内侧尚有额切迹，通过同名神经和动脉。眶上切迹和眶下孔处如有压痛，则为三叉神经痛之症状。

6. 筛骨孔　在眶上壁与内壁之间的额筛缝上，有前后两孔，名筛骨前孔及筛骨后孔，各通过同名神经和动脉。

三、眼眶与鼻旁窦的关系

眶的周围有鼻旁窦环绕，上有额窦，下有上颌窦，内有筛窦，后有蝶窦。因此，眶与鼻旁窦的关系甚为密切。临床上鼻旁窦的炎症及肿瘤等，常侵及眶内。

四、眶骨膜、眼球筋膜、眼肌鞘及眶脂肪

1. 眶骨膜　衬在眶腔里面，一般是疏松地附着于眶壁上，因此在某些疾病时，血液和脓汁可自眶壁将骨膜的大部顶起。但眶骨膜在眶缘、骨缝、各眶裂与孔、泪囊窝、泪腺窝、滑车凹、视神经孔等处，则与眶骨牢固愈着，并分出纤维固定周围组织。

2. 眼球筋膜　又名Tenon囊，为一很薄的纤维组织

膜，包绕眼球的巩膜，前方起自角膜缘附近，后方止于视神经周围。前部最薄，在角膜缘后1~2mm处与巩膜融合，后部则坚厚，但围绕视神经部分又变薄。眼球筋膜在赤道部被眼外肌穿过，每条眼外肌从起点到附着点均有纤维肌鞘包绕。眼球筋膜与眼球之间有一空隙，名巩膜上腔，其间穿插以十分微细的疏松纤维，故眼球在巩膜上腔内，能轻微活动。

3. 眼肌鞘　包绕在眼外肌的周围，近眼球时，肌腱贯穿眼球筋膜附着于巩膜，而肌鞘则与眼球筋膜相融合，并发出系带至周围组织。外直肌肌鞘之系带附着于颧骨眶结节；内直肌肌鞘系带则止于泪骨，此两系带发育强大，能在一定程度上限制眼球运动，故又名内、外侧节制韧带。上直肌肌鞘与提上睑肌联结，下直肌肌鞘与下睑联系，故在生理上有协同作用。下直肌肌鞘与下斜肌肌鞘及眼球筋膜互相联结，形成宽厚的系带，名下支持韧带，内外两端分别附着于泪骨和颧骨眶结节，形似吊床，能支持眼球固定在正常位置。此外，各肌鞘间尚有蹼状联结，形成薄膜，名肌间纤维鞘。此鞘与肌肉向前呈漏斗状散开，故名肌漏斗或肌锥。

4. 眶脂肪　充填于眶腔内，可分成中央与周边两部。中央部脂肪较为疏松，位于眼球后之肌漏斗内，周边部脂肪较致密，位于肌漏斗与眶骨膜之间。

五、眶内的血管

1. 眼眶动脉　主要来自颈内动脉的眼动脉，经视神经孔入眼眶，开始在视神经外下侧，以后越过视神经之上，走向内侧，沿上斜肌和内直肌之间前进，至眶膈后方分成两个终末支而终。经过中有以下分支：

（1）视网膜中央动脉：在眶尖视神经孔附近由眼动脉发出，在视神经下方前进，于球后约10~15mm处，进入视神经内。眼动脉仅向视神经鞘膜和轴部分出若干细支，便再次穿过软脑膜进入视神经轴部，称为视神经中央动脉。到达视盘处后称为视网膜中央动脉，先分出两条基本支，即乳头上、下动脉，然后每支又分出3条小动脉，即鼻上、鼻下、颞上、颞下、黄斑上和黄斑下动脉，分布于视网膜神经纤维层。其分出的毛细血管网分为浅层和深层，浅层分布于神经纤维层，深层分布于内核层。

（2）泪腺动脉：发自视神经孔附近，位于视神经外侧，沿外直肌上缘前进，沿途向上直肌和外直肌发出分支，到达泪腺后，其终末支穿过泪腺和眶隔，形成睑外侧动脉，供应上下眼睑。

（3）肌动脉：起自眼动脉干或其分支，常有上下两支，上支供应上直肌、上斜肌与提上睑肌，下支供应内直肌、外直肌、下直肌与下斜肌。从4条直肌的肌动脉在眼直肌腱的附着点处并没有结束，而是在巩膜表层继续前行，改称为睫状前动脉。在距离角膜缘4mm处睫状前动脉穿过巩膜进入眼内，在虹膜根部与睫状体后长动脉形成虹膜动脉大环，为睫状体和虹膜供血；在角膜缘巩膜处形成角膜缘血管网；在角膜缘球结膜处形成结膜前动脉。

（4）睫状后动脉：起源于眼动脉，分为睫状后短动脉和睫状后长动脉两组。睫状后短动脉分为数支，在视神经周围穿过巩膜进入眼内，在葡萄膜内分支。睫状后短动脉各支之间的吻合支在巩膜内组成环绕视神经的血管环，称为Zinn环，向后分支到达视神经的筛板，向前形成脉络膜。有时睫状后短动脉分出一小支到达视盘，分布于视盘颞侧至黄斑之间的视网膜，称为视盘睫状动脉或睫状视网膜动脉。睫状后长动脉共2支，视神经鼻颞侧各一支，在视神经根部入眼。睫状后长动脉入眼后不立即分支，在脉络膜上腔中水平向前走行，到睫状体后才发出分支，多数分支为睫状体和虹膜供血，少量分支折返吻合于前部脉络膜。

（5）眶上动脉：起自眼动脉，沿提上睑肌及眶上壁之间前进，经眶上切迹（或孔）达额部，供应上眼睑及额部皮肤。

（6）筛后动脉：为一小动脉，经眶后孔离眶，供应后筛窦及鼻上部黏膜。

（7）筛前动脉：较筛后动脉为大，通过筛前孔离眶达颅前窝。后又进入前筛窦及鼻腔。

（8）额动脉：为眼动脉的终末支，在眶上缘的内侧，通过额切迹（或孔），供应额部皮肤。

（9）鼻梁动脉：为眼动脉另一终末支，在滑车与睑内侧韧带之间穿过眶隔，与内眦动脉吻合，供给鼻根部皮肤及泪囊。

（10）脑膜前动脉：为一小动脉支，经过眶上裂达颅腔。

（11）睑内侧动脉：起自眼动脉前端，滑车的下方，分上下两支，分别达上、下眼睑，与泪腺动脉的睑外侧动脉相吻合，形成睑动脉弓。

2. 眼眶静脉　眶内静脉血汇集于眼上、下静脉。

（1）眼上静脉：为眶内最大的静脉，近眼眶上壁，由前内方向后外方行走，通过眶上裂入海绵窦。此静脉之前方与内眦静脉及眶上静脉相连，后方于眶之深部，常与眼下静脉合并，形成眼静脉窦。眼上静脉于经过中收容以下静脉：①筛前静脉；②筛后静脉；③泪腺静脉；④肌静脉；⑤两条上涡状静脉；⑥视网膜中央静脉。

（2）眼下静脉：起始于眶下壁前方附近，呈一静脉丛样向后行走，或先与眼上静脉会合，或单独进入海绵窦。眼下静脉经眶下裂与翼状静脉丛相交通，在眶下缘处与面前静脉交通。经过中收容下眼睑、泪囊区、下直肌与下斜肌的静脉支以及下方两个涡状静脉。

3. 海绵窦　为一大静脉窦，位于颅腔内蝶骨体两侧。

内侧与蝶窦为邻，内上方为脑垂体，外侧为颅中窝及大脑颞叶，每一侧窦内，均有颈内动脉通过，再外为展神经，外侧壁上由上往下为动眼神经、滑车神经、三叉神经的第一支及第二支。海绵窦因通过这些重要神经和血管，一旦发生病变，常引起严重后果。海绵窦的前方通过眼静脉与颜面静脉相连，这些血管本身无瓣膜，故面部化脓性病灶，易向后蔓延，而引起海绵窦血栓形成。

4. 涡静脉　通常有4条，上下各有两条，在上下直肌的两侧，眼球赤道部的后方，斜向穿过巩膜。涡静脉在前部收容虹膜、睫状体及脉络膜前部的静脉支；在后部收容脉络膜后部及视神经乳头的静脉支。涡静脉穿出巩膜流入眼静脉系。

六、眶内的神经

眶内的神经可分为运动神经和知觉神经两种。运动神经为动眼神经、滑车神经及展神经；知觉神经则为三叉神经的第一支及第二支。

1. 动眼神经　起自中脑腹侧面，大脑脚内侧的动眼神经沟内。此神经在进入眶上裂之前分成上下两支，上支较小，下支较大，进眶后上支支配上直肌与提上睑肌，下支配内直肌、下直肌与下斜肌，后者并发出运动根至睫状神经节。

2. 滑车神经　为最细长的脑神经。起自中脑背侧面，在颅内的途径颇长，约计40~75mm，经眶上裂进入眼眶，支配上斜肌。

3. 展神经　起自脑桥与延脑间的沟内，锥体的外侧，在颅内的途径亦较长，且接近颞骨岩尖端，故脑神经单独受累，以此神经较为多见。由眶上裂进眶内，支配外直肌。

4. 三叉神经　为最大的脑神经，自脑桥上外侧出脑，至颞骨岩尖端，形成半月状神经节。并由其前端发出三个分支，即眼神经、上颌神经及下颌神经。与眼眶有关者为第一支、第二支。

（1）眼神经：为三叉神经中最小的一支。在眶上裂后方分成三支，即鼻睫状神经、额神经与泪腺神经。这三条神经在眶上裂中的排列顺序是泪腺神经居于颞侧、额神经居于中部、鼻睫状神经居于鼻侧。其中，泪腺神经和额神经位于总腱环内，鼻睫状神经位于总腱环和肌锥内（图2-13-2）。

1) 鼻睫状神经：通过眶上裂入眶内，越过视神经的上方，在上斜肌与内直肌间前进，其终末支为滑车下神经。该神经在滑车之下分为上、下两支，上支与滑车上神经结合，下支分布于内眦部皮肤、结膜及泪囊、泪阜等部。鼻睫状神经主要分支有：

① 睫状长神经：只有两条，与睫状短神经伴行，不进入睫状神经节，在视神经周围穿过巩膜，沿脉络膜上腔前进，

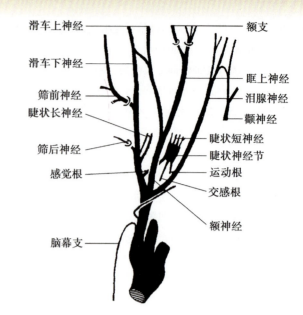

图 2-13-2　眼部神经

分布于虹膜、角膜、睫状体。

② 睫状神经节长根（感觉根）：为一细长神经，长约6~12mm，沿视神经外侧，进入睫状神经节。

③ 筛后神经：进筛后孔，支配蝶窦与后筛房。

④ 筛前神经：经筛前孔入前颅凹，后又进入鼻腔，支配鼻中隔、鼻黏膜及鼻下部皮肤。

2) 额神经：为眼神经最大的一支。自眶上裂入眶，沿眶上壁前进，约在眶的中部，分成眶上神经与滑车上神经。

① 眶上神经：为额神经较大的终末支，通过眶上切迹，分布于上睑中部及额部皮肤。此外该神经向内尚分一支，通过额切迹，名额支。

② 滑车上神经：较眶上神经为小，向前内方行进，至滑车附近发出小支，与鼻睫状神经的滑车下神经相联系，并发出细支支配上睑内侧皮肤及结膜。

3) 泪腺神经：为眼神经最小的一支，通过眶上裂的外侧入眶，沿外直肌的外侧走向泪腺。终末支在外眦韧带上方出眶，分布于上睑外侧的皮肤。

因此，上睑外侧皮肤的感觉从泪腺神经传入，上睑中部皮肤的感觉从眶上神经传入，上睑内侧皮肤的感觉从滑车上神经传入。三者均是三叉神经眼支的分支。

4) 睫状神经节：呈扁平长方形，前后径2mm，垂直径1mm。位于视神经与外直肌之间，距眶尖约1cm。眼科手术时常麻醉此神经节，以达止痛目的。睫状神经节有三根，均由后方进入神经节内：

① 长根或感觉根：由鼻睫状神经发出的感觉神经纤维组成，长约6~12mm，于视神经外侧达神经节后上部。

② 短根或运动根：由动眼神经至下斜肌之支发出的运动神经纤维组成，含有至瞳孔括约肌及睫状肌的神经

纤维。

③交感根：来自围绕颈内动脉的交感神经丛，随眼动脉入眶，含有使眼血管收缩和瞳孔开大的神经纤维。

睫状神经节发出的神经支，名睫状短神经，为数6~10条，向前进行中又彼此吻合，于视神经周围穿过巩膜，在巩膜与脉络膜间前进，达睫状肌，并在其表面形成神经丛，支配虹膜、睫状体和角膜。因此，眼球内部的所有组织均由睫状短神经和睫状长神经支配，其中感觉纤维分布于葡萄膜和角膜，副交感纤维分布于睫状肌和瞳孔括约肌，交感纤维分布于眼球内血管和瞳孔开大肌。

（2）上颌神经：经眶下裂入眶，更名眶下神经，经眶下沟与管，最后出眶下孔而达面部，支配下睑、鼻翼与上唇皮肤。

（王萌萌）

参考文献

1. 李凤鸣,谢立信.中华眼科学.第3版.北京：人民卫生出版社,2014：23-190.
2. 葛坚,王宁利.眼科学.第3版.北京：人民卫生出版社,2015：10-170.
3. 刘祖国,颜建华.眼科临床解剖学.济南：山东科学技术出版社,2009：1-193.
4. 赵堪兴,杨培增.眼科学.第8版.北京：人民卫生出版社,2013：17-52.
5. Dua HS, Faraj LA, Said DG, et al. Human corneal anatomy redefined: a novel pre-Descemet's layer (Dua's layer). Ophthalmology, 2013, 120(9): 1778-1785.

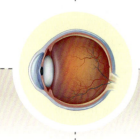

第三章

眼部胚胎学

第一节 眼部组织的发育过程

胚胎第3周：前脑两侧形成视泡，伸出视茎，表面外胚层出现晶状体始基。原始的眼动脉开始沿视杯腹侧长入视杯，逐渐形成玻璃体动脉和晶状体血管膜。原始脉络膜血管出现。原始眼外肌形成。

胚胎第4周：视泡凹陷成为视杯。角膜上皮层及眼外肌始基开始分化。晶状体泡形成。在视杯和晶状体泡之间，中胚层组织分化，胚胎裂出现玻璃体动脉。视网膜呈现两层，视杯内层分化为视网膜神经感觉层，外层分化为视网膜色素上皮层，初期视盘形成。

胚胎第5周：胚胎裂开始闭合。角膜开始发育。晶状体上皮分化纤维，晶状体泡外面形成囊膜并发现血管膜。出现脉络膜血管网，初期视细胞分化。已能分辨出直肌和斜肌。

胚胎第6周：胚胎裂闭合。睑板腺形成。角膜基质和内皮细胞开始形成。瞳孔膜形成。晶状体纤维充填其间空隙。原始玻璃体发育完成。视网膜开始分化出各层次，视网膜色素上皮层出现色素，视网膜神经节细胞的轴突形成，视神经开始发育。各眼外肌完全分开。表皮外胚叶下陷成沟，并向泪道分化。

胚胎第7周：形成眼睑。分化出虹膜基质，前、后睫状动脉出现。视神经发育。眼外肌开始分化，泪小管以细胞索形式出现。

胚胎第8周：巩膜生成。视茎被神经纤维充满，视交叉和视束发育。眼眶部形成泪腺。眉毛始基出现。

胚胎第9周：上下睑缘愈着。巩膜增厚。玻璃体血管开始发育，第二玻璃体出现。

胚胎第10周：视细胞进一步分化。视束形成。提上睑肌由上直肌分化出来。

胚胎第11周：睫状肌和睫状突始基出现。

胚胎第12周：眼轮匝肌生成。晶状体悬韧带开始出现。

胚胎第3个月：角膜前弹力层和后弹力层形成，第3个月末，角膜缘形成，前房角开始发育。睫状体的睫状突和睫状肌逐渐生长发育。玻璃体动脉及晶状体血管开始萎缩，至出生前消失。玻璃体动脉在视盘分出血管，并逐渐形成视网膜血管系统。泪腺由上穹隆部外侧结膜上皮分化而来。

胚胎第4个月：晶状体悬韧带开始发育，至出生时完成发育。视网膜中央动脉开始分支。视神经管形成。提上睑肌和眼球筋膜囊出现。泪阜形成。

胚胎第5个月：巩膜发育完成。泪道延伸至鼻腔。

胚胎第6个月：上下睑由鼻侧开始至完全分开。黄斑部发育。眶缘位于眼球赤道部。

胚胎第7个月：上下眼睑分开。瞳孔膜开始萎缩形成瞳孔。玻璃体动脉闭塞，光感受器膜盘开始出现，黄斑中心凹形成，但黄斑的视锥细胞直至出生后4个月才发育完成。上下泪小点开放。

胚胎第8个月：晶状体血管膜消退。视网膜10层结构基本形成。鼻泪管下口开放。

胚胎第9个月：视神经包裹髓鞘。玻璃体血管发生萎缩（图3-1-1）。

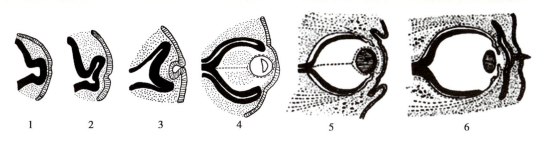

图 3-1-1 视杯和胚眼的发育

1.视泡与表层外胚叶接触;2.视泡内陷,表层外胚叶出现晶状体凹;3.晶状体泡形成;4.视杯加深,晶状体泡与表层外胚叶分离;5.表层外胚叶形成环形皱褶;6.上下睑粘连

第二节 眼部组织的发育来源

表层外胚叶:眼睑上皮及其衍化物(睫毛、睑板腺、Moll腺、Zeis腺),结膜上皮,角膜上皮,晶状体,泪腺,泪道上皮。

神经外胚叶:虹膜上皮层,瞳孔括约肌和瞳孔开大肌,睫状体上皮层,视网膜及其色素上皮层,视神经(神经细胞和神经胶质)。

表层外胚叶和神经外胚叶间的原生质:晶状体悬韧带,玻璃体。

视杯和眼球周围中胚叶:血管(出生前消失的血管,如透明样血管、玻璃体血管、晶状体血管囊;永存性血管,如脉络膜血管、视网膜中央血管、睫状体血管以及眶内其他血管),眼外肌,部分巩膜,原始玻璃体。

神经脊细胞:角膜基质及内皮,小梁网,睫状肌,葡萄膜基质,视神经鞘,巩膜,眼外肌,眶内脂肪组织、韧带及其他结缔组织,眶骨,眼睑结缔组织和神经。

(王萌萌)

参 考 文 献

1. 李凤鸣,谢立信.中华眼科学.第3版.北京:人民卫生出版社,2014:23-190.
2. 葛坚,王宁利.眼科学.第3版.北京:人民卫生出版社,2015:10-170.
3. 刘祖国,颜建华.眼科临床解剖学.济南:山东科学技术出版社,2009:1-193.
4. 赵堪兴,杨培增.眼科学.第8版.北京:人民卫生出版社,2013:17-52.

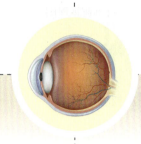

第四章

眼科病理学概论

在眼的范围内,任何部位都可发生多种病变。本章仅就细胞与组织损伤、炎症性病变、局部血液循环障碍及肿瘤性病变等,进行简要论述。

第一节 细胞与组织损伤

机体经常不断地受到内外环境中各种刺激因素的影响,影响超出机体适应能力便会导致细胞与组织损伤。轻度损伤是亚致死性的,即变性;严重损伤则是致死性的,包括坏死和凋亡。

一、变性与病理性沉着

由于物质代谢障碍,使正常细胞或间质内有异常物质出现或正常物质增多,称为变性或病理性沉着。

1. 细胞水肿(或称水变性) 往往是细胞损伤中最早出现的形态学改变,如角膜上皮细胞水肿、视网膜水肿等。常见原因是缺血缺氧、感染、中毒等。

2. 脂肪变性 即细胞或组织内脂肪含量增多,或有脂肪小滴出现。眼部脂肪变性可见于老年环、角膜脂肪变性及高血压性视网膜病变等。在白内障及某些眼底病的切片上,常可见到由于胆固醇被溶化或脱落而留下的梭形空隙。

3. 玻璃样变性 即组织内出现玻璃状、半透明的同质性红染物质,为蛋白质变性的一种。此种变性在眼部颇为常见,可发生于眼睑、结膜、眼眶、视网膜等组织。在硬化的动脉壁及浆细胞瘤中,亦常可发现玻璃样变性。

4. 淀粉样变性 组织内有淀粉样物质沉积谓淀粉样变性,它是一种结合黏多糖蛋白质,遇碘时被染成赤褐色,再加硫酸时则呈蓝色,与淀粉遇碘时反应相似。此物质常沉积于血管基底膜下、细胞间或沿网状纤维支架分布。淀粉样变性可为全身性或局部性,前者极为罕见,局部性见于睑结膜及上呼吸道等慢性炎症伴有大量浆细胞浸润时。

5. 黏液样变性 组织间隙出现类黏液的积聚称黏液样变性。病变处间质疏松,可以染成淡蓝色的胶状液体,其中有一些多角形、星芒状细胞散在。

6. 钙化和骨化 组织内钙盐(主要是磷酸钙和碳酸钙)的析出和沉着,称为钙化。钙化区周围的结缔组织,可化生为骨组织,则称为骨化。钙化现象可见于白内障过熟期,视网膜母细胞瘤及萎缩之眼球。萎缩的眼球亦可发生骨化现象。

7. 病理性色素沉着 系指细胞或组织内有带色物质的病理性沉着,主要有以下三类:

(1) 非血红蛋白源性色素沉着:主要包括黑色素和脂褐素,见于葡萄膜炎病及黑色素瘤等。

(2) 血红蛋白源性色素沉着:主要包括橙色血质,含铁血黄素、血卟啉等。见于角膜血染、巩膜黄染等。

(3) 外生性色素沉着:主要是粉末状带色异物的沉着,常见者有煤渣、炮药及铁锈、铜锈等。

二、坏死

局部细胞或组织在活体内的死亡,称为坏死。引起坏死的原因很多,如细菌及其毒素的作用,物理化学刺激以及血液循环障碍等,均可发生。眼病中化脓性角膜溃疡、角膜软化,玻璃体脓肿、视网膜中心血管阻塞等,均可见大量组织细胞坏死。

1. 坏死的组织变化,主要有以下几点:

(1) 细胞质:胞质呈颗粒状混浊,以后崩解成小块或颗粒。

(2) 细胞核：主要有三种变化：
1) 核浓缩：核质浓缩而体积变小，边缘参差不齐，着色深。
2) 核碎裂：细胞核破裂，成为无数碎片。
3) 核溶解：细胞核淡染，轮廓模糊。

2. 根据肉眼观，坏死可分为如下几种：

(1) 液化性坏死：坏死组织很快被酶分解呈液体状态称液化性坏死，如化脓。

(2) 凝固性坏死：坏死组织由于失水变干，蛋白质凝固成灰白或黄白色比较坚实的固体，特点是组织水分减少，但结构轮廓依然长期地保存。

(3) 干酪样坏死：干酪样坏死主要见于结核杆菌引起的坏死，由于坏死组织含有较多脂质，故略带黄色，形成了如干酪状物质。

(4) 纤维素样坏死：指恶性高血压、免疫损伤相关的小动脉炎时，在小动脉壁或类风湿关节炎时在胶原纤维中发生的一种改变，染色性质似纤维素而得名。

(5) 坏疽：组织坏死后又发生了细菌侵入繁殖的结果，由于腐败组织产生硫化氢，并与铁反应生成硫化铁（FeS）而呈黑色、绿色。视坏疽内水分多少又分干性和湿性坏疽。

坏死组织经过机体处理可被溶解吸收、分解排出、机化包裹、钙化。

三、凋亡

凋亡（apoptosis）指为维持内环境稳定，由基因控制的自主有序的细胞死亡。与坏死不同，凋亡是主动过程，它涉及一系列基因的激活、表达以及调控。它并不是病理条件下的自体损伤现象，而是为更好地适应生存环境而主动争取的一种细胞死亡过程。

凋亡是多基因严格控制的过程。这些基因在种属之间非常保守，如 Bcl-2 家族、caspase 家族、癌基因如 C-myc、抑癌基因 P53 等，随着分子生物学技术的发展对多种细胞凋亡的过程有了相当的认识，但是迄今为止凋亡过程确切机制尚不完全清楚。能够诱发细胞凋亡的因素很多，如射线、药物等。而凋亡过程的紊乱可能与许多疾病的发生有直接或间接的关系，如肿瘤、自身免疫性疾病等。

形态学变化：细胞凋亡的变化是多阶段的，细胞凋亡往往涉及单个细胞，即便是一小部分细胞也是非同步发生的。首先出现的是细胞体积缩小，连接消失，与周围的细胞脱离，然后是细胞质密度增加，线粒体膜电位消失，通透性改变，释放细胞色素 C 到胞浆，核质浓缩，核膜核仁破碎，DNA 降解成为约 180~200bp 片段；胞膜有小泡状形成，膜内侧磷脂酰丝氨酸外翻到膜表面，胞膜结构仍然完整，最终可将凋亡细胞遗骸分割包裹为几个凋亡小体，无内容物外溢，因此不引起周围的炎症反应，凋亡小体可迅速被周围专职或非专职吞噬细胞吞噬。

第二节　炎症性病变

一、炎症的一般概念

炎症是由各种致病因素（或刺激物）所引起的一种防御性的、以局部组织改变为主的全身性反应。它包含着损伤性变化和防御性反应，是机体与一定的致病因素在局部进行斗争的复杂过程。

我国历代医学家对眼部炎症极为重视。早在汉代《神农本草经》中就有"目赤痛""目赤白膜"等炎性病变的记载。宋代医学家曾提出"目不因火则不病"的论点。明代《六科证治准绳》记叙眼病 70 余症，对外眼部炎症描述尤详。

炎症的原因：引起炎症的原因很多，归纳起来不外内因和外因两个方面。内因包括患者的体质、精神状态、免疫力、过敏反应性等；外因包括生物学刺激、理化刺激及社会生活条件等。

炎症的临床特征：主要表现为红、肿、热、痛及功能障碍。红是由于充血；肿是因为充血、渗出及组织增生；热是由于动脉血流量增多，而温度亦随之稍高；痛是因为感觉神经末梢受到刺激；功能障碍则由于组织损坏及疼痛所致。此外，当炎症严重时，尚可引起恶寒、发热、白细胞增多等全身反应。

炎症的基本病理变化：在复杂的炎症过程中所表现出来的病理变化，大致可以分为三种，即组织的变质、渗出（液体渗出和白细胞游出）及增生。此类三变化虽然可在同一种病理过程中出现，但发生的顺序及强度可互有差异，因而就形成各种不同类型的炎症。

二、炎症的分类

(一) 按炎症的病理分类

1. 变质性炎症　病理上以变质性变化最为突出，而渗出和增生则次之。系致病因素的直接作用或继发性营养障碍及代谢产物刺激而致。在不同的炎症，变质的形式、范围和程度，亦不相同。常见者为颗粒状变性及脂肪变性等，严重者可造成组织坏死。

2. 渗出性炎症　此种炎症以渗出性变化为主。主要表现为血管扩张，血管壁通透性增加，血管内液体渗出及白细胞游出现象。浸润在炎区组织内的白细胞统称为炎细胞。按照渗出物的性质不同，此类炎症可分为以下数种：

(1) 浆液性炎症：渗出物的成分主要是浆液，其中蛋白质的含量高于 4%，主要是白蛋白，并含有少量白细胞。此种渗出侵入组织内部,常称为炎症性水肿,位于角膜上皮下面,可形成水疱。色素膜之浆液性炎症,可造成组织弥散性或局限性水肿,虹膜后粘连较轻,仅有少量渗出质。

(2) 纤维素性炎症:渗出物中含有大量纤维蛋白原为其特征,常见于浆膜及黏膜。如假膜性结膜炎、膜性结膜炎及化学烧伤等。如发生在色素膜,则可引起广泛之虹膜后粘连及睫状膜的形成。

(3) 化脓性炎症:常由化脓菌引起,渗出物中含有大量多形核白细胞和蛋白质,同时伴有组织的坏死。毛囊及皮脂腺的化脓性炎症称为疖,如睑腺炎。疏松组织的弥漫性化脓性炎症,称为蜂窝织炎,可发生于眼睑及眶部。组织内局限性化脓性炎症,伴有脓腔形成时,称为脓肿,如眼睑及角膜脓肿等。由于炎症刺激在皮肤或黏膜的表面发生坏死,随后坏死组织脱落形成组织的缺损时,则称为溃疡。表浅的溃疡为糜烂。

(4) 出血性炎症:炎症渗出中含有多数红细胞,为血管渗透性显著增高所致,如眼部的 Koch-Week's 杆菌性结膜炎可致结膜下出血,而疱疹性虹膜炎常引起前房积血等。

(5) 卡他性炎症:为黏膜的轻度急性炎症。渗出物为浆液并混有黏液。见于急、慢性结膜炎,在显微镜下,结膜上皮层可见许多分泌黏液的杯状细胞。

3. 增生性炎症 此种炎症,以细胞和组织增生占优势,而变质和渗出现象则较轻。上述渗出性变化,特别是纤维素性和化脓性炎症的晚期,由于炎症产物的持续性刺激,可使血管及成纤维细胞新生,形成肉芽组织增生,进而演变为结缔组织。某些慢性炎症,由于特殊病原体(如结核菌、梅毒螺旋体等)或异物的刺激,引起淋巴细胞、浆细胞、上皮样细胞和多核巨细胞浸润,亦可形成肉芽组织增生。此外,眼部的炎性变化,尚可引起角膜内皮、睫状体上皮及视网膜色素上皮及胶质的增生现象。

(二) 按炎症的病程分类

1. 超急性炎症 起病急骤,呈暴发经过,持续时间仅数小时至数天,炎症反应剧烈,往往以变性、坏死为主,组织和器官在短期内发生严重的损害,甚至导致机体的死亡。

2. 急性炎症 起病较急、反应迅速、病程较短,往往持续数天,一般不超过 1 个月。局部充血和渗出现象常较明显,细胞游出以多形核白细胞为主,对组织的破坏亦较为严重。此种炎症可发生在眼的各部组织,眼外部的急性炎症(如睑腺炎、急性泪囊炎、急性结膜炎等),多具有红、肿、热、痛等炎症特点。眼球内的急性炎症,大多数属于渗出性的。渗出液可为浆液性、脓性、纤维蛋白性。其最早表现为房水混浊,即房水中蛋白质含量的增加,如有大量脓细胞存在时,则形成前房积脓。玻璃体腔内感染,脓液首先出现在睫状体及视网膜表面。由此进入玻璃体内很快形成脓肿,是为迁徙性眼内炎的典型症状。

中医学认为,各种急性炎症多由风热火毒之邪所引起,而湿热或热毒郁结,亦可化火生脓。因此在治疗上采用祛风清热、泻火解毒,或兼凉血利湿的治法,常能收到良好疗效。

3. 慢性炎症 病程可长达数月至数年,临床症状较轻。慢性炎症的病理变化,以淋巴细胞和浆细胞浸润为主,仅有中度充血和少量蛋白性液体渗出。此种炎症波及的范围较广,而且以组织增生现象为主。如慢性葡萄膜炎的病理改变,便具有上述特征。此外在眼部过敏或有寄生虫存在时,可有嗜酸性粒细胞出现;在某些肉芽肿性炎症,如结核、梅毒性病变、交感性眼炎、葡萄膜大脑炎等,则可见上皮样细胞、多核巨细胞之浸润性病灶。

中医学认为,某些慢性炎症多为阴虚火旺或寒湿积滞所致,故临床常采用滋阴降火或温经、化湿之法。

4. 亚急性炎症 介于急性和慢性炎症之间,病程在一至数月。常为急性炎症向慢性炎症的过渡形式。在细胞浸润方面,往往有数量不等的嗜中性多形核白细胞与淋巴细胞。并可有一定程度的结缔组织增生。当这一阶段结束时,随即出现慢性炎症的病理变化。

第三节 局部血液循环障碍

正常的血液循环是保持机体进行正常的新陈代谢和功能活动的基本条件之一。眼的色素膜组织具有繁密的血管分布和丰富的侧支循环,在生理和病理上都极为重要。视网膜中央动脉系终末血管,一旦发生阻塞性变化,即刻使视网膜的营养中断,后果甚为严重。值得提出的是眼底血管的变化,在一定程度上能反映全身血管的情况,所以有"眼底为血管之窗"的说法。

一、局部充血

即局部组织内的血液含量多于正常,可分为动脉性充血和静脉性充血两种:

1. 动脉性充血 亦称主动性充血,为动脉受炎症、外伤等刺激,以致管腔扩张、血量增加所致,局部可见红肿、发热、腺体分泌增加,眼部各种急性炎症,如结膜炎、虹膜睫状体炎等,即属此类充血。

2. 静脉性充血 亦称被动性充血或瘀血。系静脉受压迫或病理性损害,以致管腔变狭或阻塞,使血流循环发生障碍所致。局部呈紫红色,常伴有水肿、出血及组织坏死等。海绵窦血栓形成、视网膜静脉阻塞、急性充血性青光眼,即属于此类。

二、局部贫血

局部组织中动脉血液含量少于正常时,称为局部贫血或缺血。此种贫血可为全身贫血的局部表现,亦可由局部血液循环障碍所引起。较常见的原因有血管痉挛、病理性狭窄或阻塞等。当视网膜中央动脉阻塞时,视网膜呈高度贫血状态。在肾硬化病例中,脉络膜动脉阻塞亦相当多见,但因脉络膜具有丰富的血管网,并不引起严重的后果。

三、出血

血液流出血管(或心脏)之外的情况,称为出血。流出之血液进入组织间隙,称为内出血。若流出于体外则称为外出血。当组织遭受损伤使血管破裂而出血者,称为破裂性出血。若血管壁无显著破坏,而因毛细血管渗透性改变而渗血者,则称为渗出性出血。

眼部出血由于出血量及部位的不同,可出现多种形式。眼睑和结膜的出血多能自然吸收;前房积血少量者亦可吸收,多量时吸收较慢,且易发生角膜血染;视网膜出血因深浅不同,可呈多种形态;如出血较多流入玻璃体内,吸收常不完全,日后可机化而形成结缔组织条索。

四、血管痉挛

由于血管舒缩中枢功能失调或局部血管遭受刺激,而引起小动脉及毛细血管持续性缩小时,称为血管痉挛。眼部以视网膜血管痉挛为最常见。高度缩小的血管可能纤细如线,视网膜因失去营养而水肿变白,痉挛可在短时间内缓解,如持续较久可使视网膜内层发生萎缩性变化。此外,眼球受挫折后发生之Berlin水肿,亦可能为血管痉挛所致。

五、血管硬化

凡动脉管壁变厚,弹性减低,均称为动脉硬化。动脉硬化可分为粥样硬化、小动脉硬化及中等动脉硬化三种。前两者可见于视网膜血管。

动脉粥样硬化:病变开始时,在血管内膜形成黄色微凸之斑点,组织检查可见动脉内膜纤维组织的增生和变厚。其间散在着含有脂肪颗粒的吞噬细胞和脂肪物质的沉着。内膜逐渐变厚,上述斑点可扩大为粥糜状斑块,甚至形成溃疡或钙化灶。粥样硬化可发生在视网膜中央动脉的主干或其分支,由于管腔狭窄和管壁的损伤,常可引起视网膜动脉阻塞或出血。

小动脉硬化:常见于高血压性视网膜病变,其病理改变为小动脉内膜有透明样变性或内膜增生,中层及外膜肥厚,以致管壁增厚,管腔狭窄。在恶性高血压时,可使动脉管坏死。

六、血栓形成

在活体血管(或心脏)内的血液凝固成为固体,即称为血栓形成。此凝固物本身称为血栓。血栓形成与血管壁的病损、血流的缓慢和血液性质的改变有关。血栓形成后可渐次溶解而吸收,或机化而再通,亦可建立侧支循环以代偿闭塞的血管。根据病理学研究,视网膜中央静脉血栓可发生在原来畅通的管腔内,或由于血管壁及压迫而变窄的管腔内。由于血液循环障碍,可使静脉高度怒张,并发生广泛性出血。

七、栓塞

自血管(或心脏)内脱落的血栓,或其他不溶于血液的异常物质随血流运行至较小血管而发生堵塞时,即称为栓塞。此堵塞之物质称为栓子。视网膜中央动脉之阻塞,多为血管痉挛或血栓形成,而由真正的栓子所阻塞者较为少见。

无论何种原因所致之阻塞,眼底表现是一致的,即视网膜的动脉细窄及组织因水肿而变白。由于黄斑凹处视网膜最薄,其背后脉络膜颜色得以显露而呈樱桃红斑。

八、血液成分的改变

眼底检查可从眼底的颜色区别出不同性质的疾病。例如严重贫血的眼底,由于血液中血红素含量减低而呈淡黄色调;红细胞过多症则因血红素增多使眼底呈紫红色;在严重糖尿病或广泛骨折后,视网膜血管内出现脂肪,使眼底呈苍黄色;在白血病,当脉络膜完全为髓细胞充满时,亦显此种变化。

第四节 肿瘤性病变

肿瘤是一种不按机体需要而异常增殖的新生物。中医学称为瘤或岩。从我国战国时期的《内经》开始,历代各家皆有关于肿瘤的记载。公元七世纪的《晋书》中,有"初帝目有大瘤疾,使医割之"的记载,这是眼部肿瘤采用手术疗法的最早记录。

1. 肿瘤的病因 尚不十分明了。曾有许多学说,如素质学说,遗传学说,慢性刺激学说和病毒学说等。比较重要的学说是病毒学说和理、化刺激致癌的学说。

2. 肿瘤的基本构造 肿瘤由实质和间质两部分构成。

(1) 实质(主质):即肿瘤细胞的本身,由一种或两种以上实质细胞所组成。瘤细胞的分化程度与肿瘤的性质有关,一般良性肿瘤分化较成熟,恶性肿瘤分化程度较差。

(2) 间质:为实质的支持组织即结缔组织。结缔组织

表 4-4-1　良性肿瘤与恶性肿瘤鉴别表

	良性肿瘤	恶性肿瘤
生长方式	膨胀性生长,常有包膜,境界清楚,常可移动	浸润性及膨胀性生长,常无包膜,境界不清楚,移动性差
生长速度	缓慢,很少发生坏死	较快,易发生坏死
组织结构	分化程度高,与原组织相似	分化程度低,与原组织差别大
转移	不转移	能转移
复发	很少复发	可复发
对人体的影响	影响较小,常无症状或仅有局部压迫症状	危害很大,常因局部破坏、转移而致死

随肿瘤的生长而生长。其间含有血管、淋巴管及神经末梢纤维,亦可见各种炎细胞浸润。间质和实质的区分有时明显,有时则不明显。

3. 肿瘤的生长　肿瘤的生长方式,与肿瘤的性质有关,一般分为三种:

(1) 膨胀性生长:肿瘤细胞由中心向周围生长,发展缓慢,周围组织长期受肿瘤的压迫和刺激,逐渐由结缔组织增生形成包膜。此种生长方式多见于良性肿瘤,如眼部纤维瘤等。

(2) 外生性生长:发生在体表、体腔和自然管道(如消化道、泌尿道等)的肿瘤,常向表面生长,形成乳头状、息肉状、蕈状或菜花状,称为外生性生长。良性肿瘤和恶性肿瘤均可有此生长方式。

(3) 浸润性生长:肿瘤细胞沿组织间隙、淋巴管、血管等向周围组织侵及。肿瘤和周围组织之间无明显界限,亦无包膜。此种生长方式主要见于恶性肿瘤。如眼睑鳞状细胞癌及视网膜母细胞瘤等。有少数良性肿瘤亦向周围组织侵入,但瘤细胞分化成熟,如血管瘤。

4. 肿瘤的转移　瘤细胞由原发瘤脱离,经淋巴道、血道或其他途径迁徙于身体他处,发生同样的肿瘤,此种过程称为转移。转移为恶性肿瘤的一个显著特性,是造成死亡的重要原因。一般癌多沿淋巴道转移,肉瘤多沿血道而转移。

5. 良性肿瘤和恶性肿瘤的区别　良性肿瘤和恶性肿瘤各具有若干特点,但少数良性肿瘤可演变为恶性肿瘤,这种转变是一个由量变到质变的过程,当其介于二者之间时,则很难肯定其性质。因此鉴别良性和恶性肿瘤必须根据临床病史、肉眼观察、显微镜下所见以及有无转移等情况,加以综合判断,才能做出比较正确的结论。仅附良性与恶性肿瘤鉴别表(表 4-4-1)以供参考。

(高瑞　韩龙辉)

参 考 文 献

1. 李凤鸣,谢立信. 中华眼科学. 第 3 版. 北京:人民卫生出版社,2014:385-439.
2. 赵桂秋,孙为荣. 眼科病理学. 第 2 版. 北京:人民卫生出版社,2014:192-357.
3. 李澎涛,范英昌. 病理学. 北京:人民卫生出版社,2012:69-158.

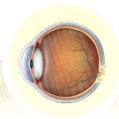

第五章

眼科免疫学概论

免疫是机体识别和清除各种有害刺激、保持机体内环境稳定的一种防御性反应。眼科免疫学是研究眼部免疫学特征及其相关免疫性疾病的科学，是眼科医生诊断、治疗眼部免疫性疾病的重要基础。眼免疫反应与其他器官的免疫反应相同，存在各种类型。与此同时，由于眼部特殊的解剖结构、生理生化功能等，眼免疫又区别于全身免疫，具有其独特的免疫生理和免疫病理学特征。本章内容在介绍免疫学基本知识的基础上，着重介绍眼部免疫系统以及眼部免疫相关性疾病。

第一节 免疫基本知识

一、免疫系统

免疫系统由免疫器官和组织、免疫细胞、免疫分子组成，是覆盖全身的防卫网络。

免疫器官可以分为中枢免疫器官和外周免疫器官。中枢免疫器官是免疫细胞发生、分化、发育和成熟的场所，人体中枢免疫器官包括骨髓和胸腺。外周免疫器官是成熟T淋巴细胞和B淋巴细胞定居的场所，也是淋巴细胞接受抗原刺激发生免疫应答的重要部位，包括脾脏、淋巴结和黏膜相关淋巴组织等。淋巴细胞由中枢免疫器官迁移至外周免疫器官，通过血液循环和淋巴循环，接受抗原刺激，产生免疫应答进而发挥免疫作用。

免疫细胞包括淋巴细胞、抗原呈递细胞以及其他细胞如造血干细胞、红细胞、粒细胞、肥大细胞。淋巴细胞是构成机体免疫系统的主要细胞，可以分为不同表型和功能的群体：T淋巴细胞、B淋巴细胞、自然杀伤细胞、淋巴因子活化的杀伤细胞等。T淋巴细胞在外周免疫器官接受抗原刺激，分化为不同功能的效应T淋巴细胞亚群、调节性T淋巴细胞或记忆T淋巴细胞，介导特异性细胞免疫应答。B淋巴细胞的主要功能是接受抗原刺激产生抗体，介导特异性体液免疫应答，同时也可以呈递抗原，参与免疫调节。抗原呈递细胞是指摄取、加工、处理抗原并将抗原呈递给T淋巴细胞的一类免疫细胞，主要包括树突状细胞、单核/巨噬细胞、B淋巴细胞等。

免疫分子包括细胞因子、抗体、补体系统、主要组织相容性复合体等。细胞因子是由免疫细胞和组织细胞分泌的一类具有生物活性的小分子可溶性多肽或糖蛋白，通过结合细胞表面相应受体，调节自身及其他细胞生长分化和功能，调控机体的免疫应答。抗体是由B淋巴细胞或记忆B淋巴细胞分化成的浆细胞在抗原刺激下产生的，可以与相应的抗原发生特异性结合的免疫球蛋白，是介导体液免疫的重要效应分子。补体系统是一类能够被多种微生物成分、抗原-抗体复合物及其他物质激活的蛋白质反应系统，所形成的活化产物具有调节吞噬、溶解细胞、介导炎症、调节免疫应答等功能。人类主要组织相容性复合体称为人类白细胞抗原系统，是决定组织器官移植后是否发生免疫排斥反应的重要因素。

二、免疫应答

免疫应答是指机体的免疫系统识别和清除病原微生物等抗原物质，以及机体内突变、损伤或衰老细胞的过程，可以分为先天性免疫应答和获得性免疫应答两种类型。

先天性免疫又称固有免疫或非特异性免疫，是机体先天遗传获得的免疫力。主要由皮肤、黏膜屏障，免疫细胞如单核/巨噬细胞、树突状细胞、粒细胞、自然杀伤细胞,以及多种体液成分如补体、炎症因子、溶菌酶等构成,是机体抵御病原体入侵的第一道防线。这类免疫的特点是无须抗原激发,通过模式识别受体识别病原体的共有成分,进而在感染早期发挥快速免疫作用,不产生免疫记忆。

获得性免疫又称适应性免疫或特异性免疫,是机体内T淋巴细胞、B淋巴细胞接受某种病原微生物或其他抗原物质刺激,自身活化、增殖、分化为效应细胞,产生一系列生物学效应之后获得的免疫力。T淋巴细胞介导细胞免疫,对带有相应抗原的靶细胞具有直接杀伤作用。B淋巴细胞介导体液免疫,产生的抗体与相应的抗原发生特异性结合,激活补体系统,引导巨噬细胞捕捉、吞噬靶细胞。获得性免疫的特点是需要抗原激发,通过识别某种病原体的特定成分,在非特异性免疫应答之后发挥效应,并产生免疫记忆细胞,具有特异性、耐受性、记忆性。

先天性免疫和获得性免疫密不可分、相辅相成。机体通过这两种方式获得免疫的功能,主要包括三个方面:①免疫防御:指机体识别和清除病原微生物或其他抗原物质。若免疫应答功能过低或缺如,可能出现免疫缺陷病,机体易感性增加,引起严重感染;若免疫应答过强或持续时间过久,在清除病原体的同时,也可能导致组织损伤或功能异常,发生超敏反应。②免疫监视:指机体识别和清除突变细胞和感染的细胞。若此功能低下,机体可能发生肿瘤或持续性病毒感染。③免疫稳定:指机体识别和清除损伤细胞和衰老细胞,维持稳定的体内环境。若此功能紊乱,可能导致自身免疫病和过敏性疾病。

第二节 眼免疫系统

一、眼免疫屏障结构

眼表面的免疫防御结构是抵御各种外来物质侵入的重要屏障,包括泪液、结膜、角膜等结构。

泪液由泪腺、副泪腺、结膜杯状细胞分泌,覆盖于眼球前表面,既具有润滑眼球、供氧和保护角膜光学特性的作用,也具有重要的免疫防御功能。泪液中含有多种抵御微生物感染的物质,包括溶菌酶、免疫球蛋白、乳铁蛋白、β-溶素、补体成分等。溶菌酶、乳铁蛋白、β-溶素、补体成分属于非特异性抗菌物质。其中,溶菌酶是眼表主要的抗菌物质,可以直接溶解细菌尤其是革兰阴性菌的细胞壁,与乳铁蛋白、β-溶素一起直接杀灭病原微生物或抑制其生长。免疫球蛋白为特异性抗菌物质,以IgA为主,与补体协同阻断受体、干扰病原微生物黏附、促进吞噬等。

结膜分为上皮层和固有层,具有屏障、抑菌、杀菌及免疫调节等多种功能。结膜固有层含有大量血管和免疫细胞,如Langerhans细胞、肥大细胞、淋巴细胞、浆细胞等,以及分泌的免疫球蛋白,以IgA和IgG为主。结膜组织内富含淋巴管,通过深层淋巴管,外侧淋巴引流于耳前淋巴结,内侧淋巴引流至下颌下淋巴结。结膜相关淋巴样组织富含抗原呈递细胞以及T淋巴细胞、B淋巴细胞,病原微生物侵入时,可直接诱发细胞免疫和体液免疫,充分发挥免疫保护作用。

角膜无血管,也无淋巴管,被认为是免疫赦免组织。角膜中央缺乏免疫细胞,形成免疫赦免区域。角膜缘富含有树突状细胞和Langerhans细胞,具有抗原呈递和加工抗原的功能。在病理条件下,角膜上皮细胞和成纤维细胞可以分泌趋化因子,各类免疫细胞及其炎性细胞因子在趋化因子的作用下从角膜周边部经角膜纤维间隙进入角膜中央,发生免疫反应。

另外,眼部存在重要的血-眼屏障,包括血-房水屏障、血-视网膜屏障以及血-视神经屏障。屏障系统能够有选择性地滤过血液中的有用物质,排除无用物质,完成物质交换。完整的血-眼屏障与眼内正常的免疫防御功能相辅相成。换言之,屏障结构功能紊乱是眼部免疫性炎症和损伤的原因之一,而眼内的免疫损伤亦会引起屏障的破坏,例如:血-房水屏障功能紊乱与角膜炎和葡萄膜炎密切相关,血-视网膜屏障功能异常则是视网膜血管病变和色素上皮病变的重要因素,血-视神经屏障破坏与视神经炎症密不可分。

二、眼部的免疫赦免

将异体组织器官移植到机体的某些特殊部位与移植到常规发生剧烈免疫排斥反应的部位相比,其存活时间明显延长的现象称为免疫赦免。眼部的免疫赦免是指与其他部位相比,角膜、前房、玻璃体腔以及视网膜下间隙对外源移植组织或其他抗原的相对无反应状态,是眼部免疫的重要特征。其中,前房相关性免疫偏离(anterior chamber associated immune deviation,ACAID)是眼部免疫赦免的中心部分。

ACAID是指抗原引入前房后,随房水引流逸出前房的抗原可诱导产生特异性非补体结合抗体以及特异性细胞毒性T淋巴细胞的前体细胞,但不诱导迟发型超敏反应的现象。ACAID的结果是既产生了对机体具有保护作用的特异性抗体,也使得眼组织避免特异性和非特异性炎症损伤,从而维持稳定的眼内免疫微环境、完整的眼组织结构和正常的视功能。

ACAID形成与多种因素相关:血-房水屏障、眼内相对缺乏淋巴引流通道、组织液直接引流至血管等眼解剖学特点使得血源性免疫因子和效应细胞无法进入前房,而前房内的抗原可以经房水引流途径进入血液循环，到达脾脏，进而发生偏离的免疫应答。另外，虹膜、睫状体、小梁网处的抗原呈递细胞捕获前房内的抗原，移行至脾脏，将抗原多肽呈递给B淋巴细胞，之后B淋巴细胞再将抗原以耐受原的形式呈递给T淋巴细胞，激活特异性细胞毒性T淋巴细胞的前体细胞和抑制迟发型超敏反应的特异性调节性T淋巴细胞，不诱导迟发型超敏反应。此外，房水中存在多种抑制淋巴细胞活性的细胞因子，如α-黑色素细胞刺激素、β-转化生长因子、降钙素基因相关肽等，与眼内相关细胞直接抑制特异性抗体活化增殖的作用一起，协同形成前房免疫抑制微环境，使得前房内的抗原选择性地激活特异性调节性T淋巴细胞，从而发挥免疫抑制效应。

ACAID现象能够解释许多病理生理现象，具有重要的临床意义。在组织器官移植中，角膜移植片的长期存活与ACAID密切相关，即在角膜移植前先行前房抗原注射，诱导ACAID，则可以提高角膜移植的成功率。此外，眼组织中存在多种隐蔽的自身抗原，如视网膜S抗原、光感受器间维生素A类结合蛋白、黑色素相关抗原、晶状体抗原等，在眼内组织损伤之后暴露，进入前房诱导ACAID，进而可以避免葡萄膜视网膜炎等炎症所致的眼组织损伤。

第三节　眼免疫相关性疾病

一、免疫反应介导的眼部损伤

超敏反应是指机体对某种抗原产生的免疫反应过强，引起组织损伤的一种病理性免疫反应，也称为变态反应或过敏反应。根据反应的发生机制和临床特点，可以将其分为Ⅰ、Ⅱ、Ⅲ、Ⅳ四种类型。

Ⅰ型超敏反应：又称速发型超敏反应，是抗原进入机体后，诱导B淋巴细胞产生特异性IgE抗体，IgE以其Fc片段与肥大细胞和嗜碱性粒细胞表面的Fc受体结合，使机体处于对该抗原的致敏状态，当该抗原再次进入时，特异性IgE介导肥大细胞和嗜碱性粒细胞释放生物活性介质，引起局部或全身免疫反应，具有明显的个体差异和遗传倾向。Ⅰ型超敏反应发生快，消退也快。眼部常见的Ⅰ型超敏反应包括变应性眼睑水肿、血管神经性眼睑水肿、过敏性眼睑炎症、枯草热性结膜炎、过敏性结膜炎等。

Ⅱ型超敏反应：又称细胞毒型或细胞溶解型超敏反应，是抗原诱导B淋巴细胞产生的特异性IgG和IgM抗体与靶细胞表面的相应抗原结合后，在补体系统、巨噬细胞、中性粒细胞和自然杀伤细胞参与下，引起的以细胞溶解或细胞破坏为主的免疫反应，发生快速。

Ⅲ型超敏反应：又称免疫复合物型超敏反应，是由细胞外游离抗原和相应抗体结合形成的中等大小的免疫复合物沉积于局部或全身多处毛细血管基底膜，激活补体系统，并在中性粒细胞、嗜碱性粒细胞等效应细胞参与下，引起一系列炎症反应和组织损伤。晶状体过敏性葡萄膜炎的免疫病理机制可能与Ⅲ型超敏反应相关。

Ⅳ型超敏反应：又称迟发型超敏反应，是由T淋巴细胞参与的免疫反应，效应T淋巴细胞再次与特异性抗原结合后，释放各种淋巴因子引起单核细胞、淋巴细胞浸润，并活化巨噬细胞释放溶酶体酶引起组织损伤。Ⅳ型超敏反应与抗体和补体系统无关，反应发生较慢，一般在再次接触抗原后48~72小时出现炎症反应。眼部常见的Ⅳ型超敏反应有肉芽肿性葡萄膜炎、泡性角膜炎、角膜基质炎、交感性眼炎等。

二、眼的肿瘤免疫和移植免疫

眼各部位免疫相关性疾病将在"第三篇临床眼病学"中介绍，此处不做赘述。本部分概述眼的肿瘤免疫和移植免疫。

肿瘤免疫既包括免疫系统通过多种免疫效应机制杀伤或消除肿瘤细胞，也包括肿瘤细胞通过免疫逃逸机制抵抗或逃避免疫系统的杀伤或消除作用。眼是主要的免疫赦免器官，在这一特殊的免疫微环境中，肿瘤免疫调节机制的研究显得更加重要。先天性免疫中，主要由自然杀伤细胞发挥肿瘤免疫监视的作用，如通过细胞介导的肿瘤溶解功能杀伤肿瘤细胞，或通过分泌细胞因子诱导肿瘤细胞凋亡。获得性免疫中，主要由具有免疫记忆的T淋巴细胞通过识别特异性肿瘤抗原消除肿瘤细胞进而发挥肿瘤免疫监视作用。

移植可以根据移植物来源及遗传背景不同分为四类：①自体移植，移植物取自宿主本身，不发生排斥反应；②同系移植，移植物来源的供者与宿主遗传基因完全相同，如单卵双生子，一般不发生排斥反应；③同种异体移植，移植物来源的供者与宿主属同种，但遗传基因型有差异，一般发生排斥反应；④异种移植，移植物来自异种动物，可能发生严重的排斥反应。

目前，眼组织移植中的角膜移植属于同种异体移植。角膜中含有多种能够引起排斥反应的抗原成分，但是血-眼屏障、ACAID、眼内免疫抑制微环境使得角膜具有免疫赦免特性，因而角膜移植较其他器官移植的排斥反应较低。尽管如此，免疫介导的移植排斥仍是角膜移植失败的主要原因。目前研究表明，局部抗原呈递、细胞免疫、体液免疫、细胞因子、黏附因子等在角膜移植排斥反应中发挥着重要的调节作用。角膜病是我国主要致盲眼病之一，因此防治角膜移植术后的免疫排斥反应具有重要的临床意义。

（贾鑫）

参考文献

1. 曹雪涛. 医学免疫学. 第6版. 北京:人民卫生出版社, 2013:1-18.
2. 杨朝忠. 临床眼科免疫学. 北京:人民卫生出版社, 2012:96-98, 216-238.
3. 李凤鸣, 谢立信. 中华眼科学. 第3版. 北京:人民卫生出版社, 2014:448-452, 468.
4. Perez VL, Saeed AM, Tan Y, et al. The eye:A window to the soul of the immune system. J Autoimmun, 2013, 45:7-14.
5. de Andrade FA, Fiorot SH, Benchimol EI. The autoimmune diseases of the eyes. Autoimmun Rev, 2016, 15(3):258-271.
6. 李文静, 高晓唯, 任兵. 前房相关性免疫偏离的研究进展. 国际眼科杂志, 2007, 7(4):1092-1094.
7. Biros D. Anterior chamber-associated immune deviation. Vet Clin North Am Small Anim Pract, 2008, 38(2):309-321.
8. Wang K, Vella AT. Regulatory T Cells and Cancer:A Two-Sided Story. Immunol Invest, 2016, 45(8):797-812.
9. Amouzegar A, Chauhan SK, Dana R. Alloimmunity and Tolerance in Corneal Transplantation. J Immunol, 2016, 196(10):3983-3991.
10. Treacy O, Fahy G, Ritter T, et al. Corneal Immunosuppressive Mechanisms, Anterior Chamber-Associated Immune Deviation (ACAID) and Their Role in Allograft Rejection. Methods Mol Biol, 2016, 1371:205-214.

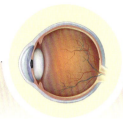

第六章

眼部微生物与寄生虫

第一节　眼部常见微生物

一、细菌

细菌为最常见的微生物之一，为原核细胞型微生物，有独特的遗传传递系统，无核膜、核仁，二分裂繁殖。其中有致病和不致病的分别。在大多数人的正常结膜囊内，均可找到细菌。当眼部外伤或抵抗力降低时即可造成感染。根据细菌形态可分为球菌、杆菌等。

（一）球菌类

1. 葡萄球菌　为革兰阳性球菌。广泛存在于自然界，是人体皮肤、黏膜、外腔道、鼻咽、睑缘、结膜囊及鼻泪道的常见菌。菌体呈圆球形，直径约 0.8~1μm，排列成堆，好像葡萄，故名葡萄球菌。本菌对外界的抵抗力较强，加热 60℃ 30 分钟才被杀灭，在干燥脓汁中可生存数月。根据在培养基上菌落颜色的不同，本菌可分为金黄色葡萄球菌（金黄色）、表皮葡萄球菌（柠檬色）和腐生葡萄球菌（白色）三种。其中以金黄色葡萄球菌者毒力最大，表皮葡萄球菌次之，两者均能引起化脓性感染。一般于睑缘炎和睑缘疖时最为多见，有时也可致急性泪囊炎和化脓性角膜溃疡等。如细菌因外伤或手术而侵入眼球或眼眶内，则可产生严重的化脓性炎症。白色葡萄球菌一般不致病。

葡萄球菌对青霉素 G、红霉素、利福平、庆大霉素、磺胺类等敏感，对万古霉素高度敏感。

2. 链球菌　为革兰阳性球菌，排列呈链状，故称为链球菌。广泛存在于自然界，常见于人体呼吸道，抵抗力不强，加热 56℃ 30 分钟可被杀灭。根据溶血性状不同，可分为甲、乙、丙三型：

（1）甲型溶血性链球菌：亦称草绿色链球菌。本菌为口咽正常菌丛，也是结膜的常在菌，毒性较小，一定条件下可引起睑缘炎、结膜炎、角膜溃疡等。

（2）乙型溶血性链球菌：毒性最强，人类链球菌感染 90% 为此菌，能引起严重的化脓性感染，如结膜炎、急性泪囊炎、化脓性角膜溃疡、眼睑丹毒、眶蜂窝织炎等。对青霉素 G、大环内酯类、一代头孢菌素、氧氟沙星等药物敏感。

（3）丙型链球菌：为非溶血性链球菌，一般不致病。

3. 肺炎链球菌　为革兰阳性双球菌。本菌为瓜子形，成对排列，外有荚膜。抵抗力较弱，在 52~55℃ 10 分钟即死亡。在 3% 石炭酸、0.1% 升汞水内，1~2 分钟即可杀灭。致眼病的肺炎球菌多为 3、7、10 型。此菌为急性结膜炎和急、慢性泪囊炎常见致病菌之一。在正常结膜囊内虽可发现，但不能侵入正常角膜。当角膜发生破损时，则可受其感染，引起匐行性角膜溃疡。对青霉素 G、氨基糖苷类、大环内酯类、磺胺类、氟喹诺酮、一代头孢菌素敏感。

4. 淋球菌　为革兰阴性双球菌。对冷、热、干燥及化学剂抵抗力较低，对银盐制剂尤为敏感。如 0.1% 硝酸银、1% 蛋白银 5~10 分钟即能杀死本菌。

本菌在眼科可引起严重的脓性眼炎，新生儿和成人均可发生，为新中国成立前重要致盲原因之一。此外，在患淋菌性关节炎时，亦可引起迁徙性葡萄膜炎。该菌对青霉素 G、红霉素、磺胺类等敏感，但对青霉素产生耐药菌株增多，耐药菌株对氨苄西林、头孢曲松、氟喹诺酮敏感。大观霉素有强烈抑制淋球菌酶蛋白合成的作用。

5. 脑膜炎双球菌　为革兰阴性球菌。菌体呈扁豆形，平均横径为 0.8~1μm。抵抗力弱，对温度的改变、干燥、日光和灭菌剂均非常敏感。

本菌在正常结膜囊内比较少见，在脑膜炎流行时，可引起卡他性或假膜性结膜炎，亦可发生迁徙性眼炎。

(二) 杆菌类

1. 绿脓杆菌(铜绿假单胞菌)　为致眼感染最严重的革兰阴性杆菌。为人体皮肤、黏膜、上呼吸道最常见菌体，其一端有1~3根鞭毛，运动活泼，可产生荧光色素，有特殊甜甘草气味，在温度30~37℃内最易繁殖。本菌是对眼部有严重危害性的条件致病菌，其对大多数抗生素有抵抗力，对多黏菌素B和E以及庆大霉素等药品敏感。

本菌常存在于水、土壤、人的皮肤、上呼吸道和胃肠道中。正常结膜囊内偶可发现。细菌本身对角膜无侵袭能力，但在角膜上皮受损或内眼手术后，可以发生严重的化脓性角膜溃疡及全眼球炎。因该菌可产生绿色素，故脓性分泌物呈绿色。

值得特别注意的是，在眼科常用的药液，如青霉素、荧光素、阿托品、丁卡因等溶液，易受此菌污染，使用时须严密消毒，定期更换，以防眼部感染。对黏菌素、妥布霉素、环丙沙星、氧氟沙星等敏感。

2. 莫-阿(Morax-Axenfeld)双杆菌　又名慢性结膜炎莫阿菌，致病主要为陷窝莫拉菌，革兰染色阴性，菌体长1~2μm，宽1μm。常成双相连，无鞭毛，不形成芽孢。本菌常寄生于眼眦部或睑缘，由于它能产生一种蛋白质溶解酵素，使局部发生非化脓性糜烂。同时可以侵及结膜，引起眦部结膜炎。角膜损伤后可遭其感染，而发生匐行性角膜溃疡。该菌对锌离子敏感，青霉素G、红霉素、庆大霉素、氟喹诺酮敏感。

3. 白喉杆菌　为革兰阳性杆菌。菌体呈棒状，长1~6μm，宽0.3~0.8μm。抵抗力较强，在低温中可以生存一年之久。在眼部可发生膜性结膜炎和调节麻痹。此菌形态上与干燥杆菌和假性白喉杆菌相似，但后两者为不致病菌。

4. 克-威(Koch-Weeks)氏杆菌　又名结膜炎嗜血杆菌，革兰染色阴性。菌体短小，有时呈串珠状生长。为流行性结膜炎的重要致病菌。

5. 流行性感冒杆菌　为革兰阴性杆菌。菌体极小，长1.5μm，宽0.3μm，是抵抗力最弱的一种细菌。在流感流行期内，可引起急性结膜炎，在小儿尤易发生。此外，尚可引起眼肌麻痹、眼球筋膜炎、视神经炎等。

6. 大肠杆菌　为革兰阴性杆菌。存在于人和动物肠道的正常菌群，可见于结膜，抵抗力较强，热力55℃1小时才能死亡，1%石炭酸30分钟方能杀死。

有时由于污染可见于正常结膜囊内，致病力不大，但在眼外伤或内眼手术后感染此菌，可引起严重的全眼球炎。对氟喹诺酮敏感。

7. 结核杆菌　为结核病的病原菌，革兰染色阳性。菌体长2~4μm，宽0.2~0.6μm。对干燥抵抗力很强，在干燥的痰液内可活半年之久。对湿热抵抗力差，60℃ 30分钟可死亡，70%~75%乙醇数分钟即可杀死。对紫外线亦很敏感，直接日光照射24小时可死亡。

在眼部致病范围颇广，眼内外组织均可被侵及。眼睑皮肤或结膜的直接感染，常发生溃疡，并可找到结核杆菌。眼球内部感染，多系血行感染或变态反应所致。

8. 麻风杆菌　本菌长1~8μm，其大小、形态、染色性与结核杆菌不易区别。本菌从麻风患者的鼻腔分泌物及溃疡渗出液中排出。通过直接接触由皮肤创口、黏膜侵入健康人体。眼部病变系面部麻风直接蔓延或经血液、淋巴、神经等感染而来。可侵犯眼内外组织，眼外部发生感染时，于角膜、结膜上皮细胞内，甚至泪液中皆可查出本菌。

9. 炭疽杆菌　为革兰阳性杆菌。菌体长5~8μm，宽1~2μm，常形成长短不同的链，在人体内有荚膜。此菌常附生于牲畜皮毛上，可由外伤直接感染，引起眼部炭疽和败血症。

10. 布氏杆菌　为细小的革兰阴性杆菌。菌体长约0.4~1.5μm。对热力及化学因子抵抗力较弱，在60℃只能生存15分钟，在一般消毒剂中，很快死亡。羊、牛等动物为主要传染源。在眼部可引起葡萄膜炎、视神经炎、视网膜血管病变及眼肌麻痹等。

11. 土拉伦斯杆菌　革兰染色阴性。本菌为两极浓染、多形性的小杆菌，长0.3~3μm，宽0.2~1μm。主要为野生动物如兔、鼠等所传染。国内极为少见。

眼部表现为睑结膜结节和溃疡，亦有侵及角膜、泪囊及视神经者，常伴有附近淋巴结肿大。

12. 枯草杆菌　为革兰阳性需氧杆菌，常寄生在正常结膜囊内，很少致病。一旦眼部受伤或手术后，可引起极严重感染，而发生化脓性角膜炎和全眼球炎。对克林霉素、万古霉素等敏感。

二、衣原体

衣原体是介于立克次体与典型病毒之间的一种寄生于真核细胞内的原核型微生物，因其在发育过程中形成包涵体，犹如衣物包围，故名衣原体(Chlamydia)。属于此类者除沙眼、包涵体性结膜炎之病原体外，尚有淋巴肉芽肿及鹦鹉热之病原体。

1. 沙眼衣原体　沙眼病原体自1955年由我国微生物学家汤飞凡和眼科专家张晓楼用鸡胚分离成功，国外很多学者相继用此法分离成功，并对之进行了很多研究，根据病原体的形态、大小、化学结构、生活循环、代谢功能及对药物的敏感性等，证明它和一般病毒不同，故一向有非典型或大型病毒之称，近年多称之为衣原体。

包涵体是沙眼病原体在宿主上皮细胞内的一种生活方式，其中的原体是感染单位，可在细胞外存活，原体被宿主细胞吞噬后体积变大，称为始体，始体在细胞内又可以二分裂形式，形成新的原体，然后由细胞释放出来，再进入第二次循环。病原体的繁殖，需通过本身含有的一种DNA-dependent RNA多聚酶的作用方能进行；利福平可与此酶结合，制止沙眼病原体的发育，而发挥疗效。

沙眼病原体在温热（80℃以上）及干燥环境中，容易死亡和失去活力，但在潮湿、寒冷的环境中，即使是 -50℃条件下尚能生存。75%乙醇半分钟内可将病原体杀死，2%来苏液5分钟方能杀死。病原体对磺胺及四环素族药物较为敏感。

病原体存在于患眼的分泌物中，通过污染的手、毛巾等洗脸用具而传播。感染后眼部表现为睑内翻、倒睫、角膜混浊及结膜干燥症等。

2. 包涵体性结膜炎衣原体　包涵体性结膜炎的病原体和沙眼病原体，在微生物学上不易区别，但前者系由生殖泌尿系传染于眼，而且所引起的结膜炎症状亦和沙眼不同，所以两者是一种病的两种表现，或是自一种病衍变为独立的两种疾病，尚待进一步研究确定。

三、病毒

病毒是最原始的生命形态，一类远比细菌为小的生物体，其特征为结构简单、体积微小，可以通过一般细菌所不能通过的滤器，故又称滤过性病毒，可分为DNA病毒和RNA病毒两大类。病毒感染后引起机体局部和全身炎症反应主要为单核细胞、巨噬细胞、淋巴细胞、浆细胞浸润。临床应用抗生素及磺胺类药物对病毒物作用，常规以安西他滨、阿昔洛韦、丙氧鸟苷、伐昔洛韦、基因工程干扰素等抗病毒药物进行治疗。近年来由于研究方法的进步，病毒在眼部的感染不断有新的发现。

1. 单纯疱疹性病毒　为单纯疱疹的病原体，是广泛感染人类的DNA病毒。此病毒常在儿童时期侵入人体，长期潜伏，当机体抵抗力降低或生理情况改变时，即可发病。眼部可引起眼睑缘疱疹、树枝状角膜溃疡、盘状角膜炎、基质角膜炎、葡萄膜炎等。其在病毒性角膜炎中居首位。

2. 带状疱疹病毒　为带状疱疹的病原体。一般认为与水痘病毒相同，两者系一种病毒感染的不同表现。此病毒常侵犯三叉神经第一支，而引起眼部带状疱疹。感染后眼部表现为单侧额、眼睑、睑缘带状疱疹、急性结膜炎、浅层巩膜炎、树枝状角膜炎、角膜基质炎、神经营养性角膜炎等。今年有研究证实水痘-带状疱疹病毒是急性视网膜坏死的主要病因。

3. 腺病毒　本病毒是一种分布十分广泛的DNA病毒，于1953年首先从人类腺样增殖体组织培养中发现。病毒呈圆球形，直径约70nm，耐乙醚，对脂溶剂不敏感，75%乙醇有良好的灭活作用。室温中能生存14天左右，加热56℃经30分钟死亡。病毒传染性很强，可通过飞沫、分泌物等致急性感染或亚急性感染。可引起流行性角结膜炎、非特异性急性滤泡性结膜炎。目前在人类已发现31型，其中第八型可引起浅层点状角膜炎，第三型可引起咽-结膜热。目前研究表明新核苷类似药物对该病毒有抑制作用。

4. 麻疹病毒　麻疹的病原体，为单链RNA病毒。呈圆形，直径为120~180nm。人为其唯一的宿主，可通过飞沫、泪液、分泌物传播，有高度传染性。麻疹患病期间可引起流泪、怕光、眼睑水肿、结膜充血等，眼部表现为卡他性结膜炎、浅层点状角膜炎。

5. 流行性腮腺炎病毒　流行性腮腺炎的病原体。一种单链RNA病毒，呈球形，直径170~200nm。人为其唯一的自然宿主。该病毒对腺体、神经组织有亲和力，可通过唾液及飞沫传播。当病毒感染眼部时，可引起眼睑水肿、泪腺炎、滤泡性结膜炎、眼肌麻痹、角膜炎、虹膜睫状体炎、球后视神经炎以及调节麻痹等症。幼儿期可接种麻疹-腮腺炎-风疹三联疫苗预防。

6. 人免疫缺陷病毒　为获得性免疫缺陷综合征即艾滋病的病原体，一种单链RNA病毒，圆形，直径80~110nm，本病毒可通过同性恋或异性恋接触、静脉注射器、输血或母婴传播。感染后在眼部表现为带状疱疹角膜炎、多发传染软疣、眼睑及结膜Kaposi肉瘤等。目前通过反转录酶抑制剂联合蛋白酶抑制剂治疗或高效抗反转录酶治疗。

7. 风疹病毒　风疹的病原体，为一种单链RNA病毒。通过呼吸道传播，患风疹时，眼部可表现为结膜炎、角膜炎。本病有很大的致畸率，孕妇在妊娠四个月后患风疹，常可使胎儿发生先天性白内障、视网膜病变及其他畸形。

8. 天花病毒　为天花的病原体，直径约250nm。患天花时可引起眼睑水疱和脓疱，严重时可发生角膜溃疡而致失明。

9. 牛痘苗病毒　系天花病毒减毒制成的活疫苗。人工接种牛痘时，将疫苗带入眼部，可引起眼睑及结膜牛痘及牛痘性角膜炎等。

四、螺旋体

螺旋体为一种细长、弯曲而呈螺旋形的微生物。富于弹性而运动活泼，性质介于细菌和原虫之间，二分裂繁殖。螺旋体引起的眼病，在旧社会以梅毒为最多。新中国成立后，由于社会制度的彻底改变，此病几近绝迹。雅司螺旋体和钩端螺旋体仅能在流行地区发现，另有梅毒螺旋体与柏氏包柔螺旋体也可引起眼部疾病。

1. 梅毒螺旋体　为梅毒的病原体。常由黏膜直接侵入人体，后经血行播散全身。可引起眼组织多种病变。在眼睑或结膜可直接感染，发生硬性下疳，此时以暗视野映光法检查可发现螺旋体。此种螺旋体亦可经胎盘而传至胎儿，引起先天性梅毒性角膜实质炎、视网膜脉络膜炎等。

2. 柏氏包柔螺旋体　为疏螺旋体，是 Lyme 病的病原体。人畜共患，蜱为柏氏包柔螺旋体的传播媒介，人被蜱叮咬后螺旋体注入体内或经污染皮肤表面蜱的粪便侵入皮肤、血流。感染后眼可表现为滤泡性结膜炎、角结膜炎、基质性角膜炎及虹膜睫状体炎等眼病。

3. 雅司螺旋体　为雅司病的病原体。其形态及引起的病症与梅毒螺旋体相似。主要是通过皮肤破伤而感染，但不传给胎儿。在眼部可侵及眼睑皮肤及结膜。临床较为少见。

4. 钩端螺旋体　为各种螺旋体中最细的一种。有多种菌型，如出血性黄疸型、秋季热型、猪型（Pomona 型）等。中间宿主主要是猪、狗、牛、羊、鼠等，通过疫水而传染给人类。在眼部可以引起结膜充血、葡萄膜炎、视网膜出血、玻璃体混浊、视神经视网膜炎等。

5. 奋森螺旋体　见于奋森咽峡炎或走马疳，但也发生于眼部。

五、真菌

真菌是个体较大、分化程度较高，以寄生或腐生方式大量存在于自然界的真核细胞型微生物。结膜囊内真菌的阳性率为 2%~25%，可正常在结膜囊中存在，多数为非致病菌，但在一定条件下真菌侵入眼部繁殖可致病。致眼表病真菌主要可分为丝状菌、酵母菌和双相型真菌。真菌对营养的要求不高，生长缓慢，但对湿度和氧气的要求较高，其对一般抗生素抵抗，但对多烯类药物如那他霉素、两性霉素等，咪唑类药物如氟康唑、酮康唑等敏感。通过病灶部位刮片检测是否感染真菌，同时共焦显微镜检查活体角膜可见菌丝及孢子。近年来由于局部皮质激素和抗生素的广泛应用，眼部发病率有逐渐增高的趋势，值得眼科工作者加以重视。

（一）丝状菌

1. 箒状菌　旧名曲菌，为最常见的腐生真菌，孢子在空气中播散，可在结膜囊内暂时存留，一般不致病，但条件致病。其多数菌丝和圆形深绿色的孢子，约 2~3μm，最易侵犯角膜，多为沾有箒状菌孢子的异物伤及角膜所致。常表现为浅层角膜溃疡，巩膜溃疡，且合并前房积脓，有时可引起泪囊炎、睑缘炎、结膜炎、眼球或眶内感染及过敏性眼炎。

2. 镰刀菌　为土壤、水、有机物中常见的腐生菌。孢子呈纺锤或卵圆形，多数有菌丝生长。本菌可产生蛋白酶、胶原酶及多种毒素破坏组织，可引起匍行性角膜溃疡，甚至发生角膜穿孔及眼内炎。本菌在真菌性角膜炎中居首位。

3. 链丝菌　革兰染色阳性，厌氧。为眼部常见的丝状真菌。多寄生于泪小管内，可形成凝结块而阻塞泪道，亦可引起急、慢性结膜炎及角膜溃疡等。

（二）酵母菌

1. 念珠菌　眼科常见者为白色念珠菌。此菌为卵圆形，长 6μm，宽 2.5~4μm。其芽可形成丝状物。广泛存在于土壤、空气中，为重要的条件致病菌，当免疫力低下或菌群失调时菌丝进入人体组织内致病，该菌易侵犯睑结膜和角膜或累及泪道，有时阻塞鼻泪管。侵犯角膜时呈表浅性溃疡，有时呈树枝状，且可伴发前房积脓和虹膜炎。

2. 酿母菌　在自然界中广泛存在，多从发酵物感染，一般毒性较小，对碘剂较为敏感。在眼部可引起睑缘炎、结膜炎及角膜炎等。

（三）双相型真菌

申克孢子丝菌：广泛存在于土壤、木材及植物的腐生真菌。其芽孢革兰染色呈阳性，在培养中可出现不规则有分隔的菌丝。通过受伤皮肤、黏膜侵入，眼部感染可引起结节性结膜炎及虹膜炎，亦可致角膜溃疡等。

此外在眼部常见真菌还有纤毛菌，为微细之丝状菌，在自然界广泛存在，常见于人和动物（猫、兔、马）的牙垢中，在人类常引起口腔和咽喉部的病变。眼部感染多为外伤后接触带菌牲畜而引起。结膜充血肿胀，并出现多数细小的灰色斑点，但无溃疡形成。显微镜下可以查到成群的纤毛菌。头芽孢菌广泛存在于自然界中，眼部可致匍行性角膜溃疡。此菌对碘剂极为敏感。新型隐球菌为革兰阳性菌。菌体呈圆形或卵圆形，外有一层很厚的荚膜，直径约 5~20μm。以发芽的方式繁殖，常通过呼吸道而侵犯中枢神经系统。眼部病变症状为神经系统感染表现之一。常引起睑下垂、眼球震颤、斜视、视网膜炎、视盘水肿及视神经萎缩等。间或出现眶蜂窝织炎、葡萄膜炎和继发性青光眼。放线菌为介于细菌和真菌之间的一种分枝丝状菌。革兰染色阳性，在土壤中有广泛的分布。在眼部常侵犯泪道，而引起泪小管炎，有时发生结节性、膜性或急性滤泡性结膜炎，并且有耳前淋巴结病变。眼眶受累多继发于鼻旁窦感染，亦可波及色素膜。此菌极少累及角膜。毛发癣菌、组织胞浆菌、鼻孢子菌和青霉菌等，也能发生各种眼病。

第二节　眼部常见寄生虫

眼寄生虫是重要的医学问题，有时与身体其他部位寄生虫感染同时存在。致眼表病寄生虫主要为棘阿米巴、旋盘尾丝虫、罗阿丝虫。寄生虫对眼组织的机械损伤、化学性损伤，宿主对寄生虫的炎症反应、免疫病理反应、变态反应等均可致视力损害，重症致盲。

一、原虫

原虫为一种单细胞动物，虫体很小，用显微镜方能看到。可通过血液或直接感染。其种类很多，对人民健康危害极大。兹将与眼部有关者介绍如下：

1. 棘阿米巴原虫　以细菌、真菌或其他原虫为食，栖息于自然界水源、污水、污物、腐败植物中，也见于人、家畜、禽类粪便内，有滋养体、包囊两种形态，相互转化。滋养体是致病因子，体外试验滋养体和人角膜组织片接触后上皮溃烂并侵入上皮下。棘阿米巴条件致病，侵入眼表致上皮性角膜炎、假树枝状角膜炎、地图状角膜炎、放射状角膜神经炎、角膜缘炎、角膜基质炎、环状角膜炎、盘状角膜溃疡，常并发虹膜睫状体炎、继发青光眼、并发白内障等。重症可累及巩膜致肉芽肿性巩膜炎、葡萄膜炎。实验室检查有明确的诊断价值，棘阿米巴对一般抗感染药物耐药，敏感药物为氯己定（洗必泰），聚六亚甲基双胍，羟乙磺酸丙氧苯脒，羟乙磺酸双溴丙脒等。

2. 微孢子虫　为专属细胞内寄生形成的微孢子的单细胞原虫，微孢子虫在宿主细胞质内寄生，可通过细胞-细胞播散或自尿、粪排出，经胃肠道、伤口或接触宠物，手-眼途径传播，引起疾病。当眼外伤时感染微孢子虫，表现为基质角膜炎，肉芽肿性角膜溃疡，角膜坏死穿孔。实验室检查可明确诊断，微孢子虫对一般抗生素不敏感，羟乙磺酸丙氧苯脒、伊曲康唑、烟曲霉素可缓解症状。

3. 弓形体　亦称毒浆体，为弓形体病病原体，其形态不一，有新月形、梨形、卵圆形或长形。用魏氏染色体法其核染质（无核膜）染成深紫色，细胞质染成浅蓝色。常寄生于兔、猫等家禽动物，在人类由胃肠道或呼吸道侵入体内，然后通过血液散布全身，亦可由胎盘传至胎儿。弓形虫感染可分为先天性和后天性感染两类，临床上多为先天性感染，眼部可表现为视网膜脉络膜炎，亦可表现为小眼球、眼球震颤、虹睫炎、斜视等畸形。可选用乙胺嘧啶和磺胺甲氧嘧啶联合治疗。

此外在眼部另有疟原虫为疟疾的病原体，由按蚊传播。可引起结膜炎、视神经炎、视网膜炎及顽固的眶上神经痛，并能诱发疱疹性角膜炎。黑热病原虫为黑热病的病原体，由白蛉传播。眼部能引起眼睑溃疡、结膜炎及角膜溃疡等。

二、蠕虫

蠕虫为一种多细胞的寄生虫。虫体较大，一般不用显微镜即能看到。眼部所常见的蠕虫主要有绦虫、线虫、丝虫等。

1. 绦虫　寄生于眼部者为绦虫的幼虫时期。

（1）囊尾蚴：在人类主要为猪囊尾蚴，亦即猪绦虫的幼虫，或称豚囊虫。其感染途径有二：①直接吞食猪绦虫卵，在十二指肠内被肠液消化，脱去卵壳，变成六钩蚴，然后通过血液或淋巴输送至各组织而致豚囊虫病；②食用含豚囊虫的未熟猪肉，在肠内发育为成虫，其所产之卵按上述途径而致病。

眼部豚囊虫病可发生于结膜下、眼肌、玻璃体及视网膜下，以后者较为多见。

（2）棘球蚴：为狗绦虫的幼虫或称为包虫。虫体呈囊状，囊内充满液体并含有许多小囊和虫头。人误食狗绦虫的虫卵后，在十二指肠内孵化为六钩蚴，然后经血流进入全身组织而致病。眼部包虫病多发生于眶内组织，临床上有引起视盘水肿之报告。

（3）裂头蚴：为裂头绦虫属的传染期幼虫，中间宿主多为青蛙。当用青蛙肉外敷治疗眼病时而侵入眼内。可寄生在眼睑、球结膜下及眶内，临床较为少见。

2. 线虫　结膜吸吮线虫又称东方眼虫，寄生于人结膜囊内时呈淡红色，引起结膜吸吮线虫病，以吸食眼分泌物而生存，另可寄生于结膜下、皮脂腺、泪腺、泪小管内，虫体分泌物、排泄物的化学刺激、移动机械性损伤常致慢性结膜炎、泪点外翻、结膜下肉芽肿，线虫侵入角膜致角膜混浊。可向结膜囊内滴表面麻醉剂后取出虫体。

3. 丝虫　主要为旋盘尾丝虫和罗阿丝虫。

（1）旋盘尾丝虫：为寄生于人皮下的丝虫，幼虫在皮下发育为成虫，成虫有性繁殖产生大量微丝蚴，微丝蚴直接侵犯眼睑、眼眶、结膜，常侵入角膜或经血流达眼内组织，致机械性损伤，其代谢毒性产物或死亡后释放抗原物质，致局部变态反应性炎症，表现为点状上皮下角膜炎、雪片状角膜混浊、慢性结膜炎性增生、结膜下结节、巩膜炎、进行性硬化性角膜炎等。微丝蚴可进入前房，致前部葡萄膜炎，脉络膜视网膜炎，实验室检查可明确诊断，治疗药物为伊维菌素、枸橼酸乙胺嗪（海群生）、苏拉明。

（2）罗阿丝虫：成虫寄生于人体皮下组织，在皮下及深部结缔组织内移动，位浅层时引起炎症反应，至深层或离去后症状缓解，临床表现为游走性肿块。其成虫可寄生在眼睑皮下，结膜下或眼眶内，感染者末梢血嗜酸性粒细胞增多，日间取血可检出微丝蚴，皮下、结膜肿块手术取出成虫。对伊维菌素、阿苯达唑、甲苯达唑、枸橼酸乙胺嗪敏感。

4. 肺吸虫　为肺吸虫病的病原体。常由于进食未熟的含有囊蚴的蜊蛄或蟹类而感染。在眼部可侵犯多种组织，而引起睑皮下结节、睑下垂、眼肌麻痹、眼眶囊肿、偏盲、视神经炎及视神经萎缩等。

5. **蛔虫** 为最常见的一种肠道寄生虫。其幼虫可寄生于泪小管内或眼球内,后者可引起虹膜睫状体炎或视神经炎等。

三、昆虫

1. **蝇蛆** 为羊、马、牛等畜生寄生蝇,产卵于羊、马、牛等鼻腔、眼结膜囊内。发育成熟后,狂蝇飞行时撞入人眼将卵产于人结膜囊内感染,引起局部刺激症状、眼睑水肿、结膜炎、角膜炎(结膜蝇蛆病)。如幼虫侵入皮下、泪道、眼眶致睑窝组织炎、眶蜂窝织炎。结膜囊内滴表面麻醉剂,用镊可取出。

2. **阴虱** 俗称八脚虱,背腹扁平,足爪坚强,体长与宽相近,似蟹状。常寄生于睫毛、眉毛等处。

(冯炜)

参 考 文 献

1. 李明远,徐志凯. 微生物学. 第3版. 北京:人民卫生出版社,2015:1-487.
2. 孙敏,陈雪霁,孙晓艳,等. 眼科感染患者病原菌分布及药敏性. 中华医院感染学杂志,2013,23(18):4577-4581.
3. 张云琴,康玉国. 眼部感染革兰阳性球菌的临床分布与耐药性分析. 中国医师杂志,2014(s1):61-62.
4. 宋玫侠,韩倩,宋玉侠,等. 患者眼部真菌感染的药物敏感性临床分析. 中华医院感染学杂志,2016,26(7):1601-1602.
5. 刘敬,谢立信,史伟云. 主要致病真菌在角膜内生长方式的研究. 眼科研究,2008,26(1):26-29.
6. Otto M. Staphylococcus epidermidis-the 'accidental' pathogen. Nat Rev Microbiol,2009,7(8):555-567.

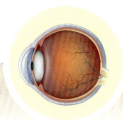

第七章

眼科遗传学和流行病学概论

第一节 眼科遗传学概论

一、概述

遗传学是生物学一个重要分支,研究生物遗传和变异的规律。随着医学遗传学日新月异地迅速发展,人们对整个生命科学都有更深入的认识。医学遗传学从基因水平阐明疾病的发病机制,同时为疾病的诊断、治疗及预防拓展了新的路径。

据估计,90%的人类疾病或属于遗传病,或受到遗传因素影响。遗传性疾病大概影响5%的新生儿,50%的儿童盲为遗传因素所致。目前已发现人类遗传病中10%~15%表现为眼部疾病,另有大致同等数量的遗传性疾病表现为包括眼部异常的多器官或多系统疾病。

眼遗传学(ophthalmic genetics)主要研究眼遗传病及有眼部表现的全身遗传病的遗传方式、发病机制及其可能的防治手段。

二、遗传病的定义及种类

遗传性疾病简称遗传病,是指因遗传物质(染色体或基因)发生改变而引起的疾病,可分为五大类:染色体遗传病、单基因遗传病、多基因遗传病、线粒体遗传病和体细胞遗传病。

1. 染色体遗传病 由于染色体数目或结构异常导致的具有一系列临床症状的综合征,一般分为常染色体病和性染色体病两大类。

2. 单基因遗传病 同源染色体上的一对或一个等位基因发生突变引起的遗传性疾病,其表现由该基因的功能所决定。这类遗传病在人群中的发病率较低,如白化病、先天性无虹膜等。单基因遗传病有三类遗传方式,即:常染色体显性遗传、常染色体隐性遗传及性连锁遗传。

3. 多基因遗传病 涉及多对基因,发病又与环境因素密切相关,病因和遗传方式比较复杂,有家族聚集现象,但无单基因病那样明确的家系遗传模式,不易与后天性疾病区分。这类疾病往往是多发病,如糖尿病、唇裂、青光眼、单纯近视、共同性斜视等。

4. 线粒体遗传病 线粒体基因突变所导致的一类遗传性疾病,呈细胞质遗传,如Leber遗传性视神经病变。这类遗传病通过母系遗传,并具有很大的异质性,即在同一个组织、器官甚至同一个细胞中同时存在突变型和野生型mtDNA,从而造成了疾病表型复杂;携带相同突变的家系不同成员的临床表现不同,不同发育时期的患者临床症状不同等。临床分子学诊断所得的血液细胞中突变比例并不能代表患者病变组织中的突变比例,很难预测胎儿的发病风险,也不能用于预测发病年龄和病情严重程度。

5. 体细胞遗传病 发生在正常机体细胞中的突变所导致的疾病。体细胞突变与生殖细胞突变不同,不会传给后代。散发的恶性肿瘤是由于体细胞突变引起,可以看作是个体对肿瘤的遗传易感性基础上,致癌因素引起体细胞遗传物质结构或功能异常的结果。多数肿瘤可看成是体细胞遗传病。部分先天性畸形亦属体细胞遗传病。

三、眼遗传病的诊断

遗传病具有多样性、复杂性和特殊性,眼遗传病诊断是一项复杂的工作,因此进行眼遗传病的诊断工作不仅需要有一般眼病的临床知识和相关技术,还应掌握相应的遗传病知识，辅以特殊的遗传学分析方法及多学科的密切配合。

（一）临床诊断

1. 病史采集　由于遗传病与其他病不一样，不仅对病人本身也对家庭造成较大的心理压力。在进行病史采集时，要注意耐心、细致和富于爱心，这样才可能取得病人及亲属的配合，使检查、分析和诊断顺利进行。

收集病史时，除了个人史，尤其应注意了解家族史，包括父母系家族中成员的健康状况，对1、2、3级亲属发生率进行调查与分析，并绘出详细的系谱图。其次是婚姻史，需注意是否近亲结婚；在生育史方面应详细了解怀孕情况，包括怀孕时父母健康状况，是否接触过致畸物质以及流产、死产、畸胎等。

2. 体格检查　除了有眼局部的典型症状、体征外，眼遗传病往往伴随全身其他器官、系统的表现。在体格检查中应强调全面、细致，不仅要发现明显的体征，也要留意微小的改变，必要时请相应专科会诊。

（二）实验室诊断

1. 细胞遗传学检查　即染色体检查和核型分析，是确诊染色体病的主要方法。染色体检查标本的来源，主要取自外周血、绒毛、羊水中胎儿脱落细胞和脐血、皮肤等各种组织。值得注意的是，染色体检查应结合临床表现进行分析才能得出正确诊断。

2. 生化检查　包括一般生化检查和遗传病的特异检查，是临床上诊断遗传性代谢病的首选方法。检测包括对蛋白质和酶的分析及代谢中间产物的测定。

3. 基因诊断　利用分子生物学的技术，检测体内DNA或RNA结构或表达水平变化，从而对疾病做出诊断，通常又称为分子诊断。基因诊断彻底打破了常规诊断方式，不再以疾病的表型为主要依据推测疾病的发生及机制，而是采用分子生物学和分子遗传学方法，直接检测被检者某一特定基因的结构或者功能是否异常，从而对相应的疾病进行诊断。

（三）产前诊断

大多数遗传病尚无有效的治疗方法，因此在个体出生前的不同阶段采取相应的策略尽早做出诊断，最大限度地减少遗传病的出现，降低遗传病带来的危害显得尤为重要。产前诊断是对胚胎或胎儿的健康状况进行检测，在遗传咨询的基础上对高风险孕妇进行产前检查，是防止严重遗传病儿出生的主要措施。

产前诊断的技术方法包括有创和无创两类。有创检查包括羊膜腔穿刺、绒毛取样、胎静脉穿刺及胎儿镜检查，其中羊膜腔穿刺应用最为广泛。无创检查包括母体血中的胎儿细胞及胎儿游离DNA或RNA检查、超声影像检查、母体血清三项筛查，其中母体血中的胎儿细胞及胎儿游离DNA或RNA检查具有无创取样、无流产风险、高灵敏度、准确性高的特点，是目前应用最为广泛的分子遗传无创产前诊断技术。

四、遗传病的治疗

从基因突变到临床表现的出现及病情加重，这其间涉及许多过程，每一过程都可能成为遗传病治疗的着眼点。其治疗大致分为以下三类：

（一）外科治疗

可通过外科手术矫正畸形、改善症状或宫内手术早期干预。

1. 矫正畸形　如上睑下垂矫正。

2. 改善症状　如白内障手术可复明；病损器官或组织移植如角膜移植术治疗角膜变性等失明者；视网膜母细胞瘤手术可挽救生命，早期甚至保留眼球或保存视力。

3. 宫内手术　目前已有在早期产前诊断后，对某些胎儿的先天畸形通过宫内手术完成治疗的例子。

（二）内科治疗

1. 纠正生化代谢紊乱　对酶缺乏而不能进行正常代谢的底物，可通过饮食控制这些物质的摄入。而对有些酶缺乏遗传病而不能形成机体所需的重要代谢产物者，可予以补充。

2. 产前药物治疗　产前治疗除采用宫内手术外，对能够通过胎盘的药物，可以经孕妇给药来达到治疗目的；对不能通过胎盘的药物，有些可直接注入羊膜腔。

（三）基因治疗

运用重组DNA技术，将具有正常基因及其表达所需的序列导入到病变细胞或体细胞中，以替代或补偿缺陷基因的功能，或抑制基因的过度表达，从而达到治疗遗传性或获得性疾病的目的。根据宿主病变的不同，基因治疗的策略概括起来主要有基因的修正、代替、增强、抑制或失活。

随着对基因研究和遗传病研究的不断深入，人们对人类遗传病的研究已经取得了许多重要成果，遗传病的治疗有了突破性的进展，为眼科遗传病根治开辟了广阔的前景。

五、遗传病的预防

所谓遗传病预防，就是防止患有严重遗传疾病的婴儿出生。目前遗传病的治疗虽已取得一定进展，但大部分遗传病不能根治且给患者及家庭造成严重影响，因此其预防显得尤为重要。遗传病的预防主要有如下几个环节：

1. 环境保护及孕妇的自我防护　环境污染不仅会直接引起一些严重的疾病（如砷、铅和汞中毒及其他职业病），而且会造成人类的遗传物质的损害而影响下一代，造成严重后果。保护环境的意义重要而深远。另外,在胚胎发育的第20~60天是对致畸因子的高度敏感期,此期孕妇应特别注意避免与致畸致突变的因素接触。

2. 遗传携带者的检出　可以预防显著隐性遗传患儿的出生。

3. 新生儿筛查　是出生后预防和治疗某些遗传病的有效方法。一般采取脐血或足跟血的纸片进行。有些国家已将此项措施列入优生的常规检查。

4. 遗传咨询　是在一个家庭中预防生遗传病患儿最有效的方法。它应用遗传学和临床医学的基本原理、技术,对某种遗传病在一个家庭中的发生、再发风险和防治所面临的问题,与患者及其家属进行一系列的交谈和讨论,使之全面了解情况,在权衡对个人、家庭、社会利弊的基础上,给予婚姻、生育、预防、治疗等的医学指导,防止或减少遗传病患儿的出生,降低发病率,提高人群的遗传素质,从而达到优生目的。

5. 婚姻指导及生育指导　对遗传病患者及其亲属进行婚姻指导及生育指导,必要时选择结扎手术或终止妊娠,可防止患儿出生,减少群体中相应的致病基因。避免近亲婚配,遗传高风险者不宜结婚或生育。严重 XR 遗传病家庭要根据胎儿性别选择性生育。接触明显致畸因素的孕妇不易保留胎儿。

随着产前诊断方法不断改进,选择性流产的针对性将日益增强。母亲连续发生两次以上的自然流产,应进行染色体检查,确定是否与遗传因素有关,由医生决定是否再次受孕。上一胎是畸胎的妇女,再次生育之前必须经过医生全面检查,弄清畸胎的原因,再决定是否妊娠。

6. 症状出现前预防　有些遗传病常需在一定条件下才发病,对诸如此类的遗传病,若能在其典型症状出现之前尽早诊断,及时采取预防措施,则常可使患者终身保持表型正常。

第二节　眼科流行病学概论

一、流行病学的定义及研究范围

流行病学是研究疾病在人群中发生、发展和分布的规律,以及制定预防、控制和消灭这些疾病的对策与措施的学科。眼科流行病学研究是将流行病学和临床眼科学有机地结合起来,解决眼科学中面临的重要问题。

近数十年来,随着危害人体健康的疾病谱的变化及医学模式的转变,流行病学所研究的范围日益广泛,几乎每种疾病的研究都需要应用流行病学方法。研究的内容主要有下述方面:

1. 调查患病人群的基本特征及分布,明确什么人在什么时候和在什么地方容易患病。调查疾病的患病率、发病率、死亡率和在人群中消长情况及其性质的变化,为制订控制疾病的规划提供依据。

2. 探索疾病的病因与性质,并在医疗实践中验证其致病作用。

3. 研究影响疾病发生、发展或流行的因素,以便对疾病加以有效地控制。

4. 了解疾病的自然病程,为准确地提出治疗和预防措施提供依据。

5. 对治疗和预防疾病的效果加以评价。

二、流行病学的常用研究方法

选择研究方法是进行流行病学研究的核心。流行病学研究方法主要分为描述性研究和分析性研究两大类型。

(一) 描述性研究

描述性研究是对已有的资料或通过调查收集到的资料进行整理归纳,对疾病或健康状态在人群中的分布情况加以描述。主要回答是谁、什么地区和什么时候易患这种疾病。描述性研究主要包括病例报告、疾病发生的流行病学描述、描述性横断面研究及生态学研究。

(二) 分析性研究

分析性研究是检验特定病因假设时所用的研究方法,可以通过观察某一危险因素的暴露和疾病发生之间的关系来确定病因。分析性研究分为观察性研究和实验性研究两大类。

1. 观察性研究　在这类研究中,所研究的某一危险因素的暴露程度不被研究者所控制,只是通过观察和分析来达到研究目的。常用的观察性研究有病例对照研究、队列研究和分析性横断面研究。

(1) 病例对照研究(case control study):由果及因的回顾性研究,主要用于探索疾病发生的病因和危险因素,是对临床及基础研究中形成的病因假设进行检验的方法。病例对照研究在临床研究中被广泛应用,尤其在研究慢性病和罕见病时。

(2) 队列研究(cohort study):由因及果的研究,回顾性或前瞻性,比较一组具有危险因素的暴露组和另一组无这种危险因素的对照组,经过一定时间后某种特定疾病的发生情况。如果暴露组(或大剂量组)的发病率显著高于未暴露组(或小剂量组)的发病率,则可认为这种暴露与疾病之间存在联系。队列研究的目的之一是检验病因假设,验证某种暴露因素对某种疾病发生率或死亡率的影响,同时可以观察某种暴露因素对多种疾病的影响。

(3) 分析性横断面研究:进行某一时间断面疾病和暴

露因素是否有关的假设检验,但不能确定两者之间的因果或先后顺序。

2. 实验性研究　实验性研究是将人作为研究对象。研究者将研究对象分配到试验组和对照组,对试验组的研究对象给予干预措施,随访观察并比较两组人群的结果,对比分析试验组与对照组之间在效应上的差别,来判断干预措施的效果。根据不同的研究目的和研究对象,通常将流行病学实验研究分为临床试验、现场试验和社区试验。

临床试验常用的研究方案包括如下几种:

(1) 随机对照试验(randomized controlled trial,RCT):RCT 严格随机化的分组并采用盲法前瞻性地观察两组结果,然后进行分析、比较,得出结论。

(2) 非随机对照试验(non-randomized controlled trial):未随机分组,而是由研究者分配或按不同医院加以分组。这种设计方案简便易行,也易为患者和医师接受。缺点是易产生偏倚,结论的可信度远不及 RCT。

(3) 序贯试验(sequential trial):序贯试验是每次作小量成对比较试验,将比较的结果记于事先设计好的表格中,连续不断地分析获得的资料,一旦达到统计上的显著性,试验就可以停止。其最大的特点是省时、省力、省样本。主要用于单因素、疗程短、见效快的疾病研究。

三、疾病的筛查

疾病筛查是指在一组人群中应用一些试验、检查或其他措施来确定一些无症状或无体征的、未曾发现的患有某种疾病的患者、可疑者或具有发生这种疾病的高危人员的策略,这是早期发现疾病的重要方法。在人群中有一些表面健康但实际上有病的人,他们可能因为处于疾病的早期阶段而缺少明显的症状,或者这种疾病本身就没有明显的症状,因而表面上看起来与正常人一样。他们需要进行疾病筛查,才能与正常人区分开来。因此疾病筛查针对的是疾病早期阶段的无症状或仅有轻微症状,而且看起来像是正常人的患者。

流行病学研究的主要目标是控制疾病的发生和流行,减少伤残和死亡。疾病的筛查也是要达到这样的目标,因此进行疾病筛查是流行病学研究的重要部分,其主要目的是为了早期发现可疑患者,然后进一步进行诊断试验,从而达到早期诊断、早期治疗,减少疾病的死亡率和致残率的目的。

(韩龙辉)

参 考 文 献

1. 李凤鸣,谢立信. 中华眼科学. 第 3 版. 北京:人民卫生出版社,2014:484-870.
2. 刘祖国. 眼科学基础. 北京:人民卫生出版社,2004:55-63.
3. 赵家良. 眼视光公共卫生学. 第 2 版. 北京:人民卫生出版社,2011:8-10.
4. 胡诞宁. 眼科遗传学. 上海:上海科学技术出版社,1988:85-96.
5. 何世坤. 眼科表现遗传学. 北京:人民卫生出版社,2015:2-15.
6. Sutherland JE,Day MA. Genetic counseling and genetic testing in ophthalmology. Curr Opin Ophthalmol,2009,20(5):343-350.

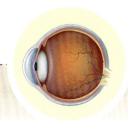

第八章

中医眼科基础理论

眼为视觉器官,与五脏六腑有着密切的内在联系,而脏腑功能的正常运行又是以精、气、血、津液为物质基础的。眼之所以能明视万物,辨别五色,完全依赖于脏腑通过全身经络将精、气、血、津液上输于目,故眼与脏腑经络及精、气、血、津液有着密不可分的关系。

第一节 眼与脏腑的关系

《灵枢·大惑论》对此作了精辟的论述:"五脏六腑之精气皆上注于目而为之精,精之窠为眼。"说明了眼的功能依赖于五脏六腑之精气的功能正常。

一、眼与五脏的关系

(一) 眼与肝的关系

1. 肝开窍于目,目为肝之外候　目为肝之窍,肝气通过目与外界相通,肝脏所藏之精气上输于目,目得到滋养,从而维持其正常的视觉功能。《素问·金匮真言论》说:"东方青色,入通于肝,开窍于目,藏精于肝。"

2. 肝主藏血,目受血而能视　《诸病源候论》说:"肝候于目而藏血。"《素问·五脏生成篇》说:"肝受血而能视。"说明只有肝脏的藏血功能正常,肝血才能濡养目窍,而发挥明视万物的功能。

3. 肝主疏泄,肝和则目明　七情调和,肝的疏泄功能正常,肝气自能上承于目。目得气之荣,则能视物辨色。《灵枢·脉度篇》说:"肝气通于目,肝和则目能辨五色矣。"

(二) 眼与心的关系

1. 心主血脉,诸脉属目　《素问·五脏生成篇》说:"诸血者,皆属于心。""诸脉者,皆属于目。""心之合脉也。"《素问·脉要精微论》说:"夫脉者,血之府也。"心主全身血脉,脉中之血受心气的推动而运行不息,血液上输于目,目得血养,才能维持正常的视觉功能。

2. 心舍神明,目为心使　神明,指意识、思维、情志等精神活动,心主神明,即心主宰着人体的一切生命运动。《灵枢·大惑论》说:"目者,心之使也;心者,神之舍也。"《素问·灵兰秘典论》说:"心者,君主之官也,神明出焉。"眼既受心血所养,又受心神支配。

(三) 眼与脾的关系

1. 脾主升清,通窍至目　目为清阳之窍,唯得清阳之气温煦才能视。《素问·阴阳应象大论》说:"清阳出上窍"。

2. 脾主运化,输精于目　李杲《兰室秘藏》说:"夫五脏六腑之精气皆禀受于脾,上贯于目。脾者,诸阴之首也;目者,血脉之宗也。故脾虚五脏之精气皆失所司,不能归明于目矣。"脾运化水谷精微,脾气主升,将水谷之精气上承于目,目则能视。

3. 脾主肌肉,睑能开合　《素问·痿论》说:"脾主身之肌肉。"水谷之精气,可滋养肌肉。眼睑肌肉及眼带(眼外肌)得脾之精气濡养,则眼睑开合自如,眼珠转动灵活。

4. 脾主统血,血养目窍　《难经·四十二难》说:"脾主裹血,温五脏。"脾的统血功能使血液在脉内运行,不致溢于脉外,则眼之目络充盈,目得血而能辨五色、视万物。

(四) 眼与肺的关系

1. 肺为气主,气和目明　《素问·五脏生成篇》说:"诸气者,皆属于肺。"其一,肺朝百脉,肺气充和,气机调畅,运行全身血液,温养目窍。其二,肺主气,司呼吸,吸清呼浊,清气与水谷之精气合而为宗气,输布全身,上养目窍,目明而视。

2. 肺主宣降，调畅目络　肺主宣发肃降，亦能使气血和津液敷布全身，也能使水液下输肺脏。一宣一降，血脉通利，目得气、血、津液之温煦濡养。

（五）眼与肾的关系

1. 肾主藏精，精充目明　《素问·上古天真论篇说》："肾者主水，受五脏六腑之精而藏之。"目之能视，赖于五脏六腑精气的濡养。肾主藏精，既藏先天之精，又藏后天之精，肾精的充足与否，自然关系到眼的形成、发育和衰退。

2. 肾生脑髓，目系属脑　《素问·阴阳应象大论》说："肾生骨髓"。《灵枢·海论》言："脑为髓之海"，说明肾主骨生髓，诸髓属脑。《医林改错》说："两目即脑汁所生，两目如线，长于脑，所见之物归于脑。"说明眼与肾关系密切。

3. 肾寓阴阳，涵养瞳神　肾寓真阴真阳，为水火之脏，全身阴阳的根本。五脏的阳气靠此升发，五脏的阴气赖以滋养。瞳神为肾之精华，亦靠真阳温煦，真阴滋养。

4. 肾主津液，上润目珠　《素问·逆调论篇》说："肾者水脏，主津液。"《灵枢·五癃津液别篇》说："五脏六腑之津液皆上渗于目。"肾者主水，调节水液代谢，布散津液。津液既润泽目珠之外围，亦充养目珠内液。

二、眼与六腑的关系

五脏与六腑具有相互依赖、相互协调的内在联系。眼与六腑也存在不可分割的联系。

（一）六腑滋养眼目

六腑主受纳，司腐熟，分清浊，传糟粕，化生气血，输布津液，将水谷之精气输布全身各组织器官，包括眼在内。《素问·六节藏象论篇说》："脾、胃、大肠、小肠、三焦、膀胱者，仓廪之本，营之居也，名曰器，能化糟粕，转味而入出者也。"眼的功能正常有赖于六腑的功能正常。

（二）脏腑互为表里

五脏六腑，表里相合，相互依赖，相互协调，相互为用。生理上，脏行气于腑，腑输精于脏；病理上，有脏病及腑，腑病及脏，脏腑同病等。眼与五脏关系密切，亦与六腑关系密切。

综上所述，眼之能辨色视物，有赖于各脏腑所化生受藏的精、气、血、津液的濡养。人体是一个有机整体，脏腑之间在生理上相互协调，相互依存，在病理上相互转化，相互传变，因此，在临证时，要遵循整体观念，全面分析，寻求最佳治疗方案。

（常永业　王聪颖）

第二节　眼与气血津液的关系

气血津液是构成人体的基本物质。故眼之能视，依赖于气血津液的濡养。

一、眼与气的关系

气有两方面的含义，一方面指构成人体和维持生命活动的精微物质；另一方面指人体的功能活动。气与眼的关系主要体现如下：

1. 推动作用　人体生命活动，包括视觉活动的出现与展现，血液与津液的运行，无不依靠气的激发与推动，在气升降出入的作用下，才能将精、血、津液输送至眼，以维持和发挥视觉功能之需。

2. 温养作用　《审视瑶函·目为至宝论》谓："真气者，即目经络中往来生用之气，乃先天真一发生之元阳也。大宜和畅，少有郁滞，诸病生焉。"《证治准绳》中认为瞳神"乃先天之气所生，后天之气所成"。

3. 固摄作用　气的固摄作用体现在三个方面，其一是统摄血液；其二是固摄津液；其三是固敛瞳神。《银海指南》亦指出，"气不裹精"则"瞳神散大"。《原机启微》认为，瞳神可因"气为怒伤散而不聚"。

4. 防御作用　气能防御外邪入侵人体，防止眼病的发生。《素问·刺法论》说："正气内存，邪不可干。"

二、眼与血的关系

血为水谷精微所化生，循行于脉中，周流全身，是眼维持和发挥视功能的重要物质。血与眼的关系主要体现在如下方面。

1. 滋养作用　《难经·二十二难》说："夫目之有血，为养目之源，充和则有发生长养之功，而目不病，少有亏滞，目病生矣。"《审视瑶函·明目至宝论》谓："真血者，即肝中升运于目，轻清之血，乃滋目经络之血也。"说明眼需依赖血液的濡养。

2. 生化作用　血液还能化生为真水，真水转化为膏汁。《审视瑶函·识病辨证详明金玉赋》谓："夫血化为真水，在脏腑而为津液，升于目而为膏汁。"保证眼的视觉功能正常。

三、津液与眼的关系

津液为人体之阴液，随气的升降出入及血的运行，灌注于目。津液与眼的关系主要体现在如下方面。

1. 滋养温补作用　《灵枢·五癃津液别》说："五脏六腑之津液尽上渗于目。"眼之所以能明视万物，离不开津液的滋润营养。《证治准绳》说："大概目圆而长，外有坚壳数重，中有清脆，内包黑稠神膏一函，膏外则白稠神水，水以滋膏，水外则皆血，血以滋水。"又谓："神膏、神水、神光、真气、真元、真精，皆滋目之源液也。"此外，津液能补益脑髓，目系上属于脑,为脑向前延伸的部分。

2. 维持眼珠形状及眼压作用　津液在眼内的充填,决定目润如珠的形状。津液化生为神水,神水的产生与排出处于动态平衡,是保持眼内压力正常的必要条件。

3. 调节眼的阴阳平衡　津液属阴类,津液阴阳平衡失调,则会滋生眼病,如津液不足则阴阳失去平衡,反映为水亏火旺,阴虚阳亢,眼病由生。

(常永业　王聪颖)

第三节　眼与经络的关系

经络作为营养物质的输送通道,将精气源源不断上输于目,目得温养而能视。其中,直接与眼发生联系的经脉有手三阳与足三阳6条阳经和足厥阴肝经、手少阴心经2条阴经。分述如下:

(一) 循行于内眦部的经脉

1. 足太阳膀胱经　起于目内眦,上抵头角,下耳后。
2. 足阳阴胃经　起于鼻旁迎香穴,上行,左右交于鼻根,"旁纳太阳之脉",过内眦部睛明穴,沿鼻侧下行,入上齿中。

(二) 循行于锐眦部的经脉

1. 足少阳胆经　起于目锐眦的瞳子髎穴,上行头角,下行耳后。耳后的支脉,从耳后入耳中,复出耳前,达目锐眦后方。
2. 手少阳三焦经　该经脉耳后的支脉,从耳后,入耳中,复出耳前,过足少阳胆经客主入穴的前方,与本经另一支脉交于颊部,向上行达目锐眦的丝竹空穴。

(三) 循行于两眦部的经脉

手太阳小肠经:该经脉的支脉,从缺盆上颈,达面颊,至目锐眦,转入耳中。其颊部支脉,从颊上行目眦下,至目内眦。该经脉既循行于两眦,又循行目眦下。

(四) 循行于目眶下部的经脉

1. 手阳明大肠经　该经脉的支脉从缺盆上颈,达面颊部,入下齿中,复出至上唇,交人中穴,然后"左之右,右之左",止于鼻侧迎香穴,与足阳明胃经相接。
2. 手少阳三焦经　该经脉的支脉从胸中上出缺盆,经颈部,至耳后,复至耳上角,由此环曲下行,绕颊至目眶下。
3. 手太阳小肠经　该经脉的颊部支脉,从颊上行目眶下。
4. 足阳明胃经　该经脉过目内眦的睛明穴,循鼻外侧下行,经承泣、四白、巨髎,入上齿中。
5. 足少阳胆经　该经脉从锐眦部分出一支脉,下走大迎穴,会合手少阳三焦经,至目眶下方,再下行颊车。

(五) 与目系有联系的经脉

1. 足厥阴肝经　该经脉"循喉咙之后,上入颃颡,连目系。"
2. 手少阴心经　该经脉的支脉"从心系上挟咽,系目系。"

综上所述,十二经脉中,足三阳经脉皆起于眼或眼周围;手三阳经脉皆有1~2支脉止于眼或眼周围。除足太阳膀胱经外,余5条阳经皆循行于目眦下。足厥阴肝经与手少阴心经直接连系目系。因此,经脉气血一旦失调,必致目病。

(常永业　王聪颖)

第四节　五轮学说

五轮学说是中医眼科的独特理论,首载于《太平圣惠方·眼论》。所谓轮,是比喻眼珠如车轮回转灵活之义。《银海精微·五轮八廓总论》谓:"肝属木,曰风轮,在眼为乌睛,心属火,曰血轮,在眼为二眦;脾属土,曰肉轮,在眼为上下胞睑;肺属金,曰气轮,在眼为白仁;肾属水,曰水轮,在眼为瞳人。"五轮学说将眼局部分为肉轮、气轮、血轮、风轮和水轮(图8-4-1),并分别与五脏相对应,用以说明眼的生理病理与脏腑之间的相互关系,从而指导临床辨证治疗。

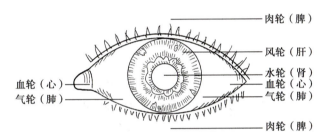

图8-4-1　眼部五轮分布

一、五轮的解剖部位和五脏分属

1. 肉轮　肉轮指胞睑,包括上下眼睑皮肤、皮下组织、肌肉、睑板及睑结膜,分上下两部分,具有司眼睑开合、保护眼球的作用。胞睑分上胞(上睑)和下胞(下睑),上下胞睑之间的裂隙称为睑裂,胞睑的游离缘称为睑弦、睑缘或胞沿,生有排列整齐的睫毛。胞睑在脏属脾,脾主肌肉,故称肉轮。脾与胃相表里,胞睑的生理功能与病理变化多与脾胃有关。

2. 血轮　血轮指两眦,包括内外眦部的皮肤、结膜、血管及内眦的泪阜、半月皱襞、上下泪小点、泪道及外眦上方之泪腺,上下胞睑交界处为目眦,鼻侧称内眦或大眦,颞侧称外眦、小眦或锐眦;大眦处上下眼睑各见一泪窍,为排泄泪液通道的起点。外眦上方眼眶前部有泪泉,开窍于外眦内,血轮有润养眼球的功效,两眦在脏属心,心主血,故称血轮。心与小肠相表里,故两眦的生理功能与病理变化多与心和小肠有关。

3. 气轮　气轮指白睛,包括前部巩膜与球结膜,为眼球的外壁。白睛外层菲薄而透明,称白睛外膜(即球结膜),具有润泽眼球的作用,白睛里层色白质地坚韧,具有保护眼球内部组织的作用。白睛在脏属肺,肺主气,故称气轮,因肺与大肠相表里,故白睛的生理功能与病理变化多与肺和大肠有关。

4. 风轮　风轮指黑睛,即角膜,广义的黑睛除角膜外,还包括前房和虹膜。黑睛位于眼球前部正中央,质地透明而坚韧,是光线进入眼内的必由之路,并有保护瞳神及眼内组织的作用。黑睛在脏属肝,肝主风,故称风轮,因肝与胆相表里,故黑睛的生理功能与病理变化多与肝胆有关。黑睛疾病病邪深入,极易波及水轮。

5. 水轮　水轮指瞳神,包括瞳孔及其后方的眼内组织如房水、晶状体、玻璃体、视网膜、视神经等,瞳神的各个组成部分均是视觉形成的重要部位。瞳神在脏属肾,肾主水,故称水轮。因肾与膀胱相表里,故瞳神的生理功能与病理变化多与肾和膀胱有关。因瞳神结构复杂,致病因素繁多,瞳神疾病与全身脏腑功能的失调也有密切的关系。瞳神疾病又常受黑睛疾病的病变影响。

二、五轮的临床意义

五轮分别与所属脏腑相应,轮为标,脏为本。轮之有病,多由脏腑功能失调导致。因为五轮本身在眼病的辨证中仅有确定脏腑病位的作用,无法确定疾病的性质、邪正的盛衰等,因而临证时尚需与八纲、病因、气血津液等辨证方法结合起来运用,才能得到全面正确的辨证结果。如睑弦赤烂,结痂脱屑而痒,因赤为热,烂为湿,痒为风,病位在肉轮,内应于脾,辨证为外感风邪,脾胃湿热。但五轮学说也有其明显的局限性,临证时既要重视五轮,又不能拘于五轮,应从整体出发,四诊合参,将局部辨证与全身辨证综合分析,才能得出正确的诊治方案。

(常永业　王聪颖)

第五节　八廓学说

八廓学说是将外眼划分为八个部位或方位,分属于脏腑,在病理情况下,借验廓位脉络变化来测定眼与机体内在某些生理病理关系,指导临床辨证的理论。

一、八廓学说的主要内容

(一)八廓的名称

1. 用自然界八种物质现象命名　天廓、水廓、山廓、雷廓、风廓、火廓、地廓、泽廓。

2. 用八卦命名　乾廓、坎廓、艮廓、震廓、巽廓、离廓、坤廓、兑廓。

3. 用相应的脏腑功能命名　以《秘传眼科龙木论》为代表,分别称为传导廓、会阴廓、抱阳廓、关泉廓、津液廓、养化廓、水谷廓、清净廓等。《目经大成》则命名为行健廓、宣化廓、镇靖廓、虚灵廓、资生廓、育德廓、定光廓、成能廓。

4. 用自然界八种物质现象结合八卦命名　乾天廓、坎水廓、艮山廓、震雷廓、巽风廓、离火廓、坤地廓、兑泽廓。

(二)八廓的定位

1. 八廓有名无位　有些医著只记载有廓名,没有指出具体的定位。

2. 八廓与五轮重复定位　有些医著八廓定位与五轮重复。

3. 八廓的八方配位　按眼部的八个方位进行八廓定位。

(三)八廓的脏腑归属

有的八廓属脏或属腑,有的一廓既属脏又属腑,有的将八廓归属六腑、包络和命门。

二、八廓学说的临床应用

八廓是一种局部辨证方法,由于八廓的定位和所属脏腑医家意见不统一,因而其临床应用不甚广泛。

(解世朋　杨洁)

第六节　玄府学说

一、玄府学说起源

玄府学说是中医眼科重要基础理论之一。"玄府"一词最早见于《素问》"玄府者,汗空也",汗空即汗孔,为气液代谢的通路。刘完素将《内经》六气学说结合其倡导的"火热论",赋予玄府更广泛的内涵,他提出"玄府者,玄微府也……乃气出入升降之道路门户也,人之眼、耳、鼻、舌、身、意、神识能为用者,皆升降出入之通利也,有所闭塞者,不能为用也",指出玄府作为气液、神机出入的通道,对维持眼、耳、鼻、舌等的正常功能有重要意义,开创了中医眼科的玄府学说。

二、玄府学说致病机制

刘完素指出"热郁于目,无所见也。故目微昏者,至近则转难辨物,由目之玄府闭小也……或视如蝇翼者,玄府有所闭合者也",揭示了目病的机制为玄府郁闭,而且郁闭的程度与病的轻重有关。后世医家指出玄府并非单指汗孔,认为肝经有玄府,眼睑有玄府,黑睛、神膏、黄仁、目系皆有玄府,玄府通利则目视精明,如果玄府郁闭,则目病生焉。玄府郁闭将导致目珠气机升降出入失调,气血、津液不能濡养目窍,神光发越失职而患目病,轻则抱轮红赤、畏光羞明,重则视瞻昏渺,甚至盲而不见。

多种原因均可导致玄府郁闭,如外感六淫、七情所伤、饮食劳倦等。归纳起来主要有虚实两种,虚者为气血津液亏虚,玄府衰竭导致虚闭;实者为外邪侵袭或痰湿热阻导致玄府实闭。

三、开通玄府的临床指导意义

开通玄府为多种眼病的治疗原则,刘完素提出当"以辛散结",令"郁结开通,气液宣行"。辛味能散、能行,可使玄府开通,气液宣行。直接开通玄府的药物辛香走窜,有芳香开窍药、发散升达药、虫类通络药等;间接开通玄府的药物:通过宣通气血津液的运行而间接起到开通玄府的作用。有疏肝理气药、活血化瘀药、清热泻火药、利水渗湿药、化痰除湿药等。在辛温解表通窍类开通玄府药物中首推细辛。

导致玄府郁闭的病因、病机不同,临床上开通玄府方法亦不同,现代医家提出开通玄府明目八法,包括发散宣郁法、清热开郁法、疏肝解郁法、活血化瘀法、利水通窍法、化痰利窍法、补虚开窍法、搐鼻通窍法。亦有医家针对"郁久而虚,虚而致郁"的病机,在开玄府的基础上,补虚温阳、养阴养血,达到解郁、补虚、通气的功效。开通玄府虽然为总的治疗原则,具体治法的运用还应根据病因随证论治,外邪侵袭,郁闭目中玄府所致昏盲,用发散宣郁法;目昏、目盲而兼明显火热证候者则清热开郁法;对于水湿阻滞,玄府不通者,则应用利水通窍法等。

(解世朋 杨洁)

第七节 眼病的中医病因病机

一、病因

(一) 六淫

1. 风

(1)致病特点:风为阳邪,其性开泄;风性善行数变;易与它邪相合。

(2)常见症状:目痒,目涩,羞明,流泪,上胞下垂,胞轮振跳,黑睛生翳,目偏视。

2. 寒

(1)致病特点:寒为阴邪,易伤阳气;寒性凝滞;寒性收引。

(2)常见症状:头目疼痛,目昏冷泪,胞睑紫暗硬胀,紧涩不舒,血脉紫滞或淡红。

3. 暑

(1)致病特点:暑为阳邪;暑多夹湿,相合为患。

(2)常见症状:目赤视昏,眵泪,肿胀。

4. 湿

(1)致病特点:湿邪重浊黏滞;内外湿邪,相互影响;湿为阴邪,易阻遏气机。

(2)常见症状:胞睑湿烂,眵泪胶黏,白睛黄浊,黑睛生翳。

5. 燥

(1)致病特点:"燥胜则干"。

(2)常见症状:皮肤干燥,白睛红赤失泽,干涩不适,眼眵干结。

6. 火

(1)致病特点:火性炎上;火热生眵;易伤津液;易灼伤脉络,迫血妄行。

(2)常见症状:眼干,肿痛难忍,红赤焮痛,灼热刺痒,眵多黄稠,热泪频流,生疮溃脓,血脉怒张,黄液上冲,血灌瞳神。

(二) 疠气

疠气是指具有强烈传染性和流行性的致病邪气。

(三) 内伤七情

内伤七情是指喜、怒、忧、思、悲、恐、惊七种情志的过度变化,超过了机体的适应范围,致气机紊乱,脏腑功能失调。

(四) 外伤

眼外伤以跌仆、碰撞、钝挫、挤压为主,以及化学物品、射线、有害气体致伤,甚至锐器刺伤或爆炸等眼球外伤。

(五) 饮食不节

嗜食辛辣肥甘之品,损伤脾胃,运化失常,可致眼内渗液、水肿。

(六) 劳逸失常

劳倦内伤致气血耗伤、肝肾不足等脏腑功能紊乱,引发不耐久视、视瞻昏渺等眼病。

(七) 先天与遗传

或因家族遗传,或因母亲孕期将息失度、用药不当、患发热性疾病等,致胎儿眼睛先天畸形或患某些眼底病,如视网膜色素变性、视神经疾病。

(八) 衰老因素

人至老年,肾精、气血亏虚,脏腑功能不足,可致某些退行性疾病,如玻璃体液化、黄斑变性。

(九) 药物因素

某些药物致病,如乙胺丁醇等所致的中毒性视神经病变,奎宁所致的中毒性弱视。

二、病机

(一) 脏腑病机

1. 肝与胆

(1) 肝气郁滞:情志所伤,肝失疏泄,气机郁滞。如视网膜及视神经的疾病。

(2) 肝火上炎:目为肝窍,火性炎上,循经上扰目窍。如视神经急性炎症及出血性炎症性疾病。

(3) 肝阳上亢:肝肾阴虚,阴不制阳,肝阳升浮亢逆。如视网膜血管阻塞、高血压性视网膜病变、视网膜动脉硬化。

(4) 肝胆湿热:湿热之邪内蕴肝胆,上蒸目窍。如葡萄膜炎、角膜炎。

2. 心与小肠

(1) 心火上炎:心火上炎,蒸灼目络。如脉络膜的急性炎症,视网膜血管的炎性疾病,常与心火上扰有关。

(2) 血脉瘀阻:心主血脉,心气不振,脉动乏力,可致血脉瘀阻,眼底可表现为视网膜血管病变。

(3) 心阴亏虚:竭视劳心,阴血暗耗,血脉失养,或心之虚火上扰,可致云雾移睛、神光自现、萤星满目。

(4) 心脾两虚:思虑或劳倦过度,或久病体虚,致心脾两虚。如视网膜视神经疾病后期。

3. 肺与大肠

(1) 肺燥阴虚:肺阴不足,虚火上炎,如玻璃体积血、视网膜血管炎。

(2) 肺气不宣:肺气不宣,治节失司,可致眼内气血津液运行不畅,可视网膜水肿,视网膜血供障碍。

4. 脾与胃

(1) 脾虚湿泛:脾失健运,水湿内停,日久上泛于目,可致视网膜水肿、混浊、渗出。

(2) 脾气亏虚:脾气亏虚,升清不能,目失濡养。如上睑下垂。

(3) 胃火上炎:嗜食辛辣肥甘之品,热邪犯胃,胃火炽盛,循经上犯于目。如眼底病的出血性疾病。

(4) 脾不统血:脾气虚衰,统摄无力,血不循经,溢于脉外。如眼底病的少量出血,反复难愈者。

5. 肾与膀胱

(1) 肾阴亏虚:年老体衰,或禀赋不足,或久病阴伤,或房劳伤肾,均可致肾阴亏耗,导致眼底病的发生或久治不愈。如视神经视网膜疾病后期。

(2) 肾阳虚衰:先天禀赋不足,房劳伤肾,久病体虚,阴损及阳,可致肾阳虚衰。肾阳虚衰,命火不足,神光失养,亦致视力衰减。

(二) 经络病机

1. 经络气血偏胜偏衰,导致相应脏腑功能过亢或衰退。

2. 经络气血逆乱,升降运行失调,影响脏腑功能。

3. 邪中经络,导致经气不利而气血阻滞。

(三) 气血病机

1. 气虚 劳倦伤气,或久病失养,耗伤元气,致气机虚衰,不能输布精微充泽五脏,无以荣目,出现视物昏朦、不耐久视、眼欲垂闭等。

2. 气滞 多与情志内伤、食积、外伤、瘀血等有关。血瘀证、肝郁证、外伤证、水湿痰饮证等,无不与气滞有关。

3. 血热 目乃多血之器,血供丰富,火热扰目,极易入血,故血热病机常见于出血性疾病。

4. 血瘀 气为血帅,气滞、气虚多有血瘀,眼部外伤、痰浊阻滞经脉、邪热入血致血脉瘀滞。如眼外伤、眼底血管阻塞等。

5. 血虚 主要由失血过多或后天失养、化生不足所致。如视物昏朦,眼目干涩,不耐久视。

(四) 津液病机

1. 输布障碍 津液靠肺脾肾之气输布排泄,气机失常,津液输布、排泄障碍,滞留体内而成痰浊水湿,上泛清窍。出现眼睑肿胀、视衣渗出水肿,甚至视衣脱离。

2. 津液不足 目病多风火阳邪,易耗伤津液,或因脏腑功能失常,津液化生不足。致视物昏花、神水神膏失养。

(解世朋 杨洁)

第八节 眼科常用辨证方法

一、五轮辨证

眼部分为肉轮、血轮、气轮、风轮、水轮,分布对应胞睑、两眦、白睛、黑睛和瞳神五个部位,对应为脾、心、肺、肝、肾五脏。五轮辨证主要辨别局部与整体的关系,在临床中常与八纲辨证、脏腑辨证等方法结合,五轮辨证主要起定病位的作用,其他辨证方法辨别病变性质。如眼睑红肿,多属脾胃积热;上睑下垂,属中气不足,均为肉轮之病。两眦红赤,乃心火上炎;两眦血丝淡红,干涩不舒,属心血不足,虚火上炎,虽均为血轮之病,却有虚实之分。黑睛星翳,属风轮之病,而翳大浮嫩,或有溃陷者属肝经风热,肝火炽盛;翳久不敛,或时隐时现,多为肝阴不足,或气血亏虚等。五轮辨证在临床上有重要的指导意义,但不能拘泥于"轮脏相应"的关系,要从整体出发,局部辨病与全身辨证结合,才可达到良好的治疗效果。

二、脏腑辨证

以肝和胆、肾和膀胱最为重要,如肝气郁结,表现为眼珠胀痛,视力下降,甚至暴盲;肝胆火盛,肝郁化火,表现为眼球胀痛拒按,抱轮红赤,黑睛混浊,甚至黄液上冲;肝胆湿热,可见白睛色黄,黑睛生翳,黄仁肿胀或纹理不清等;肾阴不足见目干涩,视物昏朦,瞳神变色;肾阳亏虚见冷泪长流,目无神彩,视物不见;肾精不足者自幼视力低下,幼年夜盲等。辨心与小肠,有心火亢盛、小肠实热导致眦部血络红赤,甚至血翳包睛,眦部肿胀或生疮;心血不足见双目干涩,视物模糊,眦部血络淡红等;辨脾与胃,脾胃气虚,导致胞睑浮肿,或上胞下垂,视物模糊或成双;脾不统血,导致眼内出血,云雾移睛,甚或暴盲。湿热蕴脾眼生土疳,或风赤疮痍,或睑弦赤烂,或胞生痰核。

三、八纲辨证

辨阴阳:阳证多见于外障眼病,阴证多见于内障眼病;辨表里:表证多见于外眼疾病,如胞睑、两眦、白睛、黑睛等处病变,里证多见于内障眼病,如神膏、视衣、目络等;辨虚实:虚证多表现为眼干涩、不能久视、胞睑下垂等,全身见面色苍白或萎黄、神疲乏力等,实证多目赤胀痛,视力骤降,胞睑红肿热痛,睑弦赤烂,黄液上冲,眼底水肿、渗出、出血,全身见面红气粗,口渴便秘,口苦咽干,胸闷烦躁等;辨寒热又有表寒证:可见迎风流泪,清涕自出,黑睛生翳,恶寒重,发热轻等。里寒证:胞睑紫暗,白睛血络淡红,黑睛生翳或聚或散,不能久视,畏寒肢冷,喜暖,面色㿠白;表热证:胞睑红肿,白睛红赤,黑睛生翳,羞明流泪,恶寒轻,发热重,咽痛口干;里热证:眼部红肿热痛,热泪如汤,抱轮红赤或白睛混赤,黑睛生翳如花瓣,发热,口渴欲饮,面赤,烦躁不宁等;虚热证:眼部干涩不适,两眦或白睛深红,眵稀不结,瞳神干缺,午后潮热,五心烦热,口燥咽干等。

四、辨外障和内障

外障发生在胞睑、两眦、白睛、黑睛,因六淫之邪外袭或外伤所致,突然发病,自觉眼部痒涩不舒,或焮热疼痛,或羞明畏光,或视物模糊等,表现为眼睑红赤肿胀,潮湿糜烂、生眵流泪、溃脓结痂,赤脉胬肉、星点翳膜、眼睑下垂等;内障发生在睛珠、神膏、视衣、目系等眼内组织的病变,因脏腑内损、七情过伤、风火痰湿上扰等所致,自觉视物昏朦,眼前黑影飞舞,或视物变形、变色,视灯光周围有虹晕等。有的还可引起眼珠痛,甚至头眼俱痛。表现为外观端好,或伴见抱轮红赤,或见瞳神散大、缩小与变形等;晶状体、玻璃体混浊,或视网膜出血、渗出、水肿等。

五、辨眼底病变

辨视盘:色泽暗红属血瘀,色鲜红为邪毒上壅;视盘颜色淡白或苍白为肝肾精亏。辨视网膜血管:血管扩张为气滞血瘀,或火邪上炎。见微血管瘤,为肝肾阴亏、虚火上炎;动脉变细,见动静脉交叉压迹,属阴虚阳亢;血管阻塞多属气滞血瘀,或气虚血瘀。辨视网膜水肿:弥漫性水肿见于脾肾阳虚、风湿热邪。局限性水肿,见于脾虚湿聚、肝热上攻、气滞血瘀;辨视网膜出血:出血量多而色鲜红者,多属心肝火盛,或邪热入络。出血色紫暗,多属气滞血瘀。反复出血者,常属阴虚火旺,或脾气亏虚。机化物形成,则属痰瘀互结;辨视网膜渗出:新鲜渗出,常属肝胆湿热,或阴虚火旺,或气滞血瘀,较为陈旧渗出,或机化物形成,多由气滞血瘀,或痰瘀互结而成。

(解世朋 杨洁)

参 考 文 献

1. 李凤荣,庄曾渊. 开通玄府在眼科的应用. 北京中医药大学学报(中医临床版),2013,20(4):52-54.
2. 李传课. 中医眼科学. 北京:人民卫生出版社,2006:70-72.
3. 张铭连. 中西医结合眼科疾病诊疗手册. 北京:中国中医药出版社,2010:43-50.
4. 段俊国. 中西医结合眼科学. 北京:中国中医药出版社,2013:41-47.
5. 王明杰. 眼科开通玄府明目八法. 泸州医学院学报,1985,8(4):269-271.

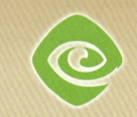

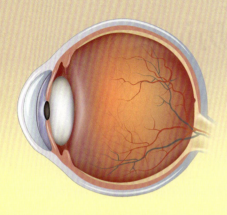

第二篇 眼科诊断学

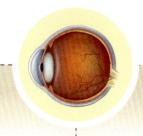

第九章

眼科病史采集和病历记载

第一节 病史采集

一、病史的重要性

1. 采集眼病患者详细的病史对眼科临床工作至关重要。

2. 眼病患者的症状变化,在一定程度上代表眼病发生与发展的过程,详细询问病史对疾病的诊治、预后的判断起重要指导作用。

3. 眼不是孤立的器官。眼病与其他全身疾病关系密切,在解剖上,它与周围的耳鼻喉、口腔以及颅脑等组织紧密相连。许多内科、儿科、神经科以及妇产科疾病都在视觉器官有特征性的表现。所以,在询问眼病患者病史时,必须注意全身状况。只有掌握了病人的全身健康状况,对眼病的诊断、治疗才能取得较满意的效果。

二、病史的采集

病史采集按下列顺序耐心细致地进行系统的询问和记录。门诊病史应简明扼要,入院病史应系统详尽。

(一)一般资料

包括:姓名、性别、年龄、婚配、职业、民族、籍贯、现住址、电话(手机),以及药物过敏史、住院号。这些基本情况十分重要,不可忽视。

(二)病史

1. 主诉　患者就诊的最主要原因。包括主要症状及持续时间并注明眼别。

2. 现病史　包括发病时间、诱因、主要症状、伴随症状、病情变化、诊疗经过及治疗效果如何等。

3. 既往史　既往有无类似病史,既往其他眼病史及其与眼病有关的全身病,如高血压病、糖尿病、肾脏病、心脏病、呼吸和消化系统疾病。有无外伤史、手术史、传染病史及药物过敏史等。

4. 个人史　记录可能与眼病相关的特殊嗜好、生活习惯及周围环境。

5. 家族史　家族中有无类似患者(与遗传有关的眼病),父母是否近亲结婚等。

(三)眼病患者的主要症状可分以下三个方面

1. 视力障碍　突然或逐渐视力下降,看远或看近不清楚,视物模糊、视物变形、变小、变色、夜盲、复视、视野缩小、眼前有固定或者飘动的黑影等。

2. 感觉异常　如眼部刺痛、胀痛、痒、有异物感、畏光等,眼部刺激征为:眼痛、眼红、畏光及流泪、眼睑痉挛。

3. 外观异常　如充血、出血、分泌物、肿胀、新生物等。

第二节 病历书写

一、眼科病历书写重要性

眼科病历是眼科医师对眼疾患者引起眼病的原因、发生及发展情况、治疗转归以及既往健康状况,通过询问病史、体格检查及必要的辅助检查所获得资料进行分析、研究、归纳、整理、总结的重要资料;也是临床诊断、治疗、科研、教学,甚至为司法鉴定工作提供素材的主要依据;是为广大眼病患者提供服务的不可缺少的工具之一。病历书写的质量直接影响到正确的临床诊断与治疗,因而,它是眼科临床工作的基本功,也可以体现眼科医师的医疗水平,因此，临床眼科医师必须以高度的责任感及实事求是的科学态度，严肃认真地进行询问、检查及书写。

二、眼科病历的格式与要求

（一）主诉
患者就诊时的眼别、主要症状及时间。要求重点突出。

（二）现病史
把病史和主诉结合起来，共同反映疾病的发生、发展和变化的全过程。应从以下几方面共同询问、思考：

1. 起病情况的缓急，发病的时间、地点。前驱症状，可能的病因或诱因。
2. 视力减退是逐渐的还是突然的，视物有无变形、大小视，眼前有无黑影飘动及闪光感，视野有无缺损，不同强弱光线下视力有无增减。
3. 眼痛是胀痛、刺痛还是磨痛，是否合并虹视、视蒙、恶心、呕吐及偏头痛，发作时是否与疲劳、阅读或情绪波动等有关，有无畏光。
4. 眼内有无分泌物，其量与性质如何。有无畏光、流泪、眼睑痉挛等刺激症状。
5. 外伤时发生场合，当时受伤的详细情况，致伤物。是否做过急救处理，当时有无昏迷情况。
6. 肿物初起部位，发生时间，生长速度，有无渗出及功能障碍，有无破溃、流血、渗液、流脓等。
7. 眼球突出发生的时间、突出速度、方位与体位变化的关系，有无合并全身症状，有无复视。

（三）既往史
包括眼病的过去史及眼病有关的全身病史。

（四）个人史
记录可能与眼病有关的特殊嗜好、生活习惯，周围环境及居住的变迁。

（五）家族史
记录有无与遗传有关的眼病及近亲结婚史等。

（六）眼部情况
1. 视力　远视力、近视力、戴镜矫正视力。
2. 眼位及眼球运动　是否斜视及眼球各方向转动是否受限。
3. 眼球及眼眶　眼球存在否，缺损者注明先天性或手术后，眼球大小、形状、内陷或突出、偏斜、搏动、震颤等。眼眶两侧是否对称，眼眶有无缺损、压痛及肿物。
4. 眼睑　①皮肤：松弛、色泽、红肿、脓肿、溃疡、瘢痕及其他肿物等；②形态：睑裂大小、对称、缺损、内翻、外翻、上睑下垂、闭合不全；③睑缘：红肿充血、结痂、脱屑、溃疡；④睫毛：方向、有无脱落、变色、双行睫；⑤眉毛：脱落、变色。
5. 泪器　泪点大小、位置、闭塞、泪囊区皮肤是否红肿。压迫时有无分泌物自泪点溢出，性质如何，冲洗泪道是否通畅，泪囊瘘管、瘢痕等，泪腺大小、硬度、红肿、压痛。
6. 结膜　睑结膜及穹隆结膜颜色，是否光滑透明、有无充血、水肿、乳头增生及滤泡、瘢痕形成，溃疡、结石、睑球粘连，新生物及异物等。球结膜有无充血（系睫状充血、结膜充血或混合性充血），出血、疱疹、光滑、皱纹、色素沉着、睑裂斑、翼状胬肉及新生物。
7. 巩膜　有无黄染及充血、隆起、结节、压痛、新生物等。
8. 角膜　大小、形状、光泽、厚度、知觉、有无水肿、混浊，混浊深浅，荧光素着色否，角膜后有无沉着物（KP）等。
9. 前房　中央区深度、周边深度（CT值）、房水闪辉、浮游物、积脓、积血、异物等。
10. 虹膜　颜色、纹理、有无新生血管、色素脱失、萎缩、结节、前/后粘连、缺损、离断、震颤、睫状部压痛等。
11. 瞳孔　两侧是否正大等圆，位置是否居中，边缘是否整齐，直接及间接光反射，调节反射等。
12. 晶状体　有无混浊、脱位、异物等。
13. 玻璃体　有无混浊、出血、机条索、新生血管等。
14. 眼压　各种眼部检查后再行眼压检查。
15. 眼底　①视盘：大小、形状、色泽、边缘、生理凹陷，疑有青光眼者应测杯/盘（C/D）比值。有无出血、渗出、充血、水肿，乳头上的静、动脉有无搏动等。②视网膜血管：动、静脉管径比，血管的粗细、行径、管壁反光、分支角度及动、静脉交叉处有无病理改变。血管有无阻塞、新生血管、血管瘤、血管壁有无白鞘等。③视网膜：色泽、有无出血、水肿、脱离、色素斑、新生血管、裂孔、肿瘤等。④黄斑部：中心凹光反射是否存在，有无出血、水肿、渗出、色素及裂孔等。
16. 房角　一般采用Schcie房角分类法记录。
17. 特殊检查

（1）视功能检查：①视野检查；②色觉检查；③视觉电生理检查：眼电图、视网膜电图、视觉诱发电位和多焦电生理。

（2）眼部检查：①眼底血管造影；②眼科影像学检查：眼科A型、B型超声检查，超声活体显微镜（UBM）、电子计算机断层扫描（CT）、磁共振成像（MRI）。

（3）眼科计算机图像分析：①相干光断层成像（OCT）；②角膜地形图；③角膜内皮镜；④角膜共聚焦显微镜。

（张清生）

参 考 文 献

1. 赵堪兴，杨培增．眼科学．第3版．北京：人民卫生出版社，2013：95-110.

2. 赵家良. 北京协和医院医疗诊疗常规眼科诊疗常规. 北京:人民卫生出版社,2005:3-42.
3. 徐亮,吴晓,魏文斌. 同仁眼科手册. 第2版. 北京:科学出版社,2011:26-34.
4. 葛坚,王宁利. 眼科学. 第3版. 北京:人民卫生出版社,2015:95-110.

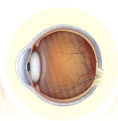

第十章

眼科一般检查

第一节 视力检查

一、视力检查方法

（一）远视力检查法

为眼科诊断的常规检查。通常采用国际标准视力表，视力表图形为 E，正常视力为 1.0。

1. 检查视力的距离为 5m，视力表的 1.0 行与受检者的眼睛位于同一高度。

2. 检查时，让被检者先看清最大一行标记，如能辨认，则自上而下逐行检查，每行应至少辨认四个不同方向的视标，直到找出被检查者能完全正确认出的最小一行视标，该行标志的数字即为被检眼的视力。受检者读出每个视标的时间≤5 秒。如估计患者视力尚佳，则不必由最大一行标记查起，可酌情由较小字行开始。国际标准视力表以小数记录，对数视力表以 5 分法记录。

3. 如果被检者仅能辨认表上最大的"0.1"行 E 字缺口方向，视力记录为"0.1"；能认清"1.0"行或更小的行次者，为正常视力。倘若对某行标记部分能够看对，部分认不出，如"0.8"行有三个字不能辨认，则记录为"0.8^{-3}"，如该行只能认出三个字，则记录为"0.7^{+3}"，余类推。

4. 如被检者视力低于 0.1，则嘱被检者慢慢向视力表走近，直到能辨认最大视标。此时根据以下公式计算：视力 =0.1× 被检者所在距离（m）/5（m）。

5. 如被检者在 1m 处尚不能看清最大视标，应查数指。让被检者背光而立，检者伸出手指，记下患者能正确辨认指数的最远距离，如"30cm 指数"或"CF/30cm"。如果在最近距离仍不能辨认指数，可让其辨认是否有手动，记录其能看清手动的最远距离，如"手动 /10cm"或"HM/10cm"。

6. 对于不能辨认眼前手动的被检者，应测验有无光感。光感的检查是在 5m 长的暗室内进行，先遮盖一眼，检者持一烛光或手电在被检者的眼前方，时亮时灭，让其辨认是否有光。如 5m 处不能辨认时，将光源移近，记录能够辨认光感的最远距离。无光感者说明视力消失，临床上记录为"无光感"。有光感者，为进一步了解视网膜功能，尚须查光定位。方法是嘱被检者注视正前方，在眼前 1m 远处，分别将烛光置于正前上、中、下，颞侧上、中、下，鼻侧上、中、下共 9 个方向，嘱被检者指出烛光的方向，并记录之，能辨明者记"+"，不能辨明者记"-"，并注明眼鼻、颞侧。

（二）近视力检查法

本法在临床上亦较常用。近视力和远视力互相对照，对判断屈光不正及老视眼尤为重要。我国比较通用的近视力表是耶格近视力表和标准视力表（许广第）。前者表上有大小不同的 8 行字，每行字的侧面有号数，后者式样同远视力表（国际视力表）。

1. 检查时应在充足照明下进行，但应避免反光，眼与视力表距离 30cm，检查方法与远视力相同。

2. 必要时可缩短或延长，并记录实际检查距离，如 Jr.1/10cm。

二、注意事项

1. 检查视力两眼应分别进行，先右后左。检查时应严密遮盖另一眼，但避免压迫。并不准眯眼、歪头或侧视。照明充足，两眼分别检查，一般是先右后左（先查裸眼视力，后查矫正视力）。检查一眼时，须以遮眼板将另一眼完全遮住，但不能压迫眼球。

2. 不论远或近视力检查,记录时应标明裸眼视力,或矫正视力。如系戴用小孔镜或裂隙镜所测者,亦应加以说明。

3. 视力表的照明度对视力的影响颇大。一般后照法视力表(视力表灯箱或屏幕显示)亮度不低于200cd/m²;如用直接照明法,照度不应低于300Lx。

(周才喜)

第二节 色觉检查

色觉检查为测定眼辨色能力的一种方法。此检查主要针对一些需要从事特殊职业的人群,如国防、运输、美术、化工、医务等工作,此外,有色盲或色弱家族史的患者,以及一些患有黄斑部、视神经疾病的患者也需要进行此项检查。

一、色觉检查方法

(一) 毛线试验法

本法简易,但不够精确,对于色弱患者不易检出,只能用于色觉的初步检查。

1. 给被检者一束某种颜色的毛线,嘱其在杂有各种颜色的毛线堆中尽快挑出颜色相同者。

2. 根据患者所选毛线的颜色是否正确,及其在挑选过程中有无犹豫不决等表情来判断患者有无色觉障碍存在。

(二) 色盲本检查法

色盲本又称假同色图,系根据各种类型的色盲患者,不能分辨某些颜色的色调,却能分辨其明亮度的特点,绘制成各种颜色的色调不同而明亮度相同,或各种颜色的色调相同而明亮度不同的色点,以色点组成数字或图形,使色盲者无从辨别。

最常用的有俞自萍、石原忍及斯替灵等色盲本。被检者与色盲本之间的距离为75~100cm。嘱被检者读出色盲本上的数字或图形。每辨认一张图不得超过10秒,对照色盲本的说明,记录检查结果。

(三) 色相排列法

1. FM-100色彩试验 由93个色相子组成,其中8个为固定参考子,85个为可移动的色相子,共分4盒。检查时要求在≥270lx自然光线或标准照明下进行。两眼分别检查,要求受检者按颜色变化的规律顺序排列好色相子。把色相子背面标明的序号记录在记分纸上,画出轴向图,并计算出总错误分,由此判断色觉异常的类型和严重程度。每盒排列时间一般为2分钟或稍延长。正常人总错误分在113分以下,色盲患者可达400~500分以上。由轴向分析可判断色盲性质。

2. D-15色盘试验 由16个色相子组成,其中一个为参考子,15个为色相子。检查方法大致同FM-100色彩试验。

(四) 色光镜检查法

色觉镜检查法从色觉镜观察孔所见视野分为两部分,一部分为有一定波长的黄色;另一部分为红和绿的混色。黄色仅有亮度变化,红绿混合比率是可变的。混合红绿使之与此黄色的色调相等,根据此红绿色成分,即可确定其色觉正常或异常。如纳格色盲检查镜属此类,其法精确但较复杂,临床很少应用。

二、注意事项

1. 检查时,应在白昼室光下进行,强烈日光或灯光均不适宜。

2. 受检者眼部距色盲表50~80cm为宜,每个版面辨认时间不得超过10秒。

3. 色盲图或毛线的颜色要鲜明、洁净,用毕后要妥善保存,避免变色。

(周才喜)

第三节 立体视觉检查

立体视觉是感知物体形状及不同物体相互远近关系的能力,也称深度觉。立体视觉一般需以双眼单视为基础。此检查主要针对有斜视、弱视、屈光不正、屈光参差、双眼物像不等视、眼球震颤、视疲劳等患者进行。

一、立体视觉检查方法

(一) 同视机检查法

同视机可检查患者的双眼视功能,包括同时视、融像、立体视三级视功能。

(二) 立体视觉检查器

1. 立体视觉检查器由三块厚薄不同的检测板组成,每块板印有四幅随意网络结构图案,其中一幅图案的中间是凸出来的(从另一面看是凹进去的)。

2. 如果被试者的立体视觉功能正常,就能迅速而准确地找出这幅图案,以此确定其立体视敏度为多少秒,正常为100秒。

3. 此检测的优点是不需戴特殊眼镜,能很快地查出被检者有无立体视觉。

除此以外,立体视觉检查方法还有视觉计检查、颜少明立体检查图谱、立体镜检查、偏振光试验等。

二、注意事项

有屈光不正时先予以矫正。

(周才喜)

第四节　眼睑检查

眼睑是覆盖在眼球前面能灵活运动的帘状组织，是眼球前面的屏障。正常眼睑睑裂长约为28mm，高约7~12mm，双侧对称。正常平视时上睑缘应在角膜缘下1~2mm。

一、眼睑检查方法

1. 检查一般在自然光或人工照明光下，采用肉眼或在裂隙灯显微镜下进行。

2. 检查时应注意眼睑的位置、形态，两眼睑裂的大小、高度和长度是否对称，上睑上举和眼睑闭合功能是否正常，眼睑有无充血、水肿、出血、气肿、瘢痕、肿物、缺损等，有无内翻或外翻、上睑下垂等，睫毛是否整齐，有无变色。有无倒睫、秃睫、睫毛乱生或双行睫，睫毛根部有无充血、鳞屑、溃疡。睑板腺开口有无异常。

3. 检查睑结膜和穹隆结膜时，须翻转眼睑。

4. 翻下睑时用拇指或食指将下睑往下牵拉，同时让被检者向上看，下睑结膜即可以完全露出。

5. 翻上睑的方法有两种。单手法：较常用，先嘱被检查者向下看，将食指放在上睑部的眉下凹处，拇指放在睑板前面靠近睑缘，然后两指夹住眼睑皮肤等软组织，在把眼睑向前下方牵拉的同时，食指轻轻下压，拇指将眼睑向上捻转，上睑即被翻转。双手法：让被检者向下看，以一手的拇指和食指夹住眼睑中央处的睫毛和睑缘皮肤，向前下方牵引，以另一手的食指置于眉下凹处，当牵引睫毛和睑缘向前向上翻转时，眉下凹处手指向下稍压迫眼睑即被翻转。如用此法不能翻转上睑，可用玻璃棒或探针以代替眉下凹处的手指，就易于翻转。

6. 检查穹隆部结膜时，于上睑翻转后，拇指将睑缘压在眶缘上并向上牵引，同时嘱被检者用力向下注视，并以另一手指在下睑部轻轻向上推挤眼球，上穹隆部即可完全露出。

二、注意事项

1. 遇感染性眼病，应先查健眼，后查患眼，以免发生交叉感染。

2. 对有角膜溃疡及眼球穿孔伤的病员，切忌压迫眼球，以免造成更大的损伤。

（周才喜）

第五节　泪器检查

一、泪器检查方法

分为泪腺和泪道检查两部分。

（一）泪腺检查

1. 触摸颞上方眶缘，确定有无肿物。如有，应判断其质地、界限、活动度、有无结节等。

2. 患眼向鼻下方注视，翻转上睑，以拇指将外眦部向外上方牵引，并轻轻地将眼球向外上方推动，可将脱垂的泪腺或由于炎症或肿物引起肿胀的睑部泪腺暴露在外眦部上穹隆部结膜下，以便检查。

3. 泪腺有炎症时可有压痛。

（二）泪道检查

1. 泪道的一般检查

（1）检查泪小点。应用放大镜或裂隙灯显微镜进行检查，注意泪小点有无外翻、狭窄、闭塞或赘片增生。

（2）泪囊区有无红肿、压痛或瘘管。

（3）挤压泪囊部有无分泌物自泪小点流出。

2. 荧光素钠试验

（1）怀疑泪道阻塞时可选用本试验。

（2）将1%~2%荧光素钠溶液滴入结膜囊内。

（3）2分钟后擤鼻，如带有黄绿色，表示泪液可以通过泪道，泪道没有阻塞。

3. 泪道冲洗

（1）怀疑泪道狭窄或阻塞时可进行泪道冲洗。

（2）冲洗泪道前先挤压泪囊部，观察有无黏液或脓性分泌物排出，并尽量将分泌物排空。

（3）用沾有0.5%丁卡因的棉签夹在上、下泪小点之间1~2分钟。

（4）受检者通常取坐位，头部微后仰并固定，眼向上注视。将下睑近内眦部轻轻地向下牵拉，暴露下泪小点。

（5）如泪小点较小，先用泪小点扩张器垂直插进泪小点1~2mm，再向鼻侧转至水平方向，轻轻捻转，扩张泪小点。

（6）将大小合适的泪道冲洗针头垂直插入泪小点1~2mm后向鼻侧转动，使针头呈水平位，继而顺沿泪小管走行方向将针头推进4~6mm，注入生理盐水。此时应询问受检者有无水液进入咽部，或请受检者低头观察有无水液从鼻孔流出，并注意注水时有无阻力及泪小点有无水液反流。

（7）冲洗完毕时，滴用抗菌药物眼药水。

（8）泪道冲洗结果分析如下：

1）泪道通畅：注入冲洗液时无阻力，泪道无液体反流，受检者诉液体流入口咽部，或观察到液体从鼻孔流出。

2）泪道狭窄：下冲上溢或上冲下溢，部分液体流入鼻腔。

3）泪小管阻塞：注入冲洗液时有阻力，冲洗液自原路返回，无液体流入鼻腔。

4) 泪总管阻塞:冲洗时有阻力,下冲上溢或上冲下溢,无液体流入鼻腔。

5) 鼻泪管阻塞:注入较多冲洗液后下冲上溢或上冲下溢,并可带有黏脓性分泌物,表明鼻泪管阻塞合并慢性泪囊炎。

4. 泪道碘油造影

(1) 了解泪道阻塞的部位及泪囊大小,为手术准备。

(2) 造影时,先挤压泪囊部排出泪囊中分泌物,并冲洗泪道。

(3) 按泪道冲洗法,由下泪小点注入40%碘化油或30%碘苯酯0.3~0.5ml,随即行X线摄片。

二、注意事项

1. 泪道冲洗时,动作要轻柔,以免造成泪道机械性损伤及形成假道。

2. 泪道冲洗注入液体时,若出现下睑水肿,表明冲洗时形成假道,应立即拔出冲洗针头,停止冲洗。必要时应用抗菌药物,预防发生感染。

3. 进行泪道碘油造影时,应在X线申请单上标注注入造影剂的时间。

(周才喜)

第六节 眼球检查

一、眼球检查方法

1. 一般是在自然光线下以粗略观察和裂隙灯下详细检查相结合。

2. 检查时应该详细观察眼球大小形态和位置有无突出或内陷、震颤以及角膜的大体情况,检查眼球形态时,应注意有无角膜大小的改变,是否有先天性大角膜或者先天性小角膜的情况。

3. 在检查眼球大小和形态时,用拇指和食指分别将两眼上、下眼睑分开进行比较。

4. 对于眼球突出或内陷者,应以Hertel眼球突出计测量眼球突出度。也可用两面有刻度的透明尺估计眼球突出度。将尺的一端向前水平放在颞侧眶缘最低处,检查者从侧面观察,读出和记录眶缘至角膜顶点的距离,即为眼球突出度。

二、注意事项

利用透明尺测量眼球突出度时,务必准确地放置透明尺的位置,且方向水平向前,以免出现误差。

(韩育红)

第七节 眼眶检查

一、眼眶检查方法

1. 让患者面对医生坐下,医生可用两手拇指对比触摸两个眼睛的眶缘。

2. 如果有必要时可用示指或小指自眶缘沿眶壁向眶深部探入,进行检查。

3. 检查眼眶时,应注意眶缘大小、形态、有无缺损、骨折移位及压痛,同时注意眶内有无炎症、出血或肿瘤等。若有眶内占位性病变,触诊时一定注意眶内占位性病变的质地及其与眼球、眼眶骨间的关系。对疑似有眼外伤可能导致眼眶眶骨骨折的病例或者怀疑有眶内占位性病变的患者要进行相关的影像学的检查。

4. 眼眶检查的目的主要是排除眼眶有无骨折或有占位性病变、眶内有无急性或慢性炎症、眶内有无出血或积气及眶压是否升高。对于眼部皮肤急性炎症或外伤破溃者或者受检者或因精神状况或全身其他疾病不能配合检查时,则应该采取其他的检查方法,防止检查对患者造成不必要的损伤。

二、注意事项

1. 有眶骨骨折的患者,检查时动作要轻柔,以免进一步加重损伤。

2. 伴有眼球外伤者,检查时切勿对眼球加压。

3. 若有眶内占位性病变,触诊时一定注意眶内占位性病变与眶骨间的关系。

(韩育红)

第八节 裂隙灯显微镜检查

裂隙灯显微镜检查需在暗室进行。

1. 检查者根据自己的屈光度调节目镜,并调节目镜间距。

2. 嘱受检者坐在裂隙灯前,调整座椅、检查台、颌架及裂隙灯的高度,让病人的下颌搁在托架上,前额与托架上面的横档紧贴,睑裂和显微镜高度相一致。

3. 让患者双眼自然睁开,向前平视,光源投射方向一般与显微镜观察方向呈30°~50°角,其中一般检查结膜、角膜、巩膜时,光源与显微镜的夹角一般为40°,检查前房、晶状体和前部玻璃体时,夹角应小于30°,检查后部玻璃体和眼底时,夹角应调为10°或更小。

4. 裂隙灯显微镜检查方法主要包括弥散光照明法、直接焦点照明法、角膜缘分光照射法、后部反光照射法、间接照射法、镜面反光照射法六种。

(1) 弥散光照明法：以裂隙灯弥散宽度为光源，在低倍镜下将光源以较大角度斜向投射到角膜、虹膜及晶状体，进行直接观察，所得印象比较全面，且有立体感。

(2) 直接焦点照明法：使裂隙灯光线的焦点与显微镜的焦点二者合一，主要用于观察角膜的弯曲度及厚度，有无异物、角膜后沉积物(KP)，以及浸润、溃疡等病变的层次和形态。焦点向后推时，可观察到晶状体的混浊部分及玻璃体前1/3的病变情况。此种方法最常用。根据光带形态可分为宽光照射法、窄光照射法和圆点光照射法。

1) 宽光照射法：所用的裂隙灯光较宽，形成较宽的光学切面，可用于检查弥散光照射时所发现或未发现的病变。

2) 窄光照射法：将裂隙灯光带尽量调窄，尽管照入的光线较弱，但周围背景更暗，更便于观察病变的位置和细微改变。

3) 圆点光照射法：将入射光调节为圆点状，用于观察房水的改变。

(3) 角膜缘分光照射法：将光线照射在一侧的角膜缘，除在角膜缘上形成一个光环和因巩膜突所致环形暗影外，角膜应成黑色，此时能清晰看见角膜上极淡的混浊，如薄翳、水疱、穿孔、伤痕等。

(4) 后部反光照射法：将灯光照射到所要观察组织的后方，把显微镜聚焦到检查部位，借助后方组织反射回来的光线检查透明、半透明、正常或病变组织。本法可发现角膜上皮或内皮水肿、角膜后沉着物、新生血管、轻微瘢痕，以及晶状体空泡等。

(5) 间接照射法：将裂隙灯光线聚焦到所要观察部位旁边的组织上。可以观察瞳孔括约肌、虹膜细小变化如虹膜内出血及虹膜血管、角膜新生血管等。

(6) 镜面反光照射法：将光线自颞侧透照，在角膜可出现两个光亮区，即鼻侧的光学切面和颞侧出现的反光区。这是嘱受检眼稍向颞侧注视，再将裂隙灯向颞侧偏移，当光学切面与反光区重合时，检查者就会感到光线刺目，此时将显微镜焦点对好，即可进行观察。本法可以仔细观察角膜前后及晶状体前后囊的细微变化，如泪膜上的脱落细胞、角膜内皮的花纹、晶状体前后囊及成人核上的花纹。

5. 裂隙灯显微镜还可以附加前置镜、接触镜及三面镜等，这样可以配合检查视网膜周边部、前房角及后部玻璃体，且经双目观察更可产生立体视觉。

(周才喜)

第九节　检眼镜检查

一、检查方法

检眼镜检查分直接检眼镜检查法与间接检眼镜检查法两种：

(一) 直接检眼镜检查法

直接检眼镜自带光源，其观察孔内装有 −25~+25D 球面透镜转盘，检查时用来矫正检查者与被检者的屈光不正，能将眼底像放大约 15~16 倍，所见为正像，可看到的眼底范围小，但较细致详尽，亦可方便地用于检查眼的屈光间质。

1. 检查眼屈光间质　将检眼镜转盘拨到 +8~+12D，使检眼镜子的光线自 10~16cm 远射入被检眼内，采用透照法检查眼屈光间质。由前向后，分别检查角膜、前房、晶状体及玻璃体。正常情况下，瞳孔区呈现橘红色反光，如屈光间质有混浊改变，则在橘红色的反光中可见到黑影，此时嘱患者转动眼球，漂浮的黑影是玻璃体的混浊，固定的黑影是角膜或晶状体的混浊。检查时还可将正镜片度数逐步减小，度数越小越接近眼底，用以估计混浊的位置。

2. 眼底检查　被检者可取坐位或卧位，两眼睁开，向前方注视。检查右眼时，检查者右手持检眼镜，站在(或坐在)被检者的右侧，以右眼观察眼底(称为"三右")。检查左眼时相反变为"三左"。检查时被检者不戴眼镜，但检查者可以戴眼镜，检查者与被检者尽量靠近，但不要触及被检者的睫毛和眼、面部。当检眼镜的光线透入被检眼内的同时，检查者通过观察孔能窥见被检者的眼底，如不能看清，可旋转正、负球面透镜转盘，直到能清晰看清被检者的眼底像为止。首先将检眼镜光源经瞳孔偏鼻侧约15°可先查视盘，再沿视网膜血管走行观察视网膜后极部，最后嘱受检者注视检眼镜的灯光，检查黄斑部。若要观察周边部视网膜，嘱受检者转动眼球，以扩大观察范围。

(二) 间接检眼镜检查法

间接检眼镜能将眼底放大 4.5 倍，所见为倒立的实像，看到的范围大，一次所见可达 25°~60°，立体感强，景深宽，对视网膜脱离、皱襞等不在眼底同一平面上的病变，可同时看清。如配合巩膜压迫器，亦可看清锯齿缘乃至睫状体扁平部等眼底最周边的部分。检眼镜上配有半透明、半反射的侧视镜，可作为示教用。

新型双目间接检眼镜，戴在医生头部，内装有强光源及聚光调节系统，使投射出来的光线能靠近检者的左右眼视线，以利检查者双眼观察用。

检查时，被检者采取坐位或卧位，并充分散大瞳孔，在暗室中进行。

医生接通电源，调整好距离及反射镜的位置，开始先用较弱的光线观察，看清角膜、晶状体及玻璃体的混浊，然后将光线直接射入被检眼的瞳孔，并让被检眼注视光源。

一般用+20D物镜置于被检眼前5cm处，物镜的凸面向检查者，检查者以左手持物镜，并固定于患者的眶缘，被检眼、物镜及检查者头固定不动，当看到视盘及黄斑时再将物镜向检查者方向移动，在被检眼前5cm处可清晰见到视盘及黄斑部的立体倒像。

检查眼底其余部分时，应使被检者能转动眼球配合检查，检查者围绕被检者的头移动位置，手持的物镜及检查者的头也随之移动。所查的影像上下相反，左右也相反。

为检查眼底周边部，如检查6点方位，检查者位于被检者的头顶处，令患眼向下看6点方位。检查眼底的远周边部，则必须结合巩膜压迫法。金属巩膜压迫器戴在检查者右手的中指或食指上，将压迫器的头置于被检眼相应的眼睑外面，必要时可表面麻醉后，自结膜囊内进行检查，操作时应使检查者的视线与间接检眼镜的照明光线、物镜的焦点、被检的眼位、压迫器的头部保持在一条直线上。

二、注意事项

1. 直接检眼镜检查时，遇瞳孔小或屈光间质混浊者，可以散瞳后再检查，但怀疑有闭角型青光眼患者或浅前房者，散瞳时要格外谨慎，以免导致青光眼急性发作。

2. 间接检眼镜检查时，应注意随时嘱患者闭合眼睑以湿润角膜，当怀疑有眼内占位性病变时，切忌压迫检查。

（周才喜）

第十节 眼压检查

一、指测法

1. 让被检者向下看，检查者用两手食指尖置上睑板的上缘的皮肤面，两指交替轻压眼球，利用检查波动的方式，借指尖感觉眼球的张力，确定其软硬度。

2. 此法可大概估计眼压的高低，所得结果可记录为正常、较高、很高、稍低或很低（Tn，T+1，T+2，T−1，T−2）。

3. 此法主要用于不能采用眼压计测量眼压的情况，例如角膜白斑、角膜葡萄肿、圆锥角膜和扁平角膜等引起角膜曲度明显改变时，还有部分先天性青光眼患者及眼球明显震颤者。

二、眼压计测量法

（一）压陷式眼压计（Schiotz眼压计）

Schiotz眼压计是常用的压陷式眼压计，用一定重量的砝码压陷角膜中央部，以测量眼压。测量时可引起眼球容积的变化，测量结果受眼球壁硬度的影响。

1. 受检者取仰卧位，滴0.5%丁卡因2~3次。

2. 在眼压计测试板上测试指针是否指向0，指针灵活与否，用75%乙醇棉球或乙醚消毒眼压计的底板，待干后方可使用。

3. 嘱患者向上注视一固定点（如自己的食指尖），使角膜恰在水平正中位。

4. 检查者右手持眼压计，左手拇指及示指轻轻分开上下睑，固定在眶缘上，切勿压迫眼球；眼压计底板垂直轻轻地放在角膜中央，不得施加任何压力，迅速读出眼压计指针刻度数。一般开始用5.5g砝码测量，记录指针所指的刻度应在3~7之间。如指针读数小于3，应更换较重砝码，重新测量。每眼连续测量两次，其读数相差不应该大于0.5刻度。在测完眼压之后，滴入数滴抗生素眼药水，以防感染。

5. 用乙醇棉球立即将眼压计底板消毒。放至盒内，砝码放回原处。

6. 记录方法　砝码为分子，指针读数为分母。如5.5/4≈2.75kPa（20.55mmHg）。将测出的读数，查核换算表求得眼压数。此种眼压计测得的正常眼压为1.36~2.77kPa（10~21mmHg）。压陷式眼压计所测得的眼压受到眼球壁硬度的影响，用两个不同重量的砝码测量，所得读数查表可以校正。

（二）Goldmann压平眼压计

1. 表面麻醉同Schiotz眼压计测量法。

2. 测量前先用软肥皂溶液擦洗测压头，然后用流水冲洗干净，再以75%乙醇棉球擦拭进行消毒。

3. 将消毒后的测压头置于眼压计测压杠杆末端的金属环内。将测压头侧面轴向刻度0°或180°置于水平方位，即对准金属环的白线。如果被测眼有3D或以上的散光时，应将散光的弱主径线刻度置于43°轴向方位，即对准金属环的红线。

4. 让受检者坐在裂隙灯前，于受检眼结膜囊内滴入荧光素液，使角膜表面泪液染色，用棉球吸去过多的泪液。

5. 调整座椅、检查台、颏架及裂隙灯显微镜的高低，使受检者下颌舒适地置于下颌托上，前额紧贴头架的额带上。裂隙灯置于显微镜一侧，呈35°~60°角，开启光源，并选择裂隙灯的钴蓝滤光片进行照明。

6. 嘱受检者双眼睁大，向前平视，必要时检查者用手指轻轻牵拉上睑，帮助受检者开大睑裂。将测压螺旋旋转至1g的刻度位置，调节裂隙灯显微镜操纵杆，缓慢地将裂隙灯显微镜向前移动，使测压头刚刚接触受检眼的角膜。此时在钴蓝光照射方向的对侧角膜缘会出现蓝光，这时裂隙灯显微镜不再向前推进，采用其低倍目镜观察，可见两个黄绿色半圆环。左右、上下调节裂隙灯显微镜操纵杆，使两个半圆环位于视野中央，并使其左右、上下对称，宽窄均匀。缓慢转动测压螺旋，直到两个半圆环的内界刚好相切，此时螺旋上的刻度数乘以10，即得到眼压的mmHg数。如以眼压值再乘以0.133，则单位为千帕数(kPa)。重复测量2~3次，取平均值。

7. 卸下测压头，并清洗、消毒，受检眼结膜囊内滴入抗生素眼液1~2滴。

（三）Perkins手持式压平眼压计

此眼压计的操作方法与Goldmann压平眼压计基本相同，但此眼压计对患者的体位不做要求，患者取坐、卧均可测量，较为方便，而且所得数值与Goldmann压平眼压计极接近。

（四）非接触眼压计

应用自动控制装置吹出一定压力的气流，在一定的距离吹压角膜，并用光学方法自动检测被气流吹平的角膜面积。当气流吹压角膜达到固定面积(直径3.6mm)时，根据瞬间的气流强度，用电子计算机自动换算出眼压数值。

1. 患者坐于非接触眼压计前，嘱其头部固定于眼压计头架上，向前注视，尽量睁大睑裂。

2. 调节调焦手柄，将眼压计测压头对准待测眼角膜，此时眼压计监视屏上自动显示待测眼眼别。在眼压计控制板上选择"auto"(自动)系统进行自动测压，嘱受检眼注视测压头内的绿色注视灯，调节焦点至适当时，监视屏上两个方框重叠，系统自动发出一阵气体吹平角膜，监视屏上自动显示出眼压值和几次测量的平均值。

3. 如果受检者欠合作，或测量方法有误，所显示的数值自动标识上"*"号，或不显示数值。也可在控制板上选择"man"(手动)，此时对焦需手按调焦手柄上开关才能测量眼压。

4. 测量完成后在控制板上按"print"(打印)，可将测量结果打印出来。

三、注意事项

1. 指测法压迫眼球时不可用力过猛。

2. Goldmann压平眼压计测量过程中，如果角膜表面染色的泪液过多时，所观察的荧光素半环太宽，测出的眼压可能比实际偏高，应吸除过多泪液后再测量。如果受检眼眼压超过80mmHg，需在眼压计上安装重力平衡杆，可测量高至140mmHg的眼压。

3. 非接触眼压计测量法与Goldmann压平眼压计相比，在正常范围内测量值是可靠的，但在高眼压时其测量值可能出现偏差，角膜异常或注视困难的受检者中可能出现较大误差。但由于此器械不接触角膜，故不需麻醉，操作简便，而且可以避免交叉感染或角膜上皮损伤，故对大规模眼压普查尤为适用。

（周才喜）

第十一节　眼位、眼球运动、眼部肌肉检查

正常人在向前方注视时，眼外肌保持平衡状态，在破坏融合的状态下两眼无偏斜的倾向，这种情况称正视位。临床上大多数人都会有小度数的隐斜。临床主要检查如下三种眼位：

第一眼位：双眼注视正前方时的眼位，又称原在位。

第二眼位：双眼在向上、向下、向左、向右注视的时候的眼位。

第三眼位：双眼在向右上、向右下、向左上、向左下注视的时候的眼位。

临床上因为常常把第二眼位、第三眼位作为分析麻痹性斜视受累肌的眼位，故又称为诊断眼位。

两眼各有6条眼外肌，其中有4条直肌和2条斜肌。单独眼外肌在第一眼位时的主要作用和次要作用见表10-11-1。当眼外肌因收缩方向和视轴角度发生变化，它的主要作用和次要作用也会发生相应的变化。

表10-11-1　各眼外肌运动的主要、次要作用

眼外肌	主要作用	次要作用
外直肌	外转	无
内直肌	内转	无
上直肌	上转	内转，内旋
下直肌	下转	内转，外旋
上斜肌	内旋	下转，外转
下斜肌	外旋	上转，外转

拮抗肌：同一只眼作用方向相反的眼外肌互为拮抗肌。比如，内直肌和外直肌。

协同肌：同一只眼在向一个方向注视时具有相同运动方向的肌肉为协同肌。

配偶肌：在向一个方向注视时，两只眼睛上具有相同作用的一对肌肉称为配偶肌。

眼外肌可以在一个作用上为协同肌，在另外一个作用上又成为拮抗肌。比如：在上转时上直肌与下斜肌的垂直作用为协同肌，而其在旋转作用上又是拮抗肌。

对眼球运动的检查，了解眼外肌力量的强弱，是否存在明显的肌肉麻痹或肌肉力量过强，双眼运动是否协调一致。检查眼球运动时，应分别进行单眼运动和双眼运

动的检查。

评估眼球运动的标准方法是让受试者双眼或单眼跟随缓慢移动的目标,检查跟随运动,对各注视方向进行比较。检查时应观察第一眼位(即原在位:双眼平视前方约50cm处光源)、诊断眼位(有六个注视位置:右上、右侧、右下、左上、左侧和左下)以及中线注视眼位(上方和下方)。还要检查聚散运动(集合和散开)。对那些存在神经科疾病或缺陷的患者,还需要做更复杂的检查,包括快速眼球运动(扫视)、视动性眼球运动和娃娃头试验。

1. 单眼运动检查

(1)检查目的:了解单眼每条肌肉最基本的功能及代偿情况。

(2)检查方法:用笔灯或注视目标引导患者的两眼分别自第一眼位向左、右、上、下、颞上、颞下、鼻上和鼻下方运动,观察眼球运动是否到位。

(3)结果判断

1)内转时,瞳孔内缘到达上、下泪小点的连线处为正常;超过者为内转过强;不能到达者为功能不足。

2)外转时,角膜外缘到达外眦角为正常;超过者为外转过强;不能到达者为外转功能不足。

3)上转时,角膜下缘到达内外眦连线为正常。

4)下转时,角膜上缘到达内外眦连线为正常。

5)旋转运动时,角膜垂直子午线的上方偏向颞侧为外旋,偏向鼻侧为内旋。

6)娃娃头试验:对于不合作的患者,可手扶患者头部,使其头部被迫突然向侧转动,同时观察眼球能否外转,如果能外转到外眦角,则外直肌没有麻痹。

2. 双眼运动检查 双眼运动包括双眼同向运动及双眼异向运动。

(1)双眼同向运动:正常情况下两眼在任何时间、任何方向注视都是协调一致的。

1)检查目的:了解一组配偶肌在各方向运动的协调情况,是否有强弱的变化。

2)检查方法:同单眼运动检查,注意比较两眼的光点变化,以判断配偶肌的强弱。

3)结果判断:如果有眼肌麻痹或存在痉挛时双眼运动可表现出不同程度的异常,这种异常可通过比较终末眼位眼球运动的幅度和向不同方向注视时眼球偏斜的程度来判断。每个诊断眼位都由一对配偶肌起主要作用,这两条肌肉分别来自两只眼。如果一对配偶肌的力量失去平衡,则在某一诊断眼位上出现双眼运动的不对称,即出现斜视,使眼球落后的肌肉是力量弱的肌肉,往往是麻痹肌。双眼向正上方和正下方注视的眼位能够帮助我们判断眼球的上转和下转能力,显示垂直直肌和斜肌的内转和外转功能,用于诊断 A-V 征的特殊眼位。

(2)双眼异向运动:包括水平异向运动、旋转异向运动。异向运动的配偶肌为双眼内直肌进行集合运动,双眼外直肌进行散开运动,两眼上斜肌进行内旋运动,两眼下斜肌进行外旋运动。

3. 眼球运动定律

(1)神经交互支配定律:眼外肌在接受神经冲动后产生收缩的同时其拮抗肌相应抑制;比如,在向右侧注视时,右眼外直肌收缩、内直肌抑制,而左眼内直肌收缩、外直肌抑制。

(2)配偶肌定律:两只眼向相同方向注视时,相应的配偶肌同时接受等量的神经冲动。

遵循以上的眼球运动定律,可以实现双眼向各个方向的协调运动。

(韩育红)

第十二节 婴幼儿眼部检查

在诊室的外边,最好设置一个儿童候诊室,在房间内放置一些小桌子、小椅子、玩具、儿童读物、墙壁上贴上儿童卡通画等,制造一个儿童喜爱的环境,使他们精神放松,解除对医院的恐惧感。也许患儿有在医院就诊、肌内注射、口服药物的经历,害怕穿白大衣的医生,我们可以脱掉白大衣,在候诊室或过道上观察儿童的眼睛、体态和行为。

患儿在诊室逗留的有限时间内,医生一边和家长交谈病情,一边观察患儿的行为和体征。

父母怀抱年幼的患儿,让患儿的双腿分开,骑在父母的腿上,与医生相对而坐。医生用望诊观察患儿两眼是否存在斜视,上下眼睑的位置是否异常,头位、眼球运动是否存在异常,比如眼球震颤等。另外一种观察方法是让患儿注视正前方的点光源,比如电筒的灯光,可以看两只眼的眼球位置是否对称,角膜映光点是否对称,观察是否有显性的斜视。如果存在显性斜视,则两只眼的位置是不对称的,总是一只眼偏向鼻侧、颞侧或其他方向,鼻侧或颞侧巩膜暴露的范围也不对称。

可以用交替遮盖双眼的办法观察婴幼儿的反应来判断视功能,如果健眼被遮盖,另外一只眼视力好,并且能够保持中心注视,则患儿头部不动;如果健眼被遮盖,另外一只眼视力差,患儿就会发出反抗的叫声,或者移动头位来调节。

如果患儿眼部有明显的结膜充血或者有畏光流泪等刺激症状时,要仔细检查。对于不配合的患儿,医护人员要与家长一起坐位或者让患儿平躺并固定患儿的头部,用棉签仔细检查排除是否有角结膜异物、角膜穿孔伤、结膜撕裂伤等。对于长期流泪或有多量分泌物的患儿应当进行泪道冲洗检查,排除泪囊炎或者泪道阻塞。

(韩育红)

参 考 文 献

1. 赵堪兴,杨培增.眼科学.第3版.北京:人民卫生出版社,2013:95-110.
2. 赵家良.北京协和医院医疗诊疗常规眼科诊疗常规.北京:人民卫生出版社,2005:3-42.
3. 徐亮,吴晓,魏文斌.同仁眼科手册.第2版.北京:科学出版社,2011:26-34.
4. 葛坚,王宁利.眼科学.第3版.北京:人民卫生出版社,2015:95-110.

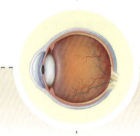

第十一章

眼科特殊检查

第一节 角膜特殊检查

一、角膜染色检查

为检查角结膜上皮病变的一种方法。常用的药物有汞溴红、荧光素、亚甲蓝及虎红。

(一) 方法

1. 单纯染色 将2%汞溴红或2%荧光素钠滴入眼内停1~2分钟后,以生理盐水冲洗,此时上皮缺损处则被染成红色(汞溴红)或绿色(荧光素),当存在角膜穿孔时,可见溪流试验阳性。

2. 双重染色 以1%亚甲蓝及荧光素先后滴入结膜囊内,然后冲洗,则见角膜溃疡部被染成蓝色,溃疡周围的浸润部分被染成绿色。

3. 虎红染色 以1%虎红滴入结膜囊,瞬目后检查,出现4个以上红点为阳性。虎红主要着染已死亡、失去活性、变性的细胞及表面缺乏黏蛋白附着的细胞,它对判断黏蛋白的完整性具有优势。

(二) 注意事项

染色液易被污染,其中荧光素溶液易被铜绿假单胞菌污染,所以须经严密消毒,并及时更换。

二、角膜厚度检查

角膜厚度的变化,能提示角膜内皮细胞功能低下,特别在角膜亚临床水肿时具有更显著的意义。角膜中央区正常厚度在0.5mm左右,在角膜厚度显著增加时需着重检查角膜内皮细胞功能。

(一) 方法

1. 光学测量法 采用裂隙灯显微镜所附带的角膜厚度测量仪进行测量,并由测量仪上方的刻度尺直接读出角膜厚度数据。该方法的优点是:测量简便、仪器与角膜表面不接触、无须表面麻醉。缺点是:难以准确定位,误差较大。

2. 超声角膜测厚仪测量法 就是利用测得超声波的两次反射,计算两个波峰之间的距离,得出角膜的厚度。该方法的优点是:对角膜无损害、操作简便、准确性高、可重复性强、不受人为因素影响;可以连续测量同一部位的数点或不同部位的数点,并取其平均值;还可以测量出混浊角膜的厚度等。

3. 超声生物显微镜(UBM)测量法 UBM是一种利用超高频率(50~100MHz)的超声波,对眼部组织结构进行成像的方法。优点是:成像清晰、分辨率极高。UBM的分辨率可达20~60μm。UBM测得的角膜厚度数值,较光学测量法获得的数值小,可能的原因是:UBM测量的角膜厚度数值,不包含泪液厚度、角膜后弹力层、角膜内皮细胞层厚度。

4. 光学相干断层扫描仪(OCT)测量法 OCT是超声的光学类比,其"图像对比"主要依靠眼内组织的光学原理,经计算机处理,对眼球组织结构进行成像的光学诊断技术。因此,OCT不受超声波干扰因素的影响,它通过各部分组织对光波不同的反射、吸收和散射能力,达到清晰分辨组织结构的目的。因此,在眼球组织的定量测量方面,OCT的准确性明显优于超声测量法,其分辨率可达0.1μm。

5. 博士伦Orbscan Ⅱz一体式眼前节分析诊断系统 主要用于分析角膜形态,特别是角膜的前表面和后表面高度,还可以用于角膜厚度的测量。Orbscan Ⅱz系统测得的角膜厚度较超声角膜测厚仪得出的数值要大23~28μm，可能是该系统测得的角膜厚度，包含了眼表厚约7~40μm泪膜的厚度。

（二）注意事项

不同的角膜厚度检查方式有其优势，也有其局限性，根据不同患者选择不同的检查方式。

三、角膜知觉检查

为测定角膜感觉灵敏度的一种方法。如当发现有角膜炎或溃疡而无显著刺激症状时，应做角膜知觉检查，常用于三叉神经麻痹与疱疹性角膜炎的早期诊断。

（一）方法

将一块消毒棉签头端棉花搓成尖形条，用其尖端从眼的侧面或下方轻触角膜表面，如果知觉正常，就会立即发生反射性瞬目运动；如反射迟钝，即为知觉减退；如果无任何反应，则为完全麻痹，并应同时检查另眼作比较。

（二）注意事项

1. 注意应从眼的侧面去触，不要让患者看到检查者的动作，同时切不可触及眼睑及睫毛，以免发生防御性的眨眼而混乱正确结果。

2. 注意患眼同健眼对比，病变区与正常角膜区域对比，同时注意触及角膜的轻重要一致。

四、角膜内皮检查

角膜内皮镜是根据镜面反射原理成像的，当光在角膜、晶状体等透明介质界面发生反射时，由于角膜内皮细胞间的缝隙连接处未发生反射而形成暗线，从而勾画出细胞轮廓。分接触型及非接触型，我院为非接触型，具体检查方法介绍以非接触型为例。

（一）方法

嘱被检查者向前注视，将镜头对准角膜中央区域，使镜头与角膜表面切线相垂直，前后移动镜头，自动对焦后成像。电脑屏幕上显示内皮图像，检查者确认图像成像质量，之后采用电脑分析：内皮细胞总数、最大和最小内皮细胞面积、平均细胞面积和细胞密度、平均误差及系数偏差、六边形内皮细胞所占百分比、内皮细胞的边界、角膜后表面及黑区的情况。

正常角膜内皮为一单层扁平细胞，呈六角形、紧密镶嵌、大小均等、排列整齐，对维持角膜透明和相对脱水状态有极为重要的作用。正常人平均内皮细胞密度为$(2899±410.06)$个$/mm^2$。角膜内皮细胞密度随年龄增长而降低：1~10岁最高，20~50岁相对稳定，60岁后明显下降（表11-1-1）。

表11-1-1　不同年龄段角膜内皮细胞密度表

年龄	角膜内皮细胞密度（CD）
31~41	3000
41~50	2800
51~60	2600
61~80	2400~2500
80	2100~2400

注：CD（cell density）：表示细胞密度（以细胞数$/mm^2$为单位），角膜内皮细胞密度随年龄增长而降低

（二）注意事项

检查需确认成像图像清晰度后再考虑采用电脑分析，当图像模糊时电脑分析结果无实际使用价值。

五、角膜曲率检查

角膜前表面的屈光力是眼总屈光力的重要组成部分，角膜曲率与屈光力的大小呈正比。角膜曲率半径是指角膜屈光面上任意点到角膜圆心的距离，曲率越大，角膜曲率半径越小。

（一）方法

被检查者将下颌放在托架上，前额与额托紧贴，向正前方平视，遮挡一眼，双眼先后测量。调整患者头部位置，使仪器图像投射在被检眼角膜正中，通过目镜观察被检眼的图像，调整使其清晰。检查者在目镜观察下转动镜筒，先确定接近水平位的第1主径线后，旋转微调使两像恰好相接触或重合（根据仪器设计要求），记下标尺上的屈光度或曲率半径值；再将镜筒旋转到与第1主径线垂直位（旋转90°），微调使两影像恰好相接触（红方格与绿台阶）或重合（两十字），记下标尺上的屈光度或曲率半径值。记录最大、最小曲率半径所在轴向、曲率半径（mm）及屈光力（D）。

（二）注意事项

1. 调整使受检者眼高度与角膜曲率计的水平刻度为一个水平面。

2. 调整照明控制开关，使图像清晰。

3. 嘱受检查者始终注视角膜曲率计内反光镜。

4. 为保证检查准确性，每个子午线要测3次，取均值。

5. 检查期间要保持受检查者泪膜完整，以利于成像。

六、角膜地形图检查

角膜地形图是对角膜表面作为一个局部地势进行描绘、分析。常用描绘方法有等高线法和分层设线法。等高线是由地面高度相同的点所连成的闭合曲线，等高线密集代表坡度陡峭，等高线稀疏代表坡度缓和。分层设线法是指在等高线图上按不同高度层次涂染代表不同高度的颜

色,使之有较好的视觉效果。目前角膜地形图检查多采用眼前节分析系统,当前主流的检查系统有德国欧科路公司的 Pentacam HR 眼前节分析诊断系统、美国博士伦公司的 Orbscan Ⅱ眼前节分析诊断系统、意大利的 Sirius 眼前节分析诊断系统等。

(一) 方法

角膜地形图仪主要由三部分组成:Placido 盘投射系统、图像监视系统、计算机图像处理系统。一个典型的角膜地形图几乎覆盖全角膜,采集 14 000 个数据点,精度为 0~0.7D。检查时向患者说明检查过程,输入患者个人信息;取坐位,下颌放在下颌托上,用头带固定头位;嘱患者受检眼注视角膜镜中央的固定灯光;检查者操作角膜地形图仪把手,使显示幕上的交叉点位于瞳孔中心,即,使角膜镜同心圆中心点与瞳孔中心点重合,并调整好焦距,使显示幕上的 Placido 盘同心圆影像清晰,再压按钮使图像固定。每一患者可做多次,选择最佳影像进行分析。

(二) 注意事项

1. 检查时软性角膜接触镜应摘 2 周、硬镜应摘 4 周以上。
2. 检查时眼位要正,双眼同时睁大,如需辅助开睑则勿按压眼球。
3. 检查前应嘱咐患者眨眼数次使眼表反光均匀,如泪膜不稳定患者可点用人工泪液后再检查。

(三) 结果分析

1. 角膜地形图有关术语

(1) 表面规则指数(surface regularity index,SRI):是反映角膜瞳孔区 4.5mm 范围内角膜表面规则性的一个参数。

(2) 表面非对称性指数(surface asymmetry index,SAI):是反映角膜中央区对称性的一个参数,理论上,一个完美球面及任何屈光力对称的表面,SAI 应是零;而高度不对称的角膜(如临床表现明显的圆锥角膜),其 SAI 可达 5.0 以上。

(3) 潜视力(potential visual acuity,PVA):是根据角膜地形图反映的角膜表面性状所推测出的预测性角膜视力,表明与 SRI 和 SAI 的关系,在一定程度上反映了角膜形态的优劣。

(4) 模拟角膜镜读数(simulated keratoscope reading,Sim K):指角膜镜影像第 6、7、8 环的平均最大屈光力读数与所在轴位及与之相垂直轴位处的平均屈光力。正常值(43.2±1.3)D。

(5) 最小角膜镜读数(minimum keratoscope reading,Min K):指角膜镜影像第 6、7、8 环的平均最小屈光力的读数及所在轴位。

2. 正常角膜 人一生中角膜形态会发生一些微小的变化,婴儿时,角膜更近似于球形;随着年龄增长,表现出顺规性散光,即垂直方向屈光力大于水平方向。中年时角膜形态又变近似球形;到了老年,由于眼睑松弛,压迫角膜力量减轻,呈现逆规性散光。

3. 圆锥角膜 早期诊断时角膜地形图主要特征:①角膜中央屈光力大;②下方角膜较上方角膜明显变陡,也有上方角膜较下方角膜明显变陡的;③同一个体双眼角膜中央屈光度差值大。

4. 边缘性角膜变性 角膜周边部屈光力增大,变形区局限性隆起,Orbscan Ⅱ可提示局部角膜变薄。

5. 角膜移植术术后 根据地形图可指导调整角膜移植术术后散光,松解低屈光力方向,加强高屈光力方向。

七、共聚焦生物显微镜检查

共聚焦显微镜可采用激光或卤素光作为光源,在传统光学显微镜基础上采用共轭聚焦原理和装置,并利用计算机对所观察的对象进行数字图像处理的一套观察、分析和输出系统。检查光源激发荧光探针,从而得到细胞或组织内部微细结构的荧光图像,在亚细胞水平上观察生理信号及细胞形态的变化。其图像分辨率可达 1μm,放大 800 倍,能够活体动态分析角膜各细胞层形态。

(一) 方法

开机并录入患者个人信息。受检眼用盐酸丙美卡因滴眼液表面麻醉,开睑器开睑,受检者下颌放在检查托上,前额与检查托头带接触,保证头位正。在共焦显微镜镜头表面涂抹透明质酸钠,调节镜头使凝胶与角膜接触,通过镜头调节器调整镜头位置,勿使镜头直接接触患者角膜。角膜各层扫描图像可在显示器上同步显示,记录有价值图像导入计算机。在计算机中对细胞数量、面积及形态进行综合分析。

(二) 注意事项

1. 检查前表面麻醉要充分,该检查需患者较好的配合,反复向患者交代检查时勿动,双眼注视正前方,如根据需要再转动至相应眼位。
2. 检查时注意无菌操作,开睑器、镜头均需严格消毒。

(三) 结果分析

1. 正常角膜

(1) 上皮细胞层:上皮细胞层细胞较其他细胞的体积小,数量多。表层细胞排列紧密,大小较一致,多为五边形、六边形,细胞核清晰可见。随深度的加深,细胞体积逐渐减少,基底层细胞体积最小,细胞核表现明显,呈现出明暗相间形态,细胞间见纤细的神经末梢走行。

(2) Bowman 膜:无明显细胞结构,层间大量粗细不均的神经纤维走行。

(3) 基质细胞层:基质细胞边界不清,但细胞核明显,其体积较大,反光较强,可呈成骨细胞状、纺锤状、椭圆形等多种形态。前基质层的细胞核密集,多个核交织围成"网眼"状结构,中后基质层的细胞核逐渐减少。后基质层细胞核呈散在分布,无明显"网眼"结构。此外,在前中基质层可见粗大的分支状神经。

(4) Descemet膜:很薄,难以获得,更多表现为一个移行带,最多见为后基质层的嵌入,也可见其与内皮层相交,三层相互交织移行。

2. 真菌性角膜炎　镰刀菌属、曲霉菌属的丝状真菌在检查中呈高反光互相交织的丝状,宽约 3~10μm、长约 200~400μm,多平行排列于角膜的表层及中基质层。曲霉菌由隔菌丝组成,其菌丝常呈 45°分叉状,直径 5~10μm;而镰刀菌,起始分叉角度为 90°。白色念珠菌属酵母型真菌,其圆形芽殖体在组织内可形成假菌丝,目前未见使用共聚焦显微镜检查诊断白色念珠菌性角膜炎的报道,如果发现角膜表层或浅基质层有大量的高反光细长颗粒状物,长 10~40μm、宽 5~10μm,高度怀疑有酵母菌感染。

3. 棘阿米巴性角膜炎　棘阿米巴原虫在休眠期以包囊的形式存在,共聚焦检查中,包囊是棘阿米巴角膜炎最常见的特征性结构,其特点是:圆形、卵圆形、梨形或鸭蛋形高反光结构,包囊直径大约为 10~25μm,可见双壁形态,但双壁特性的包囊在检查中并不能经常显示为双壁,这与图像采集平面、周围组织结构的倾斜面及反射状况有关。此外还能提供棘阿米巴活跃期滋养体的图像,但从其他高反光的结构中识别阿米巴滋养体非常困难。组织内阿米巴滋养体呈圆或椭圆形、大小不一(15~45μm)、形状各异、胞体界限不清;延伸的叶状伪足可能是鉴别滋养体的指征;滋养体嗜神经组织特性常沿末梢神经纤维侵蚀移行;有时可观察到神经纤维不规则增粗,提示阿米巴性放射状神经炎。

(马利肖　张培成)

第二节　前房特殊检查

一、前房深度测量

前房深度测量对闭角型青光眼早期发现、流行病学调查、发病机制研究等具有重要临床价值。包括手电筒侧照前房深度测量、周边部前房深度测量、中央前房深度测量。

(一) 手电筒侧照前房深度测量

聚光手电距受检眼颞侧角膜缘 30~40mm 处,光束平行虹膜表面照射,如果虹膜平坦或凹陷(深前房),虹膜几乎全部被照明;如果虹膜晶状体隔膨隆和浅前房(中央前房浅),颞侧虹膜照明,鼻侧虹膜呈现阴影。于强等通过测量鼻侧虹膜被照明的宽度与鼻侧虹膜宽度比值,即虹膜光带比(iris light band ratio, ILBR),将前房深度分为四个等级:

Ⅰ级(≤1/5ILBR):危险前房,大多数房角为窄Ⅲ~Ⅳ(Scheie 分级);

Ⅱ级(1/4ILBR):浅前房,大多数房角为窄Ⅱ~Ⅲ;

Ⅲ级(1/3ILBR):中等前房,大多数房角为窄Ⅰ~Ⅱ;

Ⅳ级(≥1/2ILBR):深前房,大多数房角为宽房角。

(二) 周边部前房深度测量

应用最窄的裂隙灯光束垂直投照和聚焦于鼻侧或颞侧周边部角膜,将显微镜调至与裂隙灯呈 60°角位置,观察角膜最周边部角膜内皮与最周边部虹膜表面的距离,并与该处角膜光学切面的厚度(corneal thickness, CT)相比较,当周边前房深度 >1/2CT 时,房角为宽角,不可能闭合;≤1/4CT 时属于高危房角,可能会闭合。

(三) 中央前房深度测量

1. 裂隙灯测厚仪　采用 Haag-Streit 裂隙灯前房深度测量仪,需在裂隙灯显微镜上安装一前房深度测厚仪附件。在裂隙灯检查时可同时进行前房深度的测量。通过旋转附件至目标位置,可直接从刻度上读出前房深度。精确度是 0.02mm。因缺乏严格的角膜定位点,在相同或不同检查者之间测量重复性差。

2. A 型超声生物测量　患者平卧位,表面麻醉后让患者被检眼垂直注视上方,用乙醇棉球消毒超声探头后晾干。检查者手持 A 型超声探头并垂直于角膜中央,探头轻轻接触角膜测量 5 次,记录中央前房深度值并取平均值。

3. 超声生物显微镜(UBM)检查方法　受检者取仰卧位,表面麻醉后于结膜囊内置入适合睑裂大小的眼杯,杯内注入蒸馏水作为导声剂,探头置于眼球角膜中央垂直线上进行检查,当图像显示角膜、晶状体前囊回声达到最大亮度、两侧虹膜对称时,采集及保存图像,测量角膜后表面的强回声带至晶状体前表面的强回声带之间的距离即为中央前房深度,重复测量 3 次,取其平均值。

4. Pentacam 三维眼前节分析系统　检查方法:检查时患者不需要表面麻醉,不接触角膜,且需在暗室中进行。嘱被检者将下颌置于下颌托上,且前额靠在前额带上,令受检者注视闪烁的视标,检查者使用操纵杆按屏幕提示进行瞄准和对焦,Scheimpflug 三维成像系统在不到 2 秒内完成 360°扫描,拍摄 25 张图像。取仪器接受成像质量显示 OK 的检测结果,记录中央前房深度值,重复测量 3 次,取其平均值。

5. OCT 测量　采用 OCT 进行前房角检测并采集图像,受检者暗室内取坐位,应用水平线性扫描模式,进行 3:00~9:00 方位扫描。扫描时,水平扫描线需经过 3:00~9:00 位的角巩膜缘,即角膜横径最宽处,以确保扫描部位准确。采集图像后测量角膜内壁顶点与晶状体前表面中央的距离。检测过程由同一技师完成,重复测量 3 次取平均值。

二、房角镜检查

前房角因被角巩膜缘所遮蔽而无法窥见,只有借助前房角镜的屈光反射作用,再加以照亮和放大,才能获得较清晰的前房角影像,此种检查方法,称为前房角镜检查法。前房角镜检查对于青光眼及眼前部疾病的诊断和研究具有重要意义。前房角镜根据检查原理不同而分为直接及间接两类。

(一) 直接前房角镜检查法

常用的 Koeppe 接触镜,呈半球状,边缘处有一凹痕。主要是借接触镜的凸弧度在周边产生的三棱镜作用,使前房角处的光线到达检查者眼内而作直接观察,故称直接前房角镜。

1. 检查方法 ①患者取仰卧位,眼球表面麻醉;②取清洁前房角镜放入患者结膜囊内;③嘱患者头部稍偏向一侧,在前房角镜与角膜之间的空隙内,灌注生理盐水,将其中空气排出。然后用集光镜加放大镜或手持裂隙灯进行检查。

2. 注意事项 ①房角镜耦合剂内不得有气泡,否则影响观察;②需准确记录检查眼别及静态、动态下房角关闭程度及范围;③检查后需局部滴用抗生素滴眼液,并告知患者24小时内不得揉眼。

(二) 间接前房角镜检查法

1. 仪器 ① Goldmann 单面反射镜,略呈圆锥体状。与角膜接触面的直径为 12mm,曲率半径为 7.4mm。圆锥体内,有一与接触镜前表面呈 64°角的反射平面,从而将前房角对侧来的光线反射在观察者眼内故称间接前房角镜。② Zeiss 型房角棱镜,由开睑器和呈四棱锥体的镜体组成。其四个反射面与前表面呈 64°角膜接触面的曲率半径为 8mm。检查原理与 Goldmann 前房角镜相同(图 11-2-1)。

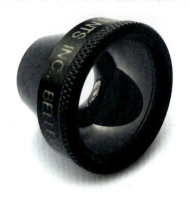

图 11-2-1　Goldmann 前房角镜

2. 检查方法 ①麻醉及器具消毒方法同直接前房角镜;②在暗室内让患者坐于裂隙灯前,并将裂隙灯的焦点对好;③先在其凹面滴入抗生素滴眼液或凝胶,拉开下睑,先放入前房角镜的下半部,然后再提起上睑装入前房角镜的上半部,即可用裂隙灯进行检查。检查应包括静态检查及动态检查两个内容,静态检查即对自然状态下的房角宽窄程度进行评价,应将人为干扰降低到最低程度;动态检查,采用改变眼球转动方向或房角镜压陷手法,通过对角膜的压陷迫使房水流向欲观察的房角处,使该区虹膜膨隆程度减轻,房角可见程度增加,对房角进行评价,内容包括房角深度、宽度、虹膜根部附着点位置以及房角关闭范围以及其他病理改变,例如小梁网色素等级等。

(三) 正常前房角(宽角)镜下所见(图 11-2-2)

1. Schwalbe 线　房角的前界,为角膜的后弹性层与小梁网前端的接合处,通常呈一狭细的白线,有时被色素

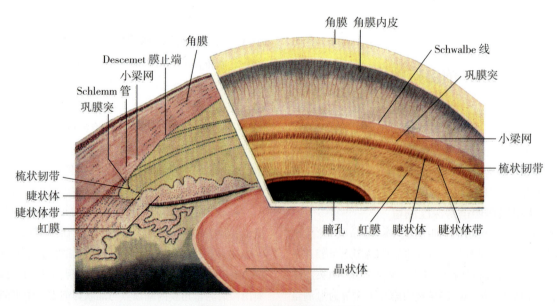

图 11-2-2　正常前房角结构图

所覆盖。

2. 小梁网 一浅灰色透明带,随着年龄的增加透明度亦随之减低而呈白色、黄色或深棕色,其中可有色素沉着。前 1/3 为非功能小梁,房水排出功能较低;后 2/3 为功能小梁,是房水排出的主要区域。

3. 巩膜突 房角前壁的后界线,位于小梁网和睫状体带之间,呈一亮白色条。小梁网束带和睫状肌子午向纤维分别附止于其前后缘。

4. 睫状体带(房角隐窝) 虹膜根部附止于睫状体表面的结果,是房角镜下唯一能够见到睫状体的部位。

5. 虹膜末卷 虹膜收缩轮中最周边的一环,亦即虹膜主体部与根部的过渡处,常位于房角的入口处,其位置及隆起程度是确定房角为窄角或宽角的重要因素。

(四) 前房角宽度分级

临床上存在多种前房角分级方法,如 Shaffer、Scheie、Spaeth 等。Scheie 分类方法临床应用较多,依据静态检查所能见到的房角结构作为分级标准:

宽房角(W):所有房角结构可见,睫状体带易于查见。

窄房角Ⅰ(NⅠ):房角尚宽广,睫状体带勉强查见。

窄房角Ⅱ(NⅡ):房角较狭窄,仅见巩膜突,睫状体带不能查见。

窄房角Ⅲ(NⅢ):房角狭窄,后部功能小梁网不能查见。

窄房角Ⅳ(NⅣ):房角极窄,小梁网全部不能看见,甚至 Schwalbe 线也看不见。

动态下房角检查对应静态下分级标准,加压欲观察房角部位对侧角膜缘或向对侧转动眼球,以看到两条光线相交为标准。动态下房角关闭Ⅲ~Ⅳ级提示该部位功能小梁关闭,房水外流功能丧失。目前临床标准为房角关闭超过180°,将不能代偿房水外流功能,房水潴留引起眼压升高。但房角功能的有无尚需依据眼压、眼底、房角开放范围综合判断,不能一概而论。

(五) 前房角镜下异常发现

1. 虹膜周边前粘连 周边部虹膜与小梁网或角膜粘连,称为周边前粘连(PAS),常见于青光眼瞳孔阻滞、血管纤维膜牵拉、角膜内皮异常增生牵拉、炎症、外伤等。

2. 小梁网色素沉着 常见于青光眼反复发作、色素播散综合征、剥脱综合征、葡萄膜炎等。依据程度分为 4 级:0 级(没有色素)、Ⅰ级(轻微)、Ⅱ级(中等)、Ⅲ级(多量)、Ⅳ级(大量)。

3. 新生血管性形成 常见于视网膜缺血性病变,小梁网可见细小树枝状血管。

4. 外伤性房角后退 睫状体带和房角隐窝增宽,虹膜根部变钝和后移。

5. 房角发育异常 无房角隐窝和睫状体带暴露,可伴有虹膜及角膜发育不良。

(卢文胜 韩瑞娟)

第三节 瞳孔检查

一、瞳距检查

(一) 概念

瞳距(pupil distance,PD)是瞳孔距离的简称,是指当两眼视线呈正视或平视状态时的两眼瞳孔中心间的距离,单位为毫米。

(二) 分类

1. 根据生理状态不同,瞳距可分为双眼瞳距和单眼瞳距。

(1) 双眼瞳距:指双眼瞳孔中心的距离。

(2) 单眼瞳距:指从一眼瞳孔中心到鼻梁中心线之间的距离。

2. 根据使用目的的不同,将瞳距分成远用瞳距和近用瞳距。

(1) 远用瞳距:指患者看远时的瞳距,即当双眼向无限远处平视时,双眼瞳孔中心间的距离,用 FPD 表示。

(2) 近用瞳距:当眼睛看近处目标,约眼前 30~40cm 视标时,两眼处于集合状态下的瞳孔中心间的距离,用 NPD 表示。近用瞳距因为处于集合状态,故小于远用瞳距。近用瞳距不一定要注视某一特定距离的物体,30~40cm 均可。

(三) 测量方法

1. 远用瞳距的测量 在两眼瞳孔处于正常生理状态下,通常采用两种方法进行测量。

方法一:测量双眼瞳孔中心点之间的距离。

方法二:从右眼瞳孔外缘(颞侧)到左眼瞳孔内缘(鼻侧)之间的距离;或从右眼瞳孔内缘(鼻侧)到左眼瞳孔外缘(颞侧)之间的距离。

对于左右眼的单眼瞳距相差较大者、斜视患者均需测量单眼瞳距。测量右眼瞳孔反光点到鼻梁中央的距离,即为右眼的单眼瞳距;测量左眼瞳孔反光点到鼻梁中央的距离,即为左眼的单眼瞳距。

2. 近用瞳距的测量 近用瞳距的测量方法有两种。

方法一:将笔灯置于检查者鼻子的中央,让被检者注视笔灯,检测者闭左眼,用右眼观察被检者左眼瞳孔反光点的位置,将反光点对应到瞳距尺的某个整刻度上,比如为 1.0cm,检测者闭右眼,用左眼观察被检者右眼瞳孔反光点的位置,观察反光点对应的刻度,如 6.8cm,则所测近用瞳距为 6.8-1.0=5.8cm=58mm。

方法二:通过计算求近用瞳距。

公式：近用瞳距 = 远用瞳距 ×［工作距离(mm)−12］/［工作距离(mm)+13］

例：远用瞳距为64mm，看近的工作距离为35cm，则

$$近用瞳距 = 64 \times \frac{350-12}{350+13} = 60mm$$

3. 特殊情况下的瞳距测量

（1）两瞳孔大小不等。可分别测量从右瞳内缘至左瞳外缘及从右瞳外缘至左瞳内缘的距离，然后取两次读数的平均值。

（2）两瞳孔位置不对称。即一眼或两眼的瞳孔不在虹膜中心位置，多见于外伤或老年白内障手术后，其瞳距难测量，可用眼镜试戴以确定其值。

（3）斜视眼的瞳距测量。

1）检查者与患者相隔40cm的距离正面对座，使两人的视线保持在同一高度。

2）检查者用右手大拇指和示指拿着瞳距尺或直尺，其余手指靠在患者的脸颊上，然后将瞳距尺放在鼻梁最低点处，并顺着鼻梁角度略为倾斜。

3）检查者闭上右眼，令患者右眼注视检查者左眼，检查者用左手将患者的左眼遮盖，并将瞳距尺的"零位"对准患者右眼的瞳孔中心。

4）检查者睁开右眼闭上左眼，令患者左眼注视检查者右眼，检查者用左手将患者的右眼遮盖，并读取瞳距尺在患者左眼瞳孔中心的数值，即为该患者瞳距。

(四) 瞳距仪的应用

目前，瞳距仪在瞳距检查中应用广泛，尤其是在验光配镜过程中，是临床测量瞳距的一种常用测量仪器。

二、瞳孔直径检查

(一) 瞳孔大小

瞳孔大小取决于虹膜括约肌和扩大肌的拮抗活动，瞳孔括约肌呈环状排列，位于虹膜基质表面，分布于瞳孔边缘2~4mm，由副交感神经支配，起主导作用；扩大肌呈放射状，起自虹膜根部，延伸至瞳孔边缘2mm，由交感神经支配。

自然光线下，瞳孔直径为3~4mm，双眼等大，直径小于2mm者称为瞳孔缩小，超过5mm者称为瞳孔散大。双眼瞳孔大小差别可小于1mm，大于1mm属于异常，正常人群中约有3%不等。瞳孔大小受多种因素影响，如新生儿、婴儿及老年人瞳孔均较小，幼儿、成人瞳孔较大，青春期瞳孔最大；白种人较黑种人瞳孔大，女性较男性瞳孔稍大；近视眼较远视眼稍大；当人在惊恐等精神刺激时瞳孔稍大。

(二) 瞳孔反射

1. 瞳孔正常反射

（1）直接对光反射：在暗室用手电筒照射受检眼，该眼瞳孔迅速缩小。该反射需该瞳孔的传入神经(视神经)和传出神经(动眼神经)共同参与。

（2）间接对光反射：在暗室用手电筒照射对侧眼，受检眼瞳孔迅速缩小。该反射只需受检眼的传出神经参与。

（3）集合反射：嘱患者注视一远方目标，然后改为注视15cm处视标，此时两眼瞳孔缩小，伴双眼集合。

2. 瞳孔异常反射

（1）相对性传入性瞳孔障碍：相对性传入性瞳孔障碍(relative afferent papillary defect，RAPD)，亦称Marcus Gunn瞳孔。表现直接对光反应迟钝或消失，间接对光反应正常。例如左眼传入性瞳孔障碍，用手电筒照射右(健)眼时，双眼瞳孔均缩小，随后移动手电筒照在左(患)眼时，双眼瞳孔不缩小，以1秒为间隔交替照射双眼，健眼瞳孔缩小，患眼瞳孔扩大。该体征提示患眼视交叉前的瞳孔传入神经纤维(视神经)受损。

（2）黑蒙性瞳孔强直：表现为无光感合并瞳孔反应异常。检查患眼黑蒙，瞳孔散大，直接对光反应消失，间接对光反应正常。在颅脑损伤患者处于昏迷状态下出现此征，提示该侧视神经严重受损。

（3）Argyll-Robertson瞳孔：临床上典型患者见双眼瞳孔缩小，小于3mm，不规则，直接、间接对光反应消失或迟钝，而辐辏反射正常，是神经梅毒的重要体征。

（4）霍纳综合征(Horner syndrome)：又称颈交感神经麻痹综合征，临床表现为瞳孔缩小，直接、间接对光反应存在，轻者常伴上睑下垂和眼球凹陷。提示交感神经中枢至眼球之间的通路受损。

（5）埃迪瞳孔和埃迪综合征(Adie syndrome)：两者是以瞳孔散大为特征的良性疾病。埃迪瞳孔见瞳孔散大，膝腱反射正常；埃迪综合征见瞳孔散大，但膝腱反射消失。一般认为两者与自主神经系统紊乱有关。

（6）急性颅内高压的瞳孔改变：常见于颅脑外伤或化脓性脑膜炎引起，在临床上有一定的诊断意义。

1）单侧瞳孔缩小，小于1mm者，提示该侧与颅高压动眼神经或中脑瞳孔收缩核受刺激有关。

2）双侧瞳孔缩小，小于1mm者，多见于弥漫性和轴索损伤早期、桥脑出血或损伤等，与颅高压导致双侧动眼神经或瞳孔收缩核受刺激有关。

3）单侧瞳孔中等散大，对光反应减弱，多见于急性瞳孔收缩核受刺激后麻痹初期，如及时抢救，解除病因，瞳孔会恢复正常。

4）单侧瞳孔扩大，对光反应消失，是颅内高压导致该侧动眼神经或瞳孔收缩核全麻痹的结果，常伴有眼球固定，上睑下垂，为颞叶沟回疝的典型症状，提示同侧硬膜外血肿。

5) 双侧瞳孔散大固定,对光反应消失,提示急性颅高压晚期,使脑干移位双侧动眼神经或瞳孔收缩核受到严重损害而导致的全麻痹,提示脑疝晚期。

6) 双侧瞳孔大小变化无常,这是颅脑外伤后,双瞳孔收缩核受到多种刺激所致,多见于脑干周围出血挫伤水肿或交感神经中枢受损所致,提示脑干损伤、弥漫性轴索损伤。

(7) 中毒性瞳孔:毒物进入体内达到中毒表现时,瞳孔可出现变化,临床上具有一定参考价值,但必须结合详尽的病史及其他全身中毒表现。

1) 有机磷中毒:由于有机磷可抑制胆碱酯酶的活性,使乙酰胆碱大量蓄积,产生毒蕈样、烟碱样的中毒症状,表现为瞳孔缩小如针孔状。

2) 阿托品类中毒:阿托品类中毒多由于全身应用引起,眼科局部使用在婴幼儿及过敏体质滴用1%阿托品而未能压迫泪道,由于吸收过多中毒者亦可见,一般多为轻度至中等症状表现。如常见口干、瞳孔散大、发热等。

3) 安眠药中毒:这类药物如巴比妥、氯丙嗪等急性中毒初期可见瞳孔缩小,对光反应存在,中毒晚期瞳孔呈麻痹性散大,光反应消失。

4) 麻醉剂中毒:麻醉早期瞳孔缩小,麻醉加深后由于中脑功能被抑制,瞳孔括约肌减弱使瞳孔相对散大,谵妄期瞳孔亦散大。

5) 急性酒精中毒:由于饮酒过量而发生急性酒精中毒,其昏睡期可表现瞳孔散大、神志不清等,眼部除瞳孔散大外,伴光反应消失,视力严重受损,双眼底视盘充血,边界不清等急性视神经炎改变,亦可表现为球后视神经炎的征象。

6) 氰化物中毒:主要为氢氰酸、氰酸盐等,苦杏仁、桃仁等中亦含有氰甙,其氰离子能抑制许多酶的活性,导致细胞内窒息发生中毒,重者瞳孔可散大。

(石慧君 李亚)

第四节 视野检查

眼睛固视时所能看见的空间范围称为视野。视野分单眼视野和双眼视野。单眼视野指身体和头位保持固定的情况下单眼注视某个静止目标时所能感知的全部范围。双眼视野指两眼注视于一点时所能看见的范围。临床上的视野检查系指单眼的相对视野而言。

一、视野检查基本原理

1. 动态视野检查 即恒定背景照明下用同一刺激强度视标从视野周边部不可见区向中心可见区移动,可见区与不可见区分界点为该视标的阈值,阈值的连线即为该视标的等视线,暗点包围的区域是看不见该视标的区域。

2. 静态阈值视野检查 在视野某点上静态呈现一系列不同刺激强度的光标,若一刺激光点(光标)的可见性为50%,则该光点的刺激强度即为该点的差别光阈值。

3. 超阈值静点检查 用超阈值光标静态呈现来探查暗点的方法。正常人在其等视线范围内超阈值光标均应看见(生理盲点除外),若某点看不见则可能存在异常(压陷或暗点)。主要用于视野筛选检查。

二、视野检查应用范围

视野检查主要应用于青光眼、眼底病、视神经病变、视路疾病、视功能测定、伤残鉴定、癔症等。

三、视野检查操作方法

1. 对照法 此法准确性较差,仅适用于年幼、视力较差或对它种检查不能合作的患者。受检者与检查者相对而坐,保持1m距离,两人的眼部应在同一水平线上。两眼分别检查,检查患者右眼时,遮盖其左眼,同时检查者闭合右眼(检查左眼时则相反)。患者与检查者互相注视暴露之眼,固定不动。检查者伸出食指或持一目标,于二人中间假定的平面上,从上、下、左、右各方面由外向内移动,以检查者的视野与患者的视野进行比较。

2. Kestenbaum视野检查法 此法是一种极为有用而简易可行的床旁视野检查方法,适于卧床和术后病员以及不能良好合作的儿童和视力严重障碍的病员。检查时,遮盖被检者一眼,被检眼平视正前方不动,检查者手持一白色小试标(如小棉签,最好是一个直径约5mm的白色小球)或手指,距被检者面部约15~30cm处(距离少于15cm其结果误差较大),自耳后、头顶上方、下颌下方和遮盖眼的外侧,沿与面部平行的方向往眼前移动,当检查者看见他所持的试标的投影出现在被检者的角膜上时,视野正常者应该同时见到试标。这样多可明确查出偏盲、象限盲、向心缩小等视野改变。

3. 弧形视野计检查法 弧形视野计为一半径为330mm的半圆弧板,称视野弓,内面有刻度记录角度。检查时受检眼注视视野中心的目标,另眼戴一眼罩,头部固定不动。检查者手持视标,首先在颞侧15°处测出生理盲点,以后沿视野计弧面,由外向内徐徐移动,直至受检者看清为止,然后将其度数记录在视野图上。一般先从颞侧开始,以后每转动30°~45°检查一次。最后将所测的各点连接一起,即为该眼的视野范围。

4. 平面视野计检查法 平面视野计又称正切视野计,常用的是平面视野幕。即将一块边长1m或2m正方形的呢绒镶嵌在木架上，其上用不明显的线条标出经纬线。经线15°~22.5°一条，纬线每5°一圈，共30°。检查时常用1~2mm直径之白色视标，以1~2m的距离检查中央30°和15°的范围。检查者手持视标，在颞侧10°~20°范围内，首先查出生理盲点。注意其大小、范围是否正常。在视野计各径线上，由外向内依次检查，如发现有暗点存在，则在该区仔细检查，将暗点之轮廓，用直别针做出标志。最后将生理盲点及病理性改变，记录在中心视野图上。

5. Goldmann视野计检查法　Goldmann投射式半球形视野计可灵活用于中心视野检查和周边视野检查，主要用于动态等视线检查和超阈值静点检查。它的视标大小、视标亮度能精确控制，背景光的亮度亦可改变，半球形背景照度均匀且能矫正，增加了视野计检查的量化性、准确性、可重复性和敏感度。Goldmann视野计还可以通过改变颜色滤光片，产生红、绿、蓝刺激光标。

6. 计算机自动静态定量视野计检查法　Octopus、Humphrey、Oculus自动视野计是最早推出的用于静态定量检查的自动视野计。其中Octopus和Humphrey750最具代表性。各种视野计都有特定的检测程序，可分为三大类：筛选、筛选加阈值、阈值；而在每一大类中，又各有其不同的测试方法，即策略。策略包括：单级策略、二级策略、低视力、Normal（标准阈值）、Dynamic（动态阈值）、TOP（趋势引导阈值）、SITA标准、SITA快速、FastPac等。策略是程序的一个组成部分，很多程序可以在检查前选择不同的策略，比如101的32程序可以选用Normal或Dynamic或是Top；而同一个策略也可以应用于许多不同的程序中。

(1) 检查方法

1) 检查前准备

① 检查室要求：空间开阔、温度适宜和安静的暗室。

② 基本信息录入：受检眼视力、屈光状态、屈光间质及眼底情况等。

③ 告知：告知受检者检查过程和注意事项，如有不适暂停检查。

④ 眼罩：半透明眼罩。

⑤ 屈光矫正：根据患者屈光状态选择合适的矫正镜。

⑥ 双眼检查顺序：常规先右眼后左眼，部分情况根据需要而定。如果患者是初次检查，应先检查视功能较好的眼；如果患者已经进行多次视野检查，则应先检查患眼。

2) 检查过程：根据病人的具体情况选择合适的策略、程序及方法。临床常用的策略为SITA标准、SITA快速和TOP；Humphrey视野计常用测试程序为Central 30-2、Central 24-2、Central 10-2等。Octopus视野计常用测试程序为G、M等。

3) 检查完毕：结果存盘，打印报告。

(2) 自动视野计检查结果分析：自动视野计检查视野结果图包括以下信息：

1) 患者资料：姓名、性别、生日、屈光矫正等。

2) 检查资料：眼别、检查程序；光标大小、亮度、持续时间等。

3) 数字结果：检测点实际阈值数字图、与同年龄组正常值比较差值数字图（总体偏差数值图）和矫正比较差值图（模式偏差数值图）。

4) 灰度图：浅色代表高敏感度，深色代表低敏感度。

5) 概率图：将每一点敏感度与同年龄组正常值或预期值相比，把差值以灰度的形式，按统计学概率表示的图形。

6) 视野指数

① 平均敏感度（MS）：为受检眼光敏感度的算术平均数，反映视网膜平均光敏感性，随年龄不同而不同。

② 平均缺损（MD）：为受检眼光敏感度与同年龄正常人光敏感度之差。反映全视网膜光敏感度有无下降及下降的程度，其受局限性视野缺损的影响较小，正常人MD在0上下离散，95%人群MD在±2.4dB，轻度为MD≤5dB，中度为5dB<MD<15dB，重度为MD≥15dB。

③ 丢失方差（LV）：表示病人的视野形状与同年龄组正常人的参考视野相差的程度。LV较低，表示视岛较平缓；LV高则指示视岛不规则，可能是由于病人反应的变化或确实存在视野缺损，如果MD在正常范围内，而LV增高说明视野中存在局部缺损。

④ 矫正丢失方差（CLV）：是检测病人视岛的形状与同年龄组正常人视岛的形状变异情况并将检测中的变异进行矫正，其已用短期波动值矫正，故不受测量误差影响。意义同LV。

⑤ 模式标准差（PSD）：同LV。

⑥ 校正模式标准差（CPSD）：同CLV。

⑦ 短期波动（SF）：一次性视野检查中（一般在20分钟内），对某一固定检查点多次光阈值测定出现的离散，其范围约是1~2dB。

⑧ 长期波动（LF）：间隔数小时或数日两次光阈值测定结果不一致，其范围约是2~3dB。

7) Bebie曲线：即累积缺损曲线，是将实际阈值与期望值的差值由小到大从左至右排列连成曲线。可以有效地了解视野缺损为弥散性还是局限性。

8) 可靠性参数

① 假阳性错误率：即未看见的点仍有反应，结果有假阴性的可能，正常<33%。

② 假阴性错误率：某些应该看见的点无反应，结果有假阳性的可能，正常<33%。

③ 可信度（RF）：正常<15%。严重视野缺损可呈现假

阴性率升高,造成 RF 值升高。

④ 固视丢失(FL):正常 <20%。

7. 微视野计　微视野计可以对低视力、固视不良的黄斑疾病患者进行视野检测,可以定性、定量地检测黄斑区 20°×20°范围内的视网膜的光敏感度,同时检测被检查眼的固视状态。其刺激光标在眼底投射点的空间距离很小(最小分辨率为 0.6°)可以发现以往被忽略的微暗点。微视野计不能在动态视野检查过程中对眼球运动进行追踪补偿,因此对于注视稳定性差的患眼,结果的可靠性降低。重复多次检测可提高结果的可靠性。

8. 新型视野计检查法　高通分辨视野检查、图形分辨视野检查、蓝黄色视野检查、闪烁和时间调节视野检查、Rarebit 视野检查、视觉运动觉视野检查、瞳孔视野检查等。

四、正常视野

1. 正常视野两个含义　①视野达到一定范围;②视野范围内各部分光敏感度正常,除与视盘及大血管对应的生理盲点外,无其他异常。

正常视野范围:视标以白色者范围最大,蓝、红、绿依次缩小 10°,以白色视标为例,其正常范围见表 11-4-1。

表 11-4-1　不同视标所测正常视野范围

视标	视野范围			
	上方	鼻侧	下方	颞侧
白	60°	60°	75°	100°
蓝	50°	50°	65°	90°
红	40°	40°	55°	80°
绿	30°	30°	45°	70°

双眼视野水平范围可达 210°,垂直范围 130°,颞侧周边双眼分别约有 30°不重叠。

2. 生理盲点　位于中心注视点的颞侧 15.5°,水平径线下 1.5°,其纵径约为 8°,横径约为 6°。当纵径 >9.5°,横径 >7.5°即为生理盲点扩大。

五、异常视野

异常视野包括视野缩小、暗点以及色视野异常。视野缩小可分为向心性缩小与局限性缩小两种。色视野异常:包括色视野的缩小及暗点等,其变化与病变部位有关,一般视网膜外层及脉络膜疾患,蓝色视野显著缩小,用色视标测中心暗点蓝色大于红色,而视神经疾患红绿色视野缩小,中心暗点红色大于蓝色。常见类型有:管状视野或中央视岛、扇形或楔形缺损、象限性缺损、偏盲(垂直性偏盲、水平性偏盲、同侧性偏盲、异侧性偏盲)、黄斑回避、相对暗点、绝对暗点、中心暗点、盲中心暗点、旁中心暗点、弓形暗点、环形暗点、交界性暗点、中心偏盲性暗点、鼻侧阶梯、局限性压陷、弥漫性压陷。

六、视野检查注意事项

1. 检查者注意事项　检查者应态度和蔼,检查前要向被检查者说明检查的目的、要求和注意的事项,减少影响视野检查的影响因素如瞳孔大小、屈光不正、学习效应等。在检查过程中密切监视患者操作和反应情况,适时给予终止或暂停,对患者进行调整或提醒。

2. 受检者注意事项　了解视野检测的目的及其与自身疾病的关系,消除紧张情绪。充分明白视野检测的过程和操作步骤,保持正确的坐姿,如有不适随时暂停,调整状态后继续进行检查。

(刘占芬)

第五节　微视野检查

常规的视野检查均是以受检眼稳定的中心注视为前提,对于黄斑疾病导致中心固视不良的患者,传统视野检查无法对其视功能异常做出准确检测。而微视野检查则弥补了这一缺陷,其可以对低视力、固视不良的黄斑疾病患者进行视野检测。其最大的特点是可实现视网膜形态与功能的精确对应。

微视野计可以定性、定量地检测黄斑区 20°范围内视网膜的光敏感度,同时检测被检查眼的固视状态。其刺激光标在眼底投射点的空间距离很小(最小分辨率为 0.6°),可以发现以往发现不了的微暗点。目前临床上常用仪器有两种:共聚焦光扫描检眼镜和 MP-1 微视野计。二者的检测结果具有良好的一致性。

一、微视野检查基本原理

微视野检查用红外半导体激光(780nm)和氦氖激光(633nm)两种光源。红外线作为眼底扫描光源,投射到视网膜上逐点扫描。其反射光通过共聚焦裂隙,由光检测器接受放大,通过电子计算机合成视网膜图像。监视器图像上的每一点与视网膜上的每一点相对应,从而建立起一种高质量的点对点的视网膜连续动态影像。

二、微视野检查方法

(一)静态阈值检测

是最常用的检查方法,主要用于分析黄斑病变对中心视野内光敏感度的影响。检查方法:患者在暗室内适应 5 分钟后,将头部置于下颌支架的适当位置。嘱患者注视固视点,如发现光标则按键。一般背景可为白色或红色,强度常设为 10cd/m²,固视点视标为 1.5°×1.5° 的十字架,中央有 0.5° 的开口,刺激光标亮度范围为 0~20dB,大小常用 GoldmannⅢ,持续时间 100 毫秒或 200 毫秒。

(二) 动态视野检测

患者可预先对注视点的中心位置、刺激光标的大小、方向、移动速率等参数进行设定。检测时光标在各个方向上做离心或向心运动。嘱患者注视固视点,看到光标即作出应答,以描记出暗区的边界。

(三) 注视功能的检查

包括注视点和固视稳定性的检查。检查时,嘱患者在确切注视固视目标后按键应答,重复 30~50 次,仪器记录下每次按键时固视光标在眼底的投射位置,从而显示中心注视点的位置并评估其稳定性。

三、临床应用

(一) 黄斑裂孔

微视野检查可协助鉴别全层黄斑裂孔、板层裂孔以及假性黄斑裂孔,帮助确定治疗方案。全层黄斑裂孔眼,都存在绝对暗点和相对暗点。而板层裂孔和假性黄斑裂孔一般不会出现绝对暗点,偶有相对暗点。绝对暗点可作为临床诊断全层黄斑裂孔的辅助指标。

(二) 年龄相关性黄斑变性

微视野可以量化 CNV 的固视及视觉敏感度,提供了新的视野缺损的数据,因此,微视野改善了对继发于 AMD 的 CNV 的评价。

(三) 糖尿病视网膜病变

微视野检查可以先于视力发现糖尿病视网膜患者黄斑 20° 视野发生改变情况,可作为早期 DR 的有效检查手段。微视野的静态阈值检查可以显示 DR 黄斑水肿区域光敏感度的改变,对于检测黄斑水肿视功能损害、评价疗效、分析预后等均有重要的临床意义。

(四) 中心性浆液性视网膜脉络膜病变 (CSC)

微视野检查可以量化 CSC 患者的固视情况和黄斑区光敏感度。

(五) Stargardt 病

病变早期微视野检查表现为多个孤立的小片状旁中心暗点,随着病变发展,中心固视力下降,注视点常移至中心暗区的上方。晚期表现为较大的中心暗点和偏心注视点的形成。

(六) 在神经眼科学中的应用

微视野检查能够反映黄斑区和视盘周围区的光敏感度。有学者证实在多发性硬化的早期,尚未发生临床症状之前,微视野检查就已经发现视神经的损害,并且能够对治疗效果进行良好的评估。

(刘占芬 王莉菲)

第六节 眼部超声检查

一、基本原理

A 超是 A 型超声波的简称,它是根据声波的时间与振幅的关系,来探测声波的回波情况,其定位准确性较高。眼用 A 超是将探头置于眼前,声束向前传播,每遇一个界面发生一次反射,回声按返回时间以波峰形式排列在基线上,以波峰的高度表示回声强度,回声愈强,波峰愈高。A 超形成一维图像,对病变解释较困难,但对组织鉴别力较高。A 超轴向分辨力高,可用液晶数字显示前房深度、晶状体厚度、玻璃体腔长度和轴长度,精确度达 0.01mm,用于眼活体结构测量。A 超型角膜厚度测量仪可用于测量角膜厚度,精确度达 0.01mm,用于角膜屈光手术前测量角膜厚度。A 超对球后视神经和眼肌不能测量。目前许多 A 超都输入了人工晶状体计算公式,当测量眼轴和角膜曲率后,可自动转入人工晶状体计算模式,得出所需的人工晶状体的精确度数。

B 型超声波探测是了解眼内情况的方法之一,B 超的回声以光点表示,每一回声在显示屏上形成一个光点,光点亮度表示回声强度,回声愈强,光点愈亮,把光点连接起来就成为一幅二维图像,可检查白瞳孔症、屈光间质不清、视网膜和脉络膜脱离、眼底隆起物、眼球萎缩、原因不明的视力减退和高眼压、可疑眼内寄生虫和后巩膜炎、术后浅前房、玻璃体混浊或积血;各种原因引起的眼球突出,如肿瘤、炎症、血管病及假性眼球突出;可疑眼球筋膜炎、原因不明的视力减退及眼球运动障碍;泪囊区、眼睑和眶缘肿物及眼肌及视神经的测量;眼球穿孔伤及后部破裂伤、异物定性和磁性试验、可疑眶内血肿或气肿;可疑炎症、肿瘤、囊肿、血管畸形、动静脉直接交通等。

三维立体眼科超声对数百幅二维 B 超进行三维重建,合成三维立体断层影像,并可多层面及轴向上进行旋转、剖切,可精确定位定量肿瘤、玻璃体及网膜等病变的范围和结构,为诊断及手术计划提供科学的、精确的、直观的三维立体影像,对病理学研究同样有重要意义。

介入性超声是指用超声引导针穿刺活检、眼球非磁性异物取出的手术导引及眼肿瘤手术的台上探查。

二、方法

正规的操作方法可全面扫描眼球和眼眶,不致遗漏,有利于发现和鉴别病变。病人体位:一般眼科超声检查,病人易采用半坐位,背对超声仪,且病人头距超声仪较近,这样有利于检查者在操作的同时观察屏幕和病人眼球的位置。检查者面对病人和屏幕,并适当调整座椅的高度,这在做标准化 A 超时更重要。

B 超检查技术:目前眼科临床常用 B 超均是接触式 B 超,即将 B 超探头置于眼睑检查。如探头直径较小,可将其置于表面麻醉下的眼球表面,减少眼睑对声能的衰减,提高分辨力。多数超声探头因体积较大,只能置于眼睑上,但眼睑闭合后,检查者无法了解其眼球的位置,不利于病变定位。由于超声最佳的分辨力是在声束的中部,所以应将病变或任何感兴趣的区域置于图像中央。

(一)眼内 B 超检查方法

B 超探头的标志方向:眼科专用 B 超均为扇形扫描,且探头表面均设有扫描方向标志(白线或白点)。眼内扫描有 3 种基本方法,即横扫描、纵扫描和轴位扫描。横扫描和纵扫描是最常用的扫描方法。因为声束不经过晶状体,可获得较好的穿透性。B 超扫描时探头位置及标志如下:横扫描(垂直或斜行)时,探头标志向上;纵扫描时标志朝向角膜中央或被检查的子午线。

1. 横扫描 横扫描时探头置于角膜缘平行位置(即切线位),此时换能器来回地运动平行于角膜缘,声束扫描对侧眼底,产生半圆形切面。例如,探头横行置于 6:00 子午线,标志向颞侧,其图像中央所显示的是眼底 12:00 子午线的图像,称 12:00 子午线横扫描(图 11-6-1)。如探头横行置于 9:00 角膜缘,标志向上,则声束横扫 3:00 眼底子午线,这就称 3:00 子午线横扫描。

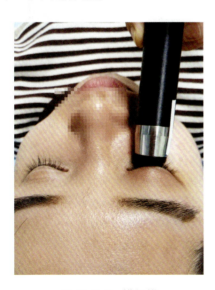

图 11-6-1 横扫描

2. 纵扫描 纵扫描有方向的变化,探头方向与横扫描位置垂直 90°,这意味着扫描线垂直于角膜缘。声束沿被检查的子午线扫描,所以纵扫描显示的是眼球或病变的前后方向(横扫描是眼球或病变的左右方向)。纵扫描探头标志始终向角膜中央或被检查的子午线,这样的图像使视盘或眼底后面始终在图像下方,而周边眼底在图像上部。例如,探头置于 6:00 子午线,标志向角膜中央,声束沿 6:00 子午线扫描,这就称 12:00 子午线纵扫描(图 11-6-2)。当然,扫描过程中探头可沿子午线从角膜缘向穹隆部滑动(如眼睑闭合,则中央向眶缘滑动)以扫描更前或更后的位置。所以探头位置愈靠近穹隆部,扫描的位置愈靠前,如扫描睫状体或眼底周边。

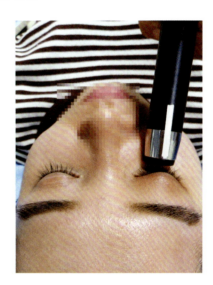

图 11-6-2 纵扫描

3. 轴位扫描 病人在原位固视下探头置于角膜中央(如眼睑闭合则置于眼睑中央),声束经晶状体中央和视神经。此种图像因有晶状体和视神经而较易辨认,但由于晶状体对声能的衰减,影响眼后部的分辨力,但欲了解眼内膜状物与视神经关系时,显示较好。轴位扫描又分水平和垂直两种方法。水平轴位扫描时探头标志朝向病人颞侧,所以黄斑部在图像上位于视盘上方,垂直轴位扫描其探头标志向上,斜行轴位扫描(1:30 与 7:30 子午线,和 10:30 与 4:30 子午线)其标志向上。开始检查眼内时先用高增益纵扫 4 个主要子午线(12:00,3:00,6:00,9:00)。探头先置于角膜缘附近纵扫描眼后极部。然后向赤道部移动扫描眼周边部。一般先扫描眼上部,然后再纵扫描下部。发现病变后再仔细检查。为检查周边部可令病人眼向检查侧注视以便扫描周边部。B 超探查应使用高、低两种增益扫描,较高增益易于发现玻璃体混浊或病变大体情况,而低增益(实际提高了分辨力),可更好地显示相对扁平眼底病变或较大体积病变的局部形态。

(二)眼眶 B 超检查方法

眼眶超声检查主要有几个部分:①眶软组织;②眼外肌;③视神经。眼眶软组织由脂肪、结缔组织、神经、血管等不同组织构成,具有明显差异,所以在 A、B 超上均有较高的反射(A 超)和回声(B 超)。眼眶扫描又分为两个检查途径:经眼扫描(即扫描声束经过眼球);和眼旁扫描(不经眼球)。经眼扫描主要用于眼眶后部的病变,而眼旁扫描用于眼球周围浅层的眼眶病变(常在眶周围可触及肿块,如鼻旁窦和泪腺等)。

1. 经眼横扫描　探头标志方向平行于角膜缘,其换能器是沿角膜缘平行扫描,声束横扫对侧眼眶,其方向是显示病变的范围(如病变从 1:00~3:00)。探头垂直横扫时标志向上,水平横扫时向颞侧,如探头置于 6:00 角膜缘横扫,声束扫描 12:00 位置,称 12:00 横扫描。基本位置与眼内扫描方法相同。

2. 经眼纵扫描　纵扫描时探头位置与横扫描呈 90°,声束沿子午线扫描,是扫描眼眶或病变的前后径。纵扫描时标志始终向角膜中央或被检查的子午线,这保证后部眼眶显示在屏幕下方,前部眼眶显示在屏幕上方。例如探头放在 5:00 眼球的子午线,声束沿 11:00 子午线扫描,称 11:00 子午线纵扫描。扫描位置基本与眼内扫描方法相同,只是观察的部位不同而已。所以,扫描眼外肌时其直肌图像均在屏幕的上方。

3. 经眼轴位扫描　病人眼球固视原位,探头放在眼角膜或闭合的眼睑中央,声束经过眼球和视神经,此方法易了解病变与眼球和视神经的关系。轴位扫描也分水平轴位和垂直轴位扫描。水平轴位扫描时,声束经过 3:00 和 9:00 子午线,标志向病人颞侧(图 11-6-3)。垂直轴位扫描时,声束扫描 12:00 和 6:00 子午线,探头标志向上(图 11-6-4)。斜行扫描标志也向上。

4. 眼旁扫描　眼旁扫描是为了显示前部病变与眼球和眶壁的关系,声束不经眼球,也分横扫描和纵扫描。

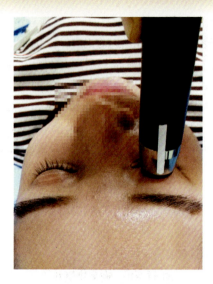

图 11-6-4　垂直轴位扫描

(1) 眼旁横扫描:探头置于病人闭合眼睑的眼球和眶缘之间,探头声束平行于眶缘和眼球,如探头置于眼睑横扫 11:00,探头标志向鼻侧,称眼旁 11:00 横扫描(图 11-6-5)。

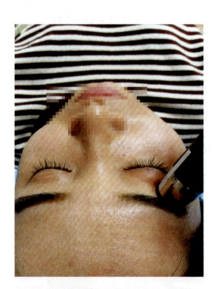

图 11-6-5　眼旁横扫描

(2) 眼旁纵扫描:探头置于眼球和眶缘之间眼睑上,与眼旁横扫描垂直 90°,声束前后扫描,同时显示眼球周边和前部病变,如探头置于 11:00,探头标志向上则称眼旁 11:00 子午线纵扫描(图 11-6-6)。

(三) 标准化 A 超操作方法

标准化 A 超(简称 A 超)是一维图像,操作简单,但理解和识别图像困难,更需要实践和经验。开始使用时不像 B 超那样图像较直观,但随着临床经验增多,会发现其诊断价值是 B 超所不能替代的。

1. A 超眼内检查方法

(1) 先设定组织灵敏度。

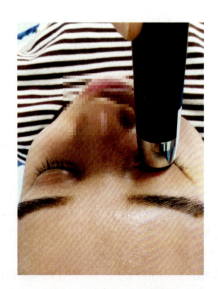

图 11-6-3　水平轴位扫描

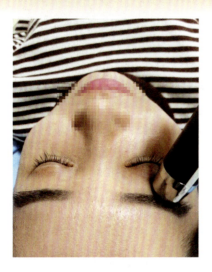

图 11-6-6　眼旁纵扫描

(2) 病人头部靠近屏幕。

(3) 眼部点表面麻醉剂。

(4) 探头放置眼球表面,不需要耦合剂,因为泪膜是一种很好的声传导介质。

(5) 自后向前扫描 8 个子午线,沿角膜缘至穹隆部滑动。并保证声束垂直于眼球壁,令病人眼球转向被检查的子午线。

(6) 依据需要采用高分贝(T+6= 组织灵敏度再加 6db)以发现玻璃体混浊,或低分贝(T-24= 组织灵敏度再减 24db)以测量视网膜脉络膜厚度或病变高度。

2. 眼内 A 超扫描的定位和标志　由于 A 超为平行声束,无 B 超所用的标志,所以一旦发现病变要靠观察子午线和探头前后的位置精确定位眼内病变。

根据位置眼内病变定位,例如 12:00 赤道部扫描,意味着探头放置在 6:00 的角膜缘和穹隆之间。所以,发现眼内任何病变均应标志探头放置的位置,以利于比较和观察。

(四) A 超眼眶检查方法

和 B 超检查方法类似,分经眼检查法和眼旁检查法。由于 A 超探头体积较小,不论眼内或眼眶 A 超检查均将探头置于眼球表面,以减少眼睑皮肤对声能的衰减。A 超眼眶检查有几个方面:眶脂肪,眼外肌,视神经,泪腺,骨壁及骨膜。标准化 A 超对视神经和眼外肌有特殊检查方法。

1. 经眼检查法　组织灵敏度设定之后,自前向后扫描 8 条子午线。由于多数眼眶病变位于球后,尤其是肌锥内,故需要经眼检查法。检查及定位方法基本同眼内检查法,因为扫描眼眶的同时也扫描了眼内,以眼内位置定位眼眶病变。如右眼 11:00 赤道部扫描,即探头放置于 5:00 子午线角膜缘与穹隆部之间。为了减少晶状体对声能的衰减,一般声束不通过晶状体,而从一侧穿过,可提高声学分辨力。

2. 眼旁检查法　用于检查眼眶周围浅层病变及泪腺、泪囊、鼻旁窦等病变。按照时钟位置将探头置于相应的眶周眼睑皮肤上,进行扫描。所以,图像中出现的波峰即病变或正常图形,而无眼内玻璃体平段。

发现病变后记录病变的大小、边界、病变内波峰高度(根据情况增高或降低增益)、是否整齐、声衰减等情况。检查过程中,应注意的是双侧对比检查,以发现异常。尤其是对标准化 A 超的波峰尚不熟悉时,更应如此。随着临床经验的不断增多,标准化 A 超在眼科的应用范围更加广泛,给临床医师提供又一诊断方法。

总之,眼科超声是一常用影像检查方法,为使眼科超声发挥其最大效能,使国内眼科超声诊断和操作水平进一步提高,应规范并统一操作方法,有利于临床医生理解和诊断。在眼科专业书籍或文章中有关 A/B 型超声图像应标有探头位置和扫描方法,应注明图像的扫描方法(横扫,纵扫)、扫描位置(子午线)等,尤其是 B 超,以求统一和规范,便于理解和随访。

(魏炜　许建锋)

第七节　彩色多普勒血流成像

彩色多普勒血流成像技术(color Doppler flow imaging, CDFI)是一种无辐射,可连续动态监测血管血流参数的检查方法,1961 年多普勒技术被用于监测血流,1979 年开始应用在眼科领域,主要通过对眼球后各主要动脉血流参数的测定,对多种眼底疾病血流动力学进行定量分析,以便为临床诊断及治疗提供依据。近年来,彩色多普勒血流显像(CDFI)对眼部血管的检测为研究眼血管血流动力学提供了一新方法,具有广阔的应用前景。目前在眼科的应用领域正在不断被拓宽。

一、工作原理

超声探头发射出的声波,经过血管中流动的血细胞发生散射,称为多普勒效应。探头接收到的返回信号产生多普勒频移,频移率与血细胞流速成正比,由频移率可以推算出血流速度。通常使用频率为 5~10MHz,常用扫描速度为 23 次/秒,每帧图像扫描线可达 32~128 条,每条线有 250~300 左右的取样点,可以在几十毫秒内将这些大量的数据处理形成实时成像。CDFI 使用运动目标显示器测算出血流中红细胞的动态信息并根据其移动方向、速度及分散情况调配出红、绿、蓝三种基色,变化其亮度,最终叠加在二维图像上。CDFI 技术是在脉冲多普勒基础上在实时灰阶上显示组织、器官的血流方向及速度,将血流特征以彩色显示或叠加在 B 型灰阶图上,显示眼部血流状况并提供血流性质方面的参数的彩色成像技术。

二、临床应用

1. 适应证 糖尿病视网膜病变、高血压性视网膜病变、老年性黄斑病变、早产儿视网膜病变、眼部缺血性视神经病变、视网膜中央动脉阻塞等眼部血管性疾病、眼内肿瘤，以及青光眼、甲状腺相关眼病（TAO）等。

2. 检查要点 探头频率在5~10MHz。探测时在二维图像上清晰地显示视神经回声（球后V形暗区）之后，叠加血流信号。

3. 主要检测指标 视网膜中央动脉（central retinal artery，CRA）、眼动脉（ophthalmic artery，OA）、视网膜中央静脉（central retinal vein，CRV）及睫状后短动脉（short posteriorciliary artery，SPCA）。

4. 频谱测量 可测得收缩期峰值血流速度（PSV）、舒张末期血流速度（EDV）、时间平均最大血流速度（TAMV）、搏动指数（pulsatility index，PI）和阻力指数（resistive index，RI）。PSV反映血管的充盈度和血供情况，EDV反映了远端组织的血流灌注状态，PI反映血管弹性状态，RI反映检测血管的血流阻力状态。

三、眼部正常CDFI频谱特征

正常人眼动脉（OA）、视网膜中央动脉（CRA）及与睫状后短动脉（SPCA）具有一般动脉频谱图像特征，收缩期有一重搏切迹，将收缩峰分为S1、S2两峰，舒张期出现第二切迹，即第三峰D峰，因此呈现三峰双切迹频谱。视网膜中央动脉（CRA）采样于视盘中心后3mm处，与中央静脉同步显示，呈现高阻斜三角搏动性动脉频谱，上升支较陡而直，峰顶呈圆钝形，下降支较为缓慢而直呈斜坡形。CRA频谱较OA低缓，较圆钝，睫状后动脉为低阻性血管，波峰低，介于两者之间。

四、眼部异常CDFI频谱特征

1. 眼内缺血性疾病 糖尿病视网膜病变患者CRV的PSV、EDV及RI明显增高，CRA和PCA的PSV、EDV无明显变化，表明DR患者的球后动脉循环的最初改变发生在CRV；高血压性视网膜病变患者OA呈低速高阻状态，EDV明显减低或消失，显示外周血管阻力状态的RI显著升高；老年性黄斑病变患者颞侧睫状动脉的PSV、EDV有下降趋势；视网膜中央动脉阻塞表现急性期的PSV、EDV及RI均下降，波幅明显降低，部分表现无频谱或频谱形态模糊不清；视网膜中央静脉阻塞患者的CRA和CRV的PSV明显低于正常，呈沙堆状频谱，RI、PI显著升高；早产儿视网膜病变CRA收缩期峰值无明显改变，舒张期流速减低，RI增高；眼前部缺血性视神经病变为睫状后动脉的血流速度下降。

2. 眼眶血管畸形 颈动脉海绵窦瘘频谱为异常的动脉化的静脉型频谱；眶静脉曲张频谱显示无搏动不规则的静脉型频谱。

3. 眼部肿瘤 脉络膜血管瘤于瘤体内部可见斑点状血流信号，为高速低阻的动脉型频谱；眶内海绵状血管瘤内部缺乏血流信号，偶见点状血流信号或低速静脉型血流信号。

（魏炜　王运昌）

第八节　活体超声生物显微镜

活体超声生物显微镜（UBM）是1990年初加拿大多伦多大学生物学家Faster FS和眼科医生Pavlin CJ共同研制。UBM是高频换能器和B超仪相结合，其内置的高频换能器可使探头发出50~100MHz的高频超声，组织穿透距离4~5mm，每秒扫描速度为8帧，结合计算机处理技术，可获得眼前段任意子午切面的二维图像。UBM是一种无创伤的眼用超高频超声图像诊断系统。不仅可以清晰显示眼前节活体组织结构，还可以观察眼前节结构的动态变化，目前常规使用的A、B超探头平均频率10兆赫，UBM的轴向分辨率是普通A/B超声的10倍，这些物理特性使得UBM具有精确显示现有其他检查方法难以观察到的活体组织结构，目前已广泛应用于眼前节疾病的临床诊断。

一、检查方法

UBM检查过程中常引起短暂、轻微的不适，为避免患者的恐惧心理并取得患者的良好配合，检查前应向患者解释操作过程及配合事项。

患者取仰卧位，注视天花板，检查者坐于患者头部上方，眼内滴入爱尔凯因滴眼液，取与睑裂大小相匹配的无菌眼杯轻柔置于眼结膜囊内，沿杯壁内注入隐形眼镜护理液，去除气泡，持换能器侧手掌根部放于患者额部以保持稳定。

常规检查一般采取放射状检查法，自12点位顺时针转动探头一周，分别对12:00、3:00、6:00、9:00四个象限角膜缘部进行扫描（图11-8-1）。检查过程中注意探头标志与角膜缘保持垂直，此法用于对前房角及睫状体病变的观察。在一些特殊情况下，需详细了解睫状体病变、计算睫状突数量时采用水平检查法，此时探头标志平行于角膜缘。探查过程中发现病变取最清晰图像冻结、存储。检查结束后取出眼杯，滴入抗生素眼药水，告知患者检查后注意事项。

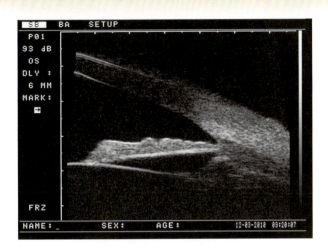

图 11-8-1　放射状检查

二、临床应用

1. 青光眼应用　UBM 可观察房角镜所不能观察的活体组织结构，如虹膜、睫状体形态，及虹膜根部与睫状体相对位置关系；虹膜后部与晶状体表面关系，晶状体相对位置；并可对房角及房角相关组织结构进行精确测量。根据 UBM 检查结果，可准确掌握激光虹膜周边切除术的手术适应证，除外高褶型虹膜的闭角型青光眼。因 UBM 具备高分辨率、实时、非干扰、无创伤和不受透光组织影响等优点，使其在青光眼的发病机制研究及术后观察方面成为临床医生不可或缺的重要手段（图 11-8-2）。

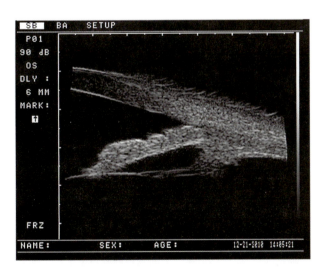

图 11-8-2　虹膜高褶

2. 眼外伤应用　UBM 弥补了传统 B 型超声探测深度的不足，可以清晰显示如前房积血、虹膜根部离断、房角后退等组织改变。在鉴别房角后退和睫状体分离方面具有其他检查不能比拟的优势。UBM 利用高频超声成像原理可以清楚观察到晶状体半脱位、悬韧带断裂情况及睫状体脱离的形态、部位、范围与程度，尤其对睫状体离断口的定位十分准确，手术医生可依据 UBM 报告范围有目的性地实施睫状体复位术。并对术后效果进行测定及追踪观察（图 11-8-3）。眼内异物是眼球穿通伤的常见并发症。UBM 的高分辨率和不受透光组织影响的特性决定它不仅能清晰地显示异物的位置，而且能显示异物与周围组织的关系，定位准确（图 11-8-4）。

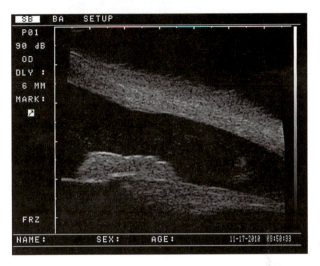

图 11-8-3　睫状体离断

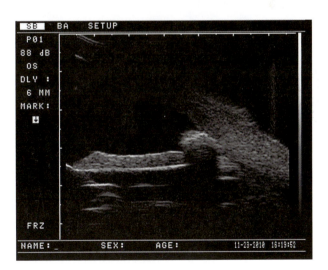

图 11-8-4　房角异物

3. 白内障应用　UBM 可显示晶状体的形态，特别是后房周围的晶状体赤道部和悬韧带，使得不易被发现的晶状体不全脱位得以显示，对指导白内障手术和解释由于悬韧带异常导致的晶状体异位和瞳孔阻滞有临床意义。IOL 材料的高反射性，决定 UBM 可以观察 IOL 光学部的前后面和 IOL 襻的确切位置及其与周围组织的关系，从而为临床提供宝贵资料。UBM 可以实时地对睫状沟直径进行较高精准度的测量，为临床医师选择合适大小的后房型 IOL

提供精准依据(图 11-8-5)。

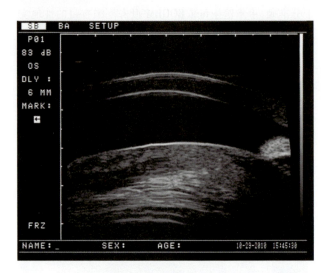

图 11-8-5　晶状体混浊

4. 角膜病应用　UBM 可对角膜厚度，前后曲率、前后弹力层、基质层变化等进行观察和测定，而且还可以显示混浊角膜后方眼前段病理改变。此检测结果对角膜移植手术方案的设计有重要参考价值(图 11-8-6)。

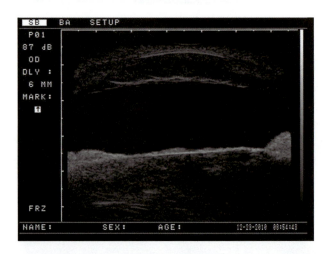

图 11-8-6　角膜水肿

5. 眼前段肿物应用　可对睫状体部位的肿物基底部观察详尽，可观察到肿物与睫状体及虹膜关系(图 11-8-7)。

三、检查注意事项

检查时要选择合适大小的眼杯，探头与角膜保持适当距离，避免划伤角膜；检查中探头扫查角度准确，采取图像清晰，报告描述准确规范；检查完毕眼杯消毒，探头 0.1% 新洁尔灭擦拭后备用。

检查禁忌：

1. 眼球有开放性伤口者(应该在伤口基本愈合后再进行检查)。

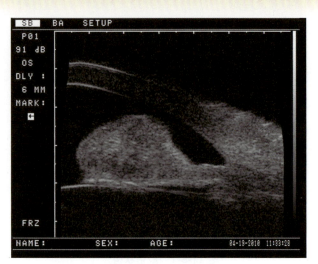

图 11-8-7　虹膜肿物

2. 具有传染性的活动性眼部感染。

(魏炜　张晓娜)

第九节　IOL-Master 光学生物测量

IOL-Master 光学生物测量仪是一种为了计算人工晶状体度数进行眼球轴长测量的全新仪器；它创新性地解决了精确测量眼睛和手术前对眼球晶状体(IOL)进行精确计算的难题，利用光学技术将角膜曲率、角膜直径、白到白(white-to-white)、前房深度、眼球轴长的测量集于一体，仅需非常微弱的光线即可准确地得出 IOL 植入手术所需要数据；同时还可提供充足数据用于眼轴长的监测以及前房型 IOL 植入术前的检查方面。

一、基本原理

基于部分相干干涉测量的原理，采用半导体激光发出的一束具有短的相干长度(160μm)的红外光线(波长 789μm)，并人工分为两个具有相干性的光束，经过不同的光学路径后照射到眼球，并且这两束激光都经过角膜和视网膜反射回来。如果这两束光线路径距离的差异小于相干长度，干涉测量仪另一端的光学感受器就能够测出干涉信号，根据干涉仪内的反射镜的位置，沿着视轴的方向进行眼球轴长的测量，获得角膜前表面到视网膜色素上皮层的光学路径距离。

二、临床应用

由于 IOL-Master 光学生物测量仪是一种非接触性的测量方法，患者在接受程度上要明显好于超声测量，检查中不需要接触角膜，不会对患者造成感染，也无须表面麻醉。患者采取坐位即可完成，目前已广泛应用于 IOL 植入术前检查当中。测量数据根据显示器所设定的缩放比例,结果精准度可以达到 ±0.02mm,软件提供计算 IOL 度数的公式包括:SRKⅡ、SRK/T、Holladay、HofferQ 以及 Haigis 五种,可以依据不同的轴长数值进行选择,同时还能从数据库中选择 IOL 的类型。

三、检查操作方法

1. 告知患者检查项目,取得患者配合。
2. 输入患者信息。
3. 请患者坐于仪器前,调节座椅和仪器的高度,帮助患者取得舒适坐位。
4. 用 75% 乙醇棉球擦拭干净下颌托和额托,嘱患者固定面部,调节下颌托的位置,使得患者眼睛位于可操作范围内。
5. 嘱患者固视仪器中的固视灯(视力不佳或斜视的患者辅助其调整眼位),以保证测量数值的准确性、可靠性。
6. 按顺序测量患者眼轴长,角膜曲率,前房深度,白到白(white-to-white)等,根据患者眼睛情况,选择测量参数,每只眼睛测 5 次,取平均值。
7. 根据需求选择合适的 IOL 计算公式、参数以及预保留度数,计算并出具结果。

四、操作注意事项

1. 患者需注视指示灯。
2. 始终必须输入患者资料(姓、名,出生资料)或 ID 编号(取决于设置菜单的设定)。
3. 如果出现不确定问题,请立即关掉仪器的电源开关并将电源线拔掉。
4. 按照下面的顺序关闭仪器:
  (1) 点击工具栏上的退出键。
  (2) 点击 OK 确认,然后在电源开关处关闭仪器。程序将会自动关闭;最后一位患者的度数将自动保存,而仪器将会自动关闭(开关处的灯灭)。

(魏炜 赵云)

第十节 视觉电生理检查

眼是中枢神经系统的外周感受器,外界物体在视网膜成像信息经光电转换后以神经冲动的生物电形式传导至视皮层形成视觉。视觉电生理检查是利用视器的生物电活动了解视觉功能。由于具有客观、无创、量化等特点,对于婴幼儿、老年人、智力低下、不合作者或伪盲者可作为有效的视功能检测,目前已广泛应用于临床及科研。

目前常用的视觉电生理检查包括视觉诱发电位(visual evoked potential, VEP),视网膜电图(electroretinogram, ERG)、眼电图(electrooculogram, EOG)、多焦(或称多刺激野)视觉诱发电位(multifocal visual evoked, mfVEP)和多焦视网膜电图(multifocal electroretinogram, mfERG)。每种检查反映出视路不同层次的功能变化,故选择正确的检查方法,才能给临床提供客观的诊断依据(表 11-10-1)。

表 11-10-1 视网膜组织结构及视神经与相应的电生理检查

视网膜组织及视神经	电生理检查
视神经	VEP 和图形 ERG
光感受器	ERG 的 a 波
双极细胞、müller	ERG 的 b 波
无长突细胞	ERG 的 OPs 波
神经节细胞	图形 ERG
色素上皮	EOG

一、视觉诱发电位

视觉诱发电位(visual evoked potential, VEP)简称视诱发电位或视诱发反应,是视网膜受闪光或图形刺激后,在枕叶视皮层产生的电活动。由于 VEP 的振幅很小,通过叠加平均,才能得到所需信号,加以记录。临床通常使用电视屏幕上棋盘格变换做刺激。视觉皮层对线条鲜明的轮廓的变换极其敏感,对单纯的闪光刺激不敏感,因而使用棋盘格刺激的结果比较可靠。图形翻转频率低于 2 次/秒称瞬态 VEP,高于 10 次/秒的反应基本达到正弦波,称稳态 VEP。视皮层外侧纤维主要来自黄斑区,因此 VEP 也是判断黄斑功能的一种方法。VEP 是一项非特异检查,从视网膜到视皮层任何部位神经纤维病变都可产生异常的 VEP。

1. 操作方法及测量 检查时瞳孔保持自然状态,矫正屈光状态。嘱咐受检查者全身肌肉放松,精神集中。

(1) 电极放置:用 EEG 盘电极。记录电极放在枕骨粗隆上方约 2cm 处的 Oz 位,参考电极放在鼻根上 12cm 处的 Fz 位、耳垂或乳突处,地电极放在另一侧耳垂或乳突处、亦可放在头顶正中的 Cz 位。如用双通道或多通道测定,记录电极也可置于 O_1 和 O_2 位(分别在 Oz 位左右各约 2cm 处)。安放电极部位的皮肤用脱脂膏祛脂,安放后测量皮肤电极电阻,要求电阻 <10KΩ。

(2) 刺激方式
1) 图形刺激:临床常规使用瞬态翻转图形 VEP。
2) 闪光刺激:用氙光或发射二极管作刺激光源。闪光刺激用于屈光间质浑浊的患者,常选用 7.5Hz 以上的稳态反应。

(3) 记录及测量：瞬态图形 VEP 主要由 N_1、P_1、N_2、P_2 构成（图 11-10-1）。瞬态闪光 VEP 包括 5~7 个正相和负相反应（图 11-10-2）。

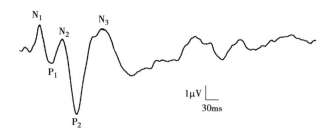

图 11-10-1　瞬态图形 VEP

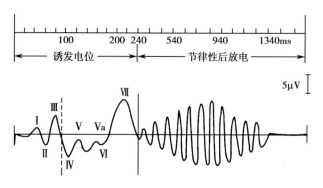

图 11-10-2　瞬态闪光 VEP

1) 潜伏期：从刺激开始到反应波峰的时间。临床研究的主要参数是 P_1 波潜伏期，由于正常情况 P 波潜伏期接近 100 毫秒，固称 P_{100} 波。

2) 振幅：即峰谷电位高度，临床主要测定 P_{100} 波振幅。

2. 应用范围

(1) 协助判断视神经、视路病变。常表现为 P_{100} 波潜伏期延长、振幅下降。在脱髓鞘疾患引起的视神经炎时，P_{100} 波振幅正常而潜伏期延长。使用半视野刺激，可证实同侧偏盲。

(2) 鉴别伪盲：主观视力下降而 VEP 正常，提示了非器质性损害。

(3) 监测弱视治疗效果。

(4) 在合并皮质盲的神经系统病变的婴幼儿，如果 VEP 正常提示较好的视力预后。

(5) 判断婴儿和无语言儿童的视力。

(6) 对屈光间质浑浊患者预测手术后视功能。

(7) 在视交叉部的神经外科手术中使用 VEP 监测，VEP 振幅下降提示视路系统受到手术干扰。

(8) 通过多通道左右部位记录到不对称 VEP，可判断白化病视通道神经纤维的异常投射。

3. 注意事项　注意由仪器测试条件未执行标准化、未矫正屈光不正和患者不合作等问题产生的错误结果。VEP 与视力的关联性较差，不能作为唯一的诊断工具，它是临床眼科和神经科检查中的一项辅助诊断。

二、视网膜电图

视网膜电图（electroretinogram，ERG）是对视网膜功能进行客观评价的检查。常用的视网膜电图有闪光 ERG、图形 ERG 等。

（一）闪光 ERG（flash ERG，F-ERG）

1. 操作方法及测量

(1) 检查前准备：闪光 ERG 检查必须使用全视野球形刺激器，使用标准刺激光（standard flash，SF）。检查前用散瞳剂充分散瞳，瞳孔散大到 8mm 直径。检查分为暗适应状态和明适应状态，前者需要在暗环境中适应至少 20 分钟，在暗红光下放置电极；后者的背景照明要求在全视野内产生 17~34cd/($s·m^2$)(5~10fl) 的照明度，在此情况下明适应 10 分钟。

(2) 操作

1) 暗适应状态：需记录视杆细胞反应，最大反应和振荡电位（oscillatory potentials，OPs）。视杆细胞反应由低于白色 SF2.5log 单位的弱光刺激所得；最大反应（又称混合反应）由 SF 刺激产生，为视网膜视锥细胞和视杆细胞的综合反应；OPs 振荡电位综合波由 SF 刺激获得，刺激间隔 15 秒，取第 2 个以上的反应或叠加反应。

2) 明适应状态：需记录单闪光视锥细胞反应和 30Hz 闪烁光反应。单闪光视锥细胞反应设置背景光为 17~34cd/($s·m^2$)(5~10fl)，可以抑制视杆细胞，经 10 分钟明适应后，用白色 SF 刺激即获得视锥细胞反应；30Hz 闪烁光反应是由在记录单次闪光视锥细胞反应后，使用相同的背景光和 SF 刺激光，每秒闪烁 30 次，弃去最初的几个反应，测量稳定状态时的振幅获得，应用于测定视锥细胞功能。

(3) 记录：F-ERG 结果是由一个负相的 a 波和一个正相的 b 波组成（图 11-10-3）。叠加在 b 波上的一组小波为振荡电位 OPs。OPs 按出现的先后顺序称为 OP_1，OP_2，OP_3，OP_4 等。ERG 主要成分的起源见表 11-10-1。分项检查时，可得到视网膜上的不同细胞的功能。

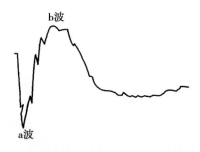

图 11-10-3　单次强闪光视网膜电图

2. 应用范围

(1) 遗传类视网膜变性类疾病

1) 视网膜色素变性:早中期表现为全视网膜功能下降,a波和b波振幅下降,晚期熄灭。

2) 先天性静止性夜盲:表现为a波振幅正常或略下降,b波振幅下降,呈负波形。

3) 先天性视网膜劈裂:表现为a波振幅轻度下降,b波振幅重度下降,呈负波形。

4) 先天性黑矇:早中期表现为全视网膜功能下降,晚期呈平坦波形,必要时进行基因定位。

5) 无脉络膜症:本病男性患者早期ERG暗适应部分a、b波振幅降低,b波峰时延迟,明适应部分可正常,晚期熄灭;小儿患者视杆细胞反应降低程度比视锥细胞反应要重;女性携带者在呈现眼底色素紊乱和堆积的情况下,其ERG表现可正常,或略有降低或升高。

6) 回旋状脉络膜视网膜萎缩:本病在眼底没有改变时即出现暗视ERG的异常,后波及明视ERG,最终熄灭。

(2) 视网膜血液循环类疾病

1) 视网膜中央动脉阻塞:振荡电位降低或消失,呈a波正常,b波振幅降低的负波形。

2) 视网膜中央静脉阻塞:呈a波正常,b波振幅降低的负波形,b/a幅值比降低。

3) 原发性高血压与动脉硬化:有高血压无动脉硬化患者,ERG高于正常,血压降至正常时,ERG亦恢复正常;有动脉硬化无高血压患者,ERG反应常低于正常。

4) 糖尿病视网膜病变:本病在病变早期甚至检眼镜下未见视网膜病变之前即可出现振荡电位的异常,a、b波的峰时及振幅与糖尿病视网膜病变程度有较好的一致性。

5) 视网膜静脉周围炎:ERG以b波振幅降低为特点,随着病程的进行,降低更为显著。

(3) 黄斑疾病

1) 黄斑裂孔:早期ERG正常,后出现明视ERG振幅降低,暗视ERG部分改变不大。

2) 老年性黄斑变性:病变早期多数为正常,随着病情的进展出现明视ERG振幅降低,后出现暗视ERG的振幅降低。

3) 卵黄状黄斑变性:早期全视野ERG正常,甚至在晚期病变被瘢痕萎缩所取代后也正常,但局部ERG在早期即可出现异常。

4) Stargardt病:病变早期正常,随着病情的进展,明视ERG的b波峰时正常,振幅下降,后期暗视ERG降低。

5) 视锥-视杆营养不良:本病明视和暗视ERG反应均降低,视锥细胞反应比视杆细胞的反应降低;结合周边视野检查,如周边视野检查保持相对稳定,即可与视网膜色素变性的进行性缩窄相区分。

(4) 其他病变

1) 中毒:以振幅降低为主要表现。

2) 屈光间质浑浊:振幅正常或略下降。

3) 视网膜脱离:早期表现为振幅降低,后期熄灭。

4) 维生素A缺乏症:全视网膜功能下降,补充维生素A后,功能恢复正常。

5) 外伤及金属异物沉着:早期表现振幅降低,后期熄灭,ERG振幅的下降与金属异物沉着的病程相一致。

3. 注意事项　佩戴角膜接触电极时,动作应轻柔准确,以防损伤受检者角膜上皮。嘱患者放松,尽量不要瞬目。检查完毕后1小时内不可擦、揉眼,以防角膜上皮擦伤。

(二) 图形 ERG(pattern ERG,P-ERG)

由光栅、棋盘格等图形翻转刺激,引发的产生于后极部的小的视网膜电图称图形视网膜电图。

1. 操作方法及测量　检测时患者瞳孔保持自然状态,将屈光矫正到看清刺激器的最佳状态。

(1) 电极放置:图形ERG的作用电极最好选用DTL电极,将DTL电极置于下穹隆部,参考电极置于检测眼外眦部或颞部皮肤。

(2) 刺激方式:由图形翻转刺激产生,方格大小为30′,对比度97%,从上到下时间频率增加,最上排为每秒2次翻转(2rev/s),最下排为每秒14次翻转,此时称稳态反应。

(3) 记录及测量:P-ERG由一个称为P_1或P_{50}的正相波和发生在其后的称为N_1或N_{95}的负相波组成。P_{50}波振幅高度的测量是从基线或从一个负相波谷(N_{95})向上到波峰。N_{95}波振幅高度可从基线或P_{50}波峰向下到波谷。各波潜伏期均从光刺激开始到各波的波峰或波谷的时间,称峰时间。稳态反应测量峰谷值,或用傅立叶变换测量功率。

2. 应用范围

(1) 开角型青光眼的早期诊断:P-ERG改变早于P-VEP,N_{35}-P_{50}波振幅降低,P_{50}-N_{95}振幅降低甚至消失。

(2) 黄斑病变:出现N_{35}-P_{50}、P_{50}-N_{95}波峰时的延迟,N_{35}-P_{50}、P_{50}-N_{95}波振幅的下降。

(3) 视网膜血管炎:出现N_{35}-P_{50}、P_{50}-N_{95}波峰时的延迟,N_{35}-P_{50}、P_{50}-N_{95}波振幅的下降。

3. 注意事项　检查开始前,嘱受检者全身放松,但要精力集中。

三、眼电图

正常眼球像一个电池,前后极构成电场。存在电位差。角膜处于正电位的位置,产生的电流称静息电位。将电极置于每只眼两侧,眼球每次运动都有相应的矢量改变，引起电位差的改变。把电极和描记器相连接，电位变化转为笔的移动。眼向左运动时笔向上移，眼向右运动时笔向下移。这种由眼球运动转化的电位改变称眼电图（electrooculogram，EOG）。EOG 电位产生于视网膜色素上皮，光线导致色素上皮基底膜去极化，使静电位发生改变。它的改变可以从 1 到几微伏，取决于视网膜周围的照明状态。暗适应后眼的静息电位下降，此时的最低值称暗谷，转入明适应后眼的静电位上升，逐渐达到最大值，称光峰。

1. 操作方法及测量　瞳孔可以扩大或保持自然瞳孔，扩瞳状态使用不同亮度。

（1）电极放置：电极使用非极性物质，如氯化银或金盘皮肤电极。电极电阻小于 10KΩ，置放皮肤电极前用脱脂膏清除皮肤上的油性物质。电极置于每只眼内外眦部的皮肤，不使用过大的电极，以避免其影响和皮肤的接触。接地电极置于前额正中或其他不带电的位置。

（2）刺激方式：光源要求白色，光的亮度用光度计在眼球位置平面测量。使用交流电放大器时低频截止在 0.1Hz 或更低，高频截止在 10Hz 或更高（但要低于 50Hz 或 60Hz）。放大器应和受检者隔开。向受检者讲明检查过程，嘱咐其跟随两个固视点光的交替变换往返扫视。变换频率在 0.2~0.5Hz 之间（每 1~2.5 秒变换一次），少数不能坚持的受检者扫视可放慢到每分钟一次，每分钟测定一次电位的谷和峰。

1）预适应：受检者开始暗阶段检测前，先在自然的室内光线下适应至少 15 分钟，预适应光保持在 35~70cd/m²。检查前 30 分钟应避免日光、检眼镜或荧光血管造影灯光的照射。

2）暗适应阶段：暗谷：测量暗谷电位时，关闭室灯，在暗中记录 15 分钟 EOG 值。最小的电位值为暗谷，常发生在 11~12 分钟之间，也可稍前或稍后些。暗基线：建立暗基线要求暗适应至少 40 分钟，在进入明适应前 5 分钟开始测量 EOG 值。

3）明适应阶段：打开刺激光并记录 EOG，直到出现光峰、信号振幅开始下降。如果光峰不出现，记录应持续 20 分钟，以免丢失延迟出现的光峰。背景光照明依瞳孔状态不同而异：散瞳时，刺激光强固定在 50~100cd/m² 范围内；自然瞳孔时，刺激光强固定在 400~600cd/m² 范围内。

（3）记录及测量

1）扫描振幅：测量 EOG 振幅波时，要识别过度注视引起大的信号伪迹和使用交流电引起衰减的信号伪迹。建议取稳定值。

2）光峰/暗谷比（Arden 比）：测量明适应阶段的最高值（光峰）与暗适应阶段的最低值（暗谷）的比值，对于常发生的无规律变化值，通过对曲线"平滑"处理，确定真正的谷和峰值。

3）光峰/暗基线比：取暗适应过程中稳定基线的平均值为暗基线值，光峰测定同上。光峰/暗基线比低于 Arden 比。

2. 应用范围

（1）卵黄状黄斑变性（Best 病）：EOG 异常而 ERG 正常。

（2）药物中毒性视网膜病变：抗疟疾药。

（3）一般情况下 EOG 反应与 ERG 反应一致，EOG 可用于某些不接受 ERG 角膜接触镜电极的儿童。

（4）用于眼球运动检查。

3. 注意事项

（1）检查开始前，嘱受检者全身放松，但要精力集中。

（2）尽量采用较小的电极，便于安放和减小电极之间的距离。

（3）检查中让受检者形成稳定的扫视，以及注意扫视的速率。

四、多焦视觉诱发电位和多焦视网膜电图

常规 ERG 记录全视网膜功能，对于局部性病变难以判别，而随着技术的发展和满足临床检出微小病变的要求，研制了一种利用 m 序列控制伪随机刺激方法的多焦（或称多刺激野）视觉诱发电位（multifocal visual evoked potential，mfVEP）和多焦视网膜电图（multifocal electroretinogram，mfERG），达到同时分别刺激视网膜多个不同部位，记录多个不同部位的混合反应信号，从而直观和定量地评价视网膜功能。

（一）多焦视觉诱发电位

多焦视觉诱发电位（mfVEP）也称为多刺激野 VEP，通过多焦输入刺激技术同时刺激视网膜的多个部位，并且通过应用多焦输入系统分析技术，以一个通道常规电极，记录多个不同部位的混合反应信号，再经过计算机程序处理，将对应于各部位的波形分离出来，从而反映各部位的视功能。由于是在几乎同时对多个部位进行高频刺激，各部位的刺激在时间上是部分重叠的，故测量整个测试野的时间相对较短和较实用。

1. 操作方法

（1）电极放置：mfVEP 使用常规银-氯化银皮肤电极，可以进行单极记录，作用电极位于枕部，参考电极位于前额，地电极位于耳垂；也可以进行双极记录，正极、地极和负极在枕部皮肤沿中线分布。

（2）刺激方式：刺激图形由 61 个六边形组成，六边形的面积随离心度的增加而增大，以提高刺激野周边的信噪比和刺激野中央的分辨率。每个六边形均由黑白相间的小区填充，在刺激时使用伪随机 m 序列作黑白翻转。受检者单眼注视刺激图形中央，取自然瞳孔。

(3) 记录：整个记录过程分成若干段，每段之间让受试者休息。为消除瞬目和眼球运动的影响，可用伪迹剔除程序剔除或重新记录该段。分析结果时，因最外一环波形信噪比太低，不作分析，因此，所分析的视野直径约为 8.6度。为了便于分析，对所分析的刺激单元从中心到周边按螺旋形编上序号，左眼的刺激单元按顺时针方向编号，右眼的刺激单元按逆时针方向编号，这样，左眼和右眼编号相同的刺激单元其位置呈左右堆成，它们对应的解剖位置相同。分别测量各个反应波形的 P_1-N_2 和 N_1-P_1 振幅，计算各单元的反应密度，即反应振幅与相应刺激单元面积的比值。

2. 应用 在对青光眼、缺血性视神经病变和单眼视神经炎的研究中发现，mfVEP 检测结果与 Humphrey 视野计的符合性很好，说明单眼的神经节细胞和视神经的局部损伤，可以通过对比双眼的 mfVEP 检测结果进行定量判断。

3. 注意事项 多焦点视网膜电图的变异性：同样刺激强度下同样年龄的受试者之间瞳孔的大小变异很大，影响进入眼内的光量。由于变异性，不能把从一个受试者那里得来的振幅参数用于另一个受试者，也不能把从不同受试者身上得来的参数进行平均用来进行局部反应的低噪音测定。

（二）多焦视网膜电图

多焦视网膜电图（multifocal electroretinogram，mfERG）系统可以同时刺激视网膜的多个部位并且通过应用多点输入系统分析技术独立采集每一处的反应情况，是记录中央 30° 视野内多个视网膜位点上的 ERG，可以在短时间内发现细微的视网膜异常。

1. 操作方法及测量 检查前使用散瞳药物充分散大瞳孔，瞳孔应散大到 8mm 直径。

(1) 电极放置：作用电极最好选用 DTL 电极，将 DTL 电极置于下穹隆部，参考电极置于检测眼外眦部或颞部皮肤。

(2) 刺激方式：用来记录 mfERG 的刺激器由展示在彩色屏幕上的一组六边形组成，测试视网膜后极部可选取 61 个六边形、103 个六边形、241 个六边形或更多，所选择的六边形数目越多，单个六边形的面积越小，信号定位越准确，越能发现微小的病变。这些六边形呈离心分布，使所有地方引出的信号振幅大致相同。六边形的面积随着离心距离而增加，因此可以记录周边小的反应，与接受刺激的视网膜锥细胞密度或视觉诱发电位（VEP）记录的皮质放大作用（M-scale）相对应。每个六边形以双 m 序列的伪随机顺序控制刺激图形的黑白翻转。通过计算机化的 m 序列和反应周期之间的交叉相关技术处理，得到局部反应情况。

(3) 记录及测量：视网膜反应的密度（每单位视网膜的振幅）以视野的方式组织起来，就得到视网膜电图地形图(11-10-4)。多焦点 ERG 信号的振幅可以像地形一样用三维视觉山来表现，而信号最强处在中心凹，各个位点根据不同的刺激点情况，可表示某一区域内的电位曲线（图 11-10-5）。

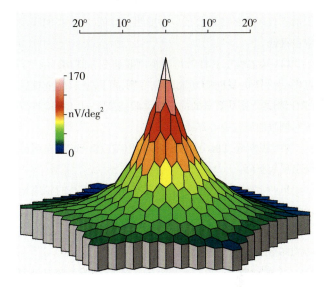

图 11-10-4 多焦视网膜电图地形图

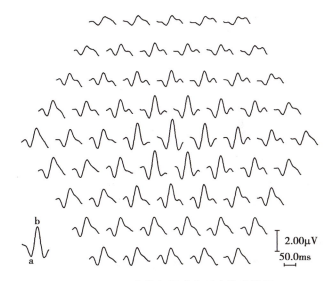

图 11-10-5 多焦视网膜电图电位曲线图

2. 应用范围

(1) 青光眼：mfERG 的二阶反应的非线性反应特点可能起源于视网膜内层，选择性地受到视神经萎缩和早期青光眼的影响；多焦图形 ERG（mP-ERG）在青光眼患者中会有改变。

(2) 糖尿病视网膜病变：mfERG 可以发现糖尿病患者早期的视网膜功能的异常，甚至在出现临床病变之前发现异常。病变的早期主要是二阶反应的波形和适应机制出现异常，定位在内层视网膜。在 NPDR 和个别无糖尿病视网膜病变的患者中一阶反应潜伏期延长和振幅降低说明累及了外层视网膜。

(3) 视网膜脱离：mfERG 可以同时检测脱离和在位的视网膜电生理反应。尽管 mfERG 的敏感度和反应密度在术后都有所恢复，但恢复程度比视野要小得多。所有患者术前不仅脱离的视网膜反应密度明显降低，在位视网膜反应也很低。

(4) 中心性浆液性脉络膜视网膜病变：mfERG 给出了包括后极部的视网膜功能的地形图，可以显示出全视野 ERG 测试中并不明显的局部视网膜病变。mfERG 检查发现对侧眼的反应中心部降低了。

(5) 视网膜动脉分支阻塞：mfERG 在相应的缺血区呈现出反应下降。

(6) 特发性黄斑裂孔：mfERG 显示出黄斑孔的相应地区振幅降低，但其他地方反应正常，形成了火山样地形图。

(7) 旁中心色素性视网膜萎缩：mfERG 在 Goldmarm 视野的环型暗点处相应地出现了反应的降低。

3. 注意事项　检查过程中动作轻柔，佩戴角膜接触电极时，动作轻柔准确，以防损伤受检者角膜上皮。嘱患者放松，尽量不要瞬目。检查完毕后 1 小时内不可擦、揉眼，以防角膜上皮擦伤。

（刁科　张铭连）

第十一节　眼底血管造影检查

一、眼底荧光血管造影检查

(一) 基本原理

眼底血管荧光造影 (fluorescein fundus angiography, FFA) 利用荧光素钠作为造影剂从肘前臂静脉快速注入，当荧光素钠随血流进入眼底血管时，通过一组滤色片的眼底摄影机，持续拍摄眼底血管内染料循环时接收激发光线发射出的荧光形态，以察看视网膜动态循环的过程，从而得以发现眼底血管的微细结构和微小的变化。荧光素是富有荧光特性的化合物，是一种无毒的染料。荧光素的吸收光谱在 465~490nm，位于可见光谱的最短波长的蓝光区。荧光素发射光谱位于 520~530nm，意味着荧光是黄绿色。这种吸收和发射光谱间的较大间隔，便于在影像设备中通过滤光片将两者区分开来。激发滤光片可以从照明光线中滤出所需的激发光谱来激发眼底的荧光素。荧光素受到激发后发出荧光，激发光和荧光同时从眼底发出，经过栅滤光片的滤过作用后，仅让荧光通过，而完全屏除眼底反射出的非荧光波长。FFA 将眼底病的诊断方法从主观转变为客观的科学鉴定，也就是从检眼镜下形态学的静态观察转变为循环动力学的动态研究。FFA 能清晰地表示出微循环的细微结构，直到毛细血管的水平。它能完整地系统地以动态说明活体循环的正常或异常状态，并能连续快速摄影加以记录。

(二) 应用范围及进展

眼底血管造影是多种血管性疾病的重要诊断工具，通过观察血液在眼内的循环过程来分辨疾病的来源、性质，分析发病原因，并能对疾病的部位进行定位，是多种疾病诊断的金标准以及制定治疗方案的重要依据。

然而，传统的眼底血管造影设备仅能覆盖 30°~55° 视野范围，对周边部眼底的观察只有依靠拼图才能实现，而血液在眼内的循环是一个动态的过程，多次拍摄所得图像并不在同一时相，存在着时间的延迟，因此对周边视网膜、脉络膜的结构及血液循环状态的观察存在着一定的局限性。

广角眼底血管造影是近年来影像技术革新的一个新产物，可用于病变范围过大，传统造影难以覆盖的患眼，欧堡 200Tx 是通过激光扫描眼底成像技术，一次扫描单张图像即可达到 200° 的眼底成像范围，可以通过不散瞳、不拼图、非暗室的条件下即可拍到 200° 范围眼底彩像、在同一时间点观察到 200° 范围眼底造影图像，属于超广角成像范畴。其独特的椭面镜共轭焦点成像原理，一次性将整个眼底进行扫描成像，弥补了直接检眼镜、间接检眼镜等现有设备都无法一次性同期观察到周边眼底，且无法保留大范围眼底图像的缺陷，增加了周边视网膜疾病检出率，不再造成漏诊、误诊。其独特的红绿激光双通道成像，一次成像即可同时获得视网膜、脉络膜双层图像，使医生可对患者病变进行分层诊断，提高诊疗效率。欧堡激光扫描检眼镜的景深大，它利用激光成像，穿透力强，对屈光间质不清的患者均可轻松获得眼底图像，为白内障患者眼底检查迎来突破。欧堡检查无须散瞳，对瞳孔要求直径只有 2mm，不易散瞳或者不能散瞳的患者也可检查眼底。专业的读图软件可安装在医生诊室，通过内网连接实现联网读图，优化诊疗流程，它的放大镜、分层读图、3D 立体展示等功能方便医生高效诊断，增加医患沟通满意度。可直观显示周边视网膜、脉络膜的血管结构，避免了拼接图像需多次操作的烦琐以及图片之间时相的延迟，可用于累及周边部眼底的血管性疾病的诊断、鉴别诊断、治疗及随访方案的制定，如糖尿病视网膜病变、视网膜静脉阻塞、视网膜血管炎、葡萄膜炎、眼底肿瘤等。

(三) 眼底荧光血管造影检查方法

1. 检查前的眼底检查和准备事项　应根据情况预先用检眼镜、前置镜或三面镜对眼底作全面检查，询问病人有无心血管及肝肾疾病史，变态反应及药物过敏史，告知病人荧光素可引起恶心、呕吐、荨麻疹、低血压、皮肤暂时性黄染等反应。药物 24~48 小时后经小便排出，因而小便出现变黄现象。

充分散大瞳孔。准备好各种急救用品如1:1000肾上腺素,注射用肾上腺皮质激素。异丙嗪、氨茶碱及间羟胺(阿拉明)等,以备急需。

2. 检查方法　在暗室中进行。先在蓝色光波下观察眼底检查部位的情况,注意有无假荧光,为了观察病人对荧光素有无过敏反应,先取10%荧光素钠0.5ml加入无菌等渗盐水4.5ml稀释,作为预测试验,缓慢地注入肘前静脉,询问病人有何不适。如无不良反应,可调换盛有10%荧光素钠5ml或20%荧光素钠2.5~3ml注射,于10秒内迅速注入肘静脉内,注射宜快,但不可漏出,方可使进入血管的荧光素钠很快达到较高的显影浓度,注射开始时,必须计时。

如果作荧光眼底照相,注射前应拍彩色眼底照片和不加滤光片的照片各一张,肘前静脉注入荧光素钠后5~25秒,采用配备有滤光片系统装置的荧光眼底照相机立即拍照,拍照间隔时间随病情而定。

(四) 正常眼底表现

正常眼底表现,如图11-11-1所示。荧光素从肘前静脉注射后,经右心→左心→主动脉→颈总动脉→颈内动脉→眼动脉而到眼底,为时10~12秒(但亦有长达15~30秒者),两眼相差不能超过0.5~1秒,此时间称为臂-视网膜循环时间。臂-视网膜循环时间受多种因素的影响,如受检者的年龄、血管的粗细、动脉硬化的程度、心脏和血流的速度,荧光素钠的浓度、注射速度、检查者的操作熟练程度,因此个体差异较大。根据荧光素钠在视网膜中央血管系统循环的不同时间,可以将FFA分为以下5期进行描述:

1. 视网膜动脉前期或脉络膜循环期　睫状后短动脉的充盈一般比视网膜中央动脉提前0.5~1.5秒,眼底出现斑块状或地图状脉络膜背景荧光,视盘可出现淡的朦胧荧光。

2. 视网膜动脉期　视网膜中央动脉血管内出现轴流到视网膜中央动脉充盈,视网膜动脉全部充盈的时间约需1~2秒。

3. 视网膜动静脉期　从视网膜动脉充盈到静脉出现层流。

4. 视网膜静脉期　从视网膜静脉出现层流到静脉充盈,一般持续约15~20秒以上,然后开始减退。

5. 晚期　约在静脉注入荧光素10分钟后,视网膜血管内的荧光明显减弱甚至消失,只能看到微弱的脉络膜背景荧光和巩膜以及视盘边缘的残留荧光。

脉络膜血循环的荧光形态:在荧光未进入视网膜中央动脉之前0.5~1秒间,首先在黄斑周围显示模糊不清的花斑状荧光,随着荧光素进入视网膜血管中,则整个背景除黄斑部外,呈现条状、斑状及网状背景荧光。由于黄斑区的色素上皮较厚,脉络膜色素较密集,视网膜神经上皮层中的叶黄素等含量较多,正常情况下黄斑区看不见脉络膜荧光,称之为黄斑暗区。

视盘荧光形态:①深层朦胧荧光,出现在动脉前期,呈模糊的亮斑,不超过视盘范围;②浅层葡萄状荧光,出现在动脉早期,荧光较亮,可分辨出毛细血管,不超过视盘范围;③视盘上表层辐射状毛细血管荧光:出现在动静脉期,超过视盘范围,约在视盘缘外1/2~1PD以内区域;④晚期视盘晕轮,出现在造影后期,视盘缘有弧形或环形的模糊荧光轮,范围始终不超过视盘边缘。

(五) 异常眼底荧光

1. 强荧光

(1) 窗样缺损:视网膜色素上皮细胞的萎缩,色素脱失,会明显地透见脉络膜荧光,形成明显的强荧光。其特点为在造影早期出现与脉络膜同时充盈,大小、形态不变,晚期随脉络膜染料的排空而减弱或消失。

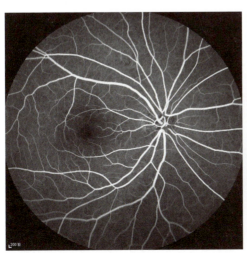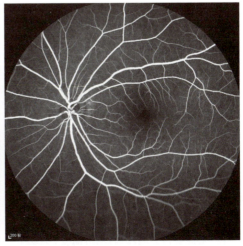

图11-11-1　正常眼底荧光形态

(2) 异常血管或吻合：如血管迂曲扩张、管壁着染、微动脉瘤、侧支血管、动静脉短路，常见于视网膜静脉阻塞、糖尿病视网膜病变、Coat's 病、视网膜血管炎、视盘水肿、视盘血管炎等。

(3) 新生血管：可发生在视网膜、视盘上或视网膜下，新生血管越新鲜渗漏荧光素越强。视网膜新生血管可见于视网膜缺血性疾病，视网膜下新生血管见于年龄相关性黄斑变性或各种原因所致的脉络膜新生血管。

(4) 脉络膜渗漏：分为染料积存和组织染色。荧光素积存在视网膜神经上皮层下与色素上皮层下。组织染色指视网膜下异常物质或结构因脉络膜渗漏染色，晚期呈强荧光，如玻璃膜疣、瘢痕组织。

2. 弱荧光

(1) 荧光遮蔽：屈光间质浑浊、玻璃体积血、视网膜前或视网膜内出血、色素均可以减弱或完全遮蔽荧光。

(2) 血管充盈迟缓与充盈缺损：见于眼动脉或视网膜中央动脉阻塞、无脉症、颈动脉狭窄。视网膜静脉病变致静脉充盈不良。毛细血管闭塞所致的大片无荧光暗区称为无灌注区，常见于糖尿病视网膜病变、视网膜静脉阻塞。

(六) 注意事项

1. 对荧光素钠药品过敏，或既往造影检查出现严重不良反应者（过敏性休克）等，不建议患者再次进行 FFA 检查。

2. 孕妇禁用。

3. 既往有荧光素钠过敏样反应的患者随着造影次数增加其过敏样反应程度可能加重。此类患者当慎重检查，即使患者强烈要求检查时，也应提前准备抢救措施，或提前口服抗过敏药物。

4. 荧光素主要经过肾脏排泄，有回顾性研究显示其对糖尿病所致各级肾功能不全患者的肾功能无显著影响，但荧光素钠排空可能延迟。对于正进行规律透析的尿毒症患者非本检查禁忌。对于肾小球清除率 <30ml/min，或肌酐清除率 <20ml/min，或血肌酐 >450μmol/L（5.0mg/dl）的患者建议尽量减少 FFA 的检查次数。

5. 无证据表明荧光素钠与其他药物和食物存在交叉过敏反应，但是总体上，既往有其他药物过敏史的患者较无过敏史患者其发生荧光素钠不良反应的概率增加。建议对两个及以上种类药物有严重过敏史的患者慎重进行 FFA 检查。

6. 近期心脑血管、代谢或呼吸道疾病尚未控制、全身情况不平稳患者禁用。

7. 造影室内应常规备有血压计、注射用肾上腺素及地塞米松等急救药品以备急救所需。

8. 荧光素钠是无毒染料，一般患者均可耐受，不发生毒性反应。少数偶觉恶心，嘱其张口呼吸，仍可继续拍摄图像。

9. 个别年轻患者心情紧张，迷走神经反射有呕吐或晕厥，应立即停止造影嘱其平卧。特殊患者需请内科或急诊人员会诊，协同紧急处理。

10. 操作完毕嘱多喝水。

二、吲哚菁绿血管造影检查

(一) 基本原理

吲哚菁绿血管造影（ICGA）是以近红外线或红外激光为激发光，吲哚菁绿（ICG）为染料，通过实时图像采集、处理系统记录眼底尤其脉络膜血液循环动态图像的一种技术。ICG 为水溶性结晶，相对分子量为 775。在血液中 80% 与血浆脂蛋白相结合，20% 与血浆白蛋白结合。ICG 与血浆蛋白结合后，体积较大，不易从血管内扩散到组织中，因此能够较好地显示脉络膜血管结构。ICG 的最大吸收光谱为 795nm，最大激发光波长为 835nm。在红外激光的激发下，发出荧光。其荧光强度较弱，仅为 FFA 的 4%，但是 ICG 发出的荧光具有较长波长，能够穿透色素上皮层显示脉络膜循环结构，故此轻度的玻璃体混浊和轻度的白内障也不会影响到 ICGA 检查。

(二) 应用范围

ICG 脉络膜造影在对隐匿性脉络膜新生血管的检查与定位、对中浆与 PCV、脉络膜肿瘤的诊断与鉴别、渗出型老年黄斑变性、脉络膜营养不良性疾患的诊断与疾病机制的探讨具有重要价值。与 FFA 相比，ICG 脉络膜造影对脉络膜血液循环的显示更加清晰，使医生能直接观察到脉络膜的血管构造和血液循环的特点，眼底血管荧光造影不能确定病因时，可做 ICG 脉络膜造影检查，以进一步明确诊断。还可以为治疗做准备。比如年龄相关性黄斑变性，通过 ICG 脉络膜造影检查，可以确定激光照射的位置，做到有的放矢。

(三) 检查方法

患者散瞳后，首先进行皮肤过敏实验，拍摄彩色眼底像，然后将激发滤光片和屏障滤光片置于光路上，拍摄对照片。无过敏现象后，经肘前静脉注射 ICG0.5~1.0mg/kg（注射前先用蒸馏水稀释成 3ml），于 5 秒内注入。药物注射的同时，启动计时器，开始录像或拍摄，以后每 5 分钟拍摄一次，直至 25~30 分钟。

(四) 眼底 ICGA 的分期

1. 早期　指 ICG 染料注入 5 分钟内，眼底血管中的红外荧光最强。

2. 中期　指 ICG 染料注射后 5~30 分钟，脉络膜静脉红外荧光逐渐与朦胧的脉络膜毛细血管融为一体。

3. 晚期　指 ICG 染料注射后 30 分钟~24 小时，出现

"图像反转现象",视网膜和脉络膜血管呈黑色无红外荧光,背景呈均一的颗粒状强红外荧光。

4. 超晚期 指染料注射后 24 小时以后,背景颗粒状荧光逐渐减弱,血管系统仍然为黑色无红外荧光。

(五) 临床应用

1. 观察脉络膜毛细血管充盈状况 ICGA 可以清楚地观察到脉络膜血管系统。正常脉络膜毛细血管在 ICGA 中表现为脉络膜大血管上一层绒样、均匀、朦胧的强红外荧光。当各种原因造成脉络膜毛细血管闭塞,ICGA 中脉络膜失去绒样朦胧的强红外荧光,脉络膜大血管显得非常清晰,与存在脉络膜毛细血管的相邻区域形成鲜明对照。

2. 发现脉络膜新生血管 ICGA 在观察和分析脉络膜血管病变,尤其是在 CNV 的诊断上有重要的价值。典型的脉络膜新生血管在 ICGA 早期可出现边界清楚的高红外荧光,并且与荧光血管造影早期相一致,这种高红外荧光一直持续到 ICGA 晚期,并且不被晚期渗漏所遮盖。

3. 诊断特发性息肉样脉络膜血管病变 ICGA 检查对确诊本病具有重要价值,ICGA 可发现病理性脉络膜血管网和血管网末端息肉样扩张所形成的强红外荧光。

(六) 异常 ICGA 表现

1. 强荧光 是相对于周围正常荧光而言荧光强度增高。包括:①假荧光:激发滤光片与屏障滤光片匹配不完美时所产生的现象,多见于陈旧黄白色视网膜下出血和一些色素上皮脱离病灶的边缘;②透见荧光:色素上皮萎缩或缺失后使脉络膜血管的荧光透过性增加所致,多见于色素上皮萎缩、外伤和色素上皮撕裂等;③异常血管:包括先天性脉络膜血管变异、炎症或其他脉络膜血管性疾病所致的代偿性血管变化、新生血管和肿瘤血管等;④渗漏:血管的通透性增加或色素上皮屏障受到破坏,ICG 弥散到组织间隙而形成团状强荧光。多见于色素上皮脱离、视网膜脱离等。

2. 弱荧光 是相对于周围正常荧光而言荧光强度降低。

(1) 荧光遮蔽:①黑色素沉着程度不同,产生了不同程度的荧光遮蔽;②出血:薄的浅层视网膜出血在 ICGA 早期无明显的遮挡,造影晚期才可出现;较浓厚的出血在造影的整个过程均能看到;③有髓神经纤维、瘢痕组织以及各种渗出均可产生不同的荧光遮蔽。

(2) 充盈缺损:脉络膜血管部分不充盈、充盈延迟或充盈不全。①生理性充盈缺损:造影早期分水带充盈延迟;造影晚期脉络膜大血管的弱荧光轮廓;②病理性充盈缺损:包括血管阻塞性(三角综合征)、炎症性(脉络膜炎症)、组织萎缩性(高度近视性眼底改变、年龄相关性黄斑变性)。

(刘志强)

第十二节 光学相干断层扫描成像

光学相干断层成像术(optical coherence tomography, OCT)是一种高分辨率,非接触性、无创的生物组织成像技术。自从 20 世纪 90 年代初应用于眼科临床以来,这项技术使我们能在活体上获得类似于眼组织病理改变的影像,提高了我们对一些疾病发生发展过程的认识,是继眼科放射诊断、超声诊断、血管造影诊断后又一全新的影像学诊断技术。

一、基本原理

OCT 是一种利用光的干涉现象观察生物组织的断层成像技术。该技术采用超级发光二极管(SLD)或钛蓝光源产生的利用弱相干光干涉的基本原理,由于组织的结构和密度的不同,对光的吸收和反射不同,产生明暗灰阶变化的 OCT 图像。近年来 OCT 的成像技术已从时域 OCT 发展到频域 OCT,并向着功能性 OCT 的方向发展,其分辨率、扫描速度、组织穿透深度等得到了很大的提高。增强深部成像的光相干断层扫描技术(Enhanced-depth imaging optical coherence tomography,EDI-OCT),该技术是应用傅里叶技术将光线的焦点后移到脉络膜或巩膜内层,能够通过平均成像、视觉追踪、高速扫描和低噪音来获得高质量的脉络膜图像。血管成像 OCT(angiography OCT, Angio-OCT, OCTA)是一种无创的新型血管成像技术,仅在数秒内获得视网膜血管影像。该技术使用分光谱振幅去相关血管成像(SSADA)技术,可通过测量 OCT 横断面连续扫描反射信号的振幅来检测血管管腔内的运动,其处理后的 OCT 信号能够增强血流探测,同时减少了眼球轴向运动的影响。根据检查部位的不同,眼部 OCT 又可以分为眼前节 OCT 及眼后节 OCT。

二、检查方法

进行 OCT 检查前,首先核对患者姓名、年龄、性别、眼别,阅读检查申请单了解患者眼部病情。行眼后节检查时,如屈光间质浑浊,影响 OCT 成像质量,可以散瞳后行 OCT 检查。

1. 患者准备 进行 OCT 检查前,须向病人详细解释检查注意事项以获得患者配合检查。患者采用坐位,调整仪器桌和颌托的高度,以便让被检查者保持较舒服的高度并使下颌正确地放在颌托上,前额顶住头带,确认被检查者的眼睛对准高度水平标线;引导被检查者的眼睛正确注视固视灯以便获得正确的眼位。

2. 选择适当的扫描模式　前节 OCT 对角膜（角膜形态、厚度、地形图）、前房[前房深度、角到角距离、白到白（white to white）角膜横径、瞳孔直径等]、房角（房角开放角度、前房开发距离、房角隐窝面积等）、晶状体图像进行形态学检测及对所采集的图像进行定量的分析。后节 OCT 根据不同的检查要求选择不同的扫描模式。

三、临床应用

(一) 眼前节 OCT

早在 1994 年，Izatt 等人就在实验室条件下对人眼进行眼前节 OCT（anterior segment optical coherence tomography）检查，测量其角膜厚度、前房深度，并对角膜、房角和虹膜进行成像。但是由于传统的眼后节 OCT 在仪器设计时对视网膜的弯曲度进行了补偿，而角膜的曲率半径较视网膜小，所以当后节 OCT 应用于眼前节成像时，所成的角膜图像的弯曲度比实际要大，对周边角膜厚度测量有一定影响。为了对活体人眼的眼前节组织进行更细致的观察和测量，专门用于眼前节的 OCT 应运而生。目前前节 OCT 主要用于以下几个方面：

1. 眼表疾病

（1）角膜移植术后的随访观察，植片、植床厚度测量及愈合情况的观察，术后并发症的早期诊断。

（2）角膜疾病的诊断如角膜异物、圆锥角膜、角膜白斑、角膜水肿、角膜溃疡、角膜变性、角膜基质环等。

（3）结膜疾病的诊断如翼状胬肉、睫毛松弛症等。

2. 青光眼

（1）观察前房情况：前房深度、容积等与青光眼密切相关的指标。

（2）观察房角情况：可在明适应与暗适应两种状态下分别进行定量测量（房角开放距离、房角隐窝面积、小梁虹膜间隙面积、小梁虹膜接触长度、房角隐窝角度）。

（3）观察虹膜情况：对抗青光眼术后切口（滤过泡、虹膜周切口、激光虹膜打孔后或减压阀的管口）进行观察，判断其是否形成，有无粘连或堵塞。

3. 晶状体疾病

（1）白内障程度的评估。

（2）白内障手术的术前评估及术后随访：测量前房深度及房角开放度，判断手术时机；观察术后角膜切口的愈合情况；观察术后人工晶状体植入后的解剖改变。

（3）白内障术后并发症的诊断：如角膜后弹力层脱离、早期睫状体脱离、囊袋阻滞综合征等。

4. 准分子屈光手术

（1）LASIK 的术前评估及术后随访：术前测量角膜厚度选择合格的手术对象，术后评估测量角膜瓣和残余角膜基质层厚度。

（2）有晶状体眼人工晶状体植入术的术前评估和术后随访：术前前房深度、房角开放度及角到角距离的测量；模拟植入的人工晶状体，通过测量距角膜内皮安全距离和距晶状体安全距离来评估和设计手术；IOL 植入后对拱高的测量。

5. 眼前节新生物

（1）角、结膜新生物：如角膜皮样瘤、角膜囊肿等。

（2）虹膜囊肿等。

(二) 眼后节 OCT

目前普通 OCT 的分辨率已达 5μm，而长波长的"超高分辨率"OCT 的分辨率已达 3~4μm。与时域 OCT 相比，在很大程度上增大了视网膜尤其是外层视网膜细微结构的可观性。频域 OCT 越来越善于发现眼底组织的微小病变。

1. 正常眼底 OCT 图像　众所周知，OCT 所观测到的条带并非与视网膜组织学上的各层完全一一对应。2014年 Staurenghi 等学者对 OCT 各条带进行了重新命名并达成共识，命名中关于视网膜的条带，包括高反射和低反射共 14 条，分别是：①高反射 - 玻璃体后皮质；②低反射 - 视网膜前间隙；③高反射 - 视神经纤维层；④低反射 - 视神经节细胞层；⑤高反射 - 内丛状层；⑥低反射 - 内核层；⑦高反射 - 外丛状层；⑧低反射 - 内侧半为 Henle 神经纤维层，外侧半为外核层；⑨高反射 - 外界膜；⑩低反射 - 光感受器肌样区；⑪高反射 - 光感受器椭圆体区；⑫低反射 - 光感受器外节；⑬高反射 - 锥体和 RPE 层间交错；⑭高反射 -RPE/Bruch 膜复合体（图 11-12-1）。此命名使 OCT 所示的各条带与视网膜细胞的结构相对应，这为以后从细胞水平对视网膜疾病进行诊断提供了坚实的基础。

2. 异常 OCT 图像解读

（1）组织形态学的改变

1）引起组织变薄的病变：如外伤、循环障碍、变性、炎症类疾病均能引起组织萎缩，OCT 上表现为组织光带的变薄。

2）引起组织增厚和隆起的病变：如黄斑水肿，无论是细胞内或细胞外水肿，组织体积增大变厚。脉络膜肿物的生长推动相应部位视网膜向内隆起。

3）引起组织缺失和牵拉的病变：如黄斑裂孔、玻璃体黄斑牵拉综合征。

（2）引起反射性改变的病变

1）高反射病变：如视网膜前膜、出血、硬性渗出、玻璃膜疣、CNV、瘢痕、纤维组织、色素上皮肥大、脉络膜痣。

2）低反射病变：如液体、软性玻璃膜疣、光影屏蔽区。

（3）怀疑青光眼时，可以对神经纤维层厚度测量和视杯特征性分析。

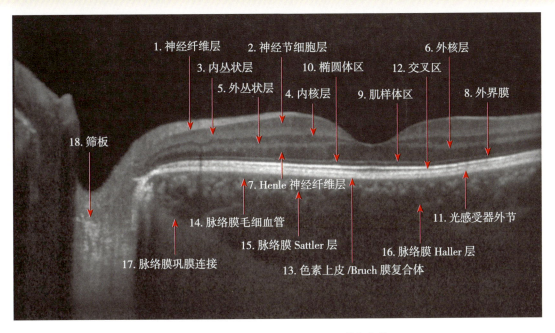

图 11-12-1　高反射 -RPE/Bruch 膜复合体

（三）增强深部成像的光相干断层扫描技术

随着频域 OCT 的增强深度成像模式的使用，眼底脉络膜全层可见，使脉络膜厚度的测量成为可能，为研究多种眼病疾病的发病机制提供了确实可靠的依据。SS-OCT 的出现使 OCT 的扫描深度进一步加深，除了可以观察脉络膜全层、巩膜全层、蛛网膜下腔、甚至是 Tenon 囊和眶脂肪都可以得以显示。

正常脉络膜厚度随着年龄的增长逐渐变薄，每增长 10 岁，脉络膜厚度减少约 16μm。未成年的小学生的脉络膜厚度平均为 327μm，50 岁正常人群中，黄斑中心凹下脉络膜厚度平均为 272μm，并且颞侧厚于鼻侧，上方厚于下方（图 11-12-2）。EDI 对于脉络膜的病变可以清晰地显示病变区域脉络膜的增厚及不规则改变，以及对于一些疾病的追踪观察都非常有帮助。

1. 近视　对于高度近视的患者由于眼轴的增长，普通 OCT 很难清楚地显示视网膜及脉络膜清晰结构，EDI-OCT 则克服了此困难，可以清晰地显示眼底结构，甚至是巩膜结构。高度近视眼脉络膜厚度与近视度数呈负相关，近视每增加 -1.00D，脉络膜厚度下降约 8.7μm 左右。对合并有脉络膜新生血管的高度近视患者，其脉络膜厚度将变得更薄。

2. 中心性浆液性脉络膜病变　对中心性浆液性脉络膜病变的脉络膜进行厚度的测量，发现中浆的患者脉络膜的厚度异常增厚，这个发现支持了中浆的发病原因可能是脉络膜血管静水压升高所导致的观点，为中浆病因的研究提供了进一步的依据。

3. 葡萄膜炎　葡萄膜炎患者脉络膜往往是增厚的，随着治疗的进程，脉络膜厚度会逐渐变薄恢复正常。EDI-OCT 可以全程检测葡萄膜炎的诊治过程，从而对治疗做

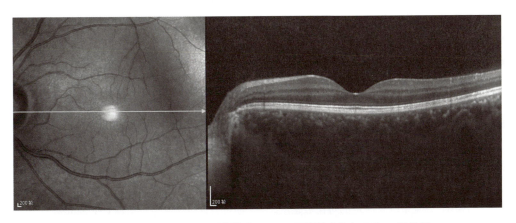

图 11-12-2　EDI-OCT 扫描模式——深层增强成像（EDI）—脉络膜

(四) 血管成像 OCT

OCT 血管成像技术是通过采用分频幅去相关造影技术，将同一位置反复扫描的 OCT 的频幅分成数段使用去相关法进行分析，对 OCT 扫描图像进行处理，将视网膜、脉络膜的血管在冠状面进行重建。通过此技术可获得清晰的视网膜以及脉络膜各层的血管形态，在同一解剖层面对视网膜和脉络膜的异常血管进行观察，作为一种无创的检查，将对某些疾病的诊断、随访，如息肉样脉络膜病变、AMD 等带来突破性的进展。

1. 脉络膜新生血管　CNV 是 wAMD 的病理特征，过去 CNV 的诊断主要依靠 FFA 和 ICGA 确诊，Angio-OCT 可以无创地清晰显示 CNV 的形态和延伸，还可以对 CNV 进行检测和分类，并且可以定量测量新生血管面积。

2. 视网膜动脉或静脉阻塞　应用 Angio-OCT 可以很好观察到无灌注区面积、组织缺血的边界和血管异常，如微动脉瘤、毛细血管扩张等。

3. 糖尿病视网膜病变　虽然 Angio-OCT 不能显示血管渗漏，但是能更好地描述毛细血管丢失面积及检测早期视网膜新生血管。

4. 原发性开角型青光眼　青光眼患者视盘血管异常和血流减少，通过 Angio-OCT 的检查可以作为一个定量测量青光眼的方法，成为青光眼结构检测的指标。

（刘志强）

第十三节　对比敏感度检查

一、概念

对比敏感度（contrast sensitivity, CS）是一种衡量视觉系统辨认不同空间频率物体时所需要的物体表面的最低对比度的物理量。从视敏度的角度将影响物体识别的参数归结为空间频率和对比度两方面。空间频率是 1 度视角所包含的线条数；对比度是物体颜色亮度和该物体背景颜色亮度的关系。对比度 =（视标照明 − 背景照明）/（视标照明 + 背景照明）。即

$$C(\text{contrast}) = (L_{max} - L_{min})/(L_{max} + L_{min})$$

其中，C 为对比度，L_{max} 为最大亮度，L_{min} 为最小亮度，当对比度降到阈值时，人眼就分辨不出光栅，呈现一片灰色，此时对比敏感度阈值的倒数即对比敏感度，即对比敏感度 =1/ 对比度阈值。对比敏感度阈值越低，其对比敏感度越高，视觉好。视觉系统对空间频率和对比度分辨能力是相互关联的，特定空间频率，视觉系统有一定的对比敏感度，在特定的对比度时，视觉系统有一定的空间频率分辨力。

二、对比敏感度检查原理

对比敏感度检查是明暗对比度变化情况下视觉系统对不同空间频率正弦光栅条纹的识别能力，反映视标边缘与背景照明间对比分辨的能力。

对比敏感度函数（contrast sensitivity function, CSF）是在不同的空间频率上对比敏感度的反应，单位是周/度（cycles/degree, c/d）。

正常对比敏感度曲线：正常人眼的对比敏感度函数呈带通型，形似倒 U，即中频区高、低频和高频区低。低频区主要是反映视觉对比度情况，高频区主要反映视敏度情况，而中频区较为集中地反映了视觉对比度和中心视力综合情况。正常人 CSF 中频区对比敏感度高，是由于人的视觉系统活动主要由 CSF 中频区决定的。

三、检查方法

视觉对比敏感度测试分近用和远用，双眼对比敏感度和单眼对比敏感度。敏感度一般由条纹视标表示，它分为：①方波条纹，黑白分明，之间无移行区；②正弦波条纹，黑白逐渐移行，通常采用正弦波。临床上视觉对比敏感度测定的设备分为图片类和发光类检测设备。

检测方法分三类：①图表检查：Arden 光栅图表方法简便，欠精确，适用于普查。常用 F.A.C.T（Functional Acuity Contrast Test）表，能测定远（3m）近（40cm）对比敏感度，横分 5 排，左侧排首处标记 A、B、C、D、E，分别为 1.5 周/度、3 周/度、6 周/度、12 周/度、18 周/度 5 个空间频率，且每个空间频率上均设有 8 个不同 CSF 值和不同方向的条栅图（第 9 图无条栅为空白图），相邻两个 CSF 值以 0.15 个对数单位变化，较 Arden 光栅图表准确而常用。与对比敏感度仪原理相同。诸如此类的还有 VCTS6500 测试表等。②电视/示波器显示正弦条纹：对比度连续可调，空间频率范围更广更精确。结合 VEP 检测，可使结果更为客观。③氦-氖激光为光源的激光干涉条纹视力测定。

四、检查意义

眼球光学系统如角膜、晶状体等病变一般表现为高频段对比敏感度曲线的下降，神经视网膜系统的病变一般表现为低频段对比敏感度曲线的下降。

早期白内障由于晶状体混浊不均匀，患者通过混浊的缝隙视物，中心视力正常或轻度下降，但 CSF 会下降，患者会主诉视物模糊；角膜屈光手术后像差、上皮下雾状混浊等均可引起 CSF 的下降，视力可不受影响；开角型青光眼早期视力视野正常也可出现 CSF 的异常。

CSF 虽不能作为特异性诊断指标，但比常规视力表检

查更能反映形觉功能特性。CSF 能早期发现白内障、青光眼、黄斑部病变和弱视等眼病引起的形觉功能障碍，并作为对各种角膜和晶状体屈光手术后视功能的评估指标之一，具有重要的临床意义。

(蔡祎)

第十四节　像差检查

人眼并非理想的光学系统，除离焦和散光外，还存在着各种高阶像差。若想消除人眼的这些像差，必须先解决波前像差的检查，得到精确的波前像差检查结果，才能将其用于引导屈光手术。

一、检测方法

波前像差的测量是通过波前像差仪来完成的。波前像差仪所测量的是整个眼球的屈光通路，包括整个屈光表面，如泪膜、角膜前表面、角膜基质、角膜后表面、晶状体前表面、晶状体实质、晶状体后表面、玻璃体以及视网膜。它能检测出眼球在 $0.05\mu m$ 范围内的屈光状况，目前其他任何屈光检测仪器都无法达到，它比其他验光系统包括角膜地形图的精确度高 20~50 倍。

波前像差的测量主要基于两种理论：干涉度量学(interferometry)理论和光路追踪(ray tracing)理论。其中干涉度量学是利用光的干涉原理为基础，设计和制造出各种干涉仪和干涉装置用以各种精密的测量。例如，用薄膜干涉原理可检测平面和曲面的光洁程度，其精度可达 $1/120\mu m$，各种干涉仪可以进行大到天体直径，小到物质内部结构及光波波长的精密测量。光路追踪理论是在用作图法研究对象，不断追踪下去的方法。

目前，测量人眼波前像差方法的种类很多，通常分为客观测量法和主观测量法两大类。

主观检测法需要患者的配合，因此耗时较长。客观检测法则通常需要用成像系统来分析从视网膜上反射回来的信息。客观测量法，多以光线追踪理论为基础，其基本原理是：通过贯穿入瞳孔的列阵光线斜率的整合来重现眼内的波前像差。该方法在 1900 年时首先由 Hartmann 实现。目前基本可以分为三类：以 Hartmann-Shack 原理为基础的出射型光学像差仪，以 Tscherning 原理为基础的入射型光学像差仪和光学路径差异型像差仪。主观测量法，有基于 Scheriner-Smirnov 原理的可调节入射光线折射仪。

目前，应用于临床的波前像差仪主要是根据 Scheriner-Smirnov 原理设计的主观像差仪和根据 Hartmann-Shack 和 Tscherning 原理设计的客观像差仪，基于它们的设计原理，这两种类型的波前像差仪各有特点。其中，主观像差仪具有测量的准确性好，可测大像差，对人眼没有损害及不受人工晶状体和瞳孔的影响等优点。这种像差仪的主要局限性在于主观调节，矫正偏差的光点耗时较长。

二、波前像差的主观检测法

（一）Twyman-Green 干涉仪

泰曼 - 格林(Twyman-Green)干涉仪通常是迈克尔逊干涉仪的基础上发展起来的一种波面干涉仪。它是在后者的干涉仪中加入了棱镜及聚焦平行与观察透镜。

以干涉理论为基础的 Twyman-Green 干涉仪是最早用于波前像差测量的，其原理是使一准直(平行)光束分离，分离的光束分别从测试表面和参考表面反射后重新汇聚，在观察屏上形成一组类似于薄膜等厚的干涉样条纹图样——波面相位差等值线或待测表面的等高线条纹。只有当两个波面完全一致时，重新汇聚的光线才不会出现干涉的模糊边缘，否则边缘干涉图形就表现为不同的波前像差图形。Twyman-Green 干涉仪，可用来检测光滑表面的平整度及透镜或球面镜表面的球面度，也可以用来检测平行平板状透明介质的光学均匀性。但由于人眼稳定性和难以重构参考表面，因此，用干涉理论测量像差的方法，在生理光学中很少应用。

（二）可调节入射光线折射仪

这种波前像差检测技术基于 17 世纪的 Scheiner 屈光计原理，1961 年由 Smirnov 描述为主观可调折射仪。基本原理为：周边入射光线通过患者的主观调节入射角度来对准中心入射光线，以抵消眼睛周边点的像差。在 1998 年，Webb 和 Burns 对之进行了修改，变成了一种主观测量眼像差的像差仪(SRR)，用 37 个测试点，每个点发出的光线均由患者手工调节重叠覆盖中心点，然后通过测量每点的调节角度算出眼球的波前像差形态。

原理：当一束光线从无限远入射入眼睛时，如果此时该眼的像差是球性屈光不正引起的(近视眼)，那么从瞳孔的上方、中心、下方三个位置点进入的光线会在视网膜前方交叉(假设上下两处是对称的)。如果从上方进入眼睛的光线倾斜一下(假如它是从附近另一个光源而来的)，使它和从瞳孔中央射入的光线在视网膜上成像在相同的位置上。这时，倾斜的角度即是角膜相应位置上的波前的倾斜情况。通过多测几个点，就可以得出整个角膜的波前像差。

该方法的局限性在于主观调节、矫正偏差的光点耗时较长。它的另一种形式——客观性的检测法是基于裂隙检眼镜制成。在该方法中，眼底情况由进入人眼的裂隙光束沿着一特定轴线和方向被快速扫描。眼底的反射情况由一个探测器所检测到。裂隙光束会连续地扫描并将全部角膜的波前像差记录下来。因此，可以确定波前像差的情况。

尽管这种方法仍然是在不同轴线上连续进行的,但是客观性的检测使它可以迅速地获得相应信息,因此,比较省时。

(三) Scheriner-Smirnov 检测法

基于 Scheriner-Smirnov 原理设计的可调节入射光线折射仪(空间解析的屈光计),又称为"内向型测量法",这种形式的像差检测与临床上屈光和检影镜的应用很相似,即波前像差的形式是由一束可调节的补偿像差的光线射入眼睛而定义的。由于人眼不是理想的光学系统,因此平行光线从不同的瞳孔位置进入人眼后,并不会在相同的位置上穿过角膜。所以这种类型的像差测量就是通过在瞳孔面上选择一系列不同位置的点,同时调整测量光线,使测量光线与参考光线相重合,所调整的角度就是角膜相应位置上波前的倾斜量。根据该原理,多测几个点,就可以得到人眼的波前像差。

测量方法:患者手动调整周边小孔进入的光线。使之与中央参考小孔进入的光线在视网膜上成共点,通过测量调整的水平来计算波前像差。上述方法所获得的 Zernike 系数非常接近,能够提供类似的波前像差信息。主观法需要患者进行配合,其检查结果的可靠性与患者的配合和理解力有关。每一次操作患者必须完成 37 次点击,每眼还要重复数次,因此通常耗时较长。

目前根据主观像差仪原理设计的像差仪主要有 Emory 视觉矫正系统、日本尼德克的 OPD-Scan 扫描系统,还有苏州医疗仪器厂的国产 Wave Front Refractometer。

三、波前像差的客观检测法

波前像差的客观检测法是眼波前的主要检查方法,其中 Hartmann-Shack 波前像差仪最常用。

(一) Hartmann-Shack 像差仪

1. 检测原理　Hartmann-Shack 波前像差仪是经典的 Hartmann 检测法的改良版本,是一种基于向外反射光线的像差仪。该测量方法也称为"外向型测量法"。其测量原理为:通过一束直径大约为 1mm 的激光聚焦在人眼的黄斑上后形成一个点,其反射的光线通过人眼折射系统折射出眼睛,形成波前像差的形式,被瞳孔入口处的 CCD 相机捕获。反射出来光线的波前被由微小透镜阵列分割成许多更小的波前,每个波前被聚焦成一个光点,光点相对于微小透镜的光轴在空间上的位移则直接显示此处波前的倾斜情况及整个眼的波前形态。从视网膜反射回来的具有低能量的激光穿过眼的光学系统后,成为一个向外发射的波阵面,通过一个透镜列阵后,在视频传感器上确定这些聚焦点和理想点的位置偏差。其测量精度和透镜的尺寸和个数有关,灵敏度由透镜的焦距决定。

由于 Hartmann-Shack 像差仪是最常用的波前检测技术,因此需要对它进行更深入的讨论。用于眼像差检测的波前检测技术与用于天文学的波前检测技术不同,在天文学应用中,一个星星或一个人工激光指向标用于产生一个穿过大气骚动干扰的平面波,并通过骚动来检测到光学像差。而在视觉应用中,光线的指向投射到视网膜上,而指向标的发散光束通过整个眼的光学系统。假如没有眼像差,那么弯曲角膜表面的波前为一个平面波。但是,假如有眼像差,不管它是在角膜上还是在晶状体上,那么光线的弯曲和局部波前倾角都可以被 Hartmann-Shack 像差仪的阵列镜片检测到。

通过瞳孔大小确定眼波前的直径。由于角膜的屈光度很大,因此瞳孔就会被明显放大。例如,对于一个 43.5D 的角膜,当前房深度为 3.5mm 时,其放大系数为 1.15。所以,对于当虹膜孔径上的瞳孔为 5.2mm 时,其在角膜表面就为 6mm。在像差仪的光学中,通过 CCD 照相机所监测到的瞳孔为放大的瞳孔。整个眼的光学被简化为薄透镜,有效瞳孔在简化透镜的正前方。由于平面波只在它离开整个眼的光学系统后才形成,所以有效瞳孔大小与波前变成平面波时的大小相关。因此,放大的瞳孔应被认为是波前直径。

2. Hartmann-Shack 波前传感器的工作原理　入射光线被微阵列透镜分隔成许多子孔径,每个子孔径内的子透镜把入射到它上面的光均聚焦到面阵探测器的靶面上形成光斑。如果入射波前为理想平面的波前,那么每个子透镜所形成的光斑将准确地落到各子透镜的焦点上;如果入射波前有相位畸变,即光波面不是垂直于光轴的平面波,则每个子透镜所形成的光斑将在其焦平面上偏离其焦点。被测的波前相对于参考波前的子孔径光斑的偏移量就反映了子孔径内入射波前瞬时平均波前的斜率,经计算机处理后就可以得出子孔径内 x、y 两个正交方向上的平均斜率,由各子孔径的平均斜率就可以恢复出入射波前的相位。

进一步将每个子孔径中的光强作为子孔径的平均光强,可以拟合出光束的近场光强分布,这样,就可以获得光场的相位和强度分布,并对其进行详细的分析,获得如远场分布、光束质量等评价光束和光学系统的重要性能参数。如果面阵探测器有一定的帧频,还可以通过比较前后的波面变化等,以达到了解光束随时间变化等过程。

Hartmann-Shack 探测器中的一个关键元件就是阵列透镜。它的作用是使有像差的波面在其分割下,每一子波面均可以近似为平面波,从而可以测量出子波面的平均斜率,为拟合出像差波面提供了必要的精度数据。该列阵透镜的密度越高,即子透镜数目越多,其将波面切割的就越小,测量的精度也就越高。由于传统的加工方法不能够做到均匀、高密度地排列各个子透镜,因此极大地限制了它的应用。直到 20 世纪 70 年代,随着用光刻的方法制造列阵透镜技术的重大突破,Hartmann-Shack 传感器才在多种测量中获得广泛的应用。其中,对光束质量的测量是其重要的应用领域之一。

3. 主要优点

(1) 它用非常高的填充方式对整个瞳孔区都进行了取样检测,因此它的敏感性非常高。

(2) 它同时以微米级别的精确度检测了整个瞳孔区的眼波前像差。

(3) 它受到的散射影响很小。

4. 主要缺点　该检测法的局限性在于由于黄斑下脉络膜的干扰会产生散射,从而产生干扰性的回波。但是,由于视轴的长度,这种干扰可以忽略不计。另外激光光源中的小斑点、黄斑部被照亮的程度以及质量等,也会限制该波前像差检测的准确性。这种检测方法所测得的分辨率主要受到单个透镜的尺寸所限制,一般为 0.5mm。最近,J F Bille 实验室研究出一种新型的闭环自适应光学波前像差仪,在该系统中,其测量精度受微芯片镜的尺寸限制,一般小于 0.01mm,这又比目前所使用的 Hartmann-Shack 像差仪的分辨率提高了 100 倍。

此外,Hartmann-Shack 像差仪的动态范围在某种程度上也会受到限制,并且常常需要低阶的补偿。

尽管如此,Hartmann-Shack 像差仪的优点仍然是主要的,它已成为目前最常用的眼像差检测方法。主要眼科公司如博士伦、爱尔康、VISX 以及蔡司等波前像差仪都是以 Hartmann-Shack 原理来设计的。

(二) Tscherning 视网膜成像像差仪

1. 设计原理　Tscherning 像差仪是 Tscherning 像差镜的改良。根据 Tscherning 原理的像差检测特点是:波前像差的形式是由视网膜上成像的偏差来定义的,故又称为"视网膜成像法",也称视网膜像型像差仪。1984 年,Tscherning 在描述眼睛的色像差时首次提出了此方法。后来 Seiler 使用球面镜对该方法进行了改进,他将一个二维的网格投影到视网膜上,并将视网膜上的成像与理想光学系统所成的像之间的差异定义为眼球的波前像差。在该像差仪中,激光束经过校准平行后,通过一个 13×13 的光点模版,从而产生整齐排列的 168 个光点(遮蔽中心点),在视网膜上成像。在经过眼的屈光介质时,光点会由于介质的不规则而产生像差。这种扭曲的光点排列会通过一个同轴的相机主波记录下来,通过记录光点与无像差光点的位置偏差来准确计算波前像差。

2. 传感器工作原理　在其设计中,Tscherning 在透镜前放了一个均匀的栅格,受试者从这里固视一个星状物,并要求其画出变形的栅格,通过这种变形的栅格来检测眼的像差。这种像差仪的原理是,一个光点的图形屏用于排列像差。

校准的光源,投射细光束到视网膜上。眼的像差可以造成光线从瞳孔的不同部分落在视网膜上的不同位置,光点图形可以通过视网膜镜反映出来,据此可以重建眼像差。

3. 与 Hartmann-Shack 像差仪的比较　与 Hartmann-Shack 像差仪检测类似的是,Tscherning 像差仪是通过确定图像在 x 和 y 方向上的图像位移来检测眼波前局部倾角的。然而,由于每个细光束穿过光点图形时只是简单的取样一小部分的瞳孔区域。因此,图像的位移和检测点的波前倾角成正比,而 Hartmann-Shack 像差仪则是与平均倾角成正比。

另外,Tscherning 像差仪也是对整个瞳孔区取样,也是在微米范围内检测眼的像差,但是,由于使用的是视网膜图像,因此整个瞳孔区中的像差大约丢失 1mm。此外,该技术很容易受到散射的影响,对于参考光点图形,普通的眼模型可能会产生误差。但在计算理想位置时,用于理想眼球模型(Gull-strand 模型眼),这个理想模型的获得必须先对患者的屈光误差进行修正,这样才能得到准确的眼轴长度。实际上该像差仪就是根据人眼的屈光误差不断进行调节以达到理想的同轴状态,从而实现理想化。

根据 Tscherning 原理设计的眼波前像差仪的主要缺陷在于,在计算光束位置的偏离中,要用到一个理想化的人眼造型,而实际上这个模型是根据人眼屈光误差,在不断调整而实现理想化。

主要代表设备有:Lumenis 和 Schwind 公司的像差仪。

(三) 光线追迹像差仪

基本原理:细光束通过一个扫描镜从瞳孔的不同部分顺序地投射到视网膜上。由于每个光线通过不同的光路,因此在视网膜上所得到的图像就会产生一个局部波前倾角成正比的移位。与 Tscherning 像差仪相类似的是,其图像的移位与其在瞳孔上通过此处图像所形成的点的波前倾角成正比,而不是与平均的波前倾角成正比。视网膜上的每个图像都可以通过简单的光学成像或者被 CCD 截获。与 Tscherning 像差仪一样的是,也可以根据图像移位的结果来重建眼波前。

由于光源是连续投射的,因此该技术可以有一个非常大的动态范围,而且整个瞳孔都是可以使用的,不需要像 Tscherning 像差仪一样为了图像的目的而阻碍中央区域。但是,这种图像捕获的连续特性却使得该方法处理速度比较慢。因此,为了临床使用目的,该技术需要增加一个位置传感器和进行快速扫描。此外,当视网膜图像被再次成像时,其位置和形状都可能会发生改变。而且,光源的连续特性还会使图像的位置对眼球的运动非常敏感,这就使问题被进一步复杂化了。目前,主要的代表设备是 Tracey 公司的视网膜光线追踪仪。

四、波前像差检查的应用

应用于眼部疾病的诊断。

1. **眼的正常像差** 前面我们已经知道了人眼的屈光不正实际上包括了低阶和高阶像差。一个精准的像差仪能够准确地、动态地检测出人眼的像差。通常情况下,每个人眼均存在着低阶和高阶像差,只是比例不同而已。

2. **圆锥角膜和角膜移植的分析** 无论是圆锥角膜还是角膜移植术后,角膜都将表现为明显的不规则散光,这种散光有时用一般的电脑验光仪、检影验光和显然验光是无法正确地判断和检测出来,Orbscan Ⅱ还可以准确检测到角膜后表面的变化。而波前像差仪也能通过像差的检测原理,准确检测出角膜的不规则变化,并与相对应的像差类型进行比较,得出该患者各阶眼像差的准确数据,便于动态分析。同时,波前像差仪还能通过点扩散函数的图形来模拟该患者视觉效果的影响特征和程度。需要注意的是,特别严重的角膜不规则可能会超出波前像差仪的检查范围,此时角膜地形图是唯一的检测手段。

3. **术前检查** 波前像差仪最重要的用途为屈光手术前的检查,检查的内容包括:波前验光、高阶像差的图形、RMS 值,高阶像差的比率(Hi%)、Zernike 多项式的类型、瞳孔形状大小以及该眼的点扩散函数等。

其中波前验光用于手术时屈光手术量的设计,而高阶像差的类型、RMS 值和 Hi% 等,则是医生判断是否选择波前引导的角膜屈光手术的主要依据,瞳孔大小则是医生术前确定光学区设计的主要依据,点扩散函数的图形用于判断该眼视网膜的成像情况。

应该注意的是,使用波前像差的结果进行手术设计时一定要参考其他的验光结果、对比敏感度检查和角膜的检查情况进行综合分析。

4. **术后视觉质量分析和判断** 术后视觉质量的好坏是判断手术效果的重要依据。视力仅是视觉质量的一个判断指标,而非全部指标。波前像差检查的另一个重要功能就是可以对术后视觉质量进行全面的分析和判断。根据像差的检查结果,我们就可以正确地理解、分析、判断和评估屈光手术后个别患者所出现的夜间视力下降、眩光、重影等无法理解的现象。

(董坤峰)

第十五节 屈光检查

眼科就诊人群中,屈光异常在各种眼疾中是占比最高的,由于它直接造成视力下降,常和其他眼疾相伴随,在眼科诊疗活动中,为了明确诊断,屈光检查也就成为眼科检查中最常用到的检查之一。在检查过程中,既要求检查者有熟练的技能,丰富的经验来判断患者的屈光状况,往往还要求患者能说出主观感觉,两者结合出具最终检查结果。也正因如此,将屈光检查分为客观检查法和主观检查法。随着科技的发展,在人工智能研究上也取得了很大的发展,目前国外已经出现了借用相应附件实现手机智能验光,但技术尚不成熟,相信不久的将来,必将取得突破性进展。

此外,由于调节可直接造成屈光状态的改变,各种检查都是在不使用调节(即眼睛充分放松)的情况下进行,对于调节过强而不易放松或不能放松的情况下要使用睫状肌麻痹剂后进行屈光检查,在此我们单列一节叙述。

一、客观检查法

客观检查法,顾名思义,就是只需患者体位配合,检查者使用相应仪器、设备采集眼底反射信息,通过主观判断或用电脑处理得出患者的屈光度数。客观检查法分为检影验光和电脑验光,是屈光检查过程中最常用的,尤其对于年龄过小,智力低下或者年老不能配合者检影验光有其特殊意义;而在大面积屈光普查时,电脑验光也是必不可少的。

1. **检影验光** 检查者把可见光射入被检查者眼内,屈光介质使光线产生折射,最后通过眼底反射出来,检查者通过窥孔观察光影变化,同时使用辅助镜片,使光影达到"中和",最终判断出被检查者的屈光度。检查时使用检影镜,检影镜经历了外置光源辅助平面镜,点状光检影镜,带状光检影镜等三个阶段。光影分为顺动、逆动、中和。

(1) 顺动:反射光影和检影镜光移动方向相同。这时被检眼的远点落在窥孔后方,上下左右移动检影镜,看到同方向移动的光影。

(2) 逆动:反射光和检影镜光移动方向相反。这时被检眼的远点落在窥孔前方,上下左右移动检影镜,看到反方向移动的光影。

(3) 中和:反射光填满整个瞳孔呈不动状,影像圆红。这时被检眼的远点落在窥孔处,上下左右移动检影镜,看到不移动的光影。

被检眼与影动的关系:越接近中和点影动越宽、快、亮。中和点又称反转点,从被检眼视网膜反射的光线正好聚焦于检影镜的窥孔处,这时瞳孔充满影光,当照亮光束稍有偏离,瞳孔完全变暗,观察不到任何影动。但实际上,它并不是聚焦一点,而是一个区域,他是顺动和逆动的分界线。检影验光常采用的工作距离有:50cm、67cm 或 100cm,所以在中和后还要考虑工作距离产生的屈光度,分别加上 -2.00D,-1.50D,-1.00D,即得出患者最终屈光度。

实践中,检查者操作技术的熟练程度及主观偏见,被检查者配合欠佳等均会造成误差。临床上,必须经过反复多次的模拟眼检测训练,人眼实习训练合格后进行相应的资质授权,方能独立检查。

2. 电脑验光 结合几何光学、计算机技术研制而成的,用于客观检测眼睛屈光状态的一种自动化仪器。有主观型和客观型两类。

主观型:是通过让被检查者调整测试视标至清晰时的位移量来判断屈光不正程度的仪器。准确性差,尤其在被检查者带有影响视力的散光时更甚,所以这种仪器在市场上很少应用,基本被淘汰,这里不再详述。

客观型:包含了一套能判定来自眼底反光聚散度的光学系统。现在市场多使用红外线验光仪,各家原理不尽相同,如条栅聚焦原理、检影镜原理、Scheiner 盘原理、Foucault 刀刃测试法等自动计算出眼的屈光度,这里不再赘述。该仪器兴起于 20 世纪 60 年代末,70 年代初,因其操作简便,快速筛查,在市场上已得到普遍应用。最常见缺点是虽通过光学手段使视标远离,但因被检查者已知视标位于近处,常引起近感知调节,结果出现远视不足,近视过高。

使用方法如下:

(1) 常规消毒下颌托、额托。

(2) 使患者坐好、舒适,固定好额、下颌。

(3) 一般先测量右眼,后测量左眼:①使患者注视视标(告之放松);②测量光圈对准患者瞳孔中央;③测量3次,取平均值。

(4) 测量数据:球镜、柱镜、轴向等,有的还可测出角膜曲率(K、r)、顶点距离(VD)、角膜直径等。

综上,我们看到了电脑验光仪优点有:自动化程度较高,操作简单,测量迅速。同时我们也应注意其缺点:刺激调节的因素使得测量精度低,小孩子(或智障人士,特殊老人)配合较差,超高度近视、远视、散光均造成测不出数据,屈光介质的浑浊也可造成大的误差,电脑验光仪本身质量的稳定性及技术上的合理性,也会引起测量误差。电脑验光结果只能作为主觉验光的初始值而不能作为最终的处方。

眼睛是一个动态变化的生物器官,并且视力是一个以主观感觉为基础,由大脑综合分析的复杂的心理活动过程。检影验光优势在于它是一个检查过程,检查结果更为可靠,检查者也更有把握,而电脑验光采集的是一瞬间值,更易出现错误,检查者对检查结果并无把握。所以在临床实践中,具体情况下选择性采用相应检查方法。

二、主观检查法

主观检查法,检查者根据客观检查结果,一般使用综合验光仪,辅以相应镜片,遵循科学合理的步骤,同时与被检者充分沟通、交流,最终得出被检者的屈光度。

规范化主观验光是一个心理、物理学过程,也是一个精细、微调的过程。有经验的视光师花几分钟时间检影,花较长时间做主观验光,我们强调验光的对象是人而不是眼球。其标准步骤为:

① 初次 MPMVA(最正度数最佳视力)。

② 初次红、绿测试。

③ JCC(交叉柱镜确定散光)。

④ 再次 MPMVA。

⑤ 再次红、绿测试。

以上步骤先右眼后左眼,然后进入下一步骤。

⑥ 双眼平衡。

基本的主观验光程序,适合大多数被检者,必要时,加入其他的主观检查方法,辅助进行,针对有些比较简单的病例,可省略个别步骤,可在试镜架上进行,也可在综合验光仪上进行,但一些特殊病人,比如屈光不正伴弱视和(或)显斜视者,或不能配合者,此检查方法不再采用。为了更好地理解,我们把主观检查法关键步骤介绍如下:

1. 雾视和去雾视(MPMVA,最正度数最佳视力) 在工作中大家常会有这样的感觉:由于调节的存在,使得近视眼的检查结果比实际值偏深,远视眼的结果比实际值偏浅,这就是我们常提到的"过矫"了,为了避免这种情况的发生,人为地在被检眼前加上一定度数的正透镜,使平行光线入射被检眼后,焦点或焦线移到视网膜前,形成暂时性的人工近视,这种方法就称为雾视法。雾视后,类似于近视眼的情况,调节只会令视标更加模糊。因而,被检眼为了使物像看得更清晰些,被迫放松调节。这时再逐步减小所加的正镜(或者说增加负镜),最终达到最正的度数最佳的视力。

测试时具体方法如下:

(1) 以客观验光的结果为基础,逐渐增加正球镜,尽量鼓励病人看清视标,直到视力下降到0.2~0.5为宜,这一过程可以迫使被检眼尽量地放松调节,此时,一般常用的雾视量为 +1.00~+2.00DS,如果过度的雾视,使得视标过于模糊,并不一定能达到放松调节的目的。

(2) 每次只增加 −0.25DS 的球镜度数,逐渐减少雾视量,使视力慢慢提高达到最佳矫正视力。

(3) 判断终点:当增加 −0.25DS 球镜时,病人也许会感觉"更好"了,但视力并没有再提高,实际上视标只是变得"更黑更小",所加的这 −0.25DS 球镜就是不合理的,应该去掉,保留上一个度数为终点球镜度数。

2. 红绿测试 白光通过三棱镜后可散开为七种不同的颜色,此现象称为"色散",红色光聚焦最远;紫色光聚焦最近;这种不同颜色光在光轴上成像的位置差,叫做色像差。

人眼的屈光系统也存在色像差,在正视眼的状态下,黄色光的焦点正好落在视网膜上，绿色光聚焦在视网膜前，红色光聚焦在视网膜后。近视眼眼轴长，红光焦点较绿光焦点更靠近视网膜；远视眼眼轴短，绿色焦点较红光焦点更靠近视网膜，换句话说：同样距离的视标，近视时感觉红色更清，远视时会感觉绿色更清。

测试时具体方法如下：

（1）单眼进行，尽量矫正到最佳矫正视力，将视标换成红绿视标，指引被检者先注视绿色上的视标，再看红色上的视标，然后又看回绿色，让被检者比较哪种背景上的视标更清晰或两者一样清晰。

（2）红色背景上的视标清，加 −0.25DS；绿色背景上的视标清，加 +0.25DS。

（3）再比较，再调整，直到红绿背景上的视标一样清或红略好于绿的最后一个球镜度。

这里需要指出的是：色觉异常者也可以使用双色实验，提问方式有所不同。对于有严重色觉障碍者，因红绿色都变得很暗，则不能使用这种方法；无红绿视标可用红绿滤光片交替置于被检眼前进行检查；某些对此检查不敏感或调节状态不稳定的被检者慎用该方法。

3. 交叉柱镜确定散光（JCC） 这是最常用的精确散光轴位和度数的方法，其准确、有效、简单，但需要被检者较好的合作，交叉圆柱镜的结构：在一个镜片上含两个柱镜，度数相同，符号相反，轴位互相垂直。

两轴间 45°处有一手柄（当然综合验光仪上是镶嵌式的，无手柄），两条主径线上分别标有红点和白点，红点表示负柱镜的轴位，白点表示正柱镜的轴位，常用规格为 ±0.25DC 和 ±0.50DC（综合验光仪上为 ±0.25DC）。

以 ±0.25DC 的 JCC 为例，平行光线通过 JCC 后形成史氏光锥，两条焦线互相垂直，相距 0.50DS，如果将 JCC 戴在正视眼前，两条互相垂直的焦线分别位于视网膜前和视网膜后，最小弥散光圈位于视网膜上，视网膜像变模糊，JCC 翻转时，只调换了前后焦线的位置，最小弥散光圈位置始终在视网膜上，故像的模糊程度没有改变。理想的验光终点就如正视眼一样，这时加上 JCC 后，虽然像变模糊了，但翻转 JCC 的效果一样。如果被检眼的散光没有完全矫正，加上 JCC 后，JCC 与原戴柱镜联合形成一个新的柱镜，轴位和度数均发生改变，这种改变如果与真实散光更接近，则视标会更清晰一些，否则感觉视标会更模糊一些。

散光用负柱镜的形式表示，测试时具体方法如下：

（1）先右眼后左眼，在最佳矫正视力的最高正镜度数基础上增加 −0.25DS，或者双色实验中达到绿比红清的第一个球镜度，这种轻度的过矫有利于保持最小弥散光圈在视网膜上，使视标看起来更锐利一些，有利于被检者区别细微的变化。

（2）轴位的确定：将 JCC 加在原试镜片前，其手柄与初始柱镜的轴位相一致（又称"骑跨"），这是"1"，以 JCC 的手柄为轴，180°翻转交叉圆柱镜，这是"2"，让被检者比较"1"和"2"哪种情况下视标更清晰，将 JCC 停留在较清晰的情况下，将初始柱镜的轴位向着 JCC 中红点（负柱镜轴位）的方向旋转 5°~15°，JCC 的手柄的位置跟着初始柱镜轴位一起旋转，保持方向一致。

重复"1"和"2"的比较，根据结果继续调整初始柱镜的轴位，直到被检者认为"1"和"2"的清晰度（或者模糊度）一样，这时初始柱镜所在轴位即为被检眼散光的轴位，记录下来。

（3）度数的确定：调整 JCC 的位置，使其红点或白点与初始柱镜的轴位相一致，这是"1"。以 JCC 的手柄为轴，180°翻转交叉圆柱镜，这是"2"，让被检者比较"1"和"2"哪种情况下视标更清晰，如为红点与初始柱镜的轴位一致时清，则在初始柱镜的度数上增加 −0.25DC，如为白点与初始柱镜的轴位一致时清，则在初始柱镜的度数上减少 −0.25DC。

重复进行上述的操作，直到被检者认为"1"和"2"的清晰度（或者模糊度）一样，这时柱镜的度数即为被检眼的散光度数，记录下来。

注意：在进行度数的确定时，要遵循等效球镜法则，如果柱镜度数连续两次增加 −0.25DC，则球镜度数减少 −0.25DS，反之亦然；在用手持式的 JCC 进行检查时，摆放位置要准确；在进行翻转时，翻转要迅速，翻转要到位，每面停留数秒（2~5 秒）；当轴位始终在 5°范围内反复时，选择更接近水平或垂直方向的轴位；当度数始终在 0.25DC 范围内反复时，选择绝对值较小的度数或更接近旧处方的度数；比较翻转前后两面是否清晰度相同，并非一定指"清楚"，故也可以指"模糊度"相同；当度数的调整比较大时，必要时要重新确定一次轴位。

4. 双眼平衡 验光目的是得到调节静止（即完全放松）状态下的屈光不正度数，检查时，左眼和右眼是分别进行的，单眼注视时，即使是非远视眼也很难完全放松调节，所以双眼被引发的调节程度可能是不同的，双眼调节的不平衡将给患者带来戴镜后的不适感。

双眼平衡是在双眼同时注视的情况下进行的，这时调节系统比较容易放松，与雾视法相结合，能更好地控制调节，最终达到平衡双眼的调节刺激，并尽可能地使调节降为零。

在综合验光仪上常采用棱镜分离检测法，具体如下：

（1）打开双眼，以加 +0.50DS~+0.75DS 后的屈光度为基础，视力达到 0.6~0.8。

（2）视标选用最佳视力的上一行视标。

(3) 双眼前分别加入三棱镜,右眼前加底向下 3△ 的三棱镜,左眼前加底向上 3△ 的三棱镜,注意被检者对棱镜的耐受情况,酌情给予适当的棱镜度数,目的是达到双眼分视。

(4) 请被检者比较上下分开的视标哪一个更清楚,在更清楚的眼前减度数,直到两眼清晰度相当,如果达不到,保持主导眼清楚。

(5) 此视标平衡后,请被检者继续分辨下一行视标,如果上下都不能看清,先增加屈光度再进行上下比较,如果仍然有一只眼看得清楚,减少清楚眼的屈光度数,直到双眼平衡。

(6) 重复上述动作,直到平衡到最佳矫正视力行。

5. 其他方法 在临床实践中,对于屈光检查,前辈们积极探索,积累了丰富的经验,也创造了很多检查方法,我们选择几例介绍如下:

(1) 针孔片测试:针孔片是在一不透明镜片中间有一小孔,直径 0.5~1.0mm,使用时置于被检眼前,该镜片由于减少了角膜周边像差的干扰,从而增加了眼睛的焦深,中、低度屈光不正引起的离焦被纠正,因而视力明显提高。实践中常用此原理判定被检者是否有屈光异常,注意使用此法时要求光线充足,否则效果变差。

(2) 裂隙片测试:黑色遮盖片上有一条裂隙,常用 0.5~1.0mm,裂隙片相当于针孔片增加焦深的作用,还具有方向性。由于眼睛散光,本该是焦点的像在视网膜上形成焦线,当裂隙方向与靠近视网膜的焦线方向相一致时,与裂隙方向相垂直的光线被阻断,从而使视标相对清晰一些,使用时先右眼后左眼,让被检者注视远视标,在被检眼前插入一裂隙片,并从 0°~180° 进行旋转,边旋转边询问被检者视标的清晰度有无变化,无变化—无散光,有变化—有散光,有经验者还可将裂隙片置于最清和最模糊处后通过球镜度的追加,得出患者的散光度和轴位,这里不再展开。

(3) 钟形散光表测试:这是一个圆形视标,由从中心向周边发散的线条组成,各线条对应了钟表的点数,较小钟点数值计算。让被检者注视散光表,比较各个方向上线条的清晰度是否一样,一样,无散光;不一样,有散光,最清线条上对应的较小钟点数值乘以 30,即为轴位(负柱镜);在确定好的轴位上逐渐增加负柱镜,直到各个方向上的清晰度一样为止,确定度数。

此法有一定的局限性。高度的散光,尤其是散光度数与近视度数相近时,不适合。且仅用于规则散光,散光表所能确定的轴位方向是粗略的,不甚精确,这是由于散光表本身的结构不够精确造成的。

(4) 交替遮盖检测:经过相应测试,已分别单独矫正了双眼的屈光不正,取最佳矫正视力上一行视标,嘱被测者双眼同时注视视标,遮盖左眼,使右眼注视视标 3~5 秒,遮盖右眼,使左眼注视视标 3~5 秒,比较双眼的清晰度,将清晰的球镜度减 −0.25D(远视加 +0.25D),直至确认双眼清晰度相同,将双眼的球镜度各减 −1.00D(远视加 +1.00D),选择 0.5~0.6 视力视标,嘱被测者双眼同时注视视标,将双侧球镜度逐量同步加 −0.25D(远视减 +0.25D),直至双眼恰能看清 1.0 视标。

交替遮盖试验为最简单的双眼屈光平衡试验。缺点在于检查结果仍为双眼分别发生的单眼视力,而非同时发生的双眼视力。且先检眼若为近视过矫或远视欠矫,则可能留下双侧不能放松的调节张力,影响后检眼的检测结果。

三、睫状肌麻痹验光

由于调节的因素,常用的屈光检查方法往往并不能完全准确测定被检者的屈光度,为了充分放松调节,有时需使用睫状肌麻痹剂,由于该药物多伴有散大瞳孔的作用,所以也常称此种检查方法为"散瞳验光",根据药物作用快慢又分为"快速散瞳验光"和"慢速散瞳验光",而不使用此类药物则称为"小瞳验光""显然验光"。常用药物有:

1. 0.5%~1% 阿托品眼膏 首次进行屈光检查的儿童,远视尤其伴有内斜的患儿,一般掌握在 10~12 周岁以下,早晚用药膏涂双眼,3~7 天后验光。涂药后瞳孔恢复时间较长,约需 2~3 周。

2. 复方托吡卡胺 一般远视患者,15 岁以下近视儿童使用,每隔 10 分钟 1 次滴双眼,4 次后 10 分钟验光。也可根据患者情况增加点药次数,用药约 6~8 小时瞳孔恢复。

3. 1% 硫酸环戊通 适应证同复方托吡卡胺,每隔 10 分钟 1 次滴双眼,2 次后 20 分钟验光,或酌情增加点药次数。

(张利科)

第十六节 双眼视检查

在日常生活中,大多数人都是用双眼注视目标,双眼视轴指向空间同一物体,这个物体的影像落在两眼视网膜黄斑中心凹,由此引起的神经冲动传递到大脑视皮层后融合成一个完整的、具有立体视的物像,并将这个物像定位于视觉空间某一个位置,这种功能称为双眼视觉。

斜视患者由于眼位偏斜,外界同一物体的影像落在一眼的黄斑部位与另一眼的非黄斑部位,会影响患者的双眼视觉,引起许多症状,包括复视、抑制、混淆、异常视网膜对应、弱视及立体视的丧失等。临床上常用的检查方法主要有如下几种:

一、方法

(一) Worth 四点灯试验

此法是基于利用红绿色互补原理。色觉学认为当两种波长的颜色互为补色时两种颜色重叠时应为黑色。四点灯就是根据这一原理设计的。

1. 器械

(1) 红绿眼镜一副。

(2) 远距离检查用四点灯木匣。四点灯检查面的四个圆孔形灯呈棱形排列,水平两个为绿色,垂直两个上方一点灯为红色,下方一点为白色。

(3) 近距离检查用电筒一只,其前方玻璃后面贴一黑纸,里面有四孔,分别置两红两绿一白玻片。水平2个为绿色,垂直2个上方为红色,下方为白色。

2. 检查 受检者戴右红左绿眼镜。查近距离时,受检者位于四点灯前33cm处,查远时,受检者位于四点灯前5m处。检查结果分析:

(1) 能同时看见四点灯,有双眼单视功能;见两红两绿者右眼为主导眼,三绿一红者左眼为主导眼。斜视患者能同时看见四点灯说明存在异常视网膜对应。

(2) 只见两红灯表示左眼抑制。

(3) 只见三绿灯表示右眼抑制。

(4) 有时见两红灯,有时见三绿灯,说明交替抑制,先是左眼抑制,然后是右眼抑制。

(5) 看见五点灯三绿两红表示存有复视。

(二) Bagolini 线状镜检查

这是一种方便又准确检查视网膜对应的方法。

1. 器械

(1) Bagolini 光条镜片两块。经此镜片注视光点时,不仅能看见光点,并能见通过光点的一定位性光条。

(2) 镜架一副。

2. 检查 受检者佩戴线状镜片,透过镜片注视前方光点,光点就成为与镜片条纹相垂直的光线,双眼镜片的条纹分别为45°和135°。检查结果分析:

(1) 同时看见通过中点相交叉的两条光线,表示双眼有同时视,存在正常视网膜对应。

(2) 看见两条通过中心交叉的光线,但其中一条中央有缺口,表示有缺口眼存在中心凹抑制,有周边融合,可能是正常视网膜对应,也可能存在微小斜视,也有可能存在异常视网膜对应。缺口越大表示中心抑制性暗点范围越大。

(3) 看见一条光线,表示无双眼同时视,哪条光线缺失表示哪只眼抑制。

(4) 看见两条不呈中央交叉的光线,表示存在复视。

(三) 同视机检查

同视机既可用于检查双眼视觉和眼球运动,也可用于治疗异常的双眼视觉和运动异常。

患者坐于同视机前,调整同视机及患者位置。依次使用 I、II、III 级画片检查。

I 级画片检查双眼同时视功能:将两张完全不同的画片融成一个画面,表示存在 I 级视功能,此时刻度盘所显示的度数即为融合点。同时可检查主客观斜视角是否一致,当两张画片合为一张时,交替或间断关闭一只眼的灯,若患者眼球转动,表示主客观斜视角不一致,存在异常视网膜对应,此类患者常常是画面中的某些细节看不见。如两张画片不能合二为一,表示一只眼存在抑制。

II 级画片检查融合力:两张大致相同,但部分细节不同的画片置于患者双眼前,看是否能够将两张画片看为一张完整的画面,如果能则表示有融合功能。移动镜筒,先外后内,分别记录在外展及内收时控制点丢失位置的数据,两者相加即为融合范围。

III 级画片检查立体视觉:使用两张完全相同,但有水平偏差的画片放于双眼前,这种偏差经大脑视皮层分析后就产生立体视觉。

(四) 立体视觉检查

立体视觉是具有深度感觉的双眼高级视功能。立体视觉检查方法有很多种。近距离立体视觉检查法包括:Titmus 立体视觉检查图,随机点 E 立体视觉检查图,TNO 检查图,颜少明《数字化立体视觉检查图》等。远距离立体视觉检查法包括:RDS 电脑测试系统,同视机检查法,视差诱发电位检测等。现就临床常用的方法介绍如下:

1. 同视机测定立体视觉 使用同视机分别使两眼注视两相似的图片。图片中的标记作对称性水平移位,双眼视网膜对应点处的少量差异造成深度及立体感觉。若一眼存在弱视或抑制或其他知觉状态异常,就会失去立体视觉。

2. 随机点立体图测定法 利用红绿二色眼镜或偏振片眼镜测定。前者如颜少明设计的随机点立体图,后者如 Titmus 立体图。Titmus 立体图操作较简单,适用于儿童检查。受检者佩戴偏振片镜,嘱其手指苍蝇翅膀。若所指翅膀在图片前,说明有立体视觉,再嘱其分别指出 ABC 三排动物中最凸起的图案。较易指出的一排是 400 秒,其他两排分别是 200 秒和 100 秒。最后让受检者指 9 组菱形框内各组最凸起的一个,灵敏度从 1~9 依次提高,由 800~40 秒,并可定量记录。

二、注意事项

双眼视觉的检查需与临床表现相结合,避免出现假阳性或假阴性结果。例如对于某些间歇性外斜视患者,在检查四点灯时,当患者处于正位时就会出现四个灯的现象,判断为四点灯检查正常;当患者处于斜视位时,就会出现两个灯或三个灯的现象,判断为四点灯检查为单眼抑制。这就说明患者双眼视觉的检查结果与患者的临床表现相关联。所以检查结果的判断要结合患者的眼位及眼外肌运动情况综合分析。

(韩爱军　代书英)

第十七节　复视检查

常用于检查麻痹性斜视患者,通过准确的复视检查和复视像分析可判断麻痹肌肉。

一、方法

(一) 红玻璃试验法(烛光检查法)

此方法简便易行,临床使用较广泛。患者端坐后,固定头部,双眼注视,其中一只眼佩戴红色镜片。检查者于患者正前方1m处手持点燃的蜡烛或长条形灯光,按眼外肌作用方向将光源处于不同位置,患者描述其所见:每个方向几个光源,两个光源之间的距离和性质。按其描述记录并分析:物像为垂直还是水平,如存在水平为交叉还是同侧;复视像有无倾斜,上端向内倾为内旋,向外倾为外旋;哪个方向物像分离最大;周边物像属哪只眼,属哪只眼,哪只眼即为麻痹眼,且在该方向起主要作用的眼外肌为麻痹肌。

(二) Hess 屏检查法

检查在半暗室中进行,患者端坐屏前50cm处,固定头位后,双眼分别佩戴红、绿互补颜色的镜片,一般右眼先戴红镜片,患者手持绿色投射灯追踪屏上红灯,直至两灯重叠。屏上红灯由检查者按照眼外肌诊断方位顺序控制开亮。将绿灯投射点所示图形描记在图纸上,记录左眼眼外肌情况。交换双眼镜片,同法记录右眼眼外肌情况。图形上向内收缩提示该方向肌肉功能低下,向外扩张提示功能增强。

二、注意事项

适用于有正常视网膜对应,无单眼抑制,且能配合的患者。

(韩爱军　代书英)

第十八节　斜视检查

两只眼球的运动受双眼12条眼外肌支配,既能上下、左右运动,也能围绕前后轴做内外旋运动。各条眼外肌分别有各自主要作用方向。在各主要作用方向上观察眼球运动,分析眼外肌情况。斜视检查分为定性检查和定量检查。

一、方法

(一) Kappa 角测定

1. 角膜反光点测定　受检者于弧形视野计前,单眼注视视野计中央的观察孔中央的视标。检查者手持点光源,将其置于视野计上缘0°上,观察受检者角膜映光点的位置。如果荧光点位于瞳孔中央,Kappa角为0°;如果位于瞳孔中央偏鼻侧,为阳性;如果位于瞳孔中央偏颞侧,Kappa角为阴性。点光源位于视野计上的刻度位置,即为Kappa角的度数。

2. 同视机检查法　将特制的Kappa角测量图片插入同视机内,画片自右向左排列9种动物,相邻动物间距为1°。嘱受检者单眼注视图片中央的动物,若反光点位于角膜中央鼻侧,嘱一一说出鼻侧各动物,并注意角膜反光点的移动,若注视第三个动物时角膜反光点位于中心,则说明正Kappa角为3°。

(二) 遮盖法

双眼正位时,注视正前方目标,两只眼均注视同一目标。无论遮盖哪只眼,另一只眼均不出现运动。斜视者因斜视眼未注视目标,故当遮盖注视眼时,斜视眼出现再注视运动。同时在使用遮盖法检测斜视时,应注意调节的影响。为了去除调节影响,患者应佩戴合适的矫正眼镜来矫正屈光不正。

1. 适应证　双眼均应具备一定的注视能力和眼球运动功能。如果患者存在重度弱视或旁中心注视,或存在严重眼球运动障碍时,最好不选用遮盖法检查。另外患者还需有一定的配合能力,无论是哪种遮盖方法,都需始终注视前方目标,比如点光源。

2. 操作方法

(1) 遮盖 - 去遮盖法:当受检者注视前方视标时,突然遮盖一眼,另一眼出现眼球运动,表示存在显性斜视。斜视类型与眼球运动方向相反。行遮盖 - 去遮盖法时,应分别遮盖两只眼,而不是只遮盖其中一只眼,这样才能最后确定是否存在显性斜视。如患者不存在显斜,需进一步观察被遮眼在去掉遮盖后的运动。如一只被遮眼在去掉遮盖后,双眼恢复融合,被遮眼发生运动,说明存在隐斜。隐形斜视的类型与眼球运动方向相反。一般再遮盖另一只眼,去掉遮眼板后观察到的结果与上述结果一致。无论遮盖哪只眼,去掉遮盖恢复融合后,被遮眼均不出现运动,则属于正位视,说明双眼视轴平行。

(2) 交替遮盖法:受检者分别注视33cm和5mm处点光源。交替遮盖一眼,另一眼注视点光源,观察去遮盖眼运动。斜视度数越大运动幅度就越大。斜视类型与眼球运动方向相反。无论显斜还是隐斜交替遮盖均有运动,故此法不能辨别显斜与隐斜。还需通过遮盖-去遮盖法判断显斜还是隐斜。但对于间歇性外斜视控制能力强的患者需多次交替遮盖后，才能表现出显斜。

（三）角膜映光法

角膜映光法是斜视检查法中最简单的方法之一。此方法是大致粗略的测量斜视度。同时角膜映光法的检查受Kappa角的影响。角膜映光法主要有Hirschberg检查法、三棱镜角膜映光法、弧形视野计角膜映光法等。

1. Hirschberg检查法　受检者注视33cm处点光源，观察角膜反光的位置来判断斜视类型及度数。比如反光点在左眼角膜中央及右眼角膜中央鼻侧4mm，则属外斜视。斜视度每偏离角膜中央1mm为7°，则外斜为28°。一般以反光点位于瞳孔缘为10°~15°，角膜缘为45°，瞳孔缘和角膜缘之间为25°~30°。此法简单粗略，存在较大误差。

2. 三棱镜角膜映光法　此法通过观察双眼角膜映光的位点，判断斜视是否被三棱镜中和。此法适用于双眼有正常视力者，同样适用于单眼视力低下，甚至单眼盲的患者。既可用于共同性斜视，也可用于麻痹性斜视。患者注视前方点光源，将三棱镜置于注视眼前，调整三棱镜度数直至斜视眼移动至正位，使角膜映光点位于瞳孔中心，此时的三棱镜度数即为斜视度数。此种方法即可测量看近斜视度，也可测量看远斜视度。

3. 弧形视野计角膜映光法　受检者坐于弧形视野计前，调整下颌托，将偏斜眼对准弧形视野计的圆孔，注视眼注视5m处点光源，检查者沿弧形视野计的臂滑动，使小光点对准斜视眼瞳孔中心。患者的斜视眼、小光点及检查者的观察眼三者在一条直线上。这时视野计上小光点的位置刻度就是患者的斜视度。同法让受检者注视弧形视野计中间光点视标，可测出看近的斜视度。

（四）同视机法测定斜视度

同视机测定斜视度只是它功能的一部分，其还能用来检查知觉障碍及治疗。同视机以凸透镜为目镜，两眼分别观察目镜焦点平面上的图片对斜视进行检查和测定。两镜筒可左右移动以便附和眼轴方向。内外斜度数由底座刻度盘读出三棱镜度或弧度，图片可做上下及内外旋转运动以测量垂直斜视及旋转斜视度。

受检查者坐于同视机前，调整下颌托位置，固定头位。受检者注视照明的画片中心，检查者移动镜筒位置使角膜映光点位于中心。两镜筒位置均在"0"处，表示无斜视，为正位眼。若一眼由外向内移，表示外斜，若由内向外移表示内斜。移动镜筒直至眼球不再有运动，此时所得度数即为他觉斜视角，内移属"正"，外移属"负"。必要时可移动图片位置测定9方位斜视角。

（五）Bieschowsky头位试验

此方法可鉴定上斜肌麻痹，并可与另一眼上直肌麻痹相鉴别。比如左眼上斜肌麻痹与右眼上直肌麻痹均表现左眼高位，患者代偿头位为头部偏向右肩，正常情况下头位倾斜时出现姿势反射，维持眼球不出现水平及垂直偏斜，当头部偏向左肩时左眼出现反射内旋，右眼外旋，但当左眼上斜肌麻痹时，强制性将患者头部偏向左肩，因此时左眼上斜肌已麻痹，下转作用消失不能抵消左眼上直肌的上转作用，故出现左眼上转，这就是Bieschowsky头位试验。

（六）双Maddox杆法检查旋转斜视

斜视除水平斜视及垂直斜视外还有旋转性斜视，此类斜视一般用遮盖法无法测出，可选用双Maddox杆法进行检查。但此法无法分辨隐性旋转和显性旋转。

受检者佩戴轴向垂直的双Maddox杆眼镜，右红左白。嘱其注视33cm处点光源，在左眼前放置(BD)，正位者可见红白两条平行线，白色光线在上方，如若两条光线不平行，提示有旋转性斜视。比如右眼上斜肌麻痹存在外旋斜视，可见红色光线右高左低，此时将红色Maddox杆垂直轴向外旋转，直至两条光线平行，此时由镜架上可读出外旋斜视度数。

二、注意事项

角膜映光法只能大概测量斜视角，手术量的计算最好参考三棱镜的检查结果。交替遮盖检查需患者双眼都具备注视功能，如一眼盲或视力极低或旁中心注视者不宜使用交替遮盖检查，此外眼球运动严重受限者也不建议此方法。无论哪一种斜视检查方法都应准确记录相对应的斜视度。

（韩爱军　代书英）

第十九节　调节与集合功能检查

进入眼的平行光线经正视眼的屈光系统后聚焦于视网膜上。当有限距离的物体，成像与视网膜后，如此时想要看清物体，就需增加眼的屈光力量，焦点前移至视网膜上，这个过程称为眼的调节。调节分为反射性调节、集合性调节、器械性调节和紧张性调节。要看清近物时，不仅要有调节，双眼视轴也要同时转向注视物，这种运动称为集合。集合分为强制性集合、调节性集合、近感性集合、融合性集合。

一、调节幅度测定

因检查受多因素影响，比如照明、视标、对比度等，故检查结果很难精确，甚至有很大出入。调节幅度临床上常用主观法检查，为推进法和负镜法。但无论何种方法均需首先矫正屈光不正。

(一) 推进法

近点距离的倒数即为受检者的调节幅度。将视力表或阅读所用字体向受检者移动,当注视物变模糊时,即为近点距离。

(二) 负镜法

此法适用于非老视人群。将调节视标置于受检者眼前 40cm 处,逐渐增加负镜,受检者为了能看清视标,必须增加调节力,此时就可以测出调节幅度。嘱受检者注视综合验光仪视近卡上最佳矫正视力上 1~2 行。遮盖其中一眼,在另眼上逐渐增加负镜片,加至视标初次变模糊为止,每增加一次要求受检者 5~10 秒内看清视标。此时所加负镜数再加上 2.50D 即为该眼的调节幅度。同法检查另一眼的调节幅度。

年龄是影响调节力的一个最主要因素,随着年龄的增长,调节幅度不断下降。最小调节幅度 $=15-0.25\times$ 年龄,如果患者的调节幅度小于该年龄组的最小调节幅度值,则可能在视近时出现视疲劳等一系列症状。

二、调节灵敏度的测定

调节是一动态过程。要清晰、快速地看清物体,不但需要调节准确,还需要调节灵敏。调节灵敏度是反映眼睛控制调节状态的能力。临床上常使用反转拍法测量一分钟内人眼有效改变调节量的次数来反映调节灵敏度的好坏。

被检者首先矫正屈光不正,在照明充足的情况下,注视眼前 40cm 的阅读卡片,卡片大小为 20/20~20/40 大小。被检者手持反转拍,将 +2.00D 面置于眼前,阅读卡片上的字体清晰时报告,令患者立即将反转拍反转至 −2.00D 面,如此反复。被检者一分钟内能翻转的循环次数(翻转一次为一个周期)就可以反映出被检者的调节灵敏度。检查完双眼后再检查单眼。双眼的调节灵敏度检查正常值不少于 8 周期/分,单眼的调节灵敏度检查正常值不少于 11 周期/分,双眼之间的差别不大于 2 周期/分。

三、集合的测定

当双眼视近物时,双眼内直肌收缩,引发集合反应。所以要保证正常的集合需有正常的相互协调运动的眼外肌。

(一) 集合近点

将一 RAF 视标于受检者前 50cm 处开始逐渐沿双眼中间线向受检者移动,5cm/s,当受检者诉视标出现重影时,此时视标所在位置到眼球旋转中心的距离即为集合近点。临床上为了方便计算,通常测量近点水平到外眦部水平距离。集合近点不像调节近点,一般不受年龄的影响,其值较恒定,一般正常值 <10cm,异常 >15cm。

(二) 集合远点

在无限远处。

(三) 集合范围

集合近点与远点之间的距离。

四、调节性集合与调节的比值

长期的生活实践让调节和集合之间存在互相影响的联动关系。两者之间的关系用 AC/A 来表示。AC/A 的测量方法有远近法、梯度法和同视机法。

(一) 隐斜法

受检者的屈光不正矫正后,测定视远和视近的隐斜度可以计算 AC/A 值。视近为 33cm 时,计算公式为 AC/A= 瞳距(cm)+(视近隐斜度 − 视远隐斜度)/3。外隐斜为负,内隐斜为正。

(二) 梯度法

因为调节性集合是由调节引起。故可以通过附加负镜片度数增加调节,从而得出 AC/A 值。计算公式为 AC/A=(加镜片后隐斜度 − 初始隐斜度)/ 附加度数。

(三) 同视机法

用 I 级画片,首先测量患者的自觉斜视角,然后在患者双眼前加 −3D 的凹透镜,重复前一检查,从而得出 AC/A 值。计算公式为 AC/A=(后来自觉斜视角 − 最初自觉斜视角)/ 附加度数。

(韩爱军 代书英)

第二十节 眼科微生物检查

眼部感染常见的微生物有细菌、病毒和真菌等,这些微生物在眼的任何部位,均可引起感染。因此进行微生物的检查,对眼病的诊断、治疗和预防均有很大价值。

一、眼科常用的微生物检查法

(一) 生物显微镜直接检查法

生物显微镜直接检查法是眼科临床上常用的方法之一,即把由眼部患处采集的标本,经过一般染色法,如亚甲蓝染色法、革兰染色法或其他病变的诊断必要的染色法,如疑为结核杆菌感染则用 Ziehl-Nelsen 染色法等,染色后立即进行光学显微镜检查。这是细菌检查的一个重要步骤。经过这种检查,常可得到一般性的认识和诊断,尤其对眼科一些不易培养的菌种,如淋球菌等,有时要完全依赖这一检查方法来决定细菌的种类和致病力。

如果疑为真菌感染,则制成湿片进行显微镜观察,如果疑为出血性黄疸钩端螺旋体或梅毒螺旋体感染,则要应用暗视野映光法检查;检查沙眼衣原体等包涵体时,则要先应用 Giemsa 染色法等特殊染色法、染色后检查。

如果疑为病毒性疾病时，要使用电子显微镜进行观察，才能了解详细，因为电子显微镜与一般光学显微镜不同，一般光学显微镜只能观察 200 纳米（nm）以上的物质，而电子显微镜则有极大的分辨率，能观察的物质可小至几个 Å，而病毒的直径一般在 100~2000Å 之间，所以能清楚地进行观察。

（二）细菌培养法

细菌培养法是细菌检查过程中的一个重要步骤，在眼科临床上应用这种方法的意义有：

1. 用于鉴别形态相同，而致病力完全不同的细菌。例如白喉杆菌与干燥杆菌，在形态上几乎相同，仅凭显微镜直接检查法，常不易分辨。如果通过在培养基上观察发育情况和对糖类的发酵等，就可清楚地得到鉴别。

2. 对于发现结膜囊内存有少量致病细菌方面有作用。例如，施行内眼手术，特别是白内障手术，行术前结膜囊细菌培养时，很有价值。有时结膜囊外观虽是正常的，直接刮片检查，也由于存在的细菌数量少，找不到细菌，但是，如果进行培养常出现阳性结果，特别是致病菌的发现，这对于临床治疗和防止感染起了很大作用。

（三）动物接种法

如果疑为某种细菌在眼部发生感染，而应用一般检查法又检查不出细菌时，可以进行动物接种试验。例如怀疑眼结核，而应用一般检查方法，检查不出结核菌，就可用此组织的悬液，注射在豚鼠腹腔内进行观察。这是一种很可靠的方法，如果确有结核杆菌存在，被注射的动物，就将在 3~4 个月内，因全身性结核病而死亡，也可在接种 30 天后，进行病理解剖，直接检查脾脏和淋巴结，以便发现结核杆菌。

二、眼部镜检标本的采集方法

（一）刮取法

应用刮取法采集标本是眼科最常用的一种方法。用刮刀或注射器针头在患处刮取上皮组织做成涂片，经过固定、染色等步骤后，即可进行显微镜检查。这样不但可以查到细菌的形态，而且可以根据检查所见，判断所查见的细菌是否是致病菌。

方法：先翻转眼睑露出睑结膜，左手固定，右手持刮刀或注射器，使刮刀与表面组织相垂直，刮时要轻快牢固，且须注意在同一区域不要重复刮取，为了了解结膜各区域细菌分布的情形，也可由不同的局部按解剖部位采集标本，进行检查，一般在疾病发展高峰期，阳性率较高。

在采集角膜标本时，也要先滴表面麻醉剂，再用手指把眼睑分开，轻压眼球使其固定。或用开睑器把睑裂开大，用固定镊子把眼球固定，然后进行刮取法，刮取时应刮眼角膜溃疡的进行缘，不要用力刮取溃疡基底，同时还要注意不要伤及正常角膜组织，刮完后要立即滴用抗生素等药物，进行适当治疗，以防感染。

对于睑缘等皮肤损害，也可使用刮取法，进行检查，以明确是否是细菌感染，如果疑为真菌感染、硬性下疳、炭疽、传染性软疣等也可用刮取法采集标本。

（二）涂抹法

在结膜角膜疾病时采集分泌物进行直接涂片检查，虽不一定能得到真正病原菌，但如采集脓性分泌物标本，或自培养基上采集菌落作标本时，则必须使用此法。

自结膜采集标本时，最好先用灭菌生理盐水浸湿的棉棍，把浮游的分泌物去掉，再用灭菌刀片采集组织表面的分泌物，涂于洁净的玻片上，固定及染色后即可进行镜检。

自泪道采集标本时，主要采集泪小点口的泪囊脓汁作标本。方法为先用手指压挤泪囊部，使脓液向结膜囊反流，以便采集新鲜脓液进行检查，如泪小管有凝集物时，应把小泪管充分扩张，沿结膜面压挤，将乳状凝集物排出，进行涂片检查，常有时可染出革兰阳性的链丝菌。在采集稠的脓液或自培养基上采集菌落作涂片时，先要在洁净的玻片上滴上一滴清水，再把被检查的物质放入，应注意不可涂片过厚而影响检查。

三、眼部培养标本的采集方法

1. 结膜、角膜标本采集法　用灭菌棉拭子自结膜下穹隆、泪阜或角膜溃疡区轻轻蘸取物质，立即在培养基上进行接种，也可在采集标本前在结膜囊内先滴入 0.5% 丁卡因等表面麻醉剂 2~3 次。或用浸有血清汤或肉汤培养基的消毒棉签在下穹隆部或泪阜部，轻轻拭擦，注意避免接触睫毛和睑缘皮肤，然后立即在血液琼脂培养基上进行接种，同时再把取得标本的棉签直接种于肉汤内进行培养。这样虽然有时细菌很少，也可得到繁殖。也可把肉汤用吸管直接滴入下穹隆部，然后再吸回到管内进行培养。这种方法是滴管易与睑缘部接触，因而出现大量杂菌，故应用此法时要特别注意。

2. 前房水采集法　在无菌条件下，用 26G 或 30G 穿刺针头，在角膜缘部进行穿刺，注意不要伤及虹膜及晶状体，因眼内压的关系，房水可自然进入针管，不必强加抽吸，即可有大约 0.25ml。轻轻拔出注射针头，结膜囊内滴入抗生素液及软膏。

3. 玻璃体标本采集法　首先用稀释的聚维酮碘或安尔碘行结膜囊消毒，滴表面麻醉剂，穿刺地点可先用火针烧灼，以防外界细菌进入眼内，进针部位以在角膜缘外 4mm 即相当睫状体扁平部进针为宜，标本采得后应进行涂片检查和细菌培养。

四、常用的细菌检查法

现就眼科较常用的细菌检查法,列举如下。

(一)标本固定法

1. 火焰固定法　一般细菌检查常用此法,简便易行。

方法:手持已涂抹完毕的玻片标本,在酒精灯火焰上通过2~3次即可。

2. 干燥固定法　用纯甲醇或乙醇,置于标本表面,待其自行干燥后,再进行染色,例如在使用Giemsa染色时用此法。

3. 组织标本固定法　与常用的组织切片法相同,染色切片后进行显微镜检查。

(二)标本染色法

染色方法分简单和复杂两种。

1. 简单染色法　即只用一种染料着色,眼科常用者为亚甲蓝染色法,应用这种方法染色,可以清楚地看到细菌的形状、排列、与上皮细胞的关系,以及细胞吞噬现象等,但不能显示细菌的结构与染色特性。方法:标本火焰固定,亚甲蓝染液染色1~3分钟,水洗,干燥后油镜检查。

2. 复杂染色法　即用两种以上染料着色,可显示细菌的特殊结构及染色特性,在细菌的鉴别诊断上很重要,常用者如下:

(1) 革兰染色法:是临床上最常用的细菌鉴别染色法。

方法:标本固定后,先用碱性苯胺染料(结晶紫或甲紫)染色,再加碘液媒染,然后用乙醇脱色,最后以稀释的复红或沙黄复染,此法可把所有细菌分为两大类,凡能固定结晶紫与碘的复合物,而不被乙醇脱色,仍保留紫色的,称为革兰阳性菌。凡能被乙醇脱色,再经复染成红色的细菌,称为革兰阴性菌。

(2) 抗酸性染色法:常用者为Ziehl-Neelsen氏染色法,用此染色法,可作为抗酸性杆菌(结核杆菌、麻风杆菌)与非抗酸性杆菌的鉴别。由于抗酸杆菌着色后,不被乙醇所脱色,故仍保持红色,其他细菌或细胞等,因被盐酸乙醇所脱色,故为亚甲蓝染成蓝色。

方法:涂片火焰固定后,用石炭酸复红溶液染色5分钟,在染色过程中要加热,但要注意加热时不要使染液沸腾或干涸。除去多余染料,用酸性乙醇脱色至几乎无颜色为止,再用水冲洗。用Loeffler亚甲蓝溶液复染1分钟。水冲洗、干燥、油镜检查。

(3) Giemsa染色法:为查出沙眼包涵体性结膜炎的包涵体和春季卡他性结膜炎的嗜伊红细胞等常用的染色法,染出的细胞为淡蓝色,包涵体为红蓝色,在配制染液时,应注意所使用的缓冲液pH为7.0,偏酸则染色太红,偏碱则太蓝。

方法:标本用甲醇固定3分钟。用已配制好的Giemsa液染色45分钟,然后用pH 7.0磷酸盐缓冲液冲洗5~10秒,干燥后,显微镜检查。

(4) Leishmann染色法:特别对细胞染色好,在春季卡他的结膜刮取物和分泌物中,用此法可染出大量嗜伊红细胞。

方法:用Leishmann染液,染于涂片上,一般3~4分钟,但也要看涂片的厚薄和染液的情况来决定染色时间的长短。加蒸馏水于溶液中再染5分钟。用蒸馏水冲洗,干燥,油镜检查。

(5) Neisser染色法(改良法):为白喉杆菌的染色法。可用以鉴别白喉杆菌与类白喉杆菌。染出的极体或异染颗粒,在红色的背景中呈黑色。

方法:涂片火焰固定。Neisser第1号染液染色3~4分钟(Neisser第1号染液为由亚甲蓝加冰醋酸制成)。用水冲洗加革兰碘液染色1~2分钟。用水冲洗再加中性红,染色2~3分钟。水洗,干燥,镜检。

(袁立飞)

第二十一节　眼科影像学检查

随着科技的发展,眼科影像的出现,使原本只能依靠临床经验诊断的许多疾病,能够有了新的诊断方法,使以前很多不能确诊的疾病,在术前得到了明确的诊断,依据其影像学特点,人们能够更好地诊断和治疗疾病,近年来,眼科影像有了很大的发展,已成为临床诊断的常用方法,现简介如下。

一、X线检查

X线是一种波长很短,肉眼看不见的电磁波,它的波长在0.006~500Å范围内,具有较强的穿透能力。X线检查是利用X线的穿透性,荧光作用的摄影作用,在穿透人体过程中,由于不同组织吸收的X线不同,达到荧屏或胶片时,形成黑白不一的影像,具有成像清晰,经济、简便等优点,虽然随着CT及MRI的出现,目前已较少应用,但在某些诊断仍有较高临床应用价值。现将眼科应用简介如下;

(一)常用体位

面颅骨构造复杂,在X线上形成重叠像,影响对病变的观察,为减少这个现象,临床上常采用特定的投照体位进行摄像。常用如下:

1. 柯氏位　是最常用的体位,被检者俯卧于摄影床上,正中矢状面垂直于床面,并与床面中线重合。中心线向足侧倾斜23°,经鼻根部射入。岩骨投影在眶下缘之下,与上颌重叠。适于观察眶腔、眶壁、眶上裂，以及额窦、前组筛窦和颅骨正面，是检查眼球突出、眶骨折和异物定位常采用的体位。

2. 瑞氏位　又称视神经孔后前位，头颅正中矢状面与台面呈53°角，显示视神经孔和后组筛窦具有优势，也可观察眶内壁、眶顶和额窦；两侧眶分别摄影，可显示双侧视神经孔，正常情况视神经孔应对称显示在眶外下象限。

3. 瓦氏位　被检者俯卧于摄影床上，正中矢状面垂直于床面。中心线经鼻根部垂直射入。便于观察眶顶、眶底和上颌窦，也可观察在柯氏位上所显示的结构。眶侧位像观察眶顶、眶底、上颌窦和蝶鞍，但均为两侧重叠像。

根据临床需要，还可以采用其他投照体位，如颌顶位、头颅正、侧位等。

（二）正常眼眶 X 线影像

观察眼眶像应逐项进行，以免遗漏。一般按眶窝形状、眶窝容积、眼眶密度、眶壁、眶上裂、视神经孔及眶周围结构，循序观察。

1. 眶窝形状及容积　眶窝形状和容积两侧对称。在柯氏位上，婴儿眼眶略呈圆形，青春期后呈圆钝的四边形。眼眶侧位像呈锥形，其上为颅前窝，下为上颌窦。

2. 眶密度　眶内密度与额骨区基本相等，两侧对称。

3. 眶壁　在20°后前位，眶顶前由额骨水平板及其后端的三角形由蝶骨小翼构成，密度不等，可见脑回压迹。眶内壁为筛骨纸板的垂直重叠像，呈线形。眶下壁与岩骨像重叠，是眼眶与上颌窦分界线。眶外壁前缘由额骨颧突及颧骨额突构成，后部为蝶骨大翼，蝶骨大翼外部有一条自外上至内下的斜行高密度线影，名眶斜线或称无名线，是蝶骨大翼颞侧面的投影。

4. 眶上裂　是位于眶顶壁与眶外壁之间的低密度区，呈窄三角形，边界清楚，自内下向外上方斜行。其大小和形状个体差异较大，两侧也往往不对称。

5. 视神经孔　在瑞氏位上，视神经孔显示在眶外下象限，眶上裂的内上方。为略呈圆形的低密度区，边界锐利。孔径内上至外下4.8mm，内下至外上5.3mm，正常范围3~7mm。两侧视神经孔直径差异大于1mm即有诊断意义。

6. 眶周围结构　在20°后前位，眶内侧透明区为筛窦气泡，两侧等宽。眶内上侧不规则形透明区为额窦，中有间隔将两侧分开，两侧多不对称。眶上方为颅前窝及其内的脑组织。眶下方透明区为上颌窦，眶外侧为颞窝及其内的软组织。

（三）异常眼眶 X 线影像

1. 眶腔扩大或缩小　眶腔扩大是由于眶压增高的结果，多见于病史较长的良性肿瘤，早期改变为眼眶形状变圆，眶腔稍大，晚期则眶腔明显增大。眶腔缩小多见于先天性眼眶发育不良，眶骨骨质普遍增生（如脑膜瘤，骨纤维异常增殖症），放射线照射等。

2. 眶密度　眶内组织充血、水肿、眼球增大、眶内肿瘤均可引起眶增高，无特殊诊断意义，眶内局限密度增高，如静脉石则为眶静脉曲张，静脉性血管瘤、纤维血管瘤的表现。

3. 眶壁改变　局限性骨增生见于骨瘤，呈团块样，息肉状或分叶状，类似象牙质样密度增高。弥漫性眶骨增生见于骨纤维异常增殖症和扁平型脑膜瘤。骨破坏多因眶壁的恶性肿瘤所致，骨膜外皮样囊肿刺激骨膜呈环状增生，中央部因受压使骨吸收，X线显示周围硬化环内为低密度区。

4. 眶壁骨折　眶下壁骨折时，可见眶底下降，上颌窦密度增高。各种原因引起的严重外伤可引起开放性骨折，骨折范围较广。

5. 视神经孔改变　颅内外肿瘤向视神经孔蔓延时，均可引起视神经孔扩大，呈圆形，孔壁变薄。蝶骨小翼部骨增生如骨纤维异常增殖、脑膜瘤，可使视神经孔变小，孔壁密度增高。

6. 眶上裂扩大　多见于眶颅沟通性肿瘤、眶内肿瘤向颅内侵犯和血管畸形所致。

（四）X 线造影检查

X线造影检查有多种，但随着CT、MRI及DSA的出现，应用的越来越少，目前较常用的是泪道造影。

泪道造影检查是将碘油或泛影葡胺约1ml自泪小点注入后，拍摄眼眶正、侧位像，观察造影剂充盈情况。主要适用于慢性泪囊炎术前了解泪囊大小，或了解泪小管、泪总管、泪囊、鼻泪管等情况和阻塞部位。

二、计算机断层扫描

计算机断层扫描(computed tomography scan, CT)在临床上多用其英文简称CT，它是以X线为能源，由电子计算机辅助形成的二维图像，20世纪70年代后开始应用于临床，是目前眼科的主要检查手段之一。

（一）基本概念

CT是用高度准直的X线束围绕身体某一部位作一个断层扫描，由记录器记录射线衰减的量，转换数字信号，输入计算机，显示出图像，以灰阶显示二维影像，X线管发出一束X线，穿过患者身体，被对侧探测器接收，探测器由碘化钠和光电倍增装置构成，人体衰减后的X线被碘化钠吸收后，碘化钠将接受的X线等份地转化为荧光，照射光电装置，转变为电能，再经模拟/数字转换器，形成数据，输入计算机，X线管和探测器由框架连接，绕患者身体扫描180°，便可收集到足够的衰减后X线数据，计算机对这些数据进行运算和重建，得出每一像素的密度值，并排列成矩阵，经过数字/模拟转换器输送至显像系统，显示为二维的CT像。X线能量衰减与密度成正比，因而CT是密度图像。

为了表示密度的高低，使之数字化，规定人体内由空气至骨皮质为2000Hounsfield（Hu）单位。以水作为标准密度，CT值为0Hu，空气定为–1000Hu，骨皮质定为+1000Hu，低于水的组织结构为负值，高于则为正值，脂肪比水密度低，介于–90~–100Hu之间，其他软组织多介于+10~+80Hu之间。CT图像以灰阶表示密度，CT值越高，在图像上也愈白，CT值越低，在图像上也越暗。

CT用CT值表示，人体组织CT值有2000个CT值，而人眼睛却只能分辨16个灰阶，若用人眼分辨CT，所能分辨的CT值应为2000÷16=125（Hu）。即两种相邻结构CT值差异超过125Hu时才能被人眼分别开，而眼球和眶内各种组织，除脂肪和晶状体之外，CT值相差不超过15Hu，不能被人眼分辨，因此引入窗技术。窗技术是CT检查中用以观察不同密度的正常组织或病变的一种显示技术，包括窗宽（WW）和窗位（WL）。窗宽是显示和观察图像所选用的CT值宽度，在CT值范围内从黑到白观察对比。在此CT值范围内的组织和病变均以16个不同的灰度模拟灰度显示。而CT值高于此范围的组织和病变，无论高出程度有多少，均以白影显示，不再有灰度差异；反之，低于此范围的组织结构，不论低的程度有多少，均以黑影显示，也不存在灰度差别。窗位又名窗中心，是窗宽上、下限中央的CT值。窗位应选在被观察的组织或病变的CT值部位。根据不同的需要选择不同的窗宽和窗位，可获得最有价值的图像。同样的窗宽，由于窗位不同，其所包括CT值的范围的CT值也有差异。由于各种组织结构或病变具有不同的CT值，因此欲显示某一组织结构细节时，应选择适合观察该组织或病变的窗宽和窗位，以获得最佳显示。

（二）检查方法

1. **一般CT检查**　检查体位主要分横断位和冠状位。横断位是最常用的体位，患者仰卧检查床上，自眦耳线（即外眦与外耳道连线）下方1cm向头顶侧作连续扫描至眶顶。3~5mm厚层面需8~14层。冠状位是患者仰卧或俯卧检查台上，头过伸，使头矢状线与床面一致，两侧眶耳线与扫描线垂直，向外耳道前4cm向前连续扫描。眶内大部分容积被脂肪占据，脂肪密度较低，一般情况低于–90Hu，眼眶内一些重要结构和非含脂占位病变CT值均大于+30Hu，与其相邻脂肪的密度差异甚大，因而对于眶内病变的揭示，摄取平片足已达到目的。但是对于特殊病变，需要行强化检查。

2. **增强CT**　是指静脉内注射高密度造影剂（如泛影葡胺、阿米培克等）以后拍摄的CT片。如果病变内含血管较多，血液内含有较多高密度造影剂；病变内血管屏障遭到破坏，从血管渗出的造影剂也多，所以病变的增强明显大于其周围的正常组织。眶内肿瘤蔓延至颅内或颞窝内，因其与脑和颞肌的CT值接近，不强化不足以显示病变的眶外部分；另外，强化前、后均测CT值，并予以对比，观察强化形态、强化程度和强化是否均匀等，也具有鉴别诊断意义。如环形强化多为囊肿，高度强化多为含血管较多、血-眼屏障破坏严重的病变如肉瘤，不均匀渐进性强化是海绵状血管瘤早期的典型表现。

3. **CT重建**　摄取平片或强化片，无论哪种方法，都存在断层方向、层厚和层距问题。根据检查目的和部位加以选择，包括水平扫描、冠状扫描和眶矢状重建三个方向。此外，螺旋CT开发了三维重建软件，利用二维像的数据形成三维像，通过界面各部亮度差异，给人以真实的立体感，骨性眼眶和眶内软组织均可形成三维像；三维对立体定位及选择眼眶手术进路有很大帮助。

（三）正常CT影像

在眼眶横断位CT扫描上，从上至下依次可见上直肌、上斜肌、泪腺、眼上静脉、视神经、眼球壁、内直肌、外直肌、晶状体、下直肌等眼部结构，双侧对称。横断位CT虽然可以观察眶内及眶周围大部分结构，但对上、下斜肌难以显示，对于眶顶、眶底和上、下直肌不能显示其厚度，冠状位扫描的特殊价值是补充了水平的这些不足，特别是对爆裂性骨折的诊断。

（四）异常CT影像

1. **眼内高密度影**　如有钙化多见于视网膜母细胞瘤，也可见于脉络膜骨瘤或眼球萎缩。视网膜脱离者为软组织密度影。

2. **眼眶高密度影**　可见于海绵状血管瘤、神经鞘瘤。与骨质密度接近的可见于骨纤维异常增生症、骨瘤、骨化纤维瘤。肿物内有钙化的见于静脉曲张、静脉性血管瘤、泪腺腺样囊性癌等。

3. **眼外肌增粗**　梭形增粗多见于甲状腺相关眼病，不均匀增粗见于眼眶炎性假瘤，恶性肿瘤肌肉转移等。

4. **视神经增粗**　多见于脑膜瘤、神经纤维瘤、神经胶质瘤、视神经炎、炎性假瘤等。

5. **眼上静脉扩张**　主要见于颈动脉-海绵窦瘘及眶内动静脉血管瘤。

6. **泪腺肿大**　见于泪腺炎性假瘤、泪腺炎。

三、磁共振成像

在磁场的作用下，一些具有磁性的原子能够产生不同的能级，如果外加一个能量（即射频磁场），且这个能量恰能等于相邻2个能级能量差，则原子吸收能量产生跃迁（即产生共振），从低能级跃迁到高能级，能级跃迁能量的数量级为射频磁场的范围。磁共振可以简单地说为研究物质对射频磁场能量的吸收情况。利用磁共振原理,通过外加梯度磁场检测所发射出的电磁波,据此可以绘制成物体内部的结构图像,将这种技术用于人体内部结构的成像,就产生出一种革命性的医学诊断工具——磁共振成像(magnetic resonance imaging, MRI)。

(一)成像方法

常规采用非强化扫描,回收线圈用表面线圈或头圈,表面线圈距信号源近,收到的信号强,可提高信噪比,但距线圈近则信号强,远则信号低,失去了双侧眼对比和前后对比,因而只限于单侧的眼内检查,对眶内疾病,尤其是眶后段病变以头部接收线圈为宜。一般层面厚3~5mm,层面分水平、冠状和矢状。一些病变与周围正常结构信号差距小,裸眼不能分辨,可作强化扫描。目前所用的强化剂是钆喷酸葡胺,此物质具有顺磁性,能缩短组织中质子的T_1及T_2弛豫时间,从而增强图像的清晰度和对比度。对眶内肿瘤颅内蔓延,视神经鞘脑膜瘤和其他视神经病变,需要增强扫描。另外还有一种脂肪抑制技术与强化扫描联用,显示视神经和眼外肌更清楚。

(二)正常眼部磁共振像

各像所显示的组织结构和形状、大小、边界均与CT相同,不过CT是密度像,MRI是信号强度像,因而各结构在图像的灰阶位置有所不同。MR成像参数受多种因素影响,只有将外在参数统一起来,对各组织结构信号强度的判断才有一致标准。

在MRI图像上,对于眼球及其附属器信号强度的描述常有以下几种不同方法:①图像上白亮者为高信号强度如眶内脂肪,灰色称中信号强度如视神经和眼外肌,灰黑色称低信号强度如巩膜,全黑称无信号如鼻副窦内的空气;②以脑信号强度作为标准,眶内各结构和病变的信号强度与之比较,如视神经在图像上的灰度基本与脑相同,称作等信号强度,脂肪信号比脑信号高,称作高信号;③以眼外肌作标准,其他结构和病变与之比较,如视神经的灰度与眼外肌基本一致,称作等信号强度,脂肪称高信号,玻璃体称作低信号;④以颞肌信号强度作为标准,其他结构和病变与之比较。在描写信号强度时用字较为烦琐,往往以信号两个字代替信号强度。按图像的黑白度描写,脂肪抑制技术处理后,在T_1WI上,脂肪信号消失,而眼环、视神经、眼外肌和泪腺信号强度明显增高;一般病变在脂肪抑制序列也是高信号,在脂肪无信号的对比之下,显得更为突出。

(三)异常眼部磁共振像

1. 眼内物 眼内肿物多为葡萄膜黑色素瘤及视网膜母细胞瘤。黑色素瘤肿瘤内含有较多的黑色素,有顺磁性,故T_1、T_2均短。视网膜母细胞瘤常含钙质,由于钙缺乏信号,故常称低信号区。

2. 眼眶肿瘤 眶内肿瘤弛豫时间延长,恶性肿瘤更为明显,T_1延长信号强度较低,T_2信号强度较高,但各组织类型肿瘤的T_1、T_2有较多重叠,信号强度差别不大,鉴别需要根据肿瘤部位、范围、形状、边界及信号强度等多种信息综合考虑。

3. 眶内的正常结构形态改变 眶内正常结构的改变包括视神经的改变,眼外肌的增粗及眼上静脉的增粗等。视神经肿瘤可表现为锥形、管状、梭形或不规则形,眼外肌水肿期T_1WI为中信号,T_2WI为高信号,当纤维化时二者均呈低信号。

(刘立民)

第二十二节 伪盲的相关检查

伪盲又称诈盲,是受检者为达到某种目的,视力实际无障碍而伪装视力障碍或有轻度障碍而夸大视力障碍的程度,多见于学生或有纠纷者。伪盲分为伪装视力完全消失(伪全盲)和伪装视力减退(伪弱视)两类。临床上以伪装视力减退和单眼失明多见。伪盲的检查方法很多。

在视觉电生理出现以前,眼科学家们对伪盲进行了观察,并发明了很多检查方法。如:变换距离检测法、暗示检查法、镜片测验等多种方法。

(一)伪弱视的检测

1. 柱镜片检测 例如,某受检者右眼视力0.5,左眼视力0.2,可给双眼前各加一组两轴重叠的−5.00DC及+5.00DC镜片,然后分别测查视力,结果应和原视力相同;如果双眼同时检测,视力应为0.5(主要是右眼视力)或略强,如若不是或变化较大,则为伪弱视。再令受检者双眼自然睁大平视,在受检者不知情的情况下,转动左眼一镜片的轴向,"双眼"视力应为0.5(实为右眼视力),复原左眼镜片,当转动右眼一镜片轴向后,"双眼"视力应为0.2(实为左眼视力),以上情况若是变化不大则为伪弱视,如若单眼伪弱视,亦用同法测查。

2. 单个视标检查法 将视力表的视标剪下,每一字贴在一张白纸上,任意拿出相近的视标,伪弱视者一般不会估计视标的大小,往往可以看见0.4的视标而看不见0.2的视标,如今综合验光仪的广泛使用,使视标检查法变得简单快捷。

(二)伪全盲的检测

1. 瞳孔对光反应检查法 以光照在伪盲眼直接对光反应存在,健眼间接对光反应存在。

2. 对指试验 遮盖健眼,让患者两臂平举,五指分开并弯成爪形,然后两臂向前合拢在自己的前方,两手五指尖相对,或各伸一指相对,健者和盲者都能相对,而伪盲者常伪做不能，相差很大。

（三）联合应用视觉诱发电位（VEP）和视网膜电图（ERG）检查法

这两种方法是客观的检查，不受被检者注视性质的影响，不受行为不合作、异常眼运动、缺乏或无语言能力及知识的限制，可以测出用其他方法不能获得的视力，是鉴别伪盲可靠的方法。联合运用 VEP 和 ERG 对伪盲进行法医学鉴定，可提供客观、可靠的依据，已成为鉴别伪盲与伪弱视的主要方法。

（刘立民）

第二十三节 泪液与泪器的特殊检查

一、Schirmer 试验

测定泪液分泌量的方法，根据检测方法的不同可分为 Schirmer Ⅰ试验和 Schirmer Ⅱ试验两种。Schirmer Ⅰ是测试主泪腺的分泌功能，Schirmer Ⅱ是测试副泪腺的分泌功能。

（一）方法

Schirmer Ⅰ试验检测方法：在无表面麻醉的情况下，患者背光而坐，将标准滤纸条一端 5mm 处折叠成直角，将折叠端置于结膜囊中外 1/3 处，另一端垂挂于睑外，嘱患者轻闭双眼稍向上视，5 分钟后轻拉下睑取出滤纸，记录长度。结果 ≥15mm 为正常。

Schirmer Ⅱ试验检测方法：在表面麻醉的情况下，患者背光而坐，将标准滤纸条一端 5mm 处折叠成直角，将折叠端置于结膜囊中外 1/3 处，另一端垂挂于睑外，嘱患者轻闭双眼稍向上视，5 分钟后轻拉下睑取出滤纸，记录长度。10~15mm 为正常，小于 10mm 为泪液分泌减少，小于 5mm 为干眼症。

（二）注意事项

1. 检查应在微弱光线下进行，室温 20~25℃，相对湿度 60%~74%。
2. 滤纸条尽量少触及角膜。
3. 取试纸时一定要轻拉下睑，待试纸条充分暴露后才能取出，切勿在患者闭眼状态下直接取下试纸条，防止损伤角膜。

二、泪膜破裂时间

泪膜破裂时间是测定泪膜稳定性的方法。

（一）方法

将润湿生理盐水的荧光素钠试纸与睑结膜轻接触，使荧光素与泪液混合，嘱患者眨眼 3~5 次，注视前方，钴蓝光观察第一个泪膜破裂的点，计时器计时，三次取平均值。10~15 秒为正常，小于 10 秒表示泪膜不稳定。

（二）注意事项

1. 应在滴其他滴眼液或进行其他眼别操作前进行该项检查。
2. 患者置入平视睁眼，勿以棉签或手指固定眼睑。

三、泪液渗透压

泪液渗透压是干眼诊断和严重程度评估的关键指标之一，其早期诊断价值不可忽视。泪液渗透压的检测有望成为干眼的诊断及分级、药物疗效的评估以及干眼治疗规范化的可靠依据。

（一）方法

微量泪液收集管从靠近泪阜的泪河处取 0.1μl 泪液，然后用渗透压测量仪进行检测。

（二）注意事项

取样部位不同测得的值有差异，最好收取下泪河的泪液。

四、泪液蕨类试验

（一）方法

室温 25℃±2℃时，用毛细玻璃管采集下穹隆部泪液，涂在洁净的玻片上，室温干燥 48 小时内进行结晶图像分析，正常者有良好蕨类形成，黏蛋白缺乏者（例如眼类天疱疮、史 - 约综合征）蕨类减少甚至消失。

（二）注意事项

注意测试的环境温度。

五、泪道的核素闪烁显像检查

泪道的核素闪烁显像检查是一种简单的、无创的生理检查，可评估泪道系统的通畅程度。

（一）方法

让患者坐在 γ 摄像机前，将锝 -99 滴入双眼结膜囊内，嘱患者盯着远处的目标，记录刚滴入时、滴入后 3 分钟、5 分钟、10 分钟、15 分钟及 20 分钟图像。

（二）注意事项

该检查只用于检查那些泪道冲洗通畅的持续性溢泪患者。

六、鼻内镜检查

通过鼻内镜可以发现鼻息肉、重要的解剖变异、肿瘤和其他病理性改变。

（一）方法

1. 采用鼻腔喷雾或填塞减轻鼻腔充血。

2. 患者取卧位，用0°或30°内镜观察鼻腔及鼻泪管开口情况。

（二）注意事项

如患者有鼻中隔偏曲时注意使用减轻鼻腔充血的药物以充分暴露中鼻道及下鼻道。

七、泪道内镜检查

泪道内镜检查可以直观地了解泪道的情况，明确病变的性质、阻塞的部位和程度。

（一）方法

1. 体位　卧位。
2. 麻醉　泪点表面麻醉，眶下、滑车下及筛前神经阻滞麻醉。
3. 用泪小点扩张器扩大泪小点。
4. 按泪道探通的方法自上或下泪小点插入泪道内镜，顺着泪道系统推进泪道内镜，观察泪道情况。

（二）注意事项

1. 泪道系统及眼表有急性炎症者不能进行此项检查。
2. 泪道系统肿瘤不宜行此检查。
3. 熟悉泪道的解剖结构，轻柔灌注，缓慢推进内镜，避免进入假道。

（白萍　肖丽　杨俭伟）

参 考 文 献

1. 赵堪兴，杨培增．眼科学．第8版．北京：人民卫生出版社，2013：36-68．
2. 孙旭光，邓世靖．活体角膜激光共聚焦显微镜图谱．北京：人民军医出版社，2014：1-30．
3. 葛坚．临床青光眼．北京：人民卫生出版社，2016：74-128．
4. 葛坚．眼科学．第2版．北京：人民卫生出版社，2013：345-348．
5. 谢立信，石伟云．角膜病学．北京：人民卫生出版社，2007：225-255．
6. 赵堪兴，杨培增．眼科学．第7版．北京：人民卫生出版社，2012：46-47．
7. 袁援生，钟华．现代临床视野检测．第2版．北京：人民卫生出版社，2015：4-164．
8. 李凤鸣，谢立新．中华眼科学．第3版．北京：人民卫生出版社，2014：654-670．
9. Wessel MM, Aaker GD, Parlitsis G, et al. Ultra wide field anSiography improves the detection and classification of diabetic reti—nopathy.Retina, 2012, 32(4):785-791.
10. 魏文斌，杨丽红．同仁荧光素眼底血管造影手册．北京：人民卫生出版社，2014：1-2．
11. 孙兴怀，徐建江，乐琦骅，等．眼前节光学相干断层扫描．上海：复旦大学出版社，2013：8-23．
12. Spaide RF, Curcio CA.Anatomical correlates to the bands seen in the outer retina by optical coherence tomography:literature review and model.Retina, 2011, 31(8):1609-1619.
13. Spaide RF. Questioning optical coherence tomography (editorial). Ophthalmology, 2012, 119(11):2203-2204.
14. 李凤鸣．中华眼科学．第3版．北京：人民卫生出版社，2014：348-373．
15. Dimitrova G, Kato S, Vamnshita H, et al.Relation betweenretorbulbar circulation and progression of diabetic retinopathy. Br JOphthalmol, 2003, 87:622-625.
16. 毛羽，涨风．微视野计的临床应用．国际眼科纵览，2010，34(1):61-64.
17. 牛兰俊，林肯，韩惠芳．视远斜视弱视学．苏州：苏州大学出版社，2016：101-217．
18. Spaide RF, Curcio CA.Anatomical correlates tO the bands seen in the outer retina by optical coherence tomography:literature review and model.Retina, 2011, 31(8):1609-1619.
19. R.K.Weber, R.Keerl, S.D.Schaefer, et al. 泪道手术图谱．陶海，侯世科，译．北京：北京科学技术出版社，2015：26-113．
20. 范金鲁，郑颖洁．鼻腔内镜下泪道微创手术学．北京：科学技术文献出版社，2016：172-285．
21. 崔浩，王宁利，徐国兴．眼科学．第3版．北京：北京大学医学出版社，2013：133-137．

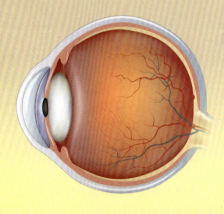

第三篇 临床眼科学

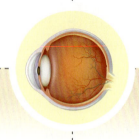

第十二章

眼睑疾病

第一节　概述

眼睑呈帘状结构,上睑较下睑宽大,覆盖于眼球前部,对眼球有一定保护作用。眼睑反射性的闭合动作,可以使眼球避免异物的侵害以及强光的刺激。经常性瞬目,可去除眼表面的尘埃以及微生物,同时将泪液均匀地涂布于角膜表面,形成泪膜,有效防止角膜干燥。睑缘之前长有睫毛,能起到除却灰尘、减弱强烈光线刺激的作用。

眼睑皮肤是全身皮肤的一部分,因此全身性皮肤病变均可在眼睑发生,许多眼睑病的发生,和眼睑与眼球的位置关系失常或开闭功能失常有关,对于眼睑病的诊断,大多肉眼观察就可得出结论。对眼睑的肿瘤行病理检查,取材也较容易。治疗眼睑病时,要注意保持眼睑的完整性及其与眼球的正常关系,维持眼睑的功能,同时考虑到外观的问题。

第二节　眼睑炎症

眼睑位于体表,易受微生物、风尘和化学物质的侵袭,发生炎症反应。眼睑各种腺体的开口大多位于睑缘和睫毛的毛囊根部,易发生细菌感染。睑缘是皮肤和黏膜的交汇处,眼睑皮肤和睑结膜的病变常可引起睑缘的病变。由于眼睑皮肤菲薄,皮下组织疏松,炎症时眼睑充血、水肿等反应显著。

一、睑腺炎

睑腺炎(hordeolum)是常见的眼睑腺体的细菌性感染。外睑腺炎又称麦粒肿,为睫毛毛囊或其附属的皮脂腺或变态汗腺感染。内睑腺炎是睑板腺感染。

【病因】

1. 西医认为,本病多为葡萄球菌感染,其中金黄色葡萄球菌感染最为常见。

2. 中医认为,本病多为风热邪毒外袭,蕴结胞睑;或过食辛辣炙煿,脾胃积热,气血瘀滞或化火成毒而成;多发性或反复发作者,多因脾胃虚弱,气虚热恋,或兼余邪未清所致。

【临床表现】　患处急性炎症表现红、肿、热、痛等。疼痛程度与水肿程度常成正比。外睑腺炎的炎症反应主要位于睫毛根部的睑缘处,红肿范围较弥散,有明显压痛的硬结,患者疼痛感较剧烈,可伴有同侧耳前淋巴结肿大和压痛。如果外睑腺炎邻近外眦角时,疼痛特别明显,还可引起反应性的球结膜水肿。内睑腺炎局限于睑板腺内,通常肿胀比较局限,患者疼痛明显,病变处有硬结及压痛,睑结膜面局限性的充血及肿胀。睑腺炎发生2~3天后,可形成黄色脓点,外睑腺炎向皮肤方向发展,局部皮肤出现脓点后硬结软化,可自行破溃。内睑腺炎在睑结膜面形成黄色脓点,向结膜囊内破溃,少数也可向皮肤面破溃。睑腺炎破溃后炎症明显减轻,约1~2天逐渐消退。

在体弱、抵抗力差的患者中,睑腺炎可在眼睑皮下组织扩散,发展为眼睑蜂窝织炎,致整个眼睑红肿,亦可波及同侧颜面部。眼睑蜂窝织炎,眼睑不能睁开,压痛明显,触之坚硬,球结膜反应性水肿可暴露于睑裂之外,同时全身伴有发热、寒战、头痛等症状。

【诊断要点】　根据临床表现易于诊断。很少需要进行细菌培养来确定致病细菌。

【鉴别诊断】　眶隔前蜂窝织炎:眼睑潮红肿胀、皮温升高,常有眶周皮肤擦伤、裂伤或感染灶存在。患者可有发热。

【治疗】

1. 西医治疗

(1) 初期局部冷敷,24小时后热敷。

(2) 理疗,可以促进炎症吸收。

(3) 应用抗生素滴眼液,局部消炎。

(4) 脓肿形成后,切开排脓。

(5) 对于机体抵抗力差及局部炎症较重的患者,可全身应用抗生素治疗。

2. 中医中药治疗

(1) 辨证要点和治疗

1) 风热外袭证:①病之初起,眼睑微痒,局部皮肤微红肿,有压痛,继则形成硬结,疼痛加重;②头痛、发热;③舌尖红,苔薄白或薄黄,脉浮数。

治法:疏风清热,消肿散结。

方药:银翘散(《温病条辨》)加减。

金银花20g,蒲公英20g,连翘12g,竹叶10g,芦根12g,薄荷6g,生地10g,荆芥穗10g,黄芩10g,桔梗6g,乳香10g,赤芍10g,丹皮10g,防风10g,天花粉10g,甘草3g。

2) 热毒炽盛证:①胞睑红肿,硬结较大,疼痛拒按,或顶端出现黄白色脓头;②口渴喜饮,便秘溲赤;③舌红,苔黄,脉数有力。

治法:疏风清热,解毒消肿。

方药:仙方活命饮(《校注妇人良方》)。

金银花20g,防风12g,归尾10g,赤芍15g,乳香10g,没药10g,陈皮10g,白芷10g,浙贝母10g,天花粉10g,穿山甲10g,皂角刺10g,天花粉12g,玄参15g,甘草3g。

3) 气虚邪恋证:①眼睑红肿硬结反复发作,体质较差;②大便干结;③舌偏红,苔黄,脉细弱。

治法:益气散热,清解余邪。

方药:四君子汤(《太平惠民和剂局方》)合清脾散(《审视瑶函》)。

人参10g,白术10g,茯苓10g,薄荷叶10g,升麻10g,栀子10g,赤芍10g,枳壳10g,黄芩10g,藿香叶10g,石膏10g,防风10g,当归10g,白芍10g,神曲10g,山楂10g,金银花20g。

(2) 针刺疗法

1) 三棱针放血法:取穴:耳尖穴(双),太阳(双),曲池(双),肝俞,大杼,足中指尖穴。操作方法:任选1~2穴,常规消毒后,以三棱针点刺出3~10滴即可。

2) 点刺法:取穴:背部1~12胸椎至腋后范围内寻找反应点。操作方法:从背部1~12胸椎至腋后线范围内寻找反应点(若列反应点可点刺相当于膏肓穴的部位),以三棱针对准选好的部位垂直进针0.2~0.3cm。速刺快退,以出血为度。

(3) 外用:如意金黄散纱布隔垫外敷;红肿、烦热、疼痛,用清茶调敷;漫肿无头,用醋或葱酒调敷;亦可用植物油或蜂蜜调敷。或用新鲜芙蓉花叶、鲜蒲公英、野菊花捣烂外敷。

二、睑板腺囊肿

睑板腺囊肿(chalazion),是睑板腺特发性无菌性慢性肉芽肿性炎症,又称霰粒肿,其有一纤维结缔组织包囊,包囊内含有睑板腺的分泌物以及包括巨细胞在内的慢性炎症细胞的浸润。

【病因】

1. 西医认为,本病由于睑板腺出口阻塞,腺体的分泌物潴留在睑板内,对周围组织产生慢性刺激而引起。

2. 中医认为,本病多为脾失健运,湿聚成痰,阻滞胞睑脉络;或过食辛辣厚味,脾胃积热,痰热互结,搏结于胞睑,隐隐成核。

【临床表现】 多见于青少年和中年人,一般发生于上眼睑,也可以上下眼睑或双眼同时发生,进展缓慢。表现为眼睑皮下大小不一的圆形肿块,小的囊肿经仔细触摸才能发现,较大者可使皮肤隆起,但与皮肤无粘连,可压迫眼球产生散光。与肿块对应的睑结膜面呈紫红色或灰红色的病灶,无疼痛及明显压痛。一些患者开始时可有轻度炎症表现和触痛,但没有睑腺炎的急性炎症表现。囊肿可自行破溃,排出胶样内容物,在睑结膜面形成肉芽肿,也可以在皮下形成暗紫红色的肉芽组织。如有继发感染,形成急性化脓性炎症时,临床表现与内睑腺炎相同。

【诊断要点】 根据患者无明显疼痛、眼睑硬结,可以诊断。

【鉴别诊断】 睑板腺癌:对于中老年患者,如果出现复发性睑板腺囊肿,上下睑同时增厚、单侧慢性睑缘炎,或睑板腺囊肿伴有睫毛脱失,病变表面形成溃疡或呈菜花状且颜色发黄时,应高度怀疑睑板腺癌的可能。病理检查可鉴别。

【治疗】

1. 西医治疗

(1) 小的睑板腺囊肿无须治疗,有时可自行消散。

(2) 大者可通过热敷或向囊肿内注射糖皮质激素促其吸收。

(3) 如不能消退,应在局部麻醉下行手术摘除,用睑板腺囊肿镊子夹住囊肿部位的眼睑后,在睑结膜面作垂直于睑缘的切口,切开睑结膜,刮除囊肿内容物,并向两侧分离和剥离囊膜壁,将囊肿完整摘除。

2. 中医中药治疗

(1) 辨证要点和治疗

1) 痰湿聚滞证:①胞睑皮下可触及圆形硬核,皮色不变,无压痛,推之皮肤可移动;②胸闷痰多;③舌质淡,苔厚腻,脉弦滑。

治法:化痰软坚散结。

方药:化坚二陈丸加减(李传课主编《中医眼科学》)。

陈皮 10g,茯苓 10g,白僵蚕 10g,防风 10g,半夏 10g,蝉蜕 10g,桔梗 10g,枳壳 10g,甘草 3g。

2) 痰热互结证:①眼睑肿核处皮色微红,睑内面呈紫红色;②咳吐黄痰;③舌红,苔黄,脉滑数。

治法:清热化痰散结。

方药:黄连温胆汤加减(段俊国主编《中西医结合眼科学》)。

黄连 10g,半夏 10g,陈皮 10g,茯苓 10g,甘草 3g,枳实 10g,竹茹 10g,僵蚕 10g,天花粉 10g,牡丹皮 10g,栀子 10g。

(2) 其他治疗:可用中药内服方再煎取汁作湿热敷;或取生南星加冰片少许研末,醋调敷患处皮肤面。

三、睑缘炎

睑缘炎(blepharitis)是指睑缘表面、睫毛毛囊及其腺组织的亚急性慢性炎症。主要分为鳞屑性、溃疡性和眦部睑缘炎三种:

(一) 鳞屑性睑缘炎

【病因】

1. 西医认为,本病是由于睑缘的皮脂溢出造成的慢性炎症。患者常可发现卵圆皮屑芽胞菌(pityrosporum ovale),它能把脂类物质分解为有刺激性的脂肪酸。营养不良、屈光不正、视疲劳、长期使用劣质化妆品,也可能是本病的诱因。

2. 中医认为,风胜则痒,湿胜则烂,热盛则赤,本病多因脾胃蕴热或湿热内蕴,复受风邪,风湿热邪搏结于睑弦而致病;亦可因心火内蕴,复受风邪,循经上犯目眦,灼伤睑弦所致;或血虚日久,肌肤失养,化燥生风,风气搏于睑弦。

【临床表现】 睑缘充血、潮红,睫毛和睑缘表面附着上皮鳞屑,睑缘表面有点状皮脂溢出,皮脂集于睫毛根部,形成黄色蜡样分泌物,干燥后结痂。去除鳞屑和痂皮后,暴露出充血的睑缘,但无溃疡或脓点。睫毛容易脱落,但可再生。患者自觉眼部痒、刺痛和烧灼感。如长期不愈,可使睑缘肥厚,后唇钝圆,使睑缘不能与眼球紧密接触,泪小点肿胀外翻而导致溢泪。

【诊断要点】 根据症状和体征很容易做出诊断。

【鉴别诊断】 与溃疡性睑缘炎及眦部睑缘炎鉴别,详细临床表现见本章节。

【治疗】

1. 西医治疗

(1) 去除诱因,讲究用眼卫生。

(2) 用生理盐水擦拭睑缘及鳞屑,局部应用抗生素滴眼液。

2. 中医中药治疗

(1) 辨证要点和治疗

1) 风热外袭证:①睑缘红赤溃烂,睫毛根部有糠皮样鳞屑脱落,灼热痒痛,干涩不适;②舌质偏红,苔薄黄,脉浮数。

治法:祛风清热,解毒燥湿。

方药:清热散风燥湿汤(《中医眼科临床实践》)。

金银花 12g,蒲公英 12g,天花粉 10g,防风 10g,荆芥穗 10g,白术 10g,苍术 10g,白芷 10g,陈皮 10g,甘草 3g。

2) 湿热犯目证:①睑弦红赤糜烂,眵泪胶黏,黄水外溢,睫毛脱落或秃睫,痒痛兼作;②口渴口黏,溲赤大便不爽;③舌质红,苔黄腻,脉滑数。

治法:祛风清热,健脾燥湿。

方药:除湿汤(《眼科纂要》)加减。

车前子 12g,滑石 15g,木通 8g,白鲜皮 12g,黄芩 10g,防风 10g,陈皮 10g,茯苓 12g,苦参 10g,荆芥 10g,甘草 3g,蒺藜 10g,蝉蜕 10g。

3) 心火攻目证:①眦部红赤、糜烂,皮肤皲裂或见出血;②口干,口舌生疮,小便红赤,心烦;③舌质红,苔黄,脉数。

治法:清心泻火。

方药:导赤散(《小儿药证直诀》)合黄连解毒汤(《肘后备急方》)加减。

生地黄 20g,木通 8g,竹叶 10g,黄连 10g,黄芩 6g,黄柏 6g,栀子 10g,防风 10g,麦冬 10g,赤芍 10g,生甘草 6g,桑白皮 15g,桔梗 10g,蝉蜕 10g。

4) 血虚风燥证:①睑弦痛痒,干涩不适,鳞屑脱落,可有皲裂或见出血;②口干,唇燥;③舌质红,苔黄燥,脉细。

治法:养血祛风润燥。

方药:四物汤加减(庄曾渊《实用中医眼科学》)。

熟地黄 20g,白芍 15g,当归 10g,川芎 10g,生地黄 15g,丹皮 10g,天冬 10g,麦冬 10g,白鲜皮 10g,蝉蜕 6g,荆芥 15g。

(2) 其他疗法

1) 苦参汤(《婴童百问》卷八):苦参 12g,五倍子 10g,黄连 10g,防风 10g,荆芥穗 10g,蕤仁 10g,漳丹七分,铜绿七分水煎,用药棉蘸药水洗患处,每剂洗 3 天,每天洗 3 次。

2) 菊矾汤:白矾 10g,白菊花 10g 水煎,用药棉蘸药水洗患处,每剂洗 2 天,每天洗 3 次。

3) 超声雾化法:超声雾化熏眼能使药物直接作用于眼部,达到疏通经络、祛风清热、解毒消肿止痒的功效,可用于各种类型睑缘炎。

(3) 中成药：龙胆泻肝丸，或防风通圣丸或黄连上清丸。

(二) 溃疡性睑缘炎

【病因】 睫毛毛囊及其附属腺体的慢性或亚急性化脓性炎症，多为金黄色葡萄球菌感染引起，也可由鳞屑性睑缘炎遭受感染后转变为溃疡性睑缘炎。屈光不正、视疲劳、营养不良和不良卫生习惯，可能是本病的诱因。

【临床表现】 与鳞屑性睑缘炎一样，患者也有眼部痒、刺痛和烧灼感等，但症状更为严重，睑缘皮脂分布更多，睫毛根部散布小脓疱，有痂皮覆盖，去除痂皮后露出睫毛根端和浅小溃疡。睫毛常被干痂粘结成束。毛囊因感染而被破坏，睫毛容易随痂皮脱落，且不能再生，形成秃睫。溃疡愈合后，瘢痕组织收缩，睫毛生长方向改变，形成睫毛乱生，若倒向角膜，可引起角膜损伤，亦可引起慢性结膜炎、睑缘肥厚变形、睑缘外翻、泪小点肿胀或阻塞、溢泪。

【诊断要点】 根据症状以及睑缘有溃疡的特点可以做出诊断。

【鉴别诊断】 与鳞屑性睑缘炎及眦部睑缘炎鉴别，详细临床表现见本章节。

【治疗】

1. 清洁局部，清除脂性分泌物。
2. 拔出不正常的睫毛。
3. 排除脓液。
4. 局部滴用抗生素滴眼液。

(三) 眦部睑缘炎

【病因】 多因莫-阿 (Morax-Axenfeld) 双杆菌感染所引起，或与维生素 B_2 缺乏有关。

【临床表现】 本病多为双侧，主要发生于外眦部，患者自觉眼部痒、异物感和烧灼感。外眦部睑缘和皮肤充血、肿胀，并有浸渍糜烂。邻近结膜常伴有慢性炎症，表现为充血、肥厚、有黏性分泌物。严重者内眦部也受累。

【诊断要点】 根据症状以及体征可以做出诊断。

【鉴别诊断】 与鳞屑性睑缘炎及溃疡性睑缘炎鉴别，详细临床表现见本章节。

【治疗】

1. 0.5% 硫酸锌滴眼液滴眼。
2. 改善全身情况，增强抵抗力，口服 B 族维生素。

四、病毒性睑皮炎

病毒性睑皮炎比眼睑细菌性感染少见，常见的有以下两种：

(一) 单纯疱疹病毒性睑皮炎

【病因】

1. 西医认为，由单纯疱疹病毒引起，病毒存在于人体内，当身体抵抗力降低时，趋于活跃，因发热性疾病时常可致病，故又称为热性疱疹性睑皮炎。

2. 中医认为，本病多因脾胃湿热蕴结，循经上犯；或肝胆湿热，上乘胞睑；或脾胃积热，复感风邪而发病。

【临床表现】 病变以下睑多见，与三叉神经眶下支分布范围相符，上睑也可发生。眼睑水肿，眼部有烧灼感及刺痛。眼睑部皮肤常成簇出现丘疹，很快可形成半透明水疱，周围可有红晕，水疱易破，渗出黄色黏稠样液体。约1周后肿胀减轻，充血减退，水疱干涸，结痂脱落后不遗留瘢痕，但可有色素沉着。此病可以复发。如若发生于睑缘处，有可能蔓延至角膜。在唇部和鼻前庭部，也可有同样的损害出现。

【诊断要点】 根据病史和典型的眼部表现，可做出诊断。

【鉴别诊断】 与带状疱疹病毒性睑皮炎鉴别，详细临床表现见本章节。

【治疗】

1. 西医治疗 抗病毒治疗，如碘苷、阿昔洛韦等，轻者口服给药，重者静脉给药。皮肤处涂 3% 阿昔洛韦眼膏或 0.5% 碘苷眼膏。结膜囊内滴 0.1% 阿昔洛韦滴眼液。

2. 中医中药治疗

(1) 辨证要点和治疗

1) 脾胃湿热证：①胞睑红赤，水疱簇生，疼痛剧烈，白睛红赤，甚则瞳神紧小；②可伴发热、恶寒、头痛；③舌质红，苔黄腻，脉数。

治法：清脾除湿。

方药：清脾除湿饮加减 (李传课主编《中医眼科学》)。

茵陈12g，泽泻10g，栀子10g，黄芩10g，金银花20g，紫花地丁10g，连翘12g，蒺藜10g，甘草3g，苍术9g，厚朴9g，荆芥9g，防风9g。

2) 肝胆湿热证：①胞睑红赤，胞睑及额部簇生水疱，疱浆由清变浊，疼痛剧烈，白睛红赤，甚则瞳神紧小；②口苦咽干，小便短赤；③舌质红，苔黄腻，脉弦数。

治法：清利肝胆湿热。

方药：龙胆泻肝汤 (《医方集解》) 加减。

龙胆草10g，木通10g，车前子12g (另包)，柴胡10g，黄芩10g，山栀子10g，生地10g，板蓝根20g，紫花地丁10g，蒲公英10g，甘草3g，荆芥穗9g，羌活9g，乳香10g，没药10g，丹参10g。

3) 脾经风热证：①胞睑簇生水疱，皮肤红赤，溃烂胶黏；②渴不欲饮，纳差；③舌质红，苔薄黄，脉浮数。

治法：清脾祛风。

方药：除风清脾饮加减 (《审视瑶函》)。

陈皮10g，连翘10g，防风12g，知母10g，元明粉10g，黄芩10g,玄参10g,黄连10g,荆芥10g,大黄10g,桔梗10g,生地黄10g,苦参6g,地肤子6g,砂仁12g、莱菔子10g。

(2) 中成药

1) 清开灵注射液20~40ml 以氯化钠注射液100ml 或10% 葡萄糖注射液200ml 稀释后静脉滴注,每日1次,10天为1个疗程。

2) 板蓝根注射液,肌内注射,一次2ml,每日1次。

3) 炎琥宁注射液,一次40mg,肌内注射,每日1~2次。

4) 龙胆泻肝丸,或清热解毒口服液,或抗病毒口服液或板蓝根冲剂。

(二) 带状疱疹病毒性睑皮炎

【病因】 由该病毒感染三叉神经半月神经节或三叉神经第一支所致。

【临床表现】 发病前常有前驱症状,如发热及全身不适等,继而在病变区出现剧烈的神经痛。数日后,患侧的眼睑、前额皮肤和头皮潮红、肿胀,出现成簇透明小疱。疱疹的分布不越过睑和鼻的中心界限。小疱的基底有红晕,疱群之间的皮肤正常。数日后,疱疹内液体混浊化脓,形成深溃疡,约2周后结痂脱落。因皮损深达真皮层,脱痂后会留下永久性皮肤瘢痕。炎症消退后,皮肤感觉数月才能恢复。在鼻睫神经受侵犯时,同时发生带状疱疹性角膜炎或虹膜炎的可能性增大。

【诊断要点】 根据病史和典型的眼部表现,可做出诊断。

【鉴别诊断】 与单纯疱疹病毒性睑皮炎鉴别,详细临床表现见本章节。

【治疗】

1. 卧床休息,提高机体抵抗力,必要时给予镇痛及镇静药物。

2. 局部涂甲紫溶液或碘苷湿敷。

3. 全身应用抗病毒药物。

4. 应用干扰素、维生素B_1、维生素B_{12}。

5. 非甾体类抗炎药物治疗。

五、接触性睑皮炎

接触性睑皮炎(contact dermatitis of lids)是眼睑皮肤对某种致敏原的过敏反应,也可是头面部皮肤过敏反应的一部分。

【病因】

1. 西医认为,本病是接触致敏原所致。常见的致敏原为眼局部应用的抗生素、局部麻醉剂、阿托品、毛果芸香碱、碘、汞等制剂。与眼睑接触的许多化学物质,如化妆染料、染发剂、绊创膏和眼镜架等,也可能为致敏原。全身接触某些致敏物质或某种食物也可发生本病。有时接触致敏原一段时间后才发病,如长期应用阿托品或毛果芸香碱后。

2. 中医认为,本病系风湿热之邪上袭于目,客于胞睑;或脾胃湿热蕴积,循经上攻,郁于胞睑;或病情迁延不愈,热邪灼津,血虚风燥所致。

【临床表现】 患者自觉眼部发痒和烧灼感。急性者眼睑突发红肿,皮肤出现丘疹、水疱或脓疱,伴有微黄黏稠渗液。不久糜烂结痂,脱屑。有时睑结膜肥厚充血。亚急性者,症状发生较慢,但常迁延不愈。慢性者,可由急性或亚急性湿疹转变而来,睑皮肤肥厚粗糙,表面有鳞屑脱落,呈苔藓状。

【诊断要点】 根据致敏原接触史和眼睑皮肤湿疹样的临床表现,可做出诊断。

【治疗】

1. 西医治疗

(1) 确定过敏源并停止接触过敏源。

(2) 全身应用抗组胺药物,反应严重者可应用糖皮质激素。

(3) 急性期可采用冷敷。

(4) 皮肤渗液消失后,可局部涂抹糖皮质激素眼膏。

2. 中医中药治疗

(1) 辨证要点和治疗

1) 风热犯目证:①病初起,胞睑奇痒难忍、肿胀,皮色红赤,但未溃烂;②舌质淡红,苔薄黄,脉浮。

治法:祛风燥湿。

方药:羌活胜风汤(《原机启微》)。

柴胡10g,黄芩10g,防风10g,荆芥穗10g,白术10g,独活10g,白芷10g,前胡10g,羌活10g,枳壳10g,甘草3g,桔梗6g,薄荷6g,川芎10g。

2) 脾胃湿热证:①胞睑红肿疼痛,痒重痛轻,伴有黏液渗出,呈血性、脓性,痂皮污秽量多;②舌质红,苔黄腻,脉滑数。

治法:清热燥湿,祛风解毒。

方药:散风燥湿解毒汤(《中医眼科临床实践》)。

银柴胡10g,黄芩10g,羌活10g,防风10g,白芷10g,陈皮10g,白术10g,金银花15g,蒲公英15g,连翘10g,赤芍10g,生地10g,枳壳10g,龙胆草10g,甘草3g。

3) 血虚风燥证:①病情迁延,胞睑肥厚粗燥,附着鳞屑,瘙痒难忍;②舌质淡红,无苔,脉弱。

治法:养血润燥,祛风止痒。

方药:当归饮子加减(《重订严氏济生方》)。

当归10g,黄芪10g,制首乌10g,白蒺藜10g,川芎10g,玄参12g,白芍10g,生地15g,荆芥10g,防风10g,蝉蜕10g,甘草3g。

(2) 其他疗法:血竭、乳香、没药、轻粉、密陀僧各等份,研细,用香油调搽患处,霜桑叶加适量元明粉煎洗患处。

第三节 眼睑肿瘤

眼睑肿瘤分为良性和恶性两大类。良性肿瘤较常见,并随着年龄的增长而增多。临床上,大多数眼睑良性肿瘤容易确诊,多因美容的理由行手术切除,但对恶性肿瘤的确诊常困难。两者的鉴别除考虑发生年龄、病史、肿瘤形态、生长速度、有无出血倾向和淋巴结转移外,由于眼睑位于体表,容易对肿瘤取材、进行病理检查确诊。在治疗时,除考虑肿瘤的预后外,还应考虑到保护眼睑的功能和美容问题。

一、良性肿瘤

(一)眼睑血管瘤

眼睑血管瘤是血管组织先天性发育异常。

【病因】 人体胚胎发育过程中,尤其是在早期血管性组织分化阶段,由于其控制基因段出现小范围错构,而导致特定部位组织分化异常,并发展成血管瘤。在胚胎早期(8~12个月)胚胎组织遭受机械性损伤,局部组织出血,部分造血干细胞分布到其他胚胎特性细胞中,一部分分化成为血管样组织,最终形成血管瘤。

1. 毛细血管瘤 出生时或出生后不久发生,迅速生长,至7岁时常自行退缩。毛细血管瘤是最常见的眼睑血管瘤,它由增生的毛细血管和内皮细胞组成。

【临床表现】 如果部位表浅,呈鲜红色,称为"草莓痣",如果部位较深在,则呈蓝色或紫色。深在的血管瘤可能累及眼眶,导致眼眶扩大。

【诊断要点】 根据临床表现以及穿吸或活检的组织病理学检查可以诊断。

毛细血管瘤由毛细血管和腔壁的内皮细胞增殖而成,肉眼观察缺乏囊膜,实质呈灰白色颗粒状,易碎。镜下所见不成熟的肿瘤,可见血管内皮细胞集聚成巢、成片,少许间质。虽然病变与体循环相接通,但血管间隙血液甚少,此种肿瘤称良性血管内皮瘤。在分化较好的病变中,成堆的内皮细胞减少,而毛细血管增多。长期存在的肿瘤毛细血管扩张,有的区域呈海绵状,常称之混合性血管瘤。超声探查B型超声显示病变形状不规则,边界不清楚;间隔和管壁可作为回声界面,一般表现为多少不等、强弱不一的内回声,并具有可压缩性。超声还显示肿瘤侵犯范围和深度,多普勒超声显示弥漫的彩色血流及快速流动的动脉频谱图。X线、CT扫描、MRI均可作为辅助检查手段,帮助诊断。

【鉴别诊断】 火焰痣:又称葡萄酒色痣,呈紫色,由扩张的窦状血管组成,它在出生时就已存在,不像毛细血管瘤那样明显生长和退缩,常与斯-韦综合征(Sturge-Weber syndrome)有联系。

【治疗】 患眼可因血管瘤的压迫产生散光,导致屈光参差、弱视或斜视,应给予治疗。因毛细血管瘤有自行退缩的趋向,可观察至5岁后治疗。但若肿瘤压迫眼睑不能睁开,遮挡瞳孔,影响视物,为防止弱视,应积极治疗。首选治疗方法是向血管瘤内注射长效糖皮质激素,注意不要将药液注入全身血循环,以防引起栓塞,亦可采用冷冻或部分手术切除治疗。

2. 海绵状血管瘤 又称海绵状血管畸形(cavenousmalformation),为许多薄壁血管组成的异常海绵状血管团,位于皮肤及黏膜下,是一种血管畸形,可在出生时或生后不久发病,女性发病比男性多2~3倍。表现为大而不规则的结节状、斑块状软性肿物,表面皮肤可以正常,或呈淡紫色、紫蓝色,指压后肿瘤可以缩小。

【临床表现】 病变区为隆起性皮下结节状肿块,暗红色或青紫色、由血窦组成,大小不等,形状不规则、质软、易于压缩。色紫蓝,哭泣时肿瘤可增大。患者常无自觉症状,病变生长较快,部分可触及颗粒状的静脉石,有血栓或静脉石时,可出现局部疼痛,持续一段时间可自行缓解。

【辅助检查】 X线:于软组织内的海绵状血管瘤可见直径2~3mm的圆球状阴影,瘤体内可见点状钙化阴影。B超:软组织内高回声肿物,可呈团块状、分叶状、条索状,内可见粗细不等、迂曲扩张的管状结构。血管造影:可以帮助诊断,还能确定肿瘤的范围,以及与周围组织的关系,对于血管瘤的手术治疗有重要的指导价值。MRI:对肌肉内海绵状血管瘤有显著的诊断价值,由于血管瘤和正常组织的对比差别明显,可以清楚地显示肿瘤的范围,以及与神经血管束之间的关系。

【诊断要点】 依据临床表现以及采用血管造影、MRI和超声波等辅助检查诊断。

【鉴别诊断】

(1) 鲜红斑痣:又称葡萄酒色斑,是无数扩张的毛细血管所组成、较扁平、少隆起的斑块,属于先天性毛细血管畸形。

(2) 草莓状血管瘤:又叫毛细血管瘤、单纯血管瘤,是最常见的血管瘤类型,为真皮层毛细血管内皮异常增生所形成的良性肿瘤。

(3) 蔓状血管畸形:是由相互吻合的小动脉、小静脉和动静脉瘘构成的一种血管畸形。

(4) 毛细血管扩张:多因妊娠、慢性酒精中毒性肝病、先天异常、寒冷风沙的不良刺激所致,也可见于酒渣鼻的二、三期鼻及面部表现。

【治疗】 瘤体较小者可采用糖皮质激素肿瘤内局部注射、硬化剂瘤体内注射。瘤体较大者可予手术切除。

(二) 色素痣

【病因】 本病属于发育畸形，是黑素细胞在由神经嵴到表皮的移动过程中，由于偶然异常，造成黑素细胞的局部聚集而成。

【临床表现】 眼睑先天性扁平或隆起的病变，境界清楚，由痣细胞构成。可在幼年即有色素，或直到青春期或成人时才有色素。组织学上可分为：

1. 交界痣 一般是平的，呈一致性棕色，痣细胞位于表皮和真皮交界处。有低度恶变趋势。
2. 皮内痣 最常见，一般是隆起的，有时为乳头状瘤。色素很少，如有则为棕色至黑色。痣细胞完全在真皮内，可能无恶性趋势。
3. 复合痣 常为棕色，由前二型成分结合在一起。有低度恶变趋势。
4. 蓝痣 一般为扁平，几乎出生时就有色素，呈蓝色或石板灰色。无恶性趋势。
5. 先天性眼皮肤黑色素细胞增多症 又称太田痣，是围绕眼眶、眼睑和眉部皮肤的一种蓝痣。好发于东方人和黑种人，无恶性趋势。如发生于白种人，则有恶性趋势。

【诊断要点】 本病的诊断主要根据临床表现，皮肤或黏膜处出现数目不等的斑疹、丘疹或结节，棕色、褐色、蓝黑色、黑色、暗红色等，圆形，境界清楚，表面光滑，诊断不难。

【鉴别诊断】 恶性黑素瘤：常不对称、边界不清楚、边缘不光滑、颜色不均匀，瘤体发展迅速、易破溃、出血，可形成不规则瘢痕，瘤细胞常有异形。

【治疗】 色素痣如无迅速增大变黑及破溃出血等恶变迹象时，可不必治疗。如为美容而需切除时，可选用：

1. 非手术治疗 冷冻、电灼、激光及化学药物烧灼等。
2. 手术治疗 彻底切除，标本送病理检查，有恶变倾向者，可适当扩大范围。

(三) 黄色瘤

常见于老年人。

【病因】 可发生于遗传性血脂过高、糖尿病和其他继发性血脂过高的患者，但多数患者的血脂正常。

【临床表现】 病变位于上睑近内眦部皮肤，有时下睑也有，常为双侧，呈柔软的扁平黄色斑，稍隆起，与周围正常皮肤的境界清楚。黄色瘤实际上并非肿瘤，而是类脂样物质在皮肤组织中的沉积。

【诊断要点】 本病的诊断主要根据临床表现，柔软的扁平黄色斑，稍隆起，与周围正常皮肤的境界清楚，诊断不难。

【治疗】

1. 饮食控制体重，减少蔗糖的摄入，降低含胆固醇饮食的摄入，禁酒。
2. 药物疗法可服用氯贝丁酯(安妥明)，每天 2g，也可加服烟酸每天 3g，后者宜于进食时服，且应避免同时饮酒和热饮料，以使面部潮红减到最低程度。如患者对烟酸反应大，可从小剂量开始，逐渐增加到每天 3g。
3. 可行超高频电刀治疗或手术切除 对于较大手术切除后眼睑缺损，可采用眼睑皮瓣修复，以改善外观。切除后有复发的可能。

二、恶性肿瘤

(一) 基底细胞癌

多见于中老年人，为我国最常见眼睑恶性肿瘤。

【临床表现】 下睑近内眦部为常见部位，初起时为表面可见小的毛细血管扩张的小结节，富含色素，质地坚硬，隆起较高，生长较缓慢。患者常常无疼痛感，病程较长，肿瘤中央可见溃疡，其边缘潜行如火山口，并逐渐向周围组织侵蚀，引起广泛性破坏。罕有转移，如发生转移，常见的转移部位为肺、骨、淋巴结、肝、脾和肾上腺。

病理表现：皮肤及其附件(毛囊及皮脂腺)的基底细胞过度增生，向下突破基底膜，而在真皮内形成多数癌细胞团。细胞团呈树枝或珊瑚状，末端肥大。细胞团的外围为一层圆柱形细胞，其他细胞则不规则。癌细胞小而染色深，原浆少，无棘细胞及角化(如上皮珠)现象，可与鳞状上皮癌相区别。间质内纤维组织甚为丰富。

【治疗】 此肿瘤对放疗敏感，应早期切除后再行放疗。由于癌细胞通常向四周浸润，超出临床上所见的边缘以外，因此手术切除范围应足够大，最好应用冷冻切片，监察切除标本的边缘。

(二) 鳞状细胞癌

多发生于中老年人，好发于睑缘皮肤黏膜移行处。

【临床表现】 生长缓慢，患者无疼痛感，最初像乳头状瘤，并逐渐形成溃疡，边缘稍隆起，质地坚硬，可发生坏死及继发感染。其不但向周围和深部侵蚀，还可侵犯皮下组织、睑板、眼球、眼眶和颅内，可经淋巴系统向远处淋巴结转移。

病理表现：癌细胞向真皮下生长，集合成群，其边缘为柱形细胞所包围，稍内为棘状细胞，中部则为角化上皮，有时形成典型洋葱状之上皮珠。各细胞群间被结缔组织所分隔，其中常有白细胞浸润。

【治疗】 早期应做彻底切除，并行放射治疗，以防复发。如病损面积过大，宜先行 X 线照射，再行广泛切除，包括眶内容剜出及转移部淋巴结切除，术后再行放射治疗。

(三) 皮脂腺癌

占我国恶性眼睑肿瘤的第 2 位。多发生于中老年妇女，好发于上睑。

【临床表现】 最常见起源于睑板腺和睫毛的皮质腺。如起自睑板腺，初期时为眼睑皮下小结节，与睑板腺囊肿相似。以后逐渐增大，睑板弥漫性斑块状增厚，相应的睑结膜呈黄色隆起。如起自皮脂腺，则为睑缘的黄色小结节，表面皮肤正常。当肿块逐渐增大后，可形成溃疡或呈菜花状，可向眶内扩展，侵入淋巴管，并发生转移。

病理表现：组织切片中可见大小不等、不规则形的皮脂腺小叶，不对称，边界不清，失去腺体结构，向深部侵袭性生长，容易穿过浅表横纹肌，在疏松组织内生长和转移。小叶周围部分多为未分化的基底细胞。小叶中央有时可见皮脂腺细胞，而异形皮脂腺细胞则混在其中。某些较大的小叶内可见类似于鳞状细胞癌的不典型角化细胞。如用脂肪染色，在肿瘤细胞内可显示脂质。

【治疗】 皮脂腺癌对放射线不敏感，早期局限时，手术切除预后较好。晚期已侵及邻近组织，手术后极易复发。由于皮脂腺癌与睑板腺囊肿极相似，因此对老年人睑板腺囊肿应常规做病理检查，对切除后复发者更应警惕。

(四) 睑板腺癌

较为少见，仅占眼睑癌的1%~2%，常发生于中年以上之妇女，以上睑为多。

【临床表现】 初期癌块位于睑板组织内，呈结节状，易误诊为睑板腺囊肿而行手术摘除。瘤体逐渐长大、变硬，触之似胡桃，且与眼睑皮肤和结膜发生粘连，甚至向前或向后穿破、而形成菜花状溃疡。发生于上睑可引起眼睑下垂，下睑者可致外翻，如侵犯眼眶，可使眼球固定。晚期可向附近淋巴结转移，亦可因多发性转移而死亡。

病理表现：呈现与正常腺组织相类似的叶状结构，但腺泡增大，失去正常排列。小叶被结缔组织的隔膜所分隔，边缘为柱形或立方形细胞，中央为多角形细胞，细胞体较大，有空泡。叶状结构的中心部可发生坏变。

【治疗】 早期应做彻底的切除，并结合放射治疗，以防复发。如面积过大，宜先行X线照射，继以广泛切除，包括眶内容剜出及转移部淋巴结切除，术后再进行放射治疗。

第四节 眼睑位置及功能异常和先天异常

正常眼睑位置应是：①眼睑与眼球表面紧密相贴，中间有一潜在毛细管空隙；②上下睑睫毛应充分伸展指向前方，排列整齐，不与角膜接触；③上下睑能紧密闭合；④上睑能上举至瞳孔上缘；⑤上下泪点贴靠在泪阜基部，使泪液顺利进入泪道。获得性或先天性眼睑位置异常可引起眼睑功能的异常，造成眼球的伤害。

一、倒睫与乱睫

倒睫(trichiasis)是指睫毛向后生长，乱睫(aberrant lashes)是指睫毛不规则生长。两者都可致睫毛触及眼球。

【病因】 凡能引起睑内翻的各种原因，均能造成倒睫，其中以沙眼最为常见。其他如睑缘炎、睑腺炎、睑外伤或碱烧伤。由于睑缘部或眼睑的瘢痕形成，睫毛倒向眼球。乱睫也可由先天畸形引起。

【临床表现】 倒睫多少不一，有时仅1~2根，有时一部分或全部睫毛向后摩擦角膜。患者常有眼痛、流泪和异物感。由于睫毛长期摩擦眼球，导致结膜充血、角膜浅层混浊、血管新生、角膜上皮角化、角膜溃疡。

【诊断要点】 肉眼下检查即可发现倒睫或乱睫。检查下睑时，应嘱患者向下视，方能发现睫毛是否触及角膜。

【鉴别诊断】

1. 睑内翻　睑缘向内翻转。

2. 内眦赘皮　为先天性，有时为家族性。下睑皮肤皱褶，改变睫毛方向，使其呈垂直位而接触眼球。

3. 双行睫　由麦氏腺开口处长出异常的第二排睫毛，可系先天性或慢性炎症所致。

【治疗】 可拔掉乱生的睫毛，电解睫毛毛囊、冷冻或手术治疗。

二、睑内翻

睑内翻(entropion)指眼睑、特别是睑缘向眼球方向卷曲的位置异常。当睑内翻达一定程度时，睫毛也倒向眼球，因此睑内翻和倒睫常同时存在。

【病因】 依据病因，睑内翻可分为3类：

1. 先天性眼睑内翻　多见于婴幼儿，女性多于男性，大多由于内眦赘皮、睑缘部轮匝肌过度发育或睑板发育不全所引起。如果婴幼儿较胖，鼻梁发育欠饱满，也可引起下睑内翻。

2. 痉挛性睑内翻　多发生于下睑，常见于老年人，又称老年性睑内翻。是由于下睑缩肌无力，眶隔和下睑皮肤松弛失去牵制眼轮匝肌的收缩作用，以及老年人眶脂肪减少，眼睑后缺少足够的支撑所致。如果由于炎症刺激，引起眼轮匝肌、特别是近睑缘的轮匝肌反射性痉挛，导致睑缘向内倒卷形成睑内翻，称为急性痉挛性睑内翻。

3. 瘢痕性睑内翻　上下睑均可发生。由睑结膜及睑板瘢痕性收缩所致。最主要是由沙眼引起。此外结膜烧伤、结膜天疱疮等疾病之后也可发生。

【临床表现】 先天性睑内翻常为双侧，痉挛性和瘢痕性睑内翻可为单侧。有畏光、流泪、刺痛、眼睑痉挛等症状。检查可见睑板特别是睑缘部向眼球方向卷曲。倒睫摩擦角膜，角膜上皮可脱落，荧光素弥漫性着染。如继发感染，可发展为角膜溃疡。如长期不愈，则角膜有新生血管，失去透明性，导致视力障碍。

【诊断要点】 根据患者年龄，有无沙眼等，以及临床表现，容易做出诊断。

【治疗】 先天性睑内翻随着患儿年龄增大，有好转趋势，若需手术矫正，可行压线或切开法矫正。痉挛性睑内翻可行肉毒杆菌毒素局部注射或手术切除多余的松弛皮肤并增强下睑肌力。瘢痕性睑内翻可采用睑板楔形切除或睑板切断术。

三、睑外翻

睑外翻（ectropion）指睑缘向外翻转离开眼球，睑结膜常有不同程度的暴露在外，常合并睑裂闭合不全。

【病因】 依据病因，睑外翻可分为5类：

1. 瘢痕性睑外翻　眼睑皮肤面瘢痕性收缩所致。睑皮肤瘢痕可由创伤、烧伤、化学伤、眼睑溃疡、睑缘骨髓炎或睑部手术等引起。

2. 老年性睑外翻　仅限于下睑。由于老年人眼轮匝肌功能减弱，眼睑皮肤及外眦韧带也较松弛，使睑缘不能紧贴眼球，并因下睑重量使之下坠而引起。

3. 麻痹性睑外翻　也仅限于下睑。由于面神经麻痹，眼轮匝肌收缩功能丧失，又因下睑重量使之下坠而发生。

4. 机械性睑外翻　可由眼睑、颊部巨大肿瘤影响所致。

5. 先天性睑外翻　少见，可单独发生或伴随其他异常，例如眼球异常、睑裂狭小及系统性病变。

【临床表现】 轻者仅有睑缘离开眼球，但由于破坏了眼睑与眼球之间的毛细管作用而导致溢泪。重者则睑缘外翻，部分或全部睑结膜暴露在外，使睑结膜失去泪液的湿润，最初局部充血，分泌物增加，久之干燥粗糙，高度肥厚、角化。下睑外翻可使泪小点离开泪湖，引起溢泪。严重睑外翻常有眼睑闭合不全，使角膜失去保护，角膜上皮干燥脱落，导致暴露性角膜炎或溃疡。

【诊断要点】 根据患者临床表现，睑缘向外翻转离开眼球，容易做出诊断。

【治疗】 瘢痕性睑外翻，需手术去除瘢痕和松解其牵引作用。老年性睑外翻可手术整形。麻痹性睑外翻应去除病因，同时注意保护角膜，严重时可行睑缘融合术。机械性睑外翻主要去除病因。先天性睑外翻，可手术矫正。

四、眼睑闭合不全

眼睑闭合不全又称兔眼（lagophthalmus），指上下眼睑不能完全闭合，导致部分眼球暴露的情况。

【病因】

1. 面神经麻痹后，导致眼轮匝肌麻痹，使上睑松弛下垂。

2. 瘢痕性睑外翻。

3. 眼眶容积与眼球大小的比例失调，如甲状腺病性突眼、先天性青光眼、角巩膜葡萄肿和眼眶肿瘤引起的眼球突出。

4. 全身麻醉或重度昏迷时，可发生暂时的功能性眼睑闭合不全。

5. 少数正常人睡眠时，睑裂也有一缝隙，但角膜不会暴露，称为生理性兔眼。

【临床表现】 轻度眼睑闭合不全时，因闭眼时眼球反射性上转（Bell现象），只有下方球结膜暴露，引起结膜充血、干燥、肥厚和角化。重度眼睑闭合不全时，因角膜暴露，表面无泪液湿润而干燥，导致暴露性角膜炎，甚至角膜溃疡。而且大多数患者的眼睑不能紧贴眼球，泪小点也不能与泪湖密切接触，引起溢泪。

【诊断要点】 根据患者临床表现，上下眼睑不能完全闭合，导致部分眼球暴露，容易做出诊断。

【治疗】 首先去除致病因素，尽早采取有效措施保护角膜，局部涂抹抗生素眼膏，佩戴角膜接触镜或行睑缘融合术。

五、上睑下垂

上睑下垂（ptosis）指上睑的提上睑肌和Müller平滑肌的功能不全或丧失，导致上睑部分或全部下垂。正常眼向前注视时，上睑缘约位于上方角膜缘与瞳孔缘之间。上睑下垂眼向前注视时，上睑缘的位置异常降低。轻者不遮盖瞳孔，但影响外观。重者部分或全部遮盖瞳孔，则影响视功能。

【病因】 可为先天性或获得性。先天性者主要由于动眼神经核或提上睑肌发育不良，为常染色体显性遗传。获得性者主要由于动眼神经麻痹、提上睑肌损伤、交感神经疾病、重症肌无力及机械性开睑运动障碍，如上睑的炎性肿胀或新生物。

【临床表现】 先天性上睑下垂常为双侧，两侧下垂程度不一定相同，有时为单侧。常伴有眼球上转障碍，症状较明显者眼睑皮肤平滑、薄且无皱纹。如果瞳孔被眼睑遮盖，患者为克服视力遮挡，额肌用力，形成较深的额部皮肤皱纹，并牵拉眉毛向上形成弓形凸起，借此提高上睑缘位置，或患者视物仰头。获得性上睑下垂多有相关病史或伴有其他症状,如重症肌无力所致的上睑下垂,有晨轻暮重的特点,注射新斯的明后明显减轻。动眼神经麻痹可能伴有其他眼外肌麻痹。提上睑肌损伤患者有明确外伤史。交感神经损害有霍纳综合征。

【诊断要点】 根据患者眼部表现及提上睑肌肌力的测量,可以做出明确诊断。

【鉴别诊断】 眼睑皮肤松弛:睑缘位置及提上睑肌肌力正常。患者由于上睑皮肤弹性差、松垂,可产生三角眼。上眼睑松弛下垂可遮挡部分睑裂,影响视野,有的松垂的皮肤将睫毛下压,产生角膜刺激症状。

【治疗】 先天性上睑下垂以手术治疗为主。如果遮盖瞳孔,为避免弱视应尽早手术,尤其是单眼患儿。因神经系统疾病,或其他眼部及全身病所致的获得性上睑下垂,应先进行病因和药物治疗,无效时再考虑手术。较为合乎生理和美容要求的手术方式为提上睑肌缩短术。对于重度上睑下垂,目前有学者采用联合筋膜鞘(CFS)予以矫正。

六、内眦赘皮

内眦赘皮(epicanthus)是遮盖内眦部垂直的半月状皮肤皱褶,为常见的先天异常。在所有种族3~6个月的胎儿中常见。有些民族在出生前即已消失,但在蒙古人中持续存在。

【病因】 可能的病因是因颅骨及鼻骨发育不良,使过多的皮肤形成皱褶。本病为常染色体显性遗传,有的无遗传关系。

【临床表现】 常为双侧,皮肤皱褶起自上睑,呈新月状绕内眦部走行,至下睑消失。少数患者可由下睑向上延伸,称为倒向内眦赘皮。患者常鼻梁低平,在鼻梁上皱褶中捏起皮肤,内眦赘皮可消失。皮肤皱褶可遮蔽内眦部和泪阜,使部分鼻侧巩膜不能显露,外观似假性内斜视。本病通常合并上睑下垂、睑裂缩小、内斜视、眼球向上运动障碍及先天性睑内翻。少数存在泪阜发育不全。

【诊断要点】 根据患者内眦部皮肤皱襞可以诊断。

【鉴别诊断】 共同性内斜视:须用交替遮盖法仔细鉴别。

【治疗】 采用手术矫正内眦赘皮。常用的手术方法为:V-Y成形术,Z成形术。

七、先天性睑裂狭小综合征

先天性睑裂狭小综合征(congenital blepharophimosis syndrome)的特征为睑裂较小。

【病因】 为常染色体显性遗传。可能为胚胎3个月前后,由于上颌突起发育抑制因子量的增加,与外鼻突起发育促进因子间平衡失调有关。因此,还有两眼内眦间距扩大,下泪点外方偏位。日本人中较多见。

【临床表现】 睑裂左右径及上下径与正常相比明显变小。有的横径仅为13mm,上下径为1mm。同时还有上睑下垂,倒向内眦赘皮、内眦间距过宽、下睑外翻、鼻梁低平、上眶缘发育不良等一系列眼睑和颜面部发育异常,出现特殊面容。

【诊断要点】 根据患者内眦间距、睑裂长度及特殊面容,比较容易诊断。

【鉴别诊断】 上睑下垂:患者提上睑肌功能低下,但无内眦距离过远、下睑外翻、鼻梁低平、上眶缘发育不良等特征,可予以鉴别。

【治疗】 手术矫正,一期可行睑裂开大术,待瘢痕软化后,二期可行上睑下垂矫正术。

八、双行睫

双行睫(distichiasis)为正常睫毛根部后方,相当于睑板腺开口处的一排多余的睫毛,也称副睫毛。

【病因】 为先天性睫毛发育异常,可能为显性遗传。

【临床表现】 副睫毛少则3~5根,多者20余根。常见于双眼上下睑,但也有只发生于双眼下睑或单眼者。一般短小细软,且色素少,但也有与正常睫毛相同者。排列规则,直立或向后倾斜。如果副睫毛细软,对角膜的刺激并不重,如果较粗硬,常引起角膜刺激症状,裂隙灯检查可发现角膜病损。

【诊断要点】 根据睑板腺开口处生长另一排多余的睫毛可以诊断。

【鉴别诊断】 睑内翻:有畏光、流泪、刺痛、眼睑痉挛等症状。检查可见睑板,特别是睑缘部向眼球方向卷曲。

【治疗】

1. 如少而细软,刺激症状不重,常可涂用眼膏或戴软角膜接触镜,以保护角膜。

2. 如副睫毛多且硬,可电解其毛囊后拔除,或切开睑缘间部加以分离,暴露副睫毛毛囊后,在直视下逐一去除毛囊,再将睑缘切口的前后唇复位。

九、先天性眼睑缺损

先天性眼睑缺损(congenital coloboma of the lid)为少见的先天异常。

【病因】 动物试验研究,胚胎期受X线照射、注射胆碱或萘,第2代可发生眼睑缺损、先天性白内障及小眼球。有的患者家族有血亲结婚史。有发生母亲和女儿或兄弟两人同时患本病的报道。

【临床表现】 多为单眼。发生于上睑者较多见。缺损部位以中央偏内侧者占绝大多数。缺损的形状多为三角形,基底位于睑缘,但也有呈梯形或横椭圆形。如缺损较大,可使角膜失去保护而发生干燥或感染。

十、眼睑痉挛

眼睑痉挛(blepharospasm)是一种不明原因的、不自主的面神经支配区肌肉的痉挛和抽搐,多发于中老年人,是神经科疾病。它没有下面部肌肉的阵挛性抽动。持续痉挛时间可长可短,痉挛的表现为非意志性强烈闭眼的不断重复。

【病因】 病因尚不清,可能为:①脑干上部基底核异常;②脑内胆碱能系过度活跃;③多巴胺受体超敏。

依据病因不同,眼睑痉挛可以分为以下几类:

1. 原发性眼睑痉挛 由于眼轮匝肌痉挛性收缩引起的眼睑不随意的闭合。常为双侧病变,呈进行性进展。2/3为女性,多在60岁以上发病。其病因未明。偶见有脑干病变者。痉挛的频率和程度不等,严重者可引起病人功能性的失明。大多数病人的症状在3~5年内稳定。1/3的病人有相关的运动异常,如:梅格综合征(Meige syndrome)、原发性震颤或帕金森病。

2. 眼病性睑痉挛 系正常保护反射的过激。见于倒睫、结膜炎(疱疹性)、角膜炎、眼外伤、电光性眼炎、急性虹膜睫状体炎等。视网膜受强光刺激亦为短暂睑痉挛的原因。

3. 脑炎后睑痉挛 亦常系双侧性,可十分严重。虽也是一种非意志性睑痉挛,但可由于意志性闭眼引起。病理变化主要在黑质,支配眼轮匝肌的神经核无异常,提示睑痉挛是锥体外系对闭眼运动施加异常影响的结果。

4. 反射性睑痉挛 主要见于近期的严重偏瘫病人。睑痉挛通常见于非瘫痪侧,表现为分开眼睑的动作激发睑痉挛,分开的力量越大,痉挛愈剧,显然是一种原始反射,系皮质脑干束损害的释放现象。

5. 周围性面神经刺激性眼睑痉挛

(1) 原发性周围性面神经刺激性睑痉挛:病初眼睑(眼轮匝肌)微细抽动。重者一侧全部面肌阵挛性和强直性收缩,常致眼睑闭合而影响视物。多见于中老年女性,原因不明。部分病人系硬化的血管压迫神经交叉引起。

(2) 继发性周围性面神经刺激性眼睑痉挛:临床表现与原发性类似,一般较轻,常见病因为基底动脉瘤、岩骨锥部肿瘤及面神经管内的上皮细胞瘤或神经纤维瘤等。面神经麻痹后的眼轮匝肌和面肌痉挛多为强直性。

【临床表现】 眼睑痉挛常表现为双侧眼睑不自主闭合,伴有对称性,口面部肌肉不规律收缩,情绪激动时或强光下患者症状加重,平静时症状减轻,睡眠后症状消失。

【诊断要点】 此病的诊断主要依据患者的临床表现,MRI 和 CT 扫描无特征性的改变,以及镇静剂治疗效果不明显。

【鉴别诊断】

1. 半侧面肌痉挛 系累及单侧的病变,表现为面肌周期性的强直性收缩。痉挛通常从眼轮匝肌开始,逐渐扩展到面肌的其他部分,无论病人清醒或在睡眠时均可发作。常起自中年,女性多见。可伴有同侧面肌无力。

2. 抽动秽语综合征(Tourette syndrome) 多发强迫性肌肉痉挛,伴有奇异发音的语言表达或污秽语言。

3. 三叉神经痛 第V对脑神经分布区急性阵发性痛,常引发退缩和痉挛。

4. 迟发型运动障碍 颜面部肌肉运动障碍,常伴有躯干及肢体无休止的肌张力障碍性运动,典型病例因长期服用抗精神病药物所致。

5. 眼睑肌纤维颤搐 眼睑抽搐,常为精神压力或咖啡因所致。

【治疗】

1. 肉毒杆菌毒素局部注射 应用肉毒杆菌毒素治疗睑痉挛是目前世界上首选、最快捷、最有效的治疗方法之一。

2. 颈神经结阻滞。

3. 单纯性周围面神经分支切断术 指有选择地切除面神经分支的额支、颧支,降低其支配的眼睑及眉毛肌的挛缩。虽然它可以减轻或解除睑痉挛,但易引起面神经麻痹的系列并发症,表现为眉下垂、兔眼、角膜暴露、睑外翻等,同时对于睑痉挛引起的继发性病理改变,如眉下垂、上睑下垂、提上睑肌腱膜破裂等又无能为力。

4. 显微神经血管减压术 针对血管变异并压迫面神经,用第Ⅶ对脑神经颅内微血管减压术已取得部分成功。这种神经外科手术需要切开乳突后颅骨,暴露面神经离开脑干的部位。其可产生听力丧失、中耳炎、脑膜炎、脑脊液漏、颅内出血、癫痫病甚至死亡等并发症。

5. 肌切除术 运用传统的手术方法切除痉挛的眶周及眼轮匝肌,从眶周外部减轻或消除了肌肉的挛缩,解除了因紧闭双睑所致的功能性失明,恢复视力。此法副作用轻,复发率低,临床多用之。

(王娟 荣素然 石慧君)

参考文献

1. 崔浩,王宁利,徐国兴.眼科学.第3版.北京:北京大学医学出版社,2013.36-42.
2. 徐亮,吴晓.同仁眼科手册.第2版.北京:科学出版社,2017:85-104.
3. 李凤鸣.中华眼科学.第2版.北京:人民卫生出版社,2005:849-901.

4. 李传课. 中医眼科学. 北京：人民卫生出版社，1999：395-430.
5. 段俊国，毕宏生. 中西医结合眼科学. 北京：中国中医药出版社，2016：89.
6. 张铭连. 中西医结合眼科疾病诊疗手册. 北京：中国中医药出版社，2010：66-92.
7. 廖品正. 中医眼科学. 上海：上海科学技术出版社，1983：62.
8. 庞赞襄. 中医眼科临床实践. 石家庄：河北人民出版社，1976：13-16.
9. 庄曾渊，张红. 实用中医眼科学. 北京：中国中医药出版社，2016：152.

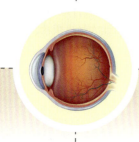

第十三章

泪器疾病

第一节 泪腺疾病

泪腺炎是由于感染或特发性炎症使泪腺在短期内出现急性红肿、增大。多发于儿童或青年,可分为急性泪腺炎及慢性泪腺炎。

一、急性泪腺炎

急性泪腺炎临床上较少见,为泪腺的急性炎症起病,临床上单侧多见。

【病因】 主要继发感染所致,可由各种传染病引起,如腮腺炎、流行性感冒、伤寒、肺炎、急性咽喉炎等。常见病原菌:金黄色葡萄球菌、淋病双球菌、肺炎链球菌等,少数为病毒引起。

【临床表现】 病变限于睑部腺或眶部腺,甚至同时发炎,局部疼痛、流泪,有时出现复视。上睑颞侧睑缘处红肿,上睑下垂(炎症性),同时伴有眼睑高度水肿,呈S形弯曲变形,以颞侧明显,患侧面部肿胀。颞侧结膜充血水肿,有黏液性分泌物。泪腺区可扪及包块,压痛明显,若提起上睑、令眼球下转时,可见泪腺膨出部分,严重者可使眼球向下内侧移位,眼球活动受限。耳前淋巴结肿大压痛,外周血中性粒细胞数升高,可伴发热、头痛等全身不适,一般1~2周后炎症消退,化脓者可自行破溃,形成暂时性瘘管,亦可转变成亚急性或慢性泪腺炎。

【诊断要点】

1. 发病急,多为单侧,泪腺区局部红肿、疼痛、压痛,伴有炎症性上睑下垂,邻近结膜充血水肿。眶部泪腺发炎时还可伴有眼球向下移位、运动受限、复视等症状。

2. 眶上缘外侧下方可触到肿胀的泪腺,将上睑提起眼向下转时,可见肿胀的泪腺自外上穹隆结膜下膨出。

3. 耳前淋巴结肿大,体温升高,全身不适。

【鉴别诊断】

1. 睑腺炎 位于上睑近颞侧睑腺炎易与局限发生急性泪腺炎相混淆,睑腺炎时触及眼睑皮下结节,有明显的局限性疼痛,一般无发热,外周血中性粒细胞计数不高。

2. 急性结膜炎 腺病毒所致结膜炎时眼睑肿胀、发红,有黏稠的分泌物,耳前淋巴结肿大,典型表现为双侧下睑结膜滤泡。

3. 眶隔前蜂窝织炎 眶周皮肤有裂伤或感染灶,眼睑及周围软组织红肿、发热。

4. 眶蜂窝织炎 常有眼睑红肿,球结膜水肿,眼球突出,眼球运动障碍。

5. 炎性假瘤所致的泪腺炎 无耳前淋巴结肿大。常有眼球突出、向下移位、运动受限。一般无发热,外周血中性粒细胞数可正常,但嗜酸性粒细胞升高。对抗生素治疗不敏感,全身应用糖皮质激素后症状明显好转。

6. 泪腺恶性肿瘤 眼球向前下方移位,眼球突出,部分患者可出现疼痛,眼球上转受限,于眶内泪腺窝部可触及质地中等硬度肿物,CT扫描可显示肿物。

【治疗】

1. 细菌性急性泪腺炎 眼部和全身应用敏感抗生素;局部热敷;有脓肿形成的局部切开引流,眶部泪腺脓肿自皮肤切开,睑部泪腺脓肿自穹隆结膜切开。

2. 病毒性急性泪腺炎 冷敷;给予镇痛等对症处理。

二、慢性泪腺炎

慢性泪腺炎在临床中较急性泪腺炎多见,临床上双侧多见,多为原发性,部分由急性转变而来(如沙眼等局部蔓延),常与全身感染有关(如梅毒、结核等)。

【临床表现】 上睑颞侧无痛性隆起,多无压痛,但可有触痛,肿物还可触及分叶,眼球可伴有向内下移位,上转受限,眼球突出少见,出现复视或引起上睑下垂。CT可见泪腺区钙化、液化的病变区。

【诊断要点】
1. 病史,急性泪腺炎及全身疾病(结核、梅毒等)。
2. 泪腺区无痛性隆起,可触及包块,眼球移位,活动受限。
3. CT及活组织病理检查。

【鉴别诊断】
1. 米库利兹综合征(Mikulicz syndrome) 慢性泪腺炎伴有唾液腺炎症。
2. 甲状腺相关性眼病 伴有甲状腺功能的改变,可伴有眼外肌的肥厚,泪腺区无法触及包块。
3. 泪腺肿瘤 部分患者出现疼痛,泪腺窝可触及中等质地硬度肿物,CT显示为肿物密度影。

【治疗】
1. 局部及全身抗炎治疗,糖皮质激素应用效果明显,有复发的可能。
2. 进行原发病对因治疗。

第二节 眼睑皮肤松弛症

眼睑皮肤松弛症又称眼睑皮肤弛缓症,是一种临床上少见的眼睑皮肤病,多发生于青春期以后,青年女性多见。可能与自主神经紊乱或内分泌障碍有关,也可因眶隔及泪腺Lockwood韧带松弛,导致眶内脂肪及泪腺脱垂,引起眼睑皮肤的淋巴及血液循环障碍的退行性变。有的伴有内眦韧带松弛,导致内外眦角圆钝。眶隔前组织慢性或复发性水肿,部分重睑的上唇发生下垂,出现双唇现象。本病分为反复水肿期、继续性张力减弱期和并发症期。

【临床表现】
1. 青年女性多见,双眼发病。
2. 早期上睑皮肤水肿、发红,早晨较重,经2~3天可自行消退,数日后复发。随着病情的发展,眼睑皮肤松弛、变薄、粗糙,皮肤表面细小皱褶,内外眦角圆钝,睑裂变小。
3. 上睑皮肤颞侧膨隆于眶缘下,可触及脱垂到颞上穹隆的泪腺,重者皮肤呈暗棕色,小静脉怒张,提上睑肌力量减弱,形成皮肤性或脂肪性眼睑下垂。

【诊断要点】
1. 青年女性多见,双眼发病。
2. 眼睑间歇性、复发性红肿,皮肤变薄、弹性差、粗糙。
3. 严重者伴泪腺脱垂、上睑下垂。

【鉴别诊断】
1. 眶脂肪脱垂 发生在青年人中真正脂肪脱垂较少见,主要是发生在上睑中部,由于眶顶与上横韧带之间眶膈薄弱区的上孔,眶脂肪伴随眶膈而疝垂到睑板前表面,长时间脂肪色苍白退变,皮肤皱纹松弛呈同心圆状改变。发生于泪腺下区者则不易与泪腺脱垂鉴别。除外伤性很少发生于鼻侧。
2. 米库利兹综合征 是一种原因不明的腮腺、泪腺慢性炎症。典型单纯型较容易诊断,青年患者不好区别。组织病理学检查可确诊,手术改善症状和明确诊断。
3. 眼睑的慢性炎症 自身免疫疾病及过敏性炎症,发作时呈一种"肿眼泡"样外观。试用抗生素加糖皮质激素,用药后症状减轻,停药后复发者可以明确诊断,在重睑成形术中取病理确诊。
4. 阿歇尔综合征(Ascher syndrome) 除眼睑松弛外,合并上唇黏膜的肿胀、肥厚及甲状腺肿大。老年人的眼睑松弛一般发生在50岁以后,与本病不同。
5. 眼睑肿物 一般可触及包块,病理可以诊断。
6. 单纯上睑下垂 不合并眼睑皮肤红肿、松弛、粗糙等改变。

【治疗】
1. 保守治疗效果差,本病在反复水肿期急性发作时,可以应用非甾体抗炎药及糖皮质激素减轻症状。
2. 轻者可暂不处理,重者主要考虑手术治疗,一般认为手术避开反复水肿期,在停止发作并稳定1年以上再行手术。

第三节 泪道疾病

泪道包括泪小点、泪小管、泪囊及鼻泪管,具有排出泪液的功能。泪液排出系统任何环节的病变或功能异常都可引起溢泪。病因:①泪小点异常,泪小点外翻、狭窄、闭塞或无泪小点时,泪液不能流入泪道;②泪道异常,发育异常(如先天性闭锁)、外伤、异物、炎症、肿瘤、瘢痕收缩或鼻腔疾病等使泪道狭窄或阻塞,均能发生溢泪。

一、先天性泪器异常

先天性泪器异常主要是指胚胎发育过程中胎儿受某些因素影响致泪器发育和功能异常,包括先天性泪腺异常和先天性泪道异常。有些患者合并隐眼、上睑下垂、先天性无结膜等异常或合并全身其他器官的异常。

【临床表现】

1. 泪腺缺如　出生后无眼泪、畏光、结膜干燥、角膜混浊等。可见眶外侧缘外上方穹隆上皮轻度向内生长，病理检查为未分化的泪腺。

2. 泪腺瘘管　常开口于上眼睑外上方皮肤凹孔，周围可有毛发，白天可见类似泪样液体自瘘孔溢出，活动时加重，静止时减轻，夜间睡眠时无溢出。部分患者瘘孔周围可以发生溃烂可形成脓瘘。

3. 泪腺囊肿　由于慢性炎症使泪腺管壁变薄，炎症刺激泪液增加使腺管扩张形成囊肿，在眶外缘处可触及波动性肿物，长期引起上睑下垂、眼睑肿胀等。

4. 泪小点和泪小管缺如闭锁　先天性无泪小点或外伤所致泪小点膜闭出现溢泪，自泪小点处切迹沿泪小管走行探查，未见泪小管结构。部分泪小点可以被结膜上皮遮盖。外伤所致泪小点闭锁泪道探查大部分可以探及泪小管结构。

5. 多泪小点和泪小管　指泪小点的鼻侧有多个泪小点，部分患者共用一个泪小管，部分单独通一个泪小管，部分是个盲端。一般无流泪症状。

6. 新生儿泪囊炎　由于鼻泪管下端开口处胚胎残膜在发育过程中不退缩，或被上皮碎屑阻塞所致泪液和细菌潴留在泪囊，继发感染所致。表现为溢泪、结膜囊脓性分泌物，内眦部皮肤可以出现皮疹，挤压泪囊区可有脓性分泌物溢出。

7. 泪道瘘管，一般在泪囊区皮肤可见针尖大小瘘孔，大部分有液体溢出，冲洗泪道可见冲洗液自瘘管溢出。

【鉴别诊断】　后天的泪小点、泪小管异常的泪道疾病及慢性泪囊炎、泪腺肿物等，根据发病时间可以鉴别。

【治疗】

1. 泪腺缺如　先天性无泪患者，轻度患者对症处理，给予人工泪液等药物滴眼，保持眼部湿润，重度患者可以考虑颌下腺移植手术。

2. 泪腺瘘管　手术切除。

3. 泪腺囊肿　症状重者可以考虑手术切除。

4. 泪小点和泪小管缺如闭锁　泪小点和泪小管狭窄患者可以置入泪道引流管扩张泪小点或小管3~6个月；若无效，可行泪小点或小管手术切开。先天无泪小管患者，可行结膜泪囊造口联合异管术。

5. 多泪小点和泪小管　无症状患者无须治疗。

6. 新生儿泪囊炎　3个月内患儿可以保守治疗，滴用抗生素滴眼液，每日多次向下按摩泪囊区。患儿3个月以上仍无效患者，可以行泪道探通，若是骨性鼻泪管狭窄或阻塞，可在3周岁后行鼻内镜下泪囊鼻腔吻合术。

7. 泪道瘘管　影响生活或美观可行手术切除。

二、泪道阻塞

泪道阻塞是眼部常见病，可由外伤、肿物、瘢痕、异物、炎症、先天发育因素、医源性损伤因素等所致，发生在泪小点、泪小管、泪囊及鼻泪管。

【临床表现】

1. 溢泪。

2. 眼睑周围皮肤发红、肿胀、湿疹等。

3. 泪道冲洗不通，冲洗液反流，无分泌物。

4. 伴下睑外翻、慢性结膜炎等。

【诊断要点】　根据病史、临床表现及泪道冲洗结果可以诊断。

【鉴别诊断】

1. 泪小管炎　眼红、流泪，泪小点凸起充血，挤压泪小点可见颗粒状或乳糜状分泌物溢出，泪道冲洗通常通畅。

2. 慢性泪囊炎　流泪，溢脓，挤压泪囊区或冲洗泪道可见脓性分泌物溢出。

3. 泪囊肿物　泪囊区可触及实性肿物，泪道造影或CT可以鉴别。

【治疗】

1. 泪小点阻塞　探通后可以置入泪道引流管扩张泪小点3~6个月；若无效，可行泪小点切开。

2. 泪小管阻塞　探通后可以置入泪道引流管扩张泪小管3~6个月；若无效，可行泪道内镜下泪道激光疏通泪小管联合置管术。

3. 泪囊鼻泪管狭窄或阻塞　主要手术治疗，通过经皮肤或鼻内镜下泪囊鼻腔吻合术。

三、泪小管炎

一般感染性泪小管炎（canaliculitis）较少见。单独炎症者，多由于泪小管与泪囊接壤部分或泪总管阻塞，结膜囊细菌下行感染所致，为滤泡型炎症，上皮下淋巴细胞和浆细胞成团的浸润，形成滤泡。当泪小管部分阻塞时，症状多不明显，诊断较困难，常引起内眼手术后感染，这是值得注意的。有慢性泪囊炎者，常上行感染引起泪小管炎。即使已摘除泪囊，感染的可能仍然存在，压之可有少量分泌物溢出，内眼手术前不可不注意。泪小管内炎性物的集聚，可以使之扩张成黏液囊肿或脓肿，有波动，内侧睑缘肿胀，泪点突起，必须行泪点和泪小管切开术并滴用抗生素眼液治疗。泪小管周围组织的炎症，也常蔓延至泪小管，如睑腺炎、睑板腺囊肿、睑部丹毒、蜂窝织炎或脓肿等。

【临床表现】

1. 溢泪，并有黏液或脓性分泌物自泪小点溢出。

2. 泪小点发红、突起，泪小管周围皮肤发红。

3. 泪小管扩张黏液囊肿或脓肿，有波动，内侧睑缘肿胀，挤压泪囊区或泪小管可见乳糜状分泌物或结石自泪小点溢出。

4. 冲洗泪道大多通畅，部分泪道不通畅或通而不畅，并有黏液或脓性分泌物原路反流，探针可触及凝结物。

5. 可发生于局限于鼻侧的复发性结膜炎。

6. 细菌培养可以明确病原体。

【诊断要点】 根据病史、临床表现和泪道冲洗结果可以明确诊断，为确定致病菌需进行涂片或细菌培养。

【鉴别诊断】

1. 急性泪囊炎 鼻侧泪囊区有明显肿胀、触痛、疼痛和皮肤的肿胀表现比泪小管炎明显。

2. 慢性泪囊炎 主要表现为流泪，流脓。冲洗泪道时，上冲下返、下冲上返伴脓性分泌物溢出，一般无泪点处红肿，泪道冲洗时无豆渣样物溢出。

3. 鼻泪管阻塞 溢泪明显，泪小管周围皮肤有轻度或没有红肿和触痛。

4. 结膜炎 睑结膜有滤过泡和乳头，有分泌物。无泪小点隆起及分泌物溢出。

【治疗】 抗生素滴眼液每日冲洗发炎的泪小管，炎症控制后，切开泪小管，刮出凝结物，泪道阻塞者行泪道引流管置入并保留3~6个月，复发者很少。根据细菌培养结果及药物敏感试验，眼部滴入敏感抗生素滴眼液，每日4~6次。

四、慢性泪囊炎

慢性泪囊炎是由于鼻泪管阻塞或狭窄而引起，这是一种比较常见的眼病，好发于中老年女性，农村及边远山区多见。

【病因】 常由于外伤、沙眼、鼻炎、鼻中隔偏曲、鼻息肉、下鼻甲肥大等阻塞鼻泪道，泪液不能排出，滞留于泪囊内，伴发细菌感染所致。常见细菌：葡萄球菌、肺炎球菌、链球菌等。

【临床表现】

1. 流泪，溢脓，泪囊区囊性隆起，挤压泪囊区可见脓性分泌物溢出。

2. 冲洗泪道时，上冲下返、下冲上返伴脓性分泌物溢出。

3. 部分患者内眦部结膜充血，下睑皮肤湿疹。

4. 泪道造影可以了解泪囊大小及阻塞部位。

【诊断要点】 根据病史及临床表现可以诊断。

【鉴别诊断】

1. 泪道阻塞 表现为溢泪，但无脓性分泌物溢出。

2. 急性泪囊炎 表现为结膜充血、流泪，泪囊区红肿、疼痛。

3. 泪囊肿物 泪囊区可触及实性肿物，泪道造影或CT可以鉴别。

【治疗】

1. 滴用抗生素滴眼液每日4~6次。

2. 通过经皮肤或鼻内镜下泪囊鼻腔吻合术，高龄患者或泪囊鼻腔吻合术禁忌证患者可行单纯泪囊切除。

五、急性泪囊炎

急性泪囊炎多由慢性泪囊炎转变而来，多在机体抵抗力下降时发生。常见细菌：β-溶血性链球菌、肺炎双球菌、金黄色葡萄球菌等。

【临床表现】

1. 泪囊区红、肿、热、痛等急性炎症改变。

2. 结膜充血、流泪，结膜囊可见脓性分泌物。

3. 重症患者可以引起眶蜂窝织炎，甚至皮肤破溃形成瘘管。

4. 常伴有发热、寒战、耳前淋巴结肿大，血中白细胞计数升高。

【诊断要点】 根据患者慢性泪囊炎病史，突然发病及急性炎症表现可以诊断。

【鉴别诊断】

1. 慢性泪囊炎 表现为流泪、溢脓，但无急性炎症的改变。

2. 内眦部外睑腺炎及皮脂腺囊肿继发感染 冲洗泪道通畅可以鉴别。

3. 急性上筛窦炎 鼻骨表面疼痛、红肿可蔓延至内眦部，本病伴有鼻塞前额部疼痛，常伴有发热。

【治疗】

1. 局部及全身应用抗生素，及时行细菌培养指导用药。

2. 急性期可自泪小管抽吸脓液后并用抗生素冲洗泪道，若有泪囊区皮肤自行破溃者，可以安置引流条。

3. 炎症消退后可以按照慢性泪囊炎处理。目前国内有观点认为在炎症控制后可以及早行经鼻内镜下泪囊鼻腔吻合术。

第四节 泪器肿瘤

一、泪腺多形性腺瘤

泪腺多形性腺瘤是最常见的泪腺上皮性肿瘤，由上皮和间质成分构成的良性肿瘤，又称泪腺混合瘤，来源于泪腺的眶叶或睑叶。

【临床表现】
1. 青壮年发病,单眼缓慢渐进性突出向内下方移位。
2. 眶外上方可触及包块,质硬,边界清楚,相对固定,无压痛,部分可成分叶状。
3. 肿瘤过大可压迫眼球,引起运动障碍、视力下降和眼底改变。
4. 眼眶 CT 示肿瘤呈类圆形、圆形,边界清楚,均质或不均质软组织密度影位于泪腺窝,少数有液化腔呈片状低密度影,可有压迫骨质凹陷。B 超示类圆形中等或强回声,边界清楚,透声性较强。

【诊断要点】 根据病程缓慢,发生在泪腺窝,无痛性包块,眼球向内下方移位,眼球运动障碍等,以及 CT 及 B 超典型检查结果可以诊断。

【鉴别诊断】
1. 泪腺炎性假瘤 多双眼发病,眼睑充血水肿,激素治疗有效但易复发。CT 检查泪腺肿大呈扁平状或分叶状,向前或眶尖延长。B 超检查回声可呈花瓣状。
2. 泪腺多形性腺癌 一般边界不清楚,形状不规则,可有眼眶骨质破坏。
3. 皮样囊肿 CT 检查囊肿呈低密度或伴负值区,可向颞窝或颅内蔓延。
4. 慢性泪腺炎 CT 检查泪腺区可有钙化液化改变,可以鉴别。
5. 甲状腺相关眼病 一般无包块,多双眼发病,大多有甲状腺功能改变。

【治疗】
1. 无眼球压迫症状者,可暂时观察。
2. 有眼球压迫症状者,完整手术切除是最佳预后指征,对侵及包膜或眶骨膜者术中将肿瘤和骨膜一并切除,术中注意保护提上睑肌和眼外肌。

二、泪腺多形性腺癌

泪腺多形性腺癌临床表现类似泪腺多形性腺瘤,但是一种原发恶性上皮肿瘤,预后差,又称恶性泪腺混合瘤。

【临床表现】
1. 发病缓慢,多为中青年。
2. 眼睑颞侧肿胀,泪腺区可触及固定性肿块,早期无不适,晚期可有疼痛等压迫症状,导致进行性眼球向内下移位前突,复视及上睑下垂。
3. 可由泪腺多形性腺瘤切除不完整复发,肿瘤生长快,可有颅内或淋巴结转移。
4. CT 检查泪腺区不规则占位,边界不清,可有眶骨骨质破坏。

【诊断要点】 根据病史、临床表现及影像学特征可以初步诊断,确诊需进一步病理检查。

【治疗】
1. 病理确诊后及时行眶内容摘除,术中切除受累的眶骨膜,术后给予局部放射治疗。
2. 肿瘤侵及或转移至眶外者,多学科会诊治疗。

三、泪腺腺样囊性癌

泪腺腺样囊性癌是泪腺恶性上皮肿瘤中最常见的类型,恶性度高,又称泪腺圆柱瘤。本病早期出现局部蔓延及转移。侵犯周围神经、骨质及软组织,复发率高,预后较差。

【临床表现】
1. 年轻女性多见,缓慢单眼起病,眼球突出并向内下方移位,眼球运动受限,眶上缘可触及质硬实性肿块,压痛明显。
2. 眼部疼痛麻木是主要症状,上睑下垂和复视多见。
3. CT 检查泪腺负密度影,形状为扁平形、梭形或不规则形,边界不清,可见骨质破坏。

【诊断要点】 根据病史、临床表现及影像学改变可以初步诊断,眼部早期出现疼痛及神经麻痹者应首先考虑泪腺腺样囊性癌诊断,早期穿刺镜检诊断。

【鉴别诊断】
1. 泪腺多形性腺瘤 一般无骨质破坏。
2. 甲状腺相关性眼病 多双眼发病,泪腺区无实性肿块,大多有甲状腺功能改变。
3. 慢性泪腺炎 其影像学特征可与泪腺腺样囊性癌可以鉴别。

【治疗】
1. 确诊后及早行眶内容摘除。
2. 术后局部放射治疗及抗肿瘤药物化疗。

四、泪囊肿瘤

泪囊肿瘤罕见,多为原发,恶性居多,良性少见,好发于老年人,常侵袭其周围组织,如面部、鼻旁窦等。

【临床表现】
1. 溢泪,泪囊部肿胀,早期冲洗可以通畅或部分通畅,晚期泪道阻塞后可表现为泪囊炎症状。若为恶性肿瘤,按压泪囊区可有血性分泌物溢出。
2. 泪囊区可触及质地较硬肿块,一般无触痛,恶性肿瘤晚期可以疼痛、鼻衄等。
3. 泪道造影检查泪囊不规则扩张、充盈,泪囊壁变形,可有骨质破坏。

【诊断要点】 根据病史及影像学表现可以诊断,泪道造影有助于诊断,但肿瘤性质需行病理检查确诊。

【鉴别诊断】

1. 慢性泪囊炎　不能触及包块，泪道造影有助于鉴别诊断。

2. 内眦部炎性病变　有急性炎症改变，但无溢泪。

【治疗】

1. 若为良性肿瘤，可手术切除后行泪小管鼻腔吻合手术。

2. 若为恶性，需完整切除；若累及眶内范围大，可行眶内容摘除；若累及鼻旁窦，联合耳鼻喉科共同诊治。术后辅以放射治疗及抗肿瘤药物治疗。

五、泪小管肿瘤

泪小管肿瘤少见，多为良性肿瘤。恶性肿瘤为其周围组织扩散而来多见。

【临床表现】

1. 流泪，可有血泪。

2. 泪小管眼睑缘部肿胀，可触及包块，质地柔软，肿瘤可呈红色菜花状。

3. 泪道冲洗早期通畅，晚期阻塞伴分泌物，可向周围扩散。

4. 泪道造影检查泪小管占位、扩张，可出现管壁粗细不均。

【诊断要点】　根据临床表现可以诊断，泪道造影有助于诊断。

【鉴别诊断】

1. 泪小管炎　有炎性改变，泪道通畅，不能触及包块。

2. 泪道阻塞　流泪，不能触及包块。

【治疗】

1. 若为良性，手术切除，尽量减少对泪道损伤。

2. 若为恶性，局限的可以手术切除，浸润广泛的放射治疗或应用敏感抗肿瘤药物治疗。

（张宏彬　白萍）

参 考 文 献

1. 刘家琦，李凤鸣. 实用眼科学. 第 3 版. 北京：人民卫生出版社，2010：411-412.

2. 李凤鸣. 中华眼科学. 第 2 版. 北京：人民卫生出版社，2005：411-412.

3. 张铭连. 中西医结合眼科疾病诊疗手册. 北京：中国中医药出版社，2010：352.

4. Argueso P, Balaram M, Spurr-Michaud S, et al. Decreased levels of the goblet cell mucin MUC5AC in tears of patients with Sjogren syndrome, Invest Ophthalmol Vis Sci, 2002, 43(4): 1004-1011.

5. Busse H, Muller KM. Zur Entstehung der idiopathischen Dakryostenose. Klin Monatsbl Augenheilkd, 1997, 170(4): 3627-3632.

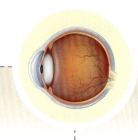

第十四章

眼 表 疾 病

第一节 概述

眼表(ocular surface)是指位于上、下眼睑缘灰线之间的眼球表面全部的黏膜上皮，包括角膜上皮、角膜缘上皮和结膜上皮。角膜上皮及结膜上皮对维持眼表健康有重要作用，但清晰的视觉功能除了需有健康上皮外，还要求眼表表面覆盖一层稳定的泪膜。正常的泪膜对于维持眼表上皮正常结构及功能非常重要，而眼表上皮细胞分泌的黏蛋白也参与泪膜构成。眼表上皮完整和泪膜稳定相辅相成，共同为维持眼表健康发挥重要作用，任何一方异常均可导致眼表功能障碍，引起眼部不适并影响视功能。广义的眼表还包括眼睑、泪器。

一、维持正常眼表的主要因素

(一) 眼睑和神经反射

眼睑是视觉系统中的重要组成部分，起着保护眼球、维持视觉系统正常结构和功能的作用。当受到外界刺激时，眼睑会产生保护性闭睑反射，该反射以视神经或听神经为传入弧，面神经为传出弧，可使角膜和结膜等眼表组织避免与外界致伤因素接触。眼睑还可提供泪膜的主要成分，并通过非随意性瞬目动作使泪膜在眼表均匀涂布，在保持泪膜稳定中起重要作用。非随意性瞬目反射以三叉神经眼支为传入弧，以面神经为传出弧。此外，眼表感觉传入还能刺激腺体组织，调节泪腺、睑板腺的分泌和眼表黏蛋白的产生。

(二) 泪液及泪膜

正常眼表表面覆盖着一层泪膜，可形成和保持角膜光滑的屈光表面，保持角结膜上皮表面湿润并提供部分营养物质。泪膜由内到外分为黏蛋白层、水液层和脂质层。其中水液层最厚，主要由泪腺分泌，富含盐类和蛋白质。泪腺的功能主要是分泌蛋白质、电解质和水进入眼表，这些成分的组成和量的相对平衡和稳定对维持眼表健康至关重要。黏蛋白层位于泪膜最内层，含多种糖蛋白，主要由结膜内的杯状细胞分泌。另外，有研究显示角膜上皮和结膜上皮可分泌多种黏蛋白，既是泪膜黏蛋白组成成分，又可协助结膜杯状细胞分泌的黏蛋白从细胞顶部转运出细胞外。黏蛋白位于角结膜上皮表面，使疏水的上皮细胞具有亲水性，水液能均匀涂布于眼表，维持眼表湿润。黏蛋白还可清除眼表细胞代谢产物，阻止病原体入侵。如果黏蛋白生成不足，即使有足够水样泪液，也可引起干眼。位于泪膜最外层的脂质层由睑板腺、Zeis腺、Moll腺分泌。眼睑的瞬目动作可促使睑板腺释放脂质到角膜表面，参与泪膜形成。脂质层可减少泪液蒸发，故睑板腺功能障碍可引起泪膜不稳定。

泪膜在维持眼表健康中起着重要作用，其主要功能包括：①湿润及保护角膜和结膜上皮，防止上皮损伤，维持角膜透明；②通过机械冲刷及其内富含的抗微生物物质，抑制或杀灭微生物，保护眼表组织；③消除角膜上皮表面细微的不规则性，使角膜表面光滑、有光泽，以利于获得良好视觉；④营养角结膜上皮，为角膜提供氧气及葡萄糖等营养物质；⑤含有大量蛋白质和细胞因子，调节角膜和结膜的多种细胞功能。

(三) 角膜上皮和角膜缘干细胞

单纯角膜上皮损伤后，可通过附近细胞变形、以阿米巴运动向创面移动，形成新的单层上皮，覆盖缺损区，然后经细胞分裂增厚、填平变薄区，最终恢复正常上皮结构而不遗留瘢痕。角膜上皮这一功能依赖于角膜缘干细胞。角膜缘干细胞是一种低分化的单能干细胞，能引导细胞非对称性分化，使其中一个子细胞保持干细胞状态而其他细胞进入分化通路到达分化终点。通过角膜缘干细胞的不断分化、增殖，基底部上皮细胞向顶部表层迁移，周边部上皮细胞向中央移行，完成新老细胞更替。角膜缘干细胞存在于角膜缘基底细胞层中，数量约占角膜缘细胞的5%~15%。

角膜缘干细胞存在于角膜缘部有色素存在的Vogt栅栏结构处。角膜缘周围的结缔组织、血管网、淋巴管和细胞因子构成角膜缘微环境，维持角膜缘干细胞的正常功能。角膜缘是角膜和结膜的分界线，其栅栏结构像"屏障"一样，阻止结膜上皮向角膜内生长。如果角膜缘干细胞功能受损，则角膜上皮损伤难以愈合，结膜上皮可越过角膜缘长入角膜内，导致角膜上皮结膜化，可影响角膜透明性。

(四) 结膜上皮

结膜上皮细胞层在角膜缘处与角膜上皮细胞层相延续，在睑缘皮肤黏膜结合处与皮肤相连。结膜上皮细胞形态变异很大，球结膜以复层鳞状上皮为主，睑结膜上皮为复层立方状，向穹隆部逐渐过渡为柱状上皮，杯状细胞多分布于睑结膜中。杯状细胞和结膜上皮细胞分泌黏蛋白是泪膜的重要组成部分。光滑的结膜可以降低瞬目时眼睑和角膜间的摩擦力，保护角膜免受机械性损伤。结膜有一定伸展性，可调节泪液分布并带走外源性物质和眼表细胞的代谢产物，对维持泪膜稳定有重要作用。结膜松弛会引起泪液动力学变化，破坏泪膜稳定性。

二、眼表疾病

眼表疾病(ocular surface disease, OSD)泛指损害角结膜眼表正常结构与功能的疾病。由于眼表是一整体概念，因而在功能上需将眼表疾病与泪液疾病综合起来，概括为眼表泪液疾病(ocular surface and tear disease)。

【病因】 眼表疾病是损害角结膜眼表正常结构与功能的疾病的总称，除角膜病和结膜病以外，一些外眼病和泪器病也可引起眼表损害，可归为眼表疾病范畴。其病因众多，但临床上，眼表疾病随着病情进展，最终表现为角膜缘干细胞功能障碍(limbal stem cell deficiency, LSCD)，是眼表疾病致盲的主要原因。因此，狭义的眼表疾病主要指引起角膜缘干细胞损害的疾病。

其主要原因可分为先天性和后天性。先天性原因主要有先天性无虹膜、先天性皮肤红色角化症等。后天性原因主要有：①眼表外伤，如眼部烧伤(酸、碱、热烧伤)，眼辐射伤；②慢性炎症性疾病，如慢性角膜结膜炎、神经营养性角膜病变等；③免疫性炎症，如类风湿关节炎、史-约综合征、眼瘢痕性类天疱疮等；④医源性损伤，如翼状胬肉等眼表手术或冷冻治疗，眼用药物中的防腐剂甚至药物本身可损伤角膜缘；⑤其他如长期配戴角膜接触镜导致角膜上皮细胞缺氧，眼表肿瘤破坏角结膜上皮细胞及角膜缘干细胞等。

根据眼表终末上皮细胞表型，利用印迹细胞学方法检测，可将疾病分为两类：

1. 眼表鳞状上皮化生　表现为病理性非角化上皮向角化上皮转化，结膜鳞状上皮化生伴有杯状细胞的缺失。该类疾病主要由泪膜不稳定及各种角结膜炎症导致瘢痕形成引起。

2. 角膜上皮结膜化　表现为结膜上皮越过角膜缘侵入角膜，在角膜上皮的部位出现杯状细胞。该类疾病可由眼表烧伤、手术、冷冻、药物毒性、角膜感染等引起，亦可无明确病因出现角膜缘干细胞功能逐渐丧失，导致角膜缘拦截结膜上皮细胞侵入角膜的功能减弱或丧失。

【临床表现】 患者常有眼红、干燥感、异物感、畏光、视力下降等症状。检查可见结膜充血、表面干燥，结膜上皮长入角膜内，角膜无光泽，上皮反复糜烂甚至形成溃疡，角膜表面或基质内可见新生血管生长，严重者可有纤维血管组织长入角膜，形成假性胬肉。

【治疗】 治疗原则是恢复眼表的完整性和眼表上皮细胞的正常表型，提供有利于支持上皮生长的基质微环境，保持稳定的泪膜。

1. 眼表重建术　包括结膜眼表重建、角膜眼表重建、泪膜重建和眼睑重建，如结膜囊成形术、角膜缘干细胞移植术、自体颌下腺移植术、眼睑成形术等，通过综合治疗恢复眼表正常结构，提高增视性角膜移植术成功率。

2. 羊膜移植术　对于角膜缘干细胞缺乏严重者，该术式有利于恢复角膜缘周围的基质微环境。

3. 保持泪膜稳定　可应用不含防腐剂的人工泪液、角膜润滑剂等，配戴高透氧性角膜接触镜。

(吴彦超　刘春宵)

第二节　眼干燥症

眼干燥症(dry eye)是指任何原因引起的泪液质或量异常，或动力学异常导致的泪膜稳定性下降，并伴有眼部不适，和(或)眼表组织损害为特征的多种疾病的总称，是最常见的眼表疾病。我国临床出现的各种名称，如干眼症、干眼病、结膜干燥症等均统一称为干眼。

【病因和发病机制】

1. 西医认为，引起眼干燥症的病因十分复杂多样，包括全身性疾病(如糖尿病)、眼部手术、长期应用眼药水、眼部外伤及炎症、泪腺功能异常、空气污染、使用视频终端、老龄等。其中由于环境或个人习惯（如长期使用视频终端、处于空调环境）引起的轻度眼干燥症，无明显眼表损害者，及时改善或去除影响因素可使眼部不适感消失。对于局部或全身有明确病因（如眼表烧伤、过敏、睑缘炎、干燥综合征等）引起眼干燥症者，则其发病机制十分复杂。眼表和泪腺构成一个整体功能单位，共同发挥对泪液分泌和泪膜形成的调控作用，维护眼表健康，任一环节的损害均可导致泪膜完整性和功能的破坏，从而引起干眼不适症状，泪膜的持续异常可损伤眼表正常修复或防御机制，导致眼表和泪腺处于一种慢性炎症状态。尽管引起眼干燥症的起始病因不同，一旦进入进展阶段，炎症则成为眼干燥症发病机制中最重要的因素，另外还有细胞凋亡、神经调节及性激素等机制共同参与眼干燥症的发病过程，因此不同类型的眼干燥症表现出相似的病理改变。

2. 中医认为，本病多因外感风热或燥热之邪，上犯目窍；或嗜酒恣燥，肥甘厚味，致燥热内蕴，郁久伤阴；或劳瞻竭视、过虑多思、房劳太过致肝肾亏虚，精血暗耗，或阴虚火旺，津液亏乏而致津伤液耗，目失濡润而发病。

【临床表现】 眼干燥症轻症患者可表现为眼部干涩、异物感、痒感、视疲劳等症状，病情加重者可出现眼部烧灼感、刺痛、畏光、视物模糊。裂隙灯检查可有眼睑或睑缘位置异常、睑板腺开口阻塞、结膜充血、泪河变窄、泪膜破裂时间缩短、角结膜干燥等体征。

依据维持泪膜稳定的要素可将眼干燥症分为以下五类：

1. 蒸发过强型眼干燥症　此类型眼干燥症由于脂质层质或量的异常引起，如睑板腺功能障碍、睑缘炎、视频终端综合征、眼睑缺损或异常引起蒸发增强等，患者瞬目次数减少，蒸发快。睑裂大、暴露多，也可归为此类。

2. 水液缺乏型眼干燥症　水液性泪液生产不足和(或)质的异常引起，如干燥综合征和许多全身性因素引起的眼干燥症。

3. 黏蛋白缺乏型眼干燥症　主要是眼表上皮细胞受损引起，如药物毒性、化学伤、热烧伤、眼表手术对眼表的损害及角膜缘功能障碍等。

4. 泪液动力学异常型眼干燥症　有泪液的动力学异常引起，如瞬目异常、泪液排出延缓、结膜松弛等。

5. 混合型眼干燥症　以上两种或两种以上原因引起的眼干燥症，为临床最常见类型。

【辅助检查】

1. 泪河高度　正常值为 0.5~1.0mm，≤0.35mm 提示眼干燥症。

2. 泪液分泌试验（Schirmer's test）　分为 Schirmer I 和 Schirmer II 试验。Schirmer 试验又可分为是否使用表面麻醉剂。表面麻醉下 Schirmer I 试验正常 >5mm/5min，非表面麻醉下 Schirmer I 试验正常 >10mm/5min；表面麻醉下 Schirmer II 试验可帮助鉴别干燥综合征患者，其因鼻黏膜刺激引起的反射性泪液分泌显著减少。

3. 泪膜稳定性检查　最常用方法是泪膜破裂时间（BUT）测定，正常值 10~45 秒，<10 秒为泪膜不稳定。

4. 眼表上皮活性染色　染色剂滴入结膜囊内，裂隙灯下观察：①荧光素钠染色：正常角膜不着色，染色阳性提示角膜上皮完整性被破坏；②虎红或丽丝胺绿染色：阳性结果反应死亡或退化的角结膜上皮细胞，或没有被正常黏蛋白层覆盖的健康上皮细胞。

5. 其他辅助检查　包括泪液渗透压测定、眼表印记细胞学检查、泪膜镜检查、角膜地形图检查、泪液乳铁蛋白含量测定、前节 OCT、睑板腺成像检查、泪液蕨类结晶试验等。

【诊断要点】 目前眼干燥症无国际公认的统一诊断标准，可根据有干燥感、异物感、灼烧感、视疲劳、不适感、视力波动等主观症状之一，同时有泪膜不稳定、泪液分泌减少以及眼表上皮细胞损害等方面的指标做出诊断。

【治疗】

1. 西医治疗

（1）病因治疗：引起眼干燥症的病因复杂，包括全身性疾病、药物、环境污染、眼局部炎症、眼睑位置异常、年龄等因素，寻找病因并针对病因进行治疗是提高眼干燥症治疗效果的关键。

（2）药物治疗

1）人工泪液：作为泪液替代药物，是治疗眼干燥症的首选药物，能润滑眼表面，同时可补充缺少的泪液，稀释眼表面可溶性炎症介质，降低泪液渗透压，但人工泪液中的防腐剂有一定的刺激性和毒副作用，需长期使用者应选择不含防腐剂的剂型。而一些凝胶或膏剂在眼表保持时间较长，可用于重度眼干燥症患者或夜间应用。

2）抗炎及免疫抑制剂：炎症在眼干燥症中起着重要作用，而眼干燥症又可引起眼表面上皮细胞非感染性炎症反应，故对于有眼表炎症反应患者可给予抗炎及免疫抑制剂。常用药物有：①糖皮质激素滴眼液：可用于中、重度眼干燥症伴眼部炎症患者，原则为低浓度、短时间，炎症控制后即减量并停用，需注意其副作用；②免疫抑制剂：环孢素 A、他克莫司滴眼液均可改善干眼症状，用于中重度眼干燥症伴眼部炎症患者；③非甾体类抗炎药：可用于轻中度眼干燥症患者抗炎治疗及有激素并发症的高危眼干燥症患者；④自体血清：血清中含有大量抗炎因子，能抑制眼表炎症反应，明显改善干眼症状，可用于重度眼干燥症合并角膜并发症及人工泪液无效的患者。

3) 其他:雄激素可改善泪腺和睑板腺功能;促泪液分泌药物,如二尿嘧啶核苷、胆碱能拟似剂、CF101等可促进泪液分泌,改善干眼症状;重组人表皮生长因子和维生素A棕榈酸酯可提高眼干燥症患者结膜杯状细胞数量。

(3) 非药物治疗

1) 改善眼表环境以保存泪液:轻症患者可通过改善自身生活习惯和环境以减少泪液蒸发,如多休息、降低电脑屏幕使用率、应用保护眼镜、增加环境湿度等。

2) 湿房镜及眼罩:通过提供密闭环境,减少眼表面的空气流动及泪液蒸发,以保证眼表湿润。湿房镜适用于各种眼干燥症,硅胶眼罩适用于有角膜暴露的眼干燥症患者。

3) 软性角膜接触镜:适用于眼干燥症伴角膜损伤者,尤其角膜表面有丝状物者,但需注意选择高透氧的治疗性角膜接触镜。

4) 物理治疗:对于睑板腺功能障碍者,应行睑部清洁、按摩、热敷等。

(4) 手术治疗:对于泪液分泌明显减少,常规治疗效果不佳且有可能导致视力受损者可给予手术治疗。

1) 泪点栓塞术:可减少泪液生理性流失,有效地保存泪液,尤其对于水性泪液缺乏者效果明显。

2) 睑缘融合术:减少泪液蒸发。

3) 自体颌下腺及唇腺移植术:适合治疗重症眼干燥症,但需保证颌下腺及唇腺功能正常。

(5) 传统医学:针灸、中药等可增加泪膜稳定性、促进泪液分泌等。

2. 中医中药治疗

(1) 辨证要点和治疗

1) 邪热留恋证:①暴风客热或天行赤眼之后期或风、热、燥、湿等邪伤目过久后,白睛少许赤丝细脉,目干涩不适,少眵,畏光;②轻微口干、鼻干;③舌质红,苔薄黄,脉浮数。

治法:清热祛风,生津润目。

方药:桑白皮汤(《审视瑶函》)加减。

桑白皮10g,地骨皮10g,玄参30g,黄芩10g,甘草3g,茯苓10g,桔梗10g,菊花10g,旋覆花10g,石斛10g,芦根10g,防风10g。

2) 肺阴不足证:①目珠干涩不爽,磨痛,白睛少量赤丝或如常;②干咳无痰,口鼻干燥,大便干;③舌质红,苔燥少津,脉细数。

治法:滋阴润肺。

方药:养阴清肺汤(《重楼玉钥》)加减。

麦冬12g,生石膏30g,白芍10g,知母10g,玄参30g,丹皮10g,贝母10g,薄荷10g,西洋参10g,生甘草3g。

3) 脾胃湿热证:①目珠干涩不适,眼眵呈丝状或泡沫状,也可白睛少许赤脉,迁延不愈;②肢体倦怠,口黏或口臭,便秘不爽,溲赤而短;③舌质红,苔黄腻,脉濡数。

治法:清利湿热,通畅气机。

方药:三仁汤(《温病条辨》)加减。

杏仁9g,滑石18g,通草6g,淡竹叶6g,白豆蔻9g,厚朴9g,薏苡仁18g,半夏12g,茯苓10g,桑白皮10g,地骨皮10g,牡丹皮12g。

4) 肝肾阴虚证:①目干涩不适,频繁眨眼,畏光,视物模糊,白睛微红,久视则诸症加重;②口干唇燥,腰膝酸软,头晕耳鸣,夜寐多梦;③舌红,苔白,脉细或沉。

治法:补益肝肾,滋阴生津。

方药:杞菊地黄丸(《医级》)加减。

熟地15g,山萸肉15g,怀山药15g,泽泻10g,丹皮10g,茯苓10g,枸杞子15g,菊花10g,女贞子10g,麦冬10g,玄参10g,玉竹10g。

(2) 针灸疗法:选用睛明、风池、攒竹、丝竹空、太阳、球后、瞳子髎、四白、承泣、合谷、外关等穴针刺。根据病性的寒热虚实及腑脏经络所主的不同,可辨证增减相关穴位。

(3) 中成药:桑菊饮颗粒适用于邪热留恋证;滋阴清肺口服液(丸)适用于肺阴不足证,每次1支(每支10ml),每日2~3次口服;三仁合剂、清热祛湿颗粒适用于脾胃湿热证;明目地黄丸、杞菊地黄丸适用于肝肾阴虚证,每次8~10丸,每日3次口服。

(4) 药物外治

1) 熏蒸法:将上述依据辨证施治所煎的汤剂置于杯中,用药汽熏蒸患眼。

2) 超声雾化法:根据病情,选择菊花、黄连、柴胡等药煎汤,置于超声雾化器中喷雾患眼。

(吴彦超 刘春宵 石慧君)

第三节 睑板腺功能障碍

睑板腺功能障碍(meibomain gland dysfunction,MGD)是一种慢性、弥漫性睑板腺异常,它通常以睑板腺终末导管的阻塞和(或)睑板腺分泌物质或量的改变为主要特征,是蒸发过强型眼干燥症的主要原因。

【病因和发病机制】 MGD的发生与种族、年龄、气候有关,亚洲人种发病率高于白种人,老年人多于青年人,寒冷气候地区高于温暖气候地区。除此以外,还与多种疾病相关:性激素分泌异常可增加泪液黏稠度,导致泪膜破裂时间缩短;近距离凝视时间过长可导致瞬目减少、睑板腺分泌功能下降、脂质层分布不均匀,使泪膜不稳定、泪液蒸发过快;先天性睑板腺腺泡、导管及开口异常可导致脂质生成减少或睑板腺阻塞;慢性睑缘炎、全身皮肤病、药物毒性作用等可导致睑板腺脂质分泌异常，而分泌物堆积又可导致细菌增殖，加重炎症反应，形成恶性循环。

【临床表现】 患者常双眼患病，有异物感、烧灼感、眼痒、干燥感、视疲劳等。检查可见睑缘肥厚，上皮角化，腺体开口周围毛细血管扩张，睑板腺口凸出或有脂栓，挤压后分泌物呈泡沫样、颗粒样或牙膏样。睫毛根部有分泌物或皮屑样物附着。睑结膜可见结石、乳头增生、睑板腺囊肿等，角膜点状着色，严重者出现角膜血管翳、角膜溃疡及睑外翻。泪液检查可见泪膜破裂时间明显变短。

【诊断要点】

1. 病史 有长期接触视频终端、局部用药及全身疾病病史。

2. 症状 眼部异物感、烧灼感、眼痒、干燥感等不适感。

3. 体征 睑缘改变、眼睑脂质分泌异常、睑板腺缺失等。

【鉴别诊断】 MGD 相关性角膜病变需与单纯疱疹病毒性角膜炎相鉴别，后者多为单眼发病，抗病毒药物治疗有效，一般无睑缘炎病变。

【治疗】 MGD 治疗原则为清洁睑缘、促进睑板腺分泌、抗炎治疗、润滑眼表、缓解干眼症状。

1. 眼睑治疗 注意眼部卫生。睑板腺阻塞时可热敷眼睑 5~10 分钟以软化睑板腺分泌物，再用消毒棉签清理睑板腺开口及睫毛根部皮屑、分泌物等，然后沿与睑缘垂直的方向挤压睑皮，使睑板腺管内存留的分泌物排出。

2. 药物治疗

（1）抗生素：睑缘炎与 MGD 有着密切关系，常需应用抗生素治疗细菌引起的炎症。局部用药主要有红霉素、多黏菌素等，对于病情严重者，可增加口服抗生素治疗。四环素、大环内酯类如多西环素、阿奇霉素等药物均有较好效果。

（2）糖皮质激素：可起到抑制炎性细胞因子和趋化因子生成的作用，还能减少基质蛋白酶和炎症介质的合成。短期局部应用糖皮质激素可改善眼干燥症患者角结膜炎症的症状，但长期使用则需注意其不良反应。

（3）人工泪液：脂质弥散不均可导致泪膜不稳定，使用人工泪液滴眼后可使水样层增厚，促进脂质弥散，增强泪膜稳定性。

3. 健康教育 告知患者 MGD 的危险因素，改变生活环境，减少电子产品使用时间，降低电脑屏幕，饮食方面增加一些鱼类食物，减少碳水化合物摄入。

（吴彦超　刘春宵）

参 考 文 献

1. 谢立信，史伟云．角膜病学．北京：人民卫生出版社，2007：36-42.
2. 谢立信．临床角膜病学．北京：人民卫生出版社，2014：126-134.
3. 刘祖国．眼表疾病学．北京：人民卫生出版社，2003：3-34.
4. 赵堪兴，杨培增．眼科学．第 8 版．北京：人民卫生出版社，2013：42，88-95.
5. 崔浩，王宁利，徐国兴．眼科学．第 3 版．北京：北京大学医学出版社，2013：82-83.
6. 龚桦，龚向明．原发性角膜缘干细胞缺乏症二例报告．中国实用眼科杂志，2006，24（12）：1308.
7. 刘祖国，杨文照．干眼症的发病机制．眼科，2005，14（5）：242-245.
8. 秦毅，潘志强．干眼的病因、发病机制与治疗进展．中华眼科杂志，2013，49（9）：857-863.
9. 刘祖国．关于干眼名词及分类的初步建议．中国眼耳鼻喉杂志，2004，4（1）：4-5.
10. 孟宪实，李莹，刘小伟．睑板腺功能障碍的研究进展．中华眼科医学杂志（电子版），2016，6（6）：136-140.
11. 张铭连．中西医结合眼科疾病诊疗手册．北京：中国中医药出版社，2010：163-166.
12. 段俊国，毕宏生．中西医结合眼科学．北京：中国中医药出版社，2016：105-109.
13. 金明．中医临床诊疗指南释义眼科疾病分册．北京：中国中医药出版社，2015：34-43.
14. 金明．中成药临床应用指南眼科疾病分册．北京：中国中医药出版社，2016：38-44.

第十五章 结膜疾病

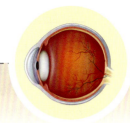

第一节 结膜炎症

一、结膜炎概述

结膜与外界直接接触，易受刺激、感染及外伤，因结膜富含神经血管，对刺激较敏感，故较易发生炎症反应。

【病因】

1. 外源性 来自外界的多种病原微生物如细菌、衣原体、病毒、真菌及寄生虫等，通过传播媒介导致结膜炎症，各种机械损伤、化学外伤均可成为致病因素。

2. 内源性 由菌血症、全身过敏状态或全身代谢障碍等引起。

3. 局部蔓延 由邻近组织如角膜、巩膜、眼睑、眼眶、鼻腔、鼻旁窦、泪器等的炎症蔓延而来。

【临床表现】

1. 症状 患眼异物感、烧灼感、发痒等，如病变累及角膜，则会出现畏光、流泪、视力下降。

2. 体征 结膜充血，眼分泌物增多，结膜下出血，结膜水肿，睑结膜乳头增生、滤泡形成、出现假膜，耳前淋巴结肿大，假性上睑下垂，结膜肉芽肿等。

【诊断要点】

1. 临床检查 依据患者眼部症状及检查体征。

2. 细菌学检查 行结膜囊分泌物细菌及真菌培养，如无菌生长，需考虑为衣原体或病毒感染可能，可作实验室分离鉴定。

3. 细胞学检查 不同病原体所引起的结膜炎，其细胞反应也不相同。如：多形核白细胞增多，提示为细菌或衣原体感染嗜酸性；细胞增多为过敏反应；单核细胞增多常为病毒感染；如见有巨噬细胞，需考虑沙眼可能；如胞质内有包涵体，可诊断为沙眼或包涵体性结膜炎，上皮细胞角化为结膜干燥的特征。

【治疗】

1. 局部治疗

（1）不要遮盖患眼，以防细菌繁殖加速。

（2）冲洗结膜囊，所用冲洗剂应无刺激性，常用生理盐水、2%~3%硼酸溶液或1∶10 000~1∶5000升汞或同样浓度的高锰酸钾溶液，用洗眼壶冲洗。冲洗时，翻转眼睑，冲洗结膜面，同时用手指推动上下睑，使穹隆的分泌物也被冲出。冲洗者需防止分泌物溅入自己眼内。

（3）局部用药，药物的选择应以致病菌对其是否敏感而定，重症病人在未做药物敏感试验前可用几种抗生素混合的眼药水滴眼，睡前可用眼药膏。硝酸银、硫酸铜等药物可腐蚀结膜表层组织，使用时不可触及角膜，用后立即用生理盐水冲洗。

2. 全身治疗 严重的结膜炎患者，需全身应用抗生素、磺胺药或抗病毒药物。

3. 预防 本病多为接触传染，应提倡勤洗手、洗脸，不用手和衣袖擦眼。所用的脸盆、毛巾、手帕等必须与他人分开，并经常煮沸消毒。传染性结膜炎对患者应进行隔离，不允许到公共游泳区游泳，医务人员在接触患者之后也必须洗手消毒，以防交叉感染。如一眼患结膜炎，必须告知患者健眼不要受传染，遇严重传染性结膜炎时，可用透明眼罩遮盖健眼。如工作环境多刺激因素，应改善环境或佩戴保护眼镜以防引起结膜炎。对公共场所要进行卫生宣传，定期检查和加强管理。

二、细菌性结膜炎

(一) 急性卡他性结膜炎

俗称"红眼",是由细菌感染引起的一种常见的急性流行性眼病,主要特征为结膜明显充血,可见大量脓性或黏液性分泌物,有自愈倾向。

【病因】

1. 西医认为,本病常见的致病菌为肺炎双球菌、流感嗜血杆菌、金黄色葡萄球菌等,在结膜病变或免疫力低下时容易发作,细菌可通过多种媒介直接接触结膜,尤其是公共场所,导致流行。

2. 中医认为,本病多因风热外袭,或阳盛之体,复受风热之邪,风热相搏,内外合邪,上犯白睛所致。

【临床表现】

1. 症状　患眼异物感、烧灼感、发痒等,严重时有眼睑沉重,畏光流泪及灼热感。由于炎症刺激产生大量脓性分泌物,患者晨起会发现上下睑被分泌物粘连在一起,当病变侵及角膜,则会出现视力下降。

2. 体征　眼睑肿胀,结膜充血,眼分泌物增多,有时上下睑被分泌物粘连在一起,严重者结膜表面可覆盖一层易于揉掉的假膜。一般发病3~4天病情达高峰,随即逐渐减轻,本病常双眼同时发病或相隔1~2天发病。

【诊断要点】　依据患者眼部症状及检查体征。

【治疗】

1. 西医治疗

(1) 不要遮盖患眼,以防细菌繁殖加速。

(2) 在发病早期和高峰期做分泌物细菌培养以确定致病菌。

(3) 如分泌物较多,可冲洗结膜囊(冲洗液见结膜炎概述),早期可冷敷。

(4) 局部用药,根据不同病原菌选用广谱抗生素滴眼液滴眼,如氧氟沙星滴眼液、利福平滴眼液等,睡前涂抗生素眼膏,如并发角膜炎,则按角膜炎处理。

2. 中医中药治疗

(1) 辨证要点和治疗

1) 风重于热证:①白睛红赤,胞睑肿胀,痒痛兼作,伴烧灼感,羞明流泪;②头痛鼻塞,恶风发热;③舌质红,苔薄白或薄黄,脉浮数。

治法:疏风清热。

方药:羌活胜风汤(《审视瑶函》)加减。

防风10g,白芷10g,羌活15g,柴胡10g,前胡10g,荆芥10g,栀子10g,黄芩10g,薄荷5g,川芎10g,知母15g,桔梗10g。

2) 热重于风证:①胞睑红肿,白睛红赤,热泪如汤,眵多胶结;②口干口苦,溲赤便秘;③舌质红,苔黄,脉数。

治法:清热疏风。

方药:双解汤(《中医眼科临床实践》)加减。

花粉10g,荆芥10g,黄芩10g,金银花30g,枳壳10g,防风10g,公英30g,龙胆草10g,甘草5g,大黄10g。

3) 风热并重证:①白睛红肿,焮热疼痛,刺痒较重,畏光流泪,眵多黏稠;②头痛鼻塞,恶寒发热,便秘溲赤,口渴引饮;③舌红苔黄,脉数有力。

治法:祛风清热,表里双解。

方药:防风通圣散(《宣明论方》)。

荆芥10g,防风10g,薄荷6g,川芎10g,当归10g,芍药10g,大黄6g,麻黄3g,连翘10g,芒硝6g,石膏20g,黄芩10g,滑石10g,甘草3g,白术10g,栀子10g,桔梗6g。

(2) 针刺治疗:可选取合谷、曲池、攒竹、睛明、风池、太阳、外关、少商等穴,强刺激,每次30分钟,每日一次。或取耳穴:眼、肝、肺、目,留针30分钟。或点刺眉弓、眉尖、耳尖、太阳穴放血。

(3) 中成药

1) 黄连上清丸,每次1丸,一日2次口服,适用于风重于热证。

2) 明目上清片,每次4片,一日2次口服,适用于热重于风证。

3) 防风通圣丸,每次1丸,一日2次口服,适用于风热并重证。

3. 预防　本病通过接触传染,在家庭或集体生活中一旦发现本病,应严加注意消毒与隔离,患者的洗脸用具及手帕等物需煮沸消毒,医务人员在接触患者之后也必须洗手消毒,以防交叉感染。

(二) 慢性卡他性结膜炎

为多种原因引起的结膜慢性炎症,多双侧发病。

【病因】

1. 感染因素　可为急性卡他性结膜炎未彻底治愈而转为慢性,也可因一开始感染的致病菌数量不大,毒力不强而同时机体抵抗力较好,致使病变呈现慢性迁延状态。

2. 非感染因素　不良的环境刺激、眼部刺激、不良生活习惯及长期应用某些眼药、慢性过敏状态均可形成慢性结膜炎。

【临床表现】

1. 症状　患眼痒,异物感,干涩感,视力疲劳等,尤以晚间或阅读时明显加重。

2. 体征　病变较轻者睑结膜轻度充血,有少许分泌物,长期慢性炎症刺激者出现睑结膜充血、肥厚、有乳头增生,分泌物多为黏液性,黄色或白色泡沫样,量较少常聚集在眦部。

【诊断要点】　临床检查依据患者眼部症状及检查

体征。

【治疗】 首先去除致病原因,改善工作及生活环境,消除不良习惯,积极治疗睑内翻、睑缘炎、慢性泪囊炎、泪道阻塞等,对睑板功能不良患者需挤压按摩睑板,使睑板腺分泌物及时排出。针对不同致病菌,可选用不同类型抗生素滴眼液滴眼。

(三)淋菌性结膜炎

也称淋病眼或淋菌性脓漏眼,是一种极为剧烈的急性化脓性结膜炎。本病的特点为高度眼睑、结膜充血水肿及大量脓性分泌物,如治疗不及时,将短时间内发生角膜溃疡及穿孔,导致失明。

【病因】

1. 西医认为,新生儿淋菌性结膜炎多因出生时母体阴道炎性分泌物或其他被淋菌污染的用品所感染;成人淋菌性结膜炎多因自身或他人的尿道分泌物所感染。

2. 中医认为,本病多由外感风热邪毒,或眵泪相染,相互接触,兼火毒炽盛,气血两燔,内外搏结,浸淫于目而致病。

【临床表现】

1. 新生儿淋菌性结膜炎 潜伏期 2~5 日内发病者多为母亲产道感染,出生 7 日后发病者为产后感染,临床表现为双眼超急性结膜炎,发病初期眼睑和球结膜充血、水肿,分泌物为水样、血性,进展迅速,发病数小时后有大量脓性分泌物,重度睑结膜、球结膜水肿及炎症,角膜出现溃疡,甚至溃疡穿孔。

2. 成人淋菌性结膜炎 潜伏期为 10 小时至 2~3 日不等,双眼或单眼发病,眼睑高度红肿和疼痛,睑结膜高度充血,伴小出血点及假膜形成,球结膜水肿,重者突出于睑裂外,有耳前淋巴结肿痛。发病初期分泌物为浆液性或血性,约 3~5 日后,眼睑肿胀减轻,可见大量脓性分泌物,此时分泌物中有大量淋球菌;2~3 周后,脓性分泌物逐渐减少,但仍含淋球菌,有感染性。结膜水肿消退后,睑结膜高度肥厚,表面粗糙,可持续数月,炎症消失后,睑结膜上可遗留深瘢痕。患者角膜常有浸润,轻者角膜上皮粗糙,严重者可形成角膜溃疡,甚至角膜穿孔。

【诊断要点】 根据淋病病史、典型的眼部病程发展及分泌物涂片或结膜细菌学检查可确诊。

【治疗】

1. 西医治疗 发病后及时取结膜囊分泌物行细菌培养及药敏试验,依据药敏结果调整用药。

(1) 全身治疗:新生儿可用水剂青霉素 G,按每日 5 万 U/kg 体重计算,分 2 次静脉注射,连续 7 日;耐药者每日予以头孢曲松 25~50mg/kg 体重,肌内或静脉给药,共 7 日。也可采用三代头孢或大观霉素等。有角膜病变者,宜用头孢曲松。成人用水剂普鲁卡因青霉素 G 肌内注射,注射前 1 小时服丙磺舒,注射后继续减量口服,或用水剂青霉素 G 静脉注射,连续 5 日,或长效青霉素肌内注射。对于青霉素过敏者,可用大观霉素或头孢曲松。

(2) 局部治疗:生理盐水彻底冲洗结膜囊,可滴用 0.25% 氯霉素、0.1% 利福平或杆菌肽等滴眼液。角膜病变时,用复方托吡卡胺散瞳,角膜穿孔时,需行角膜移植术。

2. 中医中药治疗

(1) 辨证要点和治疗

1) 火毒炽盛证:①胞睑赤肿灼热,疼痛难睁,甚至白睛红赤浮壅高耸,羞明流泪,眵泪黄稠如脓,黑睛星翳,甚则穿孔,或见睑内假膜形成;②高热烦渴,头痛溲赤;③舌质红,苔黄,脉数。

治法:泻火解毒。

方药:普济消毒饮(《东垣试效方》)加减。

牛蒡子 10g,黄芩 10g,黄连 10g,桔梗 10g,板蓝根 10g,薄荷 10g,玄参 10g,枳壳 10g,甘草 5g,马勃 10g,僵蚕 10g,升麻 10 g,柴胡 10g,陈皮 10g,半夏 10g。

2) 气血两燔证:①胞睑红肿,白睛红赤,脉络粗大,眵多成脓;②高热口渴,溲赤便秘;③舌红绛,苔黄,脉数。

治法:泻火解毒,气血两清。

方药:清瘟败毒饮(《疫疹一得》)加减。

生石膏 30g,生地黄 10g,水牛角 10g,川黄连 10g,山栀子 10g,桔梗 10g,黄芩 10g,知母 10g,玄参 10g,连翘 10g,丹皮 10g,鲜竹叶 10g,甘草 10g。

3) 余邪未尽证:①发病数日后,灼热疼痛减轻,脓性分泌物减少,胞睑内侧可见滤泡,白睛赤脉减少,干涩不适;②低热不清,口干喜饮,小便短少,精神不振;③舌红,苔黄,脉细数。

治法:清热消瘀,明目退翳。

方药:石决明散(《普济方》)加减。

石决明 10g,草决明 10g,赤芍 10g,青葙子 10g,麦冬 10g,牡丹皮 10g,栀子 10g,木贼 10g,川芎 10g,荆芥 10g,谷精草 10g,密蒙花 10g。

(2) 中成药

1) 黄连羊肝丸,每次 1 丸,一日 1~2 次口服,适用于火毒炽盛证。

2) 明目上清片,每次 4 片,一日 2 次口服,适用于气血两燔证。

3) 养阴清肺丸,每次 1 丸,一日 1 次口服,适用于余邪未尽证。

3. 预防 本病通过接触传染。

(1) 新生儿淋菌性结膜炎:做好产前检查,有淋病的孕妇,应彻底治疗。治疗方案:阿莫西林或氨苄西林 0.5g,3~4

次/日,同时口服丙磺舒 0.5g,3~4 次/日,对于青霉素过敏者,可用大观霉素 2g 肌内注射,婴儿出生后,必须严格按 Crede 滴眼预防法,即在清洁眼睑上的污物后,立即滴 1% 硝酸银溶液于结膜囊内,或用 1% 四环素眼膏或 0.5% 红霉素眼膏涂眼。

(2) 成人淋菌性结膜炎:淋病患者应注意清洁,大小便后洗手,并用 1:10 000 升汞溶液、1% 来苏儿溶液或 75% 乙醇消毒,应隔离治疗,严禁到公共场合活动,生活用品煮沸消毒。医务人员注意手卫生,检查、治疗患者后彻底消毒。

(四)膜性及假膜性结膜炎

1. **白喉性结膜炎** 为白喉杆菌引起的急性化脓性结膜炎,潜伏期 1~2 日,多发生于儿童,在结膜表面形成不易剥脱的灰白色膜样渗出物,多同时伴有鼻咽部白喉、发热及其他全身中毒症状。

【病因】

(1) 西医认为,白喉杆菌能产生强烈的外毒素,是致病的主要因素,外毒素在局部吸收后,可引起全身中毒症状及神经、肌肉中毒性病变。

(2) 中医认为,本病为风热湿毒外袭,蕴聚于目,或热毒炽盛、气血两燔,浸淫目窍所致。

【临床表现】 病变侵及浅层结膜时,只形成单纯性灰白色膜,除去此膜,其下方结膜面无明显组织损伤及出血,但有充血水肿,一般不侵及角膜;病变侵及深层结膜时,可产生厚的坏死性膜样渗出物,强行剥离可出现溃疡面,最终溃疡面愈合形成瘢痕,可导致睑球粘连睑闭合不全,甚至侵及角膜。

【诊断要点】 根据白喉病史、典型的眼部病程发展可确诊。

【治疗】

(1) 西医治疗:采取严格消毒隔离措施,全身予以白喉抗毒素,以中和局部病灶和血液中的游离毒素,剂量为 300~500U/kg 体重。局部治疗应清洁结膜囊,局部使用抗生素滴眼液及抗生素眼膏,如出现角膜病变按角膜炎处理。

(2) 中医中药治疗

1) 辨证要点和治疗

① 湿热毒蕴证:眼睑红肿,抱轮红赤,畏光流泪,烧灼感,胞睑内侧有灰白色假膜附着,眵多而黏稠;胸胁痞闷,体乏倦怠,口渴喜冷饮;舌质红,苔黄腻,脉数。

治法:清热解毒,散风燥湿。

方药:散风燥湿解毒汤(《中医眼科临床实践》)。

银柴胡 10g,黄芩 10g,羌活 10g,防风 10g,白芷 10g,陈皮 10g,白术 10g,金银花 15g,蒲公英 10g,连翘 10g,赤芍 10g,生地 10g,枳壳 10g,龙胆草 10g,甘草 6g。

② 气血两燔证:结膜充血明显,睑结膜表面有灰白色假膜附着;大热渴饮,头痛或发斑疹,便秘溲赤;舌红绛,苔黄,脉数。

治法:清热解毒,凉血泻火。

方药:清瘟败毒饮(《疫疹一得》)加减。

生石膏 30g,生地黄 10g,水牛角 10g,川黄连 10g,山栀子 10g,桔梗 10g,黄芩 10g,知母 10g,玄参 10g,连翘 10g,丹皮 10g,鲜竹叶 10g,甘草 10g。

2) 中成药

① 龙胆泻肝丸,每次 3~6g,一日 2 次口服,适用于湿热毒蕴证。

② 熊胆丸,每次 4 粒,一日 2 次口服,适用于气血两燔证。

2. **假膜性结膜炎** 是因各种剧烈的急性结膜炎产生可凝结的纤维性分泌物并在结膜表面形成一层易剥离的膜样组织而得名,不代表某种特殊的结膜炎。

【病因】 主要包括各种细菌、病毒感染及化学烧伤、药物刺激等。

【临床表现】 病变开始时如卡他性结膜炎,通常有充血水肿,3 日后,随着分泌物增多,出现薄的、易于剥离的灰白色假膜,去除后可出现出血,再行成新的假膜,经 10~20 日后假膜可逐渐消失。由创伤、手术等引起的假膜性结膜炎,假膜局限性覆盖于上皮缺失部位,创伤修复过程在假膜下进行。

【诊断要点】 根据结膜感染、烧伤等病史、典型的眼部表现可确诊。

【治疗】 同急性卡他性结膜炎,必要时可全身使用抗生素。

(五)结膜结核病

【病因】 是由结核杆菌感染所致结膜炎症。好发于上睑板下沟,并多伴有耳前及颌下淋巴结干酪样坏死。

【临床表现】 本病多为单眼发病,多见于青年人,病情发展迟缓,无疼痛感觉,常因眼睑肿胀、脓性分泌物或视力减退就诊,因此就医时间往往较晚。病灶常表现为结膜溃疡,多发生于睑结膜上,结膜刮片可发现结核杆菌,溃疡不易愈合,在结膜下可出现多处灰黄色小结节,呈颗粒样隆起,表面无破溃,穹隆部及睑结膜上可形成增生的肉芽组织,表面伴有浅溃疡。球结膜下有单个红黄色质硬、大小似黄豆的无痛性结节称结核瘤,其基质常与巩膜黏着不能移动,表面上皮完整。此外,还可有息肉样或粟粒性结核疹样结膜病变。

【诊断要点】 根据结核病史、结膜刮片检查可确诊。

【治疗】 全身抗结核治疗,包括加强营养,增强体质,药物可选用异烟肼、链霉素、利福平、对氨基水杨酸等,局部可结膜下注射 50~100mg 链霉素,滴用 0.1% 利福平滴眼液、

1% 链霉素滴眼液。

三、衣原体性结膜炎

(一) 沙眼
详见角膜病沙眼衣原体性角结膜炎章节。

(二) 包涵体性结膜炎

【病因】

1. 西医认为，主要是由沙眼衣原体中眼-生殖泌尿型衣原体感染所致的结膜炎。潜伏期1~3周，感染眼部的途径为尿道、生殖道分泌物感染，新生儿产道感染，或游泳池间接感染。本病的特点为急性或非急性滤泡性结膜炎，滤泡形成主要位于下睑及下穹隆结膜，无角膜血管翳，病变吸收后不留瘢痕，常侵犯双眼，临床上分为新生儿及成人包涵体性结膜炎两类。

2. 中医认为，本病病在胞睑，内应于脾，其发病机制为外感风热邪毒，内有脾胃积热，内外合邪，上壅胞睑所致。

【临床表现】

1. 新生儿包涵体性结膜炎　潜伏期5~14天，眼睑轻度肿胀、畏光，有黏液样分泌物，睁眼困难，查体可见睑结膜、球结膜充血水肿，乳头增生，以下穹隆结膜病变为著，有时可出现假膜，重症者与淋菌性结膜炎相似。该病一般不出现角膜溃疡，可伴有呼吸道感染，结膜刮片可见包涵体。

2. 成人包涵体性结膜炎　潜伏期3~4天，发病初期眼睑水肿，结膜弥漫性充血、水肿，有黏液样分泌物，患侧耳前淋巴结肿大、有压痛，约7~9日结膜出现滤泡，主要以下睑结膜、下穹隆结膜为多，滤泡较大，结膜刮片可见包涵体。

【诊断要点】　根据眼部表现及结膜刮片可确诊。

【治疗】

1. 西医治疗

(1) 全身治疗：新生儿服用琥珀酸乙酯红霉素40mg/(kg·d)，分4次用药，共2周，成人可口服红霉素3周，或服磺胺制剂。

(2) 局部治疗：0.1%利福平、10%~15%磺胺醋酰钠眼药水滴眼，红霉素眼膏涂眼3~4周。

2. 中医中药治疗

(1) 辨证要点和治疗

1) 风热客睑证：①眼微痒，干涩有眵，胞睑红赤，脉络模糊，颗粒丛生，色红而坚，状若花椒，或黑睛赤脉下垂；②头痛鼻塞，口干欲饮；③舌红，苔薄白或薄黄，脉浮数。

治法：疏风清热。

方药：羌活胜风汤（《原机启微》）加减。

柴胡10g，黄芩10g，白术10g，枳壳10g，羌活10g，防风10g，前胡10g，薄荷10g，桔梗10g，川芎10g，甘草3g。

2) 热毒壅盛证：①眼灼热羞明，痒痛并做，流泪眵多，沙涩难睁，胞睑红赤，脉络模糊，并见粟粒样颗粒，黑睛赤脉下垂；②口舌生疮，咽喉肿痛，溲赤便秘；③舌红，苔黄，脉数。

治法：清热解毒。

方药：除风清脾饮（《审视瑶函》）加减。

陈皮10g，连翘10g，防风10g，知母10g，元明粉10g，黄芩10g，玄参15g，黄连10g，荆芥穗10g，大黄10g，桔梗10g，生地黄15g。

3) 血热瘀阻证：①灼热刺痛，沙涩羞明，流泪眵多，睑内红赤，颗粒累累成片或有白色条纹，赤脉下垂或血翳包睛；②口干口苦，胸腹刺痛；③舌质暗红，苔黄，脉数。

治法：清热凉血，活血化瘀。

方药：归芍红花散（《审视瑶函》）。

当归20g，大黄10g，栀子10g，黄芩10g，红花10g，赤芍10g，甘草10g，白芷10g，防风10g，生地黄10g，连翘10g。

(2) 中成药

1) 明目蒺藜丸，每次9g，一日2次口服，适用于风热客睑证。

2) 黄连上清丸，每次1丸，一日2次口服，适用于热毒壅盛证。

3) 上清丸，每次1丸，一日2次口服，适用于血热瘀阻证。

(三) 性病淋巴肉芽肿性结膜炎

【病因】　又称鼠蹊淋巴肉芽肿，本病所致眼部是性病淋巴肉芽肿性结膜炎，常由意外感染所致，急性期经手感染。

【临床表现】　全身发热，眼部典型表现为急性滤泡性结膜炎，睑结膜、球结膜充血、水肿，滤泡形成，偶见角膜点状浸润，部分实质性角膜炎，开始侵犯角膜上1/3，最后累及全角膜，导致致密血管翳。重症者伴有巩膜炎、葡萄膜炎、视神经炎。

【诊断要点】　实验室诊断可用Frei试验，皮内注射抗原0.1ml，48小时局部出现丘疹、浸润、水疱，甚至脓疱坏死，同时可行结膜刮片检查。

【治疗】

1. 全身治疗　口服红霉素、多西环素连续3周。

2. 局部治疗　滴用利福平、红霉素、四环素眼膏等。

四、病毒性结膜炎

(一) 流行性出血热性结膜炎

是一种传染性极强的急性结膜炎，多发于夏秋季节。其特点为起病急剧，刺激症状重，可伴有结膜下出血，角膜上皮损害及耳前淋巴结肿大。

【病因】

1. 西医认为,本病为接触传染,主要传染途径为患眼-水-健眼。多见于成年人,多数人对本病有普遍的易感性,感染后形成的免疫力时间较短,易导致重复感染。

2. 中医认为,本病为外感疫疠之邪,内兼脾胃积热,肝火旺盛,内外合邪,热毒炽盛,上攻于目所致。

【临床表现】 本病起病急剧,潜伏期最短为2~3小时,一般为12~24小时,患眼有异物感、疼痛,伴畏光、流泪及水样分泌物,常双眼同时或先后发病。

患眼眼睑红肿,睑结膜、球结膜高度充血水肿,常伴有点片状出血,严重者可累及全部球结膜,睑结膜有滤泡增生或假膜形成。常见的角膜并发症为角膜上皮多发性点状剥脱,本病的自然病程为7日,重者可达2周或更长时间,严重者可出现角膜上皮顽固性剥脱,如继发感染,则出现细菌性角膜炎。除此之外,患者可出现发热、乏力、咽痛及耳前淋巴结肿大等症状。

【诊断要点】 根据患者眼部症状及临床表现可诊断。

【治疗】

1. 西医治疗 常用的局部抗病毒滴眼剂为5%吗啉胍、0.1%碘苷(疱疹净)及0.2%阿糖胞苷、0.5%利巴韦林滴眼液,每1~2小时1次,同时配合抗生素滴眼液以预防继发细菌感染。

2. 中医中药治疗

(1) 辨证要点和治疗

1) 初感疠气证:①涩痒刺痛,羞明流泪,眼眵清稀,胞睑红肿,白睛红赤,黑睛散在星翳;②头痛发热,鼻塞流涕,耳前颌下可扪及肿核;③舌红,苔薄白或薄黄,脉浮数。

治法:疏风清热,退翳明目。

方药:菊花决明散(《原机启微》)加减。

草决明15g,石决明20g,木贼10g,蝉蜕10g,防风10g,菊花10g,蔓荆子10g,川芎10g,石膏30g,黄芩10g,炙甘草10g,白蒺藜10g。

2) 肝胃实热证:①白睛红赤,碜涩不适,羞明刺痛,热泪如汤,视物昏矇,黑睛星翳丛生;②口苦咽干,便秘溲赤;③舌红,苔黄,脉弦数。

治法:清热解毒,泻火消翳。

方药:银花复明汤(《中医眼科临床实践》)加减。

金银花30g,天花粉12g,知母12g,大黄12g,生地12g,元明粉12g,龙胆草10g,蜜桑皮10g,黄芩10g,黄连10g,木通5g,蔓荆子10g,枳壳10g,甘草3g。

3) 余邪未清证:①干涩不适,畏光流泪,白睛红赤渐退,黑睛点片状薄翳,视物模糊;②低热,口干喜饮,小便短赤,精神不振;③舌红少津,脉弦细。

治法:养阴祛邪,退翳明目。

方药:养阴活络退翳汤(《中医眼科临床实践》)加减。

生地12g,知母12g,天花粉10g,银柴胡5g,黄芩6g,清半夏3g,羌活3g,防风3g,蝉蜕5g,木贼5g,菊花5g,决明子15g,橘红3g,旋覆花5g,甘草3g。

(2) 中成药

1) 板蓝根颗粒,每次1袋,一日3次口服;或连花清瘟胶囊,适用于初感疠气证。

2) 银翘解毒丸或胶囊,每次4粒,一日2~3次口服,适用于肝胃实热证。

3) 双黄连合剂,每次1丸,一日2次口服,适用于余邪未清证。

3. 预防 控制传染源,切断传播途径,防止交叉感染。

(二) 流行性角结膜炎

是一种传染性强的眼病,本病特点为结膜大量滤泡,有时伴假膜形成,角膜可见点状浸润。

【病因】 本病为腺病毒感染,为接触传染。

【临床表现】 潜伏期5~12日,常为双侧,可先后发病,患眼刺激症状显著,有异物感、痒、烧灼感及水样分泌物,病变累及角膜时,可伴有畏光、流泪及视力下降。

患眼眼睑红肿,睑结膜、球结膜高度充血水肿,睑结膜有大量滤泡形成,以上下穹隆及下睑结膜为多,有时伴假膜形成。7~10日后,随着结膜炎症逐渐消退,角膜损害开始出现,起初表现为浅层点状角膜炎,后逐渐形成上皮细胞下圆形浸润斑点,散在分布,伴角膜知觉减退。约2~3周后,炎症消失,病情严重者可残留角膜斑翳,一般对视力影响不大。

【诊断要点】 根据患者眼部症状及临床表现可诊断。

【治疗】 同流行性出血性结膜炎。

(三) 咽结膜热

为腺病毒感染的急性传染性结膜炎,本病特点为发热、咽炎、急性滤泡性结膜炎及淋巴结肿大。

【病因】 本病为腺病毒3型感染引起,为接触传染或游泳池水源性传染,感染后有一定的免疫力。

【临床表现】 潜伏期5~6日,眼部表现为患眼烧灼感,流泪,异物感及浆液性分泌物,结膜充血、水肿,以下睑结膜及下穹隆结膜为主,有大量滤泡形成,偶见浅层点状角膜炎,一般预后良好。

【诊断要点】 根据患者眼部症状及临床表现可诊断。

【治疗】 同流行性出血性结膜炎。

(四) 牛痘疫苗性结膜炎

主要表现为部分患者眼睑、睑缘牛痘疱疹,睑球结膜表面多个溃疡且坏死性假膜覆盖在溃疡面上,边缘有肉芽组织增生。

【病因】 本病为减毒牛痘疫苗引起,在接种牛痘过程中,不慎使痘苗直接接触眼部或经污染痘苗的手带入眼部造成发病。

【临床表现】 潜伏期3日,患眼红肿并急剧加重,以致睁眼困难,眼睑、睑缘部可伴有牛痘疱疹,睑结膜表面布满溃疡,可蔓延至球结膜,溃疡表面有灰白色稠厚的假膜形成,边缘有增生性肉芽组织包围。一般预后良好,极少数出现睑球粘连,并发性角膜损害轻重程度不同,可形成点状角膜炎、角膜溃疡甚至角膜穿孔。

【治疗】 一旦痘苗进入眼内,需立即生理盐水冲洗患眼,局部滴用抗病毒药物及牛痘免疫血清。医务人员在接种牛痘操作时应严防牛痘疫苗溅入或带入被接种者及接种者自己眼中,事后仔细洗手。

(五) 几种病毒性热性传染病引起的结膜炎

1. 麻疹

【病因】 本病为麻疹病毒引起。

【临床表现】 潜伏期10~11日,本病累及结膜较早,表现为眼痒、畏光、流泪、大量黏液样分泌物,泪阜或结膜偶见麻疹斑。结膜炎多并发细菌感染,严重时可形成假膜,角膜损害轻者为角膜上皮剥脱,如继发细菌感染则形成角膜溃疡,严重者形成角膜穿孔。

【治疗】 局部及全身使用抗病毒药物,同时使用抗生素或磺胺制剂预防继发细菌感染。

2. 单纯疱疹

【病因】 本病多由单纯疱疹病毒所致。

【临床表现】 潜伏期3~12日,眼睑、睑缘出现水疱疹,眼部发生急性滤泡性结膜炎,严重者有假膜形成。一般病程约2~3周,有角膜并发症者可表现为角膜上皮点状浸润、树枝状角膜炎或盘状角膜炎。

【治疗】 局部治疗一般采用0.1%碘苷、阿昔洛韦、阿糖胞苷滴眼液等。

3. 流行性腮腺炎

【病因】 本病多由腮腺炎病毒引起。

【临床表现】 潜伏期12~21日,眼部表现为球结膜水肿及结膜下出血,分泌物不多,浅层巩膜血管扩张,严重者引起弥漫性浅层巩膜炎。角膜并发症是由免疫反应造成,常表现为角膜弥漫性混浊,通常上皮完整。

【治疗】 局部治疗一般采用干扰素及皮质类固醇激素,全身治疗流行性腮腺炎。

4. 流行性感冒

【病因】 本病多由流感病毒引起。

【临床表现】 眼部表现为球结膜充血、水肿及水样分泌物,有时出现浅层点状角膜炎及浅层巩膜炎,也可与细菌、疱疹病毒混合感染。

【治疗】 同急性卡他性结膜炎。

五、变态反应性结膜炎

(一) 速发型变态反应性结膜炎

1. 春季卡他性结膜炎 属于变态反应性疾病,季节性强,春季多发,常侵犯双眼,每年复发,轻症约3年痊愈,重症可连续复发10余年。本病特点为双眼奇痒,睑结膜出现大而扁平的乳头及角膜缘附近结膜胶样增生。

【病因】

(1) 西医认为,致病原因可能是对空气中游离的花粉或其他物质发生变态反应所致,无传染性。

(2) 中医认为,本病多因肺卫不固,风邪侵袭,经络受阻;或脾胃湿热内蕴,外感风邪,风湿热邪搏结,上攻于目;或肝血亏虚,血虚动风而致。

【临床表现】 双眼难以忍受的奇痒,同时有灼热感,天热时或揉眼后更甚,伴轻度畏光、流泪,分泌物可拉丝。

(1) 睑结膜型:病变在睑结膜,不侵及穹隆部,睑结膜上可见大量铺路石样乳头,分泌物呈拉丝样,涂片检查可见大量嗜酸样细胞。

(2) 角膜缘型:相当于睑裂部的角膜缘处,或在上方角膜缘处,可见一个或多个黄灰色胶样隆起结节,这些胶样物可互相衔接,甚至围绕角膜缘呈堤状,球结膜常呈污棕色。

(3) 混合型:如上述二型同时存在,则为混合型。

【治疗】

(1) 西医治疗:发病季节尽量避免接触花粉、强烈的阳光和烟尘,局部滴用0.15%的可的松滴眼液,长期滴用需注意副作用,同时滴用2%~4%色甘酸钠滴眼液,1:5000肾上腺素,1%麻黄碱或0.25%稀醋酸可减轻症状。

(2) 中医中药治疗

1) 辨证要点和治疗

① 风邪侵袭证:眼痒,碜涩不适,眵较黏稠,上睑内可见肥大乳头呈铺路石状排列,白睛暗红污秽;恶风,汗出;舌淡,苔薄白,脉浮。

治法:祛风散邪止痒。

方药:驱风一字散(《审视瑶函》)加减。

荆芥12g,防风12g,羌活12g,薄荷12g,川乌6g,川芎12g。

② 风热壅目证:眼痒灼热,常于春季发作,睑内滤泡如铺路石状,遇风热、日晒、熏灼后,病情加重;口鼻咽干,口苦口渴;舌红,苔黄,脉浮数。

治法:祛风清热,活血消滞。

方药:芩连四物汤(《杂病源流犀烛》)加减。

黄芩10g,黄连10g,薄荷10g,金银花20g,连翘10g,生地10g,白芍10g,赤芍10g,川芎10g,当归20g,桑白皮10g。

③ 脾胃湿热证:眼痒难忍,泪多眵稠,胞睑沉重,白睛

黄浊,反复发作;舌质红,苔黄腻,脉滑数。
治法:醒脾除湿,清热止痒。
方药:除湿汤(《眼科纂要》)加减。
荆芥12g,防风12g,苍术10g,薏苡仁20g,砂仁10g,车前子10g,黄芩10g,枳壳10g,黄连10g,木通10g,陈皮10g,茯苓10g,甘草5g。

④ 血虚生风证:眼痒较轻,时作时止,干涩,白睛淡黄;心悸失眠,面色无华;舌质淡,苔薄白,脉细。
治法:养血祛风,散邪止痒。
方药:四物汤(《和剂局方》)加味。
熟地15g,当归15g,白芍12g,僵蚕6g,白蒺藜12g,川芎12g。

2) 中成药

① 金莲花胶囊,每次2粒,一日2~3次口服,适用于风邪侵袭证。

② 防风通圣丸,每次1丸,一日2次口服,适用于风热壅目证。

③ 牛黄清胃丸,每次2丸,一日2次口服,适用于脾胃湿热证。

④ 四物颗粒,每次5g,一日3次口服,适用于血虚生风证。

2. 枯草热性结膜炎 过敏源一般为正在开放的草花或五谷花粉,经空气传播。

【临床表现】 双眼突然发病,眼睑在短时间内迅速水肿,结膜充血,高度水肿,大量浆液性分泌物,自觉双眼烧灼、瘙痒感难以忍受,流泪并可同时伴有哮喘、过敏性鼻炎等,脱离过敏源后症状消失,再次接触立即出现。

【治疗】 避免接触过敏源,急性期滴用1:1000肾上腺素及皮质类固醇激素,冷敷可减轻瘙痒感,口服抗组胺药物及抗过敏药物。

3. 巨大乳头性结膜炎 主要见于戴角膜接触镜或塑料义眼的患者。

【病因】 为免疫和外伤所致。

【临床表现】 患眼瘙痒及灼热感,睑结膜充血和巨大乳头,有黏液性分泌物或血性泪液,少数患者由于继发性上睑损害而致睑下垂。戴接触镜后常见近穹隆部出现扁平乳头。

【治疗】 终止戴接触镜,局部滴用色甘酸钠或皮质类固醇激素。如出现因戴接触镜引起的其他角膜并发症,可对症治疗(详见角膜病章)。

(二) 迟发型变态反应性结膜炎

1. 泡性结膜炎 是由微生物蛋白质引起的迟发型变态反应性结膜炎。主要发生于春夏季节,特点为结膜、角膜缘上皮下反复出现结节样细胞浸润,病变中央坏死脱落后形成溃疡,结节周围局限性充血。本病可自愈,但极易复发。

【病因】 是一种感染免疫机制,多发生于儿童及青少年,特别是营养不良和过敏体质者,患者常伴发眼睑、颊部、耳鼻及身体其他部位湿疹、淋巴结核、骨结核等。

【临床表现】

(1) 泡性结膜炎:发生在球结膜的结节呈灰红色,结节周围局限性结膜充血,结节易破溃,顶端形成溃疡,愈合后不留瘢痕。

(2) 泡性角结膜炎:结节位于角膜缘,表现为灰白色圆形浸润,边界清楚,易形成溃疡,愈合后角膜遗留不透明瘢痕。有时在角膜缘及其附近球结膜上出现多数粟粒样细小结节,沿角膜缘排列,这些结节可不经破溃即消失,也可互相融合形成溃疡。

(3) 泡性角膜炎及束状角膜炎:详见角膜病章。

【治疗】 局部滴用0.5%可的松滴眼液、0.1%利福平滴眼液及氧化氨基汞(白降汞)和黄降汞膏等。为防止继发感染,可同时使用广谱抗生素滴眼液。若角膜受累,按角膜炎治疗,同时需加强营养,增强体质。

2. 药物变态反应性结膜炎 是由于长期应用某种药物引起的迟发型结膜变态反应。

【病因】 常见的致敏药物为阿托品、毒扁豆碱(依色林)、毛果芸香碱、青霉素及汞剂等。

【临床表现】 患眼瘙痒,眼睑潮红、肿胀,周围皮肤红肿并常有湿疹和渗液,睑结膜和穹隆结膜乳头滤泡增生,以下睑为重,球结膜水肿,有少量浆液或黏液分泌物。角膜并发症不多见,停用药物后短时间内症状体征可消失,不留痕迹,再次用药可重复发病。

【治疗】 停止使用致敏药物,局部使用可的松滴眼液、麻黄素或肾上腺素溶液,口服抗过敏药物,为防止并发感染,可局部或全身使用抗生素。

六、其他类型结膜炎

(一) 立克次体性结膜炎

1. Q热 常引起严重的结膜充血,随后出现严重的结膜炎症,结膜刮片既无细菌也无包涵体,主要为多形核白细胞反应,治疗以全身应用氯霉素为主。

2. 恙虫病 通常表现为较轻的结膜充血伴有畏光,也可为轻度卡他性结膜炎。

3. 流行性斑疹伤寒 眼部表现为结膜充血伴结膜下出血及轻度结膜炎症,结膜出现小的、紫色、卵圆形斑疹,同时有皮肤斑疹损害。

(二) 真菌性结膜炎

1. 念珠菌性结膜炎 结膜上偶见白色斑,易与假膜相混淆,结膜刮片可见多形核白细胞炎症反应,治疗可用两性霉素B或制霉菌素等抗真菌药物。

2. 其他真菌感染　孢子丝菌病、鼻孢子病及球孢子病均可导致结膜炎症。

（三）支原体性结膜炎

主要见于新生儿，表现为急性卡他性结膜炎，眼睑结膜和穹隆结膜充血，球结膜高度水肿，有黏液脓性分泌物，一般为双眼发病。

确诊本病可通过检测患儿血清中抗支原体抗体及做支原体培养。

治疗需局部采用红霉素类抗生素滴眼。

（四）酒糟鼻性结膜炎

表现为慢性或亚急性炎症，弥漫性睑结膜及球结膜充血，水样分泌物，有继发感染者分泌物呈黏液脓性。

治疗以局部及全身应用抗生素为主，眼部可滴用可的松滴眼液，伴有角膜损害者需对症治疗，必要时可行角膜移植术。

（吴彦超　王东　解世朋）

第二节　结膜变性与色素沉着

一、结膜变性疾病

（一）睑裂斑

位于睑部之角膜两侧结膜上，是一黄白色三角形微隆起的斑块，三角形的基底向角膜缘，四周有小血管分支包围，结膜上皮与病变组织相粘连，不能移动。本病多见于中年以上人，其发生与长期受到烟尘、日光刺激有关，或由于老年的结膜基质变性和弹力纤维增生所致，尤其是长期室外劳动者更为多见。无须治疗。

（二）翼状胬肉

【病因】　泪膜异常、泪液分泌不足、结膜局部干燥、外界刺激等均可导致翼状胬肉生长。

【临床表现】　多无自觉症状，在胬肉生长至角膜时，可引起散光，如胬肉生长越过瞳孔区，则会影响视力。病灶多发生在睑裂间的内、外侧结膜，初期时球结膜充血、肥厚，以后发展为三角形的血管性组织，分为头、颈、体三部分，尖端为头部，角膜缘处为颈部，球结膜部为体部。

【鉴别诊断】　假性翼状胬肉：由角膜边缘溃疡、烧伤、化学伤所致，可发生在角膜缘任何位置，无炎症表现。

【治疗】　尽量避免外界刺激，积极治疗眼部炎症。

1. 使用广谱抗生素滴眼以控制结膜炎症，在充血较重时可加用皮质类固醇激素滴眼液，为减少外界刺激可佩戴变色镜。

2. 小而静止的胬肉无须治疗。

3. 手术治疗：依据胬肉大小及是否复发可分别行单纯切除、单纯切除联合球结膜移植、单纯切除联合角膜缘干细胞移植、板层角膜移植术等（详见手术章）。

（三）结膜结石

睑结膜面上呈黄白色小点，质硬，可单发或密集成群，一般无自觉症状，在硬结突出于结膜表面时有异物感，甚至引起角膜擦伤，可在表面麻醉下用注射器针头剔除。

（四）结膜淀粉样变性和玻璃样变性

多见于青年，双眼发病。本病多开始于穹隆部，逐渐扩展到睑、球结膜，组织脆弱，其上无血管，如上睑板受累则眼睑变厚、硬，患者难以睁眼，如强行翻转，病变组织可破裂、出血。

（五）结膜干燥症

1. 上皮性结膜干燥症

【病因】　营养摄入量不足、吸收不良、消耗量过多、成人维生素A缺乏。

【临床表现】　球结膜干燥失去光泽和弹性，当患者睁眼数秒后干燥更为明显，在睑裂部角膜缘的两侧球结膜出现银白色泡沫状的三角形斑，基底向角膜缘，表面干燥不为泪液湿润。

【治疗】　局部应用鱼肝油滴眼，同时使用抗生素滴眼液预防感染，改善患者营养状况，防止继发感染。

2. 实质性结膜干燥症

【病因】　当结膜上皮层和结膜下组织因病变而被破坏时，由于广泛瘢痕形成，副泪腺和结膜杯状细胞被破坏，以致泪液和黏液不能湿润眼球。此外，各种原因造成眼睑闭合不全，使结膜和角膜长期暴露也可引起干燥。

【临床表现】　早期结膜表面暗淡无光，组织变厚并逐渐趋向角化。在结膜变化的同时，角膜也受累，开始上皮层干燥、混浊，导致视力下降。

【治疗】　对症治疗，无有效治疗，可选用补充泪液、减少蒸发、佩戴软性角膜接触镜，亦有行腮腺管移植术以改善症状。如眼睑闭合不全，可行眼睑成形术。

二、异常色素沉着

（一）异物性色素沉着

1. 银沉着症　球结膜被染成暗灰蓝色，以穹隆部为多，角膜基质深层、后弹力层可见棕黄色点状银质沉着。

2. 铁沉着症　铁屑长期存留结膜，导致铁质沉着。

（二）色素性色素沉着

1. 血源性色素沉着　结膜上皮下出现成团的黄棕色结晶的含铁血黄素。

2. 胆汁性色素沉着　阻塞性黄疸及新生儿黄疸时结膜黄染。

3. 黑色素沉着 结膜有黑色素沉着。

4. Addison病 全身色素紊乱,在结膜上皮及上皮下有小粒状色素沉着。

(三) 代谢性色素沉着

褐黄病:在结膜、巩膜、关节囊处及筋膜组织上看到褐色或黑色色素。某些药物使用时间较长也可出现球结膜色素沉着。

(吴彦超 王东)

参考文献

1. 李凤鸣.眼科全书.北京:人民卫生出版社,1999:1279-1327.
2. 李凤鸣.中华眼科学.第2版.北京:人民卫生出版社,2005:1109-1170.
3. 刘家琦,李凤鸣.实用眼科学.第3版.北京:人民卫生出版社,2010:249-269.
4. 谢立信,史伟云.角膜病学.北京:人民卫生出版社,2007:267-400.
5. Jack J Kanski,Brad Bowling.临床眼科学.赵培泉,译.北京:北京大学医学出版社,2005:131-167.
6. 张铭连.中西医结合眼科疾病诊疗手册.北京:中国中医药出版社,2010:112-153.
7. 段俊国,毕宏生.中西医结合眼科学.北京:中国中医药出版社,2016:137-158.
8. 金明.中成药临床应用指南眼科疾病分册.北京:中国中医药出版社,2016:11-37.

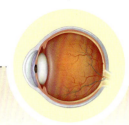

第十六章

角 膜 疾 病

第一节 角膜炎

一、角膜炎总论

角膜炎（keratitis）是指角膜防御能力减弱，外界或内源性致病因素侵袭角膜组织引起的炎症，其患病率在角膜病中占首位。

【病因】

1. 外因　外伤是导致角膜炎发生的首要致病因素。外伤可导致角膜上皮损伤，减弱了角膜上皮的保护作用，继而使结膜囊内及周围环境中存在的细菌、真菌等侵入角膜形成感染。

2. 内因　眼为全身器官之一，故全身性疾病常可影响眼部。一些自身免疫性疾病如类风湿关节炎，可导致边缘性角膜溃疡、泡性角膜炎、蚕食性角膜溃疡等；维生素 A 缺乏可引起角膜软化。

3. 局部蔓延　邻近组织炎症可波及角膜，如结膜炎可合并浅层角膜炎，巩膜炎可引起硬化性角膜炎，虹膜睫状体炎可致角膜深层炎症。

【临床表现】　角膜炎常见的症状是疼痛、流泪、畏光、眼睑痉挛，是由于炎症因子刺激三叉神经末梢，引起反射性眼轮匝肌收缩及泪液分泌增加。但麻痹性角膜炎因三叉神经受损而无上述炎症刺激症状。角膜水肿、浸润或瘢痕形成可导致不同程度的视力障碍。

角膜炎的典型体征表现为睫状充血、角膜浸润及角膜溃疡。睫状充血是由于角膜炎症导致角膜缘周围血管网扩张所致，有时亦可表现为结膜充血或混合充血。角膜浸润可呈灰白色，炎性渗出引起角膜水肿，则可导致角膜混浊。炎性刺激引起血管壁通透性增加可导致眼睑及球结膜水肿。另外，炎症刺激可导致角膜缘血管向炎症方向生长，成为角膜新生血管。若炎症累及虹膜睫状体，可出现房水混浊、角膜后沉着物（KP）、前房积脓、瞳孔缩小及虹膜后粘连等现象。

本病根据临床病理过程可以分为三期：

1. 炎症浸润期　当致病因素作用于角膜，可引起角膜缘血管充血、怒张，出现睫状充血或混合性充血。随之炎症细胞及炎性渗出侵入，导致角膜局限性灰白色混浊、水肿，视力亦可不同程度下降。由于角膜三叉神经末梢受到炎症及毒素刺激，患者可出现眼痛、畏光、流泪、眼睑痉挛等眼部刺激症状。经治疗后浸润吸收，角膜可恢复透明。

2. 溃疡形成期　病情未得到控制，浸润加重，浸润区角膜组织因炎症损害或营养障碍，出现坏死、脱落，形成角膜溃疡。此时溃疡底部成暗灰色，表面污秽、不平，边缘不清，周围组织水肿。溃疡可向周围或深部进展，随着溃疡加深，角膜基质逐渐变薄，当变薄区接近后弹力层时，在眼压作用下出现后弹力层膨出。若病变破坏了后弹力层，则出现角膜穿孔，此时房水涌出，虹膜被冲至穿孔区，部分脱出后嵌顿于穿孔区。若穿孔区位于角膜中央或范围较大，虹膜不能完全阻塞穿孔口，房水不断流出，导致穿孔区不能愈合，则形成角膜瘘。角膜穿孔及角膜瘘易继发眼内感染，导致眼球萎缩。

3. 恢复期　经治疗后炎症得到控制，浸润逐渐吸收，基质坏死、脱落，溃疡基底及其边缘趋于平滑、清洁，周围上皮逐渐将溃疡覆盖，角膜基质层瘢痕修复组织缺损区，形成不同程度的角膜混浊。浅层瘢痕薄如云雾者称角膜薄翳；

混浊较厚略呈白色,但仍可透见虹膜纹理者称角膜斑翳;混浊致密呈瓷白色,不能透见虹膜者称角膜白斑。若曾有角膜穿孔,虹膜嵌顿于角膜组织中,可引起粘连性角膜白斑,若粘连范围广泛,则可能阻塞房角,使房水循环受阻导致眼压升高,引起继发性青光眼。在高眼压作用下,嵌有虹膜组织的角膜瘢痕膨出形成黑色隆起,称角膜葡萄肿。

【诊断】

1. 临床诊断　根据典型临床表现,如疼痛、畏光、流泪、眼睑痉挛等眼部刺激症状,结合睫状充血、角膜浸润及角膜溃疡的典型体征,角膜炎的诊断一般不困难,但应明确病因才有利于治疗。首先应明确角膜炎是感染性或非感染性。详细询问病史尤其重要,角膜异物、角膜擦伤、角膜接触镜佩戴史、眼部接触病原体污染的药物或水源等为感染性角膜炎常见病因。全身性疾病如自身免疫性疾病、糖尿病、营养不良、脑血管疾病后遗症等亦可引起角膜炎。

2. 实验室诊断　溃疡组织刮片检查行 Gram 染色和 Giemsa 染色可初步判断致病微生物,结合细菌、真菌、棘阿米巴培养及药敏试验可进一步明确病原体并为选择敏感抗生素提供依据。近年来应用的角膜共聚焦显微镜对真菌性角膜炎及棘阿米巴角膜炎的诊断具有很大价值,且该检查为无创性,可反复进行,提高了诊断率。若反复检查仍为阴性,可行病变区角膜组织活检以明确病因。怀疑免疫因素引起的角膜炎,可行相应的免疫学检查。

【治疗】　角膜炎治疗原则应首先控制感染,促进角膜溃疡愈合,减少角膜炎后遗症。

1. 病因治疗　对感染性角膜炎首先应根据不同的致病微生物选择治疗方案。细菌性角膜炎应根据临床经验及患者病情需选择广谱抗生素治疗,待实验室检查明确病原菌及敏感药物后,再调整为敏感抗生素治疗。真菌性角膜炎需应用抗真菌药物治疗,同时可预防应用少量抗细菌药物避免合并感染。病毒性角膜炎需选用抗疱疹病毒药物治疗,但病毒性角膜炎易反复发作,预防病毒复发亦是治疗关键。棘阿米巴角膜炎目前无针对性药物,联合使用抗细菌药物及抗真菌药物治疗有一定疗效。同时合并有眼睑、结膜病和全身营养不良者,需给予积极而恰当的处理。

2. 抗炎治疗　对于合并虹膜睫状体炎患者,轻者可用短效散瞳剂如托吡卡胺滴眼液,严重者可用 1% 阿托品滴眼液或眼膏散瞳,可解除眼内肌痉挛,缓解疼痛,避免虹膜后粘连;对于免疫性或深层非溃疡性角膜炎,可局部或全身应用激素以抑制炎症反应,但对溃疡性角膜炎,则应慎重使用,避免加重病情;非甾体类抗炎药有镇痛、抗炎的作用。

3. 手术治疗　对于感染不易控制、角膜穿孔等情况,可考虑手术治疗,如角膜病灶切除联合球结膜覆盖术、角膜移植术等。若角膜病灶对视力影响较大,可在控制感染前提下,根据角膜瘢痕累及深度选择板层角膜移植术或部分穿透性角膜移植术以提高视力。

4. 中医治疗　治疗总则为祛风清热,平肝解毒,退翳明目,临床须根据具体情况辨证施治。

二、感染性角膜炎

(一)细菌性角膜炎

细菌性角膜炎(bacterial keratitis)是由细菌侵入角膜引起感染导致的一种化脓性角膜炎症,因其起病急,进展较快,若感染不能控制,可出现角膜基质坏死、穿孔,甚至眼内炎。

【病因和发病机制】

1. 西医认为,正常情况下,借助眼睑和睫毛的保护作用、泪液的冲刷和稀释作用以及完整角膜上皮的屏障作用,角膜不易感染细菌。当角膜防御屏障被破坏或抵抗力降低时,细菌可突破角膜上皮侵入角膜基质引起感染。引起角膜细菌感染的主要病因有以下几方面:

(1)角膜外伤:角膜上皮擦伤、角膜异物伤、佩戴角膜接触镜等。

(2)眼表疾患:睑内外翻、倒睫、眼睑闭合不全、睑缘炎、干眼等。

(3)继发因素:继发于病毒性角膜炎、神经麻痹性角膜炎、暴露性角膜炎、大泡性角膜病变等。

(4)局部用药:长期应用抗生素、糖皮质激素、抗病毒药物、防腐剂等滴眼液,可破坏结膜囊正常菌群结构、降低角膜抵抗力、损伤角膜上皮等。

(5)全身疾病:糖尿病、类风湿关节炎、获得性免疫缺陷性疾病、史-约综合征、维生素 A 缺乏、全身长期使用免疫抑制剂等。

2. 中医认为,本病多因黑睛损伤,致使风热邪毒乘虚侵入;或外邪入里化热或嗜食辛辣致肝胆热盛,上犯于目,灼伤黑睛;或久病之后,气阴虚损,热邪恋滞,致使黑睛溃陷,久不愈合。

【临床表现】　该病起病急,常有角膜外伤或戴角膜接触镜史,淋球菌感染多为经产道分娩的新生儿。表现为畏光、流泪、疼痛、视力障碍、眼睑痉挛等症状。眼部检查可见眼睑结膜水肿、球结膜充血(睫状充血或混合性充血)、大量脓性分泌物。病变早期可见角膜上皮缺损,对应角膜基质灰白色浸润,边界不清,周围组织水肿。随着病情进展,角膜浸润区基质层坏死脱落,形成溃疡灶,并向周围及深层进展,病情严重者可合并虹膜睫状体炎导致前房炎症反应,甚至形成积脓。病程较长者可出现角膜新生血管(图 16-1-1)。

不同细菌感染角膜可有不同的角膜病变特征。革兰阳性球菌如葡萄球菌所致的角膜溃疡常表现为圆形或椭圆形,边界清,周围有灰白色浸润及基质水肿。肺炎链球菌、

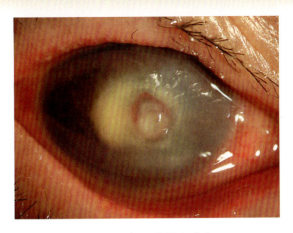

图 16-1-1　细菌性角膜炎

角膜浸润区基质层坏死脱落，形成溃疡灶，周围组织水肿，角膜缘可见大量新生血管向病灶延伸

溶血性链球菌感染常出现匐行性角膜溃疡，溃疡常位于角膜中央，边缘向周边潜行进展，伴后弹力层放射状皱褶，严重者伴角膜后纤维素沉着及前房积脓，可发生角膜穿孔。革兰阴性杆菌引起的角膜感染无明显特征，一般前房炎症反应较轻，病程迁延，但铜绿假单胞菌感染则病情进展迅速，将在以后章节详述。

【实验室及辅助检查】

1. 微生物学检查　角膜溃疡组织刮取或分泌物涂抹后行细菌涂片并应用 Gram 染色初步判断为革兰阳性或阴性菌；细菌培养及药敏试验有利于明确致病菌并指导临床用药。

2. 角膜共聚焦显微镜检查　可用以排除真菌或棘阿米巴感染。

【诊断要点】

1. 病史　角膜外伤史、角膜接触镜佩戴史、慢性角膜上皮病变或全身消耗性疾病史。

2. 症状　眼痛、畏光、流泪、眼睑痉挛。

3. 体征　眼睑肿胀、球结膜睫状或混合性充血、水肿、大量脓性分泌物，角膜基质浸润，溃疡形成，前房可有积脓。

4. 细菌涂片或细菌培养　可见细菌。

【鉴别诊断】

1. 铜绿假单胞菌性角膜溃疡　起病急骤、进展迅速，角膜组织溶解、坏死，病变区附有大量略呈黄绿色脓性分泌物，细菌培养可见铜绿假单胞菌。

2. 真菌性角膜炎　起病较慢，病灶呈表面干燥、隆起、致密的灰白色混浊，边界不清，病灶周围可有伪足或卫星灶形成，伪足大小不一，角膜刮片可见真菌菌丝或孢子。

3. 单纯疱疹病毒性角膜炎　多有反复发作史，结膜反应较轻，溃疡灶呈地图或圆盘状，无角膜外伤史，抗病毒治疗有效。

【治疗】

1. 西医治疗

（1）病因治疗：对于病因明确者，如角膜异物、慢性泪囊炎、睑内外翻、倒睫、全身疾病等需给予积极治疗，去除诱发因素。

（2）药物治疗：在细菌培养和药敏试验回报前根据患者病史、角膜病灶特点及临床经验选用广谱、高效抗生素。怀疑革兰阳性球菌者，头孢菌素为首选药物，通常用 50mg/ml 头孢唑啉溶液滴眼；而怀疑革兰阴性杆菌者，氨基糖苷类为首选抗生素，妥布霉素滴眼液为常用药物。若病原菌不明，可联合应用上述两种药物。喹诺酮类抗生素因其杀菌力强、抗菌谱广，耐药率较低，与头孢菌素联合使用可加强抗菌效果，代表药物有左氧氟沙星、环丙沙星等。怀疑链球菌、淋球菌感染者首选青霉素 G。对于耐药的表皮葡萄球菌、金黄色葡萄球菌等革兰阳性球菌，万古霉素、夫西地酸可作为细菌性角膜炎的二线用药。通常细菌性角膜炎局部用药是最有效的治疗途径，一般不需全身应用抗生素，但若合并有角膜溃疡穿孔、眼内炎、巩膜化脓等需在局部用药同时全身给予抗生素。治疗过程中需根据病情和细菌药物敏感试验结果及时调整用药。合并有虹膜睫状体炎者可应用睫状肌麻痹剂如 1% 阿托品或托吡卡胺滴眼液散瞳、减轻虹膜睫状体炎症反应，应注意避免使用糖皮质激素。口服维生素 C、维生素 B 有助于溃疡愈合。

（3）手术治疗：如果感染不能控制，且病灶仅累及角膜中浅层者，可行角膜病灶切除联合球结膜遮盖术治疗；若病灶累及角膜深层或角膜有穿孔危险，可进行治疗性角膜移植术；若诱发因素为神经麻痹或角膜暴露者，需联合球结膜遮盖术以避免术后感染复发，术后继续抗感染治疗；感染控制后，若角膜病灶位于角膜中央严重影响视力，可行板层角膜移植或部分穿透性角膜移植术提高视力，术后可适当应用小剂量糖皮质激素抑制炎症反应。

2. 中医中药治疗

（1）辨证要点和治疗

1）风热上犯证：①病变初起，白睛红赤，黑睛混浊；②口渴喜饮，小便黄赤；③舌苔薄黄，脉浮数。

治法：清热解毒，散风祛邪。

方药：双解汤（《中医眼科临床实践》）。

金银花 30g，蒲公英 30g，天花粉 10g，黄芩 10g，桑皮 10g，防风 10g，荆芥 10g，枳壳 10g，羌活 10g，龙胆草 10g，甘草 3g。

2）肝胆火炽证：①眼疼头痛，畏光羞明，热泪如汤，黑睛花翳白陷，黄液上冲；②口苦烦热，溲黄便秘；③舌质红，苔黄，脉弦数。

治法：清肝泻火解毒。

方药:加减龙胆泻肝汤(《新编中医眼科学》)。

龙胆草10g,栀子10g,黄芩10g,柴胡10g,生石膏(包煎)30g,蒲公英12g,银花30g,甘草3g,菊花10g,大黄(后下)10g,羌活10g,木贼10g,花粉10g,黄连10g。

3) 正虚邪留证:①眼疼畏光,黑睛溃疡逐渐变浅,但迁延不愈;②便溏体倦,神疲乏力;③舌淡,苔少,脉细数。

治法:益气养血,托毒排脓。

方药:托里消毒散(《外科正宗》)加减。

生黄芪20g,金银花15g,当归10g,白芍10g,川芎10g,人参10g,茯苓10g,白术10g,连翘10g,蝉蜕6g,白蒺藜6g,木贼10g,甘草6g。

(2) 针刺疗法:取睛明、承泣、丝竹空、攒竹、翳明、合谷、肝俞、阳白等穴。每次局部取1~2个穴,远端1~2个穴,交替使用,根据病情虚实而定补泻手法,每次30分钟,每日1次,10次为1个疗程。

(3) 中成药

1) 清开灵注射液40ml,静脉滴注,7~14天为一个疗程。

2) 风热壅盛证选用明目蒺藜丸,或银翘解毒丸,或板蓝根颗粒;肝胆火炽证选用黄连上清丸,或清宁丸,或双黄连合剂;阴虚邪恋证选用养阴清肺丸,或拨云退翳丸或百合固金丸。

3. 预后 细菌性角膜炎是眼科常见感染性眼病,若不及时治疗,可导致角膜溃疡范围增大、溃疡加深,甚至角膜穿孔、眼内炎,严重者需摘除眼球。即使感染控制,该病亦常遗留角膜瘢痕、角膜新生血管,对视力影响较大者可行角膜移植术提高视力。

(二) 铜绿假单胞菌性角膜溃疡

铜绿假单胞菌性角膜溃疡(pseudomonas corneal ulcer)是由铜绿假单胞菌感染引起的急性化脓性角膜感染,因其起病急、进展迅速、病情严重,可在24~48小时内毁坏全角膜甚至全眼球,预后较差,被列为眼科十大急症之一。遇此类病例应马上进行抢救,并严格做好隔离和消毒工作,以防细菌扩散。

【病因和发病机制】

1. 西医认为,铜绿假单胞菌可存在于正常人的皮肤、上呼吸道及健康结膜囊内,其毒性强而侵入力弱,只有在角膜外伤或营养不良抵抗力减低时,方可致病。该菌亦常存在于污染的眼药水、荧光素溶液内或附着于异物、污染的手术器械上,可通过外伤、异物取出、眼部手术等直接侵入角膜导致感染。此外,戴角膜接触镜亦是该病的常见致病因素,与戴镜时间过长或使用了污染的"清洁液"或"消毒液"有关。铜绿假单胞菌能产生弹性蛋白酶及碱性蛋白酶,其本身毒性可直接损伤角膜,还可分解角膜蛋白使角膜溶解。

2. 中医认为,本病系黑睛表层损伤,复感风热毒邪,加之脏腑热盛,肝胆火炽,上炎于目,熏灼睛珠化腐成脓所致。

【临床表现】 该病潜伏期短,常于感染后数小时至1天突然发病。表现为剧烈眼痛、畏光、流泪、视力下降、眼睑痉挛红肿、球结膜高度充血水肿、大量脓性分泌物,偶可出现全身症状如头痛、畏寒、发热等。眼部检查可见损伤角膜灰白色点状浸润,周围可见免疫环。浸润灶迅速扩展,基质出现液化坏死,溃疡表面有大量黏稠脓性分泌物(图16-1-2),略呈黄绿色,周围角膜组织明显水肿,呈毛玻璃状,前房常伴有大量积脓。感染严重者可导致角膜穿孔、眼内容物脱出甚至全眼球炎。

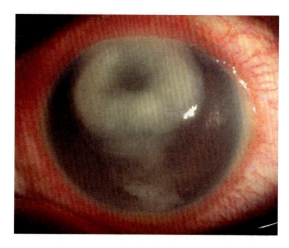

图 16-1-2 铜绿假单胞菌性角膜溃疡

角膜浸润灶基质出现液化坏死,溃疡表面有大量黏稠脓性分泌物

【实验室及辅助检查】

1. 微生物学检查 角膜溃疡组织刮取或分泌物涂抹后行细菌真菌涂片并应用Gram染色、Giemsa染色,可见革兰阴性杆菌,并排除真菌感染;细菌培养结果可明确为铜绿假单胞菌。

2. 影像学检查 眼部B超检查有利于了解炎症是否波及全眼球及视网膜、脉络膜有无脱离。

【诊断要点】

1. 角膜外伤、异物取出、眼部手术或佩戴角膜接触镜病史。起病急,进展迅速。

2. 剧烈眼痛、畏光、流泪、大量脓性分泌物。

3. 眼睑肿胀,球结膜混合性充血水肿,角膜基质浸润、溶解坏死,溃疡形成,溃疡表面有大量略呈黄绿色坏死组织,前房可有积脓。

4. 细菌培养明确为铜绿假单胞菌。

【鉴别诊断】

1. 葡萄球菌感染的细菌性角膜炎 一般起病较铜绿假单胞菌感染缓慢,溃疡常呈圆形或椭圆形,边界较清,微生物学检查有利于鉴别。

2. 真菌性角膜炎　起病较慢，病灶呈表面干燥、隆起、致密的灰白色混浊，边界不清，病灶周围可有伪足或卫星灶形成，伪足大小不一，角膜刮片可见真菌菌丝或孢子。

3. 单纯疱疹病毒性角膜炎　多有反复发作史，结膜反应较轻，溃疡灶呈地图状或圆盘状，无角膜外伤史，抗病毒治疗有效。

【治疗】

1. 西医治疗　在角膜组织尚未破坏之前采取紧急治疗措施。对可疑病例，不必等待细菌培养结果，可先按本病处理。

（1）抗生素：采用广谱高效抗生素如氨基糖苷类、喹诺酮类滴眼液或多黏菌素频繁滴眼治疗，合并前房积脓者可联合全身使用三代头孢菌素或喹诺酮类抗生素如头孢他啶、左氧氟沙星等治疗。根据病情和细菌药物敏感试验结果及时调整用药。

（2）抗炎治疗：应用睫状肌麻痹剂如1%阿托品或托吡卡胺滴眼液滴眼散瞳，减轻虹膜睫状体炎症反应，避免虹膜后粘连。

（3）对症治疗：眼痛明显者可给予局部或全身应用非甾体类抗炎药镇痛治疗；继发青光眼或角膜变薄有穿孔危险者，可给予马来酸噻吗洛尔滴眼液、醋甲唑胺、甘露醇等药物降眼压。

（4）手术治疗：如果感染不能控制，角膜有穿孔危险，进行治疗性角膜移植术，术后继续抗感染治疗；感染控制后，若角膜病灶位于角膜中央严重影响视力，可行板层角膜移植术或部分穿透性角膜移植术提高视力，术后继续应用敏感抗生素预防感染复发，并可适当应用小剂量糖皮质激素抑制炎症反应。

（5）住院患者必须严格隔离、消毒，避免交叉感染。

2. 中医中药治疗

（1）辨证要点和治疗

1）热毒炽盛证：①黑睛花翳白陷，胞睑红肿，羞明难开，热泪频流，黄液上冲，白睛肿赤；②头目剧痛，发热口渴，溲黄便秘；③舌红，苔黄厚，脉数有力。

治法：清热凉血，泻火解毒。

方药：四顺清凉饮子（《审视瑶函》）。

龙胆草10g，黄芩12g，蜜桑皮10g，黄连10g，车前子（另包）10g，生地15g，赤芍10g，枳壳10g，熟大黄6g，防风10g，川芎10g，木贼10g，羌活10g，当归10g，柴胡12g，甘草5g。

2）毒盛腑实证：①黑睛大片坏死，黄液上冲，白睛红肿，眼眵呈黄绿色，头目剧痛，瞳神紧小；②发热口渴，溲黄便结；③舌红，苔黄厚，脉数有力。

治法：清热解毒，泻火通腑。

方药：银花复明汤（《中医眼科临床实践》）。

金银花30g，蒲公英30g，蜜桑皮10g，天花粉12g，黄连10g，龙胆草10g，生地12g，知母12g，元明粉12g，蔓荆子10g，黄芩10g，枳壳10g，大黄（后下）12g，甘草3g。

（2）中成药

1）清开灵注射液20~40ml或双黄连粉针3600mg，静脉滴注，每日1次，10天为1个疗程。

2）清开灵胶囊、龙胆泻肝丸、当归龙荟丸。

3. 预后　铜绿假单胞菌性角膜炎是眼科急症之一，若不及时治疗，可导致角膜溶解、眼内容物脱出甚至全眼球炎，严重者需摘除眼球。故病变早期及时、正确的诊断及治疗尤为重要。因病变进展迅速，即使感染控制，该病亦常遗留角膜瘢痕，对视力影响较大者可行角膜移植术提高视力。

（三）真菌性角膜炎

真菌性角膜炎（fungal keratitis）是由致病真菌感染角膜引起的一种严重的角膜炎，其起病缓慢、病程长、致盲率高，多见于温热潮湿气候，在亚热带及热带地区，尤其是以农业为主的地区在夏秋农忙季节发病率高。

【病因和发病机制】

1. 西医认为，本病常有植物性外伤史或剔除泥土、砂石等异物史，因真菌存在于泥土和空气中，并寄生于植物和大多数动物上面，可随致伤物侵入角膜导致感染。真菌可与细菌共生，近年来，抗生素及激素的广泛应用可使菌群失调，破坏其共生环境，导致真菌感染发生率逐年升高。常见真菌有镰刀菌属、曲霉菌属，此两类真菌均属于丝状真菌。另外一类常见真菌为念珠菌属，白色念珠菌为常见代表，此类真菌感染多继发于已有眼表疾病如干眼、眼睑闭合不全、病毒性角膜炎等，或是患有糖尿病、免疫性疾病等患者易出现此类感染。

真菌感染的发生取决于真菌毒力和宿主防御因素之间的相互作用。真菌毒力因素包括黏附力、侵袭力、形态改变、毒素和水解酶等；宿主防御因素包括解剖屏障和免疫防御机制。角膜上皮损伤后，真菌孢子通过黏附进入角膜基质，在毒素和水解酶作用下向角膜基质内侵袭。不同菌种的菌丝在角膜内生长方式不同：镰刀菌属的菌丝在角膜内主要呈水平生长，曲霉菌属和念珠菌属的菌丝在角膜内主要呈垂直生长，菌丝可穿透后弹力层进入眼内，并发真菌性眼内炎。

2. 中医认为，本病多因黑睛破损，湿毒外侵，或湿郁化热，湿热上乘，熏蒸黑睛；或肝胆热盛，熏灼黑睛所致。

【临床表现】　多有植物性外伤史或长期使用抗生素和激素病史。起病缓慢，亚急性进展，有眼痛、畏光、流泪等眼部刺激症状，但症状较轻，伴视力障碍。检查可见球结膜充血，角膜浸润灶呈白色或灰白色，致密，表面干燥、粗糙不平,稍隆起,形状不规则。溃疡周围有基质溶解形成的浅沟或抗原抗体反应形成的免疫环。部分病灶周边可见毛刺状"伪足"或点状卫星灶,角膜后可有斑块状沉着物。感染向基质深层进展可穿透后弹力层导致虹膜睫状体炎,甚至出现前房积脓,呈灰白色、黏稠糊状,最终可导致角膜穿孔、真菌性眼内炎等严重后果(图16-1-3)。

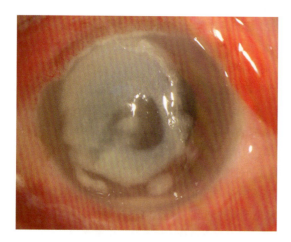

图 16-1-3　真菌性角膜炎

角膜溃疡周围见基质溶解形成的浅沟及免疫环,可见卫星灶,前房有灰白色积脓

【实验室及辅助检查】

1. 微生物学检查　角膜刮片Gram染色、Giemsa染色、乳酚棉兰染色等可快速查找真菌菌丝(图16-1-4),明确诊断;真菌培养联合药敏试验有利于明确致病菌并指导用药。

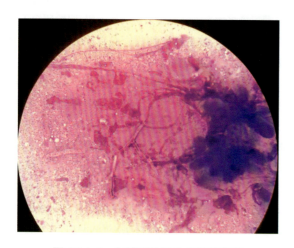

图 16-1-4　角膜刮片见大量真菌菌丝

2. 角膜共聚焦显微镜检查　该项检查无创、可重复操作,且可在病变早期直接发现病灶内真菌菌丝(图16-1-5),并可检测出深基质层菌丝,目前越来越广泛的应用于真菌性角膜炎的诊断中。

3. 病理检查　对多次角膜刮片及角膜共聚焦显微镜

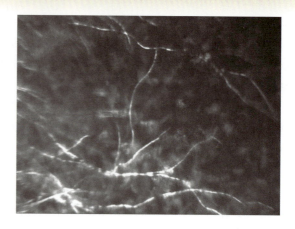

图 16-1-5　角膜病灶基质内真菌菌丝

检查结果阴性又高度怀疑真菌性角膜炎患者,可行角膜组织活检;对于需手术者可将切除角膜组织送病理检查,也可发现真菌菌丝。

【诊断要点】

1. 角膜植物性外伤或泥土等异物史,长期局部或全身应用抗生素及糖皮质激素。起病缓慢,亚急性进展。

2. 眼痛、畏光、流泪等眼部刺激症状较轻。

3. 角膜浸润灶致密,病灶表面干燥、粗糙不平,稍隆起,可有伪足、卫星灶或免疫环,角膜内皮斑及前房积脓一般黏稠。

4. 角膜刮片行染色镜检可见真菌菌丝或真菌培养有真菌生长或角膜共聚焦显微镜检查可见真菌菌丝可确诊。

【鉴别诊断】

1. 细菌性角膜炎　发病急,病灶表面湿润,周围角膜组织反应较重,边界不清,角膜后沉着物及前房积脓一般较稀薄,抗生素治疗有效。

2. 单纯疱疹病毒性角膜炎　多有反复发作史,结膜反应较轻,溃疡灶呈地图状或圆盘状,无角膜外伤史,抗病毒治疗有效。

【治疗】

1. 西医治疗

(1)药物治疗:在真菌菌种及药敏试验回报前可首选给予5%那他霉素滴眼液或两性霉素B滴眼液频繁滴眼,可联合0.5%氟康唑滴眼液,好转后降低滴眼频率。合并有内皮斑、前房积脓或可疑眼内炎等严重感染者可联合全身抗真菌药物,如口服伊曲康唑胶囊200mg/d,持续用药不超过3周,注意复查肝肾功能;静脉滴注氟康唑氯化钠液200mg/d,首次加倍;静脉滴注伏立康唑,第一个24小时每次6mg/kg,每天2次,维持剂量,每次4mg/kg,每天2次,或改为口服伏立康唑200mg,每天2次。前房反应重者可给予1%硫酸阿托品眼膏或复方托吡卡胺滴眼液散瞳,联合应用非甾体类滴眼液抗炎,急性期禁用糖皮质激素。

(2) 清创治疗:对于病灶范围较小,累及深度较浅者,可每日或隔日一次刮取溃疡区菌丝苔被并用4%碘酊烧灼溃疡区,可缩短病程。

(3) 手术治疗:对于角膜感染累及深度小于1/2角膜厚度,病灶位于角膜中央或偏中央区,范围较局限且稳定者,可行角膜病灶切除联合球结膜遮盖术治疗以尽快控制感染、缩短病程。对于感染累及深度大于1/2且病程迁延或感染逐渐加重者,部分穿透性角膜移植术为首选术式。考虑真菌菌丝垂直生长特点,仅在感染控制良好且未累及深基质层时行板层角膜移植术,否则易出现术后复发情况。对于感染重、病灶累及全角膜及前房、晶状体者则需行眼前节重建术治疗。

2. 中医中药治疗

(1) 辨证要点和治疗

1) 湿重于热证:①畏光流泪,白睛红赤,黑睛表面局限混浊,灰白色隆起;②口淡纳呆,腹胀便溏;③舌苔厚腻而白,脉缓。

治法:祛湿清热。

方药:三仁汤(《温病条辨》)加减。

杏仁10g,白蔻仁3g,薏苡仁30g,半夏12g,通草12g,滑石12g,淡竹叶12g,厚朴9g。

2) 热重于湿证:①目珠磨涩不适,疼痛畏光,白睛红赤,黑睛色黄粗糙干涩,黄液上冲;②溲黄便结,口苦黏腻;③舌苔黄腻,脉濡数。

治法:清热利湿。

方药:清热利湿汤(《中医眼科临床实践》)。

桑白皮15g,天花粉10g,生栀子10g,龙胆草10g,生地10g,车前子(另包)15g,苋蔚子10g,黄芩10g,金银花30g,枳壳10g,大黄6g,竹叶10g,木通6g,甘草3g。

3) 肝胆热盛证:①目珠疼痛剧烈;②口苦咽干,溲赤便结;③舌红,苔黄厚,脉弦数。

治法:清泻肝胆,泻热解毒。

方药:加味龙胆泻肝汤(《医方集解》)。

龙胆草10g,栀子10g,黄芩10g,柴胡10g,生地15g,车前子(另包)15g,甘草3g,泽泻10g,通草10g,竹叶10g,枳壳10g,大黄10g,银花15g,连翘10g,生石膏20g。

(2) 中药熏洗:苦参15g,白鲜皮15g,车前草15g,金银花15g,龙胆草15g,秦皮10g,煎水过滤澄清,洗眼或先熏后洗。

(3) 中成药

1) 清开灵注射液40ml静脉滴注,7~14天为一个疗程。

2) 滴眼液:鱼腥草滴眼液、双黄连滴眼液。

3) 湿重于热证选用三仁合剂或熊胆丸;热重于湿证选用清瘟解毒丸或牛黄清胃丸;肝胆热盛证选用龙胆泻肝丸、黄连上清丸。

3. 预后 真菌感染因其起病缓慢,早期误诊率较高,导致误用糖皮质激素治疗后使病情加重、病程迁延,预后差。感染较轻者治愈后遗留角膜混浊可影响视力;感染重者可因前房炎症重,导致虹膜后粘连,出现继发性青光眼、并发性白内障等。

(四) 病毒性角膜炎

病毒性角膜炎(viral keratitis)是由病毒侵犯角膜引起的角膜炎,因其易反复发作、最终遗留致密角膜混浊而导致盲率较高。

1. 单纯疱疹病毒性角膜炎 单纯疱疹病毒性角膜炎(herpes simplex keratitis, HSK)是由单纯疱疹病毒(herpes simplex virus, HSV)引起的一种感染性角膜疾病,多单眼发病,潜伏感染和复发是该病特点。

【病因和发病机制】

(1) 西医认为,单纯疱疹病毒分为HSV-Ⅰ型和HSV-Ⅱ型两个血清型,大多数眼部感染由前者引起,少数为后者感染。人类是HSV的唯一天然宿主,绝大多数人均感染过HSV,但大部分不出现临床症状,感染后HSV即潜伏在三叉神经节或角膜中,当机体抵抗力下降,如感冒、劳累、全身或局部应用糖皮质激素或免疫抑制剂等,潜伏的病毒被激活,活化的病毒在三叉神经内逆轴浆流移行到达角膜上皮细胞,或从角膜基质细胞直接活化,引起HSK复发。

(2) 中医认为,"风为百病之长"、六淫之首,常挟寒、湿、热邪上袭目窍;或风热之邪,入里化热,或内有蕴热、郁而化火上犯黑睛;或肝脾湿热,熏蒸黑睛罹病;或病久伤阴,毒邪深入则见黑睛全层混浊。

【临床表现】 HSK分为原发感染和复发感染两种。

(1) 原发感染:常见于6个月至5岁的婴幼儿,临床表现不典型,主要表现为急性滤泡性结膜炎或假膜性结膜炎,眼睑皮肤疱疹,点状或树枝状角膜炎,可合并口唇部或皮肤疱疹、全身发热、耳前淋巴结肿大等全身表现。

(2) 复发感染:发生于曾有病毒感染者,可因感冒、发热、情绪激动、精神压力、劳累及应用免疫抑制剂等诱发潜伏于三叉神经节或角膜基质细胞内的病毒再活化引起感染。根据其不同的临床表现可分为以下几种类型:

1) 上皮型角膜炎:发病初期角膜上皮可见灰白色、针尖样小疱,很快破溃,称点状角膜炎。点状病灶融合扩大,中央上皮脱落,形成树枝状溃疡,该溃疡特点是树枝末端分叉并呈结节状膨大,周围可见水肿;溃疡周围上皮细胞内含大量活化病毒,若病情继续进展,则发展为地图状角膜溃疡。该型病变常伴有角膜溃疡区知觉减退及周围敏感性相对增强，故可表现为显著疼痛、畏光、流泪等刺激症状。浅层溃疡若经及时正确治疗，一般可在1~2周内愈合，不留瘢痕或仅形成角膜薄翳；若感染向深层发展，病程迁延，则可遗留较明显角膜混浊，影响视力。

2）营养性角膜病变：基底膜损伤、泪膜不稳定及神经营养障碍等可引起该病变，加之抗病毒药物的毒性作用可使病情加重。表现为角膜上皮及浅基质层圆形或椭圆形溃疡，病程缓慢，经久不愈。

3）基质型角膜炎：根据临床表现可分为免疫性和坏死性两种。

① 免疫性基质型角膜炎：最常见类型是盘状角膜炎，是由病毒感染角膜基质后病毒抗原导致免疫反应引起。表现为角膜中央基质灰白色盘状水肿、边界清（图16-1-6），或全角膜弥漫性水肿混浊，上皮一般无缺损，病变对应区可有灰白色点状KP。初次发病，经治疗后常可不留瘢痕或遗留淡淡混浊；反复发作后可有新生血管长入并遗留致密混浊。

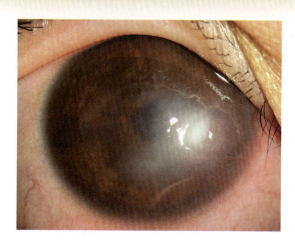

图16-1-7 坏死性角膜基质炎

角膜病变基质中、深层可见一条或一束粗大新生血管长入病灶，末端可见基质坏死灶

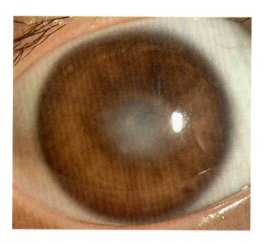

图16-1-6 免疫性基质型角膜炎角膜表现

角膜中央基质灰白色盘状水肿、边界清

② 坏死性角膜基质炎：较少见，是病毒直接感染与病毒抗原引起的细胞免疫反应共同作用结果。病变主要位于角膜深层基质，呈黄白色浸润，基质中、深层可见一条或一束粗大新生血管长入病灶，末端可见基质坏死灶（图16-1-7），部分患者可出现角膜变薄甚至穿孔，可伴有前房积脓。

4）角膜内皮炎：该类型典型病变表现为在炎症反应期角膜基质无细胞浸润，基质水肿是继发于内皮细胞的炎症反应，房水中炎性细胞聚集在角膜内皮细胞面形成KP。临床表现常可见结膜睫状充血、角膜基质弥漫性水肿增厚、后弹力层皱褶及大量KP（图16-1-8）。若房水中HSV损伤小梁网可导致眼压升高，部分患者同时伴有前房炎症反应及

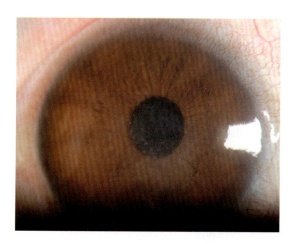

图16-1-8 角膜内皮炎角膜

角膜基质轻度水肿，内皮面可见大量灰白色点状KP

渗出，易被误诊为急性闭角型青光眼，故对角膜弥漫水肿伴大量KP的青光眼患者需排除角膜内皮炎的可能。角膜内皮细胞功能严重受损时可出现大泡性角膜病变。

【实验室及辅助检查】

（1）实验室检查：①细胞学检查：将结膜与角膜刮片做Giemsa染色，可发现细胞核内嗜伊红包涵体，并可见多核巨细胞；②荧光抗体染色：将角膜组织或刮片做荧光抗体染色检测病毒抗原；③病毒培养：上皮性或溃疡性病变阳性率较高，对基质型常无价值；④聚合酶链反应（PCR）技术：检测单疱病毒DNA，特异性和敏感性均高；⑤细菌及真菌镜检及培养：排除细菌、真菌感染可能。

（2）角膜共聚焦显微镜检查：排除真菌感染，并可检查角膜内皮情况。

（3）眼前节光学相干断层扫描仪（前节OCT）检查：可显示角膜各层组织病变情况。

【诊断要点】

(1) 反复发作病史,可有引起机体抵抗力降低的诱因存在。

(2) 眼部刺激症状较轻。

(3) 典型角膜病灶特点:点状、树枝状或地图状上皮缺损或浅基质层浸润;上皮完整、边界清楚的基质层盘状水肿;中、深层基质内粗大新生血管长入病灶,末端可见基质坏死灶;基质水肿不明显或轻度水肿,内皮细胞面大量KP等。

(4) 实验室检查有助于诊断。

【鉴别诊断】

(1) 细菌性角膜炎:发病急,眼部刺激症状明显,角膜浸润水肿明显,常伴脓性分泌物附着,微生物学检查有助于鉴别。

(2) 真菌性角膜炎:多有植物性外伤史,起病缓慢,病灶呈表面干燥、隆起、致密的灰白色混浊,边界不清,病灶周围可有伪足或卫星灶形成,角膜刮片可见真菌菌丝或孢子。

(3) 带状疱疹病毒性角膜炎:由水痘-带状疱疹病毒感染所致的一种病毒性角膜炎,根据典型皮肤损害和实验室检查结果可鉴别。

【治疗】

(1) 西医治疗

1) 药物治疗

① 对于上皮型HSK,主要给予局部滴用抗病毒药物,如0.1%阿昔洛韦滴眼液、3%阿昔洛韦眼膏、0.15%更昔洛韦眼用凝胶、0.1%利巴韦林滴眼液等为常用药物,每日滴眼4~6次,可有效抑制病毒合成。另外,如碘苷、阿糖胞苷、安西他滨等滴剂,临床亦有应用。干扰素具有广谱抗病毒及免疫调节作用,与抗病毒药物联合应用可缩短病程、减少病毒复发。

② 对于基质型及内皮型HSK,需在足量、有效抗病毒基础上联合应用糖皮质激素滴眼液以抑制病毒抗原诱发的免疫反应、减少角膜内皮损害。内皮型HSK在炎症反应控制后一段时间内应继续使用维持剂量糖皮质激素,注意监测眼压情况。

③ 对于营养性角膜病变,可适当减少抗病毒药物用量,给予不含防腐剂的人工泪液润滑角膜、抗生素滴眼液预防感染并佩戴角膜接触镜减少角膜上皮摩擦以利于病变愈合。

④ 对于病毒感染较重者,全身应用抗病毒药物是必要的,可静脉滴注阿昔洛韦5mg/kg,每8h一次,5~7天,然后改为阿昔洛韦口服,持续1~3个月;阿昔洛韦200mg,4/日或400mg,2/日,口服,3~6个月可用于预防复发治疗。

2) 手术治疗

① 羊膜覆盖术:适用于营养性角膜病变经药物、戴角膜接触镜等治疗后角膜上皮仍不愈合者。

② 结膜遮盖术:对于溃疡靠近边缘、经久不愈有穿孔危险者可应用该术式。

③ 角膜移植术:通过实践发现,对于绝大部分因反复发作导致角膜混浊及大量新生血管长生者均可通过深板层角膜移植术治疗以达到切除混浊角膜、提高视力的目的;对于坏死性角膜基质炎,因其溃疡区角膜组织坏死可导致穿孔,故可在病情控制前提下行深板层角膜移植术治疗;对于角膜穿孔或病变累及后弹力层及内皮层者,可行部分穿透性角膜移植术治疗,术后能明显减少复发次数。

(2) 中医中药治疗

1) 辨证要点和治疗

① 风热上犯证:羞明流泪,黑睛骤现星翳,抱轮红赤;发热恶寒,咽痛;舌质红,苔薄黄,脉浮数。

治法:疏风散热。

方药:银翘散(《温病条辨》)加减。

金银花20g,连翘10g,苦桔梗10g,薄荷6g,竹叶10g,生甘草5g,荆芥穗10g,淡豆豉10g,牛蒡子10g,芦根10g,板蓝根30g,大青叶10g,紫草10g。

② 肝胆火盛证:眼痛,灼热畏光,热泪频流,白睛混赤,黑睛生翳;胁痛易怒,口苦咽干;舌质红,苔黄,脉弦数。

治法:清肝泻火,退翳明目。

方药:银花复明汤(《中医眼科临床实践》)。

金银花30g,蒲公英30g,蜜桑皮10g,天花粉12g,黄连10g,龙胆草10g,生地12g,知母12g,元明粉12g,蔓荆子10g,黄芩10g,枳壳10g,大黄(后下)12g,甘草3g。

③ 湿热蕴蒸证:热泪胶黏,抱轮红赤,黑睛星翳,反复发作,缠绵不愈;头重胸闷,口黏而渴;舌红,苔黄腻,脉濡数。

治法:清热除湿。

方药:三仁汤(《温病条辨》)。

杏仁10g,白蔻仁3g,薏苡仁30g,法半夏12g,通草12g,滑石12g,淡竹叶12g,厚朴9g,苍术10g,甘草6g,黄芩10g,枳壳10g。

④ 阴虚邪留证:眼内干涩,抱轮微红,病情日久,迁延不愈;口干咽燥,失眠盗汗;舌红少津,脉细或数。

治法:滋阴清热,祛风散邪。

方药:加减地黄丸(《原机启微》)。

生地黄12g,熟地黄12g,石斛10g,牛膝10g,当归10g,羌活10g,防风10g,枳壳10g,杏仁6g,菊花10g,蝉蜕10g。

2) 中成药

① 清开灵注射液40ml静脉滴注,7~14天为一个疗程。

② 滴眼液:鱼腥草滴眼液、双黄连滴眼液、马应龙八宝眼膏。

③肝经风热证选用银翘解毒丸,或明目蒺藜丸,或板蓝根颗粒;肝胆火炽证选用黄连上清丸,或新清宁丸;湿热蕴蒸证选用清瘟解毒丸,或龙胆泻肝丸;阴虚邪留证选用养阴清肺丸或拨云退翳丸。

(3)预后:病毒性角膜炎易反复发作,病程迁延,最终可导致角膜致密混浊及大量新生血管生长而严重影响视力;对于角膜上皮长期不愈合者,继发真菌及细菌感染的危险性增加。

2. 带状疱疹病毒性角膜炎(herpes zoster keratitis)

【病因】 是由水痘-带状疱疹病毒侵犯三叉神经眼支引起的一种感染性角膜疾病。

【临床表现】 起病急,单侧发病,在三叉神经眼支分布区皮肤可见疱疹,疱疹一般不越过中线。发病初期,全身可出现头痛、发热、眶周皮肤刺痛等症状,继之皮肤出现小疱疹,累及角膜者可出现眼睑明显肿胀,球结膜充血、水肿,角膜病灶形态不一,可呈散在点片状上皮下混浊或呈树枝状、地图状浸润,严重者可出现角膜基质弥漫水肿混浊、新生血管生长等,可合并虹膜睫状体炎、青光眼、动眼神经麻痹等。

【实验室及辅助检查】 同单纯疱疹病毒实验室检测。

【诊断要点】

(1)三叉神经眼支分布区域皮肤特征性疱疹分布。

(2)角膜上皮及实质层损害。

(3)实验室检查有助于诊断。

【治疗】 发病早期全身给予抗病毒药物,如阿昔洛韦、更昔洛韦或伐昔洛韦等,同时局部给予抗病毒滴眼液滴眼,辅以糖皮质激素类药物局部或全身应用减轻免疫反应及止痛、营养神经等药物对症治疗。

3. 其他常见病毒性角膜炎

(1)流行性角膜结膜炎

【病因】 病原体主要为腺病毒8型,其次为腺病毒19型、37型等,可通过接触传染,世界各地均有流行。

【临床表现】 潜伏期约2~14天,双眼可同时或一周内先后发病,主要症状有畏光、流泪、异物感、分泌物增多、视力障碍等。临床体征主要有结膜充血、水肿,睑结膜可见大量滤泡,严重者可见假膜,角膜损害多位于中央,初期呈弥漫散在上皮粗糙,继之呈上皮下细小灰白色点状浸润,数日后眼部刺激症状减轻,角膜上皮修复,但点状混浊则可持续数周至数月。

【诊断要点】 根据同类患者接触史及结膜滤泡性改变、角膜上皮下点状浸润等临床表现可诊断。病毒分离、DNA测定及抗原检测可确诊。

【治疗】 本病有自限性,治疗主要为减轻临床症状。给予抗病毒滴眼液,如阿昔洛韦滴眼液、利巴韦林滴眼液、更昔洛韦眼用凝胶等滴眼4~6次/日,同时辅以糖皮质激素滴眼液减轻免疫反应,注意逐渐减量,避免眼压升高等并发症出现,出现上皮损害者可预防性应用抗生素滴眼液避免继发细菌感染。患者需隔离治疗,避免与家人共用脸盆、毛巾等,及时正确洗手可减少该传染机会。

(2)急性出血性角结膜炎:我国俗称"红眼病",是一种急剧进展的病毒性角结膜炎,传染性极强,在世界多地区暴发流行。

【病因】 病原体主要为肠道病毒70型及柯萨奇病毒A24变异型。

【临床表现】 潜伏期短,24小时内发病,起病急。眼部刺激症状明显:畏光、流泪、异物感、大量黏液性分泌物,常双眼同时发病。临床体征:眼睑红肿,结膜高度充血、水肿,睑结膜可见滤泡,球结膜下可见点片状出血,角膜上皮弥漫点状缺损,严重者可出现上皮下及基质浅层点状混浊,少数严重病例可出现前葡萄膜炎表现。患者同时可有上呼吸道病毒感染的全身表现,常伴有耳前淋巴结肿大。根据病情轻重,病程可持续数天到数周。

【诊断要点】 根据同类患者接触史及睑结膜滤泡性改变、球结膜下出血、角膜点状损害等临床表现可诊断。病毒分离、DNA测定及抗原检测可确诊。

【治疗】 同流行性角膜结膜炎,但抗病毒滴眼液滴眼次数可增加至每30分钟至1小时一次,全身可给予利巴韦林或阿昔洛韦静脉滴注或口服。预防该病传染亦是治疗中重要环节。对患者需采取隔离治疗,尽量避免去公共场所,禁止到公共浴池、游泳场所等,经常洗手,不与他人共用毛巾、脸盆等,不用手揉眼,不与其他患者共用滴眼液等。

(3)麻疹性角膜炎:小儿出麻疹时出现畏光、流泪、分泌物增多等症状,检查可见角膜上皮弥漫点状损害,可自愈,预后良好。但若患儿抵抗力差,角膜病灶可继发感染形成溃疡甚至穿孔,需给予抗病毒药物局部及全身应用,如阿昔洛韦滴眼液每日6次滴眼,阿昔洛韦10mg/kg 静脉滴注每日2次,同时全身给予大剂量维生素A(10 000IU~20 000IU/日,共2日)有助于缩短病程,提高治愈率。

(五)棘阿米巴角膜炎

棘阿米巴角膜炎(acanthamoeba keratitis)是由棘阿米巴原虫感染角膜引起的一种严重威胁视力的角膜炎,因其临床表现多样,易与其他感染性角膜炎混淆,误诊率高,治疗效果差。

【病因和发病机制】 棘阿米巴原虫广泛存在于土壤、空气、水、谷物、家畜中,有包囊及滋养体两种存在形式。滋养体为棘阿米巴的活动形式,并以此形式侵入及感染角膜。包囊为滋养体吸收不到营养时的一种"冬眠"形式,对高温、寒冷、干燥、pH改变及药物均有很强的抵抗力,对宿主免疫系统的攻击亦有较高的抵御能力。在有利于滋养体生长的环境下包囊又可转变为滋养体。

棘阿米巴角膜炎的主要发病原因与佩戴污染的角膜接触镜有关，其次还有角膜外伤，尤其是植物及昆虫外伤，接触被棘阿米巴污染的水源或宠物、家禽等。包囊及滋养体均可通过接触镜等黏附于角膜上皮表层，待角膜上皮损伤后侵入角膜导致感染。棘阿米巴可从细菌及真菌汲取营养，故合并细菌或真菌感染可使感染加重、加速病情发展。

【临床表现】 起病症状较隐匿、病情发展缓慢、病程迁延。常有眼痛、畏光、流泪、异物感及视力下降等眼部刺激症状，但患者往往眼痛剧烈，与临床体征不符，考虑为棘阿米巴侵犯角膜神经导致的神经痛。

病变早期可表现为类似 HSK 的点片状或树枝状上皮浸润，呈灰白色，荧光素钠染色可不着色。基质中层可出现沿神经分布的线状浸润，为棘阿米巴嗜神经生长所致角膜神经炎。随病程进展基质内点状浸润可逐渐融合于角膜中央，然后可发展成为环状浸润、混浊(图 16-1-9)，病情严重者可出现基质坏死、溶解甚至穿孔。约 1/2 患者在感染后期可出现前房积脓。该病后期部分患者可并发巩膜炎。

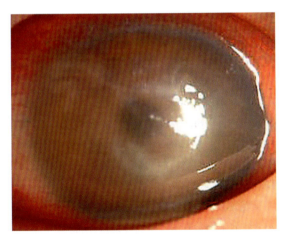

图 16-1-9 棘阿米巴角膜炎
角膜基质内浸润融合于角膜中央，成为环状浸润、混浊

【实验室及辅助检查】

1. 微生物学检查 角膜刮片 Gram 染色、Giemsa 染色和 PAS 染色，可查找棘阿米巴滋养体及包囊；无营养的大肠埃希菌琼脂培养基有利于培养棘阿米巴，另外血和巧克力培养基亦可使其生长。

2. 角膜共聚焦显微镜检查 镜下可见棘阿米巴包囊，多呈具有双层囊壁或空心的圆形或椭圆形小体，常位于上皮下或浅基质层，周围可见小空洞样改变和炎性细胞浸润。

3. 病理检查 对于需手术者可将切除角膜组织送病理检查，行 HE 或 PAS 染色检查棘阿米巴包囊。

【诊断要点】

1. 病史，如长期配戴角膜接触镜史，眼部接触污水史，角膜外伤或异物史等，病程迁延。

2. 与体征不符的剧烈眼痛及畏光、流泪等眼部刺激症状。

3. 角膜浸润灶形态多样，但基质内环状浸润及沿神经分布的放射状浸润为其典型特征。

4. 角膜刮片行染色镜检可见棘阿米巴滋养体及包囊，角膜共聚焦显微镜检查或病理检查出包囊可确诊。

【鉴别诊断】

1. 真菌性角膜炎 发病缓慢，病灶呈表面干燥、隆起、致密的灰白色混浊，边界不清，病灶周围可有伪足或卫星灶形成，角膜刮片可见真菌菌丝或孢子。

2. 单纯疱疹病毒性角膜炎 多有反复发作史，结膜反应较轻，溃疡灶呈地图或圆盘状，无角膜外伤史，抗病毒治疗有效。

【治疗】

1. 药物治疗 目前缺乏对于棘阿米巴角膜炎针对性治疗的药物。常用药物有抗生素类，如甲硝唑、新霉素、氨基糖苷类、多黏菌素 B 等，其可通过杀灭细菌治疗合并的细菌感染，并可抑制棘阿米巴食物链上的某些细菌；部分药物如新霉素、多黏菌素 B 对棘阿米巴原虫还有直接抑制作用；抗真菌药物如那他霉素、酮康唑、伊曲康唑、伏立康唑、氟康唑等亦对治疗棘阿米巴角膜炎有效；消毒杀菌剂类，如 0.02%~0.04% 氯已定和 0.02% 聚六亚甲基双胍，对棘阿米巴滋养体和包囊均有杀灭作用；另外 0.1% 羟乙磺酸丙氧苯脒及 0.15% 羟乙磺酸双溴丙脒均具有良好的抗阿米巴效果。虽然糖皮质激素有缓解疼痛及减轻炎症反应的作用，但其同时可诱导静止期包囊脱包囊并刺激滋养体繁殖活化，可促进感染复发及加重，故需慎用糖皮质激素。

2. 清创治疗 早期清创可除去角膜组织内棘阿米巴原虫，并可除去棘阿米巴原虫的食物供给，有利于药物抗阿米巴药物的吸收及发挥作用。

3. 手术治疗

(1) 对于角膜感染累及深度小于 1/2 角膜厚度，病灶位于角膜中央或偏中央区，范围较局限且稳定者，可行角膜病灶切除联合球结膜遮盖术治疗以尽快控制感染、缩短病程。

(2) 对于感染累及深度大于 1/2 且病程迁延或感染逐渐加重甚至穿孔者，可行部分穿透性角膜移植术彻底切除病灶；对于感染已控制，处于恢复期，但角膜混浊对视力影响较大者或已行球结膜遮盖术后要求提高视力者可行增视性板层或深板层角膜移植术。

(3) 感染严重不能控制者需行眼内容剜出或眼球摘除术。

(4) 近年来有应用准分子激光角膜切削术治疗棘阿米巴角膜炎的报道，但这一方法受限于角膜浸润深度和范围。

(六) 沙眼

沙眼（trachoma）是由沙眼衣原体感染引起的一种慢性传染性角结膜炎，是导致盲的主要眼病之一。

【病因和发病机制】 沙眼衣原体有多个免疫型，导致沙眼的多由 A、B、C 或 Ba 抗原型引起。沙眼衣原体可通过多种途径传染，如通过直接接触传播或被病眼分泌物污染的水、分泌物、手等间接传播。易感危险因素包括环境卫生不良、居住拥挤、通风差、营养不良、沙尘及炎热气候等。

沙眼衣原体分为原体及始体两个生物相。原体可吸附于结膜上皮细胞表面，然后被细胞吞噬进入细胞内，在胞质内发育，并在酶的作用下合成 DNA 和蛋白质，成为始体。始体以二分裂方式繁殖，当细胞内充满较多中间体后停止分裂，浓缩为原体。原体从细胞内释放后再感染新的细胞。衣原体感染结膜上皮细胞后毒素向深部组织进展，导致上皮下组织、睑板产生弥漫性细胞浸润，形成滤泡、角膜血管翳，甚至睑内翻、倒睫、角膜溃疡等严重并发症。

【临床表现】 起病缓慢，急性感染主要发生于儿童，但一般症状隐匿，可自行缓解。成人急性感染可表现为异物感、畏光、流泪等轻度眼部刺激症状，伴有黏脓性分泌物，眼睑红肿，结膜充血明显，睑结膜乳头增生、穹隆部结膜见大量滤泡，角膜上皮粗糙甚至浅基质层浸润。

临床所见多为慢性病变，表现为睑及穹隆结膜弥漫充血，以上睑为主，上睑结膜血管模糊，伴有乳头增生及滤泡形成，该表现表示沙眼处于活动期，有传染性。由于沙眼有自限性，在病变过程中，逐渐形成白色结膜瘢痕，呈网状。沙眼衣原体侵犯角膜可引起角膜血管翳，新生血管形成始于角膜上缘，呈垂帘状，位于角膜浅基质层，末端常呈"U"形，停留于同一水平线（图 16-1-10）。血管间有细胞浸润，并可形成小的滤泡，由于摩擦滤泡破溃并发生瘢痕化修复后形成 Herbert 小凹。沙眼反复感染后可因角膜上皮糜烂合并细菌感染，形成角膜溃疡，浸润一般累及角膜基质中浅层，呈灰白色，边界不清，周围基质水肿混浊。血管翳和结膜瘢痕是沙眼的特征性改变。

对于沙眼的分期有多种，国际上常用 MacCallan 分期法：Ⅰ期（浸润初期）：睑及穹隆结膜充血、红肿、组织混浊粗糙，有乳头增生及胚胎滤泡，有短而稀疏的角膜血管翳。Ⅱ期（浸润进展期）：结膜充血，混浊增厚，乳头增生显著，结膜血管不可见，同时滤泡形成。乳头多位于睑结膜，滤泡多见于穹隆部。Ⅲ期（瘢痕形成期）：沙眼活动病变部分被吸收、破溃变为瘢痕，瘢痕可为白色线状、网状或片状，瘢痕之间仍有活动病变。Ⅳ期（痊愈期）：活动病变消失，完全结瘢呈淡灰白色，无传染性。

上述分期方法虽然细致，但较难掌握。我国于 1979 年由中华医学会眼科学分会制定沙眼分期如下：Ⅰ期（进行活动期）：上睑结膜乳头与滤泡并存，上穹隆结膜模糊不清，有角膜血管翳。Ⅱ期（退行期）：上睑结膜自瘢痕开始出现至大部分变为瘢痕，仅留少许活动病变。Ⅲ期（完全瘢痕期）：上睑结膜活动性病变完全消失，代之以瘢痕，无传染性。

1987 年 WHO 介绍了一种新的简单分期法来评价沙眼严重程度。标准如下：TF（trachomatous inflammation: follicular，沙眼炎症，滤泡）：上睑结膜滤泡 5 个及以上，且直径≥0.5mm。TI（trachomatous inflammation: intense，沙眼炎症，重度）：炎症伴有 50% 以上睑结膜增厚和血管模糊。TS（trachomatous scarring，沙眼瘢痕）：睑结膜瘢痕形成，伴有白色纤维条索。TT（trachomatous trichiasis，沙眼性倒睫）：至少有一根倒睫摩擦眼球。CO（corneal opacity，角膜混浊）：角膜混浊累及瞳孔区。

【实验室及辅助检查】

1. 细胞生物学方法 ①涂片镜检：结膜刮片行 Giemsa 染色，可查找寄生于上皮细胞核周围蓝色或红色的包涵体；②细胞分离培养：由于沙眼衣原体只在活细胞内增殖复制，可用 McCoy 细胞或 Hep-2 细胞培养，染色后在显微镜下观察细胞内包涵体，该方法是诊断沙眼衣原体感染的"金标准"。

2. 免疫学方法 直接免疫荧光抗体测定及酶联免疫测定均有较高的敏感性及特异性。

3. 分子生物学检测方法 聚合酶链反应（PCR）及荧光定量 PCR 均具有快速、敏感的特点。

【诊断要点】

1. WHO 要求诊断沙眼至少符合以下标准的 2 条：①上睑结膜 5 个以上滤泡；②典型的睑结膜瘢痕；③角膜缘滤泡或 Herbert 小凹；④广泛的角膜血管翳。我国目前采用

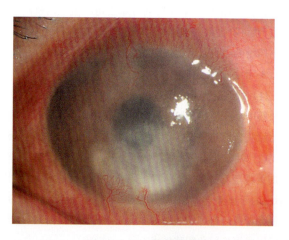

图 16-1-10 沙眼角膜

角膜上下缘均见血管翳，位于基质浅层，末端迂回，角膜浸润呈灰白色，边界不清

1979 年中华医学会眼科学会制定的诊断标准：①上穹隆部和上睑板结膜血管模糊充血，乳头增生或滤泡形成，或二者兼有；②用放大镜或裂隙灯角膜显微镜检查见角膜血管翳；③上穹隆部和（或）上睑结膜出现瘢痕；④角膜刮片有沙眼包涵体。在第一项的基础上，兼有其他三项中之一者可诊断沙眼。

2. 实验室检查有助于确诊。

【鉴别诊断】

1. 病毒性角膜炎　两者均可有反复发作病史，角膜病灶可呈地图状，但后者常用感冒等导致免疫力下降的病史，抗病毒治疗有效。

2. 细菌性角膜炎　后者发病急，眼部刺激症状明显，角膜浸润水肿明显，新生血管生长有利于感染控制。

3. 慢性滤泡性结膜炎　原因不明。常见于儿童及青少年，双眼发病。滤泡位于下穹隆及下睑结膜，大小均匀，排列整齐，无融合倾向，透明。结膜充血并有分泌物，但不肥厚，数年后不留痕迹而自愈，无角膜血管翳。无分泌物及结膜充血等炎症者称结膜滤泡症。一般无须治疗，有自觉症状时可按慢性结膜炎治疗。

4. 春节结膜炎　多见于春秋季，睑结膜增生的乳头大而扁平，上穹隆部无病变，无角膜血管翳，结膜分泌物涂片可见大量嗜酸性粒细胞。

5. 巨乳头性结膜炎　本病常有角膜接触镜佩戴史。

【治疗】

1. 药物治疗　某些药物对沙眼有效，但目前缺乏根治性药物。用药以局部用药为主，需坚持长期用药，常用药物有 0.1% 利福平滴眼液、10%~15% 磺胺醋酰钠滴眼液、0.25% 氯霉素滴眼液、0.1% 酞丁胺滴眼液或 0.5% 新霉素滴眼液等，每日 4~6 次滴眼，红霉素眼膏睡前涂眼，疗程至少 2~3 个月并可根据病情延长用药时间。急性期或严重沙眼可予全身应用抗生素治疗，如阿奇霉素 1000mg 顿服或首次口服 500mg，以后 250mg/d，共 4 日，或红霉素 1g/d 分 4 次口服，或多西环素 100mg 每日 2 次口服。但需注意儿童及孕妇禁用四环素类药物。根据笔者临床经验，局部及全身适量应用糖皮质激素可减轻炎症反应，有利于感染的控制。

2. 手术治疗

（1）睑及穹隆结膜滤泡大而密集者可行滤泡挤压术清除滤泡，以促进修复，注意术后需继续药物治疗。

（2）并发症治疗：拔除倒睫，矫正睑内翻，是避免角膜被进一步损害的关键。对于角膜溃疡或愈后遗留角膜混浊者，可在沙眼衣原体感染控制的基础上行角膜移植术以提高视力。

3. 改善环境卫生，注意个人卫生，勤洗手洗脸，增强营养等。

4. 预后　沙眼可反复发作导致睑内翻、倒睫、睑球粘连、角膜溃疡及混浊等并发症，严重者可致盲，并可因沙眼衣原体破坏结膜杯状细胞影响泪液质量导致干眼。

三、非感染性角膜炎

（一）暴露性角膜炎

暴露性角膜炎（exposure keratitis）是由于眼睑闭合不全、使角膜暴露于空气中引起的角膜病变。

【病因和发病机制】

1. 西医认为，任何原因引起的眼睑不能正常闭合，使角膜暴露于空气中，缺乏泪液湿润，可出现干燥、上皮脱落继而发生感染。主要包括以下几种情况：

（1）眼睑缺损、眼睑畸形、睑外翻、面神经麻痹或脑血管疾病后遗症、上睑下垂术后等情况造成的眼睑闭合不全。

（2）眶内肿瘤、甲状腺相关眼病、眶蜂窝织炎等可导致眼球突出，眼睑不能完全遮盖角膜。

（3）全身麻醉、深度昏迷等情况导致眼球不能转动、引起角膜干燥。

2. 中医认为，本病多由于风牵睑出，脾翻粘睑，上睑瘢痕或隆起睛高等致眼睑不能闭合，黑睛暴露失去泪液润养而生翳；或受风热之邪直袭，致使黑睛生翳溃陷；或暴怒伤肝，肝火上炎于目而致病。

【临床表现】　病变初期，可表现为眼痛、眼干、异物感，检查可见暴露区球结膜充血水肿、表面干燥，角膜病变多位于下 1/3 处，表面粗糙，角膜上皮点状糜烂，继而融合成片、上皮脱落，浅基质层呈灰白色混浊，由于长期炎症刺激且病变靠近角膜缘，常可见浅层新生血管自角膜下缘向病灶生长。长期角膜上皮缺损易继发感染，则表现为感染性角膜炎改变（图 16-1-11）。

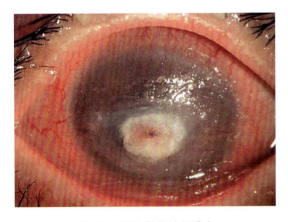

图 16-1-11　暴露性角膜炎

角膜病变位于下 1/3 处，表面粗糙，浅基质层呈灰白色混浊，角膜上皮缺损并继发感染

【诊断要点】

1. 病史　眼睑不能正常闭合的病史。
2. 症状　眼痛、畏光、眼干。
3. 体征　暴露区结膜及角膜表面干燥，角膜病灶常位于下方，上皮脱落，易继发感染出现感染性角膜炎特征改变。

【鉴别诊断】　神经麻痹性角膜炎：是三叉神经眼支受损，角膜失去知觉和反射性瞬目的防御作用，以及角膜营养发生障碍，导致角膜上皮脱落并继发感染。角膜知觉是否存在是两者鉴别要点。

【治疗】

1. 西医治疗

（1）病因治疗：去除致病因素，如眼睑整形修复、矫正睑内翻，治疗眶内肿瘤或全身疾病，对于昏迷或全麻患者结膜囊内涂大量抗生素眼膏。

（2）药物治疗：症状较轻者可白天滴用人工泪液，睡前涂抗生素眼膏保持角膜湿润，重症患者可佩戴湿房镜。继发感染者按感染性角膜炎治疗。

（3）手术治疗：可行睑缘部分或全部融合术，待致病因素改善或去除后可分离融合的睑缘，对于致病因素持续存在，又对外观要求不高者可不分离。不能接受上述术式者可行球结膜遮盖术减少感染机会。对于已继发严重感染者，可行角膜移植联合球结膜遮盖术治疗。

2. 中医中药治疗

（1）辨证要点和治疗

1）阴液不足证：①胞睑闭合不全，干涩疼痛，畏光流泪，黑睛干燥，抱轮红赤；②口渴咽干；③舌质红，少苔，脉细。

治法：滋阴润燥。

方药：十珍汤加减（李传课《中医眼科学》）。

生地10g，当归10g，白芍10g，天花粉10g，天冬10g，麦冬10g，石斛10g，人参10g，蝉蜕10g，白蒺藜10g，甘草3g。

2）外感风热证：①眼睑闭合不全，患眼疼痛，黑睛出现溃陷；②恶风发热，口渴咽痛；③舌质红，苔黄，脉弦数。

治法：疏风清热明目。

方药：石决明散（《普济方》）。

石决明30g，草决明30g，赤芍10g，青葙子10g，麦冬10g，羌活10g，栀子10g，木贼10g，大黄10g，荆芥10g。

3）肝火上炎证：①黑睛生翳或溃陷，白睛混赤，畏光羞明，涩痛；②口苦易怒；③舌质红，苔黄腻，脉弦数。

治法：清肝泻火。

方药：龙胆泻肝汤（《医方集解》）加味。

龙胆草10g，赤芍10g，黄芩10g，栀子10g，柴胡10g，生地10g，甘草3g，防风10g，白蒺藜10g，菊花10g。

（二）神经麻痹性角膜炎

神经麻痹性角膜炎（neuroparalytic keratitis）是由支配角膜的三叉神经眼支受到损害，导致角膜知觉消失、神经营养障碍而引起的一种角膜炎症。

【病因和发病机制】

1. 西医认为，由于手术、外伤、肿瘤、炎症等原因损伤三叉神经眼支，从而导致角膜失去知觉和反射性瞬目功能，对外界有害刺激的防御能力减弱，同时伴有角膜营养代谢障碍，进而引起角膜病变。

2. 中医认为，本病是由于外感毒邪，侵及肝经，上扰目珠；或久病耗伤气血，脾虚气弱，津不上承，睛珠失养而发病。

【临床表现】　由于角膜知觉消失，眼部刺激症状不明显，患者常于继发感染后因眼红、视力下降、分泌物增多就诊。发病早期，可于睑裂区出现角膜上皮点状脱落，随病情发展，上皮脱落区扩大呈片状，继之形成溃疡（图16-1-12），一旦继发感染，则形成化脓性角膜溃疡，且易出现角膜穿孔。

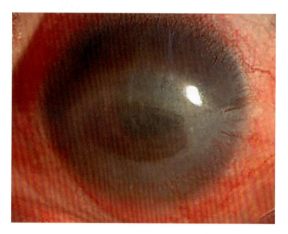

图16-1-12　神经麻痹性角膜炎

睑裂区角膜上皮脱落呈片状，继之形成溃疡

【诊断要点】

1. 有与三叉神经损伤有关的病史。
2. 眼部刺激症状不明显。
3. 角膜知觉消失，上皮片状脱落，形成溃疡。

【鉴别诊断】　暴露性角膜炎：眼睑不能正常闭合导致角膜暴露于空气中，角膜知觉是否存在为其鉴别要点。

【治疗】

1. 西医治疗

（1）病因治疗：积极治疗导致三叉神经损伤的原发疾病。

（2）药物治疗：发病早期使用人工泪液、润滑剂等保护角膜上皮，适量给予抗生素滴眼液及眼膏预防感染，口服维生素B_1、维生素B_{12}、肌苷片等药物促进神经恢复。继发感染者按化脓性角膜溃疡处理。

(3) 可佩戴软性亲水性角膜接触镜保护角膜。

(4) 手术治疗：同暴露性角膜炎。

2. 中医中药治疗

(1) 辨证要点和治疗

1) 肝经热毒证：①黑睛混浊，白睛混赤，胞睑红肿；②口苦咽干，便秘溲黄；③舌苔薄黄，脉弦数。

治法：清热解毒，退翳明目。

方药：银花解毒汤（《中医眼科临床实践》）加减。

金银花30g，蒲公英30g，蜜桑皮10g，天花粉10g，枳壳10g，龙胆草10g，车前子（另包）12g，黄芩10g，大黄（后下）5g，甘草3g。

2) 脾胃虚弱证：①疾病后期，视物不清，黑睛混浊；②神疲乏力，食少倦怠，腹泻便溏；③舌质淡，边有齿痕，脉细弱。

治法：健脾益气，升阳退翳。

方药：补中益气汤（《脾胃论》）加减。

人参10g，白术10g，白扁豆10g，茯苓10g，淮山药15g，泽泻10g，薏苡仁15g，升麻6g，柴胡6g，炙甘草6g，黄芪30g，白蒺藜10g，木贼10g，草决明10g。

(2) 中成药

1) 清开灵注射液40ml静脉滴注，7~14天为一个疗程。

2) 鱼腥草滴眼液、双黄连滴眼液、马应龙八宝眼膏。

3) 肝经热毒证选用银翘解毒丸，或明目蒺藜丸或牛黄上清丸；脾胃虚弱证选用补中益气丸、归脾丸。

(三) 药物性角膜炎

药物性角膜炎(toxic keratitis)是指由于长期或频繁应用滴眼剂导致角膜组织的病理性改变。

【病因和发病机制】 以往该病不常见，但近年来由于滴眼剂的滥用，尤其是长期应用，导致药物本身或防腐剂对角膜的毒性损害越来越普遍。所以针对性用药、适时停药或减量应用是预防本病的关键。

临床上引起药物性角膜炎的药物主要包括以下几种：

1. 抗生素滴眼剂，如氨基糖苷类、喹诺酮类等。

2. 抗病毒类滴眼液，如利巴韦林、阿昔洛韦、更昔洛韦等。

3. 抗青光眼类药物，如β受体阻滞剂、碳酸酐酶抑制剂、前列腺素类似物等，可降低患者泪膜稳定性、加重角膜刺激症状。

4. 非甾体类抗炎药，如普拉洛芬、双氯芬酸钠。

5. 局部麻醉剂，如奥布卡因、丁卡因、丙美卡因等。

6. 防腐剂，如：羟苯乙酯、苯甲醇、山梨酸、苯酚、苯扎溴铵等。临床应用的大部分滴眼液均含有防腐剂以保证药剂质量、防止药物的微生物污染，但同时防腐剂可破坏角膜上皮微绒毛，降低泪膜与角膜的黏附性，高浓度可损伤角膜内皮。

【临床表现】 患者眼部有刺激感，可表现为畏光、干燥感，病情加重后可表现为烧灼感、眼磨痛、流泪、视力下降。检查可见早期出现角膜上皮粗糙、浅层点状混浊，随病情进展，结膜充血，角膜上皮可出现点状糜烂、水肿，继而表现为假树枝状角膜溃疡，此时常被误诊为病毒性角膜炎，但加用抗病毒药物往往使病情进一步加重，需注意结合病史以鉴别。该病若不能及时发现及正确治疗，病情严重者可出现角膜溶解、穿孔。

【诊断要点】

1. 有原发病史或眼部手术后需用药者，长期、频繁滴用多种药物，病情逐渐加重或减轻后又加重，眼表持续性炎症但前房炎症不明显。

2. 眼痛、畏光、流泪、烧灼感等眼部刺激症状，伴视力下降。

3. 角膜上皮点状糜烂、水肿，可出现假树枝状角膜溃疡。

4. 减少用药后症状减轻。

【治疗】

1. 药物治疗 停止或适当减少使用正在应用的滴眼液，仅保留必要的治疗药物。给予促进角膜上皮修复的药物，如小牛血去蛋白提取物眼用凝胶、重组人表皮生长因子滴眼液等，严重病例可给予自体血清洗眼。应用不含防腐剂的人工泪液缓解眼部不适。对于周围炎症反应较明显者，可适当应用糖皮质激素滴眼液减轻炎症反应。全身可补充维生素 B_2、维生素 C 增强营养。

2. 佩戴高透氧性软性亲水性角膜接触镜保护角膜、减少机械损伤。

3. 手术治疗 角膜溃疡长期不愈合者可行羊膜覆盖或球结膜遮盖术。

4. 预后 对于原角膜无损伤患者，本病易早期发现，经停药或减少用药等治疗后预后较好，但对于一些病程长、诊断不明又长期大量应用滴眼液者，该病诊断较困难，可能造成误诊，不当用药又可加重病情，造成恶性循环，则预后较差，甚至可能导致角膜溃疡穿孔。

(四) 大泡性角膜病变

大泡性角膜病变(bullous keratopathy)是由于各种原因导致角膜内皮细胞密度严重降低或功能障碍，不能维持角膜正常生理功能而出现的一种临床表现。

【病因和发病机制】

1. 西医认为，内皮细胞层位于角膜最内层，直接与房水接触，具有机械性屏障功能阻止房水进入角膜基质内及主动液泵功能将基质水分泵入房水中，在维持角膜透明性中起了重要作用。当角膜内皮细胞减少到某一临界范围，其作用不足以保持角膜的相对脱水状态,可导致角膜基质水肿、混浊,上皮下液体积聚形成水泡。

导致改变发生主要有以下几种情况:

(1) 机械性损伤:主要包括内眼手术创伤及眼外伤。

1) 手术创伤:内眼手术涉及眼前段操作者均可不同程度损伤角膜内皮细胞。一般情况下内皮细胞有一定代偿功能,可不发病,但若患者本身内皮细胞密度非常低或因手术操作不当、不注意保护内皮细胞、出现手术并发症时严重损伤角膜内皮细胞,导致内皮细胞功能失代偿而发病。常见有白内障摘除手术、抗青光眼手术等。

2) 眼外伤:眼球震荡伤、挤压伤等,可在眼内形成冲击波或直接挤压角膜内皮,造成内皮细胞损伤。

(2) 眼部疾病:高眼压、炎症、眼内肿瘤、原发角膜内皮病变等均可导致角膜内皮细胞功能失代偿。

1) 高眼压:正常眼压对维持角膜内皮生理功能有重要作用,但长期高眼压状态会严重损伤角膜内皮细胞。

2) 炎症:单纯疱疹病毒性角膜炎、角膜内皮炎、虹膜睫状体炎、角膜移植术后排斥反应等均可因炎症因子侵袭导致角膜内皮细胞泵功能降低、内皮屏障功能受损。

3) 原发角膜内皮病变:虹膜角膜内皮综合征、Fuchs角膜内皮营养不良、先天性角膜内皮营养不良等,晚期均可导致内皮细胞受损及变性,产生基质水肿,最终出现大泡性角膜病变。

(3) 化学损伤:内眼手术中前房中应用的药物、pH 不适合的灌注液及视网膜复位术后进入前房的硅油、八氟丙烷等填充物可对内皮细胞产生毒性,眼部化学性伤亦可对角膜内皮细胞产生损害。

2. 中医认为,本病多因肝胆湿热,熏蒸黑睛;或肝血不足,目失濡养;或素体肾阴亏虚,阴虚阳亢而发病。

【临床表现】

1. 症状 病变早期,患者常诉晨起视物模糊,有异物感,到午后尤其是傍晚上述症状减轻或消失。这是因为夜间睡眠时眼睑闭合,角膜上方面水蒸发能力明显降低,加之内皮细胞功能处于失代偿临界状态,不能将因蒸发减少而滞留于角膜基质内的液体在晨起睁眼时及时泵出,导致角膜基质水肿混浊、上皮小水泡。随睁眼时间延长,基质内液体因蒸发减少,角膜水肿逐渐减轻甚至消失,故视力可恢复正常。故若患者出现晨起视力差,午后恢复正常且有引起角膜内皮损伤的病史,是早期诊断大泡性角膜病变的一个重要提示。随着内皮细胞进一步减少,患者视力下降及异物感症状持续存在,晚期可因角膜上皮大泡破裂、角膜上皮下神经裸露出现异物感症状加剧及剧烈眼痛。

2. 体征 裂隙灯检查可见角膜上皮下水泡或基质水肿,病变早期一般局限于损伤部位,如内眼术后角膜手术切口旁出现角膜大泡及周围基质水肿,此时行角膜内皮镜检查可见该处角膜内皮细胞密度明显降低,细胞形态失去六边形,呈不规则状。若患者角膜内皮细胞数量正常,可逐渐代偿该区细胞功能,则上皮下大泡及基质水肿可消失,但若内皮细胞功能出现失代偿,则可表现为弥漫性大泡及基质水肿增厚,病程超2个月者基质内可逐渐形成瘢痕及新生血管(图16-1-13),视力严重下降。大泡反复破溃易继发细菌感染,出现角膜溃疡。

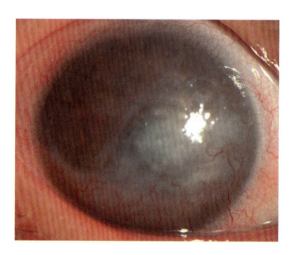

图 16-1-13 大泡性角膜病变

内皮细胞功能失代偿,弥漫性大泡及基质水肿增厚,基质内可见瘢痕及新生血管

【辅助检查】

1. 角膜内皮显微镜及角膜共聚焦显微镜检查 可观察角膜内皮细胞密度及形态。

2. 超声生物显微镜(UBM)及前节OCT检查 可测量角膜厚度及了解基质层间瘢痕形成情况。

【诊断要点】

1. 引起角膜内皮细胞损伤的病史。

2. 早期出现晨起视物模糊及异物感,午后症状减轻或消失;晚期出现强烈异物感及眼痛,伴畏光、流泪等眼部刺激症状。

3. 裂隙灯检查见角膜上皮呈雾状及上皮下水泡形成,大小不一,基质水肿增厚,晚期基质混浊、新生血管生长。

4. 辅助检查见角膜内皮细胞密度明显降低、形态不规则、面积增大,角膜厚度增加等有助于诊断。

【治疗】

1. 西医治疗

(1) 药物治疗:原则是积极处理原发病,对症治疗,减轻角膜水肿,促进上皮细胞恢复,缓解临床症状。常用药物有:①维生素、肌苷片、角膜营养液等可加强内皮营养、改善角膜代谢;②高渗脱水剂如50%葡萄糖、5%氯化钠溶液或甘油等可一定程度上减轻角膜水肿,延缓大泡破裂时间;③局部及全身早期、足量应用糖皮质激素减轻角膜水肿及炎症反应;④表皮生长因子或碱性成纤维细胞生长因子对早期因手术引起的角膜内皮功能失代偿有一定作用;⑤抗生素类滴眼液及眼膏预防感染。以上药物仅可改善某些病例早期的症状,但不能根治本病,也不能阻止大泡再发。对于晚期病变上述药物不能使角膜水肿减轻及缓解症状。

(2) 软性角膜接触镜:可用于机械性隔离眼睑与角膜大泡,避免眼睑对角膜的摩擦以减少对病变区神经末梢的刺激,同时吸收角膜水分,在镜片和角膜间形成稳定泪膜,从而缓解疼痛、促进角膜上皮修复。但该方法不能从根本上解决问题,仅为一种临时处理方法,多用于准备行角膜移植术患者等待角膜材料时。

(3) 手术治疗

1) 角膜移植术:该病最有效的治疗方法就是行角膜移植术,用含高密度内皮细胞的新鲜供体角膜材料替代患者受损的角膜,既能缓解症状同时可提高视力。目前常用的手术方式有部分穿透性角膜移植术及角膜内皮移植术。前者是将供体透明的全层角膜置换病变的全层角膜,为目前最常用方法。对于病程长,角膜基质已形成瘢痕者,该手术方式为唯一选择。对于病程较短(通常为小于2个月)者,因基质层尚未形成瘢痕,可行角膜内皮移植术,该术式可保留患者正常角膜前层组织而仅替换病变的内皮组织,有无缝线、创伤小及免疫排斥反应发生率低的优点。

2) 结膜遮盖术:对于不要求恢复视力或视力恢复无望,仅要求解除症状者,可行全结膜瓣遮盖术,术中烧灼角膜缘及基质浅层形成瘢痕,可阻止角膜上皮再生,有利于术后结膜瓣与角膜基质紧密结合,从而避免眼睑对角膜的摩擦及角膜继发感染的可能。

3) 羊膜植术:对于早期病变患者或手术、外伤等造成的内皮功能失代偿早期,该术式可抑制创伤导致的炎症进展、促进角膜内皮细胞修复,而对于晚期病变,角膜内皮功能已完全失代偿,该术式仅能暂时缓解症状,羊膜溶解后大泡易复发。

4) 对于视功能恢复无望而症状明显者,不能通过结膜或羊膜覆盖解除症状,如绝对期青光眼等,可行眼球摘除术或眼内容摘除术缓解症状。

2. 中医中药治疗

(1) 辨证要点和治疗

1) 肝胆湿热证:①目珠涩痛畏光,抱轮红赤,黑睛雾状混浊;②口苦,便秘溲黄;③舌红,苔黄腻,脉滑数。

治法:泻肝利胆,清利湿热。

方药:龙胆泻肝汤(《医方集解》)。

龙胆草9g,黄芩9g,栀子9g,泽泻9g,木通6g,车前子(另包)9g,当归12g,生地12g,柴胡9g,甘草6g。

2) 肝血不足证:①目珠干涩疼痛,黑睛大泡反复发作,畏光流泪;②头昏,面色不华,口唇色淡;③舌质淡,脉细。

治法:补血养肝。

方药:四物汤加减(李传课《中医眼科学》)。

熟地12g,白芍10g,当归10g,川芎6g,制首乌10g,枸杞子12g,菊花10g,炙甘草3g。

3) 阴虚阳亢证:①目珠涩痛,抱轮红赤,畏光流泪,黑睛大泡,雾状混浊;②失眠盗汗;③舌质红,无苔,脉弦细。

治法:滋阴潜阳。

方药:明目地黄汤加减(《普济方》)。

熟地30g,生地30g,白芍10g,女贞子10g,旱莲草10g,珍珠母10g,怀牛膝10g,茯苓10g,车前子(另包)10g,泽泻10g,青葙子10g。

(2) 中成药:肝胆湿热证选用龙胆泻肝丸;肝血亏虚证用四物颗粒、或当归补血颗粒(胶囊);阴虚阳亢证用石斛夜光丸或明目地黄丸。

(吴彦超 刘春宵 石慧君 马利肖 李亚)

第二节 免疫性角膜病变

一、边缘性角膜炎

边缘性角膜炎(marginal keratitis)是一种由于自身免疫功能异常引起的周边部角膜病变。

【病因和发病机制】 因为角膜缘血管及淋巴管丰富,可将某些自身免疫性抗原物质输送至角膜周边部,引起免疫反应。该病常与金黄色葡萄球菌感染有关,感染后细菌性抗原引起体液免疫反应,在角膜缘血管末端以内1~2mm处的角膜发生炎性浸润并形成溃疡。一些自身免疫性疾病,如类风湿关节炎、系统性红斑狼疮、Wegener肉芽肿、结节性多动脉炎、复发性多软骨炎等亦可并发角膜周边部溃疡。

【临床表现】

1. 症状 患者常自诉眼部疼痛、畏光、流泪及异物感等刺激症状,但程度较化脓性角膜炎轻。

2. 体征 裂隙灯检查可见球结膜睫状充血,在角膜缘内约1~2mm处可见1个或数个小圆形、椭圆形或新月形黄白色浸润灶,周围基质水肿,好发部位为2、4、8、10点位,这可能与此处常与易受葡萄球菌感染的睑缘接触有关,也可表现为粟粒样浸润点分布于全周角膜缘。随病情进展,小浸润灶可逐渐融合并与角膜缘相连,形成溃疡,角膜沟形变薄(图16-2-1),严重者可发生角膜穿孔。发病后角膜缘血管可伸向溃疡,促进溃疡愈合。溃疡持续2~4周左右,有自

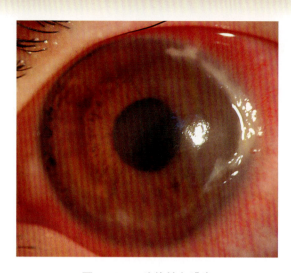

图 16-2-1 边缘性角膜炎

角膜缘内可见椭圆形及新月形黄白色浸润灶,角膜沟形变薄

愈倾向,但易复发。

【实验室及辅助检查】

1. 角膜刮片 排除真菌感染。
2. 细菌培养及药敏试验 明确有无金黄色葡萄球菌感染,了解有无合并其他细菌感染。
3. 角膜共聚焦显微镜检查 排除真菌及阿米巴感染可能。

【诊断要点】

1. 可有睑缘炎或自身免疫性疾病病史。
2. 眼部刺激症状,但较化脓性角膜炎程度轻。
3. 角膜缘内典型浸润灶,早期与角膜缘之间有 1~2mm 透明带间隔。
4. 伴有睑缘炎患者,睑缘细菌培养为金黄色葡萄球菌。

【鉴别诊断】

1. 边缘性角膜变性 病变多位于角膜缘附近,但患眼一般无充血、疼痛等炎症表现。
2. 蚕食性角膜溃疡 病变多位于睑裂区近角膜缘处,浸润缘呈特征性穿凿状改变。
3. 泡性角膜炎 多发于儿童,与角膜缘之间无透明带间隔,病灶和血管与角膜缘直接相连。

【治疗】

1. 药物治疗 治疗原发病,如有睑缘炎患者需首先治疗睑缘炎,选用敏感抗生素滴眼及口服;有自身免疫性疾病者需进行相应治疗。在应用有效抗生素同时局部及全身给予糖皮质激素,如地塞米松滴眼液、氟米龙滴眼液等滴眼,全身可应用地塞米松静脉滴注或醋酸泼尼松片口服,注意预防激素副作用及逐渐减量。对于病情反复发作者,可给予 1% 环孢素滴眼液及非甾体类抗炎药物。

2. 手术治疗

(1) 结膜或羊膜遮盖术:对于溃疡长期不愈合者,可行羊膜或结膜遮盖术促进溃疡愈合。

(2) 角膜移植术:对于角膜溃疡区基质明显变薄甚至穿孔者可行板层角膜移植术,必要时联合球结膜遮盖术避免术后复发。

二、角膜基质炎

角膜基质炎(interstitial keratitis)是一种角膜基质内非化脓性炎症,以细胞浸润和血管化为特点。

【病因和发病机制】

1. 西医认为,该病可能与细菌、病毒或寄生虫等感染有关,常见致病微生物有梅毒螺旋体、结核分枝杆菌、麻风杆菌、单纯疱疹病毒或带状疱疹病毒以及巨细胞病毒等。虽然这些致病微生物可直接侵犯角膜基质,但大部分病变却是由于感染源所致的免疫反应性炎症,是一种迟发型超敏反应。当机体第 1 次接触致敏病原后,T 淋巴细胞致敏,当第 2 次感染该病原时,T 细胞迅速活化增殖并产生毒素,使角膜基质层发生炎性浸润,随后在一些炎性因子及血管生成因子作用下,基质内出现新生血管生长。另外,某些全身疾病,如糖尿病、类风湿引起的巩膜炎亦可累及角膜。

2. 中医认为,本病多由风热外袭,上扰目珠,侵犯黑睛;或肝胆热盛,循经上攻于目;或热病伤阴,肺阴不足,虚火上炎熏蒸于目;或久食肥甘厚味,损伤脾胃,脾虚气弱,清阳不升,阴火上扰而发病。

【临床表现】

1. 症状 患者有眼部疼痛、畏光、流泪等刺激症状,可伴有水样分泌物、眼睑痉挛及视力下降,轻症患者亦可无明显临床症状。

2. 体征 结膜睫状充血或混合充血,角膜上皮一般完整,基质层可见扇形或弥漫性浸润,可伴有灰白色细小 KP,随着病情进展,基质内炎症加重,角膜上皮及基质层水肿加剧,角膜呈毛玻璃样外观。角膜缘新生血管长入基质深层,呈毛刷状,加重角膜混浊。病变可局限于角膜周边部,也可由周向中央进展而波及整个角膜。合并有虹膜睫状体炎者,可见房水混浊,严重者可有前房积脓。炎症退行期,角膜混浊由角膜边缘开始消退,血管变细甚至闭塞,最终遗留程度不同的角膜混浊。本病易复发,反复发作可致角膜病灶脂肪样变性,呈不均匀黄白色改变。

3. 因病因不同,该病可合并有各种全身病表现:

(1) 梅毒性角膜基质炎:急性梅毒性角膜基质炎是先天性梅毒的晚期表现之一,好发于青少年时期,女性发病多于男性,常双眼先后发病。常合并有视网膜脉络膜炎,同时有鞍鼻、宽面、耳聋、Hutchinson 齿、口角皲裂、精神发育迟缓等先天性梅毒体征。

（2）结核性角膜基质炎：多单眼发病，侵犯部分角膜，在基质中、深层出现灰黄色斑块状或结节状浸润灶，有分支状新生血管侵入。结核菌素试验阳性，有全身结核感染体征。

（3）麻风性角膜基质炎：面部有典型的"狮样面容"，眼睑皮肤增厚、秃睫、面神经麻痹、兔眼等。角膜神经可节段性增粗，虹膜表面可见乳白色结节，在睑裂处角巩膜缘的巩膜侧有黄色胶样结节及角膜颞侧浅层血管翳。

【实验室及辅助检查】

1. 病因检测　梅毒血清学检查、结核菌素试验、胸片等检测可能存在的病因。

2. 前节 OCT 或 UBM 检查　了解病变部位及病灶累及深度，对于稳定期需行角膜移植术患者选择术式有一定的指导作用。

3. 角膜共聚焦显微镜检查　可见树突状细胞及朗格汉斯细胞等免疫细胞增多。

【诊断要点】

1. 有梅毒、结核、麻风、莱姆病等病史，但多数找不到明确的病因。

2. 眼部刺激症状。

3. 自角膜周边向中央发展的基质层炎性浸润，少数可自中央向周边进展，病变区不形成溃疡，深基质层内毛刷状新生血管。

【鉴别诊断】

1. 边缘性角膜炎　由自身免疫功能异常导致的一种周边部角膜病变，病变局限于角膜周边部，除可见周边部角膜组织浸润、水肿外，病变区角膜可沟形变薄，严重时角膜穿孔。

2. 蚕食性角膜溃疡　眼痛剧烈，病变多位于睑裂区近角膜缘处，浸润缘呈特征性穿凿状改变。

3. 角膜挫伤　角膜外伤时因角膜急剧内陷、内皮和后弹力层破裂，导致角膜基质层水肿、增厚、混浊，病变形状常与致伤物相似，有明确的外伤史可鉴别。

【治疗】

1. 西医治疗

（1）病因治疗：治疗原发病，如抗梅毒、抗结核等治疗。

（2）药物治疗：局部应用糖皮质激素，如地塞米松滴眼液、泼尼松龙滴眼液、氟米龙滴眼液等滴眼 4~6 次/日，病情较重者可给予结膜下注射。伴有虹膜睫状体炎时可给予散瞳药物。

（3）手术治疗：对于角膜中央区遗留较致密混浊严重影响视力者，可根据 UBM 及 OCT 检查结果了解混浊累及深度，累及后弹力层者需行穿透性角膜移植术，未累及后弹力层者可行深板层角膜移植术以降低术后排斥反应发生概率。

2. 中医中药治疗　辨证要点和治疗如下：

（1）风热犯目证：①目珠疼痛，羞明流泪，抱轮红赤，黑睛深层混浊；②发热恶风，口渴咽痛；③舌苔薄黄，脉浮数。

治法：疏风清热。

方药：羌活胜风汤（《原机启微》）。

羌活 10g，防风 10g，白芷 10g，前胡 10g，柴胡 10g，黄芩 10g，独活 10g，枳壳 10g，川芎 10g，桔梗 6g，白术 10g，薄荷 6g，荆芥穗 6g，生甘草 3g。

（2）肝胆热盛证：①目珠刺痛，羞明流泪，抱轮暗红，黑睛深层呈圆盘状灰白色混浊；②口苦咽干，便秘溲黄；③舌苔黄，脉弦数。

治法：泻肝解毒。

方药：银花解毒汤（《中医眼科临床实践》）。

银花 30g，公英 30g，蜜桑皮 10g，天花粉 12g，枳壳 10g，龙胆草 10g，黄芩 10g，大黄 10g（另包），蔓荆子 10g，甘草 3g。

（3）肺阴不足证：①目痛，抱轮红赤，畏光流泪，黑睛深层混浊；②口渴欲饮，咳嗽无痰或痰少而黄；③舌绛无苔，脉细数。

治法：养阴润肺消翳。

方药：养阴清肺汤《中医眼科临床实践》）加减。

生地 15g，元参 12g，贝母 6g，麦冬 10g，丹皮 10g，薄荷（后下）6g，金银花 15g，枳壳 10g，龙胆草 10g，菊花 10g，桔梗 10g，甘草 6g。

（4）脾气虚弱证：①病变迁延日久或反复发作，干涩隐痛，轻微抱轮混赤，黑睛混浊；②面色萎黄，少气懒言，倦怠乏力；③舌体胖大，边有齿痕，苔薄白，脉细弱。

治法：健脾益气，升阳明目。

方药：参苓白术散《太平惠民和剂局方》加减。

党参 10g，白术 10g，白扁豆 10g，茯苓 10g，淮山药 15g，泽泻 10g，薏苡仁 15g，陈皮 10g，桔梗 6g，木贼 10g，蝉蜕 10g，白蒺藜 10g，甘草 3g。

3. 预后　病情反复发作可导致角膜明显混浊影响视力；部分患者角膜可变软，在眼球压力作用下发生角膜膨胀，引起不规则散光，严重影响视力；并发有虹膜睫状体炎者，可出现虹膜后粘连、瞳孔闭锁，严重者可致眼球萎缩；部分患者晚期出现继发性青光眼，可引起角膜扩张。

三、丝状角膜炎

丝状角膜炎（filamentary keratitis）是一种由黏附于角膜上的上皮细胞和黏液引起的角膜功能异常，表现为角膜上皮部分剥脱，卷成丝状物，一端附于角膜表面，另一端游离。

【病因和发病机制】

1. 西医认为，角膜表面丝状物是由变性的上皮细胞和黏液共同形成。主要与以下因素有关：

(1) 上皮基底膜与前弹力层结合处异常，部分异常角膜上皮卷曲，而脱落的上皮部分则被新的上皮修复。

(2) 类黏液形成过多，多见于干眼症患者，其发病机制可能为眼表黏蛋白异常，眼表炎症改变了上皮形态学，不成熟的角膜上皮脱落。由于泪液缺乏，角膜上皮更易受眼睑剪切力影响而形成丝状物。另外，神经麻痹性角膜炎、暴露性角膜炎、沙眼、病毒感染等，因眼表缺乏有效保护、泪液分泌异常或蒸发过快，亦可导致丝状角膜炎的发生。

(3) 各种眼部手术后长期包眼或闭眼时间过久者，如斜视术后、白内障术后、LASIK术后、角膜移植术后等。其中角膜移植术后排斥反应及上皮下神经中断也是促进丝状物形成的因素。长期配戴透氧性较差的角膜接触镜亦可引起该病。

2. 中医认为，本病的发生与风热之邪外袭，肺卫不固，上犯目窍；或肝肾阴亏，阴血不足，目失濡养有关。

【临床表现】

1. 症状 患者有眼干、异物感、畏光，伴中到重度眼部疼痛、眼睑痉挛等刺激症状。

2. 体征 裂隙灯检查见角膜表面有数个灰白色细丝状物，一端附着于角膜表面，另一端游离（图16-2-2），角膜荧光染色阳性，严重者丝状物可布满整个角膜。

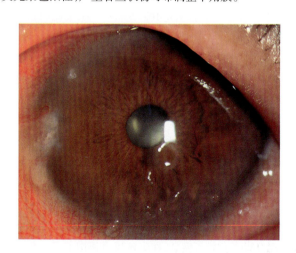

图16-2-2 丝状角膜炎

下方角膜表面有数个灰白色细丝状物，一端附着于角膜表面，另一端游离

【诊断要点】

1. 有干眼、长期配戴角膜接触镜、眼部手术史或闭眼时间过长等诱因。

2. 眼部刺激症状。

3. 角膜表面典型丝状物附着。

【鉴别诊断】 复发性角膜上皮糜烂：多为晨起时发生眼部畏光、流泪、疼痛等刺激症状，反复发作，角膜上皮局限性粗糙或剥脱，无丝状改变的特征。

【治疗】

1. 西医治疗

(1) 病因治疗：去除致病因素，如治疗干眼、避免配戴透氧性较差的角膜接触镜、术后避免长期包眼并鼓励患者适当睁眼。

(2) 药物治疗：在表面麻醉下去除角膜表面丝状物后给予抗生素滴眼液滴眼，预防感染；人表皮生长因子滴眼液或碱性成纤维细胞滴眼液滴眼，促进角膜上皮修复；适当应用糖皮质激素滴眼液如1g/L氟米龙滴眼液，可减轻局部炎症刺激；另外，人工泪液、高渗盐、非甾体类抗炎药、自体血清、更昔洛韦眼用凝胶亦对该病治疗有效。

(3) 其他：去除丝状物后配戴高透氧性软性角膜接触镜可减少眼睑对角膜的摩擦，促进角膜上皮修复；对于干眼患者行泪小点栓塞术可减少泪液引流。

2. 中医中药治疗

(1) 辨证要点和治疗

1) 风热外袭证：①黑睛表面附着灰白色丝状或水滴状物，抱轮微红，磨涩不适，畏光流泪；②口渴咽痛，舌质红，苔黄，脉浮数。

治法：疏风清热。

方药：桑菊饮（《温病条辨》）。

桑叶10g，菊花10g，黄芩10g，连翘10g，杏仁10g，荆芥10g，防风10g，芦根10g，薄荷10g，桔梗10g，板蓝根15g，金银花15g，甘草5g。

2) 肝肾阴虚证：①黑睛表面附着灰白色丝状或水滴状物，抱轮微红，干涩羞明；②夜寐多梦，腰膝酸软，头晕耳鸣；③舌质红，苔薄或少苔，脉细数。

治法：滋补肝肾。

方药：明目地黄丸（《审视瑶函》）加减。

熟地15g，山药15g，枸杞子15g，山茱萸10g，泽泻10g，丹皮10g，茯苓10g，当归10g，白芍10g，薄荷（后下）10g，蝉蜕10g，谷精草10g。

(2) 中成药：风热外袭证选用桑菊饮颗粒；肝肾阴虚证选用明目地黄丸，或杞菊地黄丸。

四、春季角结膜炎

春季角结膜炎（vernal keratoconjunctivitis）是一种双眼反复发作的慢性变态反应性疾病，与季节有明显关系，好发于居住在温热气候的儿童和青少年，男性多见。

【病因和发病机制】

1. 西医认为，目前病因尚不明确，通常认为与植物花粉敏感有关,各种微生物的蛋白质成分、动物皮屑和羽毛等也可能是致敏原。该病是免疫、神经和内分泌系统相互作用的多因素,使肥大细胞、嗜酸性粒细胞、嗜中性粒细胞及其毒性产物活化所致,是Ⅰ型和Ⅳ型超敏反应同时作用的结果。部分春季角结膜炎患者有其他特应性表现的典型发病史,如湿疹、哮喘等。

2. 中医认为,本病多因风邪侵袭,上犯目窍;或脾胃湿热内蕴,复感风邪,风湿热邪上壅于目;或肝血不足,虚风内动,上犯于目致病。

【临床表现】 双眼发病,有季节性,春夏时病情加重,冬季减轻,病程可长达2~10年,青春期后可自愈。奇痒和畏光是该病的主要症状,可伴有疼痛、异物感、烧灼感以及黏液性分泌物。根据临床体征不同,可分为以下三种类型:

1. 睑结膜型 睑结膜呈粉红色,上睑结膜可见巨大乳头呈鹅卵石样排列,乳头大小不一,外观扁平,彼此相连,包含有毛细血管丛。下睑结膜病变相对较轻,可见弥散的小乳头。一般炎症静止后结膜乳头可完全消退、不留瘢痕。

2. 角膜缘型 以角膜缘黄褐色或红色胶样增生为特点,多出现于上方角膜缘,有时增生呈白色结节状,称Horner-Trantas结节。病变晚期,角膜缘可出现血管翳向角膜中央伸长,可造成前弹力层混浊。

3. 混合型 为以上两种类型的临床体征同时出现。各类型病变均可导致弥漫性点状角膜上皮炎,甚至形成盾形无菌性溃疡,多位于上半部角膜,这主要是由于肥大细胞及嗜酸性粒细胞释放炎症介质引起。部分患者因睑结膜乳头肥大、眼睑重量增加可导致上睑下垂或下睑皮肤皱褶增多。

【实验室检查】

1. 结膜刮片 可见大量嗜酸性粒细胞和肥大细胞。
2. IgE检测 部分患者血清IgE水平高于正常值。

【诊断要点】

1. 发病有季节性,多春季发病。
2. 眼部有畏光、奇痒症状,检查可见上睑结膜乳头呈巨大鹅卵石样外观,或角膜缘胶样增生、Horner-Trantas结节及角膜盾形溃疡等典型体征。
3. 结膜刮片可见大量嗜酸性粒细胞和肥大细胞。

【鉴别诊断】 巨大乳头性结膜炎:睑结膜有巨大乳头,有佩戴角膜接触镜史,无季节性。

【治疗】

1. 西医治疗

(1) 尽量脱离过敏源:因该病为自限性疾病,治疗目的主要为缓解症状。可给予冷敷、在空调房内甚至移居寒冷地区等物理疗法,使患者感觉舒适。

(2) 药物治疗:主要有抗组胺药物、肥大细胞稳定剂、糖皮质激素及免疫抑制剂等。肥大细胞稳定剂,如色甘酸钠、耐多罗米等可通过阻断肥大细胞膜钙的转运而抑制肥大细胞释放介质,但因其最好在接触过敏源之前使用,对于已经发作的患者疗效差,故常建议同时使用抗组胺药物。具有该双重作用的药物,如0.1%奥洛他定有较好效果。对于中重度病情或急性期患者,可给予糖皮质激素冲击治疗,如局部频点(每2小时一次)5~7天后减量或停药,或睑板上方注射地塞米松、曲安奈德等药物,但需注意激素副作用的产生。非甾体类抗炎药可抑制环氧酶而减轻眼部炎症,并减少激素用量。对于病情顽固患者,还可使用免疫抑制剂,如1%~2%环孢素A滴眼液、0.05%~1%他克莫司滴眼液。另外,使用不含防腐剂的人工泪液既可稀释肥大细胞释放的炎症介质,同时可改善因角膜上皮点状缺损引起的眼部异物感。

2. 中医中药治疗 辨证要点和治疗如下:

(1) 外感风邪证:①眼痒,胞睑内面乳头排列不整,状如卵石;②恶风,汗出;③舌质淡,苔薄白,脉浮。

治法:祛风散邪止痒。

方药:驱风一字散(《审视瑶函》)加减。

荆芥12g,防风12g,羌活12g,薄荷12g,川乌6g,川芎12g。

(2) 脾胃湿热证:①目痒难忍,眼眵多胶黏,胞睑沉重,缠绵难愈;②头身困重,纳呆胸闷,口黏;③舌质红,苔黄腻,脉滑数。

治法:醒脾除湿,清热止痒。

方药:除湿汤(《眼科纂要》)加减。

荆芥12g,防风12g,苍术10g,薏苡仁20g,砂仁10g,车前子(另包)10g,黄芩10g,枳壳10g,黄连10g,木通6g,陈皮10g,茯苓10g,甘草5g。

(3) 血虚生风证:①眼痒较轻,时作时止,干涩不适;②面色无华,心悸失眠;③舌质淡,苔薄白,脉细。

治法:养血祛风,散邪止痒。

方药:四物汤(《太平惠民和剂局方》)加味。

熟地15g,当归15g,白芍12g,僵蚕6g,白蒺藜12g,川芎12g。

五、泡性角结膜炎

泡性角结膜炎(phlctenular keratoconjunctivitis)是一种由微生物蛋白质引起的迟发型免疫性眼病,可双眼发病,春夏季节多发,儿童和青少年患者多见,尤其体质瘦弱、营养不良及卫生条件差者多发。

【病因和发病机制】 确切病因尚不明确,通常认为与结膜、角膜组织对内源性微生物蛋白质的细胞免疫有关。

最常见致病微生物有结核分枝杆菌和金黄色葡萄球菌,其次还有白色念珠菌、表皮葡萄球菌、沙眼衣原体等。

【临床表现】 有轻度异物感、畏光等刺激症状,若病变累及角膜,则刺激症状加重,伴流泪、眼睑痉挛、视力下降。检查可见角膜缘或角膜内出现一处或多处圆形隆起病灶,呈白色,病变周围结膜局限性充血,随即病变顶端溃烂形成溃疡,愈合后形成浅基质层瘢痕并遗留基质层新生血管。若病变仅位于角膜缘外球结膜处,则称为泡性结膜炎。若病变自角膜缘处向角膜中央区进展,且浸润区内含一束平行的新生血管随病变向前推进,则称束状角膜炎,该病变位于角膜浅层,不向深层进展。溃疡可边进行边愈合,痊愈后其内血管即闭塞,遗留束状混浊。若该病变累及甚至越过瞳孔区,则对视力影响极大。有时病变可呈小点状几个或十几个排列于角膜缘处,称为粟粒型泡性角结膜炎,此类病变有时未形成溃疡即可吸收,也可互相融合形成溃疡。本病易复发。

【实验室及辅助检查】

1. 结膜或角膜刮片 病变溃疡区刮片可见淋巴细胞、中性粒细胞、单核细胞和巨噬细胞。

2. 前节 OCT 及 UBM 可了解病变累及深度。

【诊断要点】

1. 儿童或青少年反复发作角膜炎病史,可有结核或细菌感染等病史。

2. 眼部有畏光、异物感等刺激症状,检查可见角膜缘附近典型实性结节样小泡,周围结膜局限性充血,或自角膜缘向中央伸展的束状角膜病变,其内有平行的新生血管生长。

3. 病变溃疡区刮片可见淋巴细胞、中性粒细胞、单核细胞和巨噬细胞。

【鉴别诊断】

1. 角膜缘异物 有眼部外伤史,可看到异物。

2. 流行性角结膜炎 有急性感染病史,后期角膜呈钱币样损害,大小较均匀,角膜无新生血管。

【治疗】 治疗结核或其他部位感染,增强机体抵抗力,补充营养及维生素。局部应用糖皮质激素滴眼液滴眼可有效控制炎症,但需监测眼压。合并细菌感染者加用抗生素滴眼液滴眼。对于束状角膜炎反复发作严重影响视力者,可行板层角膜移植术。

六、蚕食性角膜溃疡

蚕食性角膜溃疡(rodent corneal ulcer)又称 Mooren 溃疡,是一种慢性、进行性、疼痛性角膜溃疡,初起病变位于角膜周边部,沿角膜缘延伸,并向角膜中央匐行性进展,最终可累及全角膜。

【病因和发病机制】

1. 西医认为,确切病因及发病机制尚不明确。目前,多研究发现蚕食性角膜溃疡与自身免疫有关,其发病机制可能是某些炎症(风湿性关节炎、结节性多动脉炎、复发性多软骨炎等)、感染(寄生虫、病毒、丙型肝炎、梅毒、结核等)、角膜外伤及手术等因素诱导改变了角膜及结膜的抗原性,激活机体体液和细胞免疫反应,抗原抗体复合物沉积于角膜缘,使局部浆细胞增多,补体活化,趋化中性粒细胞,释放胶原酶引起角膜溶解。

2. 中医认为,本病多由肝经伏热,复感风邪,循经上犯;或脾失健运,痰湿内生,郁久化热,痰火上扰于黑睛而发病。

【临床表现】 多见于成年人,可单眼或双眼发病。主要症状为剧烈眼痛、畏光、流泪、视力下降。病变起始于角膜,多从睑裂区开始发病,表现为角膜缘充血及灰色浸润。随后浸润区出现角膜上皮缺损,继而形成溃疡,溃疡沿角膜缘呈环形进展,并向中央区浸润,浸润缘呈穿凿状,略隆起。溃疡一边进展一边修复,并有新生血管长入病变区(图 16-2-3)。病变最终可侵犯全角膜。部分患者溃疡向深层进展,可导致角膜穿孔。在溃疡区和角膜缘之间无正常角膜组织分隔。本病易复发。

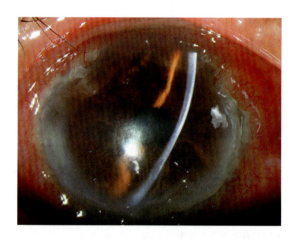

图 16-2-3 蚕食性角膜溃疡

溃疡沿角膜缘呈环形进展,并向中央区浸润,浸润缘呈穿凿状,可见新生血管长入病变区

临床根据病情分为两型:①良性型:多为老年人,常单眼发病,溃疡深度可侵蚀 1/3~1/2 角膜基质,一般不向更深层进展,溃疡面常有新生上皮覆盖及新生血管长入,很少出现穿孔,治疗效果较好;②恶性型:好发于年轻人,常双眼发病,病变进展快、不易控制,治疗效果差。溃疡可深达后弹力层并造成角膜穿孔,病变有时可向巩膜发展。

【实验室及辅助检查】

1. 角膜溃疡刮片及细菌培养 了解有无合并细菌或

真菌感染。

2. 前节 OCT 及 UBM　有助于了解病变累及深度。

【诊断要点】

1. 剧烈眼痛及畏光、流泪等其他眼部刺激症状。

2. 病变起始于角膜缘，沿角膜缘环形进展并可呈穿凿状向角膜中央进展，溃疡区有新生血管生长。

【鉴别诊断】

1. 边缘性角膜变性　病因未明，可能与免疫性炎症有关，病变多位于角膜缘附近，角膜基质逐渐变薄，形成沟状凹陷，有新生血管长入，一般无充血、疼痛等炎症表现。

2. 边缘性角膜炎　此溃疡一般无明显疼痛，且常伴有睑缘炎等金黄色葡萄球菌感染的病变。

【治疗】

1. 西医治疗　此病治疗非常棘手，目前缺乏特效治疗方法，治疗原则是早期采取药物治疗，效果欠佳或中晚期患者采取药物与手术相结合的方法。

（1）药物治疗

1）糖皮质激素：局部及全身均需使用糖皮质激素。局部可用氯霉素地塞米松滴眼液、妥布霉素地塞米松滴眼液等每 2 小时滴眼一次，既可抑制免疫反应，又可预防细菌感染；全身可给予地塞米松注射液 5~10mg 静脉滴注每日一次，3~5 天减一次，继之口服醋酸泼尼松片并逐渐减量，或直接口服醋酸泼尼松片 1~2mg/kg，每日晨服 1 次，并逐渐减量。但因糖皮质激素能激活胶原酶使组织溶解加快，故可在使用糖皮质激素滴眼同时加用胶原酶抑制剂。

2）免疫抑制剂：环孢素 A 可选择性抑制 T 淋巴细胞亚群，FK506 可抑制 T 淋巴细胞增殖及 IL-2 产生，对重症及复发性患者有较好疗效。环磷酰胺对体液免疫及细胞免疫均有抑制作用及直接抗炎作用，可每日给予 2~4mg/kg 口服以治疗难治性蚕食性角膜溃疡，但需注意监测外周血白细胞数量。

3）胶原酶抑制剂：常用有 3% 半胱氨酸滴眼液及 2.5% 依地酸二钠滴眼液滴眼 4~6 次／日，另外自体血清滴眼液中含有 α₂ 球蛋白，可抑制胶原酶活性，并可促进角膜上皮再生及组织修复，亦为临床常用药物。

4）其他：非甾体类抗炎药，如普拉洛芬滴眼液、双氯芬酸钠滴眼液可辅助抗炎并减少激素用量，合并有细菌感染者可联合使用抗生素滴眼液，合并有葡萄膜炎者可联合应用散瞳药物。

（2）手术治疗

1）结膜切除术：切除病变对应处球结膜，宽度为 5~10mm，以避免术后因病变组织残留导致复发。但单纯切除球结膜复发率高，可联合该区球筋膜囊灼烙以清除复发的病理因素。对于病变区角巩膜组织，可联合切除、灼烙、冷冻治疗。

2）角膜移植术：根据病变累及弧度及宽度可选择弧形板层角膜移植术或全板层角膜移植术，以保证既可切净病灶又最大限度地保存视力；对于角膜穿孔者，可行穿透性角膜移植术。在行角膜移植术同时联合球结膜切除术及部分球结膜遮盖术可有效降低术后复发率。

2. 中医中药治疗　辨证要点和治疗如下：

（1）肝肺风热证：①黑睛四周骤起白翳状如花瓣或如鱼鳞，渐渐扩展，中间低陷，白睛红赤，畏光流泪，疼痛难睁；②头胀痛，恶风发热，口渴咽干；③舌质红，苔薄黄，脉浮数。

治法：疏风清热。

方药：加味修肝散（《银海精微》）。

羌活 10g，防风 10g，木贼 10g，白蒺藜 10g，荆芥 10g，菊花 10g，薄荷（后下）10g，栀子 10g，黄芩 10g，连翘 10g，桑螵蛸 10g，当归 10g，赤芍 10g，川芎 10g，麻黄 6g，大黄 10g，甘草 3g。

（2）痰火蕴蒸证：①目痛畏光，黑睛花翳，逐渐侵及整个黑睛；②胸闷咳嗽，痰多黄稠；③舌红，苔黄腻，脉滑数。

治法：清热化痰。

方药：治金散（《目经大成》）。

黄芩 10g，黄连 10g，桑白皮 10g，玄参 10g，枳壳 10g，杏仁 10g，葶苈子 10g，旋复花 10g，防风 10g，菊花 10g，赤芍 10g，白蒺藜 10g，蝉蜕 10g，丹皮 10g。

七、史 - 约综合征

史 - 约综合征（Stevens-Johnson's syndrome, SJS）是一种少见的累及皮肤及黏膜组织的急性水疱性疾病，可严重影响生命。该病的眼部表现比较严重，病变可累及角膜、结膜及眼睑。

【病因和发病机制】　该病主要是由药物不良反应引起，是细胞毒性 T 淋巴细胞、自然杀伤细胞、中性粒细胞和巨噬细胞活化参与的迟发型皮肤免疫反应，与人类白细胞抗原基因（HLA）多态性相关。常见致病药物有抗生素（头孢类、青霉素类等）、解热镇痛药、别嘌呤、抗癫痫药物（卡马西平、苯巴比妥等）、止痛药等。但这主要是个体的特异性差异，与药物本身关系不大。另外，遗传、病毒或细菌（如腺病毒、单纯疱疹病毒、溶血链球菌）感染等因素亦可引起该病变。

【临床表现】　患者表现为突然出现皮肤及黏膜损害，红斑、丘疹或水疱等对称性散在出现，常出现在手脚的背侧和前臂、腿、脚掌、足底表面。黏膜损害包括眼结膜、口腔及生殖器黏膜。其中，口腔黏膜是最常见受损部位，可出现水疱、假膜，最终形成瘢痕。全身性症状包括发热、咽痛、不适、关节痛和呕吐等。

眼部表现：急性期表现为眼睑红肿、不规则大疱、红斑、脱屑，结膜充血伴脓性分泌物、出血、假膜。角膜可出现上皮大面积剥脱，可同时有虹膜炎表现。急性期一般持续2~3周，随炎症减轻，病变进入慢性期。表现为结膜瘢痕、睑球粘连、眼睑畸形、睑内翻、倒睫等，因病变破坏大量结膜杯状细胞及泪腺的内皮细胞，导致泪腺导管阻塞，可出现泪液分泌减少、泪膜异常，角膜出现新生血管翳及上皮结膜化（图16-2-4）。由于倒睫、干眼、暴露等原因可导致角膜继发感染，出现角膜混浊，严重影响视力。

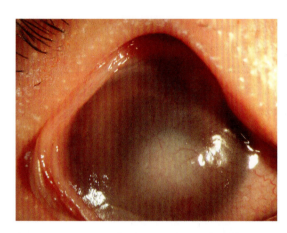

图 16-2-4　史-约综合征的角膜表现

慢性期可见睑球粘连，角膜表面干燥，出现新生血管翳及上皮结膜化

【辅助检查】　泪液检查：泪液分泌试验<5mm，甚至为0，泪膜破裂时间明显缩短。

【诊断要点】

1. 有全身用药后急性发病或细菌、病毒感染发热病史。
2. 典型临床表现为急性期高热伴有皮肤、黏膜损害，晚期眼部干燥及角结膜瘢痕性病损。
3. 泪液分泌减少及泪膜异常。

【鉴别诊断】

1. 多形性红斑　是一种急性自限性皮肤黏膜疾病，特点是以高出皮肤呈靶形的红斑为特征的复发性皮肤病，而SJS是黏膜糜烂和广泛的皮肤水疱为主要病损。
2. 干燥综合征（Sjögren syndrome）　是一种自身免疫性疾病，主要累及唾液腺及泪腺，表现为口腔及角结膜干燥，无明显急性炎症过程。

【治疗】　需尽快去除病因并对症治疗，全身情况需由皮肤科及内科医师综合治疗。眼部处理，早期可局部应用糖皮质激素滴眼液及免疫抑制剂如环孢素、他克莫司等减轻炎症、抑制新生血管生长，适当应用抗生素滴眼液预防细菌感染、表皮生长因子滴眼液促进角膜上皮修复。可行羊膜覆盖术以减轻炎症、保护角膜组织，同时可减轻结膜囊瘢痕粘连。慢性期患者主要为治疗干眼症状，可给予人工泪液滴眼或行泪道栓塞术；对于无泪液分泌患者，可行颌下腺导管移植或唇腺移植；对于角膜上皮不能愈合、炎症难以控制者可行睑缘融合术缓解病情；对于出现角膜穿孔者可行角膜移植术；瘢痕形成严重、有大量新生血管者可行人工角膜移植术。睑球粘连严重者可行眼表重建。对于倒睫可给予拔除、电解或睑板切开等方法去除。

八、干燥综合征

干燥综合征（Sjögren syndrome，SS）是一种主要累及唾液腺、泪腺等外分泌腺的慢性炎症性自身免疫性疾病，发病初期主要表现为泪液和唾液分泌减少所致的眼干、口干综合征，但在发病的晚期，会出现多系统损害的症状和体征。

【病因和发病机制】　本病病因及发病机制目前尚不完全清楚，但多数学者认为是自身免疫性疾病。根据是否合并其他自身免疫性疾病可分为两种类型：

1. 原发性干燥综合征（pSS）　又称原发性干燥综合征，仅有眼干及口腔干燥，不伴有其他免疫性疾病。一般认为，该病是由个体在遗传易感因素的基础上，由环境因素触发。在病毒感染和性激素异常等多种因素共同作用下，机体细胞免疫和体液免疫发生异常反应。目前发现巨细胞病毒、EB病毒、HIV、HCV等与pSS的发病及病情持续可能有关。该病多发生于围绝经期女性，提示性激素可能参与pSS的发病。

2. 继发性干燥综合征（sSS）　常合并其他免疫性疾病，如类风湿关节炎、硬皮病、系统性红斑狼疮、多发性肌炎/皮肌炎、结节性多动脉炎等，表现为多种免疫机制，类风湿因子阳性率高。患者血清中可发现抗核抗体、抗DNA抗体、抗横纹肌抗体等，IgA、IgG、IgM也有增加倾向。

【临床表现】　眼部表现主要有自觉异物感、烧灼感、干燥感及易疲劳感，眼红、眼痛、畏光、丝状黏液性分泌物。夜间或清晨醒来时眼部干燥感严重。裂隙灯检查可见泪河变窄或消失，角膜可见散在点状浸润、糜烂或溃疡。其他表现包括口干、口渴、吞咽困难，甚至汗腺及阴道分泌也可减少。全身症状可出现皮肤干燥、关节疼痛、皮疹等。

【实验室及辅助检查】

1. 泪液检查　泪液分泌试验<5mm，甚至为0，泪膜破裂时间明显缩短。
2. 虎红染色　上皮层损伤可使虎红着色。
3. 血清学检查　类风湿因子、抗核抗体阳性，IgA、IgG、IgM升高及血沉增快有助于疾病的诊断。

【诊断要点】

1. 主要依靠临床表现　眼部干燥、口腔干燥、吞咽困难及皮肤干燥、关节疼痛等。通常把干燥性角结膜炎、口腔黏膜干燥、类风湿及其他免疫性疾病中两项阳性者作为诊断依据。

2. 实验室及辅助检查有利于疾病诊断。

【鉴别诊断】 史-约综合征：有明显高热及皮肤疱性损害，有明显急性炎症过程。

【治疗】 对于 pSS 治疗目的主要是缓解症状，补充人工泪液是治疗干眼的主要手段，因需长期应用，故应选择不含防腐剂的滴眼液，局部应用 1% 环孢素滴眼液也有一定疗效。行泪道栓塞治疗可减少泪液流失，缓解眼干症状。另外，应用保湿眼罩、使用加湿器增加空气湿度也有一定效果。积极治疗全身病。对于口腔的治疗，首选需注意口腔卫生，每天足量饮水，使用唾液代用品等。皮肤及阴道干燥者可使用一些润滑剂或保湿剂。sSS 患者需积极治疗全身病。

（吴彦超　刘春宵　石慧君　马利肖　李亚）

第三节　角膜变性与营养不良

一、角膜变性

角膜变性（corneal degeneration）与角膜营养不良（corneat dystrophy）是临床上两种性质不同的角膜病。两者的致病原因（原发或继发）、发病时间（早或晚）、家族遗传性（有或无）、眼部表现（双眼对称或单眼发病）、临床过程（进展缓慢或迅速），以及组织病理学改变等，都各具不同特点，不应混淆。

角膜组织退化变质并使其功能减退者称之为角膜变性。角膜变性无家族遗传性，多为后天获得性疾病，常继发于眼部或全身性疾病。角膜变性发病时间较晚，多为成人疾患。单眼或双眼均可发病，有时可伴有角膜新生血管。其临床过程虽可持续多年，但较角膜营养不良的进展一般要快些。

（一）带状角膜变性

带状角膜变性（band keratopathy）通常为钙盐沉积在角膜上皮下及前弹力层造成的病变。

【病因和发病机制】

1. 眼部慢性疾病（通常为慢性炎症）　如慢性葡萄膜炎，尤其多见为儿童的慢性葡萄膜炎、眼球结核、角膜基质炎、反复发作的浅层角膜炎等。

2. 全身疾病　甲状旁腺功能亢进，维生素 D 中毒，结节病及其他全身疾病引起的高钙血症。

3. 遗传性疾病　如遗传性原发性角膜带状变性。

4. 血磷增高而血钙正常，如慢性肾衰竭。

5. 硅油注入的无晶状体眼。

6. 眼部长期接触汞制剂。

【临床表现】 早期无症状。病变起始于睑裂区角膜边缘部，在前弹力层出现细点状灰白色钙质沉着。病变外侧与角膜缘之间有透明的角膜分隔，内侧呈火焰状逐渐向中央发展，汇合成一条带状浑浊横过角膜的睑裂区。当浑浊带越过瞳孔时，视力下降。沉着的钙盐最终变成白色斑片状，常高出于上皮表面，可引起角膜上皮缺损，出现刺激症状和异物感。有时伴有新生血管。

【实验室及辅助检查】 病理检查早期可见上皮细胞基底膜呈嗜碱性着染，继而 Bowman 层可见钙质沉着及断裂。部分 Bowman 层已被毁坏，代之以无血管的纤维组织，并可见透明质样物，沉积的钙盐可向前伸展至上皮细胞层，亦可向后伸展达实质层。

【治疗】 对轻中度的患者，在表面麻醉下，用角膜上皮刀刮除钙沉淀的浑浊上皮后，应用螯合剂如 EDTA-Na（乙二胺四乙酸二钠）眼药水滴眼。对带状浑浊范围较大患者，可在表面麻醉下，刮去变性区角膜上皮及前弹力层，角膜创面佩戴软性亲水性角膜接触镜，此方法不仅修复快，且不留瘢痕，但术后可能复发。有些病例可重复上述治疗。另外用准分子激光切削病变区（PTK）也可取得较满意的疗效。对浑浊严重，范围大的患者，可考虑行板层角膜移植术。

（二）角膜边缘变性

角膜边缘变性（terrien marginal degeneration）又称 Terrien 边缘变性，在 1900 年首次被 Terrien 所描述，是一种双眼慢性疾病，角膜边缘部变薄，角膜基质层萎缩，同时伴有角膜新生血管翳，晚期可形成局限性角膜葡萄肿，最终导致角膜穿孔。流行病学调查显示，男性发病率高于女性，中、老年较多，但也有在儿童时发病的报道。因发病缓慢，有时在长达 20 年后才出现明显的视力下降，是一种严重危害视力的慢性角膜变性疾病。

【病因和发病机制】 目前对 Terrien 角膜边缘变性的病因仍不十分清楚，与以下因素有关：

1. 自身免疫性眼病　有些 Terrien 角膜边缘变性的患者伴有全身的结缔组织病，如类风湿关节炎、系统性红斑狼疮等，对病变的角膜组织学检查，可找出巨噬细胞、淋巴细胞等。局部应用糖皮质激素眼药水时，可减轻部分的充血和浸润。另外本病发生在角膜缘，其区域是自身免疫病的高发区。但目前没有确切的证据证实本病与自身免疫相关。

2. 变性疾病　本病为双侧进行性，有些患者没有任何炎症过程，组织病理学检查，仅显示角膜板层胶原纤维变性，且有脂质沉着。

3. 炎症因素　Iwamoto 对本病在电镜下存在不同的表

现，建议分为2型：炎症型和非炎症型。炎症型病灶区有淋巴、中性粒细胞浸润，纤维素样坏死，新生血管内有血栓形成；而非炎症型仅为角膜板层胶原变性样改变。

4. 其他 有研究表明本病与继发泪液成分异常和某些金属量异常有关。

【临床表现】 一般无疼痛、畏光，视力呈慢性进行性下降。单眼或双眼对称性角膜边缘部变薄扩张，鼻上象限多见。部分患者上、下方角膜周边部均变薄扩张，随着病情进展，上、下方变薄区逐渐汇合，形成全周边缘部变薄扩张。变薄区厚度通常仅为正常的1/4~1/2，最薄处甚至仅残留上皮和膨出的后弹力层，部分患者可因轻微创伤而穿孔，但自发穿孔少见。变薄区有浅层新生血管。进展缘可有类脂质沉积。由于角膜变薄扩张导致不规则近视散光，视力进行性减退且不能矫正。临床上沿用Francois分期标准：

1. 浸润期 上方周边部角膜出现与角膜缘平行的2~3mm宽灰白色浑浊带，伴有新生血管伸入。

2. 变性期 病变渐累及基质层，角膜变性而变薄，形成一弧形血管性沟状凹陷带。浅层组织渐被融解吸收而形成小沟，沟内有脂质沉着。

3. 膨隆期 病变区角膜更薄，形成单个或多个1.5~3mm或更宽的膨隆区，呈小囊肿样外观，此时有显著的不规则散光。

4. 圆锥角膜期 病变区组织张力显著下降，在眼压作用下向前膨胀，当咳嗽或用力过猛时极易发生角膜破裂，导致眼内容脱出。

【治疗】 药物治疗无效，以手术治疗为主。早期应验光配镜提高视力。患眼角膜进行性变薄，有自发性穿孔或轻微外伤导致破裂的危险者，可行板层角膜移植术。出现角膜微小穿孔者，仍可行板层角膜移植，穿孔范围较大或伴眼内容物脱出者，需行穿透性角膜移植。

二、角膜营养不良

（一）角膜基质层营养不良

1980年，Groenouw首次描述一组结节性角膜营养不良的特征，并跟踪随诊这个家族四代患者的变化。1978年，Bucklers把这类角膜营养不良分为两型，即Groenouw Ⅰ型和Ⅱ型。Ⅰ型为显性遗传型，包括目前临床常见为颗粒状角膜营养不良，Ⅱ型为隐性遗传型，临床上常见有斑块状角膜营养不良。随后，Biber又报道了格子状角膜营养不良。以上这些分类，只是角膜病变的形态不同，但病变均发生在角膜基质层。由于病变的程度、形态及在基质的不同位置，导致临床表现也各异。

1. 颗粒状角膜营养不良 颗粒状角膜营养不良（granular corneal dystrophy）是一种常染色体显性遗传的营养不良，是由于染色体5q31的基因缺陷引起的。

【病因和发病机制】 本病为常染色体显性遗传，外显率为97%。确切病因尚不详知。据推测，本病是由于异常基因所决定，使某种角膜细胞不能正常合成或加工其生物细胞膜，以致在基质浅层形成异常沉着物。确切发病机制仍不清楚，基质内营养不良的改变可能发生在角膜基质内一种蛋白或脂质异常合成的过程，也可能发生在一些角膜基质细胞膜成分的改变。

【临床表现】

(1) 症状：病情进展缓慢，视力下降，为双侧性病变。10~20岁发病，可多年无症状。表现在角膜中央区浅层基质内，呈现白色点状浑浊、形态各异的变性改变，浑浊病变间的角膜基质透明，偶尔病变可侵犯到基质深层。临床上把颗粒状角膜营养不良分为三型：

Ⅰ型：常在10岁左右开始发病，出现上皮反复的糜烂。临床表现为：①中央角膜浅基质面包屑样或薄的雪片状浑浊；②随病程发展，浑浊密度增加并向深基质层进展，但从不扩展到角膜缘；③约在40岁左右角膜浑浊的病灶密度加大，有时融合成片状，往往对视力有明显的影响。

Ⅱ型：往往在40~50岁发病，很少出现上皮糜烂和剥脱，只在浅基质有偏中心的散在、白色面包屑样或星芒状浑浊，病程进展缓慢。

Ⅲ型：在50岁以上，角膜上皮几乎不出现糜烂或剥脱。有时患者并不知道，只是在检查时被发现。临床上只见角膜散在的或较独立的、浅基质偏中心的白色环状浑浊。但随着年龄的增大，浑浊灶可增加。

(2) 体征：早期表现为角膜浅基质层的细点状和放射的线状浑浊，随后可出现各种不同形态的浅基质白色浑浊，有些在裂隙灯的后照法检查下，浑浊点可呈半透明状。较常见的为较均匀的面包屑或雪片状浑浊，边界不规则。还有一些早期为周边部分浑浊，相对中央为透明。而在角膜基质内的浑浊病灶的数量可不等，分布为随机样，形态也可为链状、环状和树枝状，通常角膜荧光染色为阴性，而泪膜破裂时间与基质浑浊病灶区是否高出角膜表面有关。

【实验室及辅助检查】 组织病理切片可见角膜基质浑浊区域内有颗粒状、嗜酸性沉积物，属非胶原蛋白；用Massons三重染色，可见角膜基质浑浊区域为亮红色。PAS染色可见角膜上皮基底膜及浅基质层明显增厚。组织化学染色，角膜上皮及基质内的变性颗粒为非胶原蛋白。透射电镜检查可见，浅基质内有高电子密度的100~500μm宽的柱形结构在基质细胞间。在不同的时期，未见到角膜基质细胞明显异常。

【治疗】

(1) 视力好时，不需治疗。

(2) 较大面积浑浊,视力明显下降者,可行角膜移植术。

(3) 本病为规律的显性遗传病,外显率高,预防在于遗传咨询。

2. 斑块状角膜营养不良　斑块状角膜营养不良(macular corneal dystrophy)是一种常染色体隐性遗传性疾病,是三种典型的角膜基质营养不良中最严重但又最少见的一种,早期明显影响视力。

【病因和发病机制】　为常染色体隐性遗传性疾病。对大宗家系的调查发现,斑块状角膜营养不良与家族遗传有关。

【临床表现】

(1) 症状:10岁以内就表现出双眼较对称发病,视力下降,约在20岁时病情已比较明显,有畏光、流泪及视力下降。随着角膜浑浊的加重,角膜表面高低不平或有上皮的反复糜烂,视力进一步下降,通常在20~30岁就丧失了有用的视力。

(2) 体征:角膜病变初期表现为角膜中央浅基质的细小Haze样浑浊,有的为半透明环状。以后这些Haze逐渐溶合为多形,不规则的灰白样。随病情进展向角膜周边延伸和角膜深基质发展,当角膜浑浊区域向表面扩展凸出角膜表面呈结节状,会引起角膜不规则散光;当浑浊区域向后弹力层发展时,裂隙灯下可见角膜后有大量的内皮赘疣。与其他的角膜营养不良不同,斑块状角膜营养不良在病程发展至晚期,均可出现角膜变薄,因此提醒手术者,在行角膜移植术前,要行角膜测厚。如角膜植床已明显变薄,要改变手术方式,以避免手术时植片与植床对合不良。

【实验室及辅助检查】　组织病理学显示角膜基质内有大量的葡萄糖颗粒堆积,也可见于上皮下及内皮面。用PAS或Alcian染色均能良好显示角膜基质内的葡萄糖颗粒。另外还可见上皮基底膜变性和上皮的非特异性变化,前弹力层常被破坏,而被如基底膜样的玻璃状膜所替代。

【诊断要点】　随着病变的进展,特别是角膜随病变的加重逐渐变薄,病变从角膜中央向周边延伸和深基质的发展,及家族中有相同患者,均有利于斑块状角膜营养不良的诊断。

【鉴别诊断】　在临床上,斑块状角膜营养不良与颗粒状角膜营养不良在发病初期的特征很相似,应从角膜病变形态上进行鉴别。

【治疗】　早期如出现反复角膜上皮糜烂造成的畏光,可戴角膜接触镜或试行羊膜覆盖术。角膜已明显浑浊影响视力可行部分板层或部分深板层角膜移植术。影响后弹力层或至内皮者,则应行部分穿透性角膜移植术,手术后的临床效果均不错,但无论是板层还是穿透性角膜移植术,术后都存在复发的可能。复发往往与手术时边缘切除不彻底有关,复发均从植床向植片延伸,很少引起全植片营养不良的复发。复发同时伴有非特异性炎症细胞的浸润,有的还有新生血管的增生,如在复发时伴有免疫排斥反应发生。

3. 格子状角膜营养不良　格子状角膜营养不良(lattice corneal dystrophy)是一种常染色体显性遗传性眼病。

【病因和发病机制】　本病为较肯定的常染色体显性遗传。胡诞宁综合国内已报告的5个家系,有31例发病。患者子代46人中有25人发病,发病率为52.9%,外显率达100%。李伏炎等(1991)报告4个家系5例患者,认为是代代发病,男女均有。偶尔亦见散发病例。

发病机制尚未定论。有人认为是异常的角膜细胞释放溶酶体酶导致基质层氨基葡聚糖及胶原变性,变性产物演变成淀粉样纤维细丝沉积于基质层。1967年Kiintworth证实本病是淀粉样变性病(amyloidosis)中只限于角膜发病的一种遗传变异。

【临床表现】　根据Kaufman主编《角膜病》一书的分类,把格子状角膜营养不良分为四型。各型的主要特点为:

Ⅰ型:常发生在10岁以前。一般没有全身其他器官的并发症,视力下降常在20~30岁。经常有角膜上皮的剥脱,自觉症状较明显。体征:早期在裂隙灯下可见角膜上皮下细的格子状线条。在线条的边缘有点状浑浊。随后可发生角膜中央的浅基质层的雾状浑浊。格子状的浑浊线条变粗,伴有大小不一的浑浊点。可见角膜新生血管。一般格子状浑浊线条不侵犯到角巩膜缘。

Ⅱ型:一般发病在30岁以后。常伴有全身疾病,如皮肤及周围神经病变或肾上腺疾病。但视力下降不如Ⅰ型明显。格子状线条边界清楚,周围很少有浑浊点。大部分在角膜周边部或达角巩膜缘。

Ⅲ型:发病常在50岁及以上,在70岁左右才出现视力下降。一般不出现上皮脱落等症状。特殊为格子状的线粗、数量多,一般可延伸至角巩膜缘。

Ⅳ型:发病年龄在40~50岁,常发生上皮剥脱,索状或树枝状的格子状线。在深层的格子状线粗,而在浅基质层的格子状线短和细。在格子状线之间有小的圆点状浑浊。

【实验室及辅助检查】　组织病理学检查发现,格子状角膜营养不良Ⅰ型表现为角膜上皮不规则,上皮基底膜变性、增厚,缺少正常的桥粒结构,前弹力层变得薄厚不均。不同厚度的淀粉样变性的组织被染成嗜曙红样,在角膜上皮基底膜和前弹力层之间,或镶嵌在角膜基质纤维中,使角膜板层纤维扭曲样改变。格子状角膜营养不良Ⅱ型,淀粉样沉积物取代了角膜神经。

光镜下,上皮细胞层厚薄不一,排列不规则,Bowman层有断裂,角膜实质板层形态扭曲,有多条嗜伊红性梭形浑浊物沉积于上皮细胞层与Bowman层之间。实质层内亦有此沉积物散存，但主要位于实质浅层。而Descemet膜与内皮细胞层则保持正常。

组织化学法显示此沉积物为淀粉样物质，用刚果红、结晶紫和硫代吖啶黄T三种方法染色时，三项皆呈阳性反应。在偏振显微镜下观察，病变呈现双色性与双折光性。采用免疫组化方法亦证实沉积物为淀粉样物质。

电镜下，上皮基底细胞退行性变，胞质内有空泡形成。上皮基底膜变厚且不连续，半桥粒消失。Bowman层厚薄不一，且存断裂。实质层内的角膜细胞数目减少，胞质内空泡形成，细胞质内内质网及高尔基器扩大。上皮下和实质层内的沉积物，经透射电镜观察是由很多细胞外微细的高电子密度的纤丝组成。此纤丝不分支，电镜为8~10nm，多数聚集成行（可解释临床上显示的双折光与双色现象），少数聚集成块。

淀粉样物是一种含2%~5%碳水化合物的非胶原性纤维蛋白。不同类型的淀粉样变性病，其淀粉样沉积物的蛋白结构也不同，格子状角膜营养不良的沉积物中有AP蛋白，而没有免疫球蛋白轻链段片或AA蛋白。据推测，此沉积物可能是由异常角膜细胞直接产生；但亦可能是异常角膜细胞释放溶酶体酶，促使实质中胶原或氨基葡聚糖间接产生的沉积物。

【治疗】 早期出现角膜上皮反复糜烂时，可行准分子激光PTK治疗。如出现中央基质层浑浊，影响视力时可行部分板层角膜移植术，还可视基质浑浊程度行部分深板层角膜移植或部分穿透性角膜移植术，但有些患者存在术后角膜病灶复发的情况。

4. 凝胶滴状角膜营养不良　凝胶滴状角膜营养不良（gelatinous drop-like dystrophy）1914年首次被日本的Nakaizumi报道，又称为家族性角膜上皮下类淀粉样变性，发病率很低。在我国目前未有公开的临床报道，是一种常染色体隐性遗传眼病。

【病因和发病机制】 目前发现1号染色体上的M1S1基因的多个突变位点与本病的发生有紧密联系，这可能与M1S1基因突变产物引起的上皮细胞连接改变、上皮渗透性增高有关。组织病理学检查可见角膜上皮下有典型的淀粉样物质沉积，前弹力层变性，有的消失。电镜下可见角膜上皮细胞层变薄，细胞变性萎缩，形态不规则，基底细胞及基质浅层不同程度水肿。

【临床表现】 常在10岁以后发生双侧眼畏光、流泪、视力下降。此时体征为中央角膜上皮下出现桑葚浑浊并隆起，使角膜出现高低不平。随着年龄增大，浑浊不仅面积扩大，还向角膜基质发展，出现角膜基质的不规则桑葚状浑浊。偶见新生血管深入浑浊区。视力下降程度与角膜浑浊的部位、深度有关。

【实验室及辅助检查】 组织病理发现角膜上皮下有典型的淀粉样物沉积。前弹力层变性，有的消失。

【治疗】
(1) 没有临床症状的患者，可以观察病情变化。角膜上皮剥脱出现畏光、流泪、异物感等眼部刺激症状时，可佩戴软性角膜接触镜、滴用人工泪液等缓解症状，但无法阻止病情的发展。

(2) 角膜浑浊导致视力严重障碍时，可施行深板层角膜移植术或穿透角膜移植术治疗。深板层角膜移植术和穿透角膜移植术治疗均可以获得视力的改善，相比增视效果两者相当，深板层角膜移植术后并发症发生率较穿透角膜移植术低，安全性及远期疗效明显优于穿透角膜移植术。但两种手术术后，胶滴状角膜营养不良均会复发，会再度影响视力，必须再做手术。

(二) 角膜内皮细胞营养不良

角膜内皮细胞的功能直接影响角膜的透明性，眼部的炎症、眼外伤、手术及长期戴角膜接触镜等均会影响角膜内皮细胞的功能和数量。本节要讨论的角膜内皮细胞营养不良是与上述影响因素无关的一组遗传性角膜病。主要有Fuchs角膜内皮细胞营养不良、先天性角膜内皮营养不良、后极部多形性营养不良及虹膜角膜内皮综合征。此处详述Fuchs角膜内皮细胞营养不良以及虹膜角膜内皮综合征。

1. Fuchs角膜内皮细胞营养不良　Fuchs角膜内皮细胞营养不良（Fuchs endothelial dystrophy）是一种双眼发病、进展缓慢、角膜内皮发生病变的疾病。此病最早在1910年由维也纳眼科医生Ernst Fuchs描述，裂隙灯显微镜在临床使用后，Vogt首次描述了这组患者角膜后表皮有小的赘生物或称角膜后油滴状物。

【病因和发病机制】 Fuchs角膜内皮细胞营养不良有遗传的成分，大约30%的患者有明确的家族史，目前认为此病是一种常染色体显性遗传性疾病。Fuchs角膜内皮细胞营养不良也能与其他疾病并发，在患有心血管疾病的患者中更容易发生，也可以与圆锥角膜、年龄相关性黄斑疾病并发。我国在老年性白内障术前角膜内皮细胞检查中，Fuchs角膜内皮细胞营养不良的发现率为0.8%。

【临床表现】 Fuchs角膜内皮营养不良常双侧、对称性，随病程发展出现角膜上皮、基质水肿、浑浊。最终可导致角膜瘢痕。本病常伴有高眼压、短眼轴、浅前房等，女性发病约为男性发病的2倍。

由于角膜内皮细胞的功能异常造成后弹力层发生赘疣，在裂隙灯下可见赘疣伴有细小点色素颗粒像一个金色反光的小丘。在角膜后表皮上，角膜内皮显微镜下可见内皮细胞间镶嵌着黑区，随着病情的发展黑区逐渐增多、密集，严重时看不到内皮细胞。后弹力层有时像一张金箔状膜覆盖，当角膜内皮细胞约在 800 个/mm² 以下时，可发现角膜内皮及后弹力层皱折，有的可先表现为上皮大泡样病变。

角膜内皮黑区有生理与病理性之分，我们应用角膜内皮镜对随机选择 5~86 岁不同年龄的正常人共 194 眼，均经门诊检查，未发现有明显眼病存在。按不同年龄分为 0~30 岁以前、30~60 岁及 60 岁以上，共三组，观察正常人生理性黑区及病理性黑区的发病率。结果发现：

(1) 生理性黑区的发现率及特征：在受检者的 194 眼中，共发现 15 只眼的内皮摄像上有生理性黑区出现，总的发现率为 7.73%。

30 岁以前的 88 只眼中，共发现有黑区者 3 眼，占受检眼数的 3.41%；30~60 岁的 68 只眼中，共发现有黑区者 5 眼，占受检眼数的 7.35%；60 岁以上的共 38 只受检眼，发现黑区 7 眼，占受检眼数的 18.42%。

生理性黑区的特征性变化为：在 30 岁以前发现的黑区，多是单个内皮细胞出现黑区。60 岁以上发现的黑区，常从单个细胞的改变发展为周围细胞群的相互融合、结构消失边界不清的黑区，黑区以外的角膜内皮细胞均匀，外观清晰可见，摄片其他内皮细胞密度及形态均正常。

(2) 病理性黑区的发现率及特征：在受检的 194 眼中，发现 Fuchs 内皮营养不良赘疣型 1 人，内皮摄片上有明显的多发性黑区，占受检人数的 0.52%，该黑区为后弹力层的增生赘疣，大小不等，直径从 1 个内皮细胞大小到 50 个以上，形态多近似圆形，中心多可见反光点，为赘疣的顶部，由于同一视野的内皮细胞不在同一个焦点上，使内皮细胞的嵌入图案支离破碎。同时，在同一张摄片上，可见周围的内皮细胞变大、多形性增加，边界欠清，密度分布不均，且有挤压现象，和生理性角膜内皮黑区构成了全然不同的征象。

关于角膜内皮黑区的观察，文献已有报道，但对其性质及发生的机制，观点尚不一致，学者认为生理性黑区是内皮细胞随年龄增加衰老死亡的征象，该类黑区的出现开始表现为细胞的界限消失，然后死亡脱落，在内皮摄片上出现一个无细胞结构的黑色曝光区。而病理性黑区，如 Fuchs 内皮营养不良赘疣型，即早期表现为滴状角膜(cornea guttate)改变，它是由于位于后弹力层上突入前房的赘疣把内皮顶起，使内皮摄像时不和其他内皮在同一平面，这种不同的光学焦点造成赘疣处是一个光学黑区，并非是内皮细胞的完全缺失。在正常人内皮细胞密度下降并没有随年龄增加而增快，而生理性黑区的发现率随年龄增加而增高的原因，可能是由于内皮细胞不能再生，而随年龄增加内皮细胞的扩展、延伸的修复速度下降，黑区被健康内皮细胞被覆的时间延长，容易使检查时发现的概率增加。黑区面积大小的不同，可能也与细胞的修复能力随年龄增加而下降有关。故我们认为，发现生理性黑区不同的表现类型，是由于内皮细胞在衰亡中出现的不同阶段。

衰老是细胞发育过程中的必然规律，机体中那些无细胞分裂能力器官，如心、脑、肾和肌肉等器官易发生衰老，而保持活跃细胞分裂的器官，如骨髓、肝和胰腺等，随年龄增加衰老的很少，内皮细胞随年龄增加和密度递减而发生的生理性黑区变化，我们认为仍然是生物学上的细胞衰老表现。

而油滴状角膜所产生的病理性黑区，是由于不正常的角膜内皮发生异常分泌胶原和后弹力层的多余的增厚，可使后弹力层形成灶性赘疣突入前房，早期表现为角膜中央区的滴状变性。由于内皮细胞退行性变而遭破坏，同时其屏障功能障碍，在内皮细胞膜上的碳酸氢根离子泵功能失代偿，从而导致角膜水肿和大片状角膜病变，患者必然会产生临床刺激症状，因此，这种黑区是病理性的表现，和临床病征是密切相关的。

【实验室及辅助检查】 光镜下晚期患者的组织病理可见后弹力层为多层状，为正常后弹力层的 3 倍厚度。赘疣部分突入前房或留在增厚的后部胶原层内，内皮细胞层变薄，细胞核变大，尤其在有赘疣的区域。有些样本的上皮和前弹力层间有纤维细胞层长入；有些上皮与前弹力层分开的区域正是临床上见到的角膜上皮大泡处。

扫描电镜下，可见角膜内皮细胞变性，细胞膜崩解。有些细胞内胞丝增加；核糖体与粗面内质网纤维化。角膜后弹力层有明显的变化。正常的角膜后弹力层分为两层，前带层纤维约 3μm 宽。在胎儿时已形成，由 110nm 的带状胶原构成。后非带层是由角膜内皮细胞分泌产生，终身生长，约 10 年增长 1μm。在 Fuchs 角膜内皮营养不良的患者，后弹力层前带层是正常的，然而后非带层多变薄或消失。而后弹力层增厚是因出现了一个凸出的后部胶原纤维层，这个纤维层包含 110nm 前带状层和一些类似补丁样的结晶状的圆形物质。

扫描电镜显示，晚期 Fuchs 角膜内皮营养不良患者有大量的油滴状凸起，内皮细胞严重变性，而没有内皮的区域为大量胶原网状结构。

【诊断要点】
(1) 典型的临床表现：患者有临床症状，往往在 50 岁以上，可出现视力下降，自觉晨间比下午症状重，角膜出现水肿、水泡和浑浊。

(2) 裂隙灯显微镜检查：可见角膜内皮面有滴状赘疣和金箔样细小发光点，在角膜后表面均匀分布。

(3) 角膜内皮镜检查：角膜内皮大量黑区，角膜内皮细胞形态不均，细胞增大并呈多行性，角膜内皮细胞密度明显降低。

(4) 角膜超声厚度检查:早期在正常范围,角膜内皮细胞功能失代偿期厚度 >620μm。

【鉴别诊断】 因为本病早期常无症状,不少患者是在做老年性白内障手术的术前行角膜内皮细胞检查时发现,临床上应注意与生理性黑区相鉴别。生理性黑区和病理性黑区的鉴别要点:①生理性黑区多为单眼发病,而病理性黑区均为双眼发现病变;②生理性黑区在同一人的角膜内皮不同部位,偶然在某处发现,多为单发,而病理性黑区常在同一患者的角膜内皮多个部位均可发现,且为多发;③临床上发现有生理性黑区者,无角膜内皮细胞功能失代偿现象,而有病理性黑区者,常表现为内皮细胞功能异常的临床征象,如畏光、疼痛、角膜水肿及上皮下水泡等。总之,需对在角膜内皮显微镜摄片上所发现的黑区的性质加以判定,然后才能结合临床情况对病理性黑区做出诊断和估计预后。

连续对 2026 例(2026 只眼)老年性白内障患者行白内障摘除联合人工晶状体植入术前行角膜内皮细胞检查,确诊为 Fuchs 角膜内皮营养不良的患者有 17 例(17 只眼),表明老年性白内障患者中 Fuchs 角膜内皮营养不良的发生率为 0.8%(17/2026)。老年性白内障患者行白内障摘除术前,对角膜内皮细胞进行检查具有十分重要的临床意义。术中对 Fuchs 角膜内皮营养不良患者的角膜采取特别的保护措施、由技术熟练的术者完成手术,是手术获得满意疗效的重要保证。

本病还要注意与其他原因的大泡性角膜病变相鉴别:①其他原因的大泡性角膜病变有外伤、手术及感染的病史;②多为单眼发病;③不伴有角膜内皮赘疣和角膜内皮显微镜检查时的病理性黑区。

【治疗】

(1) 早期出现角膜赘疣不需要治疗。

(2) 当出现晨间视力下降、视物不清时,可使用高渗葡萄糖溶液滴眼以加快角膜基质脱水。治疗性角膜接触镜对角膜上皮大泡有减轻症状的作用。

(3) 当出现角膜大泡,持续角膜水肿,严重影响视力时,可行穿透角膜移植术或者角膜内皮移植术。目前,角膜内皮移植术成功率较高,在角膜内皮细胞功能失代偿的早期,应行角膜内皮移植术进行治疗。

2. 虹膜角膜内皮综合征 在 1979 年 Yanoff 把进行性虹膜萎缩、Chandler 综合征和虹膜痣综合征这三组眼病归于统一的名称,即虹膜角膜内皮综合征(iridocorneal endothelial syndrome,ICE)。其共同的特点均为角膜内皮细胞异常,虹膜逐渐萎缩,周边部前粘连,房角关闭,继发性青光眼等。

【病因和发病机制】 ICE 综合征的发病率较低,一般为散发、非家族性单眼患病,多见于中年女性,偶尔也有家族性或双眼患病的病例报告。ICE 综合征的病因学理论很多,疾病的真正病因不明。

角膜内皮细胞异常是基本特征,异常的角膜内皮细胞在小梁网和虹膜增生、迁移,同时继发异常细胞外物质的分泌。在角膜内皮显微镜下,角膜内皮细胞为多形性变化。电子显微镜下,提示小梁和虹膜前表面有异位游走的角膜内皮细胞,近年,对 ICE 综合征患者行小梁切除和角膜移植术后角膜片检查,电镜下发现有一群分化良好、具有上皮性质的异常细胞存在,这些细胞被称为 ICE 细胞。

(1) 角膜内皮营养不良改变:本病与其他角膜后部多形性营养不良有类似的组织超微结构病理学改变。故推测 ICE 综合征与起源于神经嵴细胞组织异常的一组眼病有关。

(2) 角膜后弹力层胶原沉积:电镜发现 ICE 综合征的角膜大量的宽间隙胶原沉积,在后弹力层的后部(健康人角膜间隙胶原位于前带纹区,排列高度有序,其厚度在成年人 10~15μm),排列不规则,类似前带纹区。这些异常的胶原沉积是由异常的内皮细胞分泌的。

【临床表现】 ICE 综合征发病率较低。多发于中年女性,为慢性、进行性。早期可无症状,有些症状依赖于是角膜内皮细胞病变先发生还是继发性青光眼先发生。ICE 综合征主要为以下三种临床型:

(1) Chandler 型:以角膜内皮细胞异常所致的临床表现为主,虹膜萎缩等改变较轻,甚至在裂隙灯下也难以判断。因此早期最常见的是晨间的视物模糊,随着病情的发展,可出现继发青光眼。裂隙灯检查可发现角膜后部有细小金箔样斑,与 Fuchs 角膜营养不良极相似。角膜内皮显微镜检查可见角膜内皮细胞呈弥漫性橘皮样出现,细胞大小、形态为多形性改变,密度明显低于同年龄的正常人,大部分细胞失去六边形形态,还可见与 Fuchs 营养不良一样的黑区。Chandler 型的虹膜前粘连,继发性青光眼的发生一般迟于进行性虹膜萎缩型。

(2) 原发性进行性虹膜基质萎缩型:虹膜萎缩的特点为虹膜变薄和萎缩,有的为沙网状,常发生裂孔。而裂孔的形成有两方面的原因:一是虹膜粘连后牵引性裂孔;二是虹膜部分缺血造成溶解性裂孔。进行性虹膜萎缩具有显著性的虹膜基质萎缩裂孔,程度不等的瞳孔异位和色素外翻,主要与周边虹膜前粘连有关。这型患者房角宽并开放,当发生虹膜萎缩,周边部虹膜为细锥状前粘连,逐渐粘连基底增宽呈桥状向角膜边缘部进展。粘连严重的部位,造成瞳孔变形,若干年后粘连广泛发展。越过大部分房角并累及小梁网,眼压逐渐升高。因同时存在高眼压和角膜内皮细胞的异常,故常出现角膜水肿、浑浊,仅在轻、中度眼压升高时就可发生。继发青光眼并不完全是虹膜前粘连房角关闭的结果,还存在房角有异常膜覆盖的缘故。

(3) 虹膜痣综合征型:本症可有不同程度的虹膜萎缩,虹膜表面呈粗糙、无光泽草席状。有些患者还可见虹膜色素小结或弥漫性色素,有时易误诊为虹膜的恶性黑色素瘤。

【辅助检查】 角膜内皮显微镜检查和 UBM 检查很重要,可以发现早期的角膜内皮病变和虹膜根部是否有前粘连,以此和 Fuchs 角膜内皮细胞营养不良进行鉴别诊断。对一些眼压高、虹膜有萎缩同时伴有轻度前粘连的患者,术前应常规进行角膜内皮显微镜检查,以排除 ICE 综合征。

【治疗】

(1) 早期只能对症治疗。角膜水肿、内皮功能失代偿时,角膜接触镜只能暂时缓解大泡性角膜病变的症状,应行穿透角膜移植术,以增加视力和改善症状。

(2) 继发性青光眼的患者,如角膜内皮细胞计数>1000/mm^2,可单纯行小梁切除等滤过性手术。

(3) 部分患者可并发白内障,可以试行穿透角膜移植术联合白内障摘除术。

三、圆锥角膜

圆锥角膜是一种以角膜扩张为特征,致角膜中央部向前凸出、变薄呈圆锥形并产生高度不规则散光的角膜病变。晚期会出现急性角膜水肿,形成瘢痕,视力显著减退。本病多发于青少年,常双眼先后进行性发病。本病最早由 Mauchart 报道,国内由罗宗贤首先报道。由于医疗条件的改善和就诊人数的增多,近年本病的发病率有逐年上升的趋势。由于病因尚不清楚,目前本病的治疗比较困难。

圆锥角膜的组织病理学特征是角膜上皮的基底膜水肿、破裂、变性,晚期成为 1~2 层扁平的上皮细胞。前弹力层肿胀、纤维变性,呈波浪状,早期就有多处断裂,并为下方基质胶原所填充,留下线状瘢痕,若在瞳孔区即可能影响视力。最明显的病理改变为中央部角膜基质变薄,锥顶部仅为正常角膜厚度的 1/5~1/2。浅层基质板层排列紊乱,基质细胞呈淀粉样变性,后弹力层及其附近的基质有大量皱褶。约 12% 的患者在病变后期可出现后弹力层破裂,形成急性圆锥。1~2 个月后,后弹力层增生修复形成瘢痕,将严重影响视力。

【病因和发病机制】 圆锥角膜可分为原发性圆锥和继发性圆锥两大类。

1. 原发性圆锥角膜 目前,原发性圆锥角膜的确切病因及发病机制仍不清楚,但有下述见解:

(1) 胶原学说:胶原纤维具有韧性大、抗拉力强的特点,是维持角膜张力的决定因素。近年来,随着分子生物学及生物化学的发展,人们对胶原的认识与研究不断深入。

正常角膜胶原占角膜干重的 71%,其中主要的有 I 型(64%)、VI 型(25%)及 III 型、V 型、IV 型、VII 型胶原。具有不同结构特点的胶原存在于角膜各层,行使着不同的功能。IV 型胶原存在于角膜上皮基底膜中,VII 型胶原是锚状纤维的主要成分。角膜基质主要由 I、VI 型胶原构成。生化分析结果显示,I 型胶原在角膜中分布最广、量最大,起支架作用。VI 型胶原在角膜基质纤维之间起着连接作用。两者是保持角膜机械张力的重要因素。

圆锥角膜的主要病理改变为角膜基质变薄、角膜前突,分析其原因可能与胶原的数量减少或胶原纤维的结构变化造成的异常分布排列有关。胶原量的减少或异常的排列会导致角膜机械抵抗力的降低,从而导致相应处的角膜前突、变薄。

(2) 遗传学说:既往认为圆锥角膜可能与遗传因素有关。因为许多遗传性疾病患者中都伴发圆锥角膜,如 Down 综合征、马方综合征(Marfan syndrome)、阿佩尔综合征(Apert syndrome)、Lifle 病、特纳综合征、Thalasselis 综合征、特异性皮炎、视网膜色素变性、蓝色巩膜等。曾有报道 6%~8% 的圆锥角膜患者有阳性家族史。多数研究认为圆锥角膜属常染色体显性遗传。目前,随着基因学与胶原学的发展,越来越多的学者注意到圆锥角膜的发生是否会与胶原遗传基因的变异或缺失有关。最近的研究认为圆锥角膜患者的胶原表达是异质性的,并通过细胞和分子水平表现出来,随着对胶原认识的加深,各种胶原的候选基因的不断扩大,为胶原的基因学研究提供了广阔的前景。

(3) 上皮学说:Bechare 等认为蛋白水解性胶原的降解是圆锥角膜基质变薄的溶解机制,但酶的来源不明,胶原降解属表浅性。因此,上皮可能是蛋白水解物的来源。是否有物质自上皮细胞排出尚无超微结构的证据,超微结构显示表层角膜的物质分解也提示角膜上皮细胞是蛋白水解物的来源,但酶类的释放及溶解机制不明。这似乎提示我们要了解酶演变的根源,并需要对上皮及基质细胞的超微结构进行细致的研究。

(4) 代谢与发育障碍学说:患者的血清和房水中 6-磷酸葡萄糖脱氢酶的活性明显降低,致谷胱甘肽氧化作用不全,使过氧化物过多堆积,进而损伤角膜。此外,圆锥角膜可能与脂代谢异常疾病、结缔组织疾病相关。本病不仅角膜中央弯曲度增加,巩膜亦有同样改变,认为疾病与间质发育不全有关。有些患者除患侧圆锥角膜外,还发生晶状体脱位或视网膜脱离,亦提示与胶原脆弱有关。有学者发现本病患者的基础代谢率明显降低,并与微量元素如锌、镍等下降，钛、铝等元素升高有关。

（5）变态反应学说及其他：曾有报道35%的圆锥角膜患者常与春季角结膜炎、湿疹、花粉症等变态反应性疾病相伴随，而对照组仅为12%。研究发现圆锥角膜患者的IgA反应降低，IgG反应增高。细胞免疫也存在缺陷，Ruedeman报道86%的本病患者有过敏反应病史。最近的一项研究表明，经常擦眼的人群与对照组相比，圆锥角膜的发病率明显增高。此外，一些环境和生活因素（如佩戴接触镜等）似乎与圆锥角膜发病也有一定关系。

2. 继发性圆锥角膜　继发性圆锥角膜的发病原因，主要是由于感染、外伤等原因造成角膜基质变薄，其生物力学强度变弱。眼压对角膜后表面的作用力与角膜的生物力学强度，是一对互为拮抗动态平衡的作用力，准分子激光角膜屈光手术破坏了角膜生物力学结构的完整性，术前存在隐匿性圆锥角膜或角膜过薄、过厚的角膜基质瓣等，由于过度或进一步降低术后角膜抗张强度，更容易造成角膜的前凸。准分子激光角膜屈光手术后继发圆锥角膜的发生率在0.04%~0.6%。另外，我们也应高度重视在准分子激光完全正确计算的切削病例中，也有个别病例在术后若干年后发生继发性圆锥角膜，一种可能是圆锥角膜的潜伏人群，但这些患者常有2~3D以上的角膜散光；另一种可能是有个别的患者，因为手术的原因，导致了角膜在术后若干年发生了生物力学的改变，这种病例常常在术后若干年内才出现近视回退，到底是否与手术有关，我们需要认真地、科学地随访和评估，提供循证医学的证据，才能得出结论。

【临床表现】　本病好发于15~20岁青年人，但在9~40岁均可发病，一般认为发病年龄越小，病程进展越快。山东省眼科研究所统计近10年圆锥角膜行角膜移植手术的比例，男性较多，男女比为3∶1。这与国外有的文献报道不一致。临床上常把圆锥角膜分成四期：

1. 潜伏期　圆锥角膜不明显，角膜曲率<48D，常为一眼已确诊为圆锥角膜，另一眼出现屈光不正时，考虑为此期。

2. 初期　以屈光不正为主，角膜曲率一般48~50D，开始为近视，逐渐发展成为散光或不规则散光，一般可用框架眼镜矫正。散光大的还可用硬性角膜接触镜矫正。

3. 完成期　出现典型的圆锥角膜症状，视力下降明显，角膜曲率>50D，框架眼镜不能矫正视力，主要是中央角膜明显变薄，往往只有正常角膜的1/3厚。视力极差的主要原因是角膜明显前凸造成的不规则散光，有四个临床特征：①Munson征：嘱患者眼往下看时，下眼睑缘的弯度同前凸角膜的异常支撑而变畸形；②Fleischer环：在前凸的角膜锥底部的角膜上皮及基底内有铁质沉着，为一棕褐色环，在裂隙灯的钴蓝色光下更易发现，有些患者只能看到部分F氏环；③Vogt线：在圆锥角膜的中央，见基质深板层皱折增多而引起的数条浑浊或半透明的白色细线，多见为垂直状，还有的为水平状，在对眼球加压后，此线可消失；④角膜呈锥状明显前凸，中央变薄。另外还有急性圆锥角膜（acute hydrops），其是圆锥角膜的一种特殊情况。有些患者在初期可突然出现急性圆锥角膜，并不一定要在完成期出现，表现为突然的视力下降、眼不适，角膜为中央明显水肿、浑浊、上皮下大量水泡，水肿明显者表现为中央角膜为水滴状前凸。对于急性圆锥角膜的诊断，要注意询问病史，角膜曲率及地形图检查也十分重要。临床上把急性圆锥角膜误诊为单纯疱疹病毒角膜炎或其他感染性角膜病者并不少见。

4. 瘢痕期　中央角膜，一般在圆锥顶部形成丝网状及片状浑浊，白色瘢痕，视力下降明显，各种眼镜均不能矫正。

另外还有角膜后圆锥，表现为中央后角膜基质明显变薄，视力差，但角前表面曲率可正常，仅表现后表面曲率异常。

【实验室及辅助检查】

1. 角膜曲率和验光矫正视力。

2. 角膜地形图检查　角膜地形图在诊断早期圆锥角膜方面具有重要的参考价值。早期圆锥角膜的地形图可表现为角膜后圆锥，即角膜前表面曲率正常，但后表面曲率增加；也有的表现为角膜下方，尤其是颞下方角膜变陡，曲率增加，角膜中央的屈光度也较正常增大，中央角膜曲率一般>47D，为不均匀对称分布，同一个体双眼角膜中央曲率的差值较大，角膜表面非对称指数（surface asymmetry index，SAI）及角膜表面规则性指数（surface regularity index，SRI）增大，角膜中央下方3mm处，屈光力与中心上方3mm屈光力的差值>3D，大部分患者>10D。随着病情的发展，这些特点愈发明显。

准分子激光治疗近视，已非常普及。在接受PRK或LASIK术后的患者，发生了圆锥角膜，对这些患者的诊断，常要考虑的问题是手术不当造成的继发性圆锥角膜，还是原发性圆锥角膜的潜伏期时做的手术，术后使症状表现出来，术前诊断不明确或没有考虑这方面的可能因素，往往酿成医疗纠纷。学者建议：①病史采集还是非常重要的，特别是近视是否有异常进展和是否能够矫正的病史；②对可疑病例，角膜地形图的随访观察尤为重要，千万不要急于手术；③在进行角膜准分子激光手术前，与患者有关手术风险的交流是重要的，对有疑虑的患者应慎重对待。因此，术前进行充分的各项危险因素筛查与评估、术中个性化设计角膜瓣的制作方式、严格控制角膜基质的切削深度、控制眼压等，对于保护术后角膜生物力学的完整性、避免发生继发性圆锥角膜具有十分重要的意义。

3. 病理根据 角膜移植时切除的圆锥角膜组织,最明显的病理改变为中央部角膜基质层比周边部薄,圆锥顶最薄。早期便有上皮细胞受损,表现为水肿、核固缩,胞质内细胞器受到破坏。晚期基底细胞消失,只剩下 1~2 层扁平的上皮细胞。在圆锥底部周边,铁质可聚集在上皮细胞各层或前弹力膜中。前弹力膜增厚和纤维变性。在相差显微镜下可见此膜失去了正常的均质性。前弹力膜呈波浪状,并有断裂,裂口可由其下的基质胶原凸起或上皮细胞所填充。这种破裂在椭圆形圆锥比圆形圆锥更常见。基质层可发生纤维变性,最后遭破坏,由新生排列不规则的结缔组织所代替。在晚期,基质层明显变薄,以往认为是一些胶原板层变薄所致,现在却认为是一些胶原板层从其他板层或前弹力膜上分离、滑脱使角膜变薄,并非真正的胶原溶解。有人在电子显微镜下发现基质层的胶原小板数与正常角膜相近,认为胶原板本身改变不大,变薄的原因是小板间的间质减少。有 12.3% 病例发生后弹力膜破裂,破裂不久,破口缘向基质层前卷曲。然后邻近的内皮细胞通过扩大和移行覆盖破口区,新生的后弹力膜逐渐铺平。基质水肿消退,形成瘢痕组织。病变早期,内皮细胞尚正常,晚期可变扁平并发生核分离。

【治疗】

1. 框架眼镜 对早期的规则散光或低度不规则散光可用框架眼镜矫正。

2. 角膜接触镜 适用于无角膜瘢痕的中期患者,对散光较大的可选用硬性角膜接触镜。已有报道,硬性角膜接触镜可以延缓圆锥角膜的发展。

3. 手术治疗 只有以下因素者可考虑手术治疗:①不能很好佩戴接触镜;②虽可佩戴接触镜,但不能长时间耐受者;③接触镜不能矫正视力者;④角膜中央已出现瘢痕者。

(1) 角膜表层镜片术(epikeratophakia):手术适应证为:①圆锥角膜早期;②角膜浑浊或角膜瘢痕很小且预计通过表面镜片加压瘢痕能离开视轴者;③角膜曲率≤55D;④戴角膜接触镜的最佳矫正视力低于 0.5 者;⑤一眼因圆锥角膜行穿透性角膜移植术后发生免疫排斥致手术失败者;⑥一眼行穿透性角膜移植术后因使用糖皮质激素出现并发性白内障或眼压升高者。因 EP 术后几乎不存在排斥反应,而且对角膜供体材料的活性要求比较低,在我国仍不失为一种治疗早期、中期圆锥角膜的手术方法,但该手术的缺点是有的患者术后的增视效果在短期内不明显,有的在术后还需行 PRK 矫正散光和近视。

(2) 深板层角膜移植术(deep lamellar keratoplasty):过去几十年发达国家之所以将板层角膜移植舍弃用于治疗圆锥角膜,第一是因为对圆锥角膜施行常规性板层角膜移植术(conventional lamellar keratoplasty)技术难度太高,剖切过程中有植床穿孔危险;第二是手术适应证狭窄,光学区有瘢痕的病例无实用价值;第三是增视效果远远低于穿透角膜移植术。近年来显微板层角膜刀(microkeratome)在屈光性角膜手术中的出色技术被引用到深板层角膜移植术中,人们利用显微角膜刀完成可控深度的角膜移植床的制作,利用同样的技术完成板层移植片的制备,植床和植片两者的交界面同样光洁,术后散光小。这一新设备和技术的应用,赋予深板层角膜移植术既有很好的增视效果,又同时具备常规板层角膜移植术的低风险高透明率,适合对那些尚无瘢痕的早期病例使用。

(3) 穿透性角膜移植术(penetrating keratoplasty):手术适应证为:①圆锥角膜完成期;②角膜中央有明显瘢痕;③角膜曲率 >55D;④圆锥角膜(急性期)。

手术原则:环钻直径的选择,一般大于或等于 7.5mm,切除应包括 Fleischer 环在内的范围,供体角膜应选择高内皮细胞活性密度者,供受体可选用同等大直径的环钻,或大于植床 0.25mm 的供体;但不可选用小于植孔的供体植片来矫正散光或近视。可采用单纯间断缝合 16 针,也可用间断加连续缝合或采用双连续缝合。手术半年以后可根据角膜地形图及验光结果通过拆除部分缝线来调整散光。术后用 1% 环孢素 A 眼液及联合少量皮质激素眼液防治排斥反应的发生。

拆线时间一般在术后一年以上,如患者术后为近视状态,可在 1 年半左右拆除间断缝合的尼龙线,如为间断加连续缝合,而连续缝合用的是 10-0 聚丙烯缝线,此缝线可长期在角膜上不必拆除。

关于圆锥角膜急性期行穿透角膜移植问题,以往教科书上均认为圆锥角膜急性期不是穿透性角膜移植术的适应证,而这部分患者应用绑带加压包扎,或佩戴特制的角膜接触镜,等待角膜水肿消退,瘢痕形成后(一般为 3~4 个月)再考虑行穿透角膜移植术。但随着眼科显微手术器械的改进及手术技巧的提高。圆锥角膜急性期已不再是手术绝对禁忌证,但必须采取适当的有效措施。在急性圆锥时期手术有两个不利条件:①角膜中央浑浊水肿区面积较大,由于上皮下和基质层积水,圆锥凸度较后弹力层急性穿破前更大,在这种情况下应用常规钻切技术制作移植床,术后会造成明显的近视和散光;②基质层弥漫水肿也使术者难于精确合理地选择环钻的口径。比较明智的做法是,等到急性圆锥水肿区由弥漫转为局限状态时(发生急性后弹力层破孔 1 个月左右)才开始手术。其时水肿区与正常厚度角膜区已经界限分明,圆锥凸度亦相对减低。在使用环钻制作植床以前,先对圆锥角膜变薄区行角膜热成形术(thermokeratoplasty)。具体步骤是:先热凝最薄的锥顶,热凝头以螺旋方式由中央逐渐向周围扩展,直至圆锥部位的角膜胶原因受热皱缩，角膜前表面曲率恢复到正常外形时，再用环钻按常规技术制作植孔。制作植孔前对圆锥热成形术的目的，是为了能够得到一个比较正常的受床，减少手术后的近视和散光，避免术后产生中央平周边陡峭的桌面状角膜地形图（tabletop topography），而无法在术后必要时佩戴角膜接触镜。如能注意并克服上述弊端，则对急性圆锥角膜行穿透角膜移植术同样能获得与稳定期手术相同的效果，并使患者提前获得增视效果。

四、角膜老年环

角膜老年环（cornea arcus senilis）是角膜周边部基质内的类脂质沉着。病理组织学上，类脂质主要沉积于靠近前、后弹力层的部位。50~60岁老年人约60%有老年环，超过80岁的老人几乎全部有老年环。双眼发病，起初浑浊在角膜上下方，逐渐发展为环形。该环呈白色，通常约1mm宽，外侧边界清楚，内侧边界稍模糊，与角膜缘之间有透明角膜带相隔。偶尔可作为一种先天性异常出现于青壮年，又称"青年环"，这时病变常局限于角膜缘的一部分，而不形成环状，也不伴有血脂异常。老年环通常是一种有遗传倾向的退行性改变，但有时也可能是高脂蛋白血症（尤其为低密度脂蛋白）或血清胆固醇增高的表现，尤其当40岁以下患者出现时，可作为诊断动脉粥样硬化的参考依据。

【病因和发病机制】 可能与家族或非家族性的异常高脂血症有关，已发现Ⅱ型的高脂血症患者常有双眼的角膜老年环，但与其他型高脂血症的关系不大。当40岁出现老年环时，常提示血液低密度脂蛋白和胆固醇升高，这也是诊断这个年龄段冠心病的指标之一。在50~60岁人中，约60%人有角膜老年环，而年龄在80岁以上的老人，几乎全部有老年环。单眼的老年环十分少见，仅发生在一些颈动脉疾病的患者眼上。

【临床表现】 双眼对称的发生，初发时出现在上、下方的角膜缘内，逐渐发展，形成环状，为1mm宽、外界清楚、内界模糊的白色环状改变，与角膜缘之间有一透明的角膜带分隔。

【实验室及辅助检查】 角膜标本只能用冷冻切片，用常规固定技术会造成标本脂质的溶解。随着病程不同，光镜下可显示从前弹力层到后弹力层不同层次的脂质颗粒的沉着。

【治疗】 本病无自觉症状，对视力也无影响，局部不需治疗。

五、翼状胬肉

翼状胬肉是最早有记载的一种眼科疾病，全世界均有发病，发病率与地理环境、职业及性别等有关系，易常见于长期从事野外活动的中年男性，20岁以下人群发病率很低，是我国常见、多发的外眼疾病。本病的主要诱因为环境因素引发的角膜缘上皮屏障功能障碍，引起结膜增生和变性，药物治疗无效，手术治疗不当容易复发。

【病因和发病机制】 虽然已有很多有关翼状胬肉发病机制的研究，但至今确切机制仍不清楚。Scarpa和Friede提出了炎症理论，认为是球结膜及浅层巩膜的炎症是形成胬肉的原因，但实际上在胬肉组织内很少有炎症细胞浸润。Austin等都认为胬肉的形成与结膜下的纤维组织发育异常有关。经组织病理显示，胬肉组织的结膜下纤维为增生，并非发育异常。

1. 物理因素 目前研究较多且较为明确的病因是过度阳光照射造成的眼部损害。翼状胬肉最主要特征是纤维组织过度增长，而这个特征与碱或酸烧伤引起的结膜瘢痕、假性胬肉增生的过程十分相像。许多研究发现也证实了翼状胬肉的形成与眼睑裂部球结膜、角膜上皮多年吸收的红外线与紫外线，造成了其部位损伤有关。因为从解剖学的位置，只有睑裂部位及角膜上皮接受阳光射线的损伤最多。虽然阳光中红外线的比例比紫外线更多，为20∶1，但后者却更有生物学效应。

实验研究已显示，紫外线能诱导结膜上皮和相邻的组织从增生到肿瘤样变化的进程。Cameron用波长为290~320nm的紫外线直接照射能产生翼状胬肉的动物模型，并发现结膜下组织吸收紫外线的能力比结膜更强。这能解释为什么胬肉的增生是以结膜下组织为明显的原因。Pico等用红外线诱导动物，发现红外线能烧伤结膜下组织，而造成结膜的一种烧伤反应及组织增生。但更多的学者认为翼状胬肉的形成是一个综合的多因素所致。

流行病学调查，室外工作者，尤为在强阳光和风沙较大的环境工作者，其翼状胬肉的发病是正常人的40倍，而且与在高危环境下暴露的年龄和时间相等。年龄越轻而在高危环境下工作者，越易发生胬肉。

2. 免疫因素 Hilgers认为紫外线能致结膜下组织变性，并产生自身抗原，而造成与自身免疫因素有关的增生。国内张俊华等，采用放射免疫技术和细胞生物活性检查法，发现翼状胬肉组织中，肿瘤坏死因子（TNF-α）和血小板生长因子（PDGF）的异常分布与发病有关。

Pinkerton应用直接免疫荧光检查手术切除后的胬肉组织，发现组织中含有IgE抗体，并见有大量的淋巴细胞和浆细胞浸润。还有报道在胬肉组织可见肥大细胞浸润，特别在复发的胬肉组织头部肥大细胞增生更加明显，且60%以上为脱颗粒的肥大细胞。因为在肥大细胞质内有许多嗜碱性颗粒，内含大量生物活性物质，包括组胺与5-羟色胺和纤维母细胞生长因子,新生血管生长因子及表皮生长因子等。当肥大细胞聚集反应时,可大量释放这些物质,造成组织的异常增生。而成纤维细胞的增长及聚集,一方面合成大量成熟的弹性及胶原纤维,同时也造成对角膜上皮基底膜及前弹力层的损伤。

Barraquer 提出睑裂斑导致角巩膜缘处结膜隆起,致眼睑与眼球的部分位置不正常,出现此处的泪膜不连续,最终出现此处角膜微溃疡及角膜小凹形成,刺激微血管伸入,Caldwell 也支持这个结论。他还发现胬肉头部的角膜上有铁线,和泪液在此处的异常分布,包括在有角膜小凹处的泪液滞留和头部隆起处泪液不能覆盖而造成的干斑,由此推测胬肉头部没有泪液的湿润而诱发组织缺氧,造成新生血管生长因子的释放,出现角膜的血管和纤维的增生。总之翼状胬肉的发病机制比较复杂,可能为多个因素的综合而造成。

【临床表现】 早期大多无自觉症状,当胬肉进展进入角膜,会造成角膜散光,导致视力下降,晚期当胬肉侵入瞳孔区后造成视力降低。

临床上常见的为鼻侧的翼状胬肉,也可见鼻颞侧同时生长的胬肉。初期,胬肉头部为灰色浑浊,胬肉肥厚、隆起。体部常为充血状的三角形血管膜样组织。常把胬肉分为头、颈及体三部分。按胬肉的体形情况,又把翼状胬肉分为进展期和静止期。进展期常头部肥厚,周围灰色浸润明显,胬肉体部也明显肥厚、充血,常见有粗大血管在增生组织内。静止期的胬肉头部平坦、体部不充血、血管少,有的呈薄膜状。

胬肉的生长特点为:位于角膜浅层,有逐渐向角膜中央发展的趋势。伴有新生血管,早期不需治疗,部分患者病变可静止。

【辅助检查】 翼状胬肉的组织病理学有三个主要过程:①变性萎缩的结膜上皮覆盖在正常解剖部位角膜上皮的位置;②胬肉增殖及相邻组织的变化,组织内的胶原纤维失去其弹性;③胬肉组织出现充血,内有大量的新生血管,增生组织之间胶原明显肥厚,胬肉下的表浅巩膜床血管也为充血状态。

【治疗】
1. 药物治疗 所有小的胬肉在不影响视力前均应行相应的药物治疗,特别对进展期充血明显、肥厚的胬肉。局部应用适量糖皮质激素眼药水对减轻充血是有帮助的,但不能阻止胬肉的生长。对眼睛有干涩症状的患者,可以应用人工泪液缓解症状。

2. 手术治疗
(1) 单纯胬肉切除术:对于高龄患者或有全身疾病不能很好耐受手术的患者,可以考虑行单纯翼状胬肉切除术。该方法是将胬肉切除后留下 3mm×4mm 的巩膜裸露区,这是治疗胬肉最基本的手术方法。这种手术方法复发率高,目前已几乎摒弃。

(2) 胬肉切除联合自体角膜缘组织移植术:1985 年,Kenyon 等首次研究结膜自体移植治疗翼状胬肉,发现对阻止翼状胬肉复发有一定作用。此后的研究对于这种手术的术后复发率有不同报道,从 0%~39% 不等。从目前研究来看,结膜瓣覆盖巩膜裸露区可以阻挡结膜下纤维组织侵入角膜,还有助于恢复正常眼表外观,符合眼表解剖和生理,是一种理想的修复材料。

学者建议采用带角巩膜组织的结膜瓣移植术。手术均在手术显微镜下进行,先从翼状胬肉头部开始剥离,或从翼状胬肉体两侧切开,从泪阜前约 2mm 处剪断翼状胬肉根部,再逆行分离翼状胬肉头部,以钝性分离为主,剪除翼状胬肉头颈部及其肥厚增生的结膜下组织,把角膜上的翼状胬肉头部组织清除干净。取同眼颞上方带角膜缘及部分球结膜,面积略大于植床的结膜植片,用 10-0 尼龙线间断缝合于结膜创缘,覆盖巩膜裸露区,缝合时要注意对位,即角膜缘上方侧缝于角膜缘处,取植片处常规对口吻合,术后第 2 天开始滴用糖皮质激素类滴眼液,一般 7 天左右拆除缝线。长期随诊的手术复发率 <5%。

(3) 复发性胬肉的手术治疗:对复发性胬肉再次手术的时间,应在第一次手术后 3~6 个月后进行,待局部炎症完全静止,手术应彻底清除其瘢痕组织,充分止血后将在实验室培养的同种异体角膜缘上皮干细胞组织膜片缝合在创面上,充分遮盖创面,可以收到良好的效果。也可以应用健眼颞上方角膜缘和结膜组织移植治疗,同样可以取得良好的疗效。单纯应用羊膜移植治疗翼状胬肉的远期效果并不佳,特别对复发性胬肉疗效更差,只适用于巨大胬肉,自体角膜缘移植不能覆盖创面者,可以考虑联合羊膜移植,覆盖手术创面。对翼状胬肉的手术,目前应大力提倡胬肉切除联合自体角巩膜缘组织及结膜组织移植手术。

(4) 关于手术切除胬肉联合放疗或丝裂霉素治疗的问题:胬肉切除术后放射治疗,一般采用局部锶 90 放射治疗,单纯胬肉切除术后数天内在手术区进行放射治疗。据报道复发率可降低为 1.7%~12%。但可能引起严重的并发症,如巩膜坏死、继发性感染、白内障等,因此目前也几乎没有医生选择这种方法进行辅助治疗。研究发现局部应用丝裂霉素(MMC)可降低翼状胬肉术后复发率,但是值得注意的是仍有不少研究报道局部滴用 MMC,可引起角巩膜溶解、白内障、继发性青光眼和睑球粘连等严重并发症。可以根据个人经验在临床中灵活选择。

(吴彦超 刘春宵 马利肖)

第四节 角膜肿瘤

一、角膜皮样瘤

角膜皮样瘤是一种先天性遗传眼病，有报道为 X 性染色体的连锁遗传，异常基因位点在 XP22.1~P22.2 区域，大约为十万分之一的发病率。

【病因和发病机制】 本病是一种类似肿瘤的先天性异常，来自胚胎性皮肤，属典型的迷芽瘤，幼年即发生。肿瘤多发于颞下方角膜缘处，肿瘤随年龄增长，可侵犯瞳孔区影响视力。

【临床表现】 皮样瘤为一圆形、扁平、黄色或粉红色、像小山丘状的肿瘤。表面可见有毛发，常发生在颞下及颞侧方。角巩缘常为肿瘤的中心，肿瘤一半在角膜上，另一半在巩膜表面，但肿瘤可发生在角膜上的任何部分。肿瘤常造成的角膜的散光，随着肿瘤的生长、散光及逐渐增大，造成视力下降，还会由此造成弱视。

若皮样瘤同时伴有一个三联征，即有上睑缺损，有副耳垂和腰椎的异常时称为 Goldenhar 综合征。皮样瘤一般不会发生恶变。

【辅助检查】 为角膜、角巩缘及巩膜上一种胚胎性皮肤样组织的错位生长，肿瘤内含纤维和脂肪组织，还有些可见汗腺和皮脂腺等组织及表面的结膜上皮组织，是一个实质性肿块并非囊肿。一般侵及角膜浅基质层。

【治疗】

1. 治疗原则　应尽早手术切除。权衡利弊，在麻醉安全的情况下尽早手术切除。如皮样瘤侵犯较深，应同时行部分板层角膜移植术，术后积极矫正由于肿瘤造成的角膜散光，以预防弱视的发生。该病手术治疗疗效较好，角膜可以留有轻度瘢痕，切除较彻底者，不会因复发再次手术。

2. 手术时是单纯切除还是行板层角膜移植术，学者的经验是，如果瘤体在角膜缘部分很小，仅侵犯角膜内 2mm 左右，可以单纯切除，结膜瓣部分遮盖创面，虽然留有轻度的角膜浑浊，但不会影响美容。另外，板层角膜移植术后，婴幼儿的角膜常常愈合欠佳，术后难以护理，植片自溶脱落现象常有发生，即使植片愈合，也同样会留有轻度植床和植片浑浊，因此多数患儿可以选择采取单纯的皮样瘤切除术。

二、角膜原位癌

角膜原位癌（corneal carcinoma in situ）亦称角膜上皮内肿瘤（corneal intraepithelial neoplasia），因早期由美国 Bowen 报告皮肤科病例，故本病也曾称为 Bowen 病。

【临床表现】 病程进展缓慢，好发于角巩膜缘部，呈灰白色半透明隆起，常伴有一个伞缘状边缘浸润灶向角膜中央扩展，有血管时呈红色胶样扁平隆起，界限清楚，可局限生长。也有些一开始就在角膜中央生长。

【辅助检查】 从组织病理学对角结膜上皮肿瘤的分期为：Ⅰ期，只有少量不典型增生的鳞状上皮细胞，未侵犯上皮基底膜；Ⅱ期，有部分不典型增生的鳞状上皮细胞，上皮基底膜完整，此期又称角膜原位癌；Ⅲ期，病变处的角结膜上皮内均为不典型增生的鳞状上皮细胞，突破上皮基底膜，为角膜鳞状细胞癌。

【治疗】 本病的治疗主要是手术切除加冷冻治疗。如病变侵犯范围较大，可在手术切除时联合部分板层角膜移植术，同时进行局部化疗，可单独应用或手术切除后辅助治疗，可应用 0.04% 丝裂霉素 C（mitomycin C）或 1% 氟尿嘧啶（5-FU）溶液滴眼。

三、角膜鳞状上皮细胞癌

角膜鳞状上皮癌（squamous cells carcinoma）是一种眼表的原发性恶性肿瘤，常发生在 50~70 岁年龄患者的睑裂处角膜缘，以颞侧较多见。

【病因和发病机制】 病因不明，可能与长期紫外线照射、眼部的病毒感染或某些遗传性因素有关。

【临床表现】 开始为角巩缘宽大的肿瘤，底部在角巩缘，尖端转向结膜面。早期有些像结膜斑或睑裂斑的形状。病灶发生在上皮基底膜，随着病程进展，肿瘤表面呈菜花状。血管丰富，触之易出血，有些肿瘤表面还有色素沉着，生长较快，往往可以穿透全层巩膜和角膜后弹力层。也有一开始在角膜中央部生长的病例，但与原位癌不同的是，肿瘤生长的同时有大量的新生血管长入肿瘤。

有报道把角膜鳞状上皮细胞癌归纳为三种蔓延形式：①向外生长，表现为眼表面突出明显，向下浸润浅；②向角膜及结膜蔓延，呈扁平生长，在角巩膜表面扩大为主；③向角膜及巩膜深层发展，早期即穿透深层全层巩膜或角膜。组织病理常见鳞状细胞呈乳头状增生，细胞大小不一，排列紊乱，可见核分裂象，癌细胞侵犯角膜基质层。

【实验室及辅助检查】

1. 超声生物显微镜（UBM）　有助于了解肿瘤的侵犯深度。

2. 组织病理学检查　确切诊断需要依靠组织病理学检查，可见鳞状细胞呈乳头状增生，细胞大小不一，排列紊乱，可见核分裂象，癌细胞侵犯角膜基质层。晚期肿瘤可侵犯睫状体、虹膜和小梁网。

【治疗】 早期诊断，尽早切除。建议在可见肿瘤边缘外 2~3mm 切除，并结合冷冻治疗，在切除病变及其周边结膜、残留的角膜边缘及病变的基底给予冷冻治疗，效果较好。如肿瘤侵犯小梁及深层巩膜可考虑在行冷冻治疗的同时,联合放射治疗和化疗,丝裂霉素 C 和 5-FU 都能选择性作用于生长迅速的肿瘤细胞。

角膜鳞状细胞癌可能在切除数年后复发,长期随诊是必需的。术后复发率受手术边缘完整性的影响,因此强调切除肿瘤边缘的结膜要宽,并行组织病理学检查。

(吴彦超　刘春宵　马利肖)

第五节　角膜先天异常

一、先天性角膜混浊

为先天发育异常,但亦可为胎生期感染或产伤所致。混浊为部分性或全部性,多为双侧。常伴有小角膜和小眼球,有时角膜边缘发生白色不规则之环形混浊,称为胎生环。

二、大角膜

初生时角膜即较正常为大,以后继续发展,直径可达13.5mm 以上,为双侧性。角膜透明,曲度正常或增加,前房较深,眼压正常,多为近视或伴有散光。

三、小角膜

初生时角膜直径小于9mm,或在儿童和成人小于10mm 者,称为小角膜,常伴有小眼球或其他眼组织缺损。

(吴彦超　刘春宵　马利肖)

参 考 文 献

1. 谢立信.临床角膜病学.北京:人民卫生出版社,2014:28-55,65-80,140-148,335-376,397-400.
2. 刘家琦,李凤鸣.实用眼科学.北京:人民卫生出版社,1999:335-341.
3. 刘家琦,李凤鸣.实用眼科学.第3版.北京:人民卫生出版社,2010:257-284.
4. 赵堪兴,杨培增.眼科学.第8版.北京:人民卫生出版社,2013:106-141.
5. Watanabe H,Hattori S,Katsuda S,et al. Human neutrophil elastase:degradation of basement membrane components and immunolocalization in the tissue. Biochem,1990,108(5):753.
6. 陈雪芳,刘忠鑫,陈炳荣.碘酊烧灼联合氟康唑治疗真菌性角膜溃疡的疗效.国际眼科杂志,2013,13(7):1462-1463.
7. 肖丽.深板层角膜移植术治疗病毒性角膜炎疗效观察.国际眼科杂志,2014,14(8):1506-1507.
8. 李立浩,陈丽娜.大剂量维生素 A 辅助治疗小儿麻疹性角膜炎的临床观察.中外健康文摘,2011,8(17):77-78.
9. 蒋瑶祁,谭文争,徐宁,等.阿昔洛韦局部和全身用药治疗小儿麻疹性角膜炎的临床疗效.中国医药指南,2013,11(32):346-347.
10. 王小强,汤欣.棘阿米巴角膜炎研究进展.中华实验眼科杂志,2014,32(12):1136-1139.
11. 金秀英,罗时运,杨宝铃,等.棘阿米巴角膜炎的诊断和治疗探讨.眼科研究,2000,18(2):143-145.
12. 周梦兰,周青青,谭萨,等.沙眼流行病学的研究现状.实用医院临床杂志,2014,11(1):176-178.
13. 刘苹苹,杨颖秋,李勤.沙眼的实验室检查方法进展.中国实验诊断学,2010,14(4):618-621.
14. 孙旭光.重视药物源性角膜病变.中华眼科杂志,2009,45(2):97-99.
15. 张艳,杨光.眼科临床局部用药的眼表毒性.中国中医眼科杂志,2015,25(2):140-142.
16. 肖中男,胡竹林.大泡性角膜病变的临床治疗及研究进展.国际眼科杂志,2012,12(7):1277-1280.
17. 伍至琴,杨燕宁,邢怡桥.大泡性角膜病变的病因与临床治疗进展.眼科新进展,2007,27(8):625-629.
18. 林会儒,房兴峰,高富军,等.玻璃体切割术后角膜内皮细胞变化的临床相关研究.山东医学高等专科学校学报,2012,34(5):328-332.
19. 刘丽,赵华,刘敏,等.轻重硅油填充术后对角膜内皮细胞影响.中国实用眼科杂志,2014,32(3):319-323.
20. 张铭连.中西医结合眼科疾病诊疗手册.北京:中国中医药出版社,2010:169-205.
21. 段俊国.中西医结合眼科学.第9版.北京:中国中医药出版社,2013:175-192.
22. 曾庆华.中医眼科学.新世纪.第2版.北京:中国中医药出版社,2007:160-169.
23. 金明.中成药临床应用指南(眼科疾病分册).北京:中国中医药出版社,2016:24-47.
24. 庞赞襄.中医眼科临床实践.石家庄:河北人民出版社,1976:35-56.
25. 李传课.中医眼科学.北京:人民卫生出版社,1999:521-523.
26. 张潇,李莹.风湿病相关的边缘性角膜溃疡.眼科研究,2009,27(5):443-447.
27. 沈志斌,李佳林.1g/L 氟米龙滴眼液联合软性角膜接触镜治疗丝状角膜炎.国际眼科杂志,2015,15(9):1633-1635.
28. 涂娟,李霞.春季角结膜炎的诊疗进展.广西医学,2015,37(4):520-521.
29. 王珂.蚕食性角膜溃疡不同发展阶段手术治疗的探讨.中华眼外伤职业眼病杂志,2015,37(9):706-708.
30. 申琳,吴欣怡.蚕食性角膜溃疡的研究进展.中国实用眼科杂志,2014,32(2):1401-1405.
31. 高婷婷,龙琴.Stevens-Johnson 综合征和中毒性表皮松解症发病机制的研究进展.中华眼科杂志,2016,52(9):708-713.
32. 张凤肖.干燥综合征的治疗现状及进展.临床荟萃,2016,

31(5):482-485.
33. 姚宏亮,朱可建.原发性干燥综合征的发病机制及治疗进展.国际皮肤性病学杂志,2013,39(5):283-286.
34. C.Stephen Foster,Dimitri T.Azar,Claes H.Dohlman.角膜理论基础与临床实践.李莹,译.天津:天津科技翻译出版社,2007:729-771,803-877.
35. 孙秉基,徐锦堂.角膜病的理论基础与临床.北京:科学技术文献出版社,1994:195-197,287-317,329-334.
36. 李凤鸣.中华眼科学.第2版.北京:人民卫生出版社,2005:1241-1266,1276-1282.
37. 郑邦和.眼科临床理论与实践.北京:北京出版社,1997:548-554.
38. 何守志.临床眼科学.天津:天津科学技术出版社,2002:522-542.

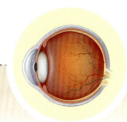

第十七章

巩膜疾病

第一节 巩膜先天异常

一、蓝色巩膜

蓝色巩膜（blue scleral）指先天性巩膜透明度增加，可透见葡萄膜色素，使除邻接角巩膜部 1~2mm 外的全部巩膜外观呈均匀亮蓝色或蓝灰色，出生后 3 年巩膜仍持续为蓝色时，为病理状态，多双眼发病。本症患者大多数有蓝巩膜，其次可出现骨脆症及耳聋。蓝色巩膜 - 脆骨综合征，常并发颅骨变形，关节脱位，胸廓异常，指（趾）愈着，韧带迟缓，下肢不全麻痹等，眼部可并发角膜幼年环，白内障，大角膜，小角膜，圆锥角膜，小眼球，眼球震颤，眼睑畸形，部分性色盲等。

【病因】 有明显的遗传倾向，多数为中胚叶组织的先天发育异常，也有人认为与内分泌异常有关。

【临床表现】 除邻接角巩膜部 1~2mm 外的全部巩膜外观呈均匀亮蓝色或蓝灰色。

【治疗】 无特殊疗法。

二、巩膜黑变病

巩膜黑变病（melanosis of scleral）是在巩膜前部约距角膜缘 3.5mm 处，有紫灰色或蓝灰色境界鲜明的着色斑块，斑块不隆起呈形状不等的花斑状，特别多见于前睫状血管穿过处。

【病因】 有明显的遗传倾向，多数为常染色体显性遗传。

【临床表现】 巩膜前部有紫灰色或蓝灰色境界鲜明的着色斑块，患眼虹膜呈深褐色，眼底也可见色素增多。多数为单眼，同时伴有同侧颜面特别是眼睑皮肤范围较广的色素痣，视功能一般不受影响。

【治疗】 无特殊疗法，但应注意观察眼压及眼底改变，如发现眼压升高则予以抗青光眼治疗。

三、先天性巩膜扩张

先天性巩膜扩张是指先天性视神经乳头周围巩膜扩张，使眼球后极部向深部凹陷，凹陷区的边缘清楚，并有萎缩的脉络膜晕环，有时在环内暴露出白色巩膜。

【病因】 中胚叶形成眼球后极致密巩膜的发育延迟。

【临床表现】 先天性视神经乳头周围巩膜扩张，使眼球后极部向深部凹陷，凹陷区的边缘清楚，并有萎缩的脉络膜晕环。

【治疗】 无特殊疗法。

四、巩膜软骨组织变形

有些明显畸形眼的巩膜内，曾发现透明的软骨斑块，在人类为返祖现象，系组织变形改变。

【治疗】 无特殊疗法。

第二节 巩膜炎其他巩膜病变

一、表层巩膜炎

表层巩膜炎（episcleritis）是指巩膜表层的炎症，有周期发病的病史，多单眼发病，女性多见。

【病因】 不明，多见于外源性抗原抗体所致的过敏原性反应,也可见于其他全身疾病如代谢性疾病痛风,亦与内分泌失调相关。

【临床表现】

1. 单纯性表层巩膜炎 病变部位为表层巩膜及其上的球结膜,突发弥漫性充血及水肿,范围局限,多局限于某一象限,无深层血管充血的紫红色,亦无局限性结节。本病周期性发作,发作突然、时间短,有自愈特点,患者多数诉灼热感、轻度疼痛,不影响视力。

2. 结节性表层巩膜炎 以局限性结节为特征,多位于角膜缘外表层巩膜,形成淡红色到火红色局限性结节,结节上方球结膜可推动,有压痛。常急性发病,病程约2周左右自愈,结节最后可完全吸收,表面遗留痕迹,此处愈后可在他处继发,多次反复发作可延绵数月,最后可形成环绕角膜周围巩膜的环形色素环,眼痛不明显,以夜间为著,不影响视力。

【诊断】

1. 临床诊断 根据典型临床表现,如局限性浅表巩膜充血、有结节样改变,患眼有灼热感、轻度疼痛,视力下降不明显。

2. 实验室诊断 血常规、血沉、肝功能、结核菌素试验、免疫指标检查等;前节荧光血管造影可表现为病变区流速慢,血管形态异常。

【治疗】 首先明确病因,对因治疗。浅表性巩膜炎均有自愈性,病程1~2周或以上,为减少病程可局部使用皮质类固醇滴眼液滴眼以缓解症状及对巩膜的损害;或应用非皮质类固醇抗炎剂如普拉洛芬等亦可有治疗效果,同时可予以对症治疗,如并发角膜炎及虹膜睫状体炎时予以相应对症治疗。

二、巩膜炎

巩膜炎(scleritis)或称深层巩膜炎,病变侵犯巩膜本身,多好发于血管穿过巩膜的前部巩膜,依部位可分为前巩膜炎及后巩膜炎。前巩膜炎较常见,多发于青年人或成年人,女性多于男性,双眼可先后或同时发病。

【病因】

1. 西医认为,本病病因不明,主要为内源性抗原抗体免疫复合物所引起,多伴有全身疾病,与自身免疫有关。

2. 中医认为,本病多因肺经蕴热,宣降失职,郁热犯目;或心肺热盛,循经上攻白睛;或素有痹症,风湿久郁经络,郁久化热,风湿热邪循经上犯;或久病伤阴,阴虚火旺,上攻于目而发病。

【临床表现】

1. 前巩膜炎

(1) 弥漫性前巩膜炎:突发弥漫性充血及巩膜上组织肿胀,无法查清巩膜情况,严重者结膜高度水肿,病变范围可限于一个象限或占全眼球前部,患者多数诉灼热感、轻度疼痛,不影响视力。

(2) 结节性前巩膜炎:炎性结节成深红色完全不能活动,结节可单发或多发,浸润性结节可以围绕角膜而蔓延相接,形成环形巩膜炎,病变区有逐渐变薄趋势,严重者因眼压偏高可能导致巩膜膨隆或葡萄肿。患者眼痛剧烈,且可放射到眼眶周围,多伴眼球压痛,如合并角膜炎或葡萄膜炎,会出现畏光、流泪、视力下降。

(3) 坏死性前巩膜炎:病变早期表现为局限性炎症浸润,病变区急剧充血至片状无血管区,病变可限于小范围内,亦可大范围坏死,甚至损及整个眼球前部,病变痊愈后巩膜继续变薄,可透见蓝紫色葡萄膜色素。患者眼痛剧烈,多伴有眼球压痛。

(4) 穿通性巩膜软化:亦称非炎症性坏死性巩膜炎,半数患者与类风湿关节炎或强直性多关节炎有关,表现为在角膜缘与赤道部之间的巩膜上有黄或灰色斑,严重者局部巩膜逐渐呈腐肉样坏死,坏死组织脱落后巩膜可完全消失,被来源于结膜组织的薄层结缔组织所覆盖,无葡萄肿出现,如缺损区无组织修补,最终导致巩膜穿孔。患者均无症状。

2. 后巩膜炎 患者有不同程度的眼痛、视力减退、眼红,也有患者没有明显症状。重症患者有眼睑水肿,球结膜水肿,眼球突出或复视,眼痛轻重不等,与前部巩膜炎受累的严重程度呈正比。

【诊断】

1. 临床诊断 根据典型临床表现,如巩膜充血、有结节样改变、坏死溶解、眼痛、畏光、视力下降。

2. 实验室诊断 血常规、血沉、肝功能、结核菌素试验、免疫指标检查等;前节荧光血管造影可表现为病变区流速慢,血管形态异常;眼底荧光血管造影可提示造影晚期病灶区荧光素渗入视网膜下液内,有助于后巩膜炎的诊断;B超可见球后部变平,眼球后部各层变厚以及球后水肿,提示后巩膜炎症肥厚;CT可提示巩膜厚度变化。

【治疗】

1. 西医治疗 首先明确病因,对因治疗。弥漫性和结节性巩膜炎可局部使用皮质类固醇滴眼液滴眼以缓解症状及对巩膜的损害;或应用非皮质类固醇抗炎剂如普拉洛芬等亦可有治疗效果。巩膜出现无血管区则应予以足够剂量的皮质类固醇制剂,待病变控制后逐渐减量。同时,可予以对症治疗,坏死性巩膜炎应予以针对病因的特效疗法及配合短疗效的全身非皮质类固醇抗炎剂治疗以抑制病变的坏死过程,结膜下注射为禁忌,以防止出现巩膜穿孔。严重病例可使用环孢霉素A、环磷酰胺等免疫抑制剂抑制免疫。如出现巩膜穿孔,必要时只能采取手术治疗以保眼球。

2. 中医中药治疗

(1) 辨证要点和治疗

1) 肺热亢盛证:①白睛局部暗红色结节隆起;②咽痛,

咳嗽,便秘;③舌质红,苔黄,脉数。

治法:泻肺利气,活血散结。

方药:泻白散(《小儿要证直诀》)。

桑白皮 10g,地骨皮 10g,甘草 3g,葶苈子 10g,杏仁 10g,牛蒡子 10g,连翘 10g,浙贝 10g,红花 10g。

2) 心肺热毒证:①发病急,疼痛重,白睛结节隆起赤紫,血脉怒张;②口苦咽干,心烦失眠,大便秘结,小便黄;③舌质红,苔黄,脉数有力。

治法:泻火解毒,凉血散结。

方药:还阴救苦汤(《眼科纂要》)。

升麻 10g,苍术 10g,炙甘草 6g,桔梗 10g,柴胡 10g,防风 10g,羌活 6g,细辛 3g,藁本 10g,川芎 10g,当归 15g,黄连 10g,黄芩 10g,黄柏 10g,生地 15g,知母 15g,连翘 10g,红花 10g,龙胆草 10g。

3) 风湿犯目证:①目珠胀痛难忍,有压痛感,羞明流泪,白睛深层多处出现紫红色结节样隆起;②身重酸楚,肢体肿胀;③舌质红,苔白腻,脉滑或濡。

治法:祛风化湿,清热散结。

方药:散风除湿活血汤(《中医眼科临床实践》)。

羌活 10g,独活 10g,防风 10g,当归 10g,川芎 6g,赤芍 10g,鸡血藤 10g,前胡 10g,苍术 10g,白术 10g,忍冬藤 15g,红花 6g,枳壳 10g,甘草 3g。

4) 肺阴不足证:①发病后期,眼酸痛,白睛结节低平,色暗;②咽干口燥,大便秘结;③舌质红,少津,脉细数。

治法:养阴清肺,兼以散结。

方药:养阴清肺汤(《中医眼科临床手册》)。

生地 12g,麦冬 12g,甘草 6g,玄参 10g,丹皮 10g,白芍 10g,浙贝母 10g,当归尾 10g,赤芍 10g。

(2) 针刺疗法:取双侧睛明、承泣、丝竹空、攒竹、太阳、肺俞、列缺、合谷、曲池、太冲等穴,每次选穴 4~5 个,留针 30 分钟,每日 1 次,10 次为 1 个疗程。

(3) 中药其他疗法

1) 中药熏眼:用内服药药渣再次煎水做湿热敷,或行中药超声雾化熏眼,每次 15~20 分钟,每日 1~2 次。

2) 中成药:肺热亢盛证:银翘解毒丸、双黄连合剂;心肺热毒证:开光复明片、黄连上清丸(颗粒、胶囊、片);风湿犯目证:三仁合剂、清热祛湿颗粒、甘露消毒丹(丸);肺阴不足证:养阴清肺丸(膏)、百合固金丸。

三、特殊类型的巩膜病

(一) 韦格纳肉芽肿病(Wegener granulomatosis)

最初表现可为眼部体征,最终累及眶部为 30%~35%,主要为全身胶原血管病的眼部表现,全身表现为呼吸道的坏死性肉芽肿、全身中小动脉播散性坏死性血管炎、肾小球肾炎等三大临床症状,多发于青、中年人,预后欠佳。

【病因】 不明,一般认为系一种严重的自身免疫性疾病。

【临床表现】 在眼部,少数患者主要表现为角巩膜缘处坏死、坏死性前巩膜炎、后巩膜炎、前后葡萄膜炎、渗出性视网膜炎及视网膜脱离,严重者并发全巩膜炎、球筋膜炎或巩膜周围炎,最后可合并新生血管性青光眼。呼吸道肉芽肿侵入眶内时,可出现眼球突出、上睑下垂、结膜水肿坏死、暴露性眼炎及眼球运动障碍,甚至眼睑、额部皮肤坏死。

【诊断】

1. 临床诊断 根据典型临床表现,如角巩膜缘处坏死、坏死性巩膜炎、葡萄膜炎、渗出性视网膜炎及视网膜脱离等。

2. 实验室诊断 IgA 增高,抗平滑肌抗体阳性。IgA 肾病患者大约有 15% 患有巩膜炎或巩膜外层炎,且在许多病人血中发现免疫复合物。

【治疗】

1. 应用皮质类固醇治疗。

2. 免疫球蛋白 A 治疗。

(二) 类肉瘤病

类肉瘤病是一种病因不明的、侵犯多系统的全身疾病,眼部受累约占本病中 20%~50%,眼部首见结节病症候者少见,一般预后较好。

【病因】 属于迟发型过敏反应,与个体免疫机制失调的自身免疫病有关。

【临床表现】 主要表现为葡萄膜病变,约 1/4 患者可见虹膜结节及脉络膜结节,玻璃体病变呈雪球样混浊,严重者可继发青光眼及后部巩膜炎而失明,全身可有皮肤病变,如:面部红斑、丘疹、结节、涎腺肿大。

【诊断】

1. 临床诊断 根据眼与全身的特征性表现。

2. 实验室诊断 胸片、化验室免疫指标、组织活检、眼部 B 超、CT 扫描等。

【治疗】 无特异疗法,部分患者有自愈倾向,可予以对症及免疫抑制治疗。

四、巩膜变性

(一) 巩膜玻璃样变性

通常发生于 60 岁以上高龄者,好发于直肌特别是内、外直肌止端前面的巩膜上。外观呈 2~3mm 大小半透明的椭圆形或长方形灰白斑,斑在近角膜缘侧境界较肌肉侧鲜明。患者无自觉症状,病变对眼球无影响,无须治疗。

(二)巩膜脂肪样变性

多发于老年人,病变部位的巩膜呈黄色,有时也发生于巩膜炎或陈旧瘢痕之后,无须治疗。

(三)老年性巩膜斑

是发生于老年人的巩膜变性,在相当于睑裂部角膜缘附近出现浅凹陷的巩膜薄变斑,光透照法可见该区透明性较强。

(四)巩膜钙化

也是一种巩膜组织的老年变性,可见老年人前部巩膜表面,见到有境界清楚的轻微下陷的灰色斑点或炎症后纤维化,也见于发生萎缩的眼球上。

五、巩膜膨出和巩膜葡萄肿

巩膜扩张指巩膜在眼内压增高或正常眼压作用下,由于巩膜的先天异常或病理性损害,致其抵抗力降低,巩膜部分或全部向外膨出、扩张。如果扩张部分仅为巩膜,不包含葡萄膜组织时,称为巩膜膨出;如果连同相应部位的葡萄膜一同向外膨出,状如葡萄的紫黑色隆起时则称为巩膜葡萄肿。依据其膨胀范围不同,可分为部分巩膜葡萄肿与全巩膜葡萄肿;按解剖部位又可分为前部、赤道部和后葡萄肿。其中因高度近视所形成的后葡萄肿可行后巩膜加固术。

(吴彦超 王东 李亚)

参 考 文 献

1. 金明.中成药临床应用指南(眼科疾病分册).北京:中国中医药出版社,2016:79-150.
2. 李凤鸣.中华眼科学.第2版.北京:人民卫生出版社,2005:1389-1401.
3. 刘家琦,李凤鸣.实用眼科学.第3版.北京:人民卫生出版社,2010:289-291.
4. 谢立信,史伟云.角膜病学.北京:人民卫生出版社,2007:267-400.
5. Jack J Kanski,Brad Bowling.临床眼科学.赵培泉,译.北京:北京大学医学出版社,2005:251-269.
6. 张铭连.中西医结合眼科疾病诊疗手册.北京:中国中医药出版社,2010:218-227.
7. 段俊国.中西医结合眼科学.第9版.北京:中国中医药出版社,2013:165-171.
8. 曾庆华.中医眼科学.新世纪.第2版.北京:中国中医药出版社,2007:149-161.
9. 庞赞襄.中医眼科临床实践.石家庄:河北人民出版社,1976:60.

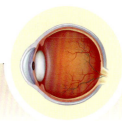

第十八章

晶状体疾病

第一节 白内障

一、年龄相关性白内障

年龄相关性白内障(老年性白内障),是最为常见的白内障类型,指与年龄相关的晶状体退行性病变及混浊。

【病因】 其病因较为复杂,可能是环境、营养、代谢和遗传等多种因素对晶状体长期综合作用的结果。

【临床表现】

1. 症状 渐进性无痛性视力减退,双眼患病,但发病有先后,单眼复视或多视、虹视、畏光或眩光,可伴有色觉减退或近视度数加深。

2. 体征 根据晶状体混浊部位的不同分为皮质性、核性、后囊下三类:

(1) 皮质性白内障:临床上最为常见的类型,根据发展过程可分为初发期、膨胀期、成熟期及过熟期。

1) 初发期:晶状体皮质出现水裂、空泡和轮辐状混浊,瞳孔区晶体未累及。

2) 膨胀期:晶状体混浊、水肿加重,可致前房变浅,视力显著下降,虹膜投影阳性。

3) 成熟期:晶状体全部混浊,前方深度恢复正常,视力下降至眼前手动或光感,虹膜投影阴性。

4) 过熟期:晶状体逐渐缩水,体积缩小,出现前房加深,虹膜震颤,囊膜皱缩,皮质乳化,核下沉,可引起晶状体脱位、晶状体溶解性青光眼、晶状体过敏性葡萄膜炎等并发症。

(2) 核性白内障:发病年龄较早,进展缓慢,远视力下降缓慢,晶状体核混浊,由于核密度增加致屈光指数增强出现核性近视。

(3) 后囊膜下白内障:晶状体后极部囊膜下锅巴样混浊,如混浊位于视轴,早期即出现明显视力障碍,多见于50岁以下的患者。

【诊断要点】 根据年龄、病史、症状及晶状体混浊体征等可明确诊断。

1. 年龄在50岁以上;视力渐进性下降,终至仅存光感,光定位准确。

2. 裂隙灯显微镜下检查见晶状体混浊。

3. 排除引起晶状体混浊的局部眼病和全身性疾病。

【鉴别诊断】

1. 外伤性白内障 常有明确外伤史,锐器所致者多伴有角、巩膜的破裂损伤,钝器所致者晶状体前表面常有色素环或晶状体悬韧带的损伤。

2. 先天性白内障 自幼发病,常有家族遗传史或吸氧史。

【治疗】

1. 目前尚无疗效肯定的药物用于治疗白内障。

2. 白内障影响工作和日常生活时,可考虑手术治疗。通常采用白内障囊外摘除术(包括白内障超声乳化)联合人工晶状体植入术。

二、先天性白内障

先天性白内障,是常见的白内障类型之一,指由于各种因素导致胚胎期晶状体发育异常,出现晶状体透明度不同程度的下降。

【病因和发病机制】 具体的发病机制至今未能完全

阐明，遗传和环境因素是其两大病因。

【临床表现】

1. 症状　瞳仁区发白，畏光，单眼或双眼患病。
2. 体征　根据晶状体混浊部位的不同分为以下几类：

(1) 极性白内障

1) 前极白内障：多为双侧、对称、静止。混浊位于晶状体前极部的囊下，呈圆形或类圆形的混浊斑，大小不一，境界一般清楚。有时混浊斑向前房内突出呈圆锥状，又叫前圆锥性白内障。影响视力较少。

2) 后极白内障：位于晶状体后极部，略偏鼻侧，混浊常呈孤立之圆点。对视力影响较大。

(2) 核性白内障：多为双侧、对称，混浊位于胎儿核内，质厚色白，边界清晰，但亦可由极细的灰白色点所组成，且有时与绕核性白内障或前极白内障合并出现，出生时就存在，进展缓慢，对视力的影响程度与混浊范围及程度密切相关。

(3) 全白内障：晶状体灰白色混浊，在弥漫性灰白色的背景上可出现深浅不一、密度不等的混浊区域。也可在晶状体囊膜包围下，呈乳白色液体，称液状白内障。此种液体可被吸收，而遗留厚薄不匀的膜状组织，称膜性白内障。常伴眼球震颤，影响视力严重。

(4) 绕核性白内障：多双侧、对称，常染色体显性遗传，混浊呈圆盘状，为大小不等之白点所组成。好发于前后Y缝区。因为混浊位于核周围的层间，亦称为绕核性白内障。

(5) 蓝点状白内障：晶状体内呈大小不一的点状混浊，有时呈蓝色小点，称为蓝点白内障。一般为静止性，不影响视力。

(6) 花冠状白内障：较为多见。混浊位于晶状体核赤道部，呈典型的短棒状，呈放射状排列，较粗的圆端朝向中央部，其前面可见不规则之混浊斑点。一般为静止性。较少影响视力。

【诊断要点】　根据年龄、病史、症状及晶状体混浊体征等可明确诊断。

1. 年龄较小，单眼或双眼发病；瞳仁区发白，畏光。
2. 裂隙灯显微镜下检查见晶状体混浊。
3. 排除引起晶状体混浊的局部眼病和全身性疾病。

【鉴别诊断】　外伤性白内障：常有明确外伤史，锐器所致者多伴有角、巩膜的破裂损伤，钝器所致者晶状体前表面常有色素环或晶状体悬韧带的损伤。

【治疗】　先天性白内障的治疗，应根据具体情况区别对待。如不影响视力或影响甚轻者，可不予处理。晶状体混浊大于4mm且致密，则采取晶状体皮质吸出或23G玻切系统白内障切除术，特别是对双侧全白白内障，应当尽早手术，以免引起重度弱视、眼球震颤等不良后果。详见白内障手术章节(第三十三章第六节)。

三、外伤性白内障

外伤性白内障是指由眼球穿通伤、钝挫伤、辐射性损伤及电击伤等引起的晶状体混浊。多见于儿童及年轻人，常单眼发生。

【临床表现】

1. 钝挫伤白内障　眼部钝挫伤后，脱落的上皮细胞、纤维素性渗出等引起的晶状体前囊混浊及前皮质混浊，可伴有前房积血、前房角后退、晶状体脱位、继发性青光眼等。

2. 贯通伤白内障　角膜或巩膜穿通伤直接损伤晶状体前囊膜，房水渗入晶状体引起局限性或全部晶状体混浊。

3. 辐射性白内障　主要发生于从事野外作业、放射线工作、电焊工作或高原地区的人们，可分为红外线性白内障、紫外线性白内障、电离辐射性白内障等。

4. 爆炸伤所致白内障　爆炸时气浪可引起类似钝挫伤所致的白内障损伤，爆炸物本身或掀起的杂物造成类似于穿通伤所致的白内障。

5. 电击性白内障　由于触电或雷电伤所致引起晶状体局部或全部的混浊。

【诊断要点】　根据受伤史及晶状体损伤的形态及程度即可诊断。

【治疗】

1. 不明显影响视力的晶状体局限混浊可随诊观察。
2. 晶状体皮质进入前房，可选用糖皮质激素、非甾体抗炎药物、降眼压药物治疗，待前节炎症反应消退后行手术摘除白内障；若炎症反应迟迟不消退、眼压不可控或角膜失代偿应及时摘除白内障。
3. 由于外伤性白内障多为单眼，应尽早植入人工晶状体，维持视觉平衡。

四、并发性白内障

并发性白内障是指由于眼部炎症或其他疾病引起的晶状体混浊，常见于葡萄膜炎、严重的角膜炎、视网膜色素变性、视网膜脱离、青光眼、高度近视、眼内肿瘤、视网膜血管性疾病、内眼手术、低眼压等。

【临床表现】　晶状体混浊的发展变化很大程度上取决于眼部病变的进展过程。眼前节疾病所致的白内障多由前囊膜及前皮质开始，而眼后节疾病相反，高度近视眼所致者多为核性白内障。

【诊断要点】　根据原发病及晶状体混浊的形态、位置即可诊断。

【治疗】

1. 积极治疗原发病。

2. 根据眼部的实际情况,在病情许可的情况下可考虑白内障手术,但是否植入人工晶状体应慎重。

3. 不同类型的葡萄膜炎引起的白内障,对手术反应不同,术后可酌情局部应用阿托品散瞳或全身应用糖皮质激素治疗。

五、代谢性白内障

代谢性白内障是指内分泌障碍性疾病所致的机体代谢改变、内环境生化异常引起的白内障。

【临床表现】

1. 糖尿病性白内障 血糖升高使进入晶状体内葡萄糖增多,己糖激酶饱和,醛糖还原酶活化后使葡萄糖转化为山梨醇,山梨醇不能透过晶状体囊膜,蓄积于晶状体内,晶状体内渗透压增高吸水,纤维肿胀变性导致白内障。可分为两类:

(1) 青少年型(胰岛素依赖):双眼发病,晶状体前后囊皮质区出现雪花样混浊伴屈光改变。

(2) 成年型(非胰岛素依赖):类似老年性白内障,但发病早,进展快。

2. 半乳糖性白内障 半乳糖代谢有关的酶缺乏所致,多见于儿童,多为绕核性白内障。

3. 手足抽搐性白内障 又称低血钙性白内障,晶状体皮质可见细小的、白色珠光色混浊或板层混浊,患者常伴有手足抽搐、骨质软化。

4. 肝豆状核变性 又称 Wilson 病,先天性铜代谢障碍所致的角膜色素(Kayer-Fleischer)为其特征性眼部改变。

【诊断要点】 根据既往全身病史及晶状体混浊的形态、位置即可诊断。

【治疗】

1. 积极治疗控制原发因素。

2. 当白内障影响视力,在全身状况许可的情况下可考虑白内障手术。

六、药物与中毒性白内障

药物与中毒性白内障是指长期应用某些药物或接触某些化学物质引起的晶状体混浊。常见的药物有糖皮质激素、氯丙嗪、抗肿瘤药物、避孕药物、缩瞳剂等;常见的化学物质包括三硝基甲苯、铜、铁、汞、银等。治疗时首先应停用药物及终止与化学药品的接触,再根据病情选择合适的手术时机。

七、后发性白内障

白内障摘除术后或晶状体外伤后存留的皮质和上皮细胞增生而形成的混浊,多为膜状。治疗通常因人而异,对视力明显下降者可行后囊膜切开术,包括手术或者应用 ND:YAG 激光切开后囊膜。

(张越 张武林)

第二节 晶状体位置异常

晶状体位置异常是指由于先天或后天原因使晶状体悬韧带发育异常或断裂,导致晶状体部分或全部离开原位的一组疾病。晶状体部分脱离称之为不全脱位,全部脱离称之为全脱位。

由于脱离正常位置,称为晶状体脱位。根据病因分为先天性晶状体不全脱位和全脱位、后天性晶状体不全脱位和全脱位。

【病因和发病机制】

1. 先天性晶状体不全脱位和全脱位 多为常染色体显性遗传,系各种原因所致先天性晶状体悬韧带发育不全所致。可发生在出生时或出生后,一般进展缓慢。

2. 后天性晶状体不全脱位和全脱位 常见于外伤性及继发性 2 种:

(1) 外伤性:常见于眼球钝挫伤,导致晶状体悬韧带断裂,常合并其他眼部组织损伤。

(2) 继发性:常见于假性囊膜剥脱综合征、葡萄膜炎、视网膜色素变性、先天性青光眼所致的牛眼等疾病导致的晶状体悬韧带变性损害。

【临床表现】

1. 先天性晶状体不全脱位和全脱位 晶状体常脱位于上外方,典型者有马方综合征(Marfan syndrome)及球形晶状体短指形综合征,两者均具有家族性。

(1) 马方综合征:马方综合征可能为中胚叶发育不良所致。除具有四肢细长、头狭、胸窄及先天性心脏病外,眼部尚有晶状体脱位、瞳孔偏位以及视网膜周边部变性或裂孔等(图 18-2-1)。

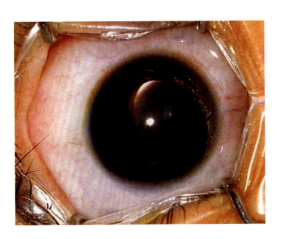

图 18-2-1 马方综合征

(2) 球形晶状体短指形综合征：球形晶状体-短矮畸形综合征（Marchesani syndrome）可能为中胚叶组织增生所致。临床表现与马方综合征相反，患者矮小、指短、胸宽、晶状体小而呈球形，且向鼻下方脱位，易发生继发性青光眼。

(3) 同型胱氨酸尿症：是少见的常染色体隐性遗传病，由于β-脱硫醚合成酶异常导致代谢紊乱所致。晶状体常向下方脱位，发生近视、视网膜脱离、继发性青光眼（图18-2-2）。常见骨质疏松、高血压。尿中同型胱氨酸浓度升高。

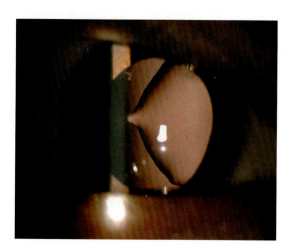

图 18-2-2　同型胱氨酸尿症

2. 后天性晶状体不全脱位和全脱位

(1) 外伤性晶状体不全脱位和全脱位：眼球钝挫伤使晶状体悬韧带断裂而形成晶状体不全脱位或全脱位。

1) 晶状体不全脱位：系晶状体悬韧带部分断裂所致。表现为前房深浅不一，虹膜震颤和（或）晶状体震颤（图18-2-3）。前房可有玻璃体疝。严重时瞳孔区可见晶状体赤道部，眼底检查呈典型的双重眼底形态，患者主觉上可出现单眼复视。可致继发性青光眼。

2) 晶状体全脱位：为眼球钝挫伤时晶状体悬韧带全部断裂，或由晶状体半脱位演变而来。晶状体可全脱位前房、玻璃体或嵌于瞳孔区（图18-2-4，图18-2-5）。引起葡萄膜炎、继发性青光眼。

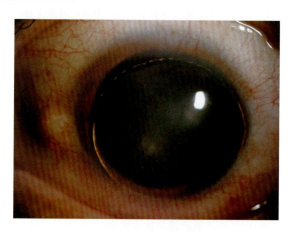

图 18-2-4　晶状体全脱位于前房

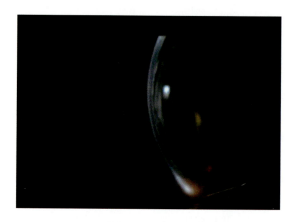

图 18-2-5　晶状体全脱位于前房侧面照

(2) 继发性晶状体不全脱位和全脱位：常见于假性囊膜剥脱综合征、葡萄膜炎、视网膜色素变性、先天性青光眼所致的牛眼、过熟期老年性白内障等疾病导致的晶状体悬韧带变性损害。

【辅助检查】

1. UBM检查　了解晶状体位置及脱位范围，还可了解睫状体情况。

2. 眼前节OCT检查　了解晶状体位置及脱位范围，还可了解睫状体情况。

3. B超检查　了解眼后节情况，除外视网膜脱离。

【诊断要点】

1. 视力下降病史。

2. 裂隙灯检查可见晶状体悬韧带发育异常或断裂，晶状体部分或全部离开原位，前房深浅不一，虹膜震颤。

3. UBM、眼前节OCT检查提示晶状体位置变化，B超提示玻璃体腔晶状体样异物。

【治疗】

1. 晶状体不全脱位，脱位范围小，对视力影响较小，可

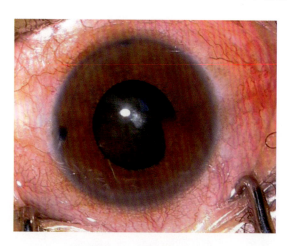

图 18-2-3　晶状体不全脱位

以随访观察。脱位范围大,对视力影响较大,可以行超声乳化白内障吸除联合植入人工晶状体及囊袋张力环或囊袋张力环巩膜固定。

2. 晶状体全脱位,可以行晶状体囊内摘除联合前部玻璃体切除及人工晶状体巩膜固定术。如坠入玻璃体腔,可行晶状体粉碎联合玻璃体切割术。详见白内障手术章节(第三十三章第六节)。

【预后】 晶状体位置异常是复杂晶状体手术,手术难度大,术后反应较大。需长期随访观察眼压及人工晶状体位置情况。

(张武林　张越)

第三节　晶状体先天异常

晶状体先天异常是指由于各种因素导致胚胎期晶状体发育异常,出现晶状体形态的异常。

【病因和发病机制】 具体的发病机制至今未能完全阐明,遗传和环境因素是其两大病因。

【临床表现】

1. 先天性无晶状体　可分为原发性和继发性两种。原发性系外胚叶组织发育障碍所致,常伴有其他眼部畸形。病理检查可见晶状体缺如,而晶状体悬韧带仍可存在。继发性则由于胎生期晶状体囊破裂,以至晶状体被吸收所致,瞳孔区内仅可见膜状组织残存。

2. 先天性晶状体不全脱位和全脱位　详见本章第二节。

3. 球形晶状体　极为罕见。晶状体呈圆球形,且向前移位,散瞳后可看到晶状体赤道部及悬韧带。屈光呈高度近视状态,常伴有眼压增高。

4. 圆锥晶状体　多为单眼。晶状体前极或后极部呈圆锥形突出,以后者较为多见。根据病变部位可分为前圆锥晶状体和后圆锥晶状体(图 18-3-1)。如不引起晶状体

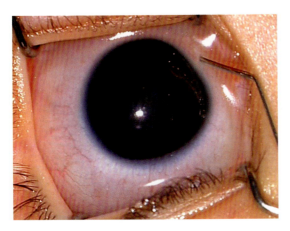

图 18-3-1　后圆锥晶状体

混浊,一般对视力影响较小。

5. 晶状体缺损　晶状体下缘部呈凹陷或扁平状,对应处悬韧带稀疏或缺如(图 18-3-2)。常与葡萄膜缺损合并存在。

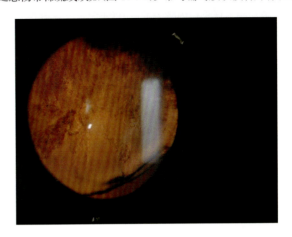

图 18-3-2　晶状体缺损

6. 晶状体瞳孔膜残遗　晶状体血管膜的残余组织,可遗留在前囊或后囊上。前囊有瞳孔膜残留、星状色素细胞和周边部之色素条纹;后囊则可见弓形线及卷丝状游离之线条(图 18-3-3)。

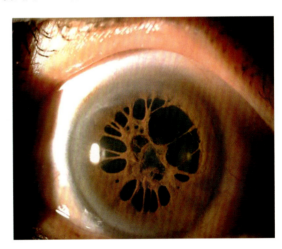

图 18-3-3　晶状体瞳孔膜残遗

7. 永存原始玻璃体增生症　是原始玻璃体血管系统回退失败,导致形成白色的晶状体后纤维血管膜,从晶状体后极部向视盘方向延伸。

【诊断要点】 根据年龄、病史、症状及晶状体异常体征等可明确诊断。

1. 年龄较小,单眼或双眼发病;视力低下。
2. 裂隙灯显微镜下检查见晶状体异常。
3. 排除引起晶状体异常的局部眼病和全身性疾病。

【治疗】

1. 球形晶状体需要密切观察眼压,必要时手术摘除晶状体。

2. 圆锥晶状体、晶状体缺损、晶状体血管膜残遗随访观察，必要时手术摘除晶状体。

3. 永存原始玻璃体增生症需行白内障吸出联合前部玻璃体切除。详见白内障手术章节（第三十三章第六节）。

（张越　张武林）

参 考 文 献

1. 姚克. 白内障和人工晶状体学领域进展. 中华医学信息导报，2016，31(2)：13-15.
2. 姚克. 我国白内障研究发展方向及面临的问题. 中华眼科杂志，2015，51(4)：241-244.
3. 雷婧宇，姚克. 全身药物相关的白内障研究. 中华眼科杂志，2013，49(5)：468-471.
4. 姜淑红，刘奕志. 葡萄膜炎并发白内障的手术治疗. 国际眼科纵览，2010，34(3)：169-172.
5. 张振平. 晶状体病学. 广州：广东科技出版社，2005：17-22.
6. Harley. 小儿眼科学. 谢立信，译. 北京：人民卫生出版社，2009：259-262.
7. 崔浩，王宁利，徐国兴. 眼科学. 第3版. 北京：北京大学医学出版社，2013：96-97.

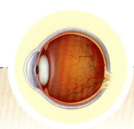

第十九章

青 光 眼

第一节 青光眼总论

一、青光眼的概念

青光眼是由于病理性眼压增高造成眼组织特别是视神经损害的眼病。祖国医学称为"绿风内障"或"青风内障"。病理性眼压指的是超过眼球内组织耐受的限度,给眼球内各组织特别是视神经带来损害的眼压。青光眼最典型的表现是视神经损害和视野缺损。世界卫生组织已将青光眼列为第二大致盲眼病。流行病学研究推算,到2020年世界青光眼患者将增加到8000万,我国青光眼患者将增加到2200万。早期诊治可以避免致盲。

二、眼压

眼压系指眼球内所包含的内容物(房水、晶状体、玻璃体等)及眼内血容量对眼球壁施加的一定的压力。正常眼压范围在10~21mmHg。并不是所有个体在此范围内,约95%正常人群在此正常眼压范围内。不能单纯将>21mmHg的眼压界定为病理眼压。由于个体的差异,有些人的眼压高于正常眼压的上限,但在长期观察中,并无组织损害,称为高眼压症。相反,有些人的眼压虽然在正常眼压范围内,但却出现青光眼的组织损害,称为正常眼压青光眼。

眼压具有周期波动性,单次测眼压不足以反映整体眼压水平。典型的24小时眼压波动表现为清晨眼压最高,以后逐渐下降,到傍晚达到最低点,夜间又徐徐上升,次晨达最高峰。少数病例最高眼压在中午前后,或出现多个短小波动。

三、影响眼压的各种因素

正常眼压不仅仅体现在眼压的绝对值上,还应该保持双眼眼压波动和昼夜波动稳定性。正常人一般双眼眼压差异不应>5mmHg,24小时眼压波动范围不应>8mmHg。决定眼压的因素有很多,兹简述于下:

1. 眼球壁　所谓眼球壁本应包括角膜和巩膜、色素膜及视网膜三层。眼球壁的硬度虽然变动较小,但具体到每一个眼球来说,却具有重要的临床意义。譬如不同个体的眼压虽然相等,但对球壁硬度较高的眼球,它的真正的眼压可能较低,而对球壁硬度较低的眼球,它的真正眼压则是较高的。

2. 眼球内容　在一定意义上说,眼压的异常变化,主要系指房水的循环障碍。当由于某种原因房水生成过多或排出受阻时,眼压遂即升高;而房水生成减少(如前葡萄膜炎)或排出过多(如青光眼术后)时,则眼压降低。

3. 眼外压力　自动睁眼和眨眼均可使眼压增高。挤压眼球可使眼压升高,但反复挤压眼球或反复的眼压测量,均可使眼压降低。眼外肌收缩也可影响眼压,水平凝视时眼压轻度升高,斜视手术时眼压也可升高。

4. 遗传和种族　眼压受遗传因素的影响,一般杯盘比较大的个体眼压较高,有开角型青光眼家族史者眼压较高。不同种族人群的眼压也有差异,如黑种人的眼压较白种人高。

5. 体位和运动　无论是正常人还是青光眼患者,卧位比坐位眼压升高0.3~6mmHg。长期有氧运动如跑步、骑车等可减低眼压。

6. **环境因素** 暴露在冷空气中可减低浅层巩膜静脉压,使眼压下降。出汗脱水也可能致夏天眼压偏低。

7. **药物** 许多麻醉药如氟烷,镇静药如巴比妥类等可引起眼压下降,但少数全麻药如三氯乙烯和氯胺酮可以引起眼压升高。血管扩张剂如硝酸甘油对眼压无影响,但静脉滴注则可能引起眼压降低。全身使用胆碱能拮抗剂或肾上腺素能药物会引起药物性散瞳,可诱发闭角型青光眼急性发作,使眼压急性升高。

四、青光眼的分类

青光眼一般可分为原发性与继发性两大类型。原发性青光眼的发病原因尚不十分清楚,继发性者则是由已知的其他眼病所引起。然而此种分类并不具有绝对意义,因为临床上有许多青光眼的性质尚不易确定,只有置于原发性和继发性之间,而且随着对青光眼的病因和病理认识的提高,目前所规定的原发性和继发性的含义可能要有所改变。

笔者所在医院采用的分类方法如下:

1. 原发性闭角型青光眼
(1) 急性闭角型青光眼。
(2) 慢性闭角型青光眼。
2. 原发性开角型青光眼
3. 继发性青光眼
4. 发育性青光眼
(1) 原发性先天性青光眼。
(2) 青少年型原发性先天性青光眼。
(3) 合并其他先天异常的发育性青光眼。
(4) 儿童期继发性青光眼。
5. 混合型青光眼

(程彦彦)

第二节　原发性闭角型青光眼

原发性闭角型青光眼是指没有其他眼病存在,单由于患者的瞳孔阻滞,或患者虹膜根部肥厚、前移,导致前房角关闭、房水流出困难、眼压升高的一种情况。继发性闭角型青光眼则是由其他眼病引起房角关闭所导致的青光眼,例如白内障膨胀期继发性闭角型青光眼、虹膜睫状体炎瞳孔后粘连导致的继发性闭角型青光眼等。原发性闭角型青光眼的患病率有明显的种族差异,爱斯基摩人和亚洲人的发病率较高,白种人的发病率较低。根据发病速度的快慢,闭角型青光眼分为急性闭角型青光眼和慢性闭角型青光眼。慢性闭角型青光眼在发病期通常没有任何症状或症状较轻;而急性闭角型青光眼发病时则有明显的眼红、眼痛、视物模糊或急剧下降,常伴有剧烈的头痛、恶心、呕吐,易被误诊为脑部疾病或急性胃肠炎,造成延误治疗或错误治疗。

一、急性闭角型青光眼

急性闭角型青光眼的特点是患者感觉剧烈眼痛及同侧头痛,常合并恶心、呕吐,有时可伴有发热寒战、便秘以及腹泻等症状。

【病因和发病机制】

1. 西医认为,原发性急性闭角型青光眼的基本病因与眼前节的解剖结构尤其与房角状态有关。另外情绪激动、长时间在暗环境工作及近距离阅读、气候变化、季节更替都可能导致急性发作。

2. 中医认为,本病多因肝郁气滞,气郁化火,气火上逆;或肝胆火盛,热极生风,风火攻目;或肝郁乘脾,脾失健运,聚湿生痰,痰郁化热,上扰清窍;或用目过度,暗耗精血,阴虚阳亢,上扰目窍;或素体阳虚,畏寒肢冷,清阳不升,浊阴不降,饮邪上逆,阻遏清窍,玄府闭塞,神水积滞而发病。

正常情况下房水从后房经瞳孔流至前房时存在着一定的阻力,此为生理性瞳孔阻滞,它不会影响前后房的压力平衡。当生理性瞳孔散大(如夜晚)或晶状体前移(如俯卧)时,瞳孔阻滞力上升,它在一定程度上可以改变眼睛的屈光状态,以适应某些生理需要。随着年龄增长,晶状体逐渐增大并与虹膜靠近,生理性瞳孔阻滞力升高若同时伴有先天性小眼球、小角膜、远视眼或浅前房等危险因素,虹膜与晶状体之间缝隙变得更窄。当瞳孔阻力升高足以防碍房水流动,使后房压力高于前房时,周边虹膜向前膨隆,并与小梁网贴附导致房角阻塞,此为病理性瞳孔阻滞。如果房角关闭是完全性的,则引发青光眼急性发作。

瞳孔阻滞是浅前房人群(包括闭角型青光眼及正常浅前房)中常见的现象。相同的眼前段解剖特征引起相同量的瞳孔阻滞力,但是同等量的瞳孔阻滞力在不同个体并不一定引起相同的效应,即不一定引起房角关闭。虽然生理性瞳孔阻滞只有在窄房角病人才有可能转变成病理性瞳孔阻滞,但是并非所有浅前房窄房角的人都会发生房角关闭,说明房角关闭的原因除已知的因素外,还有其他诱因和未知因素在起作用。

【临床表现】 临床上多见于虹膜膨隆明显的窄房眼,房角呈"全"或"无"的方式关闭,程度上可有不同。由于房角突然关闭且范围较大,一般眼压升高较明显。根据急性闭角型青光眼的临床经过及疾病转归可将其分为临床前期、先兆期(前驱期)、急性发作期、缓解期、慢性期、绝对期。

1. **临床前期** 从理论上讲临床前期指急性闭角型青光眼发作前,眼部尚未见任何病理损害的闭角型青光眼,但是在临床上则很难从窄房角的人群中区分出这类患者。所以临床上一般有两种情况：一是指一眼发生了急性闭角型青光眼，对侧眼和患眼一样具备发生闭角型青光眼的解剖特征，有可能发生急性闭角型青光眼，但目前尚未发生闭角型青光眼的情况；另一种是没有闭角型青光眼发作史，但有明确的急性闭角型青光眼的家族史，眼部检查显示具备一定的急性闭角型青光眼的解剖特征，暗室激发试验呈阳性表现。这些眼均被称为临床前期，存在着急性发作的潜在危险。

2. 先兆期（前驱期） 约1/3的急性闭角型青光眼在急性发作前往往可出现间歇性的小发作史，因此也称之为不典型发作或小发作。患者劳累或较长时间在暗环境中工作或近距离阅读后出现轻到中度眼球胀痛，一过性黑矇，休息或睡眠后自行缓解。临床特点是症状轻微，仅有轻度眼部憋胀、头痛。视力影响不明显，但有雾视、虹视现象。眼部无明显充血，角膜透明度稍减退。瞳孔形态正常，反应略迟钝，虹膜膨隆，前房较浅。眼底视盘正常，偶见视网膜中央动脉搏动。每次发作时眼压中度升高。开始时每次发作间隔时间较长，如数周到数月，以后逐渐转向频繁，最后导致急性发作。

3. 急性发作期 是急性闭角型青光眼的危重阶段。多为一眼，也可双眼同时发作。由于房角突然大部分或全部关闭，眼压急剧升高，患者自觉剧烈眼痛伴同侧头痛，常合并恶心、呕吐，有时可伴有发热、寒战、便秘以及腹泻等症状。视力高度减退，可仅存光感。眼部检查可见球结膜水肿，睫状充血或混合充血，角膜水肿呈雾状混浊，瞳孔散大，多成竖椭圆形或偏向一侧，对光反应消失，前房极浅，及眼部刺激征等，眼底常因角膜水肿窥不清。眼压多在50mmHg以上，可超过80mmHg。进一步裂隙灯检查可见角膜水肿，角膜后可有虹膜色素颗粒沉着（色素性KP），房水闪辉，虹膜水肿，隐窝消失。病程较长的青光眼，可见虹膜色素脱落和（或）扇形萎缩，晶状体前囊下可呈现灰白色斑点状、粥斑样混浊，称为青光眼斑。虹膜萎缩、瞳孔变形及青光眼斑这些征象一般出现在眼压急剧升高且持续时间较长的情况下，即使眼压下降也不会消失，作为急性大发作的标志而遗留下来。

在控制眼压、角膜恢复透明后，应行房角检查。房角有可能重新开放或局部粘连，小梁网上有色素黏着甚至纤维素性渗出等。角膜水肿消退后行眼底检查，可见静脉轻度充盈，视网膜上偶见出血点。若高眼压持续时间较短，视盘可正常或略充血；若高眼压持续时间较长，则可见视盘充血、视网膜轻度水肿；若高眼压持续过久，则出现视盘苍白，甚至视网膜中央静脉阻塞性出血。

若急性发作持续时间较短，眼压控制及时，一般视力可逐渐恢复，视野也可保持正常。如眼压未能及时得到控制，可在短期甚至数日内完全失明。多数患者可得到不同程度的缓解，从而转入慢性期。

4. 缓解期 急性闭角型青光眼经治疗或自然缓解后，眼压可恢复至正常范围。眼部充血，角膜水肿消退，中心视力恢复至发作前水平，或略有降低，房角重新开放。这些患者房角遗留不同程度粘连性关闭，小梁网遗留较大量色素，尤其以下方房角处为甚。这时有少部分患者由于瞳孔括约肌麻痹或虹膜节段性萎缩、穿孔而解除瞳孔阻滞。此外，大部分患者激发试验仍可激发眼压升高，急性闭角型青光眼缓解期是暂时的，如在此期及时行周边虹膜切除术，可解除瞳孔阻滞，达到预防再次急性发作的目的。

5. 慢性期 急性发作期未经及时、恰当的治疗，或由于房角广泛粘连则可迁延为慢性期。急性症状没有完全缓解，眼压中度升高，角膜基本恢复透明，房角检查发现广泛粘连关闭。如果在此期得不到恰当治疗，眼底和视野则发生和慢性闭角型青光眼相似的损害。

6. 绝对期 由于急性发作期治疗延误或其他期未能得到恰当治疗，眼失明后则称之为绝对期。绝对期的临床症状主要是高眼压，眼部检查除可见急性发作后的眼部体征外，晚期绝对期青光眼尚可合并角膜钙化、虹膜及小梁网纤维血管膜形成及白内障等。

【辅助检查】

1. 激发试验 由于闭角型青光眼发病机制主要是瞳孔阻滞和虹膜根部阻塞房角，房水不能与小梁网相接触，因此可以针对性地利用这些原理人为造成眼压升高，对可疑青光眼提前做出诊断。虽然这样会造成患者一时的负担，但是，在医院内的青光眼发作可以及时控制，并及时开始治疗，比在院外发作、延误诊治要好得多。对可疑青光眼（如有眼胀、虹视、视力一过性下降以及青光眼家族史等）、前房浅而眼压正常者，可考虑做激发试验。应该明确，除非激发试验肯定阳性，可以诊断闭角型青光眼，但激发试验阴性不能保证将来不发作青光眼。激发试验的使用要根据青光眼的类型做选择。应首先了解激发试验的原理，以便合理使用。对于闭角型青光眼，激发试验的主要机制有：①增大瞳孔阻滞力；②虹膜根部堆积阻塞房角。

目前常用于闭角型青光眼的激发试验主要有暗室试验、俯卧试验、散瞳试验等。结果分析：试验前后眼压升高≥8mmHg或试验后眼压≥30mmHg为阳性，实验前后眼压升高<6mmHg为阴性。试验前后配合眼压描记及房角镜检查，如果C值下降25%~30%，房角关闭，即使眼压不高也是阳性。激发试验仅是人为诱发高眼压的手段，阴性并不能除外将来发生闭角型青光眼的可能性，阳性也不是都会自发产生急性房角关闭，但不能否认激发试验对诊断和治疗的意义，需结合临床及其他检查作综合考虑。

2. UBM 检查。

3. 房角检查。

4. B 超 可测定前房深度、晶状体厚度并明确晶状体位置。

【诊断要点】 患者具有发生原发性闭角型青光眼的眼部解剖特征；急性眼压升高，房角关闭；单眼发病患者作对侧眼检查发现同样具有发生原发性闭角型青光眼的眼部解剖特征；眼部检查可见上述各种急性高眼压造成的眼部损害体征。急性闭角型青光眼患者早期房角状态是可变的，当眼压正常时，房角可以开放，诊断较难确立。因此，对敏感人群应作彻底检查，必要时辅以激发实验，并结合病史，可提高早期诊断率。对本类青光眼进行早期干预，不但有可能阻断病情进展，有些甚至可以预防其发病。

【鉴别诊断】

1. 继发性青光眼 除急性闭角型青光眼外，血影细胞性青光眼，晶状体膨胀、晶状体溶解性、晶状体半脱位引起的青光眼，新生血管性青光眼，葡萄膜炎引起的继发性青光眼均可引起眼压急性升高，甚至遗留下高眼压造成的眼部损害体征。为了和上类情况进行鉴别，其中最重要的是作对侧眼的检查。对于原发性闭角型青光眼而言，双眼往往具有同样的解剖特征，如果发现对侧眼不具有同样特征，则应作进一步检查，做出鉴别诊断。

2. 急性虹膜睫状体炎及急性结膜炎 其鉴别诊断在一般教科书内已介绍，比较容易，但必须强调提出此 3 种病在治疗上有相互矛盾之处。因此，错误的诊断将导致病情恶化，甚至造成失明的可能。

3. 恶性青光眼 原发性恶性青光眼临床表现及眼部解剖体征和本病有许多类似方面，很易造成误诊。另外，由于两病的处理原则不同，误诊可造成严重的损失，因此两者的鉴别诊断是非常重要的。恶性青光眼也具有眼前段狭小的特征，但往往和本病相比眼前段更为狭小，晶状体厚度更厚，眼轴更短，晶状体相对位置更靠前，前房变浅和本病不同，虹膜表现为和晶状体前面一致性向前隆起，最为重要的是当用缩瞳剂治疗后，病情恶化。

4. 消化道疾病 由于急性闭角型青光眼急性发作期可出现剧烈头痛及消化道症状，所以可能掩盖眼部情况而被误诊为内科或其他科疾患而延误治疗。为了避免这一情况发生，对于非眼科医生而言，掌握急性闭角型青光眼的基础知识是十分重要的。

【治疗】

1. 西医治疗 急性闭角型青光眼的治疗目的是：①解除瞳孔阻滞；②重新开放房角；③降低眼压；④预防视神经进一步损害。

(1) 药物治疗：药物治疗的目的是迅速控制眼压，为激光或手术治疗创造条件。在高眼压状态下，瞳孔括约肌对缩瞳剂反应较差，频繁使用缩瞳剂不但达不到治疗目的，反而可带来严重的副作用，所以应先使用高渗剂如 20% 甘露醇静脉滴注，可同时口服碳酸酐酶抑制剂。眼局部使用缩瞳剂，如 1% 硝酸毛果芸香碱滴眼液，开始时间隔时间短些，可间隔 5~15 分钟 1 次，连续用药 4 次后改为间隔 30 分钟 1 次，连续 2 次后减为每 2~4 小时 1 次。眼局部用药还可联合使用 β 肾上腺素能受体阻滞剂（如噻吗洛尔）、选择性 $α_2$ 肾上腺素能受体激动剂（如溴莫尼定）、碳酸酐酶抑制剂（如布林佐胺）。

(2) 激光治疗：常用的激光为 Nd:YAG 激光，可同时联合氩激光。当周边前房极浅，不易行激光周边虹膜切除术时，可先行氩激光虹膜成形加深周边虹膜，再行激光周边虹膜切除术；当行激光周边虹膜切除术后周边前房无加深，房角无增宽，可再行激光虹膜成形，加深周边前房。

(3) 手术治疗

1) 周边虹膜切除术：急性闭角型青光眼的临床前期、先兆期及缓解期是行周边虹膜切除或激光虹膜切除术的适应证。

2) 小梁切除术：对于已形成广泛周边前粘连，房角粘连关闭超过 1/2 以上，特别是急性闭角型青光眼慢性期者应选择滤过性手术。

3) 白内障超声乳化人工晶状体植入术：原则上所有急性闭角型青光眼发作后房角关闭≤1/2，有晶状体混浊，视力 <0.5 者均可行白内障超声乳化人工晶状体植入术；如果房角关闭达 3/4 者则术中可联合行房角分离术，但术后要长期追踪，眼压升高者加用局部降眼压药物，必要时行滤过手术。

4) 小梁切除联合白内障超声乳化人工晶状体植入术：急性闭角型青光眼急性发作期眼压下降后房角关闭 >1/2 或慢性者，晶状体混浊明显，视力 <0.5 者可考虑选择小梁切除联合白内障超声乳化人工晶状体植入术。

2. 中医中药治疗

(1) 辨证要点和治疗

1) 肝郁化热证：①头目胀痛，视物昏矇，虹视，黑睛雾状混浊，瞳神散大，眼珠胀硬；②烦躁易怒，胸胁胀痛，口苦咽干；③舌质红，苔黄，脉弦数。

治法：疏肝解郁，清热和营。

方药：丹栀逍遥散（《太平惠民和剂局方》）加减。

丹皮 12g，炒山栀子 12g，柴胡 10g，当归 10g，茯苓 10g，炒白术 10g，炙甘草 6g，白芍 10g，黄连 10g，香附 10g，夏枯草 15g，葶苈子 10g。

2) 风火攻目证：①发病急剧，头痛如劈，目珠胀硬，视力骤降，抱轮红赤，黑睛雾状混浊，瞳神散大；②烦躁口干，溲赤便结,恶心呕吐;③舌质红,苔黄,脉弦数。

治法:清热泻火,凉肝熄风。

方药:绿风羚羊饮(《医宗金鉴》)。

羚羊角粉 0.5g 兑服,黄芩 10g,大黄 10g,玄参 12g,知母 12g,防风 12g,车前子 15g 包煎,细辛 3g,茯苓 12g,桔梗 12g,夏枯草 15g,甘草 6g,青葙子 10g。

3) 痰热郁结证:①眼部症状同上;②身热面赤,动辄眩晕,呕吐胸闷,咳吐黄痰,溲赤便秘;③舌质红,苔黄,脉弦滑。

治法:降火逐痰。

方药:将军定痛丸(《审视瑶函》)。

黄芩 10g,白僵蚕 10g,陈皮 10g,天麻 10g,桔梗 10g,青礞石 10g,白芷 10g,薄荷 10g 后下,大黄另包 10g,半夏 10g,栀子 10g。

4) 阴虚阳亢证:①头目胀痛,瞳神散大,视物模糊,虹视,目珠变硬;②面红目赤,咽干,眩晕耳鸣;③舌质红,少苔,脉弦细或细数。

治法:滋阴潜阳。

方药:知柏地黄丸(《医宗金鉴》)加减或阿胶鸡子黄汤(《通俗伤寒论》)加减。

知柏地黄汤加减:知母(盐炒)6g,黄柏(盐炒)6g,熟地 24g,山茱萸 12g,山药 12g,泽泻 9g,丹皮 9g,茯苓 9g,钩藤 10g,天麻 10g。

阿胶鸡子黄汤加减:阿胶 6g(烊化兑服),白芍 10g,石决明 15g,钩藤 15g,生地 15g,炙甘草 10g,牡蛎 10g,络石藤 10g,茯苓 12g,鸡子黄 2 枚(兑服),麦冬 10g,郁金 10g。

5) 肝胃虚寒证:①目珠胀痛,瞳神散大,视物模糊;②头痛上及巅顶,干呕吐涎,食少神疲,四肢不温;③舌质淡,苔白,脉沉细。

治法:温肝暖胃,降逆止痛。

方药:吴茱萸汤(《审视瑶函》)。

法半夏 10g,吴茱萸 10g,川芎 10g,炙甘草 6g,人参 10g,茯苓 10g,白芷 10g,陈皮 10g,生姜 3 片。

(2) 针刺疗法:适用于眼压已经控制在目标眼压的患者。主穴:风池、睛明、合谷、四白、上睛明、承泣、太阳、百会;配穴:实证取大敦、光明、太冲,虚证取肝俞、肾俞、三阴交、足三里。平补平泻手法,均留针每次 30 分钟,每日 1 次,10 次为 1 个疗程。

(3) 中成药:风火攻目证:黄连羊肝丸、明目上清丸、明目蒺藜丸;肝郁化热证:龙胆泻肝丸(颗粒、胶囊、片)、熊胆丸;阴虚阳亢证:知柏地黄丸(口服液、胶囊)。

二、慢性闭角型青光眼

慢性闭角型青光眼的特点是有不同程度的眼部不适、发作性视矇与虹视。冬秋发作比夏季多见,多数在傍晚或午后出现症状,经过睡眠或充分休息后眼压可恢复正常,症状消失。少数人无任何症状。

【病因和发病机制】 原发性慢性闭角型青光眼的发病原因比较复杂。自 Schenborg 发现闭角型青光眼的发生和情绪剧烈变化有关以后,许多学者发表了这方面的报告。Shily 等采用心理学对照研究的方法证实,闭角型青光眼的发生和情绪有关。对于心身疾病而言,这类患者可能具有某种性格体质,他们对周围环境的急剧变化适应性差,往往引起剧烈的情绪改变,并可通过自主神经或可能通过神经体液途径引起生理性甚至病理性变化。有人调查发现,闭角型青光眼组强 A 及偏 A 性格构成比多于正常对照组,分析认为闭角型青光眼是眼科典型的心身疾病。闭角型青光眼患者自主神经功能不平衡,交感神经紧张性高,副交感神经紧张性低。

闭角型青光眼组瞳孔周期时间和正常对照组相比明显延长,并和副交感神经病变有关。和前房深度超过 2.5mm 的正常对照组相比,闭角型青光眼虹膜自主神经功能减弱特别是副交感神经功能明显减弱。而和前房深度低于 2.5mm 以下的正常浅前房相比两组自主神经功能均下降。一些研究发现在虹膜及睫状体还可能有前列腺素、缓激肽、血浆心钠素受体,同时还发现闭角型青光眼的发生可能和他们之间有一定的联系。闭角型青光眼患者发作期血浆心钠素受体的含量明显高于正常对照组,提示血浆心钠素水平的改变是眼局部对机体应激性保护反应的结果,这种现象与闭角型青光眼之间是否有某种联系还需进一步研究。根据上述研究结果可以看出,无论上述哪种因素、哪种途径,最终都会影响眼前段血管舒缩功能障碍、毛细血管扩张、睫状体水肿、房水产生增加、后房压力增加、虹膜膨隆,结果势必在一个具有窄房角特点的眼引起房角关闭,触发闭角型青光眼的发生。

晶状体相对位置前移达一定程度,使瞳孔括约肌所在区域晶状体前表面超过虹膜根部附着点位置后,则可造成瞳孔括约肌和瞳孔开大肌向晶状体方向的分力增加,则造成后房房水从瞳孔区排向前房的阻力增加,通常将这种情况称之为相对性瞳孔阻滞。

当瞳孔阻滞发生后可导致后房房水经瞳孔区向前房排出阻力增加,结果可出现以下几种情况:①后房压力增加,克服了瞳孔阻滞力,房水通过瞳孔区进入前房;②后房压力增加但不能克服瞳孔阻滞,后房压力大于前房压力,导致周边虹膜向前膨隆但周边虹膜膨隆程度还未达到引起房角关闭的程度,房角仍开放;③周边虹膜膨隆已导致房角关闭,房水从前房房排出障碍。

房角关闭也可表现为多种形式:①突然全部房角关闭

导致眼压急骤升高;②突然但部分房角关闭,可导致眼压中度升高或间歇性升高;③房角缓慢逐渐关闭,导致慢性房角关闭,眼压逐渐升高。

晶状体特征、悬韧带松弛度以及虹膜的组织特征可能和房角关闭的形式差异有密切关系。除此之外,可能还有尚不清楚的其他因素决定着闭角型青光眼房角关闭的形式。

【临床表现】

1. 病史 约2/3以上的慢性闭角型青光眼者有反复发作的病史。发作时表现为或多或少的眼部不适发作性视蒙及虹视,部分病例兼有头昏或头痛。这种发作冬季比夏季要多见一些。情绪紧张、过度疲劳、长时间阅读或近距离工作、看电影、失眠及下象棋等因素常常参与发作。有些妇女在月经期前后或月经期显示有规律性的发病。

所有患者都认为经过睡眠和充分休息可以使眼压恢复正常,自觉症状消失甚至晚期病例也有同感,但症状不能完全缓解。病程越长,睡眠对治疗的作用越小。极少数患者主诉早晨出现症状。在病程的早期,发作性眼压升高及其伴随症状间隔数月才发作1次。若疾病继续进行,间隔时间越来越短,发作时间越来越长。有些病例,直至几乎每晚发作,需到医院就诊。

不到1/3的慢性闭角型青光眼患者却无任何自觉症状,也像原发性开角型青光眼那样偶尔遮盖健眼始发现患眼已失明或视力有严重障碍。对于这类患者若不详细检查虹膜角膜角,往往误诊为原发性开角型青光眼。

2. 眼前节及眼底改变 通常在高眼压状态下眼球局部并不充血,当眼压升高时,一般角膜是透明的表现为或多或少的上皮性水肿。这种情况取决于眼压的高低。高眼压状态下通常瞳孔轻度散大,瞳孔光反射大部分正常,少数病例迟钝。

眼底检查可见早期视盘完全正常,到了发展期或者晚期,则显示程度不等的视盘陷凹及视神经萎缩。视盘的变化取决于疾病发展的阶段。

3. 眼压变化 慢性闭角型青光眼的眼压升高是发作性的。开始的发作具有明显的时间间隔,一般在晚上发作,持续数小时,睡前达高峰,充分睡眠或休息后可缓解。随着疾病进展,高眼压持续时间延长,几天缓解或不用药不缓解。

【辅助检查】

1. 房角检查及评价 对于原发性闭角型青光眼的诊断最为重要的是房角的检查及评价,包括对房角宽窄程度以及房角关闭程度的检查及评价。房角的检查可采用房角镜进行也可采用眼前段超声生物显微镜进行检查。

(1) 房角镜检查:作为原发性闭角型青光眼,房角检查较为理想的房角镜为四面压陷式房角镜,例如Zeiss四面间接房角镜。检查应包括静态检查及动态检查两个内容:静态检查,即对自然状态下的房角宽窄程度进行评价,所以检查时应将人为干扰降低到最低程度;动态检查,采用房角镜压陷手法,通过对角膜的压陷迫使房水流向欲观察的房角处,使该区虹膜膨隆程度减轻,房角可见程度增加。对房角进行动态评价,内容包括房角深度、宽度、虹膜根部附着点位置以及房角关闭范围以及其他病理改变,例如小梁网色素等级等。为了更好地判断房角是否功能关闭,需要进行暗室环境下房角镜检查。此项检查可结合暗室试验结果进行,也可单独去暗室内进行亮光下和暗光下房角比较。在作暗光下房角检查时一般将裂隙光改为最小方块光,避免对瞳孔区的照射,引起瞳孔收缩。由于这种检查很难避免人为的干扰因素,所以不能过分依赖检查结果,而应结合暗室试验前后眼压的变化做出较为合理的判断。对于房角的分级,目前较为接受并普遍应用的系统为Shaffer分类系统。Spaeth分类对房角的描述及记录则更为详细,包括房角深度宽度、周边虹膜附着位置等。

(2) 超声生物显微镜:采用高频超声生物显微镜可对自然状态以及暗室状态下的房角进行非侵入性检查,并可对房角结构作整体定量描述。该技术可使房角检查中的人为干扰因素大大降低对自然状态下的房角以及周边虹膜形态进行实时图像记录,并进行定量测量,也可在室内、在弱光下进行暗室房角检查,对评价房角功能关闭以及可关闭程度提供较为可靠的手段。另外由于该项技术能同时对睫状体及后房形态进行实时图像记录,综合房角形态分析可对房角关闭的可能机制做出分析。

2. 前房形态及眼前段解剖结构定量测量 采用裂隙灯显微镜摄影测量及裂隙灯显微镜眼前段图像处理方法可对前房形态做出整体定量测量,包括前房容积、瞳孔阻滞力、周边虹膜膨隆程度、不同部位前房深度等。采用超声生物显微镜技术则可对眼前段各项解剖特征做出定性及定量测量。除上述指标外还可对后房容积、周边虹膜厚度、睫状体位置、房角入口、虹膜根部附着点等指标做出定量测量。

【诊断要点】 具备发生闭角型青光眼的眼部解剖特征;有反复轻度或中度眼压升高的症状或无症状;房角狭窄,高眼压状态下房角关闭;进展期或晚期可见类似原发性开角型青光眼视盘及视野损害;眼前段不存在急性高眼压造成的缺血性损害体征。

【鉴别诊断】

1. 窄角性开角型青光眼 因其中央前房变浅,房角狭窄,易误诊为慢性闭角型青光眼。高眼压下房角检查对鉴别这两种疾病非常重要。若高眼压状态下检查证实房角是关闭的,则可诊断为慢性闭角型青光眼;若高眼压状态下房角虽然狭窄但完全开放,又有典型青光眼视神经损害、视野缺损,则可诊断为窄角性开角型青光眼。另外还可采用缩瞳试验、明暗环境下房角检查、明暗环境下超生物显微镜检查进行鉴别。

2. 继发性闭角型青光眼　对于年轻的闭角型青光眼患者,应特别注意是否有眼部其他疾病继发青光眼,如周边部葡萄膜炎、脉络膜病变、黄斑部病变等,明确病因后再选择治疗方法。

【治疗】

1. 药物治疗　对慢性闭角型青光眼患者来说,激光或手术治疗是首选。但术前应尽量将眼压降低到正常范围,因此也需要药物治疗。所选择的药物和急性闭角型青光眼相似。

2. 手术治疗

(1) 周边虹膜切除或激光虹膜切开术:早期瞳孔阻滞性慢性闭角型青光眼可行周边虹膜切除术或激光周边虹膜切开术。

(2) 激光周边虹膜成形术:如已诊断为非瞳孔阻滞性或混合机制所致慢性闭角型青光眼可同时行激光周边虹膜切开联合虹膜成形术;如已行周边虹膜切除或激光周边虹膜切开术,术后周边前房变化不明显,房角仍较窄,应再行氩激光周边虹膜成形术。

(3) 小梁切除术

1) 房角关闭在1/2~3/4,眼压在2.67~4.03kPa(20~30mmHg),眼局部加用抗青光眼药物后眼压可控制在正常范围,可选择施行周边虹膜切除术,并根据前述原则联合或不联合虹膜成形术,阻止房角进行性关闭,但可能遗留一定的永久性眼压水平偏高的残余青光眼。对于残余性青光眼可长期局部使用β受体阻滞药或碳酸酐酶抑制药等降眼压药物控制眼压,并作长期随访。如果用药后眼压仍不能完全控制,视功能进行性损害,可考虑施行滤过性手术。

2) 房角关闭1/2以上,眼压在4.01kPa(30mmHg)以上,眼局部加用各类抗青光眼药物后眼压不能控制在正常范围,则可选择滤过性手术治疗。晚期慢性闭角型青光眼房角完全关闭,用药后眼压不能控制,必须施行滤过性手术。

(韩瑞娟　石慧君　李亚)

第三节　原发性开角型青光眼

一、原发性开角型青光眼

原发性开角型青光眼(primary open-angle glaucoma)是指病理性高眼压引起视神经乳头损害和视野缺损,并且眼压升高时房角开放的一种青光眼。

【病因和发病机制】

1. 西医认为,在病因研究上,其确切病因尚不清楚。目前已知一些因素与原发性开角型青光眼的发病有密切的关系,并将其称为原发性开角型青光眼的危险因素。这些危险因素如下:

(1) 年龄:随年龄的增大原发性开角型青光眼的患病率也逐渐增加,40岁以上年龄段的人群原发性开角型青光眼的患病率明显增加。

(2) 种族:原发性开角型青光眼的患病率有较明显的种族差异,其中以黑色人种原发性开角型青光眼的患病率最高。

(3) 家族史:原发性开角型青光眼具有遗传倾向,但其确切的遗传方式则还未有定论,一般认为属多基因遗传。

(4) 近视:近视尤其是高度近视患者原发性开角型青光眼的发病率也高于正常人群,原因可能与高度近视患者眼轴拉长使巩膜和视神经的结构发生改变,导致其对眼压的耐受性和抵抗力降低有关。

(5) 皮质类固醇敏感性:原发性开角型青光眼对皮质类固醇具有高度敏感性,与正常人群对皮质类固醇试验高敏感反应的发生率4%~6%相比,原发性开角型青光眼患者的高敏感反应率绝对升高,近达100%。皮质类固醇与原发性开角型青光眼的发病机制的关系尚未完全清楚,但已知皮质类固醇可影响小梁细胞的功能和细胞外基质的代谢。

(6) 心血管系统的异常:原发性开角型青光眼患者中血流动力学或血液流变学异常的发生率较高,常见的疾病有糖尿病、高血压、心或脑血管卒中病史、周围血管病、高黏血症、视网膜中央静脉阻塞等,原因可能与影响视盘的血液灌注有关。

2. 中医认为,本病多因素体脾虚肾亏,水湿内停,聚湿生痰,痰湿上犯,目络受阻;或肝郁气滞,气郁化火,脉络滞涩,玄府郁闭,神水瘀滞;或久病肝肾亏虚,目窍失养,神水留滞而发病。

在原发性开角型青光眼的发病机制研究中,导致眼压升高的原因是房水的流出阻力增加,但造成房水流出受阻的确切部位和机制则不完全清楚。近年来通过小梁细胞的体外培养,应用生物学、生物化学、药理学、分子生物学和分子免疫学等方法,对小梁细胞的结构和功能、小梁细胞的代谢、药物对小梁细胞功能的影响、小梁细胞外基质、细胞收缩骨架、细胞膜受体、皮质类固醇的代谢等多方面进行了广泛的研究,从而使我们对原发性开角型青光眼的发病机制有了更深入的了解。目前倾向于原发性开角型青光眼是小梁细胞的形态和功能异常,导致房水流出受阻,眼压升高所造成的。其机制是:①小梁细胞的细胞外基质成分和含量的改变(黏多糖、胶原蛋白、非胶原糖蛋白、弹性蛋白、生物素等),使小梁网网眼狭窄和塌陷;②小梁细胞内的细胞收缩骨架含量和成分的异常(微丝、微管和中等纤维,其中微丝的肌动蛋白丝明显减少),使小梁细胞的收缩性降低、小梁细胞间网眼变小或僵硬,从而使房水流出受阻,眼压升高;③其他的因素如组织纤溶系统、前列腺素、皮质类固醇的代谢异常也可影响房水流出系统的功能。相信随着研究手段和研究方法的不断提高和深入,原发性开角型青光眼的病因和发病机制将会被逐渐认识和掌握。

【临床表现】 原发性开角型青光眼发病隐蔽,进展极为缓慢,故不易被察觉。早期一般无任何症状。当病变发展到一定程度时,可有轻度眼胀、视力疲劳和头痛。有些年轻患者可有明显眼压升高而出现虹视、视物模糊等症状。中心视力一般不受影响,而视野逐渐缩小。晚期当视野缩小呈管状时,则出现行动不便和夜盲等症状。有些晚期病例有虹视或视物模糊,最后视力完全丧失。

1. 眼压升高　开角型青光眼的眼压波动幅度大,眼压水平升高,大多数病人眼压在22~40mmHg,有些病例可明显高于此值。波动幅度增大可能比眼压升高出现更早。正常眼压在1天之内有波动,不能仅凭少数几次测量来确定患者的眼压状况,应测量24小时眼压情况,即眼压日曲线。大多数正常人早晨眼压最高,以后逐渐下降,夜间眼压最低,午夜后又渐升高;也有早晨眼压最低而下午眼压升高者。

眼压高不仅是一个发展为开角型青光眼的危险因素,而且是最重要的单一危险因素。发展为青光眼性损害的危险程度与眼压的水平有关。

2. 视盘损害和视网膜神经纤维层萎缩　视盘的青光眼性凹陷萎缩是诊断的可靠依据,视网膜神经纤维层萎缩可直接反映青光眼所致轴索的丢失,可发生在视野缺损以前,对于鉴别哪些高眼压症者容易发展为青光眼有重要参考价值。概括如下:

(1) 青光眼性视盘损害:青光眼对视神经的损害主要为视网膜神经节细胞凋亡和节细胞发出的轴索的萎缩、丢失,在视盘上表现为视盘陷凹扩大和盘沿组织的丢失。

1) 视盘陷凹局限性扩大:盘沿组织丢失常先发生在视盘的上下极,尤其是在颞上和颞下,以颞下最常见,因而凹陷呈垂直或斜向扩大,且多偏向颞下或颞上极,盘沿常出现切迹。

2) 视盘陷凹同心圆形扩大:视盘各部位的盘沿丢失较一致,凹陷呈同心圆形扩大。但仔细分析,盘沿宽度失去了生理性盘沿宽度的特征(即下方最宽,上方次之,再次为鼻侧,而颞侧为最窄),上方或下方较鼻侧盘沿窄。

3) 视盘陷凹加深:筛孔裸露,呈点状或条纹状。

4) 视盘陷凹垂直扩大:垂直方向杯盘比值大于水平方向杯盘比值。

5) 双侧凹陷不对称:双侧C/D相差≥0.2,为病理性改变。

6) 碟子样改变:是一种不常见的青光眼性视盘改变,为生理凹陷周围的盘沿逐渐倾斜或后退,而凹陷没有改变,很像一个碟子。碟子样改变可侵及视盘的一部分或全部,它是肯定的青光眼性改变。

视盘的生理性凹陷大小变异很大,而且其大小与青光眼性凹陷的大小有重叠,所以不能以视盘陷凹超出一定数值(如C/D≥0.6)作为青光眼的诊断依据,而应以上述特征性的青光眼性视盘损害作为判定的指标。

当视盘的凹陷扩大和加深时,视盘表面的视网膜血管的走行和形态也发生了变化,包括视网膜血管向鼻侧移位,血管屈膝和环形血管暴露,这些都是青光眼的特征。视盘出血是青光眼患者眼压控制不良和视神经损害进展的一种表现,出血呈火焰状,位于视盘的表面神经纤维层,有时可扩展到视盘周围的视网膜上。视网膜中央动脉搏动是眼压高的一种表现,当眼压超过视网膜中央动脉舒张压时,或后者降至眼压水平时,就会出现动脉搏动。但是主动脉瓣闭锁不全、大动脉瘤、全身血压降低、严重贫血等全身疾病时也可出现动脉搏动。

(2) 青光眼性视网膜神经纤维层萎缩:视网膜神经节细胞节后纤维的丢失,可表现为视网膜神经纤维层萎缩,可发生在视野缺损出现前1.5年,最早的可发生在5年以前。临床表现为两种:

1) 局限性萎缩:首先发生在颞上或颞下弓形纤维,以颞下弓形纤维先受损更为常见。在上下弓形纤维区有暗淡的裂隙或沟,常位于距视盘2个视盘直径以内,或呈梳样外观,随病情加重逐渐发展为楔形缺损。

2) 弥漫性萎缩:视网膜神经纤维层弥漫性变薄,颜色变暗,萎缩程度重者视网膜表面呈颗粒状,视网膜血管因缺乏神经纤维层的覆盖而裸露在视网膜表面。

【辅助检查】

1. 视野　青光眼视野缺损是原发性开角型青光眼的重要诊断依据。现扼要概述如下:

(1) 早期改变:①旁中心暗点:在自动视野阈值检查中,表现为局限性视网膜光敏感度下降,常在中心视野5°~30°范围内有一个或数个比较性或绝对性旁中心暗点。其典型分布区域是在Bjerrum区,鼻侧分布范围较宽,颞侧范围较窄;②鼻侧阶梯:为视网膜神经纤维束损害的特征性改变,表现为1条或多条等视线在鼻侧水平子午线处上下错位，形成鼻侧水平子午线处的阶梯状视野缺损。

（2）进展期改变：当病情进展，几个旁中心暗点可以融合或与生理盲点相连，形成典型的弓形暗点。弓形暗点是典型的神经纤维束型视野缺损。

（3）晚期改变：从中期到晚期没有明显界限，晚期视野大部分丧失，仅残存 5°~10° 中心小岛，即管状视野。此时还可能保留 1.0 的中心视力，当注视点受侵犯则视力可突然丧失。

2. 眼压　进行 24 小时眼压测量，即描记眼压日曲线。

【诊断要点】

1. 眼压≥21mmHg。
2. 具有青光眼视盘改变和视网膜神经纤维层缺损。
3. 具有青光眼型视野缺损。
4. 前房角为开角。

【鉴别诊断】　原发性开角型青光眼需与本病的主要体征相似的情况相鉴别，包括眼压升高、视盘陷凹萎缩和视野缺损。还需要与各种继发性青光眼相鉴别，如剥脱综合征、色素播散综合征、外伤、眼前节炎症、亚急性或慢性房角关闭、上巩膜静脉压升高、Axenfeld 和 Rieger 综合征及激素性青光眼等。通过详细病史询问和眼部检查常可加以区别。

视盘陷凹是青光眼的典型体征，但并不是能判断诊断的病征。前部缺血性视神经病变和视神经受压性损害也可出现视盘陷凹。有时视盘缺损或视盘小凹可被误认为扩大的视盘陷凹。一般来讲，青光眼所致凹陷较苍白区大，而视神经疾病者视盘陷凹小于苍白区。

有些疾病可致弓形或神经纤维性视野缺损，如脉络膜视网膜疾患，包括近视性退行性变、非典型的视网膜色素变性、光感受器退行性变、动静脉分支阻塞和近视盘的脉络膜视网膜炎等；视盘损害，包括视盘的玻璃疣、小凹、缺损、视盘炎、慢性视盘水肿等；视神经损害，包括缺血性视神经病变、球后视神经炎、脑垂体瘤、脑膜瘤和视交叉处蛛网膜炎等，应加以鉴别。

【治疗】

1. 西医治疗　治疗原则以降低眼压为主。主要的治疗方法有药物、激光和手术治疗。

原发性开角型青光眼治疗的目的是控制疾病的发展或尽可能延缓其进展，使病人在存活期间能保持好的视力，大多数病例可通过降低眼压达到此目的。因为病人的视神经对压力的耐受力不同，因而不可能规定一种眼压水平可保持病情稳定。

（1）开始治疗的时间：当眼压很高足以导致最后失明时均应开始治疗。不能对所有病人均选一定的眼压水平，而是根据具体病人情况决定。主要考虑其眼压高度、视盘和视野状况，其他危险因素也应考虑，如年龄、近视、青光眼家族史，全身情况如高血压、糖尿病、心血管疾患等均可增加发生青光眼性损害的危险性。眼压 30mmHg 而无视盘损害及视野缺损或其他危险因素时，可密切观察而不予治疗，以避免心理压力、经济负担和治疗的副作用，应向病人讲清随访的必要性。眼压高于 30mmHg 应开始治疗。如有视神经损害，尤其是当眼压升高、损害进展时则应治疗。如眼压升高，并有视盘损害和视野缺损，则明确需要治疗。

（2）阈值眼压和靶眼压：正常人的视网膜神经节细胞随着年龄的增长每只眼睛每年将丢失 5000 个。年龄及青光眼所致视网膜神经节细胞的丢失是由于凋亡。眼压升高将增加视网膜神经节细胞的丢失率。所谓阈值眼压即指不引起视网膜神经节细胞的丢失率大于年龄所致的丢失率的眼压。但是个体间阈值眼压不同且无法确定。临床上可根据病人情况确定靶眼压。

靶眼压或称目标眼压是指达到该眼压后，青光眼的病情将不继续进展。靶眼压可根据视神经损害情况及危险因素制定。对靶眼压不能确实知道，只是推测。在达到靶眼压后还要根据视神经及视野的进一步变化及病史中其他因素不断地调整改变靶眼压。

临床工作中医生常注意稳定眼压而忽略一过性峰值眼压，而这种一过性高眼压可损害视网膜神经节细胞。增加房水排出的药物优于减少房水生成的药物。

（3）眼压控制的参考指标：作为一般规律，视神经损害和视野缺损愈严重，为避免视功能进一步丢失，应将眼压降得愈低。当视盘和视野已严重受损，尤其是注视区受到威胁时，需要强有力的治疗使眼压降得很低。可对每一个病人制定理想的、可接受的及边缘的眼压水平比较困难。如果所制定的眼压水平正确，而且眼压可降至理想或可接受的水平，则将可能避免青光眼性损害进展。例如：视盘正常，未查出视野缺损，则理想的眼压为 21mmHg 以下，可接受眼压为 26mmHg 左右，30mmHg 为边缘眼压，后者常需开始或增加治疗。当一个患者的视盘完全凹陷苍白，视野缺损侵及注视区，理想眼压为 8mmHg，在此眼压水平，视功能进一步丢失的危险性很小；可接受的眼压可能是 12mmHg，损害进展的危险也很低；边缘眼压为 16mmHg，损害加重的危险将明显升高，需加强治疗甚至需要手术。这样规定的眼压水平是根据临床经验确定的，目前尚无方法确定多高的眼压对某一具体视神经可阻止其损害的发生或进展。

由于个体视神经对眼压耐受不同，故不易确定合适的眼压水平，但可以采用密切观察视盘和视野损害程度的方法确定。为便于临床工作，可参考以下原则：①轻度视盘和视野损害者，眼压应低于 20mmHg；②进展期病例，眼压应低于 18mmHg；③明显视盘和视野损害者，眼压应降至 15mmHg 以下，有的需降至 10mmHg 以下。

如果用药物治疗可以容易地达到理想眼压，且仅有极少副作用，则治疗是满意的。常是只达到可接受的眼压水平，而要追求理想眼压常会发生很多副作用。确定理想眼压也可参考治疗前后眼压状况，如眼压在40mmHg发生了中等度视神经损害，则将眼压降至20mmHg的低值是可接受的。如果在治疗前眼压为20mmHg以上发生了类似的视神经损害，则眼压降至10mmHg才可能是恰当的。如果患者的预期寿命不长，而且青光眼性视神经损害在其有生之年不会有明显进展，则可不必开始或加强其治疗。

(4) 药物治疗：可供选择的药物有：局部应用β肾上腺素能神经阻滞药、肾上腺素能药物、前列腺素类药物、缩瞳剂、局部碳酸酐酶抑制剂及全身应用碳酸酐酶抑制剂，高渗剂对于暂时控制急性高眼压有效，不用于慢性高眼压的长期治疗。

1) 常用的抗青光眼药物

① β肾上腺素受体阻滞药：通过抑制房水生成从而降低眼压来治疗青光眼和高眼压症。目前常用的该类药物眼液有：噻吗洛尔、倍他洛尔、左布诺洛尔及卡替洛尔。初步的研究证明，倍他洛尔在降低视野平均缺损和增加平均敏感度方面优于噻吗洛尔，差异有显著性。

该类药物在初用时，眼压控制良好，但在持续使用一段时间（约数周至数月）后，降压效果会减弱或消失，这种现象临床上称"长期漂移"现象（或称脱逸现象），定期随诊和必要调整很重要。

② 肾上腺素受体激动药：α_2受体激动药溴莫尼定是具有高度选择性的α_2肾上腺素受体激动药，降眼压机制是抑制房水的生成和增加葡萄膜巩膜外流，滴后4小时产生最大降眼压效果。

③ 前列腺素：前列腺素对人眼具有较好的降眼压效果，局部滴用基本无全身副作用。代表药物为：拉坦前列素，它的降眼压机制在于通过使睫状肌松弛、肌束间隙加大及改变睫状肌细胞外基质来增加葡萄膜外流，而不影响房水生成，对眼前段组织的营养有一定益处。

④ 碳酸酐酶抑制剂：布林佐胺滴眼液是一种局部应用碳酸酐酶抑制剂，是磺胺药，虽然是眼部滴用，但仍能被全身吸收。因此磺胺药的不良反应在眼部滴用时仍然可能出现。如果出现严重的药物反应或者过敏，应立即停用眼药。其使用剂量是滴入1滴，每天两次。有些患者每天三次时效果更佳。

2) 注意事项：青光眼患者的药物治疗是一个长期过程，应以最小的剂量、最小的副作用，达到最大的治疗效果。当调整药物后仍不能控制病情进展者，应及时改作ALT或作滤过性手术。

(5) 手术治疗：对于药物不能控制的青光眼，可选择行滤过性手术。手术方式以小梁切除术为主。目前有Schlemm管扩张术，详见青光眼手术篇。

2. 中医中药治疗

(1) 辨证要点和治疗

1) 痰湿上犯证：①早期视物不清，或瞳神散大，视野缺损，眼压偏高；②头昏眩晕，恶心呕吐，纳差；③舌质淡，苔白腻，脉滑。

治法：利湿化痰，和胃降逆。

方药：温胆汤（《三因极一病证方论》）合五苓散（《伤寒论》）。

陈皮12g，半夏10g，白茯苓10g，枳实10g，竹茹10g，桂枝10g，白术10g，猪苓10g，泽泻10g，甘草6g。

2) 肝郁化热证：①眼胀头痛，视物模糊，眼压升高，视野缩小；②情志不舒，胸胁胀满，心烦易怒，善太息，口苦咽干；③舌质红，苔薄，脉弦数。

治法：清热舒肝，益阴明目。

方药：丹栀逍遥散（《太平惠民和剂局方》）加减。

柴胡10g，当归10g，白芍15g，茯苓10g，白术10g，丹皮12g，炒栀子12g，甘草5g，青葙子10g，夏枯草15g，香附10g，葶苈子10g。

3) 肝肾阴虚证：①患病日久，视物不清，视物缩小，系头苍白；②头晕失眠，精神倦怠，腰膝无力；③舌质淡，苔白，脉沉细。

治法：滋补肝肾，益阴明目。

方药：舒肝解郁益阴汤（《中医眼科临床实践》）。

当归10g，白芍10g，白术10g，丹参10g，赤芍10g，银柴胡10g，熟地10g，山药10g，生地10g，茯苓10g，枸杞子10g，焦神曲10g，磁石10g，升麻6g，五味子6g，生栀子10g，旱莲草10g，女贞子10g，甘草6g。

(2) 针刺治疗：在眼压控制的基础上加用针刺治疗。

1) 主穴：睛明、承泣、鱼腰、风池；配穴：太阳、百会、四白、合谷。

2) 主穴：上睛明、球后、瞳子髎、完骨；配穴：太阳、外关、肝俞、肾俞。

3) 主穴：下睛明、四白、丝竹空、天柱；配穴：太阳、臂臑、足三里、三阴交。

以上各组可交替轮流应用，平补平泻手法，留针每次30分钟，每日1次。

(3) 中成药：痰湿犯目证：五苓胶囊（片）、参苓白术丸（胶囊、片）；肝肾两虚证：杞菊地黄丸（胶囊、颗粒）、石斛夜光丸（胶囊、片）、复明片；肝郁化热证：丹栀逍遥丸。

3. 预后 原发性开角型青光眼的预后与视神经受损程度、眼压高度、视盘组织的易损性、全身血管性疾病、病人对治疗的配合以及治疗是否及时恰当等有关。一般认为视盘陷凹重者预后差,因为受损严重的视盘仅剩余少量轴索。所以每个纤维的丢失将是很重要的。对于明显受损的视神经为了使青光眼稳定,需将眼压降至正常低值甚至低于正常的眼压。

有些病人的视盘可在一段很长时间内耐受高眼压,而另一些在正常眼压情况下也可出现进行性损害。这种现象常被解释为视盘对压力引起损害的耐受性不同。其他如视神经的灌注压和病人对治疗的配合等也是重要因素。少数人认为治疗不能改变原发性开角型青光眼的自然过程,但是绝大多数病人控制眼压可使病情稳定或减缓其过程。不要认为成功地降低眼压就能使病情稳定,有些病人经治疗后眼压明显下降,而视野缺损仍继续进展。病人应理解,治疗后眼压虽下降,但仍需终身定期就诊观察。医师也必须区分进行性青光眼性损害和视功能波动,以及随年龄增长的缓慢的视功能下降。

二、正常眼压性青光眼

正常眼压性青光眼是指眼压在正常统计学范围,但具有青光眼性视盘陷凹和视野缺损的一类开角型青光眼。其人群发病率为 0.15%~2.1%,多见于老年人及男性。

【病因和发病机制】 到目前为止尚不完全清楚,有以下几个假说:

1. 眼压因素 可能是有些患者视盘筛板的解剖结构存在某些缺陷,而是筛板组织比正常人脆弱,即使在正常眼压、间歇性高眼压或体位性高眼压的作用下也容易发生弯曲而是筛板塌陷后凹,筛孔发生扭曲变形,使从筛孔中通过的神经纤维受挤压而萎缩。

2. 血管学说 全身血流动力学异常如血压和眼压动态失衡使眼灌注压降低,或血液流变学异常使视盘血灌注不良,或视盘小血管梗死引起视盘缺血的结果。

3. 视盘局部解剖因素 视盘局部组织结构的缺陷使视盘对眼压的耐受性降低,即使在正常眼压状态下也不能耐受而产生视神经损害。

【临床表现】
1. 症状 无明显症状,进展期或晚期可有视力减退。
2. 体征 眼压在正常眼压范围。24 小时眼压波动较大,差值多 >8mmHg。其他与开角型青光眼相似。

【诊断要点】
1. 眼压,24 小时眼压曲线或多次眼压测量低于 21mmHg。
2. 具有青光眼视盘改变和视网膜神经纤维层缺损。
3. 具有青光眼型视野改变。
4. 前房角为开角。
5. 排除其他疾病引起的视神经和视野损害。

【鉴别诊断】 应与开角型青光眼,先天性或后天获得性视盘异常,缺血性视神经病变,高度近视眼底和其他原因导致的视神经萎缩相鉴别。

【治疗】
1. 降低眼压 药物、激光和手术应用同开角型青光眼。
2. 改善视神经乳头的血液循环,保护或改善视功能 部分实验和临床证实钙通道阻滞剂如硝苯地平有扩张视盘微血管,改善局部血供的作用,低血压禁用。
3. 治疗全身疾病 如心血管疾病。

三、高眼压症

高眼压症是指眼压 >21mmHg,前房角开放,视神经和视野正常者。对高眼压症处理:

1. 定期复查眼压、视神经乳头、视网膜神经纤维和视野变化。
2. 对有危险因素的高眼压症倾向于采取干预性降眼压治疗。危险因素包括:①眼压 >30mmHg;②有青光眼家族史;③对侧眼为原发性开角型青光眼;④高度近视;⑤视盘大凹陷;⑥伴随有可引起视盘低灌注的全身病,如糖尿病,高血压,高黏血症等。

(程素棉 石慧君 李亚)

第四节 继发性青光眼

一、虹膜角膜内皮综合征

虹膜角膜内皮综合征(iridocorneal endothelial syndrome, ICE 综合征)多单眼发病,是表现为角膜内皮异常、进行性虹膜基质萎缩、广泛的周边虹膜前粘连、房角关闭及继发性青光眼的一组疾病。多见于 20~50 岁,女性多于男性,是一组具有原发性角膜内皮异常特点的眼前节疾病。角膜内皮病变不同程度地对角膜水肿、进行性虹膜角膜角粘连闭合、显著的虹膜破坏和继发性青光眼产生影响。

【病因和发病机制】 虹膜角膜内皮综合征的确切病因至今尚未明了。由于很少有家族史以及角膜组织学的明显改变,后天发病,故认为系后天获得性眼病。根据临床及组织病理学目前的研究,有以下几种学说:

1. Campbell 膜学说 病变始于角膜内皮异常,表现为角膜水肿,并有一单层内皮细胞及类后弹力层组织组成的膜,越过开放的虹膜角膜角,向虹膜延伸,覆盖于虹膜前表面。随着此膜的收缩,导致虹膜周边前粘连、小梁网被膜遮盖、房角关闭、瞳孔变形且向周边虹膜前粘连显著的象限移位,与其相对应象限的虹膜被牵拉而变薄,重者形成虹膜裂孔,与此同时发生继发性青光眼。

2. 缺血学说　虹膜供血不足可能为原发性进行性虹膜萎缩的发病机制,瞳孔向其相对应象限方向移位,最后虹膜周边前粘连及膜形成而导致青光眼。

3. 神经嵴细胞学说　神经嵴细胞系间叶组织,分化成角膜内皮及实质层,原始的神经嵴细胞异常增生,导致各型的ICE综合征。

除以上学说外,尚有病毒感染学说、炎症学说和原发性虹膜缺陷学说等。

【临床表现】　ICE综合征分为进行性虹膜萎缩、Chandler综合征和Cogan-Reese综合征3个临床类型,主要基于虹膜变化进行区分。3种类型均与角膜内皮原发性异常有直接联系,并与角膜失代偿、特征性房角进行性闭合、虹膜破坏和继发性青光眼相关。

1. 进行性虹膜萎缩　属于ICE综合征系列的一个临床类型,特征性虹膜改变是它与另外2个临床类型区别的主要特点,即显著的瞳孔异位和伴随裂孔形成的极度虹膜萎缩。

2. Chandler综合征　主要特点为:①虹膜变化轻微,例如轻度瞳孔异位和基质萎缩,甚至无改变;②角膜水肿发生较常见、较早或较严重,且常常发生在正常眼压水平或仅仅稍微升高的情况下。

3. Cogan-Reese综合征　具有典型虹膜色素样结节病变特点以及类似进行性虹膜萎缩和Chandler综合征的角膜虹膜改变,例如不同程度的角膜水肿、瞳孔异位和虹膜萎缩。

ICE综合征基本为单眼受累,常见于中年人,且多为女性,男女之比为1:5~1:2,无遗传倾向,罕有家族史,无全身并发症或合并其他眼病,多为白种人,但我国亦屡见报道。三者中以Chandler综合征较多见,均共同以角膜内皮细胞退行性变为基本,三者间的区别主要是虹膜改变。

ICE综合征具有慢性、进行性的病程,由早期进入晚期需10多年。早期可出现视物模糊及间歇性虹视,在晨起时多见。开始多为角膜异常及虹膜萎缩,后因角膜水肿、虹膜周边前粘连加重而导致眼压升高。不同的病程阶段视力有不同程度受累,从轻度的雾视到显著减退,到病程晚期因角膜水肿加剧及青光眼性视神经损伤,往往有严重视功能损害。

角膜内皮改变是ICE综合征的主要特征,裂隙灯检查见中央区角膜后部有细小银屑样特征性改变,在高倍率显微的角膜内皮照相或分光显微镜检查下,可见到角膜内皮细胞的特征性改变,内皮细胞弥漫性异常,表现为不同大小、形状、密度的细胞以及细胞内的暗区存在,细胞丧失清晰的六角型外观,故称这些细胞为"ICE细胞"。

广泛的虹膜周边前粘连是ICE综合征的另一特征。周边前粘连可达到或超越Schwalbe线。可由初起细小锥状周边前粘连逐渐加剧,发展到具有宽基底的或桥状的前粘连,最终达到整个房角,引起眼压升高。

【诊断要点】　单侧进行性虹膜萎缩,特有的虹膜周边角膜前粘连形态,继发青光眼及角膜功能衰竭。

【鉴别诊断】

1. Fuchs角膜内皮营养不良　系常染色体显性遗传病。双眼发病,主要由内皮功能自发性代偿失调,或角膜外伤、不适当的角膜放射状切开,白内障,青光眼等内眼手术后所造成的角膜内皮损伤、功能失调所致。开始表现为角膜滴状变性,最后导致角膜基质层及上皮层水肿、混浊。没有ICE综合征特征性的房角、虹膜改变。

2. Axenfeld-Rieger综合征　指双眼发育性缺陷,伴有或不伴有全身发育异常的一组发育性疾病,其特点是:①双眼发育缺陷;②可伴有全身发育异常;③继发性青光眼;④常染色体显性遗传,多有家族史,也有散发病例的报道;⑤男女发病相同。

3. 虹膜劈裂　虹膜实质前后层分离、松解,无虹膜孔洞形成。

【治疗】　本病发病缓慢,临床症状不明显,往往以角膜水肿或继发性青光眼导致视功能下降就诊。

1. 药物治疗　青光眼早期可选择抑制房水生成的药物治疗,如β受体阻滞剂或碳酸酐酶抑制剂等。

2. 手术治疗　青光眼药物治疗效果欠佳时,可选择小梁切除术或青光眼引流阀植入术,晚期可选择睫状体光凝术。角膜持续水肿,眼压正常,可行穿透性角膜移植术。

二、色素播散综合征和色素性青光眼

色素性青光眼(pigmentary glaucoma,PG)是因眼前节段色素播散引起的继发性开角型青光眼。其特征为双眼中周部虹膜后表层色素缺失,伴有色素沉积于角膜后面、小梁网、虹膜及晶状体等眼内组织中,阻塞房水引流通道,有部分病例眼压升高发展成色素性青光眼。若不伴眼压升高即为色素播散综合征(pigment dispersion syndrome,PDS)。

【病因和发病机制】　有关色素播散的机制曾提出过发育性和机械性两种理论。色素性青光眼虹膜组织病理学研究,发现虹膜色素上皮局灶性萎缩、色素减少、黑色素生成显著延迟和瞳孔扩大肌增生,提示虹膜色素上皮发育异常是色素播散的基本缺陷。虹膜血管荧光造影观察显示虹膜血管分布缺陷和血管低灌注,提示虹膜中胚叶支撑组织先天性发育缺陷。

向后凹陷的虹膜下垂并紧靠着晶状体前面,使后房房水流向前房而不能流回后房,前房压力增高推周边虹膜更接近晶状体韧带，这种反向性瞳孔阻滞加重了虹膜的色素脱失，堆积于小梁网，继发眼压升高。

【临床表现】 患者具有眼前节色素播散的体征及眼压、青光眼性视野与视盘的改变，以透照法检查见中周部虹膜轮辐状透光区，最具有特征性。裂隙灯检查见角膜后壁的 Krukenberg 梭形色素沉着，前房深，虹膜后陷并有色素沉着，扩瞳后见晶状体后表面近赤道部色素沉着。房角镜检查为宽房角且小梁上呈现致密的色素沉着带。

【诊断要点】 具备虹膜体征及部分其他体征，可以诊断为色素播散综合征；若同时伴有病理性高眼压、青光眼性视野与视盘改变，则可以诊断为色素性青光眼。

【鉴别诊断】

1. 虹膜色素脱失 没有与 PDS/PG 中虹膜轮辐状透照缺损相关的其他疾病。如：先天性青光眼病人偶尔在虹膜远周边部接近其附着处可见透照缺损，但不是轮辐状的；剥脱综合征的病人偶尔存在色素播散，透照缺损的位置多在瞳孔边缘；由于外伤或手术引起虹膜后表面的损伤，呈不规则的虹膜色素脱失斑；由于严重的葡萄膜炎而使后虹膜脱失色素的病人也是呈区域性的斑状脱失。

2. 葡萄膜炎 小的色素颗粒在房水中浮游会被误认为是白细胞，而被误诊为葡萄膜炎，但缺乏结膜充血、KP 和虹膜后粘连等体征。带状疱疹性角膜继发葡萄膜炎可引起扇形虹膜萎缩，单纯疱疹性角膜葡萄膜炎可引起广泛的虹膜萎缩。二者均没有 PDS 样的虹膜透照缺损。

【辅助检查】

1. 红外线电视摄像 利用红外线电视摄像对虹膜透照缺损进行观察和计数分析，有助于对处于色素播散活动期的病人进行跟踪随访。

2. 眼压描记 对 PDS/PG 病人应用眼压描记法，进行房水流出量的测定，可预测疾病的未来发展趋势，同时也能了解色素播散活动期的进展。

3. 超声生物显微镜 可提供 PDS/PG 病人周边虹膜形态的横断面图像，并能明确虹膜与前房、晶状体表面、睫状体悬韧带的关系。

4. 有色素刻度的前房角镜检 Boys-Smith 等发明了一种含有色素刻度的房角镜，应用这种镜子，可用统一指标来衡量小梁网内的色素程度。

【治疗】

1. 临床观察 色素播散综合征没有出现眼压升高，可定期观察，药物治疗可用低浓度毛果芸香碱滴眼，通过缩小瞳孔，减少虹膜悬韧带摩擦，减少色素脱落，同时促进房水外流，清除小梁网色素颗粒并降低眼压。

2. 药物 色素播散继发眼压升高，可加用 β 受体阻滞剂或碳酸酐酶抑制剂。

3. 激光 选择性激光小梁成形术，可反复、多次治疗。激光虹膜切除术，可预防性治疗反向性瞳孔阻滞。

4. 手术 眼压控制欠佳，视神经视野损害持续进展，可考虑行滤过性手术。

三、剥脱性综合征

剥脱性综合征（exfoliation syndrome, XFS）系一种异常蛋白质沉积于眼前段组织，阻塞小梁网引起小梁功能减退，眼压升高导致的青光眼。剥脱物表现为灰白或蓝白色无定形蛋白质碎屑物，不仅限于晶状体前囊且可见于有基底膜的其他眼组织上，如悬韧带、角膜、虹膜、睫状体、前玻璃体面以及眼球外的某些组织。剥脱综合征合并青光眼多为开角型青光眼，约 20% 为闭角型青光眼。多为单眼发病，亦有随着时间的延长发展成双眼。

【病因和发病机制】 有关剥脱物的来源有以下学说：沉着物学说认为剥脱物来自晶状体前囊下的上皮细胞综合而成，继而沉着于晶状体表面；有人提出剥脱物来自虹膜，因虹膜的前界膜、色素上皮层及血管壁上均有剥脱物；局部产生学说认为剥脱物来源于晶状囊的退行性变或晶状体上皮细胞代谢异常而产生。

仅少数剥脱综合征患者可伴有青光眼，多数经多年追踪观察未发生眼压升高。剥脱综合征合并的青光眼常为开角型，剥脱物质和脱落色素堵塞小梁网引起眼压升高。剥脱综合征合并闭角型青光眼的发病机制，考虑剥脱综合征与闭角型青光眼合并发生，非青光眼发病的原因。

【临床表现】

1. 裂隙灯特征性表现 瞳孔缘有典型灰白色小片状剥脱物碎屑及瞳孔缘色素皱褶部分或全部缺失，扩瞳后见晶状体前囊表面沉着物的 3 个区。扩瞳时有游离色素释放于前房内以及角膜内皮后的色素沉着物。虹膜括约肌上特殊的色素沉集而虹膜周边部少见。

2. 房角镜检查 小梁色素增加，分布参差不齐，轮廓不清或呈斑点状，色素沉积在 Schwalbe 线前方形成 Sampadesis 线。

3. 合并青光眼 眼压升高、视野及视神经损害存在。

【诊断要点】 根据患者裂隙灯特征性表现、房角镜检查以及青光眼表现可以明确诊断。

【鉴别诊断】

1. 色素播散综合征 30~40 岁近视患者易发。角膜后 Krukenberg 梭形色素沉着。透照法检查可发现在虹膜中周部有裂隙状、放射状色素缺失。

2. 虹膜炎继发性青光眼 虹膜炎的房水闪光阳性有细胞漂游，并伴有虹膜周边前粘连或后粘连，眼前部无剥脱物质沉着。

【治疗】

1. 药物治疗　剥脱综合征合并青光眼的主要药物治疗同原发性开角型青光眼。

2. 激光和手术治疗　激光小梁成形术可用于轻度眼压升高、眼底损害轻微的患者。在药物治疗无效时，需行小梁切除术，或其他滤过性手术。

四、晶状体源性青光眼

晶状体位于虹膜后面、玻璃体前面，通过悬韧带与睫状体相连，其位置改变影响房水的流出通路，致眼压升高。另外晶状体过熟或外伤、手术等因素，致晶状体囊膜渗透性增加或破裂，晶状体蛋白进入前房产生各种病理反应，损伤小梁网功能，引起眼压升高。

（一）白内障膨胀期继发性青光眼

【病因和发病机制】　晶状体膨胀所致青光眼即膨胀期白内障所引起的青光眼（glaucoma associated with intumescent cataract），是指老年性白内障的膨胀期或晶状体外伤后混浊肿胀时发生的青光眼。晶状体膨胀，前后径增大，前房变浅，虹膜瞳孔缘与晶状体前囊膜之间的间隙狭窄，房水经过瞳孔区受限，可发生完全性瞳孔阻滞，后房压力升高，虹膜膨隆并与小梁网接触，发生房角阻滞，引起眼压升高。

【临床表现】　晶状体膨胀所致青光眼的临床表现与原发性急性闭角型青光眼合并白内障相似，眼压升高，球结膜混合性充血，角膜水肿，前房极浅，瞳孔散大固定，晶状体混浊、膨胀。房角镜检查可发现不同程度的房角关闭。如病程较长，眼压高可发生永久性房角关闭。多为单眼发病，有长期视力减退病史，晶状体混浊及有水裂现象等特点。双眼的前房深度、房角宽度不对称。由眼外伤引起的眼压高有明显外伤史，并出现白内障，晶状体囊膜破裂，吸收房水后发生混浊肿胀。

【诊断要点】　根据患者临床表现、房角镜检查等可以明确诊断。

【辅助检查】　超声生物显微镜测量晶状体赤道部与睫状体之间的距离，明确晶状体-睫状体、晶状体-虹膜之间的解剖关系。A/B超测量前房深度、晶状体厚度等，明确发病因素。

【治疗】

1. 药物治疗　β受体阻滞剂、碳酸酐酶抑制剂及高渗剂等，控制眼压，为手术治疗创造条件。

2. 手术治疗　眼压控制在正常水平后48小时，再进行手术的效果较好。膨胀期白内障继发青光眼的手术治疗，应根据晶状体混浊程度、病程长短、眼压控制情况、房角的改变以及对视力的要求等，分别采用单纯白内障摘除术或白内障青光眼联合手术，联合植入人工晶状体。

（二）晶状体脱位继发性青光眼

因晶状体脱位引起眼压升高所导致的青光眼称为晶状体脱位继发性青光眼。晶状体半脱位和全脱位的患者45%~83%发生继发性青光眼。晶状体脱入前房时青光眼发生率为78%~93%。

【病因和发病机制】　晶状体脱位主要包括三种原因：①外伤性晶状体脱位，继发青光眼最多见；②遗传性晶状体脱位，如Marfan综合征、同型脱氨酸尿症、Marchesani综合征等；③自发性晶状体脱位，如高度近视、先天性青光眼等，自发性晶状体脱位合并青光眼较少见。

晶状体脱位继发青光眼发病机制复杂：①晶状体与虹膜、玻璃体的相对位置发生改变，前移产生瞳孔阻滞，阻塞房水引流通道；②脱位的晶状体对睫状体产生摩擦刺激，使房水生成增多；③脱入前房的晶状体直接阻塞前房角或向后压迫虹膜产生瞳孔阻滞，周边部虹膜向前使房角关闭，眼压升高；④晶状体完全脱位于玻璃体腔，玻璃体疝入前房形成瞳孔阻滞，继发眼压升高。

【临床表现】　主要自觉症状表现为视力障碍，晶状体性近视及散光，如晶状体赤道部位于瞳孔中央，可产生单眼复视。裂隙灯检查看见虹膜震颤现象，晶状体完全脱位进入前房使前房加深，虹膜后倾，光照时晶状体赤道部有黄色反光而呈现油滴状外观。晶状体脱入前房者表现为急性闭角型青光眼的症状。如果晶状体不全脱位呈倾斜状态则表现为前房深浅不一，房角镜检查可发现该侧房角变窄或关闭。裂隙灯显微镜下可观察到脱位的晶状体或者突入前房的玻璃体对瞳孔的阻塞。

【诊断要点】　并非所有晶状体脱位均继发青光眼。根据眼部检查明确晶状体脱位征象，合并眼压升高，一般可确定诊断。

【治疗】　晶状体脱位原因及病情不同，应根据具体情况做不同处理。

1. 如晶状体脱入前房继发青光眼，尽快手术摘除晶状体，视具体情况决定是否行晶状体悬吊和联合青光眼手术。

2. 晶状体完全脱位进入玻璃体时，如无不良反应，可密切观察。合并有眼压升高或引起炎症反应者，应尽早摘除晶状体。

3. 晶状体半脱位继发眼压升高时，可先保守治疗。如应用缩瞳药后房角开放，并且前房不变浅，应怀疑晶状体全脱位。对于这样的病例可让患者取仰卧位，应用高渗剂使玻璃体浓缩，以使晶状体后退，解除瞳孔阻滞，并尽早手术摘除晶状体。如应用缩瞳剂后房角变窄，前房变浅，病情加重者，可试用睫状肌麻痹药以观察能否解除瞳孔阻滞，如不能解除瞳孔阻滞时,可行周边虹膜切除术或激光虹膜周边切开术,如果不成功可行晶状体摘除术。如病程较长,合并视神经损害时需联合青光眼滤过手术。

(三) 晶状体溶解性青光眼

出现在成熟期或过熟期白内障时,因经晶状体囊膜漏出的晶状体蛋白质引起的炎性青光眼,称晶状体溶解性青光眼(phacolytic glaucoma)或晶状体蛋白性青光眼(lens protein glaucoma),系一种继发性开角型青光眼。

【病因和发病机制】 可溶性晶状体蛋白质从过熟期白内障的晶状体囊膜漏出,严重阻塞房水引流为其主要的发病机制。而巨噬细胞在晶状体溶解性青光眼中的作用,主要为清除前房内的晶状体物质及清除房水引流道中的蛋白质,在眼压升高中不起主要作用。

【临床表现】 晶状体溶解性青光眼多见于60~70岁老年人,长期白内障视力减退病史,突然发病,眼痛、结膜充血、视力急剧下降伴同侧头痛,同时伴有恶心、呕吐等全身症状。眼压急剧升高,角膜水肿明显,前房中的细胞碎屑呈层状位于房角处,少数病例见到前房密集白色颗粒状物及前房积脓。晶状体完全呈灰白色混浊,于前囊表面可见到典型的白色小钙化点或黄褐色斑点,核下沉呈棕黄色,房角镜检查房角开放,在虹膜根部、巩膜突以及小梁表面,可见散在的灰白色或褐黄色点状和片状沉着物。

【诊断要点】 依据病史及临床特征,如:视力渐进性下降,突发性眼压升高,但前房较深或正常,房角开放,房水中和房角有灰白色或褐黄色小点状物漂浮,晶状体前囊膜上有灰白色或褐黄色斑点,晶状体完全呈灰白色混浊,核下沉呈棕黄色等特征,即可明确诊断。

【鉴别诊断】

1. 膨胀期白内障所致青光眼 系由于晶状体肿胀,体积增大,前后径加大,引起瞳孔阻滞,继发房角关闭。

2. 晶状体蛋白过敏性青光眼 白内障手术或晶状体外伤病史。虹膜充血肿胀,有广泛的后粘连,瞳孔小,对光反应消失,前房内含较多多形性白细胞甚至可见前房积脓。

3. 原发性急性闭角型青光眼 视力突然下降甚至无光感,眼压急剧升高,前房浅,房角关闭。

【辅助检查】 对非典型病例,应进行下列实验室检查,以协助诊断。

1. 房水细胞学检查 可见典型的透明膨胀的巨噬细胞。

2. 高分子量可溶性晶状体蛋白测定 采用差速分级分离沉淀法,分离提纯高分子量可溶性晶状体蛋白进行含量测定。

3. 房角镜 房角开放,并可在虹膜根部、巩膜突及小梁表面发现散在的灰白色或褐黄色点状和片状沉着物。

【治疗】 晶状体溶解性青光眼发病急剧应积极抢救治疗,全身应用高渗剂和碳酸酐酶抑制剂。如药物治疗无效,可考虑行前房穿刺术以缓解症状。眼压及炎症控制后,即可进行白内障摘除术,需彻底冲洗前房内残存的晶状体皮质。病程较长考虑小梁网功能受损,可联合行小梁切除术或引流阀植入术。

五、玻璃体视网膜疾病与青光眼

(一) 新生血管性青光眼

【病因和发病机制】 多种广泛累及眼后节缺氧或局部性的眼前节缺氧的疾病,会导致新生血管性青光眼。主要疾病为视网膜中央静脉阻塞、糖尿病视网膜病变及其他疾病,各约占1/3。

视网膜中央静脉阻塞依据有否存在视网膜缺血,分为缺血型(占25%)和非缺血型(占75%)2种。非缺血型未见出现新生血管性青光眼报道;而缺血型中则有18%~60%出现新生血管性青光眼,多在静脉阻塞发病后2~3个月时发生,80%病例在6个月内发生。主要通过眼底荧光血管造影来显示有否视网膜毛细血管非灌注区来判断缺血与否。高血压、糖尿病、动脉硬化等血管病变是视网膜中央静脉阻塞发生的危险致病因子。

增殖性糖尿病性视网膜病变中约22%发生新生血管性青光眼,1型糖尿病患者占15%,且多伴增殖性视网膜病变,2型糖尿病患者占80%且多伴黄斑病变。成人双眼新生血管性青光眼或虹膜新生血管化,几乎均为糖尿病视网膜病变所致。视网膜病变与出现虹膜新生血管或青光眼的时间间隔不清楚。糖尿病患者行白内障及玻璃体视网膜手术后,更易发生新生血管性青光眼。

其他较多见的伴发新生血管性青光眼的眼部疾病有:视网膜中央动脉阻塞(1%~17%);眼内肿瘤如恶性黑色素瘤(0.5%~15%),视网膜母细胞瘤出现虹膜新生血管可达30%~72%;眼内血管性疾病如Coats病、静脉周围炎、镰状血细胞病等;其他眼病如慢性葡萄膜炎、早产儿视网膜病变、虹膜异色症、巩膜炎、眼内炎、交感性眼炎、视神经纤维瘤病等。

正常状况和疾病状况下都会发生新生血管,前者的血管形成是被机体权衡和控制的,而后者则是无规律的。视网膜缺血、毛细血管和静脉阻塞等导致视网膜缺氧,缺氧的细胞产生血管形成因子或血管刺激因子,弥散到眼前部刺激虹膜形成新生血管,是缺氧代谢导致了新生血管化。血管形成的刺激因子和抑制因子的平衡和控制是正常和病理性血管形成的主要区别,新生血管性青光眼中这种平衡被破坏,刺激产生虹膜新生血管。

【临床表现】 新生血管性青光眼的共同表现有眼痛、

畏光、视力低下，常为眼前指数～手动，眼压可达60mmHg以上，结膜中到重度充血，常伴角膜水肿，虹膜新生血管，瞳孔缘色素外翻，房角内有不同程度的周边前粘连。依据虹膜新生血管形成至发生青光眼的临床病理过程分为3期，即青光眼前期、开角型青光眼期和闭角型青光眼期。

在青光眼前期，瞳孔缘可见细小新生血管丛，需裂隙灯仔细检查才能发现。随病情发展，新生血管自瞳孔缘伸展至整个虹膜表面；血管逐步跨过睫状体带和巩膜突，于小梁网上呈树枝状分布；新生血管覆盖小梁网达到一定范围，出现眼压升高，进入开角型青光眼期。房角新生血管伴随纤维组织增生，形成纤维血管膜，逐步收缩，牵拉虹膜，使瞳孔缘色素外翻，房角逐步关闭。

【诊断要点】 依据既往视功能低下、眼底病变病史，眼部检查：眼压升高，虹膜、房角新生血管，即可明确诊断。

【鉴别诊断】

1. 急性闭角型青光眼 表现为急性视功能损害，眼压急剧升高，角膜水肿，虹膜仔细检查无新生血管存在，前房浅为双侧性，既往无糖尿病或静脉阻塞等眼底病变史。

2. Fuchs异色性虹膜睫状体炎 新生血管多出现于房角，可有自发性前房积血。

3. 急性虹膜睫状体炎 眼前节炎症可引起明显虹膜新生血管，需考虑既往病史，炎症反复发作史等加以鉴别。

【治疗】

1. 药物治疗 抑制房水生成的药物及高渗剂均可应用，但很难使眼压降至正常，一般作为青光眼的术前准备。

2. 全视网膜光凝 光凝破坏视网膜外层及色素上皮层，使视网膜需氧量下降，改善了视网膜缺血状态，消除了新生血管形成因子的来源，从而使新生血管消退，改善房角功能。适用于青光眼前期、开角型青光眼期。

3. 全视网膜冷冻 指征适用于全视网膜光凝治疗，因角膜、晶状体或玻璃体等屈光间质因素影响治疗者。因冷冻术后炎症及疼痛较重，一般只作为其他治疗失败后的补救措施。

4. 前房角光凝 可延缓房角关闭，需与全视网膜光凝联合治疗。

5. 抗VEGF药物玻璃体注射 行抗VEGF药物注射，可在较短时间内消退虹膜新生血管，为全视网膜光凝及手术创造条件。

6. 手术治疗 应尽量在全视网膜光凝完成后再实行手术治疗。单纯滤过手术成功率较低，联合抗代谢药物可提高其成功率；青光眼引流阀植入术较多应用于此类青光眼。

7. 睫状体光凝 通过降低睫状体分泌房水功能，达到控制眼压、解除痛苦的目的。既往用于视功能低下患者，但目前在视功能较好的患者亦能取得较好疗效。

8. 睫状体冷冻 用于晚期视力丧失，疼痛明显，不考虑视功能患者。目前临床已逐步被睫状体光凝替代，但在部分患者光凝效果较差或没有光凝条件的医院仍有应用价值。

（二）与玻璃体视网膜手术相关的青光眼

1. 硅油眼内注入继发青光眼 考虑病因：①硅油泡产生瞳孔阻滞；②硅油过度充填玻璃体腔；③硅油进入前房影响房水循环；④刺激睫状体使房水生成增加。早期尽可能采用药物治疗，依据视网膜情况决定是否行硅油取出；部分视力低下，不考虑取出硅油患者，可考虑行睫状体光凝术。

2. 巩膜扣带术后继发闭角型青光眼 考虑病因：①巩膜扣带阻滞涡状静脉回流，使睫状体血液回流受阻，睫状体充血肿胀，前表面与小梁网接触；②玻璃体挤压晶状体前移，产生瞳孔阻滞。缩瞳剂一般效果较差，短期内不适宜手术介入，采用氩激光周边虹膜成形术可有效拉开房角。

3. 视网膜光凝术后继发青光眼 考虑病因：①激光破坏血-视网膜屏障，眼内液体增多，睫状体充血、水肿，继发房角关闭；②患者既往浅前房结构，散瞳诱发闭角型青光眼发作。局部应用激素及改善微循环治疗，减轻睫状体水肿；青光眼发作，需按闭角型青光眼急性期处理。

六、眼部炎症与青光眼

（一）角膜炎

1. 感染性角膜炎 常见于化脓性角膜炎和单纯疱疹病毒性角膜炎。

【病因】 虹膜睫状体受细菌或病毒毒素刺激，产生炎症反应，血管扩张，炎症细胞及纤维素渗出物进入前房，引起虹膜后粘连及周边前粘连，阻塞房水流出通路，继发眼压升高。

【临床表现】 在角膜炎常见症状基础上，眼痛、头疼明显，眼部检查可见前房积脓，瞳孔区闭锁，虹膜膨隆，未受侵犯角膜水肿明显，眼压指测升高。

【治疗】 积极控制炎症，局部及全身降眼压治疗，多于炎症控制后，眼压趋于正常。少数患者炎症控制后，眼压持续升高，需长期药物或手术治疗。

2. 角膜基质炎

【病因】 常见于病毒、梅毒、结核、麻风、真菌及原虫感染，随年龄不同发病机制各异。婴幼儿眼压升高导致角膜扩张，成人则发生开角型或闭角型青光眼。

【临床表现】 视功能低下，眼痛、头疼明显，眼部检查角膜基质混浊、肿胀，眼压升高。

【治疗】 依据发病机制采取不同方案，闭角型早期行周边虹膜切除术，房角关闭或小梁网功能下降，需行滤过手术。

(二) 巩膜炎

【病因】 虹膜睫状体受细菌或病毒毒素刺激,产生炎症反应,血管扩张,炎症细胞及纤维素渗出物进入前房,引起虹膜后粘连及周边前粘连,阻塞房水流出通路,继发眼压升高。

【临床表现】 在角膜炎常见症状基础上,眼痛、头疼明显,眼部检查可见前房积脓,瞳孔区闭锁,虹膜膨隆,未受侵犯角膜水肿明显,眼压指测升高。

【治疗】 积极控制炎症,局部及全身降眼压治疗,多于炎症控制后,眼压趋于正常。少数患者炎症控制后,眼压持续升高,需长期药物或手术治疗。

(三) 前部葡萄膜炎

【病因】

1. 由慢性虹膜睫状体炎引起,可见于下列三种情况:①虹膜后粘连导致瞳孔膜闭、瞳孔闭锁、虹膜膨隆、前房角关闭;②各种炎症细胞、渗出物、色素颗粒等潴留在前房角时,可以产生房角周边前粘连,阻碍房水外流;③炎症可以导致虹膜红变,周边前粘连及新生血管形成。

2. 由急性虹膜睫状体炎引起的继发性开角型青光眼,炎症产物阻塞小梁网,导致房水外流减少,眼压增高。

【临床表现】 本病起病急,有典型的雾视、虹视、头痛,甚至恶心、呕吐等青光眼症状,症状消失后视力、视野大多无损害。眼部检查时可见结膜混合充血,角膜水肿,有少许较粗大的灰白色角膜后沉降物,前房不浅,房角开放,房水有轻度混浊,瞳孔稍大,对光反应存在,眼压可高达 40~60mmHg,眼底无明显改变,视盘正常,眼压高时可见有动脉搏动。具有典型虹膜改变:虹膜后粘连、瞳孔闭锁、虹膜周边前粘连、瞳孔膜闭、虹膜膨隆等。

【治疗】

1. 药物治疗

(1) 扩瞳药:局部应滴用扩瞳-睫状肌麻痹剂以预防或拉开虹膜后粘连,避免瞳孔缩小引起的闭锁。可增加葡萄膜-巩膜外引流,促使血-房水屏障稳定,有助于降低眼压以及减少血浆成分渗漏至房水。同时亦可减轻睫状肌痉挛,减少患者的疼痛及不适症状。

(2) 皮质类固醇类药物:炎症引起房水引流阻力增加,局部应用激素可改善房水引流。

2. 抗青光眼药物治疗 继发于慢性虹膜睫状体炎的眼压升高需用房水生成抑制剂治疗,包括局部应用β受体阻滞药、α_2受体激动药和(或)全身或局部的碳酸酐酶抑制药。

3. 手术治疗

(1) 激光治疗:瞳孔阻滞(如虹膜膨隆)病例可行激光虹膜切除术,但若在急性炎症时,由于纤维蛋白及炎性细胞存在往往激光虹膜切除孔易被堵塞,而需行虹膜切除手术。

(2) 常规手术:葡萄膜炎继发性青光眼行滤过性手术易于失败,术前控制炎症,术中应用抗代谢药物,如5-氟尿嘧啶或丝裂霉素C,提高手术成功率。

(3) 睫状体破坏性手术:睫状体冷凝术、经巩膜激光睫状体光凝术及超声波睫状体破坏术,均可用于治疗炎症所致的难治性青光眼,破坏睫状体上皮分泌房水功能,降低眼压,但术后容易发生眼球萎缩。

(四) 青光眼睫状体炎综合征

【病因】 青光眼睫状体炎综合征简称青睫综合征,是一种反复发作的单眼青光眼合并睫状体炎。多发生于青壮年。患者多为单眼受累,少数患者出现双眼受累,但表现可不同步。根据临床和实验研究,眼压升高是由于房水生成增多和房水流畅系数降低所致。

【临床表现】 单眼发病且是同一眼反复发作,偶有双眼受累。发作性眼压升高,间隔时间可数周至1~2年。高眼压持续时间一般1~14天,可自行恢复,少数延续一个月。发作时无自觉症状,仅有轻度不适,视力一般正常,如角膜水肿则视物模糊。发作期间瞳孔略大,对光反应存在,无虹膜后粘连。每次发作时呈轻度睫状体炎常在高眼压发作后3日内出现,房水有少数细胞浮游,房水闪光常呈阴性。角膜后壁沉着物常在发作后3日内出现,为灰白色、细小或大而扁平,呈羊脂状,一般不超过25个,集于角膜下方1/3处或隐伏在房角小梁网上。眼压恢复正常后数天至一个月内消失。玻璃体内无炎性细胞。高眼压状态下前房角开放,无周边虹膜前粘连。一般眼底无明显损害,合并原发性开角型青光眼时可出现青光眼性视神经及视野的损害。

【治疗】 青光眼睫状体炎综合征是一种自限性眼病,在发作期间局部应用皮质类固醇,可控制炎症发展。高眼压需要口服碳酸酐酶抑制剂。服用非甾体类药物可以抑制前列腺素的生物合成,对治疗本症可达到部分降压效果。药物治疗不能预防本病的复发,避免皮质类固醇药物长期使用,以免皮质类固醇性青光眼。

手术不能阻止青光眼睫状体炎综合征的复发。但应长期严密观察,合并开角型青光眼,眼压持续升高,出现视功能损害,应考虑手术治疗。

七、外伤性青光眼

眼外伤患者中发生青光眼比率约为5%~8%。眼球钝挫伤较穿孔伤发生率高,发生青光眼的时间为外伤后1小时至数年。病因及发病机制各异;临床表现和病理改变多种多样;治疗比较困难,每个病例个体化分析。

(一) 分类

按前房角分为开角型和闭角型。

1. 开角型

(1) 外伤性前房积血继发性青光眼(血细胞阻塞小梁网所致)。

(2) 含铁血黄素继发性青光眼(发生于前房积血和眼内铁异物存留)。

(3) 溶血性青光眼(玻璃体积血进入前房,巨噬细胞吞噬血红蛋白,阻塞小梁网所致)。

(4) 血影细胞性青光眼(玻璃体积血,血影细胞进入前房阻塞小梁网所致)。

(5) 前房角后退继发性青光眼(早期小梁水肿,晚期小梁变性所致)。

(6) 外伤性晶状体脱位继发性开角型青光眼(脱位晶状体刺激睫状体分泌增加所致)。

2. 闭角型

(1) 外伤性炎症性闭角型青光眼(外伤性葡萄膜炎,眼内感染,化学性眼外伤所致)。

(2) 外伤性晶状体脱位继发性闭角型青光眼(由瞳孔阻滞,周边前粘连所致)。

(3) 前房植入性虹膜囊肿继发性青光眼(瞳孔阻滞,小梁被覆盖或阻塞所致)。

(4) 外伤性新生血管性青光眼(周边前粘连、血管膜覆盖前房角所致)。

(5) 外伤性睫状环阻滞性(恶性)青光眼(晶状体-虹膜隔前移,玻璃体腔房水蓄积所致)。

(6) 外伤性虹膜缺损(无虹膜)继发性青光眼(虹膜残根与小梁粘连所致)。

(7) 角膜穿孔继发性闭角型青光眼(虹膜周边前粘连、粘连性角膜白斑所致)。

(二) 前房角后退继发性青光眼

【病因】 房角后退主要表现在睫状体的环形肌和纵形肌两者之间发生撕裂和分离,因环形肌与虹膜相连,环形肌挛缩将引起虹膜根部后移,而纵形肌仍附着在原位的巩膜突,因此房角变深。同时小梁组织发生炎症损害、变性吸收等病变,小梁网功能逐步丧失,眼压逐步升高。

【临床表现】

1. 房角后退的特征 巩膜突到虹膜根部的距离变大,睫状体带加宽。房角镜检查出现1~3度不同程度的房角后退征象。表现为:①睫状体带变宽;②房角加深;③虹膜根部后移在更靠后的位置插入房角;④睫状体撕裂,裂隙深处有浅色的组织为新形成的纤维组织,或是暴露无色素的葡萄膜组织;⑤房角内表面可有灰白色的膜遮盖或有明显的色素沉着。房角后退可伴有小梁撕裂、虹膜根部离断和睫状体脱离,典型的房角改变可出现在整个房角的全周,或仅局限在1个区域。

2. 房角后退伴随的其他损伤表现

(1) 前房积血:前房积血常系房角虹膜血管撕裂所致,因此在前房积血的病例中,多数可以检查出不同程度的房角损伤。

(2) 角膜损伤:角膜损伤可在12%以上的前节挫伤病例中出现。出现角膜持久性水肿,角膜内皮色素沉着以及角膜带状变性。

(3) 虹膜及瞳孔损伤:在眼前节损伤中,虹膜及瞳孔损伤发生率可达26%~49%,可见虹膜根部离断,虹膜撕裂,出现瞳孔缘缺口,虹膜局部或阶段性缺损,瞳孔括约肌损伤,永久性瞳孔扩大,对光反应消失。虹膜周边前粘连,虹膜基质灶性萎缩以及虹膜震颤等。

(4) 晶状体混浊或脱位:在眼前节挫伤病例中,出现晶状体混浊或脱位者约有30%。

(5) 眼后节的挫伤:眼后节的挫伤也较常见,包括黄斑水肿,黄斑囊样变性,黄斑裂孔色素性瘢痕形成,脉络膜破裂,视网膜锯齿缘离断,视网膜裂孔及脱离,玻璃体积血,视神经挫伤及萎缩并由此引起明显的视功能损害。

3. 房角后退和继发性青光眼 眼球钝挫伤后易引起房角后退,占外伤性前房积血病例的50%~100%。房角后退合并青光眼的发生率与房角受损范围有关,如果房角后退范围在240°以上,发生青光眼的危险性最大。

【治疗】

1. 药物治疗 类似开角型青光眼。

2. 激光治疗 选择性激光小梁成形术(SLT),部分控制眼压,减少青光眼药物用量,延缓手术过早介入。

3. 手术治疗 小梁切除术,需术中应用抗代谢药物。复发患者可行青光眼引流阀植入。合并白内障或晶状体脱位需联合手术。

(三) 前房积血继发性青光眼

【病因】 前房积血最多发生在眼球钝挫伤和内眼手术,自发性出血甚为少见。小量前房积血可自行吸收,但大量出血时其并发症和伴随的病变可对视功能带来严重的后果。

【临床表现】 小量的前房积血仅仅在裂隙灯检查时,见到房水中有少数浮游的红细胞,称显微镜下前房积血。按前房积血量的多少可分为3度:1度前房积血(出血量少于1/3前房),2度前房积血(1/3~1/2前房),3度前房积血(大于1/2至全前房)。眼挫伤前房积血后的眼压升高常是暂时的,经药物治疗,多数可恢复正常。

【治疗】

1. 常规治疗 对无并发症的前房积血,一般的常规治疗包括:卧床休息抬高头位,使血液下沉,防止血液蓄积在瞳孔区,单眼或双眼包扎,限制活动,促进积血吸收。

2. 药物治疗

(1) 散瞳剂：使睫状肌得以休息可减轻疼痛，防止因炎症引起的虹膜后粘连。

(2) 皮质激素：减轻虹膜睫状体炎症。

(3) 止血药物：早期应用止血药物，1 周后出血静止，凝血块吸收困难可应用抗凝药物，如肝素、尿激酶、链激酶等。

(4) 抗青光眼药物：对高眼压患者可选用抗青光眼药物，根据眼压情况，单用或联合用药。

3. 手术治疗

(1) 手术适应证和手术时机：全前房积血后发生角膜血染，高眼压引起的视神经萎缩和周边虹膜前粘连时，即应手术治疗。Read 将适应证归纳为 5 条：①眼压 60mmHg (8.0kPa)，服降眼压药 72 小时，无好转现象；②眼压 50mmHg (6.7kPa)，持续 5 天不降；③裂隙灯下角膜水肿及少量血染；④眼压 25mmHg (3.3kPa) 前房积血为全量，持续达 6 天；⑤前房积血为 2 级，持续达 9 天。

(2) 手术方法选择：前房冲洗安全性大，可反复进行。器械尽可能不进入前房，可先用粘弹剂分离凝血块，然后剜出。伴有小梁严重损伤及房角后退，持续高眼压已危及视功能的前房积血，需联合小梁切除术。

(四) 血影细胞性青光眼

【病因】 玻璃体积血或进入玻璃体的血液，不易被吸收，几天后其形态、色泽和血液流变学发生改变，正常红细胞的红色双凹面以及柔软的特性消失，变成黄褐色中间空球形或近球形的外壳，胞膜变薄，脆性增加，并产生许多微孔，血红蛋白由微孔逸出胞膜外，这种半透明的中空变性红细胞称为血影细胞。血影细胞无法通过小梁网，阻塞房水排出通路，引起眼压升高。

【临床表现】 血影细胞性青光眼患者总有玻璃体积血的病史，可因外伤、手术或原发性视网膜疾病，如糖尿病等引起。大量的血影细胞进入前房可致眼压急剧升高，达 60~70mmHg，伴剧烈眼痛，角膜水肿，眼压高可持续几周或数月，其持续的时间取决于玻璃体内血影细胞的量和小梁网清除血影细胞的能力。裂隙灯检查可见前房中无数带黄褐色的小颗粒悬浮，循环很慢，常被误认为白细胞。玻璃体混浊，其程度不等，在前部玻璃体中有多数细小黄褐色颗粒悬浮在无晶状体眼中，偶见血影细胞向前游动，并通过前玻璃体膜的破裂处进入前房。房角镜显示正常的宽角，也可为黄褐色细胞覆盖在小梁网上，或充满下方的房角，外观上似前房积脓。

【治疗】

1. 药物治疗　发病早期如眼压是轻中度升高，在 20~40mmHg (2.7~5.5kPa) 之间时，药物治疗可能控制眼压，防止视神经损害。多选用抑制房水生成药物，如肾上腺素和 β 受体阻断药、碳酸酐酶抑制药。

2. 手术治疗　首选手术方式为前房穿刺冲洗术。如玻璃体积血量多，血影细胞持续进入前房，需作全玻璃体切割，尽可能地清除玻璃体腔内的出血物质，一般可有效控制眼压。部分高眼压造成视神经损害，且药物不能控制眼压时，需行滤过性手术。

八、皮质类固醇性青光眼

皮质类固醇在眼部应用广泛，引起的青光眼也十分常见。多发生于眼部或全身使用皮质类固醇激素后，包括眼部点用滴眼液或眼膏、眼周注射、外用于皮肤、全身吸入及口服或注射，经较长时间使用后眼压升高，称皮质类固醇性青光眼，或糖皮质激素性青光眼，简称激素性青光眼。

【病因和发病机制】

1. 糖胺多糖学说　糖胺多糖有很强的吸水性，正常时少量存在于房角小梁网细胞间质中，可被玻璃酸酶水解。糖皮质激素能稳定溶酶体膜，从而抑制玻璃酸酶释放，导致过多的糖胺多糖蓄积于房角组织中，引起生理性水肿，阻碍房水流出，使眼压升高。

2. 吞噬细胞学说　小梁内皮细胞有吞噬功能，可帮助清除房水中的碎屑，糖皮质激素能抑制其吞噬作用，使房水中的碎屑沉积于小梁网中，阻碍房水流出。

3. 遗传学说　有人认为对糖皮质激素的眼压反应是由遗传基因决定的。人的基因可分为糖皮质激素高反应基因 PH 及低反应基因 PL，如为 PHPH 则呈高度眼压反应；如为 PLPL 则呈低度眼压反应或无反应。

【临床表现】 采用皮质类固醇治疗出现眼压升高，最早可在用药后 1 周内，或可迟至数年出现眼压升高。对长期使用皮质类固醇治疗者必须定期观测眼压。

皮质类固醇青光眼通常与开角型青光眼极相似，其临床表现随患者的年龄而不同。如果发生于婴幼儿，可出现类似于先天性青光眼的表现，角膜直径增大，呈雾状水肿，后弹力层断裂，视盘生理凹陷扩大。成年人晚期可出现典型的青光眼性视盘和视野改变，而房角是开放的。个别病人可出现急性青光眼的症状，但房角镜检正常，如为全身或双眼应用皮质类固醇，则双眼的眼压升高，如为单眼滴用，则该眼的眼压升高。

长期使用糖皮质激素还可出现以下眼部改变，包括：后囊下型白内障、上睑下垂、瞳孔散大、眼睑皮肤萎缩、眼部感染、伤口愈合延迟和角膜溃疡。其中后囊下型白内障为最常见的表现。

皮质类固醇性青光眼可以分为 3 型：

Ⅰ 型：①眼局部用药>3 个月；②具有类似原发性开角型青光眼的临床表现；③视神经损害程度和用药时间基本

相称;④可伴有或不伴有后囊下型白内障;⑤停药后眼压可恢复正常。

Ⅱ型:同Ⅰ型,停药后眼压下降但不能恢复到正常水平,大多数伴有后囊下型白内障。

Ⅲ型:用药持续时间和视功能损害不相称,即用药时间短,视功能损害重;双眼同时用药、同样用药、用药时间及剂量相同的情况下,双眼视功能损害明显不对称;停药后眼压不下降,甚至进行性升高。

采用此种分类在Ⅰ、Ⅱ型中基本上排除了原发性开角型青光眼,仅在Ⅲ型的病例中部分病例可能合并原发性开角型青光眼。此种分类对指导糖皮质激素青光眼的治疗具有意义。

【诊断要点】

1. 明确的眼局部或全身使用糖皮质激素史。
2. 眼压升高时间、幅度及视功能损害程度和糖皮质激素用量一致。
3. 停用糖皮质激素后数天至数周眼压恢复正常。
4. 眼部可发现糖皮质激素所致的其他损害,例如后囊下型白内障。
5. 排除了其他继发性开角型青光眼,特别是葡萄膜炎继发青光眼、色素性青光眼、剥脱综合征、房角后退性青光眼等。

【治疗】

1. 停用糖皮质激素,多数病例眼压恢复至正常。
2. 抗青光眼药物治疗。
3. 选择性激光小梁成形术(SLT)。
4. 药物无法有效控制眼压,伴严重视功能损害者可行青光眼滤过手术。合并白内障需联合手术治疗。

(卢文胜)

第五节 发育性青光眼

一、原发性先天性青光眼

原发性先天性青光眼是指单纯小梁网的先天发育异常,不伴有全身或眼部其他异常,导致房水流出减少,从而造成眼压升高以及眼球的解剖结构和生理功能随之受到损害或破坏的一种婴幼儿眼部疾病。

【病因和发病机制】 CYP1B1 基因突变被证实与本病相关。目前认为,由于在孕期前三个月颅脑神经嵴细胞发育障碍导致房角发育不成熟,通过一种或多种机制导致房水流出障碍。

【临床表现】

1. 畏光、流泪和眼睑痉挛三联征。
2. 角膜水肿、增大和后弹力层破裂,角膜横径 >12mm。
3. 眼球增大、前房加深和轴性近视。
4. 眼压升高。
5. 视盘陷凹扩大。
6. 前房角镜下可见为宽角,虹膜根部附着点靠前,虹膜根部前基质层变薄,可见迂曲的血管袢,小梁网出现橙皮样改变。

【辅助检查】 A 超:婴幼儿的眼球正常轴长平均为 21.1mm,青光眼患儿的平均轴长 >24mm。

【诊断要点】

1. 畏光、流泪和眼睑痉挛三联征。
2. 角膜水肿、增大和后弹力层破裂。
3. 眼压高。

【鉴别诊断】

1. 先天性大角膜性连锁隐性遗传病 呈非进行性。90% 发生于男性,双眼发病,有家族史。角膜直径长为 14~16mm,角膜透明,没有弹力层破裂,眼压升高及视盘陷凹等先天性青光眼征象。

2. 外伤性角膜水肿 产钳损伤新生儿眼球时,可因角膜后弹力层破裂而至角膜水肿。其特点为:多单侧,后弹力层的破裂常常呈垂直或斜形条纹,角膜不扩大,眼压及眼底正常。

3. 先天性遗传性角膜内皮营养不良 为出生时一种常染色体隐性遗传性疾病。其特点是双眼角膜水肿、角膜实质层极度增厚,但角膜大小正常,无眼压升高。

4. 泪道阻塞 可有溢泪和眼睑痉挛,但无畏光。压迫泪囊常有脓性分泌物。角膜直径、眼压及眼底无异常。

5. 视盘生理性大凹陷 无其他青光眼性眼部改变的一种先天性视盘异常,常常具有家族性的倾向。

【治疗】

1. 药物治疗 各种抗青光眼的药物可暂时、部分地控制眼压。大多数情况下药物治疗仅用于术前准备,不能长期依靠药物控制眼压,长期用药的安全性不明确。

2. 手术治疗 原则上一经确诊需及早手术。手术方式主要是房角切开术和小梁切开术。我院临床经验认为小梁切开联合小梁切除术比单独手术效果好。具体手术见第三十三章第七节。

3. 预后 术后早期控制了眼压,但患儿一生之中随时都会出现眼压升高的可能性,必须让患儿家长明白长期随访的重要性。部分患者即使接受了成功的手术但视功能不一定理想。另外需注意对弱视的治疗。

二、青少年型原发性先天性青光眼

青少年型原发性先天性青光眼系在 3 岁以后或青少

年期得以确认的原发性青光眼。通常无角膜增大征，但由于巩膜仍富有弹性，可以表现为变性近视。一般无症状，多数直到有明显视功能损害时如视野缺损时才就诊。其表现与原发性开角型青光眼相同。

【病因和发病机制】 原发性先天性的发病机制尚不清楚。遗传学研究发现MYOC基因突变与本病相关。

【临床表现】

1. 发病隐匿，早期无症状。发展到一定程度时可出现虹视、眼胀、头痛、恶心等症状。

2. 眼压升高。

3. 出现青光眼性视盘损伤，表现与原发性开角型青光眼相同。

4. 出现青光眼性视野缺损，表现与原发性开角型青光眼相同。

5. 前房角为宽角，周边虹膜附着位置较靠前，可有较多的虹膜突或小梁色素沉着。

6. 常合并近视眼。

【辅助检查】 视野检查：出现青光眼性损害，表现同原发性开角型青光眼。

【诊断要点】

1. 发病年龄3~30岁期间。

2. 眼压高。

3. 视神经和视野出现青光眼性损害。

【鉴别诊断】

1. 原发性开角型青光眼 青少年型原发性先天性青光眼患者发病年龄大。

2. 继发性开角型青光眼 如糖皮质激素性青光眼、继发于葡萄膜炎的青光眼、继发于外伤的青光眼等，均有引起继发性开角型青光眼的原发病。

3. 先天性视神经缺损眼压正常。

【治疗】 与原发性开角型青光眼相同。

三、合并其他先天异常的发育性青光眼

（一）Axenfeld-Rieger异常或综合征

Axenfeld-Rieger异常指通常为双眼的周边角膜、周边虹膜和房角的异常。Axenfeld-Rieger综合征包括Axenfeld-Rieger异常的眼部表现加上全身异常，常见的包括面部发育异常（眼距过宽）、牙齿异常（小牙、缺齿）、心脏异常、脐异常（脐周皮肤皱褶过多）、男性泌尿系统异常（尿道下裂）。

【病因和发病机制】 Axenfeld-Rieger异常和综合征常见以常染色体显性遗传并具有遗传多样性。Axenfeld-Rieger异常伴有青光眼的发病机制尚不清楚，但已被认为是源于房角发育异常。

【临床表现】

1. 角膜后胚胎环 是本病的典型特征，其表现为Schwalbe线的增厚突出和前移。

2. 虹膜异常 主要表现为虹膜变薄、失去正常纹理、色素性上皮层外翻、瞳孔变形、多瞳孔和瞳孔膜闭等。

3. 房角异常 表现为粗大的组织条带自周边虹膜跨越房角隐窝，与突出的Schwalbe线相连接，而房角是开放的。但虹膜根部附着高位，巩膜嵴往往被掩盖，虹膜根部附于小梁网后面。

4. 可伴有全身异常 主要为牙齿和面部发育缺陷。

5. 继发性青光眼 50%以上的患者有继发性青光眼，以儿童期和青年期发病多见。

【辅助检查】 遗传学检查和病理学检查。

【诊断要点】

1. 角膜后胚胎环的存在是本病的典型特征。

2. 虹膜变薄、失去正常纹理、色素性上皮层外翻、瞳孔变形、多瞳孔和瞳孔膜闭等。

3. 房角异常表现为粗大的组织条带自周边虹膜跨越房角隐窝，与突出的Schwalbe线相连接。

【鉴别诊断】

1. 虹膜角膜内皮综合征 包括角膜内皮异常，单眼患病，无家族史，青少年发病。

2. Peter异常 此病为一系列异常，包括角膜中央、虹膜及晶状体。

【治疗】

1. 对于发生青光眼的患者可先药物控制，但对于发生于婴幼儿期者要早期手术。缩瞳剂通常无效，其他类型的降眼压药物均可使用。

2. 对于药物不能控制眼压时，考虑手术治疗。小梁切除术加抗代谢药物是最常用的手术方式。滤过手术失败后或视功能极差时可行经巩膜外睫状体光凝术。

3. 矫正屈光不正和治疗弱视。

4. 预后 由内科对患者全身受累情况进行评估。因为本病具有家族史，应对家族成员进行筛查。Axenfeld-Rieger综合征导致的青光眼较其他类型的青光眼更难控制，最后可导致视盘损害萎缩而失明。

（二）Peter异常

出生时就已发生，为双侧性，角膜中央混浊，仅在角膜近周边部有一极窄的透明区。混浊角膜的后部基质有缺损，相应部位的后弹力层和角膜内皮细胞层变薄或消失。中央部虹膜可与后部角膜的缺损边缘发生粘连，有时可与晶状体粘连在一起。前房角发育不良。约半数患者合并青光眼，常在出生时已经存在。

【病因和发病机制】 Peter异常是眼前段间叶细胞组

织发育不全,表现为一系列起源于胚胎间叶细胞层的眼部结构紊乱。

【临床表现】

1. 角膜中央部有先天性白斑,并有相应部位的后基质层及后弹力层缺损。

2. 虹膜与角膜粘连,常位于颞侧虹膜睫状区,相应部位有角膜白斑,但其他方位的角膜比较透明。

3. 常伴有全身异常,如短身材,智力迟滞,唇颌腭裂畸形及耳异常。

【辅助检查】 眼 A 超、B 超。

【诊断要点】

1. 角膜中央部有先天性白斑。

2. 虹膜与角膜粘连,位于颞侧虹膜睫状区,相应部位有角膜白斑。

【鉴别诊断】

1. 先天性遗传性角膜内皮细胞营养不良 不伴有青光眼,角膜混浊均匀,前房形成良好,且无明显虹膜异常。

2. 产伤所致的角膜混浊 后弹力层的撕裂呈垂直性波纹状。

【治疗】

1. 试行药物治疗控制眼压。

2. 药物控制眼压失败,对于轻度 Peter 异常患者,小梁切除术加抗增殖药物是最佳选择。中、重度患者首选青光眼引流阀植入术。晚期难治性青光眼可行经巩膜外睫状体光凝。

3. 对于双眼角膜混浊很重的患者,在发生严重的形觉剥夺性弱视前,早期可做穿透性角膜移植术。

4. 矫正屈光不正和治疗弱视。

【预后】 预后多不理想。

(三) 先天性无虹膜

先天性无虹膜是一种虹膜发育不良为主要特征,还可累及全眼球的先天眼部疾患,可伴有全身性缺陷。本病为双眼发病,极个别为单眼,发病率约为十万分之一。

【病因和发病机制】 多因为胚胎发育时神经外胚层和中胚层发育障碍,从而导致患者眼部的多种结构发育异常。此外,环境因素中致畸因素也可能与本病的发生有关。

【临床表现】

1. 视力减退是本病主要症状,还有畏光、皱眉及眯眼等表现。

2. 虹膜形态异常的变异性很大,可表现为轻度发育不良到几乎完全缺如。

3. 房角异常表现为房角结构进行性改变,虹膜基质延伸形成虹膜前粘连,似一层膜覆盖于小梁网的滤过区。

4. 晶状体异常可表现为白内障、晶状体缺损或晶状体脱位。

5. 青光眼一般发生在婴幼儿期或青少年期。

6. 角膜异常多表现为角膜混浊、角膜血管翳及小角膜等。

7. 眼底异常多数存在视神经发育不良。

8. 大部分患者合并眼球震颤,多呈钟摆性。

9. 伴有全身性缺陷包括智力低下、泌尿生殖器先天异常和 Wilms 瘤等。

【辅助检查】

1. 影像学检查 了解泌尿系统和中枢神经系统等病变情况。

2. 眼底荧光血管造影。

【诊断要点】

1. 有明显的虹膜缺损。

2. 伴有眼球震颤,角膜血管翳,青光眼,视力减退。

3. 伴有 Wilms 瘤或其他泌尿生殖系统的异常。

4. 伴有精神发育迟缓。

【鉴别诊断】

1. 虹膜角膜内皮综合征 角膜内皮层内皮异常,单眼患病,无家族史,青少年发病。

2. 先天性遗传性角膜内皮细胞营养不良 不伴有青光眼,角膜混浊均匀,前房形成良好,且无明显虹膜异常。

【治疗】

1. 给予适合的屈光矫正,防止弱视的发生。已经有弱视者应给予治疗。带深色接触镜有助于减少光线对黄斑的损害及改善眼球震颤。

2. 青光眼治疗。先给予药物治疗,药物控制不佳可行手术治疗。手术可选用抗瘢痕药物的小梁切除术或青光眼引流阀植入术。对于滤过手术失败者,可考虑行经巩膜外睫状体光凝术。

3. 晶状体混浊对视力影响明显者,可行白内障手术。角膜混浊明显而影响视力者,可考虑行角膜移植术。

4. 对于小儿散发无虹膜者,注意对全身情况的筛查,特别是泌尿系统。

【预后】 及早给予合理治疗,可以保留残存视力。

(四) 斯特奇-韦伯综合征(Sturge-Weber syndrome)

斯特奇-韦伯综合征又称脑面血管瘤综合征或脑三叉神经血管瘤病。首先为 Schirmer 所描述,之后 Sturge 及 Weber 相继做了详细的报道。颜面皮肤毛细血管瘤位于三叉神经第 1 支或第 2 支分布的区域,常为单侧性,以面部中线为分界,个别病例的血管瘤越过中线。少数患者为双侧性。常伴有脑膜葡萄状血管瘤,累及大脑的枕叶及颞叶。约 30% 的患者伴有青光眼。

【病因和发病机制】 本病为先天性遗传性疾病,常与发育异常导致的血管畸形有关。引起青光眼的机制是由于前房角异常或上巩膜静脉压增高。

【临床表现】

1. 颜面皮肤毛细血管瘤　毛细血管瘤多位于真皮及皮下组织内，大小不等，由薄壁、疏松排列的扩张毛细血管所组成。单侧时，以面部中线为分界。出生时即出现，色浅而不明显，以后随着年龄增长而变黑和明显，且终身残留。

2. 中枢神经系统的血管瘤　脑的损害常表现为癫痫大发作、皮质性癫痫发作，或对侧轻度偏瘫，甚至半身不遂和同侧偏盲。

3. 眼部表现　眼部血管瘤常侵犯如脉络膜、结膜、浅层巩膜、睫状体及眼睑等结构，虹膜有异色及增生改变。

(1) 脉络膜血管瘤：大约50%患者有此征，如受累范围大，患者眼底呈弥漫红色，称为"番茄酱"眼底，脉络膜血管瘤上可见视网膜囊样变性、视网膜水肿或继发渗出性视网膜脱离。

(2) 青光眼：当血管瘤累及眼睑或结膜，尤其是上睑时，通常同侧眼有青光眼。多数青光眼在婴儿期已发生，但到儿童及青少年期才发展，如早期即发展则眼球会增大，表现与其他先天性青光眼相似。

【辅助检查】

1. 头颅 CT 或磁共振　可明确大脑血管瘤下皮质的钙化性改变及脑萎缩改变。

2. B 超或荧光血管造影检查　了解脉络膜血管瘤情况。

【诊断要点】

1. 颜面皮肤毛细血管瘤伴同侧眼有青光眼。

2. 眼底见脉络膜血管瘤。

3. 头颅影像检查见大脑血管瘤下皮质的钙化性改变。

【鉴别诊断】　单纯面部血管痣：不伴有其他先天异常。

【治疗】

1. 青光眼患者发生于婴幼儿时期，则可先行房角切开术，如眼压仍不能控制，再考虑小梁切除术。发生于儿童期以后的患者可先用药物治疗，如果眼压不能控制再考虑行小梁切开术或小梁切除术。

2. 房角切开术的成功率较低，但多作为首选的手术。滤过性手术的成功性虽然较高，但往往会发生较严重的并发症。滤过性手术及药物治疗均不能控制眼压时，可试行睫状体光凝术。

【预后】　常并发脑膜葡萄状血管瘤、癫痫、鼻腔内血管瘤等疾病。

(五) 神经纤维瘤病

神经纤维瘤病为常染色体显性遗传病，特征是周围神经增殖而形成肿瘤样结节，侵及皮肤、内脏、神经系统，伴有咖啡样斑，有阳性家族史。

【病因和发病机制】　神经纤维瘤病为常染色体显性遗传病，其致病基因位于常染色体 17q11.2。青光眼发病机制包括小梁网发育异常、神经纤维瘤浸润房角以及由于肿瘤浸润睫状体继发房角关闭。

【临床表现】

1. 全身表现

(1) 皮肤咖啡样色素斑和皮肤神经纤维瘤。

(2) 骨骼系统的改变表现为骨质肥大及侵蚀。

(3) 中枢神经系统改变：中枢神经系统受累的同时，常有颅内肿物，如脑膜瘤、胶质瘤等。

2. 眼部表现　眼部易受累及的部分依次为眼睑、眼眶、葡萄膜、视神经、角膜、结膜、巩膜。

(1) 上眼睑是最常受累的部分，常为单侧性。上眼睑的丛状神经纤维瘤会引起机械性上睑下垂，呈特征性的 S 状上眼睑畸形。

(2) 眼眶内结节状或丛状神经纤维瘤可使眼球突出、眶壁缺损、脑膜突出而产生搏动性眼球突出。

(3) 虹膜错构瘤常见于双侧性，呈半球形白色或黄棕色、境界清楚的胶样结节，隆起于虹膜面。

(4) 脉络膜错构瘤呈棕黑色扁平状或轻度隆起。

(5) 视神经和视网膜可发生错构瘤。

(6) 神经纤维瘤合并青光眼。临床上多为开角型，单眼多见。

【辅助检查】　对于脊柱内或颅内的肿瘤可通过 CT 或 MRI 检查发现。

【诊断要点】

1. 皮肤咖啡样色素斑和皮肤神经纤维瘤。

2. 眼睑是最常受累的部分，呈特征性的 S 状上眼睑畸形。

【鉴别诊断】　结节性硬化：特征是口鼻三角区皮脂腺瘤，对称蝶形分布，也可见牛奶咖啡斑；眼科检查可见视盘附近虫卵样钙化结节。

【治疗】

1. 儿童早期发病的开角型青光眼可行房角切开术或小梁切开术，儿童后期发病者可先用药物治疗，如疗效不佳，再采用小梁切开术或小梁切除术。

2. 对房角已经关闭的青光眼，需行小梁切除术，对于滤过手术失败者可行睫状体光凝术。

3. 预后　神经纤维瘤病很少恶变。本病继发性青光眼手术成功率较低。

(六) 眼皮肤黑变病

眼皮肤黑变病属于斑痣性错构瘤病的一种，其特征是眼及周围皮肤深层先天性色素沉着,色素沉着多位于三叉神经第一支和第二支分布区域(额部、颞部、颊部、鼻部),骶部常见有蒙古斑胎记。

【病因和发病机制】 在胚胎发育期间,黑素细胞由神经嵴向表皮移行时,未能正常通过表皮、真皮交界,停留在真皮内而形成的病变。眼压升高考虑与色素细胞阻塞房角有关。

【临床表现】

1. 皮肤损害发生于一侧面部,特别是三叉神经第一支、第二支所支配的部位,最常见于眶周、颞部、鼻部、前额和颧骨。

2. 眼部(结膜、巩膜、虹膜及眼底)多伴有过多色素沉着。

3. 前房角可见大量的色素沉着。

4. 本病可发生恶变,易合并脉络膜黑色素瘤。

【辅助检查】 眼B超:了解有无合并脉络膜黑色素瘤。

【诊断要点】

1. 眼部(结膜、巩膜、虹膜及眼底)多伴有过多色素沉着。

2. 前房角可见大量的色素沉着。

【鉴别诊断】 Sturge-Weber综合征:颜面皮肤毛细血管瘤位于三叉神经第1支或第2支分布的区域,常伴有脑膜葡萄状血管瘤,累及大脑的枕叶及颞叶。

【治疗】 可先用药物治疗,如果眼压不能控制再考虑手术治疗。本病可发生恶变,易合并脉络膜黑色素瘤。

(七)小眼球

小眼球属于一种先天性发育异常。小眼球可分为三种类型:单纯性真性小眼球,缺损性小眼球和并发性小眼球。其中真性小眼球多并发青光眼。

【病因和发病机制】 胚胎在原始视泡发育后,因各种原因导致眼球的发育停滞。

【临床表现】

1. 眼球小 通常眼裂较小,眼球的体积约为正常眼的2/3,眼球的矢状径为16~18.5mm,垂直径为14~17.1mm;角膜直径通常在10mm以下。前房极浅,房角窄,视网膜发育不良,血管细而迂曲。

2. 屈光不正 屈光状态常为高度远视,可高达+11~+21D,亦有高度近视者。屈光不正可能由于角膜或晶状体形态变异,也有轴性屈光不正且呈进行性改变。大多数患者视力低而又矫正不良,这与视网膜发育不良有关。一些患者还伴有斜视和眼球震颤。

3. 青光眼 多在中年人发病,其临床特点:

(1) 呈慢性闭角型青光眼特点,没有疼痛,眼压进行性缓慢升高。

(2) 缩瞳药物治疗呈反象性反应。

(3) 传统的抗青光眼手术易失败,术后易发生并发症,如严重脉络膜渗漏、玻璃体积血及继发性视网膜脱离等。

【辅助检查】 眼A超、B超。

【诊断要点】

1. 眼球小,角膜直径小,前房极浅,房角窄。

2. 高度远视。

3. 缩瞳药物治疗呈反象性反应。

【鉴别诊断】 小角膜:眼部其他结构基本正常。

【治疗】

1. 早期患者选用激光虹膜成形术+虹膜切除术比较安全。

2. 使用缩瞳药会加重病情。常规滤过手术术后易发生恶性青光眼,施行超乳手术对眼轴不太短者有一定疗效,但如果眼轴<15mm时即使超乳手术也容易发生术中脉络膜上腔出血,可施行后段玻璃体切除联合晶状体咬切、房角分离术。

3. 预后 病情复杂预后很差,处理不当可以致盲,施行抗青光眼手术必须采取十分谨慎的态度。

(八)小角膜

小角膜是指角膜直径<10mm,而眼的其他结构基本正常。

【病因和发病机制】 大多数小角膜患者是散发病例,少数患者显示该病为常染色性显性或隐性遗传。

【临床表现】

1. 角膜直径<10mm。

2. 眼前节较短,患者前房浅,房角窄,易发生闭角型青光眼。

3. 小角膜大多为小眼球的一部分。常合并有虹膜脉络膜缺损,眼球震颤等。

【辅助检查】

1. 眼A超、B超。

2. UBM。

【诊断要点】

1. 角膜直径小。

2. 前房浅,房角窄,易发生闭角型青光眼。

【鉴别诊断】 小眼球:合并眼前节以及眼球的缩小。

【治疗】 与原发性闭角型青光眼大致相同。

(九)马方综合征

马方综合征为一种遗传性结缔组织病,系常染色体显性遗传性疾病。本综合征主要特征是双侧性晶状体脱位、细长指(趾)和细长体型,可有心脏异常和青光眼。

【病因和发病机制】 本病呈常染色体显性遗传,在人体很多组织如心内膜、心瓣膜、大血管、骨骼等处,均有硫酸软骨素A或C等黏多糖堆积,从而影响了弹力纤维和其他结缔组织纤维的结构和功能。

【临床表现】

1. 全身表现

（1）骨骼和肌肉的异常：患者呈细长体型，四肢骨骼增长，两手臂之间的距离大于身高，手指（趾）呈蜘蛛脚指（趾）。

（2）心血管异常：心血管损害占40%~60%，包括主动脉瓣关闭不全、主动脉弓扩张、主动脉瓣及主动脉瓣口反流、分割性主动脉瘤。

2. 眼部表现

（1）双眼晶状体脱位是本综合征的重要体征，常向上移位，呈非进行性。

（2）虹膜震颤，虹膜后色素上皮缺乏使周边部虹膜易于透照，虹膜基质及瞳孔散大肌发育不全。

（3）蓝色巩膜、高度近视，扁平角膜，视网膜全脱离，视网膜萎缩、色素变性等。

（4）青光眼，多数病例由于晶状体脱位引起瞳孔阻滞而致，少数病例则是因为前房角的先天性发育异常引起。

【辅助检查】 超声心动图：可见主动脉根部扩张、主动脉瓣关闭不全和其他并发的心脏畸形。

【诊断要点】

1. 骨骼和肌肉的异常。
2. 心血管异常。
3. 双眼晶状体脱位，常向上移位。

【鉴别诊断】

1. 同型胱氨酸尿症 为一种先天性代谢异常疾病可有晶状体脱位、肢端异常、胸和脊柱异常。但尿的异常、全身性骨质疏松、脉管栓塞和反应迟钝等在马方综合征中不出现。

2. 球形晶状体-短矮畸形综合征 主要特征为侏儒，短指（趾），球形晶状体。

【治疗】

1. 因晶状体脱位引起的瞳孔阻滞性青光眼，先用药物散瞳治疗，以便解除瞳孔阻滞，降低眼压。必要时可做周边虹膜切除或晶状体摘除。单纯晶状体摘除不能控制眼压者，可考虑行滤过手术。

2. 开角型青光眼发生于儿童早期者，可考虑做房角切开术或小梁切开术；发生于儿童后期者，因手术效果不好，先药物治疗，如控制不佳考虑做小梁切开术或小梁切除术。

3. 预后 多数病人可存活到中年，常死于主动脉瘤破裂和心力衰竭。

（十）同型胱氨酸尿症

同型胱氨酸尿症是一种常染色体隐性遗传病，是一种少见的累及眼、心血管、骨骼、神经系统的综合征。

【病因和发病机制】 由于胱硫醚合成酶的缺陷导致蛋氨酸代谢障碍。

【临床表现】

1. 全身表现

（1）骨骼异常：多数患者高大、细长，上下肢比例失调，有蜘蛛脚指（趾），几乎都有骨质疏松、膝关节肿大、膝外翻。

（2）精神异常：2/3患者有精神发育迟钝，10%~15%患者有癫痫。

（3）心血管异常：主要为血管内血栓形成。

（4）其他：由于末梢循环障碍可表现为面颊部潮红，皮肤较薄，头发粗大、稀疏、色浅、易断。

2. 眼部表现

（1）晶状体脱位：是本病的主要眼部体征，晶状体脱位为双侧性，常向下方脱出，尤以鼻下方为最多。

（2）青光眼：多因晶状体脱位引起瞳孔阻滞性青光眼。

（3）近视：较为常见。

（4）其他：偶有视网膜脱离、先天性白内障、视网膜劈裂等。

【实验室及辅助检查】

1. 尿定性检查 测定尿中胱氨酸或同型胱氨酸。

2. 血液氨基酸自动测定仪 测定患者血浆中同型胱氨酸的浓度。

3. 皮肤成纤维细胞组织培养 测定胱氨酸硫醚合成酶活力。

【诊断要点】

1. 骨质疏松、骨折、偶有细长指（趾）。
2. 智力低下。
3. 双侧晶状体脱位，常向下移位。

【鉴别诊断】 马方综合征：常染色体显性遗传，晶状体多向鼻上方脱位，常见房角异常，无智力下降，不伴生化代谢异常。

【治疗】

1. 全身治疗 如服用维生素B_6，低氨基酸饮食和L-胱氨酸饮食。

2. 青光眼治疗 可先用药物散瞳治疗，以便解除瞳孔阻滞，降低眼压。必要时可做周边虹膜切除和晶状体摘除。

3. 预后 患者血小板的黏滞度增加易发生血栓。在手术、全麻、动脉或静脉造影时最易发生血栓。患者常因心血管疾患导致死亡。

（十一）Weil-Marchesani综合征

Weil-Marchesani综合征亦称为短指-晶状体脱位综合征，是一种少见的伴有全身发育异常的遗传性疾病，一般学者认为其遗传方式为常染色体显性遗传，也有认为是常染色体隐性遗传或不稳定性遗传。

【病因和发病机制】 因中胚叶组织过度增殖，增生的中胚叶组织营养障碍所致。青光眼发病机制是晶状体悬韧带松弛,晶状体前移,造成瞳孔阻滞。

【临床表现】

1. 全身表现　身体矮小,四肢、手指脚趾粗短,头短,颈短,胸宽,手指及腕活动明显受限,皮下脂肪丰富,肌肉发育良好,心脏病,耳前瘘管等。另外,可伴有智力障碍或尖头畸形。

2. 眼部表现

(1) 球形晶状体:最明显的眼部体征,晶状体呈球形或晶状体比正常小,其前后径长,赤道部短。

(2) 晶状体脱位:比较常见,多在10~20岁发生,常可在散瞳后脱入前房中。

(3) 青光眼:常见的并发症。

【辅助检查】　X线检查:手部掌骨和指骨呈对称性缩短和增宽,腕部骨化延迟,足和趾亦处于骨化延迟过程。

【诊断要点】

1. 身体矮小,四肢、手指脚趾粗短。

2. 球形晶状体。

3. 晶状体脱位。

【鉴别诊断】　马方综合征:呈细长体型,四肢骨骼增长、蜘蛛脚指(趾),常有主动脉病和二尖瓣病。

【治疗】

1. 戴镜矫正视力。

2. 对于急性发作眼压高的患者,需用睫状体麻痹剂扩瞳使眼压下降,也可手术或激光切除虹膜,必要时摘除晶状体。对慢性发展的患者,需行滤过手术。

3. 预后　本病某些眼病有时可以纠正,也有可能发展为全盲,但不影响寿命。

四、儿童期继发性青光眼

(一)永存原始玻璃体增生症

常见于足月产儿,在出生时即被发现,多单眼发病,也有双眼发病。眼球因伴有晶状体后纤维血管团块而表现为白瞳症。

【病因和发病机制】　原始玻璃体未退化并在晶状体后方增殖。

【临床表现】

1. 眼球多小于正常,多单眼发病,部分或全部白瞳症。

2. 浅前房,睫状突长。

3. 可并发自发性眼内出血、角膜混浊、继发性青光眼、视网膜脱离及眼球结核等。

【辅助检查】　眼B超。

【诊断要点】

1. 足月产新生儿,部分或全部白瞳症。

2. 多单眼发病,眼球小于正常。

3. 浅前房,睫状突长。

4. 增殖的纤维膜牵引可致视网膜脱离等。

【鉴别诊断】

1. 视网膜母细胞瘤　是儿童期最常见的眼内恶性肿瘤,虽然多发生在2~3岁以前。由于肿瘤是乳白色或黄白色,当其生长到一定大时,进入眼内的光线即反射成黄白色。

2. 先天性白内障　主要表现为晶状体混浊。

【治疗】　治疗包括晶状体摘除、晶状体后纤维膜切除术。对并发闭角型青光眼的患者一般多采用晶状体摘除、周边虹膜切除术联合玻璃体切割术。早期手术有望获得较好的视力和美容的效果,程度严重者难以恢复满意视力。

(二)早产儿视网膜病变

早产儿视网膜病变(ROP)是指在孕36周以下、低出生体重、长时间吸氧的早产儿,其未血管化的视网膜发生纤维血管瘤增生、收缩,并进一步引起牵拉性视网膜脱离和失明。

【病因和发病机制】　因未完全血管化的视网膜缺氧产生血管收缩,导致周边部视网膜缺血,从而导致异常血管的生长及纤维增殖。

【临床表现】

1. 按部位　分为3区。Ⅰ区:以视盘为中心,画一60°范围的圆圈,其半径约两倍于视盘至黄斑的距离;Ⅱ区:为Ⅰ区以外的环形区域,以视盘为中心,以视盘至鼻侧锯齿缘为半径画圆;Ⅲ区:在Ⅱ区以外的其他部位,直至颞侧锯齿缘。

2. 按病变进程　分为5期。1期:境界线,视网膜无血管区与进行性增殖的视网膜血管组织之间出现细而明亮的分界线,异常分支的血管到此线为止;2期:嵴期,境界线较第一期增高增宽,呈嵴状隆起,血管从视网膜面向玻璃体内增殖,隆起增生但仍在视网膜界面,有向后极部伸展的小血管丛;3期:增殖期,嵴伴有视网膜外纤维血管组织增殖,由于纤维血管组织的量而分为轻、中、重三型;4期:视网膜脱离期,因视网膜下渗出或增殖膜牵拉或二者均有,引起次全视网膜脱离,根据是否侵犯黄斑中心又分为A、B两期;5期:全视网膜脱离漏斗状,漏斗的前后可呈窄与开放状。

3. 按范围以时钟钟点方位,标出病变的广泛程度。

【辅助检查】　眼B超:了解眼后节情况。

【诊断要点】

1. 早产儿,吸氧史。

2. 出现病变进程5期中相应的改变。

【鉴别诊断】

1. 视网膜母细胞瘤 是儿童期最常见的眼内恶性肿瘤，虽然多发生在2~3岁以前。由于肿瘤是乳白色或黄白色，当其生长到一定大时，进入眼内的光线即反射成黄白色。

2. 永存原始玻璃体增生症 常见于足月产儿，在出生时即被发现，多单眼发病。

【治疗】 对于瞳孔阻滞因素的青光眼，可行周边虹膜切除术。手术中是否切除晶状体取决于青光眼发生的原因。对于慢性房角关闭、药物控制眼压不佳者，可行滤过手术。早产儿视网膜病变视力的预后，以活动期病情严重程度及纤维膜残存范围的大小而异。

（三）儿童期肿瘤

视网膜母细胞瘤及髓上皮瘤是最常继发性青光眼的儿童期眼内肿瘤。

【病因和发病机制】 肿瘤细胞直接侵犯小梁网、新生血管组织阻塞小梁网和晶状体虹膜隔前移导致青光眼发生。

【临床表现】

1. 原发肿瘤的表现。

2. 继发性青光眼，表现为继发闭角型青光眼或新生血管性青光眼。

【辅助检查】

1. 眼B超 了解眼后节有无肿瘤占位病变。

2. UBM 了解有无睫状体肿瘤占位病变。

【诊断要点】

1. 原发肿瘤的表现。

2. 眼压高，前房浅或新生血管性青光眼。

【鉴别诊断】 葡萄膜炎继发青光眼：无眼内肿瘤的改变。

【治疗】

1. 对于视网膜母细胞瘤发生青光眼预示肿瘤已侵犯脉络膜，多数病例发展到该阶段需要摘除眼球。

2. 髓上皮瘤继发青光眼尽量避免外滤过手术，可能引起肿瘤种植性转移。

（四）青少年型慢性关节炎

青少年型慢性关节炎是一组异质性疾病，包括少关节型、多关节型以及发生在年龄低于16岁儿童的全身型。

【病因和发病机制】 炎症导致小梁网阻塞、小梁网功能障碍和虹膜后粘连等导致青光眼的发生。

【临床表现】

1. 少关节型指发病最初6个月1~4个关节受累；多关节型指最初6个月5个以上关节受累；全身型指一个或多个部位的关节炎，伴有至少2周以上发热，同时伴随皮疹、淋巴结肿大、肝脾肿大或浆膜炎。

2. 多为双眼发病，角膜后KP从小到中等大小，常位于下方角膜内皮。

【辅助检查】 眼底OCT：了解黄斑水肿情况。

【诊断要点】

1. 全身关节炎表现。

2. 眼部葡萄膜炎表现。

【鉴别诊断】 儿童期肿瘤：有眼内占位性病变。

【治疗】

1. 应用非甾体类抗炎药物、糖皮质激素和抗风湿药物。

2. 若伴有青光眼，首选药物控制眼压。药物控制不佳者，可行滤过手术或睫状体光凝术。

3. 早期治疗预后相对好。

（程彦彦）

参 考 文 献

1. 周文炳.临床青光眼.第2版.北京：人民卫生出版社，2000：153-158，297-329.
2. 葛坚.临床青光眼.第3版.北京：人民卫生出版社，2016：21-22，227-245，269-328，339-367.
3. 管怀进.眼科学.北京：科学出版社，2006：144-146.
4. 葛坚.眼科学.第3版.北京：人民卫生出版社，2016：265-281.
5. Adam T. Wills眼科手册.第6版.北京：科学出版社，2015：304-311.
6. 刘家琦，李凤鸣.实用眼科学.第3版.北京：人民卫生出版社，2010：119-120.
7. 弗朗茨·格兰，罗伯特·斯坦珀.青光眼.沈阳：辽宁科学技术出版社，2016：76-80.
8. 张铭连.中西医结合眼科疾病诊疗手册.北京：中国中医药出版社，2010：262-274.
9. 金明.中成药临床应用指南（眼科疾病分册）.北京：中国中医药出版社，2016：59-76.
10. 金明.中医临床诊疗指南释义（眼科疾病分册）.北京：中国中医药出版社，2015：63-78.
11. 庞赞襄.中医眼科临床实践.石家庄：河北人民出版社，1976：115.
12. 葛坚.临床眼科学.第3版.北京：人民卫生出版社，2016：247-267.
13. 周文炳.临床眼科学.第2版.北京：人民卫生出版社，2000：183-204.
14. 李美玉.青光眼学.北京：人民卫生出版社，2004：331-363，365-510.
15. 李凤鸣.中华眼科学.第3版.北京：人民卫生出版社，2014：1825-1851.

16. 赵堪兴. 眼科学. 第7版. 北京: 人民卫生出版社, 2008: 164-165.
17. 李凤鸣. 眼科全书. 北京: 人民卫生出版社, 1996: 1916-1957.
18. 李绍珍. 眼科手术学. 北京: 人民卫生出版社, 1998: 460-551.
19. 张秀兰, 王宁利. 图解青光眼手术操作与技巧. 北京: 人民卫生出版社, 2016: 315-338.
20. 王宁利. 儿童青光眼. 北京: 人民卫生出版社, 2015: 122-219.

第二十章

葡萄膜疾病

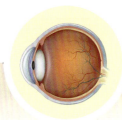

第一节 葡萄膜炎概述

葡萄膜炎是一类由多种原因引起的葡萄膜的炎症，包括葡萄膜、视网膜、视网膜血管及玻璃体的炎症。本病多发于青壮年，易合并全身性自身免疫性疾病，常反复发作，引起一些严重的并发症，在致盲性眼病中占有重要地位。

【病因和发病机制】

1. 西医认为，葡萄膜炎的病因颇为复杂，除了病原体引起的葡萄膜炎外，绝大部分的葡萄膜炎病因不清楚，葡萄膜炎的发病机制大致有以下三个方面：

（1）感染因素所引起的葡萄膜炎：病原体直接侵犯葡萄膜引起感染性炎症，或者病原体通过激活机体的天然免疫，引起一些免疫介质的释放引起自身免疫性疾病。

（2）免疫反应及自身免疫反应引起的葡萄膜炎：自身抗原在机体免疫功能紊乱的情况下，使 Th1 细胞、Th17 细胞过度激活并释放多种炎症因子，导致葡萄膜炎症的发生。

（3）各种损伤所引起的葡萄膜炎：各种损伤通过激活花生四烯酸代谢通路，引起前列腺素、白三烯等介质释放，从而引起葡萄膜炎症反应。外伤还可引起葡萄膜、视网膜自身抗原的暴露，引起自身免疫反应导致葡萄膜炎的发生。

2. 中医认为，葡萄膜当属风轮和水轮，在脏属肝肾，其病变多因风热外袭，或肝胆湿热内蕴，内外合邪，上攻于目；或风湿热邪，流窜经络，上扰目窍；或热毒炽盛，火邪上炎目窍，蒸灼瞳神所致；或热邪伤阴，阴津亏虚，灼伤瞳神；或湿热久滞，伤阴耗液，形成阴虚兼夹湿热；或热病日久耗损阴精，可致阴虚火旺，虚火上炎，灼伤瞳神而发病；或久服激素伤及阳气，导致正邪相争，反复发病，缠绵难愈。

3. 葡萄膜炎的分类

（1）按解剖部位可分为前葡萄膜炎、中间葡萄膜炎、后葡萄膜炎，全葡萄膜炎。

（2）按病因可分为感染性葡萄膜炎、非感染性葡萄膜炎、外伤或手术后的炎症性反应、伪装综合征等。

（3）按病程可分为急性葡萄膜炎、慢性葡萄膜炎、急性复发性葡萄膜炎、慢性复发性葡萄膜炎四种。

（4）按病理性质分为肉芽肿性葡萄膜炎和非肉芽肿性葡萄膜炎，其区别见表20-1-1。

【临床表现】

1. 前葡萄膜炎 眼红、眼痛、畏光流泪、视物模糊。疼痛严重时可波及眼眶、前额和面部，夜间症状加重。球结膜睫状充血，角膜后细小灰白色点状、尘埃状或羊脂状沉着物，房水混浊，前房闪辉，严重者前房内出现纤维素性或脓性渗出物，甚至前房积脓。虹膜充血水肿，纹理不清，颜色晦暗，或出现虹膜结节，发生虹膜后粘连，严重者出现虹膜膨隆，前房变浅，甚至继发性青光眼。瞳孔缩小、变形，甚至瞳孔闭锁、瞳孔膜闭。

2. 中间葡萄膜炎 轻者自觉症状不明显，重者眼前有黑影飘动，视力下降或视物变形。角膜后有少量细小尘状沉着物或羊脂状沉着物，轻度前房闪辉，少量至中等量前房浮游物。三面镜检查可见睫状体扁平部有大量白色或黄白色渗出物呈雪堤样堆积，常累及下方周边视网膜。周边部视网膜小血管闭塞或沿血管走行见点状渗出或出血。玻璃体呈微尘样、雪球状或絮样混浊。

表 20-1-1　肉芽肿葡萄膜炎和非肉芽肿性葡萄膜炎的鉴别诊断

	肉芽肿性葡萄膜炎	非肉芽肿性葡萄膜炎
发病病程与复发	多隐匿或缓慢发病,也可突然发病,病程较长,多迁延不愈,常复发	急性发病,进展快,病程较短,常有自限性,复发较为常见
临床表现	疼痛、畏光、流泪通常无或不明显	疼痛、畏光、流泪较为常见
KP	羊脂状、中等大小、泥块状	尘状
前房	前房闪辉 +~+++,前房细胞 +~+++,前房积脓罕见,房角可有羊脂状 KP,纤维素性渗出罕见	前房闪辉 +~++++,前房细胞 +~++++,可有前房积脓,房角无羊脂状 KP,纤维性渗出常见
虹膜结节	西米状或"胶冻状"布萨卡结节(Bussaca nodules)和克普结节(Koeppe nodules)、虹膜肉芽肿	绒毛状布萨卡结节和绒毛状克普结节
玻璃体	雪球状、串珠状混浊,玻璃体后界膜羊脂状 KP 样沉着物	多为尘状混浊,有较多的炎症细胞
脉络膜	结节状损害、肉芽肿、达-富结节(Dalen-Fuchs nodules)	弥漫性水肿、渗出
视网膜	可有视网膜血管旁蜡烛斑样改变	弥漫性水肿、渗出
病理检查	类上皮细胞、巨噬细胞形成肉芽肿	淋巴细胞、浆细胞、中性粒细胞浸润

KP:角膜后沉着物

3. 后葡萄膜炎　视力下降、眼前黑影飘动、闪光、视物变形等。玻璃体尘埃状或絮状混浊。急性期视网膜可出现局灶性或弥漫性的水肿,视网膜血管受累时,可出现出血、渗出、血管白鞘、局灶性的视网膜或脉络膜浸润灶。

【实验室及辅助检查】

1. 实验室检查

(1) 血细胞计数及分类:发现有无全身感染病灶,反映治疗对白细胞的影响等。

(2) 血沉:血沉升高提示葡萄膜炎可能伴有全身性疾病。

(3) C 反应蛋白:水平升高提示可能伴有风湿性疾病或全身感染性疾病。

(4) HLA-B27:阳性提示强直性脊柱炎、HLA-B27 相关葡萄膜炎、反应性关节炎、银屑病性关节炎、炎症肠道疾病等伴发的葡萄膜炎。

(5) 梅毒血清学检查:提示感染了梅毒螺旋体以及梅毒是否处于活动期。

(6) HIV 抗体检测:有助于排除 HIV 感染。

(7) 血管紧张素转化酶:增高提示结节病性葡萄膜炎。

(8) 抗核抗体:阳性提示幼年型慢性关节炎伴发的葡萄膜炎、系统性红斑狼疮伴发的葡萄膜炎。

(9) 类风湿因子:阳性提示类风湿关节炎伴发的巩膜炎、类风湿关节炎伴发的巩膜葡萄膜炎、幼年型特发性关节炎伴发的葡萄膜炎。阴性提示强直性脊柱炎、反应性关节炎、银屑病性关节炎、炎症肠道疾病等伴发的葡萄膜炎。

(10) 结核菌素皮肤试验:阳性提示潜在性结核杆菌感染。

(11) 皮肤过敏反应性试验:阳性提示 Behcet 病性葡萄膜炎。

(12) 眼内液检测

1) 眼内组织活检:可发现肿瘤细胞,确诊肿瘤所致的伪装综合征。

2) 眼内液发现或分离出病原体:可确诊为感染性葡萄膜炎。

2. 辅助检查

(1) FFA 检查及 ICGA 检查:可明确病变的性质、位置和范围,FFA 有助诊断视网膜血管炎以及视网膜色素上皮病变,ICGA 有助于确定脉络膜及其血管的病变。

(2) UBM 检查:用于评价角膜、前房、虹膜、睫状体、周边脉络膜视网膜、前部巩膜、前部玻璃体、玻璃体基底部等的病变。

(3) OCT 检查:用于发现黄斑囊样水肿、视网膜神经上皮脱离、视网膜色素上皮病变、视网膜水肿、新生血管、视网膜前膜、黄斑裂孔等。

(4) 超声检查:用于发现玻璃体混浊、玻璃体纤维增殖性改变、视网膜脱离、脉络膜脱离、占位性病变等。

(5) X 线检查:评价眼内有无异物,确定患者是否伴有肺部、纵隔、骶髂关节、脊椎的改变,必要时可行 CT 或 MRI 检查。

【治疗】　对葡萄膜炎的治疗应根据葡萄膜炎病因、发病部位的不同,结合患者个体差异全面分析、综合判断制订不同的治疗方案。同时应坚持中西医结合的治疗原则,在急性炎症期,首先要散大瞳孔,以糖皮质激素抗炎,配合中医辨证施治；在慢性期，以中药治疗为主，逐渐减少糖皮质激素用量；反复发作者应酌情配合免疫抑制剂。

1. 西医治疗

(1) 前葡萄膜炎：轻者仅给予局部治疗，严重者可酌情给予糖皮质激素治疗。

1) 散瞳：散瞳是首要关键措施。常用的制剂有复方托吡卡胺滴眼液、0.5%阿托品眼膏、1%阿托品滴眼液滴眼，急性期每日4~6次点患眼直至瞳孔散大。虹膜后粘连严重者给予混合散瞳剂（阿托品注射液、盐酸肾上腺素注射液、2%利多卡因注射液等量混合）0.1~0.2ml球结膜下注射，应用1~2次至瞳孔完全散大。

2) 糖皮质激素：轻者可用地塞米松滴眼液，每2小时1次；重症患者加大局部使用糖皮质激素滴眼液的频率，可每小时1~2次。

3) 严重的前葡萄膜炎或局部治疗不能控制病情的给予醋酸泼尼松片30~40mg，早晨顿服，病情好转后减量，一般每5~7天减少5mg，直至停药。

4) 非甾体类药物：复方双氯芬酸钠滴眼液、普拉洛芬滴眼液，每日4~6次滴眼。或吲哚美辛片、布洛芬片等口服。

5) 病因治疗：能够明确病因的，针对病因治疗。

(2) 中间葡萄膜炎

1) 单眼受累者，可仅给予糖皮质激素后眼球筋膜鞘（Tenon囊）下注射，如甲基泼尼松龙注射液40mg每周1次，地塞米松注射液5mg每周2次，曲安奈德注射液40mg每3~4周1次。

2) 双眼受累或重症患者，予醋酸泼尼松片1~1.2mg/(kg·d)，每日8点前顿服，7~10天或病情好转后逐渐减量，一般大剂量时每3~5天减少5~10mg至40mg以后，每7~10天减少5mg，直至停用，治疗一般持续半年以上。

(3) 后葡萄膜炎

1) 能够明确病因者，针对病因治疗。

2) 口服醋酸泼尼松片，每日1~1.5mg/kg体重，根据病情好转，一般每3~5天减少5~10mg，减至40mg以后，每10~14天减少5mg，直至停用激素。

3) 反复发作或迁延不愈者可选择加用复方环磷酰胺片、环孢素胶囊、硫唑嘌呤片等口服，治疗期间，注意观察全身不良反应。

2. 中医中药治疗

(1) 辨证要点和治疗

1) 肝经风热证：①畏光流泪，目珠坠痛，头额痛，视物模糊，抱轮红赤，黑睛后壁灰白色点状沉着物，神水不清，黄仁肿胀，纹理不清，瞳神紧小；②舌质红，舌苔薄白或微黄，脉浮数或弦数。

治法：祛风清热。

方药：新制柴连汤（《眼科纂要》）加减。

龙胆草12g，黄连10g，荆芥10g，蔓荆子10g，柴胡10g，通草10g，黄芩10g，栀子10g，防风10g，甘草3g，枳壳10g。

2) 肝胆火炽证：①畏光流泪，目珠坠痛，痛连眉棱颞颥，视力锐减，畏光、灼热、多泪，抱轮红赤或白睛混赤，黑睛后壁灰白色点状沉着物密集，瞳神紧小，神水重度不清，甚至可见前房积脓或前房积血，瞳神紧小；②口苦咽干，烦躁不眠，便秘溺赤，口舌生疮；③舌红，舌苔黄而糙，脉弦数。

治法：清泻肝胆。

方药：龙胆泻肝汤（《医方集解》）加减。

龙胆草10g，栀子10g，黄芩10g，柴胡10g，生地黄15g，泽泻10g，车前子（另包）15g，甘草6g，当归10g，通草6g，枳壳10g。

3) 热郁伤津证：①畏光流泪，目珠疼痛，视物模糊，抱轮红赤，黑睛后壁灰白色点状沉着物密集，瞳神紧小，神水混浊；②口渴欲饮，烦躁不眠，手足心热；③舌红少苔或舌绛无苔，脉细数。

治法：清热养阴。

方药：养阴清热汤（《中医眼科临床实践》）。

生地黄15g，花粉15g，知母10g，芦根10g，生石膏15g，银花15g，黄芩10g，防风10g，荆芥10g，枳壳10g，甘草3g，龙胆草10g。

4) 风热夹湿证：①目珠坠痛，痛连眉骨，颞颥闷痛，视物昏朦或自觉眼前黑花飞舞，羞明流泪，瞳神紧小或瞳神干缺不圆，抱轮红赤持久不退或反复发作，黑睛后有灰白色羊脂样沉着物，神水混浊，黄仁纹理不清；②多伴有头晕身重，骨节酸痛，或小便不利，或短涩灼痛；③舌红，舌苔黄腻，脉滑数。

治法：祛风除湿清热。

方药：抑阳酒连散（《原机启微》）加减。

羌活10g，独活10g，防己10g，秦艽10g，防风10g，白芷10g，蔓荆子10g，生地黄12g，栀子10g，黄芩10g，寒水石12g。

5) 虚火上炎证：①病势较缓或病至后期，目珠干涩，瞳神紧小或干缺，赤痛时轻时重，反复发作；②头晕耳鸣，口燥咽干，五心烦热，失眠多梦；③舌红少苔或苔干乏津，脉细数。

治法：滋阴降火。

方药：知柏地黄丸（《医宗金鉴》）加减。

生地黄10g，熟地黄10g，山药15g，山萸肉15g，茯苓10g，玄参10g，地骨皮10g，丹皮10g，知母10g，黄柏10g。

6) 阴虚夹湿证：①起病较缓，反复发作，缠绵难愈或时轻时重。目珠干涩，瞳神紧小或干缺，黑睛后壁沉着物长久不退或间断发作,神水混浊,黄仁色泽不荣或后粘连,神膏混浊,视盘水肿、视网膜渗出水肿等;②失眠多梦;③舌质淡,舌体胖或边有齿痕,苔薄白,脉细。

治法:滋阴除湿。

方药:甘露饮(《太平惠民和剂局方》)加减。

生地黄15g,熟地黄15g,石斛10g,天冬10g,麦冬10g,党参12g,茵陈10g,黄芩10g,枳壳10g,枇杷叶10g,炙甘草3g。

7) 正虚邪恋证:①病势趋缓,赤痛减轻,仍感眼酸痛,不能久视,瞳神紧小或干缺不圆;②肢困乏力,动辄心悸气短;③舌淡,苔薄,脉细。

治法:补益肝肾祛湿。

方药:独活寄生汤(《备急千金要方》)合黄芪桂枝五物汤加减(《金匮要略》)。

独活10g,桑寄生10g,杜仲10g,牛膝10g,细辛3g,秦艽10g,肉桂10g,防风10g,川芎10g,甘草3g,当归10g,白芍10g,熟地10g,黄芪20g。

(2) 中成药

1) 肝胆风热型及肝胆火炽型者可选用龙胆泻肝丸(颗粒、胶囊、片),或开光复明丸、熊胆丸,或黄连羊肝丸。

2) 肝经风热及郁热伤津型者可选用清热明目颗粒(河北省眼科医院制剂室制)。

【预后与并发症】 葡萄膜炎可引起多种并发症,预后与并发症有密切关系,常见并发症有以下几种:

1. 带状角膜变性 表现为钙沉积于角膜上皮基底膜和Bowman膜所致。易发生于儿童葡萄膜炎患者。

2. 虹膜后粘连 小范围的局限性虹膜后粘连不需要处理,完全性虹膜后粘连患者,多伴有虹膜膨隆和眼压升高,在迅速降低眼压的同时行激光虹膜切开术。

3. 继发性青光眼 可给予0.5%噻吗洛尔滴眼液,每日2次,必要时联合口服醋甲唑胺片或静脉灌注甘露醇注射液降眼压,对有瞳孔阻滞者应在积极抗炎治疗下,尽早行激光虹膜切开术或行虹膜周边切除术,房角粘连广泛者,可行滤过性手术。

4. 并发性白内障 炎症控制3个月以上者,可行白内障摘除术。

5. 视网膜新生血管,可行视网膜激光光凝治疗,必要时行玻璃体切割术。视新生血管发生的位置采用激光光凝、冷凝或玻璃体腔注射抗VEGF药物治疗。

6. 视网膜增殖膜 严重者可行玻璃体切割术治疗,对视力影响较轻者可观察。

7. 囊样黄斑水肿 可给予球后或玻璃体腔注射曲安奈德注射液治疗。

8. 视网膜脱离 可在葡萄膜炎炎症控制后行玻璃体切割术。

第二节 感染性葡萄膜炎

一、细菌性眼内感染和眼内炎

细菌性眼内炎是指由细菌因素引起的葡萄膜、视网膜、玻璃体、房水均受炎症波及的全葡萄膜的炎症性疾病。细菌性眼内炎是一类严重的具有极高致盲率的感染性疾病。根据其发病原因,临床上分为内源性眼内炎和外源性眼内炎。

【病因和发病机制】 内源性眼内炎由内源性感染引起,常见于产褥热、外科感染、全身或邻近组织的化脓灶及某些热性传染病等。外源性眼内炎通常继发于角膜溃疡穿孔、眼部手术或眼部穿通伤。术后急性细菌性眼内炎发生于术后6周内,主要致病菌为凝固酶阴性的葡萄球菌、金黄色葡萄球菌、链球菌、革兰染色阴性菌。迟发性细菌性眼内炎发生于术后6周以后,主要致病菌为痤疮丙酸杆菌和凝固酶阴性葡萄球菌。有研究认为术中最常见的感染源为眼睑、结膜、泪囊,手术医师、护士、麻醉师等的手,手术器械、抽吸灌注管道和冲洗液,玻璃体腔替代物、手术后使用的眼药和眼膏及手术室内的空气。但多数研究支持眼表及眼周患者携带的自身菌群是主要的感染源。

【临床表现】 眼红、眼痛、畏光、流泪、视力下降甚至在短期内视力丧失,眼部检查表现为轻度至中度的球结膜充血、轻度的角膜水肿、羊脂状或尘状KP、前房浮游细胞、轻至中度的前房闪辉甚至前房积脓、虹膜散在的白色结节或白斑、虹膜后粘连、瞳孔闭锁、瞳孔膜闭、晶状体囊内奶油色斑甚至积脓、中至重度的玻璃体炎症细胞反应和混浊、脉络膜白色或黄白色大小不一的感染灶,视网膜出现水肿、坏死、出血及血管迂曲充盈(图20-2-1)。

【诊断要点】

1. 患者有眼球穿通伤和伤口污染史。

2. 内眼手术史。

3. 患者为免疫功能低下、易感体质或有全身感染性疾病病史如肝脓肿、心内膜炎、肺炎、脑膜炎、长期应用糖皮质激素、免疫抑制剂等。

4. 典型的临床表现。

5. 实验室检查 前房及玻璃体标本涂片及培养。仅有眼前段炎症者应行前房穿刺抽取房水进行培养;对于眼后段炎症应行玻璃体抽吸术或进行诊断性玻璃体切割术,对玻璃体标本进行培养。

【鉴别诊断】 根据细菌性眼内炎不同部位的表现,应与前葡萄膜炎、后葡萄膜炎以及全葡萄膜炎相鉴别。应根

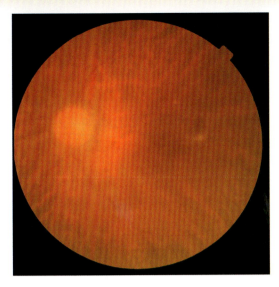

图 20-2-1 细菌性眼内感染
屈光间质不清，视网膜见多个黄白色病灶

据有无内眼手术史、眼球穿通伤病史、易感体质及病情进展速度相鉴别，前者往往对激素治疗有效，后者在激素治疗初期可能无效或炎症略有减轻，但随后炎症迅速加重甚至引起前房积脓、玻璃体积脓导致失明，最为明确的鉴别依据仍主要是房水或玻璃体液细菌培养结果。

【治疗】 抗生素治疗：对于高度可疑者，在进行实验室检查的同时即应给予广谱抗生素治疗。对于已确诊者立即给予敏感的抗生素治疗。

1. 玻璃体腔注射 革兰阳性菌感染引起的眼内炎应给予万古霉素 1mg/0.1ml；革兰阴性菌感染引起的眼内炎可选用阿米卡星 0.4mg/0.1ml 或头孢他啶 2.25mg/0.1ml；对于尚未确定病原体者给予万古霉素 1mg/0.1ml 和头孢他啶 2.25mg/0.1ml，但二者应分别注射。

2. 全身应用抗生素治疗 革兰阳性菌感染引起的眼内炎应给予万古霉素 1g 缓慢滴注，每 12 小时 1 次；革兰阴性菌感染引起的眼内炎可选用头孢他啶 1g 缓慢滴注，每 8~12 小时 1 次。

3. 玻璃体切割术（详见三十三章第九节）

二、结核及其所致的葡萄膜炎

结核是由结核分枝杆菌引起的一种全身性慢性疾病，淋巴结核是最常见的类型，近年来，伴发艾滋病的病例也逐年增多。眼部结核来源于体内感染，多发生于身体他处的原发结核已经痊愈或钙化后，全身其他部分有活动性结核的患者。眼结核的发病率较低，多数与肺结核同时存在，也可仅有眼结核，在眼结核中葡萄膜结核最常见。

【病因和发病机制】 结核的发病取决于结核菌的毒力和机体的免疫应答能力。葡萄膜结核的发生有两种类型，第一型是单纯的结核杆菌感染，是由结核杆菌直接侵犯眼组织所致。第二型为过敏反应所致，是组织对结核菌蛋白的变态反应性炎症。前者表现为肉芽肿性（增殖性）炎症，后者常表现为非肉芽肿性（渗出性）炎症。

【临床表现】 结核导致的葡萄膜炎可表现为前葡萄膜炎、视网膜炎、视网膜血管炎、脉络膜炎，极少数患者引起眼内炎。

1. 前葡萄膜炎 可表现为慢性肉芽肿性前葡萄膜炎和非肉芽肿性前葡萄膜炎。慢性肉芽肿性前葡萄膜炎往往呈现复发和缓解交替进行，前房闪辉，前房炎症细胞，羊脂状 KP，西米状或胶冻状 Koeppe 结节和 Busacca 结节，偶可出现房角肉芽肿，前房内污秽状渗出，可伴有玻璃体混浊和黄斑囊样水肿。非肉芽肿性前葡萄膜炎可表现为急性复发性前葡萄膜炎，表现为睫状充血、大量尘状 KP、明显前房闪辉、大量前房炎症细胞，前房纤维素性渗出、前房内蛋白凝集物，偶尔可出现前房积脓。

2. 视网膜炎 表现为多发性小的视网膜结核结节，大范围的灰白色视网膜病变，伴有明显的玻璃体混浊。

3. 视网膜血管炎 易于引起视网膜静脉周围炎，周边视网膜毛细血管无灌注，伴有明显的玻璃体炎症反应。

4. 结核性脉络膜炎 可以分为以下五种类型：①渗出型：眼底表现为 1~2PD 的圆形或椭圆形黄白色斑块，可伴有附近出血；②粟粒性脉络膜结核：常双眼受累，表现为多发性边界不清的黄白色结节，多位于后极部脉络膜深层，可伴有视盘水肿、神经纤维层出血和不同程度的前葡萄膜炎；③局限性脉络膜结核：多发于后极部的灰白色或黄白色的局限性渗出，稍隆起，边界不清，伴周围色素沉着，常累及黄斑区；④团球状脉络膜结核：又称局灶性结核性脉络膜炎，多发于幼儿和青年，单发或多发，约 3~5PD 大小的灰白色病灶，周围有卫星样小结节和小出血，可逐渐增大呈半球状隆起，晚期病灶呈白色机化斑块伴周围色素沉着；⑤团集型脉络膜结核：少见，可由团块状脉络膜结核坏死、溃疡进一步发展而成。脉络膜被结核性肉芽组织侵犯而显得模糊不清，常伴有视网膜脱离、玻璃体混浊、急性前葡萄膜炎、继发性青光眼、干酪样变，最后导致眼球痨（图 20-2-2）。

【诊断要点】

1. 典型的眼部表现。

2. 患者出现典型的活动性结核表现，胸部 X 线检查发现结核瘤、肺部多发性结节状浸润、肺空洞形成。

3. 结核菌素皮肤试验 阳性提示患者曾感染过结核杆菌，但不能确定目前患者是否患结核。

4. 眼内液标本检测出结核杆菌的核酸。

5. 眼内标本培养出结核分枝杆菌。

6. γ-干扰素释放试验 阳性提示受试者体内存在

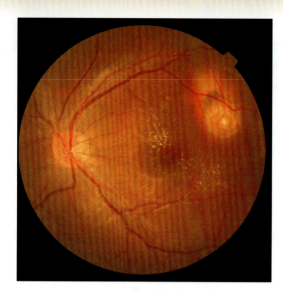

图 20-2-2　结核性葡萄膜炎
黄斑区见黄色渗出，颞上方见圆形结核灶

着对结核杆菌的细胞免疫反应，并不能用于活动性结核的诊断。

【治疗】

1. 抗结核治疗　合理规范应用抗结核药物治疗，可请结核病科会诊指导用药，在治疗过程中应密切观察抗结核药物的副作用，以免引起严重后果。

2. 糖皮质激素　眼前段炎症给予醋酸泼尼松龙滴眼液每日 4 次滴眼；单侧后段炎症可给予球后注射糖皮质激素如地塞米松注射液、曲安奈德注射液等。

3. 睫状肌麻痹剂　眼前节炎症者应用（见本章第一节）。

三、内源性真菌性眼内感染和眼内炎

来自血液的真菌侵犯视网膜、葡萄膜、玻璃体引起的局灶性炎症反应或弥漫性炎症反应，后者即眼内炎。

【病因和发病机制】　多种真菌如：念珠菌属、曲霉属、牙生菌属、组织胞浆菌属等侵犯葡萄膜、视网膜、玻璃体而发病。频繁静脉注射、免疫抑制剂和免疫缺陷是最常见的危险因素，真菌很可能通过污染的器械或添加剂直接进入血液内。

【临床表现】　患者通常起病隐匿、进展缓慢，多呈现"由后向前"的发展过程，累及双眼者多先后发病；初期表现为眼前黑影、暗点等症状，随病情进展患者常有眼红、眼痛、畏光、流泪等症状，开始时有视物模糊，以后视力逐渐下降，后期视力可完全丧失，多双眼受累。眼部表现为单个或多个视网膜和（或）视网膜下黄白色浸润病灶，多位于后极部，可突向玻璃体腔形成结节，结节可伴有血管，其周围玻璃体炎症反应明显，玻璃体内出现特征性"串珠样"团块状混浊。眼前段炎症较轻，偶尔可引起睫状充血或混合性充血、结膜水肿、眼睑肿胀、前房闪辉、前房炎症细胞甚或前房积脓、虹膜后粘连、瞳孔不圆、瞳孔闭锁等。部分病例早期应用糖皮质激素及抗生素治疗有效，但病情反复。

【诊断要点】

1. 有全身的感染表现及医患因素。

2. 表现为缓慢进展的局灶性脉络膜炎、脉络膜视网膜炎以及后期发生的眼内炎。

3. 眼内液真菌涂片或培养阳性结果为该病确诊的重要依据，但普通前房及玻璃体穿刺检出率低，玻璃体切割术切取玻璃体混浊团块可以提高检出率。

【治疗】

1. 两性霉素 B　0.7~1mg/kg 体重溶于 5% 葡萄糖 500ml 静脉滴注。

2. 玻璃体腔注射两性霉素 B 5~10ug。

3. 显著玻璃体混浊者行玻璃体切割术联合玻璃体腔注射两性霉素 B。

四、梅毒及其所致的葡萄膜炎

梅毒是由梅毒螺旋体引起的临床常见的一种性传播或血源性感染性疾病，根据传染途径的不同，梅毒可分为先天性梅毒和后天性梅毒。先天性梅毒又可分为早期先天性梅毒（年龄小于 2 岁）和晚期先天性梅毒（年龄大于 2 岁）；后天性梅毒可分为 4 期，即一期梅毒、二期梅毒、三期（潜伏期）梅毒、四期梅毒。先天性梅毒可引起角膜葡萄膜炎、急性前葡萄膜炎、脉络膜视网膜炎等；后天性梅毒引起的葡萄膜炎主要发生于二期梅毒和三期梅毒。

【临床表现】　梅毒性葡萄膜炎一般出现在感染梅毒螺旋体 6 周以后，可双眼同时发病或单眼发病，表现为各种类型的葡萄膜炎。如全葡萄膜炎、前葡萄膜炎、后葡萄膜炎，可表现为肉芽肿性虹膜睫状体炎，也可表现为非肉芽肿性虹膜睫状体炎；可伴随角膜基质炎、晶状体脱位和虹膜萎缩等症状。

脉络膜视网膜炎是梅毒性后葡萄膜炎最常见的类型，视网膜炎典型地表现为视网膜多发性黄白色点状病变，视网膜水肿，偶可伴有视网膜出血；黄白色的约 1/2~1PD 大小的病变，孤立或融合，可伴有附近视网膜的浅脱离（图 20-2-3）。常伴有明显的玻璃体混浊，玻璃体后界膜类似羊脂状 KP 的沉着。

【诊断要点】

1. 不洁性接触史。

2. 典型的全身改变。

3. 多形性的眼部改变。

4. 血清学检查　非螺旋体试验和螺旋体试验。非螺旋体试验阴性，而又怀疑梅毒感染的患者中应进行特异性

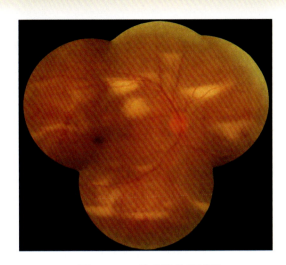

图 20-2-3 梅毒性葡萄膜炎
后极部视网膜数个黄白色奶油状病灶,下方呈舟状沉积,周边视网膜片状出血

更强的螺旋体试验。

(1) 非螺旋体试验:包括性病研究实验室试验和快速血浆反应素;主要用于对患者进行初筛或定量血清反应素抗体滴度,进而反映疾病活动情况。但一期、潜伏期、晚期梅毒或接受治疗后的患者有明显的假阴性,而在一些其他疾病中又可出现假阳性。

(2) 螺旋体试验:包括荧光梅毒螺旋体抗体吸收试验、梅毒螺旋体微量血凝试验;主要用于梅毒感染的确诊。其特点是高度的特异性和敏感性,适用于各期梅毒,一旦感染可终身表现为阳性,并且抗体滴度不随病情变化而变化,故不能用来监测疾病的发展状况。

【治疗】

1. 首选青霉素治疗

(1) 对于一期、二期和潜伏早期的成年梅毒患者应一次性给予 240 万单位的苄星青霉素 G 肌内注射;而儿童患者(年龄 >1 个月)应给予 5 万 U/kg 体重的苄星青霉素 G(最大剂量为 240 万单位)一次性肌内注射。

(2) 潜伏晚期成年患者应给予 240 万单位的苄星青霉素 G 肌内注射,每周 1 次,共 3 次;儿童患者应在 1 周内给予 5 万 U/kg 体重的苄星青霉素 G(最大剂量为 240 万单位)一次性肌内注射 3 次。

(3) 无神经系统表现的三期梅毒患者应给予 240 万单位的苄星青霉素 G 肌内注射,每周 1 次,共 3 次。或者可每天给予 240 万单位的普鲁卡因青霉素肌内注射,外加口服 500mg 丙磺舒,每天 4 次,共 10~14 天。以上 2 种方案都应给予 240 万单位苄星青霉素肌内注射,每周 1 次,连续 3 周的后续治疗,并且应每 6 个月进行一次脑脊液检查,以观察治疗效果,必要时可重复治疗。

2. 对青霉素过敏的患者,可选用多西环素 100mg 口服,每天 2 次或四环素口服 500mg,每天 4 次,二者均应连续应用 14 天(潜伏期患者使用 28 天);也可使用头孢三嗪 lg/d 肌内注射或静脉注射,连续 8~10 天。

3. 梅毒患者的性伴侣也应进行相应的检查,如确定为梅毒感染应同时进行相应治疗,以防重复感染。

4. 眼局部使用糖皮质激素可有效缓解前葡萄膜炎。口服和静脉注射糖皮质激素可用来治疗后部葡萄膜炎。

5. 在梅毒治疗的过程中可能出现 Jarisch-Herxheimer 反应,常发生于开始治疗后的 24 小时内,表现为发热、肌肉疼痛、头痛和抑郁。这是由于梅毒螺旋体死亡后,大量抗原释放所造成的机体超敏反应。临床中如遇到这种情况不应停止治疗,只需给予支持治疗并密切观察即可。

五、急性视网膜坏死综合征

急性视网膜坏死综合征(acute retinal necrosis syndrome, ARN 综合征)是一种以视网膜坏死、视网膜动脉炎、玻璃体混浊、晚期发生视网膜脱离为特征的疾病,可发生在任何年龄,多单眼受累。可能是由于疱疹病毒感染所引起的。

【临床表现】

1. 症状 部分患者发病前有带状疱疹、水痘、脑炎、皮肤溃疡、头痛、发热、全身肌肉疼痛、关节痛等非特异性改变。隐匿发病或突然发病,眼红、眼痛或眶周疼痛,视物模糊、眼前黑影或视力严重下降。

2. 体征

(1) 早期眼前节可有轻至中度前葡萄膜炎,通常无虹膜后粘连,易发生眼压升高。

(2) 视网膜坏死灶:最早出现于周边部、中周部视网膜,呈斑块状("拇指印样"病变),后期融合呈大片状,并向后极部发展,最后累及黄斑区和视盘周围视网膜,病变累及全层视网膜,呈白色或黄白色改变(图 20-2-4)。

(3) 视网膜血管炎:动静脉均受累,但以动脉炎为主,典型表现为闭塞性视网膜动脉炎。

(4) 视网膜出血:坏死病灶区及受累血管周围常发生点状或片状视网膜出血。

(5) 玻璃体混浊:早期轻至中度炎症混浊,后期发展为显著混浊,出现纤维化。

(6) 视网膜坏死区形成多数视网膜裂孔,引起视网膜脱离。

(7) 其他眼部病变:巩膜炎、巩膜外层炎;球结膜水肿;眼睑水肿。

【鉴别诊断】

1. 巨细胞病毒性视网膜炎 是坏死性视网膜炎,常发生于免疫功能严重损害的人中,是最常见的眼部机会性感

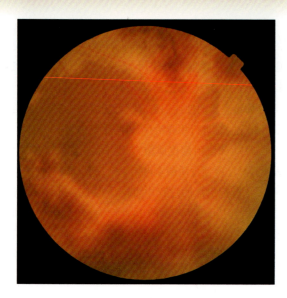

图 20-2-4 急性视网膜坏死

屈光间质不清,视盘水肿,周边网膜多灶性黄白色坏死灶向后极部进展,坏死灶周围见片状出血,视网膜动脉细,部分呈白线状

染。典型的眼底病变呈奶油状、黄白色全层视网膜混浊,并有数量不等的视网膜出血。病变较大,常为多个,沿视网膜血管分布。病变呈"奶油加番茄酱"样改变。出现视网膜血管炎改变,血管不等程度的狭窄、阻塞和血管白鞘。玻璃体透明或轻度混浊。晚期视网膜萎缩呈灰色、视网膜血管硬化狭窄、视网膜色素上皮萎缩、脉络膜血管清晰可见、视网膜破孔出现于病损萎缩区与正常视网膜交界处,并可发生渗出性或孔源性视网膜脱离。

2. 眼弓形体病　是由弓形体感染引起的局灶性、坏死性视网膜脉络膜炎。通过人胎盘使胎儿感染引起先天性弓形体病。通过消化道、破损的皮肤黏膜,日常密切接触感染动物以及输血或器官移植感染引起的后天获得性弓形体病。患者有食生肉与猫接触史。

【实验室及辅助检查】

1. FFA　可出现以下几种改变:

(1) 视网膜动、静脉节段性扩张,管壁着色和染料渗漏。

(2) 视网膜荧光素渗漏,呈斑片状强荧光;有出血者可见出血性遮蔽荧光。

(3) 视网膜中央动脉或分支动脉阻塞。

(4) 静脉期,活动性病变区无或仅有少的视网膜灌注,动脉和静脉内荧光均显示突然"截止"的外观。

(5) 急性期视盘染色。

(6) 黄斑区囊样水肿。

2. 眼B超　表现为玻璃体混浊、视网膜脱离。

3. UBM　表现为睫状体水肿、睫状体扁平部及玻璃体基底部点状、絮状渗出回声。周边部视网膜下裂隙状积液。

4. OCT　表现为后极部视网膜水肿,内层反射增强,光感受器暗区增宽,黄斑囊样水肿,视网膜神经上皮层脱离。

【治疗】

1. 抗病毒治疗

(1) 阿昔洛韦:10~15mg/kg 静脉滴注,1 小时内输完,每 8 小时 1 次,静脉用药持续 10~21 天,改为阿昔洛韦片剂 400~800mg,每日 5 次口服,维持 4~6 周。

(2) 更昔洛韦:阿昔洛韦治疗无效、高度怀疑或证实由水痘-带状疱疹所致者选用。5mg/kg 静脉滴注,每 12 小时 1 次,持续治疗 3 周。

2. 抗血栓治疗　肠溶阿司匹林片 75~100mg,每日 1 次口服。

3. 糖皮质激素　(在使用有效的抗病毒治疗后应用)泼尼松每日 0.5~1mg/(kg·d)口服,1 周后减量,总疗程 2~8 周。有眼前段炎症者应给予糖皮质激素滴眼剂联合睫状肌麻痹剂治疗。

4. 激光光凝治疗　活动性视网膜病变之外进行预防性光凝治疗对预防视网膜脱离有一定作用。

5. 玻璃体切割术　发生严重的玻璃体混浊或发现了视网膜裂孔可能发生视网膜脱离的患者,已经出现视网膜部分脱离的患者行玻璃体切割术治疗。

第三节　非感染性葡萄膜炎

一、Vogt-小柳-原田综合征

Vogt-小柳-原田综合征(Vogt-Koyanagi-Harada syndrome, VKH 综合征)是一种双眼弥漫性肉芽肿性全葡萄膜炎,常伴有脑膜刺激征、听力障碍、白癜风、毛发变白或脱落,又称"特发性葡萄膜大脑炎""Vogt-小柳-原田病"。以虹膜睫状体炎为主者称 Vogt-小柳综合征,以双眼弥漫性渗出性脉络膜炎为主者称原田病。多发生于青壮年,易复发。

【病因和发病机制】　其病因和发病机制尚不完全清楚,一般认为与自身免疫及病毒感染有关,另有人推测可能与 HLA-DR4、HLA-DRw53 抗原相关。

【临床表现】

1. 症状　发病前常有发热、乏力、颈项强直、头痛、恶心、眩晕、耳鸣、听力下降、头皮触觉异常等症状。突然双眼视力急剧下降,常伴头痛、耳鸣、皮肤白癜风、毛发变白甚至脱落。

2. 体征

(1) Vogt-小柳综合征眼部表现与急性虹膜睫状体炎相似。双眼睫状充血,角膜后沉着物多呈羊脂状,前房闪辉阳性，并可见浮游物，可出现虹膜结节，病情较重或病情贻误者可发生虹膜后粘连，瞳孔缩小甚至瞳孔闭锁或膜闭，此时可继发性眼压升高引起角膜水肿、虹膜膨隆。

（2）原田病以双眼弥漫性渗出性脉络膜炎为主。玻璃体混浊，视盘及后极部视网膜水肿，严重者可引起渗出性视网膜脱离。周边视网膜可见黄白色点状渗出，灰白色Dalen-Fuchs结节成孤立性分布或部分融合（图20-3-1）。

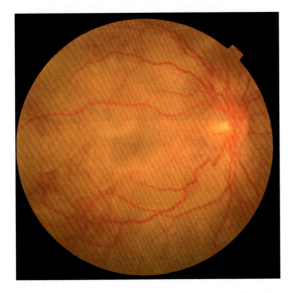

图20-3-1　Vogt-小柳原田综合征后极部视网膜多发性渗出性视网膜脱离灶

（3）炎症消退后视网膜复位，有广泛色素脱失及部分色素增生，部分病人可见视网膜下增殖条索，出现晚霞状眼底改变（图20-3-2）。

（4）可有眉毛、睫毛或头发变白或脱落、皮肤白癜风等表现。

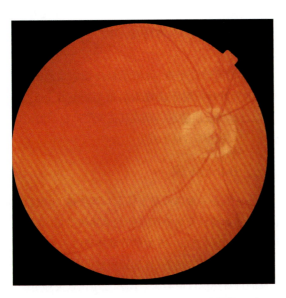

图20-3-2　Vogt-小柳原田综合征晚霞状眼底

【实验室及辅助检查】

1. FFA检查　原田病急性期可见，特征性的视网膜色素上皮层出现多发性点状强荧光，染料迅速自视网膜色素上皮层进入神经上皮层，并逐渐扩大，晚期呈现出多湖状荧光积存。吲哚青绿脉络膜血管造影（ICGA）则因脉络膜肿胀皱褶而可见放射状脉络膜荧光暗带和亮带。在炎症缓解或静止后，有广泛色素脱失，此时FFA呈斑驳状，色素脱失处透见荧光，色素斑处荧光被遮盖，脉络膜毛细血管萎缩处亦为弱荧光。若眼前节病变严重，则无法进行FFA检查。

2. 腰椎穿刺　脑脊液压力升高，细胞数可增高，以淋巴细胞增多为主，蛋白升高、免疫球蛋白升高，糖和氯化物一般正常。

3. 眼超声检查　提示脉络膜脱离。

4. OCT检查　显示视网膜各层间水肿、层间分离等。

【诊断要点】

1. 症状

（1）发病前常有发热、乏力、颈项强直、头痛、恶心、眩晕、耳鸣、听力下降、头皮触觉感觉异常等症状。

（2）突然双眼视力急剧下降，常伴头痛、耳鸣、皮肤白癜风、毛发变白甚至脱落。

2. 体征

（1）Vogt-小柳综合征眼部表现与急性虹膜睫状体炎相似。双眼睫状体充血，角膜后沉着物多呈羊脂状，前房闪辉阳性并可见浮游细胞，虹膜结节，虹膜后粘连，瞳孔缩小甚至瞳孔闭锁或膜闭，严重者继发性眼压升高出现角膜水肿，虹膜膨隆。

（2）原田病以双眼弥漫性渗出性脉络膜炎为主。玻璃体混浊，视盘及后极部视网膜水肿，严重者可引起视网膜脱离。周边视网膜可见黄白色点状渗出，灰白色Dalen-Fuchs结节成孤立性分布或部分融合。

（3）炎症消退后视网膜复位，有广泛色素脱失及部分色素增生，眼底出现晚霞状改变。

（4）可有脱发，眉毛、睫毛或头发变白，皮肤白癜风等表现。

【鉴别诊断】

1. 视盘炎　表现为视力急剧下降，视盘水肿，一般不伴有眼前节的炎症表现，视野表现为中心暗点。

2. 葡萄膜渗漏综合征　可引起浆液性视网膜脱离，炎症反应很少或无，无皮肤、毛发及神经系统的改变。

3. 交感性眼炎　有眼球穿通伤或内眼手术史，可发生于任何年龄，可表现为肉芽肿性葡萄膜炎，但脉络膜毛细血管受累、浆液性视网膜脱离少见，皮肤、毛发、听力及神经系统的异常也少见。

【治疗】

1. 对初发者给予泼尼松口服,一般开始剂量为1~1.5mg/kg(或换算为同等剂量的甲泼尼龙琥珀酸钠静脉滴注,病情好转后每3天减少10~20mg每日1次静脉滴注,直至40mg每日1次静脉滴注后改同等剂量的泼尼松片口服),病情好转后,每3~5天减少10mg直至减至40mg,每日1次顿服,然后一般每7~14天减少5mg直至维持剂量15~20mg/d,治疗需维持8个月以上。严重病例可予甲泼尼龙琥珀酸钠0.5~1g静脉滴注3天,病情好转后改为上述治疗方案。

2. 眼前段炎症,参照本章第一节前葡萄膜炎的治疗。

3. 对于复发的患者,联合应用免疫抑制剂,可选用环孢素胶囊、硫唑嘌呤片、复方环磷酰胺片、苯丁酸氮芥片等。

4. 有明显颅内压增高者,应用20%甘露醇注射液250ml,每日2~3次静脉快速滴注。

5. 对症处理应用激素导致的不良反应,如补充钙、钾制剂以预防低钾低钙,严重者终止激素治疗。

二、交感性眼炎

交感性眼炎(sympathetic ophthalmia)是指一眼穿通伤或内眼手术,经过一段时间的肉芽肿性全葡萄膜炎后,另一眼也发生同样性质的全葡萄膜炎。受伤眼称为诱发眼或刺激眼,另一眼称为交感眼。其间隔时间从2周到2年不等,但多数在2个月以内发病。一般发病隐匿,治疗不及时可致双目失明。

【病因和发病机制】 其病因和发病机制尚不完全清楚,多认为与病毒感染和自身免疫因素有关。

【临床表现】

1. 症状

(1) 刺激眼:伤后未能迅速恢复正常,而持续有炎症并有刺激症状,出现眼红、眼痛或视力下降。

(2) 交感眼:初期自觉症状轻,可出现短暂近视、远视或调节困难,症状逐渐加重则出现视物变形或视力下降。

(3) 部分病人可出现头痛、耳鸣、听力下降、皮肤白癜风、毛发变白、脱发等症。

2. 体征 除去受伤眼以前的征象外,双眼的临床特征相似。

(1) 初期:有或无球结膜睫状充血,弱的房水闪辉,前房少量浮游细胞。

(2) 中期:可表现为前、中、后部葡萄膜炎或全葡萄膜炎(详见相关章节),其中以全葡萄膜炎多见。

(3) 晚期:病程长或葡萄膜炎反复发作者,可出现晚霞状眼底或Dalen-Fuchs结节(图20-3-3)。

3. 理化检查 FFA检查:可见视网膜色素上皮和脉络

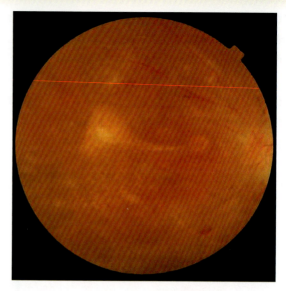

图20-3-3 交感性眼炎
视网膜水肿、出血、渗出、增殖膜

膜水平的多灶性渗漏及染料积存现象,可伴有视盘染色。

【鉴别诊断】

1. 交感性刺激 一眼受伤或患病,另眼发生刺激症状,如畏光、流泪、眼睑痉挛等,病理上没有器质性改变。临床上也缺乏眼内炎体征,交感刺激可能是神经反射性质,排除原发刺激以后,交感刺激即消失。

2. 双眼晶状体诱发性葡萄膜炎 双眼白内障,一眼白内障手术后,另眼发生炎症反应而怀疑为交感性眼炎。主要鉴别是被当作交感眼也有白内障,而且囊膜破裂或房水中有皮质碎片,如果能观察到这种改变,应考虑为双眼晶状体诱发性葡萄膜炎而不是交感性眼炎。

【治疗】

1. 预防为主,正确处理眼球穿通伤,促进伤口早期愈合,及时消除炎症,防止健眼患病。对有望保存视力和眼球者,应尽可能修复伤口。对修复无望的眼球破裂,可慎行眼球摘除术。

2. 对眼前段受累者,可给予糖皮质激素滴眼和睫状肌麻痹剂等治疗。对于表现为后葡萄膜炎或全葡萄膜炎者,则应选择糖皮质激素口服或其他免疫抑制剂治疗(参考Vogt-小柳-原田综合征治疗)。

三、Behcet病

Behcet病是一种以反复发作的口腔溃疡、生殖器溃疡、皮肤损害和葡萄膜炎为临床特征的多系统受累的疾病。多为双眼发病,好发于20~45岁的青壮年男性。

【病因和发病机制】 其病因可能与细菌和病毒感染等诱发的自身免疫反应有关。闭塞性小血管炎和组织坏死是该病的基本病理改变。

【临床表现】

1. 症状

(1) 疼痛、眼红、畏光、流泪、视物模糊,或突然眼前黑影、视力下降,反复发作。

(2) 常伴有复发性口腔溃疡、疼痛明显。

2. 体征

(1) 双眼反复发作的非肉芽肿性前葡萄膜炎或全葡萄膜炎,易发生前房积脓,且积脓出现快,消失也快,偶见前房积血,反复发作者可以没有球结膜睫状充血,常为灰白色尘状 KP。炎症易于复发和慢性化。

(2) 后部组织受累则严重影响视力,可表现为玻璃体高度混浊、视网膜弥漫水肿、视网膜血管炎、新生血管形成或增殖性视网膜病变、黄斑囊样水肿、出血、渗出或变性,晚期视网膜血管闭塞、视网膜萎缩、视神经萎缩等(图 20-3-4)。

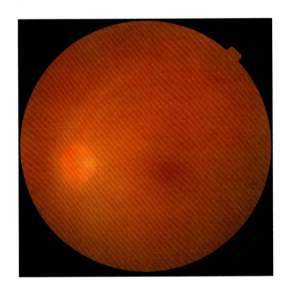

图 20-3-4 Behcet 病

屈光间质不清,模糊见视网膜散在出血,视盘边界不清,视网膜动脉细

(3) 眼部以外的主要表现有复发性口腔溃疡,复发性生殖器溃疡,皮肤损害(结节性红斑、痤疮样皮疹、溃疡性皮炎、脓肿、皮肤过敏试验阳性),神经系统损害。

【实验室及辅助检查】

1. 皮肤过敏试验 以皮试针头刺入前臂屈侧皮下或静脉内,或将 0.9% 氯化钠注射液注入皮内,48 小时后观察:①阴性:红斑小于 2mm;②可疑:红斑大于 3mm,或出现 1~2mm 丘疹,丘疹周围红斑≤2mm;③阳性分 4 级,Ⅰ级:丘疹为 2~3mm,周围红斑 >3mm;Ⅱ级:丘疹 >3mm;Ⅲ级:出现 1~2mm 脓疮,周围红斑≥3mm;Ⅳ级:脓疮 >2mm,红斑≥3mm。

2. C 反应蛋白测定 C 反应蛋白(C reactive protein, CRP)在眼部病变前后均升高。

3. HLA 分型检查 对 Behcet 病的诊断及估计预后都有很大意义。

4. FFA 检查 早期视盘毛细血管扩张,通透性增加,广泛脉络膜血管及视盘周围荧光渗漏,血管染色,晚期出现无灌注区。

【鉴别诊断】

1. 感染性眼内炎 多单眼发病,有外伤或内眼手术史,发病急,玻璃体混浊迅速加重,出现眼内炎或全眼球炎,房水、玻璃体细菌培养阳性,易与 Behcet 病鉴别。

2. 视网膜静脉周围炎 多发生于男性青壮年,双眼同时或先后发病,呈周期性,主要表现为视网膜血管炎、反复视网膜玻璃体积血,这些易与 Behcet 病相混淆,但它不出现眼外的损害,眼部出血量较少,不伴明显眼前部炎症及全身多器官病变。

【治疗】

1. 散瞳 常用 0.5%~1% 阿托品滴眼液或眼膏,急性期每日 2~4 次。瞳孔膜闭或虹膜后粘连范围大者,可选用混合散瞳剂(阿托品注射液、肾上腺素注射液、2% 利多卡因注射液等量混合)0.1~0.2ml 球结膜下注射,或予 1% 阿托品滴眼液 + 肾上腺素注射液(1∶1)混合液滴眼,每 30 分钟 1 次,局部热敷并按摩眼球直至瞳孔散大为止(有心血管疾病患者慎用)。

2. 糖皮质激素

(1) 前节炎症可用 0.5% 可的松或 0.025% 地塞米松滴眼液,每小时 1 次,炎症减轻后逐渐减少滴眼次数;炎症反应明显者可予地塞米松 2.5mg 球结膜下注射 1~2 次。

(2) 出现严重的视网膜炎或视网膜血管炎,可大剂量短期使用:常用制剂有氢化可的松注射液 300~400mg 或地塞米松注射液 10~15mg 或甲泼尼龙琥珀酸钠 80mg 每日 1 次静脉滴注,病情控制后快速减量至泼尼松 30~40mg 或甲泼尼龙片 24~32mg,每日 1 次顿服。

(3) 与其他免疫抑制剂联合应用,一般为醋酸泼尼松片 30~40mg,或甲泼尼龙片 24~32mg 每日 1 次晨起顿服,不宜大剂量长期应用。

3. 其他免疫抑制剂

(1) 环磷酰胺针剂:病情严重时 2mg/kg 体重加入 0.9% 氯化钠注射液 20ml 隔日 1 次静脉注射,连续 3 次,一周后可重复使用。

(2) 复方环磷酰胺片剂:常用量 50mg 每日 1~3 次口服。

(3) 苯丁酸氮芥片:0.1~0.2mg/(kg·d),通常治疗 12~18 个月,维持量每日 2mg。

(4) 秋水仙碱片:每日 0.5~1.0mg,分 1~2 次口服。

(5) 环孢素胶囊:每日 5mg/kg 体重,分 1~3 次口服,用药半年~1 年病情稳定后逐渐减量。

注意：用药期间观察患者血常规以及肝肾功能等全身情况的检查，必要时停止应用以免引起严重的并发症。

4. 激光治疗 对眼底新生血管、视网膜无灌注区等病变行激光光凝治疗，可预防玻璃体积血、继发性青光眼、黄斑水肿等发生。

5. 白内障手术治疗 Behcet病常并发白内障，为避免炎症发作，认为待病情稳定3个月左右后行囊内摘出术，一般不主张植入人工晶状体，以免人工晶状体的存在刺激炎症的复发。

6. 玻璃体切割术 可以试行玻璃体切割术以清除玻璃体内的抗原、炎症介质及毒素。

7. 抗青光眼治疗 参照相关章节。

四、类风湿性葡萄膜炎

指类风湿关节炎所并发的葡萄膜炎。类风湿关节炎为一种结缔组织病，早期有游走性的关节肿痛和运动障碍，晚期可致关节僵硬和畸形。

【临床表现】 可分为急性与慢性两型。

1. 急性型 与关节炎同时或在其后发生，多为单眼，反复发作，轻重程度不等，多数伴有玻璃体前部的细小混浊，角膜后壁或有点状沉着物，但很少继发青光眼。

2. 慢性型 多发生于较严重的关节炎患者，关节多已强直或呈畸形。常累及双眼，呈慢性纤维素性炎症，多数病人发生虹膜后粘连或瞳孔膜闭，常并发青光眼或白内障（图20-3-5）。此外，本病之幼年型合并全身淋巴结、肝、脾肿大及贫血者，称为斯替耳(Still)病。兼有尿道炎者，则称为瑞特(Reiter)病。

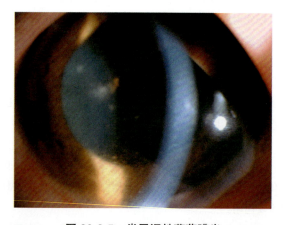

图20-3-5 类风湿性葡萄膜炎
球结膜睫状充血，角膜尘状及羊脂状KP，前房浮游细胞，晶体前囊色素沉着

【治疗】 全身可用水杨酸制剂、保泰松、吲哚美辛等药物，必要时可试用硫唑嘌呤及环磷酰胺等免疫抑制剂。

五、痛风性葡萄膜炎

痛风为一种嘌呤代谢紊乱所引起的疾病。常发生于中年以上，男性较女性多见。全身表现有急性或慢性痛风性关节炎，血液尿酸浓度增高，久病者可致关节畸形及肾脏病等。

【临床表现】 由痛风引起的虹膜炎常并发痛风性巩膜炎。眼部表现为一种弥漫性渗出性虹膜炎，发病急，有剧痛，反复发作时可影响视力。

【治疗】 除针对痛风的原因治疗外，可用保泰松、吲哚美辛及虹膜炎的一般疗法。

六、虹膜异色性葡萄膜炎

虹膜异色性葡萄膜炎亦称福克斯(Fuchs)综合征。为一种原因不明的慢性轻型葡萄膜炎。但亦有认为本症系交感神经障碍所引起的一种组织变性。常见于30~50岁之间的成人，男女发病率相等，多为单眼，少数可双眼发生。

【临床表现】 本病主要具有以下特征：

1. 睫状体炎 呈慢性轻型炎症，常无自觉症状，亦无充血，角膜后面常出现灰白色细小之沉着物，边缘清楚，互不融合，偶可见房水闪光，玻璃体亦可见白色尘埃状混浊。

2. 虹膜异色 双侧虹膜的颜色有明显差别，但异色范围和程度于同一眼亦可不同。虹膜纹理不清，呈现萎缩和褪色，而无后粘连（图20-3-6，图20-3-7）。

3. 白内障 为晚期常见的并发症。开始为后皮质点状混浊，周边部亦可有线状混浊，以后混浊渐呈弥漫性，最后形成完全混浊。有时尚可并发周边部脉络膜炎及继发性青光眼。

【鉴别诊断】

1. 单纯疱疹病毒性前葡萄膜炎 常合并有角膜炎，片状虹膜萎缩，瞳孔不圆，KP常为色素性，一般不引起并发性白内障。

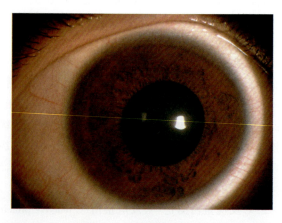

图20-3-6 虹膜异色性葡萄膜炎的虹膜Koeppe结节

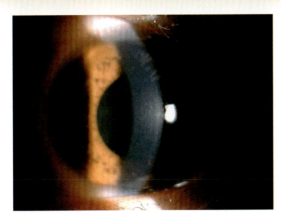

图 20-3-7　虹膜异色性葡萄膜炎角膜后中等大小灰白色和棕色 KP

2. 青光眼睫状体炎综合征　呈发作性眼压升高,可达 50mmHg 以上。眼压升高与自觉症状不成比例,眼压较高而症状较轻,KP 位于下方瞳孔区,呈圆形或羊脂状,不发生虹膜后粘连,不引起虹膜结节和并发性白内障。

3. 中间葡萄膜炎　常双眼受累,多累及睫状体平坦部、玻璃体基底部、周边视网膜和脉络膜。睫状体扁平部有大量白色或黄白色渗出物呈雪堤样堆积,常累及下方周边视网膜,玻璃体呈微尘样、雪球状或絮样混浊。眼前节也有炎症表现,可引起虹膜后粘连、房角粘连、并发性白内障周边视网膜血管炎和黄斑囊样水肿。

【治疗】

1. 一般不需要糖皮质激素滴眼和全身用药治疗。
2. 前房炎症明显时,可给予非甾体消炎药如 0.5% 双氯芬酸钠滴眼液或普拉洛芬滴眼液,每日 4 次滴眼。
3. 对并发性白内障,可行超声乳化和人工晶状体植入术。
4. 对眼压升高者,给予降眼压药物或手术治疗。

七、晶状体过敏性葡萄膜炎

是由于晶状体皮质逸出囊外而引起的一种过敏性炎症。常见于白内障手术后或外伤性晶状体破裂,事先有葡萄膜炎者,则更易发生。有人认为在未熟期白内障,由于晶状体囊有小漏孔存在,亦可引起本病。

【临床表现】　本症可发生于手术或外伤后一两天或一两周,甚至迟至数月以后。症状轻重不一。一般有睫状充血,角膜后沉着物,亦可发生前房积脓;严重者呈暴发性眼内炎。葡萄膜炎一般发生在本侧,若对侧眼也有白内障,则亦可诱发葡萄膜炎,因此常需要和交感性眼炎相鉴别。

【治疗】　发生本病后,最好能清除晶状体的残留皮质,或作晶状体蛋白脱敏疗法,同时使用激素治疗。

【预后与并发症】　为预防本病的发生,在白内障手术前应先作晶状体蛋白(由牛晶状体做成的混悬液)皮内试验,如为阳性者应行晶状体囊内摘除术,或于手术前先作脱敏处理。

第四节　葡萄膜肿瘤

一、脉络膜骨瘤

脉络膜骨瘤(choroidal osteoma)是一种罕见的眼内良性肿瘤,以在视盘周围出现海绵状骨质为特征。好发于青年女性,单眼或双眼发病。

【病因和发病机制】　病因尚不明确,多认为骨瘤是先天性原始中胚叶残留的迷离瘤。

【临床表现】

1. 症状　视力下降,或有复视、视物变形。
2. 体征

(1) 肿瘤多位于视盘附近,呈黄白色或橘黄色边界不清的隆起,表面有色素斑块。

(2) 肿物边缘不规则,似伪足向四周伸出,有时可伴发脉络膜新生血管,或伴有出血或浆液性视网膜脱离。

【实验室及辅助检查】

1. CT 检查　显示脉络膜高密度钙化或骨化,无相关渗出性视网膜脱离。
2. FFA　在脉络膜背景荧光下,病变区出现斑点状荧光,随着视网膜动静脉的充盈逐渐增强,晚期呈弥漫性强荧光。
3. 超声检查　A 型超声可见从骨瘤表面出现高强度的回声波峰;B 超显示一个轻度隆起的高反射波的脉络膜肿块。

【鉴别诊断】

1. 脉络膜恶性黑色素瘤　为成人最常见的原发性球内恶性肿瘤。好发于中、老年人,单侧发病。为棕黑或灰黑色隆起的肿瘤,生长速度较快,浆液性渗出较多,后期有时转移全身。
2. 巩膜脉络膜钙化　CT 表现可与脉络膜骨瘤相似。但本病多发于中老年患者,为常染色体隐性遗传,可伴有低钾性代谢性碱中毒,眼底表现为周边部眼底轻度隆起的眼底黄白色地图状病灶。

【治疗】　目前尚无确切有效的治疗方法。出现脉络膜新生血管者可考虑激光光凝。

二、脉络膜恶性黑色素瘤

脉络膜恶性黑色素瘤是成年人最常见的眼内恶性肿瘤,国内发病率仅次于发生在儿童的视网膜母细胞瘤,居眼内肿瘤的第二位。多发生于50~70岁的中老年人，常单眼发病。主要起源于葡萄膜组织内的色素细胞和痣细胞。

【病因和发病机制】 尚不明确。

【临床表现】

1. 症状

(1) 如果肿瘤位于眼底周边部，早期常无自觉症状。

(2) 如果肿瘤位于黄斑区，早期会有视力减退或视物变形、大视或小视，色觉改变，视野缺损等症状。

2. 体征 整个病程大体上分为眼内期、继发性青光眼期、眼外蔓延和全身转移期四个阶段，但四期的演变不一定循序渐进。

(1) 眼内期：根据肿瘤生长形态，表现为结节型及弥漫型两种，前者居多。

1) 结节型：肿物呈圆形或椭圆形，边界清楚，脉络膜呈局限性增厚，隆起度不断增高，从后面将视网膜顶起，突破Bruch膜后，肿瘤生长失去限制，在视网膜神经上皮下迅速生长形成蘑菇状团块，凸向玻璃体腔，周围常有渗出性视网膜脱离。在肿瘤生长过程中，可因肿瘤高度坏死而引起眼内炎或全眼球炎，因此它也是一种较为常见的伪装综合征。

2) 弥漫型：较为少见。肿瘤沿脉络膜平面发展，呈普遍性增厚而隆起不明显。

(2) 继发性青光眼期：早期时眼压正常或偏低，随着肿瘤的增大，晶状体被肿瘤推向前，前房角变窄，或因渗出物、色素及肿瘤细胞阻塞房角，当肿瘤压迫涡状静脉，或肿瘤坏死所致的大出血时，引起继发性青光眼。

(3) 眼外蔓延及全身转移期：涡静脉是脉络膜黑色素瘤眼外扩散最重要的途径。肿瘤可穿破巩膜转移至眼眶、视神经，或随血流转移至眼外组织。

【实验室及辅助检查】

1. FFA检查 造影早期呈一边界清楚的暗区，肿瘤表面血管呈迂曲不规则状，其背景仍为弱荧光，动静脉期肿瘤呈斑驳状强荧光，染料扩散，有的在肿瘤外围形成一强荧光晕或弧。

2. B超 可显示肿物呈半球形或蘑菇状，边缘血管呈窦样扩张，脉络膜凹陷呈"挖空现象"。

3. 其他 巩膜透照、CT及MRI等检查，有助于做出诊断。

【鉴别诊断】

1. 脉络膜痣 好发于后极部至赤道部，脉络膜痣为圆形、扁平形，呈石灰色，边界清楚而不规则，不隆起或微微隆起，表面视网膜及其血管无异常。B超和CT检查均为阴性。

2. 脉络膜转移癌 为其他部位的恶性肿瘤转移至眼内组织，原发癌多为乳腺癌、肺癌和消化道癌。早期视力减退，自觉有闪光感，并有实性暗点。随着肿瘤迅速蔓延及沿水平方向扩展，可继发视网膜脱离。眼压至晚期增高，眼痛，特别是由乳腺癌转移者，疼痛更加剧。

3. 脉络膜血管瘤 为先天性血管畸形，病变常从视盘及黄斑部附近开始，可为孤立性，表现为红色圆形隆起肿物，表面可有色素沉着，易引起视网膜脱离而致视力高度减退，或并发顽固性青光眼而失明。FFA表现为荧光充盈快，持续时间长，常呈海绵状或窦状显影。

【治疗】

1. 小范围的肿瘤可定期观察，或做局部切除、激光光凝、经瞳孔温热治疗、光动力学治疗或放疗。

2. 肿瘤范围较大，且在后极部者可行眼球摘除术。肿瘤向眼外蔓延者，应作眼眶内容剜除术。

三、脉络膜血管瘤

脉络膜血管瘤（hemangioma of the choroid）为先天性血管发育畸形，可以单独存在，也可以是颅面血管瘤的一部分表现。常发生于青年人，出现症状的年龄多在30岁以后，男性多于女性。伴有同侧颜面血管瘤或颅内血管瘤以及青光眼者，称Sturge-Weber综合征。

【病因和发病机制】 病因不明，推测其发病可能与后短睫状动脉有关。

【临床表现】

1. 症状 视力逐渐减退，视物变形。

2. 体征

(1) 病变多位于视盘或黄斑部周围，可为孤立性，表现为淡红色圆形或近似球形隆起；表现为广泛、弥漫、扁平、边界不清楚的番茄色增厚。

(2) 因血管组织结构异常及其通透性增加，易引起浆液性视网膜脱离，可并发顽固性青光眼而失明。

【实验室及辅助检查】

1. CT 眼环上界限不清密度略高的肿块，向内侧隆起，增强明显。

2. MRI 肿瘤T_1加权像低信号，T_2加权像高信号。

3. FFA 动脉早期不规则，线条粗细不均匀的流体脉络膜血管形态强荧光，动静脉期荧光迅速渗漏融合扩大持续至晚期不消退。

4. 超声波检查 A超表现为起始高波，提示肿瘤表面致密的纤维组织，而后出现相对规律的波峰间隔，提示肿瘤内部结构的窦腔特征。B超显示扁平隆起的病灶，境界较清楚，内反射均匀波。

【鉴别诊断】 脉络膜恶性黑色素瘤：肿物呈圆形或椭圆形，边界清楚，生长迅速，可穿破玻璃膜向内隆起明显。后照法检查不透红光。FFA检查表现为，早期呈一边界清楚的暗区,肿瘤表面血管呈迂曲不规则状,其背景仍为弱荧光,动静脉期肿瘤呈斑驳状强荧光,染料扩散,有的在肿瘤外围形成一强荧光晕或弧。

【治疗】 可选用激光光凝术、巩膜外冷凝术、经瞳孔温热疗法或光动力疗法治疗。

第五节　葡萄膜先天异常

一、无虹膜

系视杯边缘部的外胚叶与中胚叶组织发育不全所致。具有遗传性,且多为双眼。瞳孔极大,几与角膜相等,看不到虹膜,如细心检查,于周边部仍可见极短的虹膜残株,并可见晶状体边缘及其悬韧带,有时睫状突的前端亦显然可见。患者常并有其他眼部畸形,如白内障、晶状体脱位、斜视、眼球震颤、角膜混浊、玻璃体动脉残存、黄斑中心凹发育不全等,并常发生青光眼。患者自觉畏光和视力降低。无特殊疗法,可试行角膜周围染色或佩戴遮盖周边部的角膜接触眼镜。

二、虹膜缺损

多见于双侧。虹膜缺损常位于下方或内下方,系胚裂闭锁不全所致。缺损部可呈菱形或三角形,尖端向周边部。缺损之边缘仍有色素花边包绕,而瞳孔反应亦多少存在。缺损处如被桥状组织所横跨,则称为桥状虹膜缺损。有时虹膜缺损为不完全性,即虹膜实质有缺损,而色素上皮层则完整无缺。虹膜缺损常伴有脉络膜缺损或其他眼部畸形,如小眼球、先天性白内障等。

三、多瞳症

即瞳孔数目在2个以上,如为2个即称为重瞳。我国历史上有"舜目重瞳"和"项羽重瞳"的记载。这些异常的瞳孔位于正常瞳孔的附近,彼此由带状虹膜组织分隔。每个瞳孔都有独立的括约肌,具有对光和药物反应。另有一种假性多瞳症,除正常瞳孔外,其多余之孔皆无括约肌存在,实际上为先天性虹膜缺损的一种。此孔若发生于虹膜根部时,与外伤性虹膜离断相似。假性多孔症亦可呈不完全之孔,称为虹膜小凹,其底铺以色素上皮层。

四、小瞳症

甚为少见,常为双眼,瞳孔甚小,虹膜之收缩轮消失,瞳孔对光及药物反应极迟钝,常伴有调节痉挛。主要为瞳孔开大肌发育异常所致,有时具有家族性。但须注意产伤的小儿可发生霍纳(Horner)综合征。

五、瞳孔异位

正常瞳孔常位于角膜的中心或稍偏向内下方,如瞳孔不在正常位置而偏于一侧者,则为瞳孔异位。先天性瞳孔异位多为双眼而且彼此对称,并常伴有晶状体异位。

六、瞳孔膜残遗

比较常见。系胚胎时期晶状体前部瞳孔膜的残遗。其颜色与虹膜相似,对视力常不发生影响。通常可分为丝状和膜状两型:丝状者一端连于虹膜的卷缩轮,另一端附着于瞳孔区的晶状体前囊上,或飘浮在前房内,或者横过瞳孔而附着于对侧虹膜的卷缩轮上;有时细丝不含色素,状如蜘蛛丝。膜状者起于虹膜卷缩轮,占据大部瞳孔。此外,于瞳孔区之晶状体前囊上,常可发生棕色星状细胞,数目多少不定,为瞳孔膜残遗的另一种形态。

七、虹膜异色

先天性虹膜异色,为双侧虹膜的颜色彼此不同,或一侧虹膜的部分颜色不同。

八、瞳孔边缘色素层外翻及增生

瞳孔边缘色素层外翻,系虹膜后面的色素层越过瞳孔缘(一部或全部)反转于虹膜表面,其上有放线状条纹,可与后天性者相鉴别。瞳孔边缘色素层过度增生可呈结节状、鸡冠状或葡萄状,甚至可形成囊肿。

九、脉络膜缺损

系胎生期内胚裂闭合不全引起,其发生机制尚无定论。本症常与虹膜睫状体缺损或视神经缺损及小眼球等合并发生。多为双侧,且具有遗传性。其典型变化是在视盘的下方有一较大的白色缺损区,其上端呈卵圆形,下端消失于眼底的极周边部。因该部色素上皮亦同时缺如,故露出白色的巩膜,边缘被分散的色素所包围。缺损表面有视网膜血管横过,因该部轻度下陷,故血管亦稍行弯曲。脉络膜缺损范围扩大时,可包括视盘及黄斑在内。中心视力一般显著减退,并有相应的视野缺损。有时非典型的脉络膜缺损可发生在眼底的任何部位(如发生于黄斑部,则称为黄斑缺损),应与陈旧性视网膜脉络膜炎相鉴别。

十、白化病

此为先天性遗传性色素缺乏病。除眼部变化外,全身毛发、皮肤亦缺乏色素而变白。只有少数病例病变只限于眼部。由于色素膜及视网膜色素上皮缺乏色素,虹膜常呈灰红色,眼底呈淡橘黄色,脉络膜血管明显暴露,黄斑中窝反射不见,视盘色淡而边缘亦较模糊。视力显著减退,并常伴有眼球震颤、畏光与屈光不正。

十一、黑变病

此种病变与白化病相反,系色素膜与视网膜的色素发育过多所致。虹膜全部或一部呈黑褐色,有时可见细微的疣状物。眼底较健眼为暗,视网膜反光有时特别明显。此外,在眼睑、皮肤、结膜、巩膜表面(多在前睫状血管穿通处)及视盘上,均可有色素斑出现。本病有演变为恶性黑色素瘤的可能。

(常永业 赵晓丽)

参 考 文 献

1. 张铭连.中西医结合眼科疾病诊疗手册.北京:中国中医药出版社,2010:289-331.
2. 金明.中成药临床应用指南.北京:中国中医药出版社,2016:80-81.
3. 杨培增.临床葡萄膜炎.北京:人民卫生出版社,2004:198-208.
4. 杨培增.葡萄膜炎诊治概要.北京:人民卫生出版社,2016:489-499.

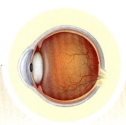

第二十一章

玻璃体疾病

第一节 玻璃体混浊

玻璃体腔内出现任何不透明体,如炎症细胞、渗出物、出血后的血细胞及其分解产物、坏死的组织细胞、色素颗粒、异物和变性等,均可使其透明度受到影响导致玻璃体混浊。一般可分为生理性混浊与病理性混浊两种。前者称为飞蚊症,对视力无何影响,属于生理范围;后者主要包括炎症、出血及变性等的病理产物。中医学认为系痰湿或瘀血积滞于神膏而成。由于混浊的性质、形状、数量和分布各有不同,因而造成不同程度的视力障碍。

一、飞蚊症

患者主诉眼前有飘动的黑影,大小及形状各异,如点状、线状、蚊翅或蛛网状暗影,随眼球运转而浮动,特别在注视白壁或天空时尤为显著,但用眼底镜检查常不能发现明显病变。此种现象系由于残留在玻璃体内的胚胎细胞,或血球经行视网膜血管时的内视现象。原因包括玻璃体液化、玻璃体后脱离、混浊物漂浮等。有时伴有屈光不正及神经衰弱。

中医学认为,本病与肝肾不足及脾胃虚弱有关。应予充分散瞳,用双目间接检眼镜、裂隙灯显微镜或透照法和超声波检查。治疗除矫正屈光不正外,无须特殊处理。

二、炎症性混浊

由邻近的葡萄膜、视网膜炎症或远隔部位的炎症所引起。病因有眼部或全身性炎症、眼外伤及手术并发症等。

中医认为,本病多因外感风热毒邪,侵入目内,郁而化热,热毒上攻神膏;或湿热之邪,上攻于目而致病。

本病的表现多种多样,首先是浆液性渗出物,可使玻璃体呈薄雾状混浊。此时检查眼底朦胧不清,视盘边缘模糊,颜色较红,类似视盘炎的表现;裂隙灯下玻璃体内呈现明显的丁达尔(Tyndall)现象。此外炎性细胞和纤维素性网状组织,亦可在玻璃体内出现。炎性细胞的数量和范围很不一致,以检眼镜作透照检查,呈现飘浮不息的点状,亦可聚集成球形或絮状;裂隙灯下可见细胞附着在变质的支架纤维上,成为灰色点状物,或可见色素沉着。此等炎性细胞的出现可以是慢性眼内炎症的唯一临床症状。炎症进一步加重,炎性细胞积聚可以导致玻璃体积脓。此时眼内呈黄光反射,形成假性视网膜母细胞瘤的形态。

应行超声波、FFA检查及细菌培养进一步明确病因和诊断。根据不同病因,局部或全身药物治疗,必要时行玻璃体手术。

三、出血性混浊

玻璃体本身无血管,不发生出血。玻璃体积血多因内眼血管性疾患和损伤引起,也可由全身性疾患引起。属中医学"血灌瞳神"及"暴盲"的范畴。

常见的病因有:①视网膜裂孔和视网膜脱离。②眼外伤。③视网膜血管性疾患伴缺血性改变,如增生性糖尿病视网膜病变、视网膜中央静脉阻塞或分支静脉阻塞、视网膜静脉周围炎、镰状细胞病、早产儿视网膜病变等。④视网膜血管瘤。⑤炎性疾病,如视网膜血管炎、葡萄膜炎等。⑥黄斑部视网膜下出血:常见于湿性型年龄相关性黄斑变性和息肉样脉络膜血管病变。⑦其他引起周边视网膜产生新生血管疾患,如家族性渗出性玻璃体视网膜病变、视网膜劈裂症。⑧视网膜毛细血管扩张症。⑨Terson综合征（蛛网膜下腔玻璃体积血综合征）。

透照法检查一般表现为厚薄不等的尘状、条状以至絮块状混浊，跟随眼球的转动而飘荡。玻璃体大量积血时，可看不到红光反射，裂隙灯检查玻璃体支架纤维常被棕黄色颗粒或红色凝血块所布满。积血可全部被吸收，但在屡发的情况下，势必造成严重的玻璃体混浊，并在视网膜血管组织的参与下，形成增殖性视网膜炎的变化。临床上应行超声波检查、FFA检查等予明确诊断。

治疗原则：①药物治疗：早期可给予止血药，出血稳定后用促进积血吸收的药物，如中药、碘制剂等。②手术治疗：经药物治疗仍不吸收的玻璃体积血，或合并有视网膜脱离者应行玻璃体手术。③治疗原发病。

四、结晶体性混浊

此类混浊系玻璃体退行性病变的产物，表现较为特殊，但对视力影响较少，一般不需治疗。常见者有以下两种：

1. 星状结晶体　为一种老年性变化，男性多于女性，常为单眼。透照检查可见玻璃体内有多数白色点状物飘荡，状如繁星，故名星状玻璃体变性；裂隙灯下为发亮的白色球体或小碟体。由于玻璃体结构大致正常，故点状物飘动的幅度不大，且无下沉现象。此混浊物主要化学成分为脂肪酸和磷酸钙盐。

2. 闪辉样结晶体　又名"眼胆固醇结晶沉着症"，常为双眼，可能为炎症、变性或出血的后果。在检眼镜或裂隙灯下，可见金黄色结晶小体，在业已变质的玻璃体内飘浮不定，且可迅速下沉。临床上常称为闪光性玻璃体液化，常合并玻璃体后脱离。结晶体的化学成分主要为胆固醇。

五、其他玻璃体混浊

此外，玻璃体混浊尚包括色素沉着及肿瘤细胞等。色素沉着见于老年性玻璃体退变、眼内炎症、眼球创伤及原发性视网膜脱离等。肿瘤细胞多呈尘状混浊，在幼儿因大量尘状混浊而看不清眼底时，应想到视网膜母细胞瘤的可能性。关于高度近视等所致之玻璃体混浊，见下述之玻璃体液化。

六、玻璃体混浊的治疗

（一）病因疗法

首先要从根本上治疗原发病，诸如葡萄膜炎、糖尿病、高血压及视网膜静脉周围炎等。

（二）促进混浊的吸收

一般可采用透明质酸酶（每次50万单位）、甲-糜蛋白酶（每次0.5mg）结膜下注射，或以3%碘化钾作电离子透入以及组织疗法等。

（三）玻璃体切割术

对于长期治疗效果较差的玻璃体混浊，特别是出血性混浊，可试用玻璃体切割术，但不宜实行过早，否则有再度出血的危险。

（四）中医疗法

1. 炎症性混浊　中医将玻璃体炎性混浊分为热毒炽盛证和湿热壅盛证两种证型治疗，具体证治如下：

（1）热毒炽盛证：①视力急剧下降，头目剧痛，或见白睛红赤，黄液上冲；②口渴烦热，便秘溲黄；③舌质红，苔黄，脉数。

治法：清热解毒，消脓散肿。

方药：清营汤合五味消毒饮（李传课主编《中医眼科学》）。

金银花15g，野菊花6g，蒲公英6g，紫花地丁6g，紫背天葵子6g，水牛角30g，生地黄15g，元参9g，竹叶3g，麦冬9g，丹参6g，黄连5g，连翘6g，大黄10g，枳壳10g。

或眼珠灌脓方（《韦文贵眼科临床经验》）。

方药：生大黄10g，瓜蒌仁12g，生石膏30g，枳实10g，栀子10g，夏枯草12g，金银花15g，黄芩10g，天花粉12g，淡竹叶10g，元明粉10g（冲），甘草6g。

（2）湿热壅盛证：①视力急剧下降，白睛红赤；②口黏口苦，烦躁不安，大便不爽，小便黄赤；③舌质红，苔黄腻，脉滑数。

治法：清热利湿。

方药：龙胆泻肝汤（《医方集解》）加减。

龙胆草10g，川木通10g，车前子12g（另包），柴胡10g，黄芩10g，栀子10g，生地10g，板蓝根20g，泽泻10g，蒲公英10g，当归9g，羌活9g，郁金10g，木贼10g，丹参10g，甘草3g。

2. 出血性混浊　中医将玻璃体积血性混浊分为四种证型治疗，具体证治如下：

（1）血热瘀阻证：①视力下降，眼前暗影飘动，玻璃体腔内血性混浊；②颜面红赤，口渴咽干，便结溲黄；③舌红苔黄，脉弦或弦数。

治法：清热凉血，止血化瘀。

方药：凉血散瘀汤加味（《中医眼科临床实践》）。

生地15g，赤芍10g，夏枯草30g，丹皮10g，木贼10g，蝉蜕10g，白茅根30g，生甘草6g，金银花30g，枳壳10g，大黄10g，黄芩10g。

（2）肝郁气滞证：①视力下降，眼前暗影飘动，②头晕眼胀，胸胁胀痛；③舌淡红，苔薄黄，脉弦。

治法：舒肝解郁，散瘀止血。

方药：舒肝破瘀通脉汤加减（《中医眼科临床实践》）。

银柴胡10g，当归10g，白芍10g，云苓10g，白术10g，蝉蜕 10g,木贼 10g,赤芍 10g,丹参 12g,茜草 10g,白芨 10g,枳壳 10g,川牛膝 10g,白茅根 30g,甘草 3g。

(3) 虚火灼络证:①玻璃体反复积血;②头晕耳鸣,失眠多梦,手足心热;③舌红少苔,脉细数。

治法:滋阴降火,凉血止血。

方药:育阴凉散汤(《中医治疗眼底病》)。

生地 15g,知母 10g,黄柏 10g,丹皮 10g,夏枯草 12g,百部 10g,沙参 10g,山药 10g,白芨 10g,黄芩炭 10g,阿胶(烊化) 10g,藕节 10g,白芍 10g,天冬 10g,大黄炭 6g。

(4) 血络受损证:①眼部外伤后导致出血性玻璃体混浊;②舌质淡红,苔薄白,脉弦。

治法:祛瘀行血,散风清热。

方药:除风益损汤(《原机启微》)加味。

生地黄 15g,熟地黄 15g,白芍 10g,当归 10g,牛膝 10g,川芎 10g,丹参 12g,藁本 10g,前胡 10g,防风 10g,炒茜草 10g,藕节 10g,泽兰 10g。

(杨荣 石慧君 庞午)

第二节 玻璃体的结构、体积和位置的改变

玻璃体是透明的凝胶体,主要由纤细的胶原结构和亲水的透明质酸和少量的玻璃体细胞组成,容积约为 4ml,占眼内容积和重量均为 4/5,构成眼内最大容积,主要成分是水(占 99%),其余成分由 Ⅱ 型胶原纤维网支架和交织在其中的透明质酸分子以及少量可溶性蛋白构成。位于晶状体后、玻璃体前面的膝状凹,又称"环形膈",见图 21-2-1。

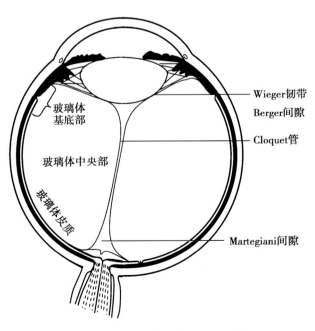

图 21-2-1 玻璃体的结构和位置

玻璃体表面与晶状体后面、晶状体悬韧带、睫状体平坦部、视网膜和视盘相毗邻,近于其表面的部分为玻璃体皮质由胶原纤维丝形成的网状结构较致密,在皮质部有少量玻璃体细胞。玻璃体基底部位于锯齿缘向前约 2mm、向后约 4mm 处。玻璃体与眼球内壁粘连最紧密的部位依次为玻璃体基底部、视盘周围、黄斑中心凹部、视网膜的主干血管部。玻璃体膝状凹前有一腔,玻璃体通过 Wieger 韧带附着到晶状体上。Wieger 韧带断裂可导致玻璃体前脱离,使膝状凹的玻璃体凝胶与房水接触。

玻璃体内细胞较少,主要有玻璃体细胞、星形胶质细胞和胶质细胞。玻璃体细胞位于玻璃体表面,合成透明质酸,星形胶质细胞位于神经纤维层。

Cloquet 管是原始玻璃体的残余,它从视盘延伸到晶状体后极的鼻下方,位于膝状凹内。覆盖 Cloquet 管的凝胶极薄,并且容易受损,在玻璃体前脱离、晶状体囊内摘除术或 Nd:YAG 后囊切开术时,Cloquet 管很容易断裂。Cloquet 管宽约 1~2mm,如果它缩聚在晶状体后,可以在裂隙灯下看到,称 Mittendorf 点,另一端附着在视盘边缘的胶质上。如果玻璃体动脉退化不全,持续存在视盘上,称 Bergmeister 视盘。

玻璃体本身既无血管也无神经组织,新陈代谢极其缓慢,无再生能力,如有损失,留下的空隙为房水所填充。

一、玻璃体液化

系指玻璃体由胶凝状态进入胶溶状态的物理性改变。常为眼内组织新陈代谢障碍的结果,主要见于老年玻璃体变性,高度近视、慢性葡萄膜炎及眼内金属异物刺激等。液化一般首先出现在玻璃体的中心部,进而波及周边部。裂隙灯下已经液化的玻璃体表现为光学性空虚状态,而剩余的支架组织,则破坏和变厚,形成浮动的混浊物。当眼球运动时,此种混浊物具有较大的活动性。在玻璃体液化的眼球上,做白内障囊内摘除手术,有引起大量玻璃体脱出的危险。

二、玻璃体脱离

即玻璃体与其周围视网膜间的脱离状态。临床所见一般分为三种:

1. 后部玻璃体脱离 较为多见,常发生于老年人或近视眼的眼球,即后上部的玻璃体与视网膜间发生脱离。裂隙灯下可见脱离的玻璃体后界膜向下低沉,而成皱褶,其凝缩的支架纤维随着眼球运动而摇晃不定。在脱离的玻璃体后面因液体滞留可见光学间隙,由于玻璃体后界膜与视盘紧密粘连,故被撕脱时可形成玻璃体后裂孔,用眼底镜检查可见在红色反光的背景上呈环形裂洞样混浊。如果脱离部

位尚存在残余的玻璃体条状组织,当眼球运动时可能对视网膜产生牵扯,从而引起患者闪光幻觉,是为视网膜脱离的先兆。常见的并发症:①玻璃体积血:视网膜血管破裂导致玻璃体积血。②视网膜裂孔:视网膜马蹄孔形成,可导致视网膜脱离。③玻璃体黄斑牵引:黄斑部玻璃体与视网膜紧密粘连,可导致玻璃体黄斑牵引。④黄斑裂孔:不完全的玻璃体后脱离可导致老年特发黄斑裂孔的形成。⑤黄斑前膜:玻璃体后脱离过程损伤黄斑区视网膜内界膜可刺激产生黄斑前膜。

2. 前部玻璃体脱离　较为少见,即锯齿缘前的玻璃体前界膜与晶状体后囊脱开,二者之间出现光学空虚间隙,但脱离的前界膜并不形成皱褶,而于晶状体的后凸面保持平行。此种脱离除发生于老年人外,尚出现在外伤、出血之后,以及葡萄膜炎或视网膜脱离的眼球。在临床上无特殊重要意义。

3. 上部玻璃体脱离　亦较少见。玻璃体上部的后界膜,自锯齿缘后即开始下垂,然后经过一钝形转弯,又复向上向后与未脱离部相连。一般只是全部玻璃体脱离的前奏。

临床上应行超声波、OCT 检查和 FFA 检查等明确诊断。

三、玻璃体萎缩

玻璃体萎缩是一种较严重的变性,可与液化同时存在。常发生于炎症、出血、外伤、陈旧性视网膜脱离及广泛的电凝之后。

玻璃体萎缩的特征是呈胶冻样,活动的幅度很小;视网膜与萎缩的玻璃体之间有广泛的粘连。裂隙灯下可看到视网膜上增生的胶质纤维,呈蜘蛛网状延伸至玻璃体内,其中常夹杂色素颗粒。

根据病变的范围,玻璃体萎缩,可分为局限性与广泛性两种。后部玻璃体的萎缩可造成视网膜星状固定皱襞或漏斗状视网膜脱离。

四、玻璃体疝

一般系指玻璃体经过瞳孔向前房突出而言。常发生在白内障囊内摘除手术之后。玻璃体疝不仅可使瞳孔变形或瞳孔缘外翻,而且可引起玻璃体后脱离和继发性青光眼。如果玻璃体前界膜破裂,其实质大量涌入前房与角膜后面相接触,则可引起角膜广泛的水肿及深部血管新生。同时在角膜表面可形成大泡性变化。此时可试用激素治疗,无效时须施行手术将玻璃体与角膜后面剥开。

(杨荣)

第三节　玻璃体猪囊虫

玻璃体猪囊尾蚴病由猪肉绦虫的囊尾蚴所引起,在临床上时有发现。绦虫的卵和头节穿过小肠系膜,随血流进入眼内,首先停留在脉络膜,然后进入视网膜下腔,再穿过视网膜进入玻璃体内。检眼镜下可见圆形或卵圆形、灰白色或蓝绿色的囊泡,其边缘有金黄色光环,并可看到囊泡的蠕动和虫头的伸缩。每伴有点状或膜状玻璃体混浊,混浊严重时即不能明辨囊虫之存在。晚期可引起虹膜睫状体炎、视网膜脱离、白内障等并发症,终致眼球萎缩。因此发现本病后应及时行手术治疗,存在于周边部视网膜下的猪囊尾蚴可通过巩膜侧取出,进入玻璃体腔尚未猪囊尾蚴可用玻璃体切割术取出虫体。临床上应行超声波、OCT 和 FFA 等检查明确诊断。

(杨荣)

第四节　玻璃体先天异常

一、透明样动脉残遗

系胚胎时期玻璃体内透明样动脉萎缩后之残遗组织。视力常不受影响,但有时伴有弱视及其他先天畸形。用检眼镜或裂隙灯检查,可见到三种类型:

1. 灰白色条索状物附着于视盘。
2. 条索状物由视盘延伸到晶状体,其中偶尔含有血液。
3. 条索状物仅附着于晶状体后囊,另一端游离于玻璃体内。

二、增殖性原始玻璃体残遗

又称持续性胚胎血管症,是由于原始玻璃体没有退化所致。临床表现为晶状体后面出现坚厚的白色纤维膜,并伴有新生血管,其四周与睫状突相连,该膜收缩可使睫状突伸长呈锯齿状,以后晶状体后囊破裂而发生白内障。本病多为单眼,且常伴有浅前房,虹膜新生血管及其他先天异常,如小眼球、小晶状体及透明样动脉残存等。部分病例可行玻璃体手术。

本病与晶状体后纤维增生病极为相似,但后者多为双眼,常发生于早产儿,且极少形成白内障等,可资鉴别。

三、玻璃体囊肿

为圆形透明或半透明之囊状物,表面不平,有色素沉着,浮游于玻璃体内。

(杨荣)

第五节　其他玻璃体疾病

一、遗传性视网膜劈裂症

遗传性视网膜劈裂症又名青年性视网膜劈裂症,发生在男性,为性连锁隐性遗传。表现为玻璃体视网膜的变性。常为双眼发病,自然病程进展缓慢,部分病例可自行退化。

临床表现：

1. 症状　患者可无症状或仅有视力减退。
2. 眼底检查　①遗传性视网膜劈裂症的视网膜内层隆起,通常在颞下象限,劈裂视网膜前界很少达锯齿缘,而后界可蔓延到视盘。常合并内层裂孔,如果视网膜内层和外层都有裂孔,将会发生视网膜脱离。②黄斑部出现典型的"轮辐样结构"或称"射线样结构"。③部分病例发生反复的玻璃体积血。
3. 电生理检查　视网膜电图显示a波振幅正常,b波振幅下降。临床上应行超声波、OCT和FFA等检查明确诊断。

治疗与预后：该病不合并视网膜脱离时,无手术指征。合并玻璃体积血时,最好采取保守治疗。当合并视网膜脱离时应及时进行手术治疗。

二、家族性渗出性玻璃体视网膜病变

家族性渗出性玻璃体视网膜病变是常染色体显性遗传病。

临床特点：颞侧周边部视网膜存在无血管区和增殖病变,新生儿期可看到牵拉性渗出性视网膜脱离。以后可以发生晶状体后纤维增殖,视网膜毛细血管扩张,该病变双眼改变对称,患者常无症状。其眼底改变与早产儿视网膜病变的改变相同,但发生在足月产婴儿,有家族史,家族成员中眼底周边部有血管牵引或无灌注区。临床上应行超声波、OCT和FFA等检查明确诊断。

鉴别诊断：早产儿视网膜病变发生在低体重的早产儿,常有大量吸氧史。眼底周边部血管分化不良至无血管区,最初发生增殖性病变在颞侧周边。家族性渗出性玻璃体视网膜病变常发生在无吸氧史的足月产儿。

三、Wagner病、Jansen病和Stickler综合征

这是一组合并玻璃体液化,视觉上玻璃体腔较空,合并视网膜前玻璃体无血管膜和子午线方向的各自样变性,为常染色体显性遗传。Wagner病不合并视网膜脱离,Jansen病合并较高的视网膜脱离。

Stickler综合征又称Stickler关节病玻璃体视网膜变性综合征,眼部特点：视网膜前有无血管膜,血管旁格子样变性。玻璃体液化形成空腔、近视、白内障,视网膜脱离的发生率高,伴多发裂孔。

治疗与预后：患者应警惕视网膜脱离。对患者应进行眼底追踪,发现视网膜裂孔或格子样变性应及时进行预防性激光治疗;合并视网膜脱离,应尽早进行手术治疗。

（杨荣　李瑞峰）

参　考　文　献

1. 赵堪兴,杨培增.眼科学.第7版.北京：人民卫生出版社,2011：186-190.
2. 崔浩,王宁利,徐国兴.眼科学.第3版.北京：北京大学医学出版社,2013：101-103.
3. 葛坚,王宁利.眼科学.第3版.北京：人民卫生出版社,2015：46-259.
4. 黄叔仁,张晓峰.眼底病诊断与治疗.北京：人民卫生出版社,2003：194-197.
5. 张铭连.中西医结合眼科疾病诊疗手册.北京：中国中医药出版社,2010：346-349.

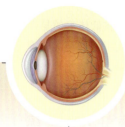

第二十二章

视网膜疾病

第一节 视网膜血管病

一、视网膜动脉阻塞

视网膜动脉阻塞(retinal artery occlusion,RAO)系指视网膜动脉主干或其分支的阻塞,从而导致不同程度视力损害的眼科急症。临床上分为视网膜中央动脉阻塞(central retinal artery occlusion,CRAO)、视网膜分支动脉阻塞(branch retinal artery occlusion,BRAO)、睫状视网膜动脉阻塞、视网膜毛细血管前小动脉阻塞以及视网膜动脉与静脉复合阻塞。视网膜中央动脉阻塞为老年人常见的急性致盲眼病之一,多单眼发病,双眼发病约为1%~2%,人群发病率约为1/5000,属中医眼科学的"暴盲"范畴。

【病因和发病机制】

1. 西医认为,视网膜动脉阻塞的发生,老年患者主要与高血压、糖尿病、冠心病、动脉粥样硬化等全身疾病有关,阻塞的原因甚为复杂,包括血管栓子形成、栓塞、功能性血管痉挛、血管受压,另外还与动脉炎症、手术致高眼压、眶内高压等因素密切相关。而年轻患者常与伴有偏头痛、血液黏度异常、外伤、口服避孕药、心血管疾病、妊娠等有关。但临床上常为多因素综合致病。

2. 中医认为,本病多由情志不舒,肝气郁结;或素有蕴热,嗜食辛辣,热郁血阻;或素体阴虚阳亢,肝阳化风,脉络挛急;或过食肥甘,痰湿内生,风痰阻络,导致玄府闭塞,目络瘀阻而发病。

【临床表现】 根据其阻塞部位不同,临床上一般将其分为五种类型。

1. 视网膜中央动脉阻塞 发病前常有一过性黑蒙病史。单眼突然无痛性急剧视力下降,部分患者可在数秒内视力降至数指或手动,甚至光感。患眼瞳孔散大,直接对光反应迟钝或消失。阻塞数小时后,后极部视网膜灰白色水肿,视网膜动脉明显变细,管径粗细不均,血柱可呈串珠状或节段状,视网膜静脉可稍变窄、略有扩大或正常大小,颜色较深。阻塞不完全时,黄斑区呈一暗区,阻塞完全时,黄斑区呈樱桃红点(图22-1-1)。偶在视盘上见到栓子,数周后视网膜水肿消退,出现视神经萎缩。

2. 视网膜分支动脉阻塞 单眼无痛性突然部分视野丧失,并有不同程度的视力下降,未波及黄斑者,视力可正

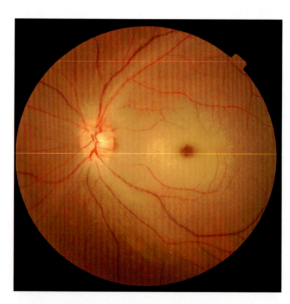

图 22-1-1 视网膜中央动脉阻塞
视网膜动脉普遍变细,视网膜呈灰白色水肿,黄斑区呈樱桃红改变

常。常发生于颞上支，阻塞支动脉明显变细，在阻塞的动脉内可见白色或淡黄色发亮的小斑块，在阻塞动脉供应的区域出现视网膜水肿，呈象限形或扇形灰白色混浊，可有少量出血斑点（图22-1-2）。

4. 视网膜动脉与静脉复合阻塞 视力骤降，视网膜表层混浊，后极部樱桃红斑，类似于急性视网膜中央动脉阻塞的表现。但视网膜静脉迂曲扩张，视网膜可见出血斑，视盘肿胀及后极部视网膜水肿增厚（图22-1-4）。患者视力预后很差，多为手动，晚期约80%的患眼可发生虹膜红变和新生血管性青光眼。

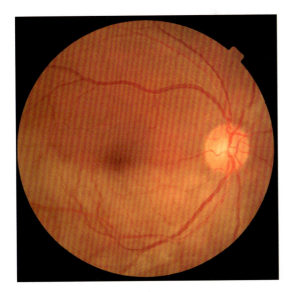

图 22-1-2 视网膜分支动脉阻塞

视网膜颞下支（阻塞支）动脉变细，其供应的颞下方视网膜呈灰白色水肿，与上方正常视网膜分界清楚

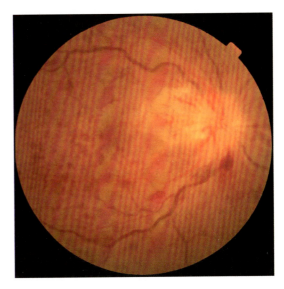

图 22-1-4 视网膜动脉与静脉复合阻塞

视盘充血水肿，视网膜静脉迂曲扩张，动脉细，视网膜可见大量出血斑，后极部视网膜水肿

3. 睫状视网膜动脉阻塞 常表现为中心视力受损。睫状动脉常自视盘边缘发出，其分布范围有极大变异，可分布至颞侧上方或下方，也可分布于黄斑部，可见睫状视网膜动脉管径狭窄或局限性狭窄，其分布区域的视网膜呈现一舌形或矩形灰白色混浊，并有"樱桃红点"（图22-1-3）。

5. 视网膜毛细血管前小动脉阻塞 多伴有全身疾病（如高血压、糖尿病、胶原血管病、严重贫血、白血病、亚急性心内膜炎等）的眼底表现，在阻塞处视网膜表层出现黄白色斑点状病灶，即棉绒斑（图22-1-5）。

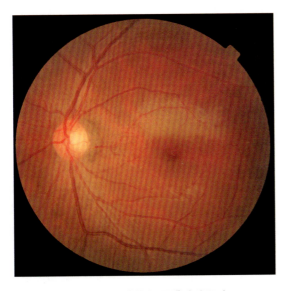

图 22-1-3 睫状视网膜动脉阻塞

视盘颞侧睫状视网膜动脉纤细，其分布区域的视网膜呈现一舌形灰白色混浊

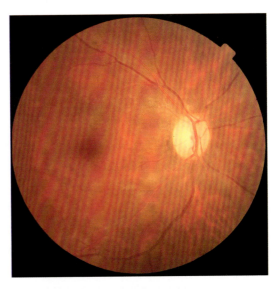

图 22-1-5 毛细血管前小动脉阻塞

视网膜毛细血管前小动脉阻塞，视网膜散在棉绒斑

【实验室及辅助检查】

1. 视野 视网膜中央动脉阻塞常仅存颞侧小片岛状视野,若存在未发生阻塞的睫网动脉则可以残留管状视野,分支阻塞的视野有相应的扇形或三角形缺损。

2. FFA检查 根据阻塞程度和造影的时间不同而有很大的差异,中央动脉阻塞者显示中央动脉无灌注或充盈迟缓,分支动脉阻塞者则显示该支动脉和相应的静脉无灌注或充盈迟缓,或阻塞远端动脉逆行灌注,相应静脉仍无灌注,部分阻塞的血管壁有荧光素渗漏现象。晚期可表现为视网膜动脉充盈时间正常。棉绒斑表现为相对应区域的局灶性毛细血管无灌注。

3. OCT检查 RAO的传统OCT图像特征主要表现为:①视网膜增厚:表现为视网膜各层均增厚,光感受器宽度增加,视网膜神经上皮增厚;②视网膜反射改变:主要表现为RNL局部反射增强,凸凹不平,视网膜各层结构不清楚,黄斑区视网膜厚度和视神经上皮厚度均增加。最新的OCT眼底血管成像(Angio-OCT)主要表现为:视网膜毛细血管血流信号明显减少,与动脉阻塞所致毛细血管供血减少直接相关。

4. 视觉电生理 视网膜电图(ERG)首先是振荡电位的变小或消失,紧接着是b波的降低或消失,多数可呈负波反应。视网膜分支动脉阻塞可以表现为正常或轻度异常,但多焦视网膜电图(M-ERG)可见相应部位的反应密度降低。

【诊断要点】

1. 突然无痛性视力下降或视野缺损。

2. 动脉全部或阻塞支明显变细,管径粗细不均。阻塞动脉供应的视网膜呈扇形、象限性或弥漫性乳白色水肿混浊,CRAO以后极部最严重,呈扇形或象限形乳白色水肿,如波及黄斑可出现樱桃红点。

3. FFA检查显示视网膜动脉充盈迟缓。

【鉴别诊断】

1. 眼动脉阻塞 眼动脉阻塞时视网膜中央动脉和睫状动脉的血流均受阻,因而影响视功能更为严重,视力可降至无光感。全视网膜水肿更重,黄斑区无樱桃红点,晚期视网膜与色素上皮层均萎缩。FFA表现为视网膜和脉络膜血管均受损。ERG表现为a、b波均降低或熄灭。

2. 前部缺血性视神经病变 起病突然,中等视力障碍,多为双眼先后(数周或数年)发病。视盘呈缺血性水肿,相应处可有视盘周围的线状出血,视野呈与生理盲点相连的象限缺损或水平缺损,视网膜后极部无缺氧性水肿,黄斑区无"樱桃红点"。FFA表现为早期视盘呈弱荧光或充盈迟缓,晚期有荧光素渗漏,且与视野缺损区相对应。

3. 视盘血管炎 为视盘内血管炎症病变,多见于青壮年,常单眼发病,视力正常或轻度减退。临床表现为两种类型:视盘睫状动脉炎型(Ⅰ型)表现为视盘水肿;视网膜中央静脉阻塞型(Ⅱ型)眼底表现同视网膜中央静脉阻塞,视网膜静脉显著迂曲、扩张,视盘和视网膜可有出血、渗出。FFA表现为视盘强荧光,视网膜静脉荧光素渗漏、充盈迟缓。视野表现为生理盲点扩大。

【治疗】

1. 西医治疗 本病发病急骤,且视网膜对缺血缺氧极为敏感,故应按急症处理,积极抢救,分秒必争。治疗目的在于恢复视网膜血液循环及其功能。

(1) 急救治疗

1) 血管扩张剂:初诊或急诊时应立即吸入亚硝酸异戊酯每安瓿0.2mg,舌下含化硝酸甘油片0.5mg。球后注射阿托品注射液1mg,或盐酸消旋山莨菪碱注射液10mg,每日1次,连用3~5天。

2) 吸氧:吸入95%氧和5%二氧化碳混合气体,白天每小时1次,晚上入睡前与睡醒后各1次,每次10分钟。对有条件者亦可进行高压氧舱治疗,每日1次,10次为1个疗程,每次30~60分钟。

3) 降低眼内压:①按摩眼球,方法为用手指按压眼球10~15秒,然后急撤,如此反复,至少10分钟。②醋甲唑胺片25mg,每日2次口服。③0.5%噻吗洛尔滴眼液或贝特舒滴眼液,每日2次滴眼。

(2) 神经营养剂:胞磷胆碱钠500mg或脑蛋白水解物20ml静脉滴注。

(3) 糖皮质激素:有动脉炎者,可给予泼尼松片60~80mg,每日早8时顿服,待病情控制后逐渐减量,一般每3~5天减量10mg。吲哚美辛胶囊25mg每日3次口服等。

(4) 复方樟柳碱注射液:2ml于患侧颞浅动脉旁皮下注射,每天1次,14次为1个疗程,连续使用2~3个疗程。

2. 中医中药治疗

(1) 辨证要点和治疗

1) 气滞血瘀证:①突然无痛性视力障碍或丧失,视网膜血管变细,后极部视网膜灰白色水肿;②头目胸胁;③舌质紫暗,或有瘀斑,苔黄,脉弦或涩。

治法:活血化瘀,益气通脉。

方药:活血通络汤(《中西医结合眼科临床诊疗手册》)。

葛根15g,黄芪10g,丹参12g,桃仁10g,川芎10g,红花10g,当归尾10g,赤芍10g,石菖蒲10g,水蛭3g,郁金10g,丝瓜络10g。

2) 肝气郁结证:①情志不舒,胸胁胀痛;②善太息;③舌苔白或黄,脉弦。

治法:舒肝散瘀,活血通脉。

方药:舒肝破瘀通脉汤(《中医眼科临床实践》)。

当归10g,白芍10g,丹参12g,赤芍10g,银柴胡10g,茯苓10g,白术10g,羌活6g,防风6g,蝉蜕10g,木贼10g,甘草3g。

3) 阴虚阳亢证:①头晕耳鸣,面色潮红;②烦躁易怒,少寝多梦;③舌红苔少,脉弦细。

治法:滋阴潜阳,活血通脉。

方药:育阴潜阳通脉汤(《中医眼科临床实践》)。

生地黄15g,珍珠母30g,白芍10g,枸杞子10g,山药10g,麦冬10g,知母10g,黄柏10g,生龙骨20g,生牡蛎20g,怀牛膝10g,丹参12g,赤芍10g,蝉蜕10g,沙参10g,木贼10g。

4) 风痰阻络证:①头眩而重,胸闷;②痰稠口苦,恶心欲呕;③苔白或腻,脉滑。

治法:化痰散瘀,活血通脉。

方药:导痰汤加减(《校注妇人良方》)。

陈皮10g,半夏10g,茯苓10g,枳壳10g,胆星10g,生姜3片,天麻10g,钩藤(后下)12g,石菖蒲10g,地龙10g,甘草6g。

(2) 针刺疗法:球后、晴明、太阳、合谷等穴,强刺激、留针30分钟,每日1次,10次为1个疗程。

(3) 中成药

1) 复方丹参注射液20ml,或葛根素注射液300~500mg,或川芎嗪注射液80mg或舒血宁注射液20mg静脉滴注,7~10天为1个疗程。

2) 血府逐瘀口服液10ml每日3次口服,10~14天为1个疗程。

3) 复方丹参滴丸10丸每日3次舌下含化,一般用于发病初期。

4) 银杏叶片每次19.2mg,每日3次口服,10~20天为1个疗程。

【预后与并发症】 视网膜中央动脉阻塞是眼科的危急重症,如不及时治疗,会造成永久性的视功能丧失。阻塞早期未得到及时治疗,即使经治疗血供恢复,也很难恢复视功能。因此,CRAO的治疗越早越好,应分秒必争。实验表明,CRAO发生90分钟后,光感受器的死亡将不可逆转,因此治疗视网膜动脉阻塞的最佳时机是在发病后1.5小时内,治疗时间窗可延伸至发病后视网膜水肿没消失之前。部分病人发病1~3个月有发生视网膜新生血管的危险,故对视力恢复欠佳的CRAO患者要及时复查FFA,以便早期发现视网膜无灌注区,及早行全视网膜光凝治疗,预防新生血管性青光眼的发生。

二、视网膜静脉阻塞

视网膜静脉阻塞(retinal vein occlusion,RVO)是视网膜中央静脉的主干或其分支发生血栓或阻塞的视网膜血管病。临床以视力骤降、视网膜静脉迂曲扩张、视网膜火焰状出血为特征。临床上根据阻塞部位和视网膜波及范围,将视网膜静脉阻塞分为中央静脉阻塞(central retinal vein occlusion,CRVO)和分支静脉阻塞(branch retinal vein occlusion,BRVO)。CRVO通常单侧眼发病,但5年内对侧眼也发生类似的CRVO的比例高达7%。

【病因和发病机制】

1. 西医认为,视网膜静脉阻塞的发生原因与视网膜动脉阻塞基本相同。常与动脉硬化、高血压、糖尿病或血液病有关,也可由静脉本身的炎症产生,炎症可来自病毒感染、结核、梅毒、败血症、心内膜炎、肺炎、脑膜炎等。在高脂血症、高蛋白血症或纤维蛋白原增高以及全血黏度和血浆黏度增高时,也易引起血栓而致病。此外还可由眼压增高以及心脏功能不全、心动过缓、严重心律不齐、血压突然降低和血黏度增高等原因引起。外伤、口服避孕药、过度疲劳均可为发病诱因。但临床上常为多因素综合致病。

2. 中医认为,本病多因情志抑郁,肝气郁结,气滞血瘀,目络瘀阻;或暴怒伤肝,肝气上逆;或肝肾阴虚,水不涵木,肝阳上亢,气血上逆;或素体火旺,热郁脉络,致使目中脉络阻塞,血溢脉外;或嗜食烟酒、辛辣厚味,痰热内生,上扰目窍,血脉瘀阻;或久病或素体虚弱,气虚血行不畅致目络瘀阻而发病。

【临床表现】 根据其阻塞部位不同,临床上一般将其分为中央静脉阻塞和分支静脉阻塞两种类型。

1. 视网膜中央静脉阻塞患者视力骤降,或于数日内快速下降,甚至可降至数指或仅辨手动。眼底表现为视网膜静脉粗大纡曲,血管呈暗红色,静脉管径不规则,呈腊肠状,大量火焰状出血斑遍布眼底,视网膜水肿、隆起,使静脉呈断续状埋藏在水肿的视网膜内,严重者可见棉絮斑及视盘充血、水肿。出血量较多者可发生视网膜前出血,甚至玻璃体积血。病程久者出现黄白色渗出,黄斑囊样水肿甚至囊样变性(图22-1-6)。

2. 视网膜分支静脉阻塞较中央静脉阻塞更为常见。常为单眼颞上支或颞下支静脉阻塞,尤以颞上支为多见。阻塞部位多见于第一至第三分支动静脉交叉处,周边小分支阻塞机会较少。视力可正常或轻度减退,视力减退程度与出血量、部位以及黄斑水肿有关。眼底表现为阻塞的远端静脉扩张、纡曲、视网膜水肿,常呈三角形分布,三角形尖端指向阻塞部位。该区视网膜有散在大小不等火焰状出血斑;阻塞严重者有时可见棉絮斑,病程久后呈现黄白色脂质沉着,还可见视网膜新生血管或侧支循环建立。黄斑分支静脉阻塞可致整个黄斑区水肿、出血及环形硬性渗出,黄斑囊样水肿(图22-1-7)。

视网膜静脉阻塞的分型还可根据视网膜血液灌注情况分为缺血型与非缺血型两种。

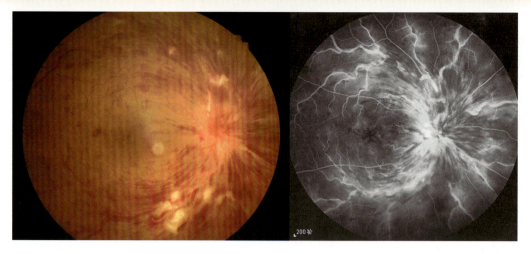

图 22-1-6 视网膜中央静脉阻塞

右眼眼底可见大量火焰状出血,色泽鲜红,为新鲜出血,遍布整个眼底,颞上散在棉絮状斑,视网膜静脉粗大迂曲,隐没于出血之中。FFA造影可见黄斑区后期呈囊样荧光潴留

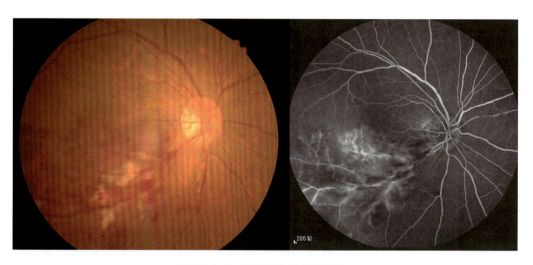

图 22-1-7 视网膜分支静脉阻塞

右眼颞下视网膜静脉迂曲扩张,后极部及颞侧周边网膜片状出血,黄斑受累,出血呈斑片状并伴有棉絮状斑存在。FFA可见阻塞区域内视网膜静脉扩张、渗漏,波及黄斑区

(1) 非缺血型视网膜中央静脉阻塞:75%~80%的视网膜中央静脉阻塞患者属比较轻的类型。视力分布范围可以从正常到数指,通常视力损害为中等程度,有时伴间歇性模糊和短暂视力下降。瞳孔检查时很少出现相对性传入性瞳孔缺陷(relative afferent pupillary defect,RAPD),即使存在亦很轻。眼底检查有数量不等的点状及火焰状视网膜出血,可见于所有的4个象限,常见特征性的视盘水肿及扩张和扭曲的视网膜静脉。黄斑出血或水肿可致视力大幅下降。水肿可以为囊样黄斑水肿,或弥漫性黄斑增厚,或两者皆有。非缺血型视网膜中央静脉阻塞可转化为缺血型(图22-1-8)。

(2) 缺血型视网膜中央静脉阻塞:常见主诉是视力急剧下降,视力可从0.1至手动。明显的相对性传入性瞳孔缺陷有代表性。如继发新生血管性青光眼,则可出现疼痛症状。缺血型视网膜中央静脉阻塞的特征性眼底表现为所有4个象限广泛的视网膜出血,以后极部更显著。视盘通常出现水肿,视网膜静脉明显扩张并扭曲,常有棉絮斑且量较多。黄斑水肿比较严重,但可被出血所遮盖而看不清(图22-1-9)。FFA检查视网膜可见毛细血管无灌注区。

【实验室及辅助检查】

1. 眼底荧光血管造影　因阻塞部位、程度及病程早晚而有所不同,早期可见视网膜静脉荧光素回流缓慢,充盈时间延长,出血区遮蔽荧光,阻塞区毛细血管扩张或有微血管瘤;造影后期可见毛细血管的荧光素渗漏,静脉管壁着染;或可见毛细血管无灌注区、黄斑区水肿,新生血管强荧光等表现。

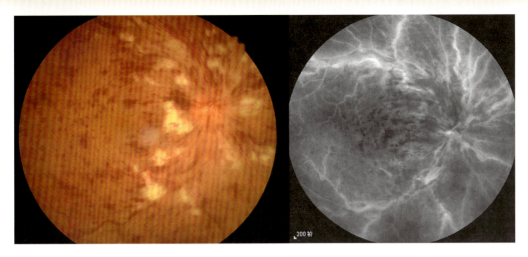

图 22-1-8　缺血型视网膜中央静脉阻塞

右眼视乳头水肿，静脉迂曲扩张，视网膜不等的点状及火焰状视网膜出血，FFA 视网膜静脉与扩张，大血管着色、渗漏，颞上视网膜周边毛细血管广泛呈瘤样扩张

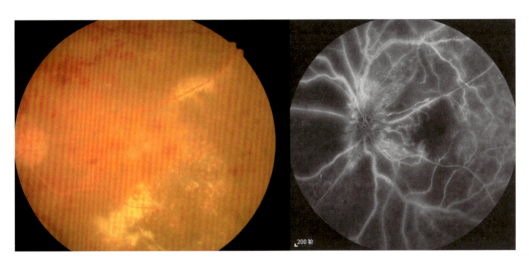

图 22-1-9　缺血型视网膜中央静脉阻塞 FFA

左眼患有视网膜中央静脉阻塞，伴有内层视网膜出血及棉絮状斑，后极部及颞下大片脂质渗出，FFA 提示视网膜可见毛细血管无灌注区，黄斑区拱环破坏不完整，呈无灌注区

2. OCT　早期可以看到视网膜增厚，随着时间的延长，毛细血管渗漏液体的增加，导致囊样的改变，继而囊泡融合，中心凹变平消失，形成火山口样外观。

3. 视野　中央视野可因黄斑及其附近损害有中心暗点；周边视野有与阻塞区相应的不规则向心性缩小，亦可无明显影响。

4. 相对传入瞳孔反应缺陷（RAPD）　为鉴别缺血型和非缺血型的最敏感指标。缺血型病人常有 RAPD 存在，而非缺血型病人 RAPD 不常见，即使存在，也不明显或不典型。若存在典型的 RAPD 而视网膜缺血并不明显则应考虑有视神经病同时存在的可能。

5. 电生理检查　ERG 显示 b 波降低或熄灭，b/a 波比值降低，暗适应功能下降。视网膜中央静脉阻塞病人 b/a 波比值降低与 b 波振幅降低程度和 FFA 显示的 CNP 呈正相关。视网膜分支静脉阻塞病人，P-ERG 和 VEP 振幅明显下降，b 波熄灭则提示预后不良。

【诊断要点】

1. 中老年发病者常有高血压等病史，单眼突然视力障碍或眼前黑影飘动。

2. 视网膜静脉迂曲扩张。视网膜火焰状、斑点状出血，视网膜水肿、渗出及棉絮斑，如出血量多进入玻璃体，则无法看清眼底。

3. FFA 检查，对本病诊断及分型有重要参考。

【鉴别诊断】

1. 低灌注视网膜病变　由于颈内动脉阻塞或狭窄导致视网膜中央动脉灌注减少，致视网膜中央静脉压降低，静脉扩张,血流明显变慢,眼底可见少量出血,偶可见小血管瘤和新生血管。而 RVO 静脉压增高,静脉高度迂曲扩张,视网膜出血多,症状重。

2. 视网膜静脉周围炎(Eales 病)　多为年轻患者,其出血及血管伴白鞘或血管白线多位于周边部,在患眼玻璃体混浊不能看清眼底时,应检查另眼周边部视网膜,可有血管炎症或出血表现。

3. 糖尿病视网膜病变　视网膜静脉轻度扩张迂曲,但是视网膜静脉压不增高,病变一般为双侧,可程度不同,多以深层出血点为特点,伴血糖升高或有糖尿病病史。

【治疗】

1. 西医治疗

(1) 全身治疗:高血压、动脉硬化、高血脂、糖尿病、血液情况和感染病灶等。

(2) 阿司匹林可抑制血小板聚集,每日 1 次,每次 25~50mg,可长期服用。双嘧达莫可抑制血小板的释放反应、减少血小板凝集,每次 25mg,每日 3 次。

(3) 抗炎:青年患者可做针对性抗炎治疗,如抗结核、抗风湿、抗链球菌感染等。在抗炎治疗的同时可适当加用糖皮质激素。

(4) 激光治疗:缺血型视网膜静脉阻塞可做全视网膜光凝术,防止新生血管性玻璃体积血及新生血管性青光眼。

(5) 发生黄斑水肿、视网膜新生血管或新生血管性青光眼时,可以考虑抗血管内皮生长因子(抗 VEGF)玻璃体腔内注射治疗。

2. 中医中药治疗

(1) 辨证要点和治疗

1) 气滞血瘀证:①视力骤降,视盘边界不清,视网膜静脉充盈迂曲,视网膜见放射状或红色火焰状出血;②情志抑郁,胸胁胀痛;③舌质润,苔薄白,脉弦。

治法:舒肝解郁,活血散瘀。

方药:舒肝破瘀通脉汤(《中医眼科临床实践》)。

当归 10g,白芍 10g,茯苓 10g,白术 10g,银柴胡 10g,丹参 12g,赤芍 10g,木贼 10g,蝉蜕 10g,羌活 10g,防风 10g,甘草 3g。

2) 阴虚阳亢证:①眼症同前;②有高血压病史,头晕目眩,面红耳鸣,烦躁易怒,腰膝酸软,失眠盗汗;③舌质绛,无苔或苔薄白,脉弦数。

治法:平肝潜阳,滋阴散瘀。

方药:育阴潜阳通脉汤(《中医眼科临床实践》)。

生地黄 10g,珍珠母 10g,白芍 10g,枸杞子 10g,山药 10g,盐知母 10g,盐黄柏 10g,生龙骨 10g,生牡蛎 10g,怀牛膝 10g,丹参 10g,赤芍 10g,沙参 10g,麦冬 10g,木贼 10g,蝉蜕 10g。

3) 血热瘀阻证:①视力骤降,视盘色红,边界不清,静脉充盈迂曲,视网膜出血、水肿;②口干口渴,喜冷饮,小便赤,大便秘;③舌质红,苔黄,脉弦数。

治法:凉血止血,通络散瘀。

方药:四妙勇安汤(《验方新编》)合生蒲黄汤(《眼科六经法要》)加减。

生蒲黄 20g,丹参 10g,郁金 10g,生地黄 20g,川芎 10g,赤芍 10g,葛根 20g,三七 3g(冲服),玄参 20g,金银花 20g,当归 10g,甘草 3g。

4) 阴虚火旺证:①多见于眼底反复出血,或新生血管形成,病程较长;②五心烦热,少寐多梦,口干咽燥等症;③舌质红,苔少,脉细数。

治法:滋阴降火,凉血散瘀。

方药:知柏地黄汤(《医宗金鉴》)加减。

生地黄 30g,山药 10g,泽泻 10g,山萸肉 10g,丹皮 10g,盐知母 10g,盐黄柏 10g,白芍 10g,夏枯草 30g,白芨 10g,炒茜草 10g,旱莲草 10g。

5) 痰瘀互结证:①视力下降,视盘色红,边界不清,视网膜静脉充盈迂曲,出血、渗出或棉绒斑,或有星芒状渗出,黄斑区水肿或呈囊样改变;②头重眩晕,胸闷腹胀,咳嗽痰多;③舌质可见点状瘀斑,苔白腻,脉滑。

治法:祛瘀化痰,活血利水。

方药:桃红四物汤(《医宗金鉴》)合二陈汤(《太平惠民合剂局方》)。

桃仁 10g,红花 6g,当归 10g,川芎 10g,赤芍 10g,白芍 10g,生地黄 10g,法半夏 10g,陈皮 12g,黄芪 20g,丹参 10g,白茅根 20g,泽兰 20g,浙贝母 10g,枳壳 10g。

(2) 中成药

1) 复方血栓通胶囊 1.5g,每日 3 次口服,或血塞通滴丸 20 丸,每日 3 次口服。

2) 止血明目颗粒(河北省眼科医院制剂)10g,每日 3 次口服;或云南红药胶囊 0.5g,每日 3 次口服,一般用于出血早期。

3) 注射用血塞通 400mg 静脉滴注,每日 1 次,7~14 天为一疗程。本病中后期可选用丹参注射液 20ml,或川芎嗪注射液 8mg 或注射用葛根素 0.4g 静脉滴注,每日 1 次,7~14 天为一疗程。

4) 清开灵注射液 40ml 或脑静注射液 20ml 静脉滴注,7~14 天为一疗程,适用于本病初期。

5) 丹参注射液可行电离子导入治疗,每日 1 次,10 次为一疗程。

【预后与并发症】　黄斑水肿与新生血管是视网膜静脉阻塞最为常见的危害视力的并发症。持续的黄斑水肿可发展为囊样变性,甚至局限性视网膜脱离,乃至孔洞形成。

出血可侵入囊样变性腔内,有时可见积血形成暗红色的水平面。新生血管多见于视网膜中央静脉阻塞缺血型,可以引起新生血管性青光眼和新生血管性玻璃体积血,从而严重损伤视力。及时的视网膜激光光凝治疗及抗VEGF治疗有助于控制疾病发展,从而保存较多视力。

三、原发性高血压性视网膜病变

原发性高血压性视网膜病变(hypertensive retinopathy)系原发高血压引起的视网膜病变。高血压眼底改变与患者的年龄、血压升高的程度、发病的急缓以及病程的长短有关。本病多与动脉硬化性视网膜病变并存,常双眼发病。本病属中医眼科学"视瞻昏渺"范畴。

【病因和发病机制】

1. 西医认为,原发性高血压病因不明,但肥胖、吸烟等可能是致病因素。高血压病人早期的眼底表现为小动脉普遍性或节段性痉挛。随着血压的长期持续增高,眼底小动脉壁出现变性、增生,形成动脉硬化。视网膜动脉血管管径粗细不均、狭窄,进而造成视网膜水肿、出血、缺血或渗出等病变。

2. 中医认为,本病多因肝肾阴亏,阴虚火旺;或水不涵木,肝阳上亢,气血逆乱;或嗜甘肥腻,痰浊阻络所致。

【临床表现】 双眼逐渐或突然视物不清,可伴有头痛、眩晕、恶心、呕吐等症状。根据眼底检查可以分为四级。

Ⅰ级高血压性视网膜病变:轻度、广泛性的双侧动脉第二个分支外变细。

Ⅱ级高血压性视网膜病变:广泛双侧动脉变细较Ⅰ级为重,且伴局部的血管变细。

Ⅲ级高血压性视网膜病变:Ⅱ级高血压性视网膜病变伴棉绒斑。常伴有神经纤维层出血和渗出(图22-1-10)。

Ⅳ级高血压性视网膜病变:Ⅲ级高血压性视网膜病变伴双侧乳头水肿(最终可出现视盘苍白和视神经萎缩)。常有黄斑星芒样渗出改变(图22-1-11)。

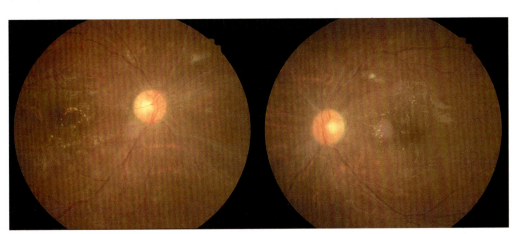

图22-1-10 Ⅲ级高血压性视网膜病变

双眼视网膜静脉迂曲扩张,左眼颞上第二分支动脉可见粥样硬化斑,盘周及后极部大量棉絮状斑并伴有条状出血

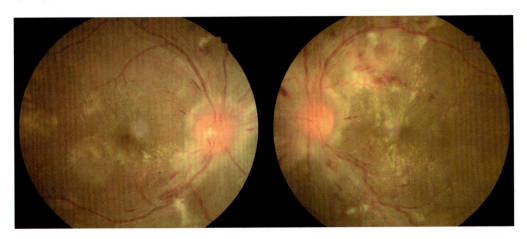

图22-1-11 Ⅳ级高血压性视网膜病变

双眼视网膜内出血,动脉反光增强,伴有总体视网膜静脉扩张伴有脂质渗出,可有更广泛的毛细血管扩张、出血、棉絮状斑和水肿

【实验室及辅助检查】

1. 血压测量 血压波动在较高水平或持续在高水平。
2. FFA 检查 可见视网膜动脉及毛细血管狭窄,亦可见到毛细血管无灌注区,及无灌注区周围的毛细血管扩张和微血管瘤。若有视盘水肿,视盘周围可见毛细血管异常扩张,视网膜动静脉充盈延迟。晚期视盘周围渗漏显著。高血压脉络膜血管显影多不规则,典型者可表现为脉络膜斑块状弱荧光,闭塞的脉络膜毛细血管上面的视网膜色素上皮功能受损出现渗漏。

【诊断要点】

1. 有高血压病史。
2. 眼底 双眼底出现视网膜动脉普遍或局限性缩窄、反光增强,动静脉管径比例变小,可合并有或无视网膜或视盘病变,即可做出临床诊断。

【鉴别诊断】

1. 老年性动脉硬化性视网膜病变 该病为老年性退行性改变,多见于 55 岁以上老年人,表现为视盘颜色变浅,视网膜动脉普遍变细,走行变直,分支角度变小。视网膜色素分布不均,常有玻璃膜疣存在。
2. 糖尿病视网膜病变 有糖尿病病史,视网膜静脉迂曲充盈,出血一般为斑点状,微血管瘤常见,而血管变细不常见。
3. 结缔组织病 可以出现多个棉绒斑,但是少见或无高血压病的其他特征性表现。
4. 贫血 以视网膜出血为主,无明显的动脉改变。
5. 放射性视网膜病变 可以和高血压表现相似。但有眼部或邻近组织如脑、海绵窦或鼻咽接受放射治疗的病史以资鉴别,最常见于接受放射治疗后几年内。

【治疗】

1. 西医治疗

(1) 在心血管专科医师的指导下,实施降血压治疗方案,缓慢降低血压。

(2) 对症支持疗法:神经营养药、血管扩张药等药物对症治疗。

(3) 为增强血管壁的弹性,减低其脆性,可用维生素 C、芦丁等。

2. 中医中药治疗

(1) 辨证要点和治疗

1) 阴虚火旺证:①视物模糊,视盘水肿,视网膜出血、渗出;②头晕耳鸣,口舌干燥,腰膝酸软,五心烦热;③舌红少苔,脉沉细或细数。

治法:滋阴降火,凉血散瘀。

方药:知柏地黄汤(《医宗金鉴》)加减。

知母 10g,黄柏 10g,熟地 15g,山萸肉 10g,山药 10g,茯苓 10g,泽泻 10g,白茅根 30g,三七 3g(冲服),蝉蜕 10g,夏枯草 15g,钩藤 10g,木贼 10g,龟板 10g。

2) 肝阳上亢证:①视物模糊,视网膜动脉细,出血色鲜红,有棉绒斑;②头晕目眩,头重脚轻,腰膝酸软;③舌红少苔,脉弦数。

治法:滋阴潜阳,活血通脉。

方药:育阴潜阳通脉汤(《中医眼科临床实践》)。

生地黄 15g,珍珠母 15g,枸杞子 12g,白芍 12g,沙参 12g,麦门冬 10g,山药 10g,盐知母 10g,盐黄柏 10g,生龙骨 10g,生牡蛎 10g,怀牛膝 10g,丹参 10g,赤芍 10g,蝉蜕 10g,木贼 10g。

3) 痰湿阻络证:①视物不清,缠绵不愈,视网膜动脉细,出血呈淡红色,大量棉绒斑或硬性渗出;②胸闷纳呆,肢体困倦,小便短赤;③舌红,苔黄腻,脉滑。

治法:清热化痰,活血通络。

方药:半夏白术天麻汤(《医学心悟》)加味。

半夏 10g,天麻 10g,茯苓 10g,橘红 10g,白术 10g,夏枯草 15g,钩藤 10g,蝉蜕 10g,木贼 10g,甘草 6g,生姜 1 片,大枣 5 枚。

(2) 针刺治疗:承泣、攒竹、太阳、内关、足三里、风池、三阴交、肝俞、肾俞等穴,每次取眼周局部穴位 3~4 个,远端肢体取 2~3 个,平补平泻手法,留针 30 分钟。每日或隔日一次,分组交替运用,10~15 天为一个疗程。

(3) 中成药治疗

1) 复方血栓通胶囊 1.5g,每日 3 次口服;或血塞通滴丸 20 丸,每日 3 次口服;或止血明目颗粒(河北省眼科医院制剂)10g,每日 3 次口服;或云南红药胶囊 0.5g,每日 3 次口服。适用于阴虚火旺证、肝阳上亢证出血早期。

2) 知柏地黄丸(大蜜丸或水蜜丸),适用于阴虚火旺证。

3) 丹参注射液可行电离子导入治疗,每日 1 次,10 次为一疗程。

四、肾病性视网膜病变

肾病性视网膜病变是由于肾脏疾病引起的继发性高血压性眼底改变。常见的肾脏疾病为慢性或亚急性弥漫性肾小球肾炎,亦可见于慢性肾盂肾炎以及先天性肾病等。患者双眼发病,有不同程度的视力下降或视物变形。肾病性视网膜病变的眼底改变是继发性高血压所致。

【病因和发病机制】 西医认为,由于肾脏的实质性病变导致了肾脏球旁器细胞释放肾素,从而导致高血压。多见于慢性或亚急性肾小球肾炎。一般认为眼底改变主要为高血压之结果,由肾炎所产生的毒素可能为附加因素。全身常伴有高血压、尿改变(血尿、蛋白尿、管型尿)及水肿等症状。

【临床表现】

1. 症状　除全身症状外，眼部主要为视力障碍，根据眼底受损的部位和程度，视力可逐渐或突然减退。

2. 体征　一般双眼发病。急性肾炎患者大多数眼底正常，但在血压显著增高时可出现动脉狭细及水肿，严重时视网膜可有出血、渗出以及棉絮状斑；慢性和亚急性肾小球肾炎患者眼底一般表现为视盘色浅，边缘不清。视网膜动脉因痉挛而极度细小。长期而持续的血管痉挛，则可引起血管硬化。视网膜普遍水肿呈灰白色，以视盘附近和黄斑部者为重。严重时渗出液聚集在视网膜下，形成扁平视网膜脱离。视盘和黄斑周围可见大量棉絮状渗出物及深浅不一的出血斑。如视网膜出现散在之白点和黄斑部的星芒状斑，则表示病变为慢性过程。如果后期出现肾功能破坏严重导致尿毒症，全身水肿加重，眼底视网膜水肿和渗出也会随之加重，严重者出现渗出性视网膜脱离。病变后期，如周身情况好转，视网膜水肿、出血和渗出斑，可逐渐吸收，视网膜动脉纤细如线，眼底出现萎缩性病灶，视盘呈继发性萎缩状态（图22-1-12）。

【实验室及辅助检查】

1. 血压　持续中度以上高血压的临床表现。

2. 化验检查　尿内含有蛋白、红细胞和管型，血常规显示贫血改变，球蛋白与白蛋白比例倒置。

3. FFA检查　除视网膜贫血外，其他同高血压改变。

【诊断要点】

1. 有慢性肾炎病史。实验室尿液检验，可查到蛋白、红细胞和管型。

2. 血压高，伴全身水肿。

3. 视力下降。

4. 眼底可见视网膜动脉变细，反光增强，有动静脉交压征。视盘及视网膜苍白、水肿及棉斑样渗出和出血，黄斑部有星芒状渗出。

【鉴别诊断】

1. 妊娠毒血症性视网膜病变　有妊娠高血压病史，发病急、病程短，早期以血管痉挛为主，晚期可发生小动脉硬化，视网膜水肿，质地透明，常发生视网膜脱离，视网膜渗出以棉絮状为重，黄斑部有少量星芒状渗出，预后较好。

2. 本病还应与糖尿病、高血压所致的视网膜病变相鉴别，结合病史，鉴别不难。

【治疗】

1. 全身治疗为主，眼科主要为内科提供参考资料。

2. 缓慢降低血压，纠正贫血，解除血管痉挛。

3. 限制钠盐及水分摄入量，给予高蛋白饮食。

4. 对症治疗如促进出血液水肿的吸收，给予血管扩张剂及神经营养药物。

【预后与并发症】　如果后期出现肾功能破坏严重导致尿毒症，全身水肿加重，眼底视网膜水肿和渗出也会随之加重，严重者出现渗出性视网膜脱离。病变后期，如周身情况好转，视网膜水肿、出血和渗出斑，可逐渐吸收。视网膜动脉纤细如线，眼底出现萎缩性病灶，视盘呈继发性萎缩状态。

五、妊娠中毒性视网膜病变

妊娠中毒性视网膜病变常发生在妊娠6个月之后（90%为9个月左右）的初产妇。起病急剧，双眼受累，眼底病变的发生与妊娠高血压有密切关系，如果孕妇原有动脉硬化或肾功能不全，则眼底变化尤为严重。全身除高血压外，尚伴有水肿、蛋白尿等症状，严重者可产生子痫。

【病因和发病机制】

1. 西医认为，本病是因妊娠期高血压及肾脏功能不

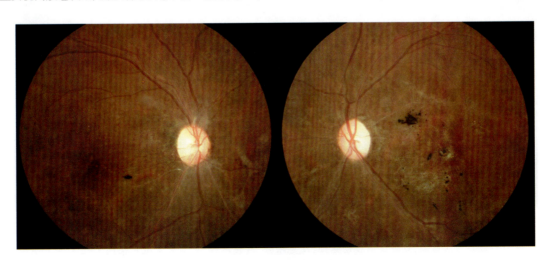

图22-1-12　肾病性视网膜病变

双眼视网膜动脉纤细如线，眼底出现萎缩性病灶，视乳头呈继发性萎缩状态

全,视网膜动脉受毒素刺激而引起。

2. 中医认为,本病多由肝郁气滞,目络不畅,郁而为病;或阴血亏虚,目络失养,虚火扰络,神光受阻;或气血两虚,目络不荣,郁而不畅;或血虚挟瘀,视物不明所致。

【临床表现】 妊娠期血压升高,全身水肿,特别是眼睑、下肢水肿,可伴有头痛、头晕、恶心、呕吐。视物模糊、畏光及视物有双影。眼底早期病变为视网膜动脉痉挛。严重者可引起高血压性视网膜病变或视盘视网膜病变,甚至发生渗出性视网膜脱离。妊娠高血压综合征眼底病变,大多数于分娩或终止妊娠后缓解或恢复,对于视盘水肿、视网膜水肿严重者,若不能在短时间内恢复,最终可发生视神经萎缩,及黄斑区色素上皮功能丧失导致低视力(图22-1-13)。

【实验室及辅助检查】

1. 化验检查 尿内含有蛋白。
2. FFA检查 可见视网膜动脉狭窄,毛细血管可有渗漏和组织染色。棉絮状斑区可有局限性视网膜毛细血管无灌注区。在有浆液性视网膜脱离的病人,可见斑点状荧光素渗漏,提示脉络膜毛细血管和视网膜色素上皮屏障受损。
3. OCT检查 了解视盘和视网膜水肿情况。

【诊断要点】

1. 中晚期妊娠。
2. 有高血压、蛋白尿和全身水肿。
3. 眼底改变早期出现视网膜动脉痉挛,继之出现视网膜动脉硬化,晚期出现视网膜水肿,出血和渗出。黄斑部有星芒状渗出,更甚者出现渗出性视网膜脱离。

【鉴别诊断】 本病眼底所见,易与肾病性高血压视网膜改变混淆。肾病性高血压视网膜改变发病缓慢,视网膜中度水肿,黄斑部典型星芒状渗出,视盘充血水肿轻微,而视网膜动脉硬化则出现早且显著。

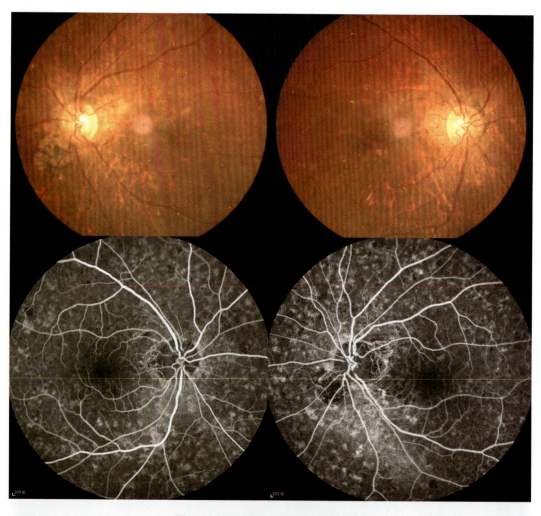

图22-1-13 妊娠中毒性视网膜病变

双眼为妊娠高血压后期,双眼视网膜动脉细,反光增强,网膜污秽,可见大量斑片状色素性沉着,FFA提示视网膜大量不规则圆形或椭圆形病灶呈着色或低荧光,为急性期脉络膜小叶的缺血、水肿后留下的病灶

【治疗】

1. 西医治疗　按妇产科原则处理。一般可用镇静剂、降压剂、血管扩张剂及神经营养剂等。一般在血管痉挛期经过适当治疗,尚可继续妊娠,如果视网膜已出现水肿或渗出斑,则应立即终止妊娠,以挽救患者的视力,并保障母子的生命安全。

2. 中医中药治疗　辨证要点和治疗如下:

(1) 肝郁气滞证:①视力下降,视网膜出血、水肿、渗出;②胸胁胀痛,胸闷不舒;③舌质淡红,苔薄黄,脉弦。

治法:疏肝解郁,健脾和血。

方药:逍遥散(《和剂局方》)合四物汤(《和剂局方》)加减。

熟地黄 15g,川芎 10g,柴胡 10g,白术 10g,茯苓 10g,当归 10g,白芍 10g,炙甘草 3g,薄荷 3g,煨姜 3 片。

(2) 肝阳上亢证:①血压偏高,视力下降,视网膜出血、水肿、渗出;②头痛眩晕,麻木抽搐;③舌质红,脉弦。

治法:滋阴潜阳,活血通络。

方药:育阴潜阳通脉汤(《中医眼科临床实践》)。

生地黄 15g,珍珠母 15g,白芍 12g,枸杞子 12g,沙参 12g,麦门冬 10g,山药 10g,盐知母 10g,盐黄柏 10g,生龙骨 10g,生牡蛎 10g,怀牛膝 10g,丹参 10g,赤芍 10g,蝉蜕 10g,木贼 10g。

(3) 气血亏虚证:①视物模糊,视网膜水肿、渗出;②身体虚弱,面色萎黄,心悸失眠,腰膝酸软;③舌质淡,苔薄白,脉弱无力。

治法:补气养血。

方药:加味八珍汤(《中医眼科临床实践》)。

当归 15g,川芎 3g,白芍 12g,人参 3g,白术 12g,熟地 12g,云苓 10g,枸杞子 10g,菊花 10g,木贼 10g,蝉蜕 10g,黄芪 15g,陈皮 10g,炙甘草 6g。

(4) 血虚挟瘀证:①视物模糊,视网膜水肿、渗出;②产后血虚受寒,恶露不尽,少腹疼痛,面色晦暗;③舌质紫暗或有瘀斑,脉涩。

治法:养血化瘀,散结明目。

方药:生化汤(《傅青主女科》)加味。

当归 24g,川芎 10g,炒桃仁 6g,炮姜 6g,炙甘草 2g,木贼 10g,蝉蜕 10g,丹参 15g。

【预后与并发症】　尽管浆液性视网膜脱离和 RPE 功能障碍能引起显著的视力丧失,但多数患者的病变在产后会全部消退并在数周内恢复正常视力。部分患者会残留黄斑视网膜色素上皮改变,数年后,这些改变会类似黄斑营养不良或毯层视网膜变性,极少有患者会因为广泛的脉络膜视网膜萎缩而发展为视神经萎缩。

六、Coats 病

Coats 病又称视网膜毛细血管扩张症,或称外层渗出性视网膜病变,是以视力障碍,眼底有大块白色或黄白色渗出物和出血,血管异常,晚期发生视网膜脱离为特征的眼底病。多发生于男性儿童,12 岁以下者占 97.2%,通常单眼发病。

【病因和发病机制】

1. 西医病因迄今不明,多认为因先天视网膜小血管异常,致血-视网膜屏障受损所致。即使眼底未见明显血管异常,但荧光血管造影或病理组织学检查都能发现血管异常的改变。由于毛细血管扩张,小动脉瘤和微血管瘤形成。毛细血管两侧的小动脉和小静脉也可受累、血管壁有玻璃样变,内皮细胞下有黏多糖物质沉积,致血管壁增厚变窄,血流缓慢,血管闭塞。由于血管壁屏障受损,致浆液渗出和出血,产生大块状渗出。成年人病因比较复杂,除先天血管异常因素外,可能还有炎症、内分泌失调和代谢障碍等其他原因。

2. 中医认为,本病多由先天禀赋不足,肝肾虚损,阴不制阳,虚火上炎,灼伤目络;或肝郁克脾,脾虚运化失职,湿浊上犯,壅滞目络所致。

【临床表现】

1. 早期无症状,当病变波及黄斑区时出现视力减退。部分儿童出现白色瞳孔、斜视或看电视时头位不正、眯眼。

2. 眼底可见视网膜第二分支或第三分支以后的小血管,呈显著扭曲、不规则囊样扩张或串珠状等畸形变化,可有新生血管形成。视网膜深层和视网膜下有大块白色或黄白色类脂样渗出,以颞侧视盘或黄斑附近为多见,周围有小点状胆固醇样结晶和深层出血(图 22-1-14)。

3. 严重者发生视网膜脱离,并发白内障、继发性青光

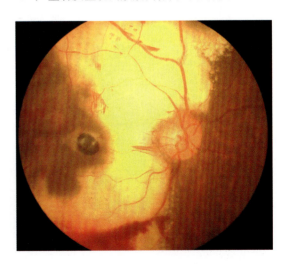

图 22-1-14　Coats 病

右眼后极部视网膜呈大片黄白色渗出,其间可见大量血管瘤,其下方可见条状出血

眼,甚至眼球萎缩。

【实验室及辅助检查】

1. FFA检查　典型表现为视网膜毛细血管扩张,视网膜小血管、毛细血管扩张迂曲,小动脉壁囊样扩张,呈梭形或串珠状,还可见到粟粒状动脉瘤、视网膜大动脉瘤、微血管瘤及大片毛细血管无灌注区。出血或渗出性荧光遮蔽(图22-1-15)。

2. 超声、CT检查显示病灶无钙化斑形成,对视网膜母细胞瘤的鉴别诊断有重要价值。

【诊断要点】

1. 多发生于男性儿童,通常单眼发病。

2. 早期无症状,当病变波及黄斑区时出现视力减退。部分儿童出现白色瞳孔、斜视或看电视时头位不正、眯眼。

3. 典型的眼底改变　视网膜第二分支或第三分支以后的小血管,呈显著扭曲、不规则囊样扩张或串珠状等畸形变化,可有新生血管形成。视网膜深层和视网膜下有大块白色或黄白色类脂样渗出,以颞侧视盘或黄斑附近为多见,周围有小点状胆固醇样结晶和深层出血。

4. FFA检查有助于诊断。

【鉴别诊断】

1. 视网膜母细胞瘤　好发于儿童,且可能有白瞳征,临床上容易与Coats病混淆,二者处理迥异,故鉴别诊断很重要。视网膜母细胞瘤多在3岁前发病,视网膜呈灰白色实性隆起,呈结节状,肿块表面血管扩张,易出血。超声波检查为实质性肿瘤波形,CT检查可见钙化斑。

2. 早产儿视网膜病变　常为接受过氧疗的早产儿,多为双眼发病。亦可见于儿童患者,由于晶状体后机化组织增殖,于瞳孔区可出现猫眼状反光,但眼底没有血管瘤及毛细血管扩张等血管异常改变。

3. 急性视网膜坏死　表现为视网膜缺血性坏死,渗出呈黄白色,视网膜血管闭塞呈白线状,视网膜多发生裂孔,而引起孔源性视网膜脱离,病情严重,发展极快。FFA检查有助于鉴别诊断。

【治疗】

1. 西医治疗

(1) 由于发病原因不明,目前无药物可以阻止病情发展。

(2) 病变早期以激光光凝治疗为主,光凝粟粒状动脉瘤、微血管瘤及毛细血管扩张区可使异常血管封闭萎缩,减少视网膜的渗出,阻止病变的进一步发展。病变靠近视网膜周边部,光凝治疗困难时可考虑冷冻、透巩膜光凝或通过间接眼底镜进行光凝治疗。

(3) 如晚期并发视网膜脱离或新生血管性青光眼可行玻璃体手术联合光凝治疗。

2. 中医中药治疗

(1) 辨证要点和治疗

1) 阴虚火旺证:①多见于儿童和青少年,眼底见白色或黄白色渗出,视网膜水肿、出血,静脉迂曲扩张;②或见目光呆滞;③舌质红,苔少,脉细数。

治法:滋阴降火,凉血散瘀。

方药:滋阴解郁汤(《中医眼科临床实践》)。

生地黄15g,山药10g,枸杞子10g,女贞子10g,知母10g,沙参10g,白芍10g,生龙骨15g,生牡蛎15g,栀子10g,蝉蜕10g,木贼10g,黄芩10g,赤芍3g,旱莲草10g,甘草3g。

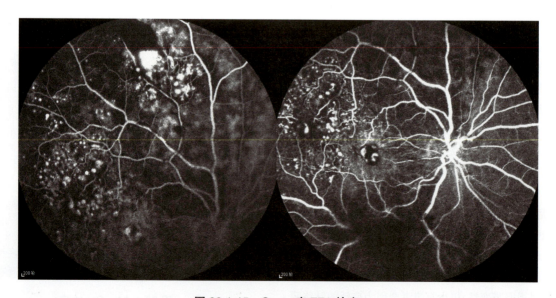

图22-1-15　Coats病FFA检查

FFA对应(图22-1-14)位置将粟粒状动脉瘤、视网膜大动脉瘤、微血管瘤及大片毛细血管无灌注区显示得更为明显

2) 肝郁脾虚证：①眼底水肿、渗出，或有视网膜脱离；②胸胁胀闷，体倦懒言，食少腹胀，大便溏稀；③舌质淡胖，苔白，脉缓或滑。

治法：清肝解郁，健脾利湿。

方药：清肝解郁益阴渗湿（《中医眼科临床实践》）。

银柴胡6g，赤芍6g，生地黄6g，苍术6g，白术6g，羌活6g，防风6g，蝉蜕6g，木贼6g，菊花6g，女贞子6g，菟丝子6g，甘草3g。

(2) 针刺疗法：本病早期不宜使用针刺治疗，以防激后导致再次出血；本病晚期可选睛明、鱼腰、丝竹空、太阳、合谷等穴，平补平泻手法，留针30分钟，每日1次，10次为1个疗程。

(3) 中成药：复方血栓通胶囊1.5g，每日3次口服；或血塞通滴丸20丸，每日3次口服。适用于阴虚火旺证。

【预后与并发症】 对于早期的Coats病患者，激光治疗的效果是肯定的。长期临床观察显示，激光治疗后近半数患者视网膜异常血管消退，渗出灶保持稳定，仅少数未能控制病变进展。但是本病的复发率很高，治疗结束后随访过程中，异常血管病变不断再现。对其应立即进行补充激光治疗，以免造成不良后果。晚期可并发视网膜脱离、白内障、新生血管性青光眼、虹膜睫状体炎及眼球萎缩等严重并发症，视力预后不良。

（张铭连　刘志强　张胜娟　王莉菲）

第二节　视网膜血管炎

视网膜血管炎是一大类累及视网膜血管的炎性疾病，由于血管的炎症改变，致使血-视网膜屏障破坏，眼底多表现为视网膜血管出现白鞘，周围伴有出血、渗出、视网膜水肿等改变。视网膜血管炎并不是一种单独的疾病，尽管有时实验室检查找不到血管炎的病因，但其病因仍有可能与全身疾病有关，甚至一些恶性肿瘤与副肿瘤病变也可以以视网膜血管炎的形式在眼底变现。

一、急性视网膜坏死综合征

见葡萄膜炎章节。

二、巨细胞病毒性视网膜炎

巨细胞病毒（cytomegalovirus，CMV）是一种疱疹病毒，在免疫功能正常者它一般不引起疾病，在免疫功能受抑制者可以引起胃肠道疾病、中枢神经系统疾病、肺部疾病和视网膜炎，其中视网膜炎是最常见的疾病，也是获得性免疫缺陷综合征的最常见的机会感染和致盲原因。

【病因和发病机制】 多为艾滋病患者免疫功能低下，发展为获得性免疫缺陷综合征，此时巨细胞病毒感染而导致了视网膜炎的发生。感染途径一般有密切接触、性接触、输入病毒污染的血液或血制品、器官或组织移植和宫内感染或分娩过程中感染等。正常人群的感染率达50%以上，仅在免疫功能低下时才引起疾病。

【临床表现】

1. 早期患者多伴有发热，关节痛，肺炎等全身情况，眼部表现多为眼前黑影，视力下降，视野缺损，抗CMV抗体检测为阳性。

2. 眼底表现开始发生于视网膜周边部，病灶表浅，呈进行性、坏死性视网膜炎表现，伴有出血，同时伴有视网膜血管炎，病灶多为边界清楚的白色斑片状视网膜混浊，其内有视网膜出血，可形象描述为"奶酪加草莓样视网膜炎"。

3. 视网膜血管炎性白色鞘表现明显，有时会累及视神经，常伴有玻璃体炎，严重者可导致视网膜脱离。

4. 后期可出现视神经萎缩，视网膜脱离，黄斑区视膜前膜、黄斑缺血、黄斑囊样水肿等。

5. 此病变可反复发作，呈进行性视网膜炎，造成视网膜呈灰色萎缩，色素上皮斑片状萎缩。

【实验室及辅助检查】

1. 血清学检查　测定血清抗CMV抗体可确定患者有无近期的活动性感染，动态测定CMV抗体特别是IgG抗体，抗体效价增加4倍以上，对诊断有重要帮助。

2. 病毒分离培养来自身体任何部位的标本培养发现CMV均有助于诊断。

3. 核酸测定　利用原位杂交和PCR技术有助于诊断，应注意假阳性等问题。

4. 组织学检查　组织学检查发现核内包涵体的巨胞，免疫组织化学染色、免疫细胞化学技术、免疫电镜技术等检测均有助于诊断。

5. FFA检查　通常显示受累的小动脉充盈延迟，在萎缩的视网膜色素上皮部位透光增强，但在色素堆积的部位可见荧光遮蔽。在某些部位发生显著的血管渗漏，而其他一些部位可以显示相对弱荧光，小动脉狭窄和散在的微血管瘤也可见到。此检查有助于确定病变的部位、范围及性质。

【诊断要点】

1. 眼底视网膜血管炎表现。

2. 多种原因所造成的患者免疫功能障碍。

3. 血清学检查　IgG抗体效价增加4倍或4倍以上。

【鉴别诊断】

1. 急性视网膜坏死综合征　有皮肤带状疱疹（同时、最近或以往），患者的免疫功能正常或低下，眼部表现为显著的闭塞性视网膜动脉炎或动静脉炎症，伴玻璃体炎症。坏死病灶起始于周边部或赤道部，并呈环状进展和向后极部推进，病变进展迅速，通常伴有轻度至中度前葡萄膜炎，常伴有眼痛、眼压升高。

2. 进展性外层视网膜坏死综合征多灶性病变　深层的视网膜混浊和坏死病灶，病变进展非常迅速，视网膜血管炎少见，早期即出现黄斑中心凹周围的病变，一般不出现前葡萄膜炎和明显的玻璃体炎症反应，易发生视网膜脱离。

3. 单纯疱疹病毒性视网膜炎　可有HSV性脑炎病史，或与此病同时发生视网膜水肿、出血、视网膜血管炎，可有急性视网膜坏死综合征的表现，病变进展迅速。

【治疗】　多种抗病毒药物的单独或联合应用更昔洛韦、膦甲酸、西多福韦等抗病毒药的全身应用可在一定程度上控制病情的发展，但全身应用可引起肾功能障碍、中性粒细胞减少、血小板减少、贫血、肝肾功能障碍、发热皮疹等多种副作用。

三、梅毒性视网膜血管炎

见第二十章葡萄膜疾病相关章节。

四、结核性视网膜血管炎

见第二十章葡萄膜疾病相关章节。

五、Behcet病

见第二十章葡萄膜疾病相关章节。

六、视网膜静脉周围炎

视网膜静脉周围炎也被称为Eales病，它不仅累及视网膜静脉，也可累及视网膜小动脉，主要发生于无全身其他疾病的青壮年，最常见的发病年龄为20~30岁，男性占绝大多数，但也有报道男女发病比例相似，多累及双眼。

【病因和发病机制】

1. 西医有关此病的病因和发病机制目前尚不清楚，已经发现此病可伴有一些全身性疾病，如结核、血栓闭塞性脉管炎、多发性硬化、急性或亚急性脊髓病、大脑卒中、局灶感染、血液系统异常、前庭听觉功能障碍，但有关这些疾病与Eales病之间的确切关系尚不清楚。

一般认为，与Eales病关系最为密切的当属结核；但是，目前尚无循证医学证据证明其与结核杆菌感染或对结核杆菌的免疫应答有关。最近有研究者检测了Eales病患者淋巴细胞对视网膜S抗原、光感受器间维生素A类结合蛋白的肽链片段的细胞免疫应答，发现一些患者有显著的免疫应答，认为对视网膜自身抗原的免疫应答可能在此病的发生中起着重要作用。

2. 中医认为，本病多因肝肾阴虚，阴虚火旺；或水不涵木，肝阳上亢，气血逆乱；或痰湿阻络所致。

【临床表现】

1. 症状　患者初次发病可无任何眼部症状，但不少患者诉有眼前黑影、视物模糊或视力下降。发作者，通常有显著的视力下降，严重者视力可降至光感。

2. 体征　眼底改变主要有周边部视网膜血管周围炎、周边视网膜毛细血管无灌注、视网膜或视盘新生血管和复发性玻璃体积血。

活动性视网膜血管周围炎主要发生于周边部视网膜静脉，偶尔累及后极部大的视网膜静脉，后者被称为中央型Eales病。视网膜血管周围炎常表现为视网膜血管鞘，易伴有浅表视网膜出血和渗出性病变，累及多个象限。尚可出现血管迂曲、扩张、闭塞、静脉旁色素沉着等改变，在炎症消退后血管旁可遗留下血管鞘。一般不出现脉络膜病变，但在少数患者偶尔看到少量脉络膜视网膜萎缩病灶。

周边视网膜毛细血管无灌注是此病的一个重要特征，见于所有患者，通常表现为周边小片状的视网膜毛细血管无灌注，也可出现周边和后极部大范围的视网膜毛细血管无灌注区，具有融合趋向，边界清晰。

视网膜新生血管膜也是此病的一个重要体征，发生率达36%~84%，是由视网膜毛细血管无灌注造成的。新生血管可发生于视网膜，也可发于视盘，少数患者可出现虹膜新生血管。视网膜和(或)视盘新生血管是玻璃体积血的主要原因，也是患者视力下降的主要原因。

患者玻璃体最突出的改变是反复发生的玻璃体积血，此种出血往往来自视网膜新生血管膜或视盘新生血管膜，或由发炎的视网膜毛细血管或静脉破裂所致。反复的玻璃体积血常导致玻璃体的新生血管形成，增殖性改变可引起牵引性或裂孔源性视网膜脱离。

患者一般无明显的玻璃体炎症改变，但活动性视网膜血管炎相应处常可看到玻璃体混浊，不少患者发生玻璃体后脱离。

患者通常无前葡萄膜炎，在有严重活动性视网膜静脉周围炎的患者，可见炎症"溢出"至前房，引起虹膜睫状体炎的表现，一般表现为非肉芽肿性炎症。如出现肉芽肿性炎症，则应考虑为其他类型的葡萄膜炎，如类肉瘤病性葡萄膜炎等。

【辅助检查】

1. FFA检查　可以确定炎症病变和新生血管膜的位置，对指导激光治疗和随访观察均有重要价值。可发现以下改变：①活动性血管炎于造影早期显示静脉迂曲扩张，后期染料渗漏和管壁染色；②弥漫性渗漏，主要发生于活动性血管炎的附近；③血管炎静止期仅能发现血管壁染色，不伴有血管渗漏；④毛细血管无灌注，可出现大片状无灌注区；⑤静脉-静脉短路；⑥视网膜和(或)视盘新生血管，新生血管通常典型地表现为扇状,在动静脉早期出现强荧光,后期往往有染料渗漏,有时表现为团块状渗漏。

2. 眼 B 超　由于患者经常出现的玻璃体积血影响眼底的可见性,所以对患者进行超声波检查有助于发现牵引性或孔源性视网膜脱离。

3. OCT 检查　了解视盘和视网膜水肿情况。

【诊断要点】

1. 青壮年发病。
2. 周边部的视网膜血管周围炎。
3. 视网膜新生血管。
4. 复发性玻璃体积血。
5. 排除其他原因所致的视网膜炎症。

【鉴别诊断】

1. 类肉瘤病性葡萄膜炎　类肉瘤病在我国少见,其典型地表现为肉芽肿性前葡萄膜炎或全葡萄膜炎,易累及视网膜血管,特别是在视网膜血管旁易出现蜡烛泪斑样病变,患者多有肺门淋巴结肿大和多形性肺部改变、多种皮肤病变、急性关节炎以及多种中枢神经系统的损害,活组织检查发现非干酪样坏死性肉芽肿,血清血管紧张素转化酶水平增高。

2. 中间葡萄膜炎　典型地表现为睫状体平坦部和玻璃体基底部的雪堤样改变,常有玻璃体雪球状混浊,易伴发下方周边视网膜炎症、视网膜血管周围炎、囊样黄斑水肿和前葡萄膜炎,也可导致新生血管形成和玻璃体积血。但 Eales 病不引起雪堤样病变,一般也无玻璃体雪球状混浊,不易引起囊样黄斑水肿和眼前段炎症。

3. Behcet 病性葡萄膜炎　典型地表现为全葡萄膜炎和视网膜血管炎,常伴有广泛的视网膜水肿,病变见于后极部和中周部,易引起视网膜幻影血管,往往合并有口腔溃疡、多形性皮肤病变、阴部溃疡,一些患者可有关节炎、中枢神经系统受累等全身改变。而 Eales 病的病变主要限于中周部视网膜,易发生视网膜新生血管和复发性玻璃体积血,不伴有上述全身病变。

【治疗】

1. 西医治疗

(1) 药物治疗:有出血者可给予止血药物治疗,早期血管炎症阶段,可给予激素治疗。

(2) 激光治疗:对于出现视网膜新生血管、视盘新生血管、大片视网膜毛细血管无灌注的患者,应行激光光凝治疗,根据患者的实际情况可选用氪弧激光、氩绿激光、红氪激光等。

(3) 手术治疗:对于出现大面积视网膜新生血管膜或玻璃体内出现新生血管造成的玻璃体积血,需尽早行玻璃体切割术,以清除积血和新生血管膜,同时行激光光凝。对于发生牵引性或孔源性视网膜脱离的患者,可进行玻璃体切割术、玻璃体内充填,巩膜扣带等手术。

2. 中医认为,本病多因情志抑郁,肝气郁结,郁久化热,肝火上炎,迫血妄行;或肝肾阴虚,虚火上炎,灼伤脉络;或久病心脾两虚,气血衰弱,气不摄血,血不循经所致。

3. 中医中药治疗

(1) 辨证要点和治疗

1) 热郁伤络证:①多见于视网膜静脉周围炎的早期,视网膜大量出血,血色鲜红,静脉充盈迂曲,周边血管呈白鞘改变;②口苦咽干,或口渴欲饮,溲赤便秘;③舌质红,苔黄,脉弦数。

治法:清热凉血,止血散瘀。

方药:清热散瘀汤(《中医治疗眼底病》)。

生地黄 15g,赤芍 15g,丹皮 10g,夏枯草 15g,金银花 15g,玄参 15g,当归 10g,茜草 12g,木贼 10g,蝉蜕 10g,甘草 6g,三七粉 3g(冲服)。

2) 阴虚火旺证:①视网膜静脉周围炎的后期,视网膜出血逐渐减少,血色鲜红,静脉充盈迂曲,周边血管呈白鞘改变;②头晕目眩,口干欲饮,腰膝酸软,五心烦热;③舌红少津,苔少或无,脉弦细数。

治法:滋阴凉血,散瘀通脉。

方药:知柏地黄汤(《医宗金鉴》)加减。

知母 10g,黄柏 10g,熟地 15g,生地 15g,泽泻 10g,玄参 15g,丹皮 10g,赤芍 10g,山萸肉 10g,茜草 12g,木贼 10g,蝉蜕 10g。

3) 气血两虚证:①可见于视网膜静脉周围炎的后期,视网膜出血逐渐减少,血色暗红,周边血管呈白鞘改变;②面色萎黄,心悸怔忡,头晕失眠,肢体乏力;③舌质淡,苔白,脉虚数。

治法:补气摄血,宁心安神。

方药:归脾汤(《济生方》)加减。

党参 10g,黄芪 10g,白术 10g,当归 10g,龙眼肉 10g,茯神 10g,炒枣仁 10g,旱莲草 20g,广木香 3g,白茅根 20g,甘草 3g,生姜 3 片,大枣 5 枚。

4) 气滞血瘀证:①见于视网膜静脉周围炎晚期,玻璃体和眼底瘀血凝结,久不吸收,或见玻璃体、视网膜出现增殖机化;②头目胀痛,胸胁胀闷;③舌质紫暗或有瘀斑,苔白,脉弦或涩。

治法:活血散结,祛瘀明目。

方药:血府逐瘀汤(《医林改错》)加减。

生地黄 15g,赤芍 10g,桃仁 10g,红花 10g,枳壳 10g,柴胡 10g,川芎 10g,桔梗 6g,陈皮 9g,夏枯草 12g,浙贝母 12g,广郁金 12g,紫丹参 15g,全当归 12g。

(2) 针刺疗法:本病早期不宜使用针刺治疗,以防刺激后导致再次出血;本病晚期可选球后、晴明、太阳、合谷等穴,平补平泻,留针 30 分钟,每日 1 次,10 次为 1 个疗程。

(3) 中成药

1) 复方血栓通胶囊 1.5g,每日 3 次口服;或血塞通滴丸 20 丸,每日 3 次口服;或止血明目颗粒(河北省眼科医院制剂)10g,每日 3 次口服;或云南红药胶囊 0.5g 每日 3 次口服。适用于出血早期。

2) 清开灵注射液 40ml,每日 1 次静脉滴注,7~14 天为一疗程。适用于热郁伤络证。

3) 丹参注射液可行电离子导入治疗,每日 1 次。

【预后】 患者的预后主要取决于炎症能否获得有效的控制,血管炎不能控制者往往因增殖性玻璃体视网膜病变、黄斑水肿、黄斑前膜、牵引性或裂孔源性视网膜脱离而导致视力严重下降。

七、霜样树枝状视网膜血管炎

霜样树枝状视网膜血管炎(frosted branch angiitis)是一种视网膜血管周围炎,它是一种少见的葡萄膜炎类型,其特征为广泛的视网膜血管鞘,类似挂满冰霜的树枝,多为双眼受累,可不伴有全身性疾病,也可伴有获得性免疫缺陷综合征、肿瘤和一些感染性疾病。

【病因和发病机制】 病因和发病机制目前尚不完全清楚。目前推测可能有以下几种病因和机制:①感染因素:已经发现,此病与多种病毒(如巨细胞病毒、人类免疫缺陷病毒、EB 病毒、单纯疱疹病毒等)感染、弓形虫感染有关;②免疫应答:此病典型地表现为广泛的视网膜血管炎和血管周围炎,对糖皮质激素有很好的反应,可合并一些自身免疫性疾病(如系统性红斑狼疮、Vogt- 小柳原田综合征、Crohn 病),因此,有人认为免疫因素在其发生中起着一定的作用,免疫复合物在局部沉积和补体活性产物的释放可能是其发病的重要机制之一;③免疫功能低下:此病多发生于少年儿童和免疫功能低下(如获得性免疫缺陷综合征)的患者,提示免疫功能的降低可能在此病发生中起着一定作用;④肿瘤:已发现大细胞淋巴瘤和白血病患者可出现霜样树枝状视网膜血管炎,有人认为肿瘤细胞的浸润可导致此病的发生。

【临床表现】 根据是否伴发全身性疾病可将霜样树枝状视网膜血管炎分为两种类型:一为原因不明,眼底有特征性改变,不伴有全身性疾病,多见于儿童,对糖皮质激素治疗敏感,治愈后一般不复发,有人将其称为特发型;另一种类型则是有一定病因,眼底表现较复杂,除霜样树枝状视网膜血管炎外尚可见多种眼底改变,可合并有全身性疾病,除糖皮质激素治疗外,尚需进行病因治疗。

1. 眼部表现

(1) 症状:通常突发眼红、视物模糊或视力下降,可有畏光、眼前黑影等症状。视力下降的程度可有很大不同,一些患者可无明显视力下降,但多数患者视力严重下降,甚至降为光感。

(2) 体征:眼前节正常或有轻度至中度虹膜睫状体炎,表现为睫状充血、尘状或线形角膜后沉着物、前房闪辉、前房炎症细胞,玻璃体轻至中度尘埃状或雾状混浊。

本病的特征性眼底改变为广泛性视网膜血管旁白色渗出物,围绕血管形成白鞘,像挂满冰霜的树枝,故而得名。血管受累多以中周部明显,少数以后极部为主,动静脉均可受累,但静脉受累更为明显和严重。

2. 全身表现

(1) 在眼病发生前 1~5 周患感冒、病毒性结膜炎、皮肤疥疮疹等。

(2) 抗病原体的抗体阳性,如抗单纯疱疹病毒、带状疱疹病毒、EB 病毒、链球菌等抗体。

(3) 合并 AIDS 的患者可于眼病前数年即确诊为人类免疫缺陷病毒感染,且合并机会感染(如肺孢子虫、口腔白色念珠菌、卡氏肺囊虫、巨细胞病毒等感染)。

【实验室及辅助检查】

1. FFA 检查 检查可发现受累动脉充盈延迟、广泛的视网膜血管荧光素渗漏、囊样黄斑水肿、视盘染色、出血遮蔽荧光、毛细血管无灌注、视网膜新生血管等;吲哚菁绿血管造影检查可发现弱荧光斑和脉络膜血管染料渗漏。

2. 视觉电生理 检查视杆和视锥细胞功能均显著受抑制,表现为 a、b 波波幅降低、振荡电位消失,视网膜电图和图形视觉诱发电位改变在疾病痊愈后可完全恢复正常。

3. 视野 检查可发现视野广泛缩窄、生理盲点扩大等改变。

4. 单纯疱疹病毒、弓形虫等抗体检测,并应进行免疫功能和全身检查,以确定伴有的全身性疾病。

【诊断要点】

1. 通常双眼受累,视力常显著下降。

2. 广泛的视网膜血管鞘形成,动静脉均可受累,但以静脉受累为主。

3. 多伴有视网膜水肿、视盘充血或视盘水肿,可伴有视网膜出血、渗出性视网膜脱离、视网膜血管迂曲扩张、视网膜渗出等病变。

4. 多数有前葡萄膜炎的表现。

5. 可合并免疫功能低下、白血病、病毒感染等全身性疾病。

【鉴别诊断】

1. 急性视网膜坏死综合征 此病典型地表现为中周部视网膜坏死病灶、视网膜动脉炎为主的视网膜血管炎、显著的玻璃体混浊和后期发生的裂孔源性视网膜脱离,其发生主要与带状疱疹病毒、单纯疱疹病毒感染有关。根据

FFA 检查特点和临床表现，一般不难将其与霜样树枝状视网膜血管炎鉴别开来。

2. 中间葡萄膜炎　典型地表现为睫状体平坦部和玻璃体基底部雪堤样病变、玻璃体内雪球状混浊，常合并周边视网膜血管炎、视网膜脉络膜炎、囊样黄斑水肿等改变，不出现广泛的视网膜血管鞘，这些临床特点有助于二者的鉴别。

3. 巨细胞病毒或单纯疱疹病毒性视网膜炎病毒感染　可能是全身型霜样树枝状视网膜血管炎的诱因或伴发的疾病，且多合并 AIDS，因此，当发现可疑患者时，应行详细的全身检查和实验室检查，以排除此类严重疾病的存在。

【治疗】

1. 糖皮质激素是最常用和最重要的药物，口服治疗应持续半年。
2. 有前段炎症者应给予糖皮质激素、睫状肌麻痹剂、非甾体消炎药滴眼剂滴眼治疗。
3. 对糖皮质激素反应差者可选用其他免疫抑制剂治疗。
4. 视网膜新生血管膜可行激光光凝治疗。
5. 合并有全身性疾病者应进行相应的治疗。

八、特发性视网膜血管炎、动脉瘤、视神经视网膜炎综合征

特发性视网膜血管炎、动脉瘤、视神经视网膜炎（IRVAN）综合征是一种特殊类型的视网膜血管炎，以动脉炎为主，合并多发视网膜动脉瘤、视神经视网膜炎。原因不明，好发于女性，常双眼受累。

【临床表现】

1. 病人多主诉视力下降或视物变形。
2. 眼底除有视网膜血管炎表现外，眼底最具特征的是在视网膜动脉的第一、第二分支管壁分叉处出现多个圆或梭形的瘤样扩张，FFA 表现更为明显，周边视网膜可伴有大片无灌注区形成，后期并发视网膜新生血管，新生血管出血可导致玻璃体积血。黄斑渗出、水肿以及玻璃体积血是本病视力下降的主要原因。

【治疗】

1. 传统上给予全身激素治疗，但效果有时并不理想。
2. 激光光凝治疗视网膜周边无灌注区，可减少视网膜新生血管的形成。
3. 玻璃体积血不吸收时可采取玻璃体切除手术进行治疗，有助于恢复患者的视力。

（袁立飞　刘志强　王莉菲）

第三节　糖尿病视网膜病变

糖尿病为一种带有遗传倾向的代谢内分泌疾病，可并发多种眼病。视网膜病变的发生率与患者年龄及患糖尿病的年限有密切关系。年龄愈大、病程愈长，视网膜病变发病率愈高。全身症状以多饮、多食、多尿及糖尿和血糖升高为特征，而且常并发高血压和动脉硬化症。

【病因和发病机制】

1. 西医认为，糖尿病是由于患者体内胰岛素的相对或绝对不足，造成了糖、脂肪和蛋白质的代谢紊乱。糖尿病的慢性并发症包括大血管、微血管和神经病变，这些并发症常常累及眼底，引起视网膜病变。糖尿病性视网膜病变是糖尿病导致的视网膜微血管损害所引起的一系列典型病变，是一种影响视力甚至致盲的慢性进行性疾病。是工作年龄人群第一位的致盲性疾病。糖尿病病程是其发生重要因素，如同时合并高血压和（或）高血脂会促进疾病的发展，其他危险因素包括吸烟、蛋白尿、妊娠以及体重指数增加等。

2. 中医认为，本病多由阴虚燥热，虚火上炎，损伤目络；或消渴日久，肝肾亏虚或气阴两损，血瘀目络；饮食不节，损伤脾胃，气不摄血；久病阴虚，阴损及阳，阴阳俱虚，致血脉瘀滞而发病。

【临床表现】　糖尿病视网膜病变一般均为双眼发病，早期视力正常或轻度下降，随着疾病的发展视力可出现不同程度的损害。糖尿病视网膜病变主要以视网膜血管异常为主，其眼底表现复杂多样（表 22-3-1）。

表 22-3-1　糖尿病视网膜病变的分期

糖尿病视网膜病变的分期	眼底表现
Ⅰ期（轻度）	仅有毛细血管瘤样膨出改变（对应我国 1985 年 DR 分期Ⅰ期+）（图 22-3-1）
Ⅱ期（中度）	介于轻度到重度之间的视网膜病变，可合并视网膜出血、硬渗和（或）棉絮斑（图 22-3-2）
Ⅲ期（重度）	每象限视网膜内出血≥20 个出血点，或者至少 2 个象限已有明确的静脉串珠样改变，或者至少 1 个象限视网膜内微血管异常，无明显特征的增殖性 DR（对应我国 1985 年 DR 分期Ⅲ期++）（图 22-3-3）
Ⅳ期（增殖早期）	视网膜（NVE）或视盘新生血管（NVD），未达高危增殖期（对应我国 1985 年 DR 分期Ⅳ期）（图 22-3-4）

续表

糖尿病视网膜病变的分期	眼底表现
Ⅴ期(增殖高危期)	NVD>1/4~1/3DA 或 NVE>1/2DA,合并纤维膜(胶质型PDR),可伴视网膜前出血或玻璃体积血(对应我国1985年DR分期Ⅴ期)(图22-3-5)
Ⅵ期(增殖晚期)	牵拉视网膜脱离,或严重玻璃体积血眼底不能看到视盘黄斑(对应我国1985年DR分期Ⅵ期)(图22-3-6)

参考2014年眼底病学组的指南

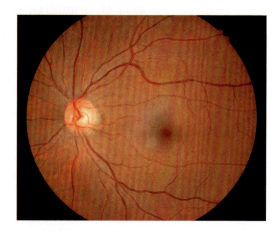

图 22-3-1　糖尿病视网膜病变Ⅰ期

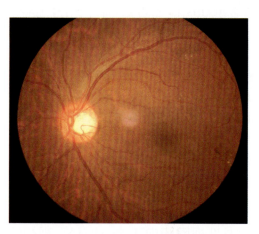

图 22-3-2　糖尿病视网膜病变Ⅱ期

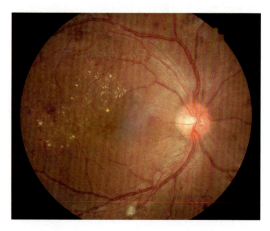

图 22-3-3　糖尿病视网膜病变Ⅲ期

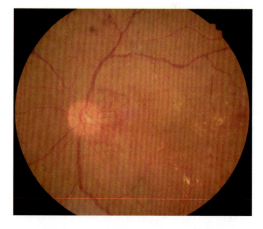

图 22-3-4　糖尿病视网膜病变Ⅳ期

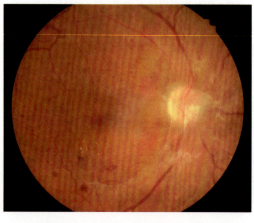

图 22-3-5　糖尿病视网膜病变Ⅴ期

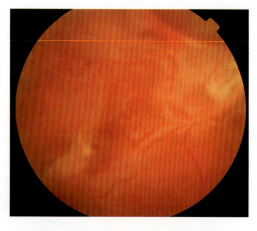

图 22-3-6　糖尿病视网膜病变Ⅵ期

微血管瘤是糖尿病视网膜病变最早出现的病变，呈细小、圆形红色斑点，边界清晰，中心可有反光，疾病早期主要分布在黄斑周围，晚期在后极部视网膜弥漫分布。视网膜荧光血管造影可见点片状的强荧光。大分子物质可以通过微动脉瘤壁，引起视网膜水肿及硬性渗出。

各种微血管病变都可以造成管壁的通透性增强，使液体渗漏到血管外的组织间隙，导致视网膜及黄斑的水肿。视网膜水肿表现为组织增厚以及视功能破坏；如水肿累及中心凹，则可形成黄斑囊样水肿。荧光血管造影以及OCT可以观察水肿的轻重，以及是否存在黄斑囊样改变。血管通透性的进一步破坏，血液中的脂质渗出，形成硬性渗出。硬性渗出呈蜡黄色，边缘清楚，多为小点状，或融合成片，常出现于视网膜后极部的深层，亦可围绕黄斑区而呈环状排列。血管通透性的严重破坏，可造成视网膜出血，火焰状出血多位于神经纤维层，小的圆形出血，多位于视网膜内颗粒层。

棉絮斑的出现，提示视网膜毛细血管前小动脉发生阻塞，棉絮状斑呈白色羽毛状，主要分布在后极部视网膜，荧光血管造影呈现为弱荧光。

糖尿病视网膜病变患者的视网膜小动脉管腔可以发生狭窄和管壁的混浊，动脉管腔变细可造成小动脉的阻塞，动脉呈白线状或血流中断而消失。荧光血管造影可见该小动脉的阻塞、管壁渗漏以及毛细血管无灌注。

视网膜新生血管的出现，表示糖尿病视网膜病变进入一个更严重的阶段。视网膜新生血管开始呈芽状，逐渐长大部分或完整的车轮状网状结构，跨越视网膜动静脉分支形成网络，轻微隆起。视网膜新生血管可以在视网膜任何部位产生，但多见于后极部。最初新生血管较小难于发现，随着生长其直径可以达到静脉的1/4，甚至与视网膜静脉一样粗。严重病人视盘也可发生新生血管，视盘新生血管表现为环形或网状血管，平铺于视盘表面或跨行于视杯上。

糖尿病视网膜病变的患者出现玻璃体腔出血时，高度怀疑存在新生血管。如伴随玻璃体后脱离，当其受到牵拉时则出现反复的出血。当玻璃体全部脱离时，后极部的积血受到重力作用，可以随着头位的变化，流向处于下方的任何方向。

视网膜的新生血管，常常伴随纤维膜共同存在。新生血管先增殖，然后部分或完全退化，随即部分被纤维组织替代。如纤维膜收缩、牵拉，造成玻璃体积血或牵引性视网膜脱离。如果虹膜出现新生血管和机化膜，阻塞房角，可以造成新生血管性青光眼。

视盘水肿是糖尿病性视网膜病变的一种特殊表现形式，其原因可能是视盘前部的缺血。严重的视盘水肿常造成明显而持久的视力下降。

糖尿病黄斑水肿在非增殖期糖尿病视网膜病变和增殖期视网膜病变均可出现，通过立体检眼镜即可见到黄斑区视网膜隆起。通常可见黄斑区红色斑点以及各种形态的硬性渗出。

【辅助检查】

1. 眼底照相　可以客观地记录眼底的表现，有利于医师细致地检查眼底，有助于远程会诊，以及患者的长期随访对比。

2. FFA检查　有助于发现细微病变，评价视网膜血管屏障功能。检眼镜难以发现小的微血管瘤和视网膜内微血管异常，其在荧光造影时分别表现为点状强荧光和视网膜微血管不规则扩张。而出血则表现为遮蔽荧光。视网膜水肿可表现荧光积存。囊样水肿可表现为花瓣状荧光积存，血管闭塞可以见到弱荧光。

3. OCT检查　可以显示病变所在视网膜层次，并对视网膜病变如视网膜水肿进行精确的测量，有助于疾病变化的对比，治疗效果的评价。

4. B超检查　在合并白内障或玻璃体积血等原因屈光介质不清，影响眼底观察时，可行B型超声检查。B型超声可透过不透明的屈光介质，显示视网膜有无脱离，玻璃体后脱离的程度，以及玻璃体与视网膜有无牵拉。

【治疗】

1. 西医治疗

（1）控制内科疾病和危险因素控制：内科疾病是治疗糖尿病视网膜病变的基础，控制血糖有助于减少糖尿病视网膜病变的发展。现在的国际标准空腹血糖控制在7mmol/L以下；糖化血红蛋白应控制在7%以下。同时需要控制高血压病和高脂血症。妊娠可加速糖尿病视网膜病变的发展，妊娠期需密切观察，结合妇产科，内科控制糖尿病。

（2）光凝治疗非增生期糖尿病视网膜病变：根据视网膜病变的程度以及是否合并黄斑水肿决策是否选行激光治疗。对于未合并黄斑水肿的糖尿病视网膜病变不建议行全视网膜光凝治疗。非增生期糖尿病视网膜病变临床有意义的糖尿病黄斑水肿进行光凝可以减少5年内视力严重下降的风险，一般先行黄斑局部光凝+推迟的全视网膜光凝，即全视网膜光凝只在发生重度糖尿病视网膜病变Ⅲ期或增值性糖尿病视网膜病变时再进行。

（3）药物治疗：口服导升明可降低毛细血管通透性，减少毛细血管渗漏，并可以抑制血管病变和血栓形成。口服递法明可增加血管壁张力，降低其通透性，减轻视网膜水肿。玻璃体注射抗VEGF治疗是有效治疗糖尿病视网膜病变的有效方式，其可以在一定时期内，减少血管的渗出，抑制新生血管的增殖，从而改善患者的视力，并且为手术或激光治疗创造条件。

(4) 对于有临床意义的糖尿病性黄斑水肿,局灶光凝或格栅光凝治疗效果较好。球内注射抗 VEGF 可以提高糖尿病性黄斑水肿患者的视力,但是需要重复注射。也可以注射糖皮质激素治疗糖尿病性黄斑水肿,但是应注意其可以导致眼压升高和白内障等并发症。

(5) 手术治疗:增殖期糖尿病视网膜病变可以考虑玻璃体手术,其适应证为:不吸收的玻璃体积血、增生性 DR 纤维增生膜、视网膜前出血、视网膜被牵拉以及牵拉导致的视网膜脱离,牵拉孔源混合性视网膜脱离,玻璃体积血合并白内障,玻璃体积血合并虹膜新生血管等。手术的主要目的是清除不透明的玻璃体,解除增殖膜对视网膜的牵拉。

2. 中医中药治疗

(1) 辨证要点和治疗

1) 阴虚燥热证:①视网膜静脉迂曲扩张,少量点、片状出血和渗出;②口渴咽干,五心烦热;③舌质红赤,苔薄黄,脉细数。

治法:滋阴润燥。

方药:糖网润燥汤(《中医治疗眼底病》)。

生地黄 15g,元参 15g,麦门冬 15g,天花粉 15g,山药 15g,玉竹 10g,沙参 10g,黄芪 10g,丹参 10g,金银花 10g。

2) 气阴两虚证:①视网膜静脉迂曲扩张,少量点、片状出血和渗出;②神疲乏力,气短懒言,口干咽燥;③舌淡红,苔白不润,脉细无力。

治法:益气养阴,凉血化瘀。

方药:生脉散(《内外伤辨惑论》)合杞菊地黄汤(《医级》)加减。

党参 10g,麦冬 10g,五味子 10g,枸杞子 10g,菊花 10g,熟地黄 10g,山萸肉 10g,茯苓 10g,丹皮 10g,旱莲草 12g,木贼 10g,蝉蜕 10g。

3) 脾失健运证:①视网膜水肿明显;②神倦疲乏,气短懒言,大便稀溏;③舌淡胖,苔白,脉细无力。

治法:健脾益气,利水祛瘀。

方药:补中益气汤(《脾胃论》)加减。

黄芪 15g,人参 10g,白术 10g,升麻 6g,柴胡 g,陈皮 6g,当归 10g,炒茜草 12g,木贼 10g,蝉蜕 10g,炙甘草 5g。

4) 肝肾阴虚证:①糖尿病视网膜病变晚期,出血、渗出、机化组织形成;②头晕耳鸣,腰膝酸软,大便干结;③舌质红,苔少,脉细涩。

治法:滋补肝肾,滋阴明目。

方用:六味地黄汤(《小儿药证直诀》)。

熟地黄 24g,山药 12g,山茱萸 12g,泽泻 10g,茯苓 10g,丹皮 10g,炒茜草 12g,木贼 10g,蝉蜕 10g,旱莲草 10g。

5) 阴阳两虚证:①糖尿病视网膜病变晚期;②神倦疲乏,失眠健忘,腰膝酸冷,阳痿早泄,夜尿频多,下肢水肿,大便稀溏;③舌淡暗,苔白,脉沉细。

治法:滋阴补阳,祛瘀明目。

方用:偏阴虚者,左归丸(《景岳全书》);偏阳虚,肾气丸《伤寒杂病论》加味。

(2) 中成药

1) 芪明颗粒 4.5g 每日 3 次口服,适用于气阴两虚证。

2) 止血明目颗粒(河北省眼科医院制剂)10g 每日 3 次口服,或注射用血塞通 400mg 静脉滴注,10~14 天为 1 个疗程,适用于阴虚燥热证出血早期。

(张印博 石慧君 庞午 李瑞峰)

第四节 年龄相关性黄斑变性

年龄相关性黄斑变性(age-related macular degeneration, AMD),又称老年性黄斑变性,是老年人致盲的首要原因。本病好发于 50 岁以上的老年人,年龄越大发病率越高。在我国人口趋于老龄化本病的发病率有逐年增高的趋势。发病率在性别上无明显差异,却具有种族差异性,白色人种高发于其他人种。双眼同时或先后发病。临床上将本病分为干性和湿性两型。

【病因和发病机制】

1. 西医认为,目前尚不明确。可能与遗传、光毒害作用、代谢、营养失调、免疫反应等有关,可能是多因素复合作用的结果。Gass 曾指出黄斑变性前期的突出征候就是大量玻璃膜疣的形成。玻璃膜疣的形成与视网膜色素上皮细胞吞噬功能降低,生理性吞噬感光细胞外节盘不能完全消化,残余的代谢产物不断从 RPE 细胞内排出,堆积在玻璃膜处有关。具有危险因素特征的玻璃膜疣是:①玻璃膜疣的数量增加;②玻璃膜疣相互融合增大;③玻璃膜疣色素不断增加。以上特征出现时,年龄相关性黄斑变性的危险性增高。

2. 中医认为,本病多由年老体虚,肝肾亏虚,精血不足,不能濡养于目;或肝肾阴虚,虚火上灼于目;或饮食不节,脾失健运,痰湿内生,日久化热,上犯清窍,瘀阻目络所致。

一、干性年龄相关性黄斑变性

干性 AMD 又称萎缩性或非新生血管性 AMD。其特点为进行性 RPE 萎缩,导致感光细胞变性,引起中心视力减退。早期眼底为黄斑区色素改变及玻璃膜疣的存在,晚期可发展为黄斑区大片视网膜及脉络膜萎缩区,即地图样萎缩。患者多在 45 岁以上,双眼同时发病,起病缓慢,双眼视力逐渐下降。

【临床表现】

1. 症状 患者在早期常无任何症状。许多眼底虽有明显的色素改变及玻璃膜疣存在，但对视力影响不大。当病程进展，可自觉双眼视力逐渐减退，Amsler 方格表检查常可发现早期症状。如果萎缩型发展为黄斑区大片视网膜及脉络膜萎缩即地图状萎缩，一旦累及黄斑中心凹，视力会严重降低。

2. 体征　眼底镜检查可见黄斑区视网膜色素紊乱，中心凹反光减弱或消失，以及散在分布的大小不一、黄白色玻璃膜疣。玻璃膜疣分为小圆形且边界清晰的硬性玻璃膜疣，和较大、边界不清可扩大相互融合的软性玻璃膜疣。在玻璃膜疣之间，混杂有点片状色素脱失及色素沉着。软性玻璃膜疣融合面积较大，称为玻璃膜疣样 RPE 脱离，是湿性 AMD 的危险因素。RPE 改变为局部色素增生、脱失，RPE、脉络膜毛细血管及其上感光细胞丧失。地图状萎缩为边界清晰的脉络膜视网膜萎缩区，其中脉络膜组织的可见度增加，可透见脉络膜大血管（图 22-4-1）。

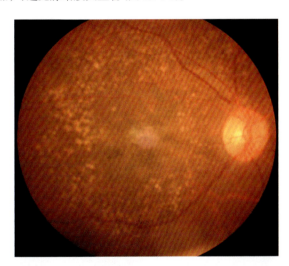

图 22-4-1　干性 AMD
黄斑区可见色素萎缩及增生，外围可见大量密集、大小不一的黄白色玻璃膜疣

【辅助检查】

1. FFA 检查　可见色素脱失及玻璃膜疣处早期呈窗样缺损的强荧光，即在造影的早期与脉络膜充盈同期，其形态大小与色素缺失区相同，随着背景荧光的增强而增强，又随其减弱而减弱，形态与大小不变。由于疣内物质厚而不透明，大的疣在造影早期可遮蔽荧光，在动静脉期大疣也可显示窗样缺损，晚期一般玻璃体膜疣处透见的荧光随背景荧光而减退，大疣因荧光素染色，荧光可持续存在（图 22-4-2）。病程较长者，RPE 萎缩区内脉络膜毛细血管萎缩闭塞，FFA 可见此处呈弱荧光，其中可见裸露的粗大脉络膜血管。ICGA 检查显示硬性玻璃膜疣为强荧光斑点，软性玻璃膜疣为弱荧光斑点。ICGA 可清楚地显示弱荧光的脉络膜毛细血管萎缩区中暴露的深层脉络膜大血管（图 22-4-3）。

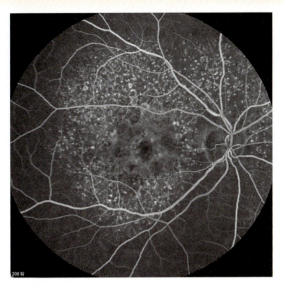

图 22-4-2　干性 AMD 荧光素眼底血管造影
可见后极部玻璃膜疣及色素脱失处显窗样缺损的强荧光

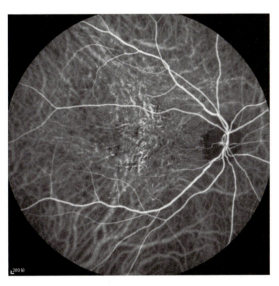

图 22-4-3　干性 AMD 吲哚青绿眼底血管造影
可见脉络膜毛细血管萎缩区中暴露深层脉络膜大血管

2. OCT 检查及光学相干断层扫描血流成像（OCTA）　OCT 显示黄斑区 RPE 及其下多个局灶隆起。病程较长者，OCT 显示黄斑区视网膜厚度萎缩变薄，RPE 层脉络膜毛细血管层反射光带减弱或缺失（图 22-4-4）。OCTA 显示黄斑区视网膜血管血流投射伪像，无异常血流信号。有地图样萎缩者，OCTA 显示黄斑区脉络膜毛细血管血流信号缺损，可见脉络膜大血管血流投射伪像。

3. 眼底自发荧光　蓝光激发的眼底自发荧光可以反映 RPE 内脂褐质的存在，RPE 萎缩处脂褐质缺乏表现为低自发荧光，萎缩边缘病变进展区，脂褐质堆积，呈现强自发荧光（图 22-4-5）。因此自发荧光可以用于监测病变是否发展。

【治疗】　由于老年性黄斑变性病因尚不够明确，目前

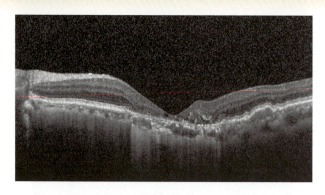

图 22-4-4　干性 AMD OCT 检查

黄斑区视网膜明显萎缩病变透光性增强,色素上皮层及脉络膜毛细血管层反射光带局部缺失

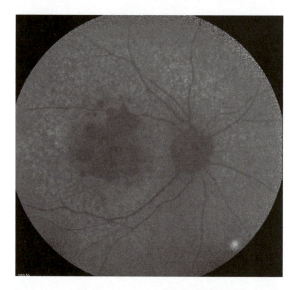

图 22-4-5　OCT 眼底自发荧光

色素上皮层萎缩处脂褐质缺乏表现为低自发荧光

尚无有效的药物根本性的预防措施。对于萎缩性病变和视力下降,可行低视力矫治。软性玻璃膜疣行激光光凝或微脉冲激光照射促进吸收,期望控制 AMD 的发展,但未得出有价值的结论。近年自由基的研究,光毒损害与玻璃膜老年改变的发展有关,AREDS 研究推荐长期口服抗氧化剂以利于自由基的消除,从而延缓退行性病变的进展。

二、湿性年龄相关性黄斑变性

湿性 AMD 又称渗出性或新生血管性 AMD。其特点为脉络膜新生血管膜(choroidalneovascularization,CNV)的形成,新生血管长入 RPE 层下或神经视网膜下,引发渗出性、出血性脱离及瘢痕形成等改变。患者多在 45 岁以上,双眼先后发病,视力下降较快且显著。

【临床表现】

1. 症状　早期患者可主诉视物模糊、视物扭曲变形或中心暗点,有的色觉异常,也有的感觉眼前黑影、闪光,甚至还有复视。Amsler 方格表检查常为阳性。有的无明显症状,当出现神经视网膜和(或)RPE 有浆液性渗出、出血时,中心视力可突然下降。

2. 体征　眼底镜检查可见黄斑区神经视网膜下或 RPE 下不规则或类圆形病灶,呈灰白色或黄白色。病灶周围或表面可见出血及渗出。双目立体检眼镜下可见神经上皮隆起,其下可为视网膜下浆液积聚。出血可围绕病灶周围或其表面呈斑点状或片状,位于视网膜浅层、深层或 RPE 下。大量出血时可突破视网膜内界膜进入玻璃体内。在出血或水肿区的外围可见黄色硬性渗出、玻璃膜疣及色素紊乱。病变区大小不一,大者可超出上下血管弓。病程持久者,黄斑区病变可见机化形成瘢痕组织,瘢痕挛缩周围视网膜可见放射状皱褶,偶见视网膜血管进入瘢痕中去(图 22-4-6,图 22-4-7)。

【辅助检查】

1. FFA 检查　典型 CNV 荧光充盈比视网膜血管充盈

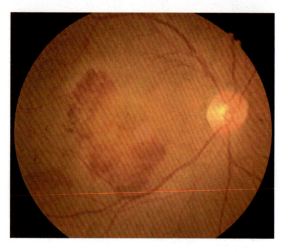

图 22-4-6　湿性 AMD

黄斑中心灰白色病灶周围可见出血及渗出

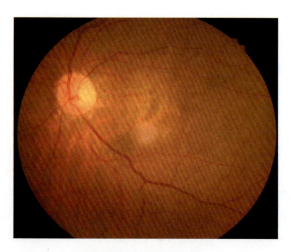

图 22-4-7　湿性 AMD

后极部黄白色病灶瘢痕化,可见视网膜血管长入

早,与脉络膜血管充盈同期,在荧光素造影早期即可见边界清晰的血管形态,有的连接成车轮状、花边状,随造影时间延长,新生血管迅速渗漏荧光素使其形态模糊呈一团强荧光,晚期背景荧光消退后,病变处仍呈相对较强的荧光(图22-4-8)。神经上皮层浆液性脱离区荧光素渗漏可勾勒出染料积存腔隙的形态。出血处始终为遮蔽荧光的弱荧光。隐匿型 CNV 在造影中晚期可见荧光素渗漏,呈边界不清的强荧光斑点。ICGA 检查可清晰显示新生血管的形态,使很多隐匿型 CNV 及出血遮盖的 CNV 得以显示,提高了 CNV 的检出率。

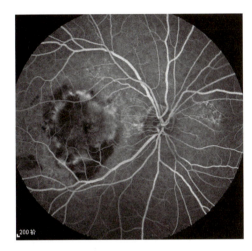

图 22-4-8　湿性 AMD FFA 检查

荧光素眼底血管造影可见黄斑区脉络膜新生血管渗漏呈花边状强荧光,其周围出血性遮荧光

2. OCT 检查及光学相干断层扫描血流成像(OCTA)　OCT 显示黄斑区视网膜隆起增厚,层间可见低反射腔隙,神经上皮层脱离,CNV 所显示的团状强反射位于 RPE 下或神经上皮层下(图 22-4-9)。在 OCT 上表现为团状中高反射信号,可分为 3 种类型:位于 RPE 下(Ⅰ型)和突破 RPE 长入神经上皮下(Ⅱ型)以及两者混合型,以混合型多见。需要指出的是,表现为黄斑区团状强反射的可以为活跃的 CNV,也可以为瘢痕组织或出血等,OCT 虽可以根据反射信号进行大致估计但不能确切地定性。OCTA 显示在视网膜无血流层或视网膜无血流层至脉络膜毛细血管层中,可见黄斑部异常血管网的血流信号。

【鉴别诊断】

1. 脉络膜恶性黑色素瘤　当湿性 AMD 的新生血管膜位于 RPE 下、出血量大范围广时,易与脉络膜恶性黑色素瘤混淆。但 AMD 的病变边缘上常可见黄色渗出,出血的边缘可见红色深层视网膜出血。FFA:AMD 视网膜下出血遮蔽背景荧光,其上可有隐匿性新生血管的表现。黑色素瘤早期由于肿瘤遮挡为弱荧光,但瘤体内血管的存在可迅速呈现斑驳状强荧光并有渗漏。眼部超声更可助于鉴别诊断。

2. 与息肉样脉络膜血管病变鉴别见本章第五节。

3. 中心性渗出性脉络膜视网膜病变　多单眼发病,起病年龄较 AMD 年轻,眼底病灶较 AMD 范围小,多小于 1PD,多为孤立的渗出灶伴出血。病灶性质为炎性渗出灶,对抗炎治疗反应好。可结合病史、发病年龄、眼底检查加以鉴别。

【治疗】

1. 西医治疗

(1) 激光治疗:中心凹 200μm 外的 CNV,可以用氩激光光凝治疗。治疗时用中等强度激光斑覆盖整个 CNV 及外围 100μm 的范围,光凝光斑应相互重叠,病灶中心可加强光凝。光凝治疗后需定期随诊,以便及时发现 CNV 复发后及时处理。

ICGA 检查指导进行 CNV 的光凝治疗,可提高治疗的准确性。激光治疗前必须请患者签署知情同意书,根据近期 FFA、ICGA 及彩色眼底照相标定 CNV 的位置,治疗时要注意中心凹的位置,以免激光伤及黄斑或激光瘢痕扩大累及黄斑。

(2) 光动力疗法(PDT):PDT 治疗 CNV 的原理是通过一种非热能激光激发结合于 CNV 上的光敏剂发生光化学反应,选择性封闭 CNV 而对正常组织几乎没有损伤。目前用于 CNV 治疗的光敏剂为维替泊芬,商品名维速达尔。对于中心凹下或中心凹旁的 CNV,如果其 CNV 成分为典型为主型,采用 PDT 治疗;研究表明,用 PDT 治疗中心凹下典型性 CNV,可以降低 AMD 视力下降的风险程度。对于轻微典型或隐匿型 CNV,则要根据病变大小和视力情况而定。对 AMD 继发的 CNV 治疗的目的主要是稳定或降低其视力下降的风险,并非对因治疗,不可能阻止其复发。PDT 治疗后有 RPE 撕裂、爆发性脉络膜出

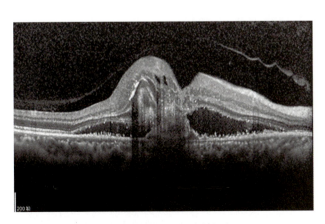

图 22-4-9　湿性 AMD OCT 检查

黄斑区视网膜隆起增厚,神经上皮层脱离其下可见团状强反射

血的风险。

(3) 抗VEGF治疗:近年来,人们认识到VEGF在CNV发生发展中有至关重要的作用。针对抗VEGF的药物不断涌现,该类药物可结合VEGF异构体,从而减少血管的渗透性并抑制CNV的形成。

(4) 曲安奈德(TA):TA是一种长效皮质激素,具有显著的抗炎作用及一定的抗新生血管生成作用,可单独或联合用于治疗CNV,是一种经济又具一定疗效的方法。但是一定要密切关注玻璃体腔注射TA所带来的并发症,如激素性青光眼、并发性白内障及眼内感染的发生。

(5) 联合治疗:基于AMD发病机制的复杂性,提出联合疗法以补充单一疗法的不足。PDT治疗后发现组织水肿增加,同时VEGF表达增加,从而PDT联合抗VEGF或抗炎药物就可以提高疗效,减少CNV复发以减少PDT的次数。

(6) 手术疗法:黄斑手术疗法有清除视网膜下出血、去除CNV及黄斑转位术,尽管技术不断娴熟和进步但治疗效果有待进一步评价。

2. 中医中药治疗

(1) 辨证要点和治疗

1) 肝肾阴亏证:①见于变性前期或瘢痕期,视物模糊,或眼前固定暗影,黄斑区色素紊乱,或伴见玻璃膜疣;②兼见头晕耳鸣,腰膝酸软,失眠多梦;③舌红少苔,脉细。

治法:补益肝肾,益精明目。

方药:左归饮(《景岳全书》)。

菊花10g,熟地黄20g,山药10g,山萸肉10g,茯苓15g,丹皮10g,丹参10g,赤芍10g,菟丝子15g,炙甘草6g。

2) 阴虚火旺证:①黄斑区可见出血,伴有渗出、水肿;②五心烦热,口干口渴,盗汗多梦;③舌红少苔,脉细数或涩。

治法:滋阴降火,凉血散瘀。

方药:育阴凉散汤(《中医眼科临床实践》)。

生地10g,丹皮10g,夏枯草10g,炒茜草10g,金银花10g,山药10g,沙参10g,炒栀子10g,黄芩炭10g,白芨10g,阿胶(烊化)10g,赤芍6g,大黄炭6g。

3) 脾虚湿困证:①黄斑区水肿,渗出,病程缠绵,或病情反复;②头身困重,食少纳呆,大便溏薄;③舌质淡胖,苔腻,脉濡。

治法:健脾利湿,活血明目。

方药:六君子汤(《医学正传》)加味。

党参12g,炒白术12g,茯苓15g,泽泻10g,制半夏10g,陈皮6g,薏苡仁15g,丹参10g,郁金10g,炙甘草10g。

(2) 针刺治疗:眼周穴取承泣、太阳、攒竹等穴;远端取风池、合谷、肝俞、肾俞、三阴交等穴。

针刺方法:每次取眼周局部穴位1~2个,远端肢体取2~3个,平补平泻手法,留针30分钟。每日或隔日一次,分组交替运用,10~15天为一个疗程。

(3) 中成药

1) 止血明目颗粒(河北省眼科医院制剂)10g,每日3次口服,适用于出血早期。

2) 复方血栓通胶囊1.5g,每日3次口服,适用于肝肾阴亏证、阴虚火旺证。

3) 注射用血塞通0.4g,静脉滴注,每日1次,适用于肝肾阴亏证、阴虚火旺证。

【预后】 湿性AMD患者具有产生严重视力下降的风险,即使患者适合进行治疗,并且接受了恰当的治疗,通常其视力预后也是很差的。

(吕丽娜　王莉菲　石慧君　李瑞峰)

第五节　息肉状脉络膜血管病变

息肉状脉络膜血管病变(polypoidal choroidvasculopathy,PCV)又称多灶复发性浆液血清样视网膜色素上皮脱离、后部葡萄膜出血综合征。是一种以眼底后部脉络膜血管局限性膨隆,呈息肉状改变,伴反复性出血,并有浆液性或出血性色素上皮脱离为其特征眼底疾病。1982年由Yannuzzi首先报道并于1984年确认命名,随后被广泛采纳。任何种族均可发生,尤其是黑人、亚洲人、拉丁美洲人等人种更是易感人群,且男女均有发生,我国继相继也有报道。本病多以单眼受累,50岁以上的老人多见,与年龄相关性黄斑变性的发病年龄相近,但略低于后者。目前大多数学者认为PCV是一种独立的眼病。本病属于中医眼科学的"视直如曲病"的范畴。

【病因及病理机制】

1. 西医认为,目前PCV的病因及发病机制尚不明确。研究表明,全身疾病可以成为PCV的危险因素,如PCV患者中患有高血压病比例高,吸烟者较不吸烟患者PCV患病率高4倍以上,以及中心性浆液性脉络膜视网膜病变病史等均是PCV的易感因素。息肉状病变发展缓慢并有可能自行消退或再发,曾推测这种息肉状结构可能系血管生成过程中动脉瘤性扩张或血管内皮细胞增生所致。Nakashizuka等对5例PCV患者的5只眼标本组织病理学研究,发现Bruch膜内有息肉状血管病变,局部血管膨隆、扩张,血管壁变薄呈簇状分布,周细胞消失,周围有巨噬细胞及纤维成分浸润。免疫组化研究发现色素上皮层有血管内皮细胞存在,由此提示这种纤维膜是一种脉络膜新生血管,多数学者的研究也证明了同样的病理改变。

2. 中医认为,本病的发生主要与精、气、血的亏损及肾、脾和肝的功能失调有关。本病早期多为本虚标实,晚期多虚实夹杂,以虚为本。患者多因年老体衰、饮食不节、思虑劳倦过度等引起肝肾阴精亏损,精、气、血不能上注于目,神光失养导致视力日渐下降;或因肝气不舒,横逆犯脾,脾虚湿困,浊邪上泛清窍,津液失其常道而外渗,清阳不升则视物模糊;或因脾气不足,统摄无力,血溢络外而见眼底出血;或因肾阴亏耗,相火妄动,血不循经,溢于络外而成离经之血,导致出血;或因肾气虚,气化不足,则体内潴留之水上犯于目,致使视网膜水肿,甚或出现渗出等病变。

【临床表现】

1. 主诉患者有视物模糊,视力有不同程度下降伴视物变形,眼前有黑影,严重者则视力急剧下降。

2. 眼底表现

(1) 视网膜下可见橘红色病灶,并伴有视盘周围、黄斑附近以及中周部眼底有浆液性或血液性色素上皮脱离,也可有神经上皮脱离。

(2) 多数患者可在其附近见到典型的脉络膜血管病变,其表现为大小不等、一个或多个橘红色结节样或球状息肉样隆起(图22-5-1)。

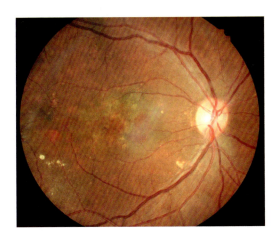

图 22-5-1　后极部可见多个橘红色结节状隆起病灶

(3) 后极部斑块状视网膜下出血并伴有脂样沉积或渗出,主要是位于视盘旁边血管弓周围。

(4) 部分患者可发生玻璃体积血、混浊。

(5) 少数反复发作的患者晚期表现为广泛的色素上皮变性和萎缩,但也可见薄层的灰白色纤维血管性瘢痕。

3. 眼底造影特征

(1) FFA 检查:若无明显遮盖荧光时,典型的息肉状扩张血管病变表现类似 CNV,造影早期病变血管呈花边状或斑块状强荧光,晚期可有不同程度的荧光渗漏,而多分支的异常血管网往往不能看到,缺少特征性表现。有时候在周边视网膜也可见到 PCV 的息肉样扩张表现(图22-5-2)。

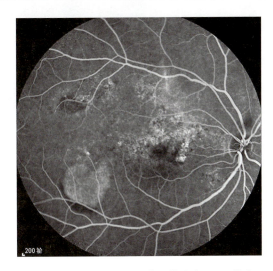

图 22-5-2　息肉状脉络膜血管病变 FFA 检查

病变区荧光素渗漏呈强荧光,黄斑颞下方可见浆液性色素上皮脱离所致的边界清楚的强荧光

(2) ICGA 检查:典型的表现为 ICGA 早期相显示内层脉络膜伞样的分支状血管网,随之其末端呈息肉状或呈动脉瘤样簇状扩张的强荧光。活动性病变随造影时间的延长局部可有荧光渗漏,晚期可见冲刷现象,而静止型者造影晚期表现为荧光减弱或出现血管负影。ICGA 的这种特征性改变对诊断本病有极其重要意义(图22-5-3)。

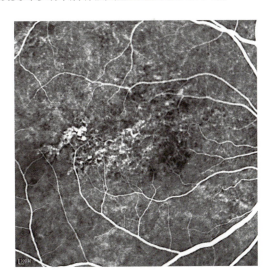

图 22-5-3　PVC 吲哚青绿眼底血管造影检查

后极部可见脉络膜异常分支血管网末端呈息肉样扩张

(3) OCT 及 OCTA 检查:视网膜线状扫描特征性表现为"指样"隆起的色素上皮脱离,其内中高反射为息肉样病灶,脉络膜异常分支血管网表现为"双层征",还可见神经上皮浆液性或出血性脱离(图22-5-4)。OCTA 可以清晰显示脉络膜异常分支血管网,表现为黄斑部不规则网状血流

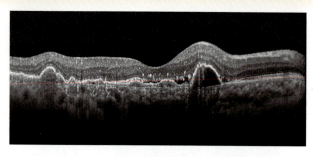

图 22-5-4　息肉状脉络膜血管病变 OCT 检查

色素上皮层脱离呈"指样"隆起，以及位于 Bruch 膜和色素上皮之间脉络膜异常分支血管网所形成的"双层征"信号，周围低信号为水肿渗出区。En face 图像上息肉状病灶为高发射区，神经上皮脱离为低反射区，其内点片状高反射信号为渗出。

【诊断要点】

1. 有符合该病的流行病学特征。
2. 眼底有反复发作的出血性及浆液性色素上皮脱离，视网膜下有橘红色的结节样簇状改变。
3. OCT、FFA 及 ICGA 脉络膜血管的特征性改变典型表现即可诊断。

【鉴别诊断】

1. 湿性 AMD　尽管目前湿性 AMD 的病因及病变性质不明，但与 PCV 的自然病程、流行病学及预后有显著不同。AMD 在白种人中发病率较高，多双眼受累，眼底可见局部有渗出、出血及纤维化瘢痕形成，视力迅速下降，多不能恢复。FFA 及 ICGA 脉络膜血管的特征性改变是鉴别的重要依据。

2. 中心性浆液性渗出性视网膜脉络膜病变（CSC）　CSC 特点是透明液体积聚，圆形的黄斑区浆液性视网膜脱离。CSC 和 PCV 在危险因素、自然病程、视力预后和治疗各有不同，再加之 FFA 及 ICGA 脉络膜血管的特征性改变为鉴别提供了重要依据。

【治疗】

1. 西医治疗

（1）激光光凝治疗：激光光凝可能有效，特别是对中心凹外的 PCV，但需要较频繁的随诊。部分研究对已报道的视力结果进行了分析，发现 ICGA 指导下的激光光凝成功地稳定并改善了 55%~100% 眼的视力，但 13%~45% 的眼睛发生视力减退。与仅对息肉病变光凝相比，整个病变的光凝更有效。

（2）PDT 治疗：PDT 的血管封闭作用可使息肉病灶萎缩消退。已证实经过三次以下的 PDT 治疗后能使息肉样病变完全消退并使渗出吸收，视力下降少于 15 个 ETDRS 字母，或在治疗 1 年以后使 80%~100% 患者的视力提高。对于初治患者，应治疗 ICGA 上显示的整个 PCV 病变（息肉和分支血管网）。

（3）抗 VEGF 治疗：最近的研究表明，抗 VEGF 治疗对新生血管性 AMD 的 CNV 有效。由于在 PCV 患者中也观察到 VEGF 含量增加，因此理论上抗 VEGF 治疗对 PCV 也可能有效。结果表明，玻璃体腔内注射抗 VEGF 有助于减轻黄斑水肿，玻璃体腔内注射雷珠单抗使 4/12（33%）眼，贝伐单抗使 1/11（9.09%）眼息肉状病变减小，说明单独使用抗 VEGF 药物对控制息肉样病变是有限的。

（4）联合治疗：在 ICGA 指导的随机对照试验研究中，联合治疗和 PDT 单一疗法在 6 个月时使息肉完全消退，两者均优于雷尼单抗单一疗法，联合治疗也有利于最佳矫正视力（BCVA）和中央视网膜厚度（CRT）的改善。

2. 中医治疗

（1）辨证要点及治疗

1）肝肾亏虚证

主症：①视物模糊或眼前固定暗影，眼内干涩不适；②头晕耳鸣，腰膝酸软，失眠多梦；③舌红少苔，脉细。

治法：滋补肝肾，活血明目。

方药：驻景丸加减方《中医眼科六经法要》。

2）脾虚湿困证

主症：①视力下降，黄斑区见水肿，出血；②渗出者，兼见食少口黏，大便溏薄，肢困身重；③舌质淡，苔白腻，脉细弱或濡者。

治法：健脾利湿，活血明目。

方药：六君子汤（《医学正传》）加味。

3）血热瘀阻证

主症：①突发视力下降、眼前黑影、视物变形甚至视物不见，眼底可见黄斑区出血、渗出和水肿；②兼见头痛失眠，颜面红赤，口渴咽干，烦躁易怒，便结溲黄；③舌红苔黄，脉弦或弦数。

治法：清热凉血，化瘀止血。

方药：凉血散瘀汤（《中医眼科临床实践》）加味。

4）阴虚火旺证

主症：①视力下降，眼前黑影，黄斑区大片出血，出血周围见黄白色渗出；②兼见五心烦热，口干咽燥，盗汗多梦；③舌红，少苔，脉细数。

治法：滋阴降火，凉血散血。

方药：滋阴凉血解郁汤（《中医眼科临床实践》）加味。

（2）针刺治疗：眼周穴取承泣、太阳、攒竹等穴；远端穴取风池、合谷、肝俞、肾俞、三阴交等穴。

针刺方法：每次取眼周局部穴位 1~2 个，远端肢体取 2~3 个，平补平泻手法，留针 30 分钟。每日或隔一次，分组交替运用，10~15 天为一个疗程。

(3) 中成药

1) 止血明目颗粒（河北省眼科医院制剂）10g，每日 3 次口服，适用于出血早期。

2) 复方血栓通胶囊 1.5g，每日 3 次口服，适用于肝肾阴亏证、阴虚火旺证。

3) 注射用血塞通 0.4g，静脉滴注，每日 1 次，适用于肝肾阴亏证、阴虚火旺证。

（张越　张铭连）

第六节　中心性浆液性脉络膜视网膜病变

中心性浆液性脉络膜视网膜病变简称中浆病，单眼或双眼均可发病，多见于 20~45 岁的青壮年男性。是一种易复发又有自限性倾向的临床常见眼底疾病。

【病因和发病机制】

1. 西医认为，病因和发病机制不明。目前认为其原发病理部位在脉络膜毛细血管通透性增加，液体渗漏引起浆液性色素上皮脱离，由于机械力量引起色素上皮连续性中断致色素上皮的屏障功能破坏，从而使液体积聚在神经上皮层下。导致脉络膜毛细血管通透性增加的病因尚有争议。此外与外源性和内源性糖皮质激素水平增高有关。精神紧张、情绪波动、妊娠和大剂量全身使用糖皮质激素可诱发和加重该病。

2. 中医认为，本病主要与肝、脾、肾功能失调有关。脾失健运，聚湿成痰，湿浊上泛；或肝肾阴虚，虚火上炎；或肝郁气滞，气机不畅，水湿内聚；或情志郁结，日久化热，循经上犯，郁闭玄府而致病。

【临床表现】

1. 症状　患者自觉不同程度的视力下降或视物模糊，视物变形、变小、变远，并伴有色觉改变。中心或旁中心相对或绝对暗点。

2. 体征　眼底检查可见黄斑区圆形或椭圆形盘状浆液性神经上皮脱离，约 1~3PD 大小，脱离缘可见弧形反光晕（图 22-6-1）。对应区视网膜下可有灰黄色小点，在恢复期更明显，可伴有色素上皮脱离和色素紊乱，中心凹反光弥散或消失。一些反复发作或病程较长的病例，眼底可见较广泛的病变，主要表现为色素上皮的色素变动或大小不等的色素上皮萎缩区。另有一些病例在脱离区可伴有黄白色视网膜下纤维蛋白沉着。

【辅助检查】

1. FFA 检查　FFA 检查是中浆病诊断和治疗中不可缺少的检查技术。其典型渗漏点表现为静脉期可见后极部视网膜有一个或数个强荧光点，随时间延长该强荧光点

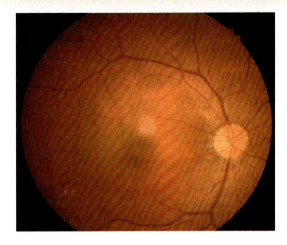

图 22-6-1　黄斑区圆形盘状浆液性神经上皮脱离

呈喷射状或墨渍状渗漏、扩大，晚期视网膜下液被荧光素染色，强荧光储留，勾勒出盘状浆液性脱离的轮廓（图 22-6-2）。对于一些不典型的渗漏点表现为 RPE 窗样缺损强荧光，呈灶性或多灶性，造影过程中显示缓慢渗漏或极不明显的渗漏，常见于慢性、亚急性或复发性病例中。

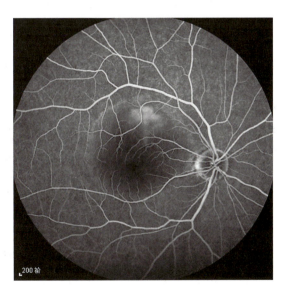

图 22-6-2　中心性浆液性脉络膜视网膜病变 FFA 检查

强荧光点呈喷射状渗漏，视网膜下液被荧光素染色勾勒出盘状浆液性脱离的轮廓

2. OCT 检查　OCT 显示黄斑区视网膜增厚，神经上皮层脱离，其下可见液性暗区，RPE 局灶性小隆起。对于病程较长或反复发作的病例，椭圆体带及 RPE 反射信号可局限性减弱或缺失。

【鉴别诊断】

1. 中心性渗出性脉络膜视网膜病变　典型的中渗黄斑区有灰黄色病灶可伴有渗出及出血，与中浆病易于鉴别。容易混淆者为十分小的、不伴有出血的 CNV，两者鉴别要

仔细阅读 FFA。一般中浆渗漏点出现在造影的静脉期后，而中渗 CNV 渗漏点在造影动脉早期即可出现，根据渗漏点出现的时间可对两者加以鉴别。

2. 视盘小凹　视盘小凹所致的玻璃体内液体进入视网膜下，导致视网膜浅脱离、囊变甚至裂孔形成，本病需仔细检查视盘颞侧存在小凹即可清楚的与中浆鉴别。

3. 脉络膜肿物　有时会发生浆液性视网膜脱离累及黄斑部，如脉络膜血管瘤继发黄斑浆液性脱离。如若不散瞳检查眼底易发生误诊，散大瞳孔应用间接检眼镜检查及 FFA 可明确诊断。

【治疗和预后】

1. 西医治疗　无特殊药物治疗，应禁用糖皮质激素。中浆病患者去除诱发因素，勿过分劳累，注意休息，戒烟酒，3～6 个月内不要任何治疗部分可自愈。

(1) 激光治疗：激光治疗中浆病是目前最有效、安全、并发症少的方法。对于经久未愈或视力下降严重的患者在荧光素血管造影定位下，中心凹无血管区外的渗漏点可行激光治疗，黄斑部光凝避免应用蓝光，可选用绿光或黄光，严格控制激光斑反应强度，RPE 层 Ⅰ 级光斑即可。光凝后可促进恢复缩短病程，绝大部分病例只需一次光凝即可治愈。

(2) 光动力疗法：反复发作或迁延不愈及中心凹无血管区内的渗漏点必要时可考虑光动力疗法。PDT 治疗中浆病的病理机制尚未完全清楚，可能的机制是 PDT 导致脉络膜毛细血管网栓塞，从而阻止由于脉络膜毛细血管壁通透性增加导致的渗漏。

2. 中医中药治疗

(1) 辨证要点和治疗

1) 脾虚湿泛证：①视物模糊，眼前中心发暗、变小、变形、眼底黄斑区见约 1～3PD 大小盘状浆液性视网膜浅脱离区；②头重胸闷，食少腹胀，呕恶痰多，大便溏薄；③舌苔滑腻，脉濡或滑。

治法：健脾益气，利水渗湿。

方药：参苓白术散（《太平圣惠和剂局方》）加减。

党参 10g，白术 10g，炙甘草 10g，山药 10g，薏苡仁 15g，茯苓 10g，白扁豆 10g，莲子肉 6g，砂仁 6g，桔梗 6g，车前子（包煎）15g，益母草 15g。

2) 肝肾阴虚证：①多见于本病晚期；②头晕耳鸣、梦多滑遗、手足心热、腰膝酸软；③舌红，少苔，脉细数。

治法：滋补肝肾，和血明目。

方药：知柏地黄汤（《医宗金鉴》）加减。

熟地黄 24g，知母 12g，山茱萸 12g，黄柏 10g，山药 10g，泽泻 10g，茯苓 10g，牡丹皮 10g，银柴胡 10g，菊花 10g，蝉蜕 10g，木贼 10g。

3) 肝经郁热证：①眼症同前；②情志不畅，口渴口苦，烦躁易怒，胸闷纳呆；③舌边尖红，苔薄黄，脉弦或弦数。

治法：疏肝解郁，清热明目。

方药：清肝解郁益阴渗湿汤（《中医眼科临床实践》）。

银柴胡 10g，菊花 10g，蝉蜕 10g，木贼 10g，女贞子 10g，生地 15g，苍术 10g，白术 10g，羌活 6g，防风 6g，赤芍 10g，菟丝子 10g，甘草 6g。

4) 痰湿内蕴证：①眼症同前；②身体肥胖，嗜食肥甘，头晕眼胀，肢体困倦，神疲易眠，痰多食少；③舌质淡，苔白腻，脉滑。

治法：健脾祛痰，利湿明目。

方药：三仁汤（《温病条辨》）加减。

杏仁 10g，滑石（包煎）20g，厚朴 10g，薏苡仁 15g，清半夏 10g，竹叶 10g，白蔻仁 10g，昆布 10g，海藻 10g，石菖蒲 10g，陈皮 10g，甘草 3g。

(2) 针刺疗法：眼周穴位取球后、睛明、承泣、瞳子髎、攒竹等，远端穴位取合谷、足三里、肝俞、脾俞等。

针刺方法：每次眼周局部穴位 1～2 个，远端肢体取 2～3 个，平补平泻手法，留针 30 分钟。每日或隔日一次，分组交替运用，10～15 天为一个疗程。

(3) 中成药

1) 利湿颗粒（河北省眼科医院制剂）10g，每日 3 次口服，适用于脾虚湿泛证。

2) 知柏地黄丸（水蜜丸），6g，每日 2 次口服，适用于肝肾阴虚证。

【随访】　未行激光或 PDT 治疗的患者每 6～8 周复查一次。直至病情好转或随访至 4～6 个月。激光或 PDT 治疗的患者，术后 4～8 周复查。

（吕丽娜　王莉菲　庞午）

第七节　视网膜脱离

视网膜脱离系指在某种致病因素的作用下，视网膜神经上皮层与色素上皮层发生分离，从而造成视力障碍。从胚胎学看，视网膜色素上皮层和视网膜内层分别由眼杯的内外壁衍化而成，其间存在着潜在间隙。在正常情况下，视网膜内层与色素上皮所以能紧密接触，主要是依靠玻璃体向外的支持力和脉络膜侧较高的胶体渗透压对视网膜的吸引力。如果玻璃体的支持力减退（例如液化），或自玻璃体方面对视网膜发生牵引，或是在上述潜在性空隙内出现占位性物质（如脉络膜肿瘤或炎性渗出物等），都会造成视网膜脱离。

视网膜脱离可根据发病原因不同分为孔源性（原发性）视网膜脱离和非孔源性视网膜脱离（继发性视网膜脱离）。

非孔源性视网膜脱离又按病因分为牵拉性视网膜脱离和渗出性视网膜脱离。

一、孔源性视网膜脱离

孔源性视网膜脱离,是由于视网膜萎缩变性或玻璃体牵拉形成视网膜神经上皮全层裂孔,液化的玻璃体经裂孔进入视网膜下形成的视网膜脱离。常单眼发病,少数可为双眼,发病率约为1/10 000。高度近视、无晶状体眼、视网膜周边变性以及有家族史或外伤史者高发。

【病因和发病机制】 本病的原因,尚不十分清楚。根据目前研究,认为孔源性视网膜脱离有如下三个特征:①玻璃体凝胶液化;②视网膜受到牵拉;③存在视网膜裂孔。

本病最早期变化是视网膜和玻璃体的退行性变,视网膜发生囊样变性,同时玻璃体常在此处与之发生生理的或病理的粘连,当眼球剧烈转动或受轻度外伤时,则该处易受玻璃体牵引而发生裂孔。此时玻璃体如仍处于胶体状态,常不引起显著变化,如玻璃体一旦液化,则可通过裂孔到达视网膜下而引起视网膜脱离。

【临床表现】

1. 症状 早期患眼前常出现火花和闪光感等前驱症状。这是由于变性的玻璃体对视网膜发生牵引所致。随着视网膜脱离的出现和发展,出现眼前有黑影遮蔽,或从一个方向朝中央部移动,当脱离达黄斑部时,则中心视力严重受损。

2. 体征

(1) 玻璃体变化:裂隙灯检查玻璃体,常可发现玻璃体液化、混浊、多可见棕褐色色素颗粒、玻璃体后脱离以及与视网膜间存在的透明样条索等。严重者形成玻璃体视网膜增殖病变(PVR),表现为视网膜血管扭曲,视网膜裂孔边缘后卷,视网膜表面呈现白色,牵拉视网膜形成皱襞,视网膜下条索等(表22-7-1)。PVR的产生标志着视网膜病变增殖

表22-7-1 1991年美国视网膜协会PVR分期标准

分期	特点
A	玻璃体雾状混浊、玻璃体色素膜,下方视网膜色素积聚
B	视网膜表面皱襞、僵硬、血管变形、裂孔卷边,视网膜活动度下降
C	全厚的固定视网膜皱褶
CP1-12	赤道后:局部、弥漫或环形的全厚的视网膜皱褶*,视网膜下条索
CA1-12	赤道前:局部、弥漫或环形的全厚的视网膜皱褶*,视网膜下条索,前移位;浓缩的玻璃体样条索

*以皱褶所在的部位钟点表示

的开始,轻度PVR行外路手术对视网膜复位无明显影响,然而PVR C级以上则不宜行外路手术,需行玻璃体切割术以解除牵拉,使视网膜复位。因此,PVR是行外路手术和玻璃体切除手术的重要标志。

(2) 眼底变化

1) 视网膜脱离部:视网膜脱离多自周边部开始,逐渐向中央扩展,并因视网膜下液体重量的关系,脱离有向下方移位的趋势。视网膜脱离的形态,可因脱离时间的长短而有较大的差异。视网膜脱离的早期呈扁平状,视网膜仍透明,但由于视网膜下积液的阻隔,使原来可见的脉络膜纹理不易透露,而呈现一片弥漫性红光反射。视网膜脱离时间较长,则呈灰白色隆起,形状不一,如丘状、叠峦状、球状、幔状或皱褶状等,其上有血管蜿蜒,当眼球转动时,视网膜随之轻微波动。有时下方视网膜脱离呈双球形隆起,中间被一纵沟所分隔。严重者可呈漏斗状脱离或全脱离。

2) 视网膜裂孔:裂孔的存在,是孔源性视网膜脱离的重要特征。其颜色多呈鲜红或暗红,数目多少不定,形态多种多样,多发生在颞上象限,其次为颞下及鼻上象限,鼻下象限最少。

发现视网膜裂孔是诊断和治疗原发性视网膜脱离的关键。视网膜裂孔常见者有圆形或卵圆形、马蹄形、锯齿缘离断等多种表现形式。

3) 视网膜周边部:以三面镜检查视网膜周边部,除上述裂孔外,尚可见视网膜囊样变性及囊肿。前者表面平坦,呈蜂窝状,颜色淡红而边缘不清,后者范围较大而隆起。此外于变性区尚可见灰白色格子状或网状细纹称为格子样变性;有时呈发亮的霜状外观,称为霜样变性。因为这些变化出现在视网膜脱离之前,故统称视网膜脱离前期症候群。

(3) 眼压变化:由于视网膜下的部分渗出液被脉络膜血管层所吸收,故眼压较正常为低。

【辅助检查】

1. B超检查 眼部B超在视网膜脱离时是最基本的检查。在眼内屈光间质混浊情况下,B超可明确是否有视网膜脱离,同时还可以了解玻璃体视网膜增殖程度。如果需行玻璃体手术或同时患有白内障行白内障摘除术,眼轴测量将极其重要。

2. 视野检查 与视网膜脱离相对应的区域,常突然发生视野缺损,或从周边部渐向中心部发生拉幕状视野障碍。病变初期,由于视网膜脱离部外层营养较差,而致感光能力降低,同时蓝色视野受犯较重,故在弱光下用蓝色视标检查视野常可发现缺损。视野缺损出现最早的地方,提示视网膜开始脱离的部位,往往也是裂孔存在之处。

3. 视觉电生理检查 视网膜电图是治疗前后视网膜功能评价的重要指标,视觉诱发电位主要用于判断视力极

差时,患眼治疗与否的评价指标。

4. FFA 及 OCT 检查　可以了解视网膜的情况,以帮助诊断。

【诊断要点】
1. 眼前闪光感或固定黑影遮蔽。
2. 视网膜灰白色隆起,看不清隆起深层组织结构。
3. 视网膜下液有移动性。
4. 视网膜有裂孔。
5. B 超显示有与视网膜相连的强回声条带。

【鉴别诊断】
1. 眼内肿瘤　由眼内肿瘤所引起的继发性视网膜脱离,一般有实体感,表面比较平滑,无皱褶及浮动现象,边界亦较清晰,脱离面上的视网膜血管不呈暗红色,同时可有眼压增高现象。在肿瘤的晚期阶段,由于坏死组织的刺激,可在视网膜与肿瘤之间产生炎性渗出物,从而造成类似原发性视网膜脱离的假象。此对应进行仔细的透照检查,结合一时期的随访观察,予以鉴别,必要时可作超声波或 X 线等影像学检查。
2. 视网膜劈裂症　发病率较低,通常双眼对称发生。其特点为周边部视网膜(常在颞下方)外网状层发生变性与分裂,分裂的内层向眼内隆起,形成边缘清楚、外形固定、表面光滑的透明泡样隆起,内含透明液体。其内层可发生裂孔与囊样变性。若其外层亦同时破裂时,则引起视网膜脱离。
3. 渗出性视网膜脱离　原因不明,好发于男性,常累及双眼,视网膜呈无孔性脱离,脱离面多为球形隆起,亦可在周边部呈环状脱离,视网膜下液极易移动。有时可伴有轻度的葡萄膜炎。

【治疗】
1. 激光封闭疗法　如果视网膜脱离不超出裂孔周围一个视盘直径,不超越赤道部时,可采用激光的光凝固法重新连接锯齿缘或环绕裂孔边缘封闭。如果视网膜脱离超出了赤道部,脱离超出一个视盘直径,需进行手术治疗。
2. 手术疗法　为目前治疗视网膜脱离的基本方法。手术的原则是封闭裂孔。

手术方法主要分为外眼手术和内眼手术。外眼手术以巩膜外加压或巩膜环扎外加压为代表,内眼手术以玻璃体切割术(必要时气体或硅油填充)为主。

外眼手术适应证有:透明晶状体的视网膜脱离,PVR C 级以下,可同时伴有锯齿缘剥脱、周边视网膜萎缩孔、马蹄形裂孔位于赤道部前,低于 90° 累及一个或两个象限的单一视网膜裂孔。

内眼手术适应证有:裂孔靠后或难以填压,多个裂孔出现在 3 个象限以上,巨大视网膜裂孔(大于一个象限的裂孔),人工晶状体眼或无晶状体眼,伴玻璃体大量出血,严重玻璃体炎症,PVR C 级以上的病例。

二、牵拉性视网膜脱离

玻璃体内纤维增生膜机械性牵拉,使感光视网膜从 RPE 层分开,称为牵拉性视网膜脱离。

【病因和发病机制】　眼外伤、视网膜血管病致玻璃体积血、眼内手术、葡萄膜炎等均可发生玻璃体或是视网膜下机化条带,造成牵拉性视网膜脱离,也可能在机化牵拉处造成牵拉性视网膜裂孔,形成牵拉裂孔性视网膜脱离。

大部分眼底可见原发病变,如血管炎、视网膜血管阻塞、糖尿病视网膜病变等。眼底可见玻璃体混浊,牵拉性视网膜脱离隆起处的视网膜表面多呈帐篷外观,表面平滑,常较局限,很少延伸至锯齿缘,一般无视网膜裂孔。如果因玻璃体视网膜牵引力增加造成视网膜破裂孔者,则称牵拉-孔源性视网膜脱离。眼 B 超可辅助诊断。

【诊断要点】
1. 视网膜隆起。
2. 隆起的视网膜上有形态不规则的灰白色纤维条索。
3. 隆起处视网膜表面呈帐篷样外观,脱离边缘无皱褶。

【治疗原则】
1. 积极治疗原发病。
2. 玻璃体切割术关键在于彻底分离玻璃体内增殖膜,解除其对视网膜的牵引。

三、渗出性视网膜脱离

渗出性视网膜脱离是由于视网膜色素上皮或脉络膜的病变,引起液体聚集在视网膜神经上皮下造成的视网膜脱离。它常为原发性疾病的一种体征,一般不作为独立诊断。其特点为移动性视网膜脱离,即视网膜脱离范围随体位的改变而改变。多见于眼组织炎症,如原田病、交感性眼炎、后葡萄膜炎、眼内寄生虫病、葡萄膜渗漏综合征以及视网膜脉络膜肿瘤等病变。

常见有以下几种:
1. 葡萄膜炎继发视网膜脱离　在某些葡萄膜炎(如交感性眼炎、原田病、脉络膜结核或周边部葡萄膜炎等)的经过中,由于视网膜下渗出液的聚集,常发生视网膜脱离。疾病晚期由于睫状膜或玻璃体内机化组织的牵引亦可导致视网膜脱离。
2. 眼内肿瘤继发视网膜脱离　脉络膜或视网膜肿瘤时,由于瘤组织在视网膜下腔内增生或刺激周围组织引起视网膜下液体积存,均可引起视网膜脱离。
3. 眼内寄生虫继发视网膜脱离　玻璃体腔或视网膜

下的豚囊虫死亡后可释放大量的毒素，从而引起严重的炎症反应，可造成视网膜脱离。

4. 外伤性视网膜脱离　眼球穿破伤、挫伤、眼内异物、红外线灼伤以及白内障手术后等，由于视网膜直接或间接受到伤害或因为玻璃体大量脱失，而引起视网膜脱离。

5. 其他如 MPPE、肾炎性视网膜改变、妊娠中毒性视网膜改变、Coats 病、巩膜炎、眼球筋膜炎、眶蜂窝织炎等均可引起渗出性视网膜脱离。

【诊断要点】
1. 视网膜脱离表面光滑无裂孔。
2. 多有视网膜渗出、出血等原发病变。
3. 视网膜脱离范围随体位改变。

【治疗原则】　继发性视网膜脱离病因复杂，表现不一，临床应根据原发病情况、脱离程度及裂孔的有无，进行保守或手术疗法。首先要积极治疗原发病，视网膜脱离长期不吸收者可行外路视网膜放液及冷冻，个别的可行巩膜开窗术等治疗。

（袁立飞　李瑞峰）

第八节　视网膜变性类疾病

一、视网膜色素变性

视网膜色素变性（retinitis pigmentosa，RP）为一种遗传性渐进性光感受器细胞受累并最终导致视网膜变性萎缩为特征的一组疾病。通常于幼年或青春期发病，临床主要特点为夜盲、视野向心性狭窄及视网膜上的骨细胞状色素沉着。

【病因和发病机制】　本病为遗传性疾病。其遗传方式有常染色体隐性、显性与 X 连锁隐性三种。以常染色体隐性遗传最多；显性次之；X 连锁隐性遗传最小。双基因和线粒体遗传也有报道。目前发现和 RP 相关的基因超过一百个。发病年龄与疾病进展程度在大多数情况下与遗传方式相关，例如常染色体显性遗传患者病变严重程度大多比 X 连锁和隐性遗传患者轻。

【临床表现】
1. 自觉症状及视野变化　早期最突出的症状为夜盲。检查可发现暗适应减退。病变早期，视野呈部分或完全的环形缺损，随着病情发展，视野逐渐向心性缩小，而成管状，终至中心视力丧失。

2. 眼底改变
（1）视盘呈蜡黄色萎缩，边缘一般清楚，但有时似被一层薄膜遮盖，此因视神经胶质增生所致，有时视盘上可见玻璃疣。

(2) 视网膜血管呈一致性狭窄，甚至呈细线状。

(3) 视网膜出现典型的骨细胞状黑色素斑，多沿血管分布，且可遮蔽部分血管。早期色素沉着较少，多位于赤道部附近，渐成环状，并向后极部及周边部扩散，至晚期黄斑部方被波及。

(4) 视网膜呈青灰之污秽色，并可见硬化的脉络膜血管。有时黄斑部发生囊样变性或呈金箔样反光（图 22-8-1）。

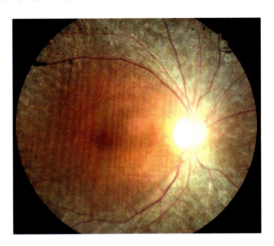

图 22-8-1　视网膜色素变性眼底彩照

尚有数种非典型病例，临床比较少见：

1) 单侧性视网膜色素变性：上述变化仅发生于单眼。

2) 无色素性视网膜色素变性：除眼底无色素沉着外，其他症状同视网膜色素变性。

3) 中心性视网膜色素变性：黄斑区首先出现浓密的色素沉着，其附近常可见硬化的脉络膜血管，以后在赤道部方出现典型的骨细胞样色素斑。

4) 急性视网膜色素变性：于短期内整个眼底发生色素沉着而失明。同时常伴有大脑退化现象。

【实验室及辅助检查】
1. 视网膜电图（ERG）　表现为各波振幅呈中重度降低或消失，尤其 b 波消失是本病的典型改变，其改变常早于眼底出现改变。EOG LP/DT 明显降低或熄灭，即使在早期，当视野、暗适应、甚至 ERG 等改变尚不明显时，已可查出。故 EOG 对本病诊断比 ERG 更为灵敏。

2. 视野　早期有环形暗点，位置与赤道部病变相符。其后环形暗点向中心和周边慢慢扩大而成管状视野。

3. 暗适应检查　早期锥细胞功能尚正常，杆细胞功能下降，使杆细胞曲线终末阈值升高。

4. 分子生物学检查　确定异常基因位点。

【诊断要点】　眼底改变及双眼对称的、进行性的特征性眼底改变，视野、ERG、暗适应的改变。

【鉴别诊断】　本症与梅毒性弥漫性脉络膜视网膜炎有相似之处。但后者色素增生的形状极不规则，可遍及整个眼底,其位置在视网膜血管之下,于色素间有萎缩灶出现。视野变化亦无特异性,血清康、瓦氏反应阳性。无视网膜色素变性的家族史。

【治疗】 西医对此病尚无有效的疗法,有人认为小剂量血管扩张药物、维生素 A 及维生素 E 对本病或有帮助,但剂量不宜过大。由于尚无特殊的治疗手段,现已成为世界眼科重点研究的难题之一。目前全世界也是有很多眼科专家在进行研究,不过目前都只在试验阶段,并没有找到能够应用于临床的根治办法。

【预后与并发症】 本病晚期常并发后囊下白内障、葡萄膜炎,黄斑部发生囊样水肿等。一般预后欠佳。

二、Stargardt 病

本病是最常见的遗传性黄斑营养不良,其特点是黄斑萎缩性损害合并视网膜黄色斑点沉着。本病具有两种特征,黄斑椭圆形萎缩区和周围视网膜的黄色斑点。常染色体隐性遗传是该病最常见的遗传方式,常发生于幼年或早年,主要自觉症状为视力减退。

【病因】 本病是先天遗传缺陷导致发病,在大多数情况下符合孟德尔遗传特征。目前发现 ABCA4 基因突变导致疾病。

【临床表现】 自觉症状及视功能变化:早期症状为视力减退。视野可有中心暗点,色觉可有不同程度的异常。

眼底改变:眼底黄斑区色素紊乱呈颗粒状,中心凹反光消失;随病程进展,黄斑部出现牛眼状或椭圆形的 RPE 变性区并呈金箔样反光。RPE 可萎缩消失,露见脉络膜血管。病程中或晚期后极部或周边出现黄色斑点(图 22-8-2)。

【辅助检查】

1. FFA 检查 在眼底未见改变的早期病例往往可以

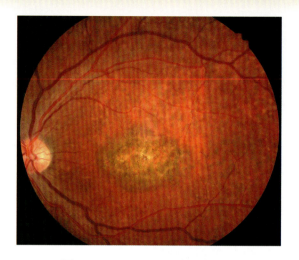

图 22-8-2 Stargardt 病眼底彩照

见到中央区色素上皮早期萎缩的斑点状透见荧光。在暗弱的背景下,视网膜的毛细血管则显得比平常更加清晰,这种现象称为"脉络膜(荧光)湮没"。视网膜黄色斑点在浓厚时,表现为遮蔽荧光小点;当其吸收变淡,则呈透见荧光小点。造影时还可见到黄色斑点与斑点之间的色素上皮呈透见荧光,说明后期色素上皮出现了弥漫性萎缩现象。晚期病例黄斑部"靶"状色素上皮萎缩区可以合并脉络膜毛细血管萎缩,在其中显露脉络膜的粗大血管,形象地称之为"牛眼征"(图 22-8-3)。

2. OCT 检查 可以帮助了解黄斑区的视网膜情况。

【诊断要点】 该病的诊断主要依据临床表现,视功能改变以及 FFA 检查的暗脉络膜背景荧光。

【鉴别诊断】 本症需与 Best 病、视锥细胞营养不良等黄斑部疾病鉴别。

【治疗】 本病目前无特殊治疗方法。

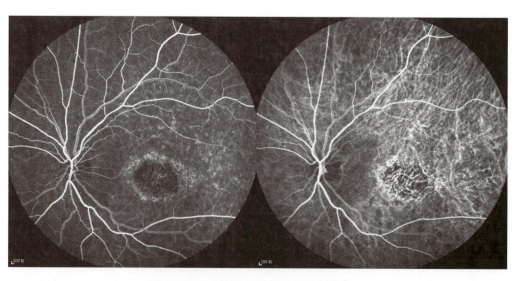

图 22-8-3 Stargardt 病 FFA 及 ICGA 影像

三、卵黄样黄斑营养不良

卵黄样黄斑营养不良又称 Best 病，为一组常染色体显性遗传疾病，但各患者间外显率可以有不同。通常发病年龄 3~15 岁。

【病因】 本病是先天遗传缺陷导致发病，在大多数情况下符合孟德尔遗传特征。目前发现部分患者为 VMD2 基因突变导致疾病。

【临床表现】 自觉症状及视功能变化：早期无症状，视力正常，后期视力下降，后期黄斑区卵黄破裂、黄斑区萎缩或黄斑区视网膜下新生血管膜形成可导致视力明显下降，视力受损程度两眼并不一致。视野正常，色觉可有不同程度的异常。

眼底改变：卵黄病变前期，在黄斑中心凹处出现黄色小点或者黄斑中心微小蜂窝状结构，视力并无损害，但 EOG 往往有改变。卵黄病变期，此时病变虽很明显而且典型，但病人视力却可以保持正常或只有轻微下降，视功能与眼底改变程度很不相称(图 22-8-4)。卵黄破碎期，随着病情发展，卵黄样病变内物质出现崩解，呈现蛋黄被打碎的形状。有时病灶内物质脱水凝聚，沉降在囊的下部上部为液体，并出现液平面，称为假性积脓。但在多数情况破碎期的卵黄样结构形态很不规则。患者视力明显下降，病人常因此就诊。有的病例尚可出现病变区的视网膜下新生血管导致出血和水肿，使病变形态更趋复杂。萎缩期，病变最后吸收，色素上皮与邻近的感光细胞趋于萎缩，形成瘢痕，患者视力明显下降。

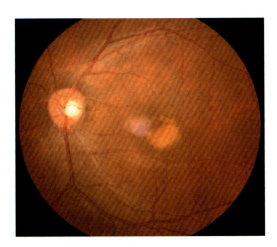

图 22-8-4　Best 病眼底彩照

【辅助检查】

1. 视觉电生理检查　EOG 通常低于正常，EOG 光峰/暗谷很少高于 1.5。眼底镜检查眼底正常的携带者，EOG 也明显低于正常。EOG 是一种非常重要的诊断卵黄样黄斑营养不良的检查。

2. FFA 检查　卵黄完整时，遮蔽了脉络膜背景荧光，所以呈现暗区。一旦卵黄破碎则呈现不规则的透见荧光与遮蔽荧光相混杂的状态。如有视网膜的新生血管，则出现染料渗漏现象。萎缩期则呈现透见荧光，其中杂有斑点状遮蔽荧光。晚期病例合并脉络膜毛细血管闭塞，则在暗弱荧光中见到粗大的脉络膜血管。

3. OCT 检查　可以帮助了解黄斑区的视网膜情况。

【鉴别诊断】 本症需与弓形虫病、假性卵黄样黄斑变性、老年黄斑变性、黄斑缺损、中心凹陈旧性出血、中心性浆液性脉络膜病变等黄斑部疾病鉴别。

【治疗】 本病无特殊治疗。对低视力者可戴助视器。当视网膜下出现新生血管时可考虑抗 VEGF 或激光治疗。

四、视锥细胞营养不良

本病为一组累及视锥细胞功能的遗传性视网膜病，遗传方式可见常染色体显性、常染色体隐性或 X 连锁隐性遗传。常发生于青少年，主要自觉症状为进行性视力减退、畏光。眼底早期可正常，后期黄斑区局限性变性。病变区外视网膜结构基本正常。电生理检查表现为 ERG 视锥细胞反应明适应和 30Hz 闪烁反应近于消失，暗适应正常。此病无有效的治疗方法。

五、白点状视网膜变性

本病为一种常染色体隐性遗传的视网膜病，常发生于幼年或早年，主要自觉症状为夜盲，视功能进行性下降。眼底除黄斑中心凹外，均有多数小白点散布，这种白点大小均匀，互不融合。视网膜血管变细，视盘苍白。因本病患者家族中可发现视网膜色素变性的病例，此病是视网膜色素变性的异型。治疗可参考视网膜色素变性。

六、黑蒙性家族性痴呆

本病极为少见，为一种家族性类脂质变性，多发于婴儿至少年时期，双眼受累，渐致失明。常伴有智力发育不全、全身肌肉进行性衰弱，患儿多在两年内死亡。一般根据发病的年龄分为婴儿型、晚期婴儿型及少年型三种：

1. 婴儿型(Tay-Sachs 氏病)　发病于生后数月。黄斑部可见白色混浊区，较视盘略大，其中心呈棕红色点，颇似视网膜中央动脉阻塞之樱桃红斑。视网膜血管及视盘早期正常，晚期血管变细，视盘萎缩。

2. 晚期婴儿型　起始于 2~3 岁。发病较早者眼底表现与婴儿型相似，发病较迟者眼底与下述之少年型相似。

3. 少年型(Batten-Mayou 氏病)　发病于 5~15 岁。黄斑部无棕色红点而呈椒盐状色素沉着，晚期亦有血管变细及视盘萎缩现象。

七、脑回状视网膜脉络膜萎缩

一般开始于青少年时期，具有家族性和遗传性，常合并近视，自幼即有夜盲。眼底主要特点是视网膜色素上皮层和脉络膜基质层的进行性萎缩。通常在眼底赤道部与视盘之间，发生多数大圆形或多角形的白色萎缩性病灶，境界清楚，状如脑回，其中有色素斑及脉络膜血管。该萎缩斑逐渐扩大，常回避黄斑部而互相融合，终至波及大部分眼底。视盘屡显蜡黄色萎缩，视网膜血管细小，视野则呈向心性狭窄。

八、先天性视网膜劈裂症

本病为一种 X 连锁遗传的视网膜病，常发生于幼年或早年，常因视力下降、斜视、眼球震颤等就诊。眼底黄斑部常表现为多囊状、花瓣状或轮辐状改变，黄斑中心凹反光消失，色素紊乱。随着病程进展，黄斑部囊样隆起逐渐发展，囊样改变可消退，进展到黄斑萎缩，常伴有黄斑区色素改变。FFA 和 OCT 检查可以帮助诊断。关于先天性视网膜劈裂症的预防性治疗至今仍有争议。

九、视网膜有髓神经纤维

系一部分视神经髓鞘伴同神经纤维进入眼内，分布于视网膜所致。多在出生后数月发生。眼底检查于视盘上、下或周围的视网膜上，出现雪白而有光泽的斑块，呈羽毛或兔尾状，与视神经纤维行走方向一致，且可遮盖部分血管。对视力多无影响，视野检查可见生理盲点扩大。

十、先天性视网膜血管蛇行

此种先天性血管弯曲，通常涉及整个视网膜静脉，有时动脉亦可发生。其特点为双眼性，弯曲的血管与视网膜面相平行，常伴有高度远视或散光，有时伴有其他先天异常。

十一、先天性视网膜皱襞

或称先天性视网膜纵隔，可能为原始玻璃体与视杯内层粘连所致。此皱襞起自视神经乳头，突出于玻璃体内，高低不平，颜色灰白，位置不定，多出现于颞侧，并有玻璃体动脉附着其上。两侧者常对称发生。黄斑部常发育不良，因而视力减退，并发生眼球震颤。

十二、小口病

本病为一种常染色体隐性遗传的视网膜病，常发生于幼年，主要自觉症状为夜盲，视力、视野和色觉均正常。眼底在明适应下呈金箔样视网膜反光，在一段长时间的暗适应后(2~3 小时)，眼底颜色正常，这种眼底色彩的变化称为水尾现象。

十三、先天性静止性夜盲

本病为一组累及视杆细胞功能的遗传性视网膜病，遗传方式可见常染色体显性、常染色体隐性或 X 连锁隐性遗传。常发生于幼年，主要自觉症状为夜盲或视物模糊，眼底基本正常，有时伴有近视、眼球震颤及斜视等。

十四、视网膜黑变病

甚为少见，视网膜可呈现灰褐色或棕黑色斑点，多为圆形或卵圆形，边缘清楚，其上有血管经过。有时数个斑点集合一处，其间的视网膜正常，对视力无何影响。

(杨国兴　李瑞峰)

第九节　视网膜母细胞瘤

视网膜母细胞瘤是婴幼儿时期最常见的原发于眼内的恶性肿瘤，严重危害患儿的视力及生命，通常发生在出生之前，与视网膜细胞发生基因突变有关，无种族、地域及性别差异，发病率约为 1：18 000~1：21 000。90% 患儿于 3 岁前发病，成年人发病罕见，视网膜母细胞瘤有自发退化倾向。

【病因和发病机制】　视网膜母细胞瘤分为遗传型和非遗传型两种，约 40% 病例属遗传型，为常染色体显性遗传，患者有该病家族史，或其父母为突变基因携带者遗传，或由正常父母的生殖细胞突变引起。60% 为非遗传型，为视网膜母细胞突变所致。RB 基因的缺失或失活是 RB 发生的重要机制，一对 RB 等位基因同时缺失或变异、失活即导致 RB 产生。遗传型患儿发病早，多为双侧，视网膜上 RB 为多灶性，易发生其他部位原发性第二肿瘤。非遗传型患儿发病较晚，多为单眼，视网膜上只有单个病灶。

【临床表现】　视网膜母细胞瘤多发生于 3 岁以前，多为单眼发病，约 30% 患儿双眼受累，三侧性视网膜母细胞瘤较为罕见。该病多数患儿因瞳孔区出现黄白色反光，以白瞳症就诊，约 20% 的患儿以斜视就诊，少数患儿出现眼红，以及青光眼表现，甚至出现无菌性眼眶蜂窝织炎等症状。

进行眼底检查时，可见视网膜上有圆形或椭圆形，或形状不规则、边界不清的灰白色实性隆起肿块，病变多向玻璃体隆起，部分患者可沿脉络膜呈扁平生长。肿块表面可见视网膜血管扩张、出血，并可伴有渗出性视网膜脱离。当瘤组织穿破视网膜进入玻璃体及前房时，可出现玻璃体混

表 22-9-1 RB 国际分期系统

分期	表现	备注
0 期	只限于眼内	无局部或全身转移,患者可能无须行眼球摘除
Ⅰ 期	通过眼球摘除可以完全切除的肿瘤	未手术眼也可能存在肿瘤,摘除的标本可能存在高危病理改变
Ⅱ 期	眼眶内残留肿瘤	显微镜下——肿瘤侵犯视神经断端
Ⅲ 期	局部明显受侵犯	通过临床表现或神经影像学检查诊断累及眼眶或淋巴结
Ⅳ 期	全身转移	

注:双眼患者以较严重眼别进行分期

浊、假性前房积脓,甚至于虹膜表面形成灰白色肿瘤结节。病变可沿视神经向眶内、颅内蔓延,出现视神经增粗;当瘤组织侵犯球壁,突破巩膜,可出现眶内,甚至颅内蔓延。此外,该病变可经淋巴管向附近淋巴结及通过血循环向全身转移,导致死亡。

双眼视网膜母细胞瘤,同时伴有颅内松果体或蝶鞍区原发性神经母细胞瘤,可称为三侧性视网膜母细胞瘤,该病在临床较为少见。

视网膜母细胞瘤的临床分期:

(1) 传统分期:包括眼内期、青光眼期、眼外期以及全身转移期,共 4 期。

(2) RB 国际分期系统:根据疾病的严重程度、显微镜下的表现、眼外侵犯程度和是否全身转移,进行分期,分期用罗马数字来表示(表 22-9-1)。

(3) RB 国际分类系统:患眼主要根据病情严重程度和眼内播散程度来分类(表 22-9-2)。

表 22-9-2 RB 国际分类系统

分类	肿瘤表现
A 组	小,圆形肿瘤,位置远离黄斑和视盘
B 组	双眼无肿瘤播散,但不属于 A 类
C 组	肿瘤局部播散
D 组	肿瘤广泛播散
E 组	患眼已无法挽救

【实验室及辅助检查】

1. 眼部超声检查 超声可发现肿瘤钙化并测量肿瘤大小,病变显示玻璃体腔内弱或中强回声光团与眼球壁光带相连接,内回声点大小不等、强弱不一或分布不均,多数可有强回声光斑。彩色多普勒超声可见瘤体内有点状或线状血流信号,红色血流丰富,有搏动性。

2. 眼眶与颅脑 CT 检查 CT 检查可显示眼内形状不规则病变,绝大多数患者可发现钙化斑;此外还可显示受累增粗的视神经、眼眶、颅内受侵犯的程度及有无松果体神经母细胞瘤。

3. MRI 检查 对于软组织对比分辨率较高,可显示眼内病变,以及眶内病变、视神经以及颅脑病变,但不能发现钙化斑。

【诊断要点】

1. 根据患者病史,眼底检查视网膜上有圆形或椭圆形,或形状不规则,边界不清的灰白色实性隆起肿块,病变多向玻璃体隆起,肿块表面可见视网膜血管扩张、出血。

2. 眼部影像学检查显示眼球内肿物伴有钙斑,一般可明确诊断,全身其他部位的影像学检查有助于进一步确诊及明确病变进程。

【鉴别诊断】 该病多以白瞳症就诊,临床上主要与下列疾病相鉴别:

1. Coats 病多为男性青少年,单眼发病,其眼底特点为视网膜血管异常扩张、视网膜内和下有大片黄白色脂质渗出及胆固醇结晶,可伴发渗出性视网膜脱离,多无钙化表现。

2. 原始玻璃体残存增生几乎均为小眼球、浅前房,晶状体后残存有血管增生的灰白色组织,晶状体周围可见正常小而长睫状突,常有进行性后囊下混浊。

3. 早产儿视网膜病变患儿低体重,有早产史和吸高浓度氧史。由于周边视网膜血管发育不全导致的缺血缺氧,双眼发生增殖性病变,重者发生牵拉性视网膜脱离,增殖病变收缩至晶状体后,呈白瞳症表现。

4. 转移性眼内炎多见于儿童高热病后,病原体经血循环到达眼内。患眼前房、玻璃体内大量渗出,玻璃体脓肿形成,瞳孔呈黄白色,亦可表现为白瞳症。患眼眼压多低于正常。

【治疗】 对于视网膜母细胞瘤的治疗,包括局部治疗、外科治疗、化学治疗、放射治疗、基因治疗等方面。随着医疗技术的发展,以及治疗观念的更新,综合分析患者的病情,科学合理地运用国际分期结合国际分类系统,采取综合治疗。选择治疗方法时首先考虑保存患儿的生命,其次考虑保存患眼和视力。

1. 局部治疗 ①激光疗法:对于限制在视网膜内位于后极部的较小肿瘤可用激光光凝、TTT 及 PDT 治疗。②冷冻疗法:适于向前发展至赤道部难以行激光治疗的较小肿瘤。③巩膜表面敷贴放疗或称近距离放疗:适于肿瘤直径12mm,厚度6mm,不适于光凝和冷凝治疗且无广泛玻璃体种植的肿瘤。

2. 外部放射治疗　适于肿瘤较大或分散,家属不愿行眼球摘除者。副作用较大,易发白内障、放射性视网膜病变和毁容。

3. 化学疗法　可用在冷冻治疗后以巩固疗效。对于巨大肿瘤,采用化学减容法使肿瘤体积缩小,再进行局部治疗,可免于眼球摘除。

4. 手术治疗　①眼球摘除术:适于巨大肿瘤或化疗失败,切断视神经应尽量长些。②眼眶内容物摘除术:适于瘤组织已穿破眼球向眶内生长、视神经管扩大等。术后联合放射治疗,但大多预后不良。

(任明玉)

参 考 文 献

1. 瑞安.视网膜.黎晓新,赵家良,译.天津:天津科技翻译出版公司,2011:1219-1522.
2. 张承芬.眼底病学.第2版.北京:人民卫生出版社,2010:208-543.
3. 张铭连.中西医结合眼科疾病诊疗手册.北京:中国中医药出版社,2010:350-428.
4. 中华医学会眼科学会眼底病学组.我国糖尿病视网膜病变临床诊疗指南.中华眼科杂志,2014,50:851-865.
5. 葛坚.眼科学.第3版.北京:人民卫生出版社,2015:321-353.

第二十三章

视路疾病

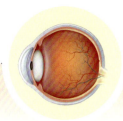

视神经是视觉信息传入视中枢的必经之路，起于视盘止于视交叉，全长约50mm，分为球内段、眶内段、管内段和颅内段（临床上所称的球后视神经是对后三段的概括）。视路包括起自视网膜，经视神经、视交叉、视束、外侧膝状体、视放射止于大脑枕叶皮质视觉中枢的整个视觉传导路径，但目前习惯将视交叉和视交叉以上的视路病变归为视路疾病。

视神经疾病的常见病因有炎症、血管性疾病及肿瘤3种。视路疾病多为邻近组织肿瘤，炎症及血管性损害的影响，其中以肿瘤压迫最为常见，临床上以其特殊的视野改变及发生下行性视神经萎缩为其主要表现。

中医眼科学称视神经为目系，目系疾病多与肝肾功能失调关系有关，其病因病机可用火（热）、郁、瘀、虚概之。临床上以肝胆火盛、肝郁气滞、肝经郁热、阴虚火旺、气血两虚多见。治疗时多选用清肝泻火、疏肝解郁、滋补肝肾、滋阴降火、养血活血等治法。

第一节 视神经炎

视神经炎泛指视神经的炎性脱髓鞘、感染、非特异性炎症等疾病。临床上常分为视神经乳头炎和球后视神经炎两类。视盘炎多见于儿童，单眼或双眼发病，年龄越小，双眼发病率越高；球后视神经炎多见于青壮年，常单眼发病，依炎症损害的部位可分为轴性视神经炎、横断性视神经炎及视神经束膜炎。

急性视神经炎，视功能损害严重者属于中医眼科学"暴盲"范畴；慢性视神经炎，视功能损害较轻者属于中医眼科学"视瞻昏渺"范畴。

【病因和发病机制】

1. 本病病因较为复杂。主要病因包括：局部感染如眼眶、鼻窦、眼内的炎症向视神经蔓延；全身其他部位的细菌、病毒、螺旋体等感染亦可通过血液直接累及视神经；其他因素如脱髓鞘性疾病、中毒性疾病、某些自身免疫性疾病等均可引起视神经炎。除以上病因外，临床上约1/3至半数的病例查不出确切病因。

2. 中医认为，本病多由情志内伤、肝失调达，肝郁内热，上灼目系；或外感六淫或五志过极，肝火内盛，循肝经上扰，灼伤目系；或素体阴亏、阴虚火旺，虚火上炎；或久病体虚，素体虚弱；或产后血亏，气血亏虚，目系失养而发病。

【临床表现】

1. 视神经乳头炎

（1）症状

1）发病急骤，视力急剧下降，可在1~2天内降至无光感。

2）早期可伴有前额或眼球后疼痛，视力严重下降时，疼痛症状消失。

（2）体征

1）瞳孔改变：双眼失明者，双眼瞳孔散大，直接及间接对光反射均消失。视力障碍者，瞳孔直接对光反射迟钝，间接对光反射存在（当对侧眼正常时）。

2）眼底改变：早期视盘充血，边缘模糊。继之，视盘出现水肿，边缘模糊不清，但水肿不超过3D，生理凹陷消失，且可见渗出和出血，视网膜静脉迂曲扩张，动脉正常或稍细。当累及周围视网膜时，可出现视网膜的水肿、渗出、出血等改变。晚期，视盘颜色灰白，边界不清，血管变细，视网膜上可有色素沉着。

2. 球后视神经炎

(1) 症状

1) 急性者,视力急剧下降甚至完全失明,常伴有眼眶深部钝痛以及眼球转动时牵引性疼痛。

2) 慢性者,多为两侧,常无不适,视力逐渐下降,可伴有畏光、昼盲等现象。

(2) 体征

1) 瞳孔改变:患眼瞳孔常散大,直接对光反应迟钝,甚至消失,间接对光反射存在(当对侧眼正常时),RAPD(+)。

2) 眼底改变:早期基本正常,仅炎症接近视盘者,可出现视盘轻度充血,晚期视盘颞侧颜色淡白或苍白。

【实验室及辅助检查】

1. 视野检查

(1) 视神经乳头炎:视野出现中心暗点或视野缩小,尤以红绿色视野为甚。

(2) 球后视神经炎:轴性视神经炎表现为中心暗点或哑铃形暗点,视神经束膜炎则表现为向心性缩小,横断性视神经炎常全盲,视野查不出。

2. 视觉诱发电位(VEP)　P100波振幅下降,潜伏期延长。

3. 色觉检查　色觉下降,表现为红绿、黄绿色觉障碍。

4. FFA检查　视神经乳头炎早期视盘呈局限性弱荧光,晚期有明显荧光素渗漏而呈强荧光;球后视神经炎造影无明显异常改变。

5. MRI检查　可见视神经增粗,脑白质或视神经的脱髓鞘斑块(常位于脑室旁)提示多发性硬化。

6. 脑脊液检查　细胞数目增多、蛋白增高、IgG增高和可见寡克隆区带。

【诊断要点】

1. 视神经乳头炎

(1) 视力急剧下降,视力可自模糊至无光感。

(2) 色觉损害和对比敏感度下降,RAPD(+),视野缺损。

(3) 视盘充血水肿,边缘模糊,伴有少量视盘旁出血。可出现乳斑间星芒样渗出。

2. 球后视神经炎

(1) 急性者,视力急剧下降甚至失明,眼球或眼眶痛,转动时加重。慢性者,视力逐渐下降。

(2) 色觉损害和对比敏感度下降,RAPD(+),视野缺损。

(3) 眼底基本正常。

【鉴别诊断】

1. 视盘水肿　多由颅内压增高引起,多为双眼发病,视力损害轻,视盘水肿大于3D,出血与渗出较多,生理盲点扩大或向心性缩小,脑脊液压力大于200mmH$_2$O,常伴有头痛、恶心、呕吐等症状。

2. 前部缺血性视神经病变　多为老年人,常有高血压、糖尿病等全身病病史,视力减退较轻,视盘色淡,水肿较轻,视野呈与生理盲点相连的象限性视野缺损。

3. 后部缺血性视神经病变　常见于50岁以上老年人,视力突然减退,无眼球转动痛,眼动脉前后血流动力学检查可证明后部视神经供血不足。

4. 癔症性黑蒙　患者虽视力高度减退,但无行动障碍,眼部检查正常,有发作性特征,视野呈螺旋状缩小,多次复查视野时缩窄越来越重,VEP检查正常。

【治疗】

1. 西医治疗　近年来,虽然国外多中心研究证明本病有自愈倾向,但目前国内对急性视神经炎仍主张早期应用大剂量糖皮质激素冲击疗法,配合应用B族维生素及其他营养神经药物。应用糖皮质激素冲击治疗疗效不佳时,可配合地塞米松注射液球后注射。

2. 中医中药治疗

(1) 辨证要点和治疗

1) 肝经郁热证

主症:①视力急剧下降,前额疼痛、眼球及眼眶深部疼痛,眼球运动时有牵引痛,眼底可见视盘充血水肿,视网膜静脉扩张,迂曲,或眼底无异常;②兼见头胀头痛,胸胁胀痛或胸闷叹息,口苦口干等全身症状;③舌红,苔薄黄,脉弦数。

治法:清热泻火,疏肝解郁。

方药:银公逍遥散(《中西医结合眼科疾病诊疗手册》)。

银花30g,公英30g,丹皮10g,栀子10g,当归10g,白芍10g,茯苓10g,白术10g,银柴胡10g,荆芥10g,防风10g,甘草3g。

2) 肝胆湿热证

主症:①视力急降甚至失明,伴眼球胀痛或转动时疼痛,眼底改变同上;②兼见头胀耳鸣,胁痛口苦等全身症状;③舌红,苔黄腻,脉弦数。

治法:清肝泻热,兼通瘀滞。

方药:龙胆泻肝汤(《医方集解》)。

龙胆草10g,生地10g,当归10g,柴胡10g,泽泻10g,车前子10g(包),栀子10g,黄芩10g,川木通6g,生甘草6g。

3) 阴虚火旺证

主症:①眼部表现同前;②兼见头晕目眩,五心烦热、颧赤唇红、口干等全身症状;③舌红,苔少,脉细数。

治法:滋阴降火,生津明目。

方药:知柏地黄汤(《医宗金鉴》)。

熟地12克,山茱萸12克,山药12克,泽泻10克,丹皮10克,茯苓12克,知母12克,黄柏12克。

4) 气血两虚证

主症：①视物昏花，视盘颜色淡，患者久病体弱，或失血过多，或产后哺乳期发病；②兼见面白无华或萎黄，爪甲唇色淡白，少气懒言，倦怠神疲等症状；③舌淡嫩，苔薄白，脉细弱。

治法：补益气血，养肝明目。

方药：八珍汤（《正体类要》）。

人参10g，白术10g，茯苓10g，熟地10g，当归10g，川芎10g，白芍10g。

(2) 针刺治疗：针刺患眼球后、双侧头维、攒竹，不行手法；针刺双侧合谷、太阳、风池及百会，捻转平补平泻法，留针30~50分钟。

(3) 其他疗法

1) 刺五加注射液40ml、苦碟子注射液40ml、舒血宁注射液20mg等静脉滴注。

2) 复方丹参片口服。

3) 复方樟柳碱注射液2ml，每日1次患侧颞浅动脉旁皮下注射，14次为1个疗程。

【预后与并发症】 视神经炎经早期及时治疗后多数患者有较好的恢复，如治疗不及时很难痊愈，残留的视野缺损，颞侧视盘变白和色觉损害可永久存在。且本病有复发的可能性。慢性、双侧、进行性视神经炎复发可能性更大。儿童视神经炎通常表现为双侧视盘炎，视力恢复较好。

（赵晓丽　李瑞峰）

第二节　视盘水肿

视盘水肿指视盘非炎性被动性水肿，它不是一个独立的疾病，多为全身性疾病特别是颅内疾病在眼底的一种表现。本症与神经外科的关系十分密切，常由颅内压增高引起，对于颅内肿瘤的诊断和预后判断有重要参考价值。

【病因和发病机制】

1. 视盘水肿的形成，可来自许多方面，其中以颅内压增高最为常见。现将其病因分述如下：

(1) 颅内因素

1) 占位性病变：如脑肿瘤（约占3/4）、脑出血、脑脓肿、脑寄生虫等。

2) 炎症：如脑膜炎、脑炎、蛛网膜炎。

3) 外伤：如颅骨骨折、脑震荡。

4) 发育异常：如尖头畸形、脑积水等。

(2) 眶内因素：如眶内肿瘤、眼眶蜂窝织炎或眶内出血等，可直接压迫视神经而引起血液和淋巴液回流障碍。

(3) 眼球因素

1) 视盘部的小血管循环障碍，可使组织缺血缺氧而发生视盘水肿。

2) 眼压突然降低，可引起轻度的视盘水肿，如角膜瘘、抗青光眼手术后或眼球穿通伤等。

(4) 全身因素：如原发性和继发性高血压的后期以及贫血、白血病等。

(5) 有的人为先天性视盘发育异常，这种先天性视盘水肿一般隆起不著。视盘水肿的发生机制比较复杂，主要是颅内压增高引起的机械性压迫现象。其解释如下：

1) 由于视神经周围的蛛网膜下腔与相应的脑脊髓蛛网膜下腔直接相沟通，当颅内压增高时，脑脊液被压入视神经鞘间隙，因该间隙在视盘处为一盲端，故形成环形扩张，并进而使眼内的血液循环和淋巴通路受阻，而发生视盘水肿。

2) 正常视神经内的组织液，是从眼球通过视神经干的胶质间隙流向颅内的，这是因为颅内压较眼压为低的缘故，但当颅内压高于眼压时，组织液则呈相反的方向流动，此时视盘即起到一种屏障作用，以阻止液体的前进，于是液体在此处积聚而形成视盘水肿。由于颅内压增高时，硬脑膜皱襞首先压迫视神经管处的上方，使该部组织液循环发生障碍，所以视盘水肿通常自视盘上缘开始。

3) 认为系脑组织水肿经视神经干传播至视盘部而引起水肿。

2. 中医认为，本病多因肝胆湿热，上熏目系；或平素情志不畅，肝气郁结，阻滞目络，目系失养；或情绪暴躁，肝阳上亢，上扰清窍，伤及目系；或平素形体虚羸，气血不足，脾肾阳虚，水气内停而致。

【临床表现】

1. 自觉症状　阵发性视力障碍是本病的重要特征。早期视力可正常，直至视盘水肿持续较长时间后视力方逐渐降低。有时伴有颅内压增高的其他表现，如头痛、头晕、恶心、呕吐等。

2. 视野改变　以生理盲点扩大最为突出，但由于正常生理盲点的大小常有差别，故只有进行性的盲点扩大才有临床价值。由于中枢神经系统原发性病变的影响，亦可出现周边视野缩小或偏盲。

3. 眼底变化

(1) 病变早期，视盘边界模糊，颜色红，周围毛细血管扩张，生理凹陷消失。视盘周围可见放射状的白色混浊，或可见到细小的条状出血。

(2) 病变继续发展，视盘水肿，直径扩大，隆起多在3个屈光度以上，呈蘑菇状突出于玻璃体内。静脉高度怒张、迂曲，被埋于水肿的视网膜组织呈弯断状。视盘表面及其附近，可见到点状或放射状出血，以及大小不等、形状不一的白色病灶（为视神经纤维变性的结果），视盘周围有弧形线。

(3) 病情进一步发展，以上病症更为明显，视盘更加扩大,乳斑间可出现星芒状渗出斑,颇似肾炎及高血压之眼底改变。此种情况多见于脑肿瘤。

(4) 视盘水肿的晚期,水肿逐渐消退,而形成视神经萎缩。此时视盘颜色灰白,边缘不清,动脉变细,静脉恢复正常,血管旁可有白鞘。有时水肿消退后萎缩的视盘边缘较为清晰,与单纯性视神经萎缩近似。亦有极少数病例视盘可恢复常态。

4. 其他症状　除上述变化外,视盘水肿尚可由于病因和病变部位不同而伴有一些其他症状。如眼外肌麻痹、瞳孔散大、眼球突出等,若一眼为视盘水肿,另一眼呈原发性视神经萎缩者,则称为福-肯(Foster-Kennedy)综合征。

【实验室及辅助检查】

1. FFA 检查　早期轻度视盘水肿在造影早期无明显改变,造影后期视盘呈强荧光。发展完全的视盘水肿在 FFA 动脉期,可见视盘表面辐射状毛细血管扩张,严重者出现类似微动脉瘤样改变,荧光素很快向外渗漏,视神经乳头及其周围染色,呈现强荧光。

2. 视野检查　表现为生理盲点扩大或向心性视野缩小。

3. 脑脊液检测　脑脊液压力增高,一般大于 200mmH$_2$O,脑脊液常规、生化检查可为正常。

4. P-VEP　P100 波的潜伏期延长,振幅降低。

5. 头颅 CT 或 MRI 检查　有助于确诊颅内占位性病变。

【鉴别诊断】　本病与视神经乳头炎的病状相似,但后者视力下降明显,甚至无光感,常单眼发病,患眼瞳孔常散大,有相对性瞳孔传入障碍。视盘水肿,隆起度不超过 3D,视野有明显的中心暗点,有时周边视野向心性缩小。此外,由不同病因所致的视盘水肿,其临床表现也不尽相同。

【治疗】

1. 西医治疗　早期除去病因,对本病的预后至关重要。如为颅内占位应尽早摘除,不得已时可采取对症治疗,如多次小量放脑脊液,切开视神经鞘和颅内减压术等。

针对颅内高压,可给予高渗剂甘露醇注射液静脉滴注或给予抑制脑脊液生成的药物醋甲唑胺片等。

2. 中医中药治疗

(1) 辨证要点和治疗

1) 肝胆湿热证:①视物模糊,眼底视盘水肿,明显隆起,盘周少量放射状出血及棉绒斑,视网膜静脉迂曲怒张;②头痛头晕,恶心呕吐,胸胁胀满,口苦溲黄;③舌质红,苔黄腻,脉弦数。

治法:清肝利湿,活血化瘀。

方药:龙胆泻肝汤(《医方集解》)加减。

龙胆草 6g,栀子 9g,泽泻 12g,车前子 9g(包),当归 10g,生地 9g,银柴胡 6g,生甘草 6g,泽兰 10g,茺蔚子 15g,丹参 10g。

2) 肝郁络阻证:①眼症同前;②眼球发胀,善太息,烦躁不安;③舌质暗红,苔薄白,脉弦。

治法:清肝解郁,疏经通络。

方药:清肝解郁汤(《中医眼科临床实践》)。

银柴胡 9g,茯苓 9g,蝉蜕 9g,菊花 9g,木贼 9g,白蒺藜 9g,夏枯草 15g,桔梗 9g,生栀子 9g,丹皮 3g,枳壳 9g,赤芍 9g,甘草 3g。

3) 肝阳上亢证:①眼症同前,②头痛眩晕,急躁易怒,失眠多梦,面赤烘热,口苦咽干;③舌质红,苔黄,脉弦数。

治法:平肝益肾,宁心安神。

方药:天麻钩藤饮(《杂病证治新义》)。

天麻 9g,钩藤 12g(后下),石决明 15g(先煎),山栀 9g,黄芩 9g,川牛膝 12g,杜仲 9g,益母草 20g,桑寄生 9g,夜交藤 15g,茯神 9g。

4) 脾肾阳虚证:①眼症同前;②头晕、头胀、头痛、恶心,呕吐痰涎,四肢沉重;③舌淡,苔白,脉沉。

治法:温阳利水。

方药:真武汤(《伤寒论》)加味。

茯苓 9g,白芍 9g,白术 6g,干姜 9g,炮附子 9g,山药 9g,菟丝子 9g,茺蔚子 15g。

(2) 针刺疗法:针刺双侧头维、攒竹、阳白、合谷、太阳、风池、百会、四神聪,留针 30~50 分钟。

(3) 中成药

1) 发病早期,患者头晕、头痛症状较重者,可予清开灵注射液 40ml,每日 1 次静脉滴注。

2) 视盘水肿重、出血较多者,可予注射用血栓通 300mg 或注射用血塞通 400mg,每日 1 次静脉滴注。

(赵晓丽　李瑞峰)

第三节　缺血性视神经病变

缺血性视神经病变是指视神经前端的小血管循环障碍,使局部缺血缺氧,而导致视力下降、视盘水肿和视野缺损的眼病。本病常累及双眼,可先后发病,时间相隔数周或数年,全身常伴有高血压、动脉硬化、糖尿病、颞动脉炎等血管系统疾病。前部视神经的血液供应主要来自睫状后短动脉,后部视神经的血液供应主要来自软脑膜动脉的分支。根据血管阻塞部位不同,临床分为前部缺血性视神经病变和后部缺血性神经病变。后者由于缺乏病理证实,多为推测,故不赘述。

【病因和发病机制】

1. 西医认为,造成本病的原因很多,可分为以下四类:

(1) 多因血管壁病变、血液黏稠度增高或静脉阻塞引起的局部血流不畅所致。可发生于高血压、动脉硬化、糖尿病或颞动脉炎等。

(2) 由于血压过低，视盘局部供血不足所致。见于大出血或手术后血压急剧降低，以及其他原因所致的休克等。

(3) 由于眼压过高，使视盘部小血管血压与眼压失去平衡，以致血流不畅而引起。

(4) 由于血液的带氧量减低，如严重的贫血等，可导致视盘缺氧而引起。

2. 中医认为，本病多由情志失调，肝气郁结，忿怒暴悖，气机紊乱，气滞血瘀，脉络阻塞；或偏食肥甘厚腻，恣酒嗜辣，痰热内生，血脉闭塞，目系失养；或年老阴亏，肝肾不足，阴虚不能潜阳，肝阳上亢，气血逆乱，目络瘀阻；或气虚不能行血，血行滞缓，目系不荣。

【临床表现】 前部缺血性视神经病变在临床上根据发病的病因不同，一般分为两个类型。非动脉炎性：或称动脉硬化性，多见于40~60岁患者，多有高血压、糖尿病、高血脂等危险因素。动脉炎性：较少见，主要为颞动脉炎或称巨细胞动脉炎所致，以70~80岁的老人多见，其视力减退、视盘水肿更明显，且可双眼同时发生，颞动脉活检可证实。临床上一般指非动脉炎性前部缺血性视神经病变。

1. 自觉症状

(1) 突然发生无痛性视力下降，多在清晨。不伴有眼球转动疼痛及头痛、呕吐等颅内压增高症状。

(2) 视野改变常为水平偏盲、象限偏盲或垂直偏盲，但这些偏盲并不完全以水平正中线或垂直正中线为界，而常常从生理盲点伸出一弧形缺损与上述盲区相连为其特征，很少有中心暗点存在。

2. 眼底改变

(1) 视盘水肿程度一般较轻，高起约1~3个屈光度，颜色稍浅或正常，有时轻度充血，边界模糊呈灰白色。

(2) 视网膜血管一般无改变，动脉可稍细一些，视盘附近的视网膜可见丝状反光及少数小出血点。黄斑区一般正常，或中心凹反射稍为不清。

(3) 经过数周或数月，视盘水肿消退，边界清楚，颜色可局限性变淡，亦可上、下各半或全部苍白，表面一般干净。由于两眼发病间隔的时间不定，所以在临床上可见到三种情况：即单眼或双眼视盘水肿，单眼或双眼视神经萎缩，一眼视盘水肿，另一眼视神经萎缩。此种情况颇似福-肯综合征。

【辅助检查】

1. 视野检查 典型的视野损害表现为与生理盲点相连的象限性视野缺损，水平象限视野损害较多见，可先后或同时发生在几个象限呈象限盲。后部缺血性视神经病变视野缺损表现为多形性，如中心盲点、水平或垂直半盲、象限性缺损等。

2. VEP检查 P-VEP显示P100振幅下降，潜伏期延长。

3. FFA检查 在早期，视盘缺血部位可出现弱荧光，后期可出现视盘附近毛细血管荧光渗漏，但部分病人造影时视盘弱荧光区，与视野损害不相符。

4. CT及MRI检查 如果一眼视盘水肿后引起继发性视神经萎缩，另眼发生视盘水肿，呈假性福-肯综合征表现，查颅脑CT或MRI，以免误诊为颅内肿瘤。

【鉴别诊断】 本病须与福-肯综合征及视神经乳头炎相鉴别（表23-3-1）。

【治疗】

1. 西医治疗

(1) 首先应检查有无全身疾病并予以治疗，改善眼部灌注。

表23-3-1 缺血性视神经病变与福-肯综合征及视盘炎的鉴别诊断

鉴别点	缺血性视神经病变	福-肯综合征	视神经乳头炎
视力	突然减退，以后另眼也发生	视力逐渐减退	急剧明显下降
视野	常为水平偏盲样或象限偏盲样	视盘水肿侧生理盲点扩大，萎缩侧有中心暗点	明显的中心暗点
眼底	视盘轻度或中度水肿，颜色较浅，有小出血点；视神经萎缩、苍白，常具有局限性，或占上下各半，表面清洁，境界清楚；视网膜血管正常，动脉或稍细	视盘水肿可为重度，颜色不浅或稍红，有大小不等的出血点；视神经萎缩为均匀苍白，表面洁净，境界清楚，视网膜静脉怒张迂曲	视盘水肿较轻，充血明显，其上渗出及出血较多；视神经萎缩常呈灰白色，边缘附近污秽，表面有机化物，附近血管常有白鞘；视网膜静脉怒张
神经系	体检阴性，头颅X线相、气脑造影、脑血管造影、同位素扫描等特殊检查均为阴性	体检可有阳性体征，特殊检查可为阳性	体检阴性，特殊检查阴性
颅内压	不高，不伴有头痛、恶心等颅内高压症状	颅内高压，常合并颅内高压症状	颅内压不高
病程	视盘水肿在几周或几个月后自行消退	病情日益加重	视盘水肿可逐渐消退
其他	常合并周身血管病	常有颅前凹肿瘤	转动眼球时疼痛

(2) 早期给予激素,对动脉炎性尤为重要。

(3) 给予降低眼压的药物,以改善视盘及其附近的血液循环。

(4) 血管扩张药及支持疗法。

2. 中医中药治疗

(1) 辨证要点和治疗

1) 气滞血瘀证:①眼外观端好,突然上方或下方视物不清,视盘呈灰白色水肿,边界模糊,盘周出血或渗出;②胸胁胀满,头晕头痛;③舌质紫暗或有瘀点,苔薄白,脉弦或涩。

治法:活血化瘀,理气通络。

方药:活血通络汤(《中西医结合眼科临床诊疗手册》)。

当归12g,桃仁15g,赤芍15g,川芎10g,地龙10g,丝瓜络15g,黄芪30g,郁金10g,水蛭3g,红花10g,葛根30g。

2) 气虚血瘀证:①眼症同前;②短气乏力,面色萎黄,倦怠懒言;③舌淡或暗,有瘀斑,脉涩或结代。

治法:补气养血,化瘀通脉。

方药:补阳还五汤(《医林改错》)加味。

黄芪30g,当归10g,赤芍10g,川芎10g,桃仁10g,红花10g,地龙10g,党参10g,白术10g,茯神10g。

3) 肝肾阴虚证:①眼症同前;②腰膝酸软,头晕目眩,耳鸣耳聋,失眠盗汗;③舌质偏红,苔少,脉细数。

治法:滋补肝肾。

方药:明目地黄丸(《审视瑶函》)加减。

熟地黄20g,生地黄20g,山药10g,山萸肉10g,泽泻10g,茯神10g,丹皮10g,柴胡10g,当归10g,五味子10g。

4) 肝阳上亢证:①眼部症状及检查同前;②头痛眼胀或眩晕时作,急躁易怒,面赤烘热,心悸健忘,失眠多梦,口苦咽干;③舌质红,苔薄黄,脉弦细或数。

治法:滋阴潜阳,活血通络。

方药:育阴潜阳通脉汤(《中医眼科临床实践》)。

生地黄15g,珍珠母15g,枸杞子12g,白芍12g,沙参12g,麦门冬10g,山药10g,盐知母10g,盐黄柏10g,生龙骨10g,生牡蛎10g,怀牛膝10g,丹参10g,赤芍10g,蝉蜕10g,木贼10g。

5) 痰热上壅证:①眼部症状及检查同前;②形体多较肥胖,伴头晕目眩,胸闷烦躁,食少恶心,口苦痰稠;③舌质红,苔黄腻,脉弦滑。

治法:涤痰通络,活血开窍。

方药:涤痰汤(《奇效良方》)加减。

半夏10g,胆南星10g,陈皮10g,枳实10g,茯苓10g,人参10g,石菖蒲10g,竹茹10g,丹参10g,川芎6g,甘草6g。

(2) 针刺疗法:针刺双侧头维、攒竹、合谷、太阳、风池及百会等穴位,留针30~50分钟。

(3) 中成药

1) 活血通络颗粒(河北省眼科医院制剂)适用于气滞血瘀证。

2) 银杏叶片2片,复方丹参片3片,每日3次口服。

3) 复方樟柳碱注射液2ml,每日1次患侧颞浅动脉旁皮下注射。

4) 丹参注射液20ml、脉络宁注射液40ml或注射用葛根素400mg,每日1次静脉滴注。

(赵晓丽 李瑞峰)

第四节 视神经萎缩

视神经萎缩是由多种病因所致的视神经纤维退行性变。一般来说凡外侧膝状体以下的视路病变,严重的视网膜脉络膜疾病和青光眼等,均可导致视神经萎缩。属于中医眼科学"青盲"的范畴。西医对本病无特异治疗方法,积极采用中医、中西医结合疗法,使本病的治疗取得较好效果。

【病因和发病机制】

1. 西医认为,视神经萎缩不是一个独立的疾病,而是多种原因和疾病所引起的后果。以往多根据视盘改变将其分为原发性与继发性两类,但这种分类方法,并不能反映出病变的本质,只有全力找出其发病原因,才有实际指导意义。今将临床常见的因素,分类如下:

(1) 感染:如脑膜炎、脑炎、视交叉部蛛网膜炎、脑内寄生虫、眶内寄生虫、视网膜脉络膜炎以及梅毒、结核等。

(2) 缺血:如缺血性视神经病变、视网膜动脉阻塞、贫血、大失血。

(3) 压迫:如颅内肿瘤、鼻咽部肿瘤、眶内肿瘤、颅骨发育异常以及青光眼等。

(4) 外伤:如颅外伤和眶外伤。

(5) 中毒:包括甲状腺功能亢进等内中毒和药物、烟酒、毒气等外中毒。

(6) 营养不良:包括全身和局部营养障碍,如维生素缺乏、高度近视等。

(7) 遗传性疾病:如视网膜色素变性、Leber遗传性神经病变等。

2. 中医认为,本病多因情志抑郁,肝气郁结,气机失调;或患病日久,耗伤阴液,肝肾阴虚;或久病多虚,产后失血,气血不足;或先天禀赋不足,久病虚羸,脾肾阳虚;或外伤撞目,目络受损,血瘀络阻等,导致目系失养,神光不得发越而视物昏渺或盲无所见。

【临床表现】 本病主要表现为视力障碍、视野损害和视盘色淡。眼外部常无变化，重症患者可见瞳孔散大。

1. 自觉症状

(1) 视力常逐渐减退，并伴随色觉障碍和夜盲症状，严重者可致失明。但亦有突然丧失视力，而后呈现视神经萎缩者。

(2) 视野变化：一般呈向心性缩小，有时为扇形缺损，且常发于中心视力障碍之前。视野缺损首先侵犯红色、绿色，然后累及白色。

2. 眼底变化 由于致病原因和发病部位不同，眼底表现亦有差异：

(1) 病变位于眼球后方（如脊髓痨、外伤等），视盘可显苍白，边界清晰，晚期可见筛板的灰色斑，血管一般变细，即所谓原发性（或单纯性）视神经萎缩，若仅视盘黄斑束受侵，则表现为视盘颞侧苍白。

(2) 病变位于视盘部（如视盘炎、视盘水肿等），视盘灰白而混浊，边界模糊，筛板不能见，血管旁伴有白鞘，即所谓继发性视神经萎缩。如由于眼压增高视盘被压所致的萎缩，则呈典型的杯状凹陷，且筛板清晰可见。

(3) 病变位于视网膜脉络膜部（如视网膜脉络膜的炎症和变性），视盘呈蜡黄色萎缩，边缘稍微模糊，并以血管高度变细为特征。

【辅助检查】

1. 视野检查 表现多样，可见巨大中心暗点、鼻侧缺损、向心性缩小、管状视野、双眼同侧或颞侧偏盲等。

2. VEP检查 P100波潜伏期延长，振幅降低。

3. CT、MRI检查 头颅CT或MRI及眼眶CT是确诊颅内、眼眶内、视神经占位性病变的主要诊断依据。

【诊断要点】

1. 视盘苍白的程度不一定与视功能减退的程度成正比，有时视盘已变苍白，而视力减退程度较轻甚或正常。

2. 视神经是大脑白质的突出部分，其纤维亦具有上行与下行的退变过程，如视神经孔处受损，需要经过3~4周，才能抵达视盘而引起下行性视神经萎缩。因此对可疑病例应进行随访观察。

3. 在单纯性视神经萎缩的病例中，有时视盘凹陷较深，血管偏于一边，应与青光眼性视神经萎缩仔细鉴别。

4. 继发性视神经萎缩，容易与视盘先天性纤维增生及血管周围的鞘膜组织相混淆，但后者视盘边界清晰，可资鉴别。

【治疗】 对所有未完全失明的视神经萎缩患者均应采取积极措施。首先要积极寻找病因，针对病因治疗。视神经萎缩是各种原因导致的视神经损害的后期结果，治疗较为困难，但通过中医、中西医结合治疗则有可能达到改善视功能，提高视觉质量，延缓萎缩进展的目的。

1. 西医治疗

(1) 对因治疗：如果为颅内、视神经、眼眶内占位性病变或外伤导致的视神经管骨折，碎骨片压迫到视神经的，首先要进行手术解除压迫。

(2) 给予血管扩张剂、营养神经药及维生素B_1、维生素B_{12}治疗。

(3) 复方樟柳碱注射液2ml，每日1次患侧颞浅动脉旁皮下注射，14次为1个疗程。

2. 中医治疗

(1) 辨证要点和治疗

1) 肝郁气滞证：①视物模糊，视盘颜色淡白或苍白；②心烦郁闷，口苦胁痛，善太息；③舌红，苔薄白，脉弦。

治法：疏肝解郁，清热活血。

方药：丹栀逍遥散（《内科摘要》）。

柴胡10g，当归9g，白芍9g，白术10g，茯苓6g，炙甘草6g，丹皮10g，焦栀子12g，薄荷（后下）9g。

2) 肝肾阴虚证：①双眼昏蒙，视盘颜色苍白，边界清楚；②头晕耳鸣，腰膝酸软，盗汗，烦热；③舌质红，苔薄白，脉细或细数。

治法：补益肝肾，滋阴养血。

方药：舒肝解郁益阴汤（《中医眼科临床实践》）。

当归10g，白芍10g，茯苓10g，白术10g，丹参10g，赤芍10g，熟地10g，山药10g，生地10g，枸杞子10g，神曲10g，银柴胡10g，磁石10g，栀子10g，升麻3g，五味子3g，甘草3g。

3) 气血两虚证：①视力渐降，日久失明，视盘颜色淡白；②面色无华，神疲乏力，懒言少语，心悸气短，唇甲色淡；③舌质淡，苔薄白，脉细无力。

治法：益气养血，宁神开窍。

方药：人参养荣汤（《三因极-病证方论》）加减。

人参10g，黄芪15g，白术10g，茯苓10g，熟地15g，当归10g，白芍10g，远志9g，五味子6g，陈皮6g，郁金10g，肉桂6g，柴胡10g。

4) 脾肾阳虚证：①久病虚羸，目无所见，视盘颜色苍白；②畏寒肢冷，面色发白，腰膝酸软，大便溏薄，阳痿早泄，女子带下清冷；③舌质淡，苔薄，脉细。

治法：温补脾肾，益气通络。

方药：右归丸（《景岳全书》）合补中益气汤（《脾胃论》）。

熟地15g，制附子10g，桂枝8g，怀山药12g，枸杞子20g，菟丝子15g，黄芪30g，当归10g，党参15g，丝瓜络12g，鸡血藤20g，白术12g，石菖蒲10g，五味子8g，葛根30g。

5) 血瘀络阻证：①部分患者头眼部有外伤史，视力减退或丧失，视盘色淡白；②头痛健忘，失眠多梦，胸胁刺痛；③舌质暗红或有瘀点，脉涩。

治法：活血化瘀，通窍明目。

方药:通窍活血汤(《医林改错》)加味。

赤芍 10g、桃仁 10g、红花 10g、川芎 10g、老葱 10g、红枣 5g、甘草 3g、郁金 10g、石菖蒲 10g、丹参 10g、葛根 10g、菊花 10g、麝香 0.15g(冲服)。

(2) 针刺疗法:针刺睛明、球后、鱼腰、攒竹、太阳及合谷、养老、肝俞、肾俞、足三里、光明、三阴交等穴位,留针 30~50 分钟。

(3) 中成药

1) 明目地黄丸、杞菊地黄丸、石斛夜光丸适用于肝肾阴虚证;补中益气丸、归脾丸适用于气血两虚证;逍遥丸适用于肝郁气滞证。

2) 视康颗粒(河北省眼科医院制剂)适用于肝肾阴虚证。

3) 复方樟柳碱注射液 2ml,每日 1 次患侧颞浅动脉旁皮下注射。

4) 丹参注射液 20ml、舒血宁注射液 20ml 或脉络宁注射液 20ml 等,每日 1 次静脉滴注。

(赵晓丽)

第五节　视交叉病变

视交叉部的损害在临床虽较多见,但属于视交叉本身的病变却很少,主要是由附近组织病变的影响,特别是肿瘤压迫所致。在所有颅内肿瘤中约三分之一发生在视交叉附近,其中又以脑垂体肿瘤为最多。正常视交叉在垂体上面的位置因人而异(其后缘位于鞍背之上者占 79%),故同样大小的脑垂体肿瘤所引起的眼部症状和出现的时间,可能各不相同。临床上应参照视野变化、X 线摄影、CT 及 MRI 等影像学检查予以诊断。

【病因和发病机制】

1. 蝶鞍内脑垂体疾病

(1) 肿瘤:嫌色性或嗜酸性脑垂体腺瘤,原发性或转移性腺癌。

(2) 炎症:鞍内脓肿。

(3) 脑垂体出血。

(4) 脑垂体增大,如孕期的增大。

2. 蝶鞍外疾病

(1) 蝶鞍上肿瘤,包括颅咽管瘤、蝶鞍上脑膜瘤、第三脑室肿瘤;蝶鞍前肿瘤即额叶肿瘤和嗅沟脑膜瘤。

(2) 炎症,梅毒性及结核性脑膜炎、慢性非特异性视交叉蛛网膜炎等。

(3) 颈内动脉及脑基底动脉环的动脉瘤及动脉硬化等。

3. 视交叉疾病

(1) 视交叉胶质瘤、视神经纤维瘤及视网膜母细胞瘤向视交叉部扩展等。

(2) 视交叉部神经炎。

(3) 外伤性视交叉综合征。

4. 其他　维生素 B_{12} 缺乏、空蝶鞍综合征、放射性坏死、蝶窦黏液囊肿、纤维结构发育不良等。

上述病因与患者年龄有密切关系:如为儿童,则应多考虑颅咽管瘤和视交叉胶质瘤;20~40 岁者主要为垂体腺瘤;40 岁以上者以脑膜瘤、动脉瘤和动脉硬化等较为多见。

【临床表现】　视交叉病变的典型表现是双眼颞侧视野缺损及双眼视神经萎缩;全身可出现颅内压增高、脑垂体功能过强或不足等特征。眼部症状及体征有:

1. 视力障碍　视力减退是垂体肿瘤患者最早期的自觉症状之一。常与头痛(清晨加重,呈持续性)同时出现。视力一般逐渐降低,或发生单眼半侧失明。偶可迅速失明(如瘤内出血)而被误诊为急性球后视神经炎。

2. 视野改变　双颞侧视野缺损,为视交叉病变的最重要的特征。因视交叉部神经纤维的排列非常复杂,所受病变侵犯的影响很不平衡,故临床视野缺损亦极不一致。现将不同部位受损的视野变化列下(图 23-5-1):

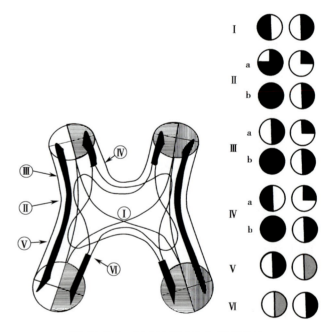

图 23-5-1　视交叉部病变与视野变化

(1) 视交叉中间部受损:典型的视野变化为双眼颞侧偏盲,分界清楚,而且直切黄斑的中心(图 23-5-1:I,图 23-5-2,图 23-5-3:C)。但通常肿瘤压迫的部位并非在视交叉中部,双眼视野缺损亦多不对称。根据病变来自不同方向,视野缺损又可分为以下几种情况:①由中间部下方来的病变(如垂体瘤),视交叉腹部纤维首先受损,故视野缺损首先

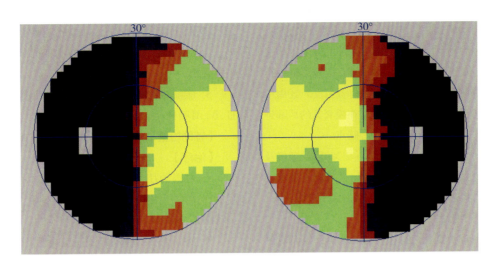

图 23-5-2　双眼颞侧偏盲

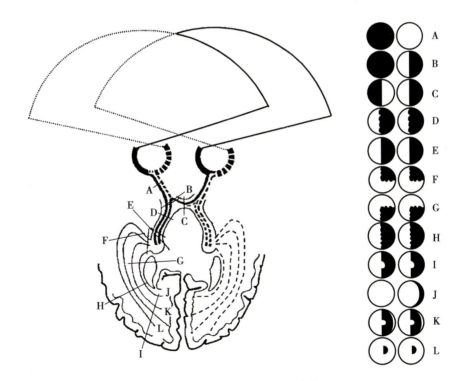

图 23-5-3　视路病变与视野变化

A. 左侧视神经受损,视野左眼全盲,右眼正常;B. 左侧视神经与视交叉相连处受损,视野左眼全盲,右眼颞侧偏盲;C. 视交叉中央部受损,视野双眼颞侧偏盲;D. 左侧视束受损,视野双眼右半侧偏盲(不可重);E. 左侧外侧膝状体或视放射起端部受损,视野双眼右半侧偏盲;F. 左侧梅尔(Meyer)氏环部受损,视野双眼右上象限偏盲(不可重);G. 左侧视放射内部受损,视野双眼右下象限偏盲(轻度不可重);H. 左侧视放射中部受损,视野双眼右半侧偏盲(轻度不可重);I. 左侧视放射后部受损,视野双眼右半侧偏盲,黄斑回避;J. 左侧视皮质前部受损,视野右眼颞侧月牙形缺损;K. 左侧视皮质中部受损,视野双眼右半侧偏盲,黄斑回避,右眼颞侧月牙形回避;L. 左侧枕叶后端受损,视野双眼右侧偏盲性中心暗点发生在颞上周边部。随着病变的进展视野缺损向中央扩大（右眼顺时针方向，左眼逆时针方向），此种缺损，初为相对性，后为绝对性。如病变继续进行，则鼻下视野亦被侵犯，然后波及鼻上，以致最后失明。②由中间部上方来的病变（如蝶鞍上肿瘤），视交叉背侧纤维首先受损，故视野缺损首先发生于颞下象限，其扩展的方向则与前者相反。③由中间部后方来的病变，视交叉黄斑部纤维（在视交叉的后部进行交叉）首先受损，故常在早期出现中心暗点。

(2) 视交叉外侧受损：初侵犯同侧不交叉纤维，渐侵及同侧鼻上交叉纤维及对侧鼻下交叉纤维，而对侧不交叉纤维则不受损害，故其视野为同侧鼻侧偏盲及颞下象限偏盲，对侧颞上象限偏盲（图23-5-1：Ⅱa）。

病变继续进行时，则凡来自视神经的同侧纤维及对侧的交叉纤维均受损，故可造成同侧眼失明而对侧眼颞侧偏盲（图23-5-1：Ⅱb，图23-5-3：B）。

(3) 视交叉前角外侧受损：首先影响同侧不交叉纤维，然后波及对侧鼻下交叉纤维，故视野呈同侧眼鼻侧偏盲及对侧眼颞上象限偏盲（图23-5-1：Ⅲa）。

若病变进行，则同侧视神经完全阻断，对侧交叉纤维完全受损，故视野呈同侧眼全盲及对侧眼颞侧偏盲（图23-5-1：Ⅲb，图23-5-3：2）。

(4) 视交叉前角内侧受损：首先影响同侧交叉纤维，而后波及对侧鼻下交叉纤维，故视野呈同侧眼颞侧偏盲及对侧眼颞上象限偏盲（图23-5-1：Ⅳa）。若病变进行，则造成同侧眼失明及对侧眼颞侧偏盲（图23-5-1：Ⅳb，图23-5-3：B）。

(5) 视交叉后角外侧受损：首先影响同侧不交叉纤维，后侵及对侧交叉纤维，故先出现同侧眼鼻侧偏盲，而后造成对侧眼颞侧偏盲（图23-5-1：Ⅴ）。

(6) 视交叉后角内侧受损：首先影响对侧交叉纤维，发生对侧眼颞侧偏盲，而后侵及同侧不交叉纤维，造成同侧眼鼻侧偏盲（图23-5-1：Ⅵ）。

(7) 一侧视神经与视交叉处受损：表现为同侧中心暗点和对侧颞上象限性偏盲即交界性暗点。

3. 眼底改变　一般视神经交叉部的炎症及压迫均可造成下行性视神经萎缩，但此种现象多出现于视力障碍之后的若干时日。视盘水肿多见于视交叉上方的肿瘤，而蝶鞍内肿瘤则很少出现。

若额叶基底部发生肿瘤，因直接压迫同侧视神经而致视神经萎缩，在颅内压增高情况下，可使对侧眼出现视盘水肿，此即所谓Foster-Kennedy综合征。

4. 瞳孔变化　瞳孔障碍每较视力障碍发生为迟，故当眼已近失明而不能测视野时，可借瞳孔反应加以判断。如一眼失明，他眼尚有视力，则无视力眼的瞳孔恒较有视力眼的瞳孔为大，而且未失明眼的瞳孔对来自颞侧光线的反应亦必然迟钝；若双眼均有一定视力，其瞳孔变化则依视交叉受损部位而定。即视交叉中间部发生病变时，光刺激双眼视网膜鼻侧，瞳孔反应消失，而刺激其颞侧则反应存在，此种现象称为偏盲性瞳孔强直。检查时必须十分仔细，否则不易查出。

5. 眼肌麻痹　视交叉部肿瘤向两侧扩延时，可压迫Ⅲ、Ⅳ、Ⅵ脑神经而致眼肌麻痹。

【辅助检查】　视野检查、X线摄片、CT、MRI等。

【治疗】

1. 对因治疗　如为肿瘤则转神经外科进行手术或放射治疗；若系炎症则应给以激素及抗生素，或行抗结核及驱梅疗法等。

2. 病因去除后视功能受损或晚期发生视神经萎缩者应参照视神经萎缩治疗。

（刘占芬）

第六节　视束病变

视束在颅底范围较小，后都被颞叶所掩盖，故很少单独发病。其病变常波及视交叉、大脑脚等处，而发生双眼颞侧偏盲、全身某部的感觉与运动障碍等症状。视束原发性病变很少见，多为附近组织病变的继发性影响。常见的因素如下：

【病因和发病机制】

1. 炎症如视神经脊髓炎、脑炎、脑膜炎等。

2. 血管变化多发生于血栓或动脉内膜炎之后，或受来自后交通支动脉瘤的压迫。

3. 肿物视束本身可发生视神经胶质瘤、梅毒瘤、结核瘤以及包囊虫等病变。亦可受视束附近组织肿瘤（如垂体瘤、鞍旁肿瘤、第三脑室肿瘤、颞叶肿瘤等）的压迫而致病。

4. 外伤如弹伤、骨折及出血等。

5. 其他脱髓鞘疾病等。

【临床表现】　视束部病变的典型症状为病变对侧的同侧性偏盲，晚期可出现下行性视神经萎缩。

1. 视野改变　视束病变所产生的视野缺损，常先从一个象限内开始，表现为双眼相对的、不完全的、不可重的及进行性的视野缺损（图23-6-1，图23-5-3：D）。若病变渐渐发展，则形成典型的一眼鼻侧视野缺损和他眼颞侧视野缺损的特征，但这种单纯的同侧性偏盲临床上较为少见。此外，如果病变范围较广，一侧视束全部受损时可表现为完全一致性的同侧偏盲，伴有黄斑分裂为其另一特征。

2. 眼底改变　视束病变的早期，眼底无明显异常，约在3~4个月后，可发生下行性视神经萎缩，眼底出现相应部

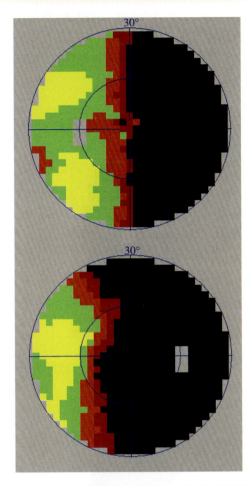

图 23-6-1　双眼右侧同侧不完全的、不可重的视野缺损

位的视盘苍白现象,病灶对侧眼(伴有颞侧视野缺损)视盘"带"状横向苍白(即"蝴蝶结"样萎缩),病灶侧眼的视盘广泛苍白。视神经萎缩越靠近前部,萎缩出现得越早,双视盘一半苍白是视束损害的特征。

3. 瞳孔变化　视束病变可引起同侧偏盲性瞳孔强直(偏盲性瞳孔反应或叫 Wernicke 瞳孔),这在临床诊断上颇有价值。因为视束的前 2/3 段中有瞳孔光反射纤维伴随,故此段发生病变,用光束照射偏盲侧视网膜,便不引起瞳孔反应。若视束的后 1/3 段发生病变,则无此现象。但这种检查,必须将光束仅仅投照于盲侧的视网膜上,实际上不易做到。

4. 其他表现　如同侧偏盲合并垂体功能障碍,是接近视交叉部视束损害的象征。如病变位于视束后部(视束绕过大脑脚处),除同侧偏盲外尚可伴有病变对侧的偏瘫。更较广泛的病变还可引起Ⅲ、Ⅳ、Ⅴ、Ⅵ脑神经麻痹等。

【辅助检查】　视野检查、X 线摄片、CT、MRI 等影像学检查明确诊断。

【治疗】　同视交叉部疾病。

(刘占芬)

第七节　外侧膝状体及其以上视路病变

一、外侧膝状体病变

外侧膝状体的病变单独损害者极为少见,而且其病变所致的视野改变无定位诊断特征,故临床上很少能见到明确定位于外侧膝状体的病变,常需参照其他症状进行诊断。

【病因】
1. 血管疾病
(1) 出血:多见于高血压及血管硬化。
(2) 血管阻塞:常见于高血压、动脉内膜炎、心内膜炎等。
2. 肿物压迫　如神经胶质瘤、脑膜瘤、转移癌、结核瘤、梅毒瘤、脓肿及囊虫病等。
3. 炎症　如脑炎、脑膜炎等。
4. 外伤。

【临床表现】
1. 视野变化　视野表现无定位诊断的特征。根据病变部位,可能与视束损害表现相同,表现为损害对侧的双眼同侧偏盲,但无偏盲性瞳孔强直;也可能与视放射前部受损的症状相同,表现为损害对侧的同侧象限偏盲或完全一致性同侧偏盲。如:病变影响右侧外侧膝状体的内侧时,表现为双眼左侧下象限盲;病变影响其外侧时,表现为双眼左同侧上象限盲;如病变同时影响两侧外侧膝状体内侧时,表现为双眼下半盲,同时伴有黄斑回避。

2. 眼底改变　外侧膝状体病变累及周围性神经元时,则可出现视盘苍白。

3. 其他　外侧膝状体病变常伴有视丘及锥体束受犯的症状,即对侧半身出现疼痛和肌力软弱症状。

【辅助检查】　视野检查、X 线摄片、CT、MRI 等影像学检查明确诊断。

【治疗】　对因治疗是关键,应尽早找到其病因,必要时请神经科会诊处理。

二、视放射病变

【病因】　视放射病变病因同外侧膝状体病变,但以脑血管病变和脑肿瘤为主,其次是炎症和外伤。

【临床表现】
1. 视野变化　视放射病变视野变化,可因受损部位而异:
(1) 视放射起点部受损:由于该处的纤维排列密集,受损后可引起边缘锐利的和完全的同侧偏盲,而无黄斑回避

(图23-7-1,图23-5-3:E)。

(2) 视放射扇形部受损:该处纤维已分散为腹部、背部及侧部纤维,腹部纤维接受视网膜同侧下象限的纤维传导,在颞叶内形成梅尔(Meyer)氏环。此处受损,则出现同侧上象限偏盲(图23-7-2,图23-5-3:F);背部及侧部纤维接受视网膜同侧上象限的纤维传导,走行在颞叶及枕叶之中,此处受损,则出现同侧下象限偏盲(图23-7-3,图23-5-3:G)。

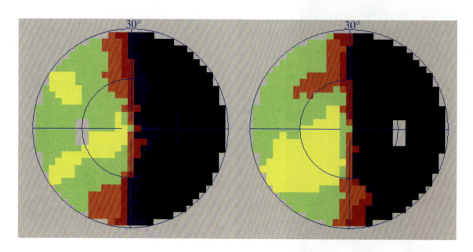

图23-7-1　双眼右侧同侧偏盲

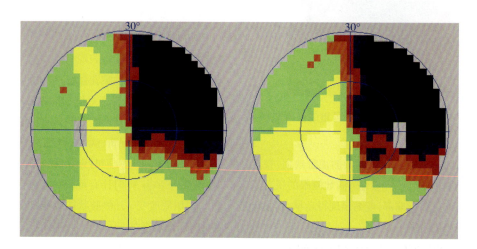

图23-7-2　双眼右侧同侧上象限偏盲

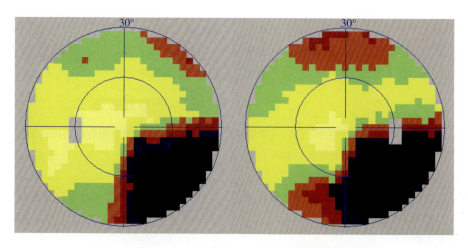

图23-7-3　双眼右侧同侧下象限偏盲

(3) 视放射中部受损：此处的视纤维又互相接近呈垂直状。如受损可发生不等程度的同侧偏盲(图23-5-3：H)。

(4) 视放射后部受伤：此处纤维又散开呈水平状，终止于距状裂的上下唇及枕叶后极部。根据受损部位不同，可出现同侧偏盲或同侧象限偏盲，并有黄斑回避(图23-7-4，图23-5-3：I)。

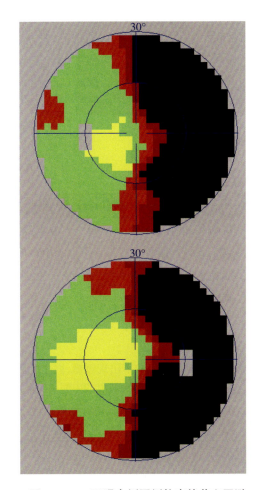

图23-7-4　双眼右侧同侧偏盲伴黄斑回避

2. 眼底改变　一般不发生视神经萎缩。
3. 视动性眼球震颤阳性。
4. 其他　视放射部病变多伴有附近脑组织(内囊、顶叶、颞叶)受损的症状和体征。

(1) 内囊病变多引起病灶对侧的双眼完全一致的同侧偏盲，对侧偏身感觉障碍以及伴有面、舌及肢体中枢性偏瘫称三偏征，但由于多由出血引起，患者多处于昏迷或意识蒙眬状态，不能进行视野检查。

(2) 颞叶后部病变累及视放射下部纤维，视野表现为病灶对侧的双眼上象限同侧偏盲。如左侧颞叶病变，患者是右利者则可伴有视幻觉。

(3) 顶叶病变累及视放射上部纤维，视野表现为病灶对侧的双眼下象限同侧偏盲。如果病变位于左侧优势半球的角回和缘上回则可出现失读和视觉领会不能。

【辅助检查】　视野检查、X线摄片、CT、MRI等影像学检查明确诊断。

【治疗】　对因治疗是关键，应尽早找到其病因，必要时请神经科会诊处理。

三、枕叶皮质病变

视皮质病变主要是指发生在枕叶距状裂的病变。这些病变和其他视路病变的不同点在于其临床表现除了视野方面外还有高级视功能障碍。

【病因】　枕叶视皮质的病变病因同外侧膝状体病变，但以脑血管病变、脑外伤为多见，其次是脑脓肿和脑肿瘤。

【临床表现】

1. 视野变化　枕叶皮质病变引起的典型视野缺损，一般表现为病灶对侧的双眼一致的同侧偏盲，常伴有黄斑回避，但其形态可因受损部位而异：

(1) 病变损害一侧的整个纹状区，视野缺损表现为病灶对侧的双眼完全的同侧偏盲。

(2) 病变损害一侧纹状区最前端，视野缺损表现为病灶对侧的单眼颞侧最外周部的颞侧新月形缺损(图23-5-3：J)；损害一侧纹状区中份，表现为病灶对侧双眼同侧偏盲伴黄斑回避，但对侧眼颞侧最外周部的新月形视野不受损害(图23-5-3：K)。

(3) 病变损害一侧枕叶后极，视野缺损表现为病灶对侧双眼完全的同侧偏盲性中心暗点(图23-7-5，图23-5-3：L)。

(4) 病变损害一侧楔叶或舌回，表现为病灶对侧的象限性视野缺损。

(5) 病变损害双侧楔叶，视野表现为双眼下半的水平性偏盲；舌回受损，则表现为上半视野的水平性偏盲。

(6) 两侧枕叶皮质的广泛损害，可表现为双眼全盲，即皮质盲。病人双眼完全失明，但瞳孔的光反射完好无损。

(7) 双侧枕叶受损，则可因黄斑回避而呈现管状视野。

(8) 病变损害枕叶上部，即一侧距状裂上部一侧距状裂下部受损，表现为交叉象限同向性视野缺损也叫"棋盘格"样视野。

2. 眼底改变　一般不发生视神经萎缩，但外侧膝状体病变累及周围性神经元时，则可出现视盘苍白。此外有些长期皮质性失明的病例，可发生所谓超越神经元的神经变性，而致视神经萎缩，但临床上很少见，且原因不明。

3. 瞳孔变化　无偏盲性瞳孔强直。

4. 其他　枕叶皮质病变可伴有不成形视幻觉。

【辅助检查】　视野检查、视觉诱发电位(VEP)、头颅CT、MRI等影像学检查明确诊断。

【鉴别诊断】　视束部与视放射以上病变的鉴别诊断

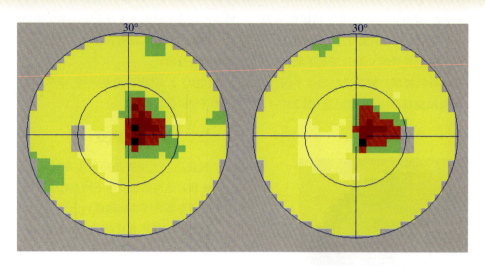

图 23-7-5　双眼右侧同侧偏盲性中心暗点

表 23-7-1　视束部与视放射以上病变的鉴别诊断

	视束部	视放射以上
视神经萎缩	病变后期可见视盘苍白	罕见
偏盲性瞳孔强直	有	无
同侧性偏盲	双眼呈不一致性视野缺损	双眼呈一致性视野缺损
黄斑分裂	有	无
黄斑回避	无	有
颞侧月牙缺损	无	有
视觉动力性眼球震颤	向偏盲侧和正常侧的震颤相等(外侧膝状体、视放射前或枕叶皮质病变,亦有此现象)	向偏盲侧震颤轻或不出现震颤,向正常侧出现明显震颤(病变位于视放射的中部或后部)
伴发神经症状	有偏瘫等表现	有偏瘫或语音听觉障碍、视幻觉等(一般说视觉皮质中枢病变不伴有其他神经症状)

见表 23-7-1。

【治疗】　病因治疗是关键,应尽早找到其病因,必要时请神经科会诊处理。

（刘占芬　李瑞峰）

参 考 文 献

1. 陈正伟,尹勇,冀天恩. 鞍区占位性病变的视野改变. 中华眼底病杂志,1997,2:112-113.
2. 刘占芬,陈正伟,郭金喜. 首诊于眼科颞枕叶脑梗死患者视野改变分析. 中国实用眼科杂志,2013,31:231-233.
3. Miller N.R. 精编临床神经眼科学. 张晓君,魏文斌,译. 北京:科学出版社,2009:245-286.
4. 童绎,魏世辉,游思维. 视路疾病基础与临床进展. 北京:人民卫生出版社,2010:439-453.
5. 李凤鸣,谢立信. 中华眼科学. 第3版. 北京:人民卫生出版社,2014:3048-3114.

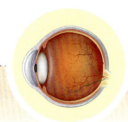

第二十四章

眼的屈光与调节异常

第一节 光学基本原理

光是一种具有波粒二象性的电磁波,即光的微粒说和光的波动说。在视光学领域主要涉及几何光学,即抛开光的波动性,限定条件下以光的直线传播为基础,研究光在不同透明介质中的传播问题。

一、几何光学基础

(一)基本概念和定律

1. 发光体与发光点

发光体:又叫光源,是指自身能发光的物体,如太阳,电灯。

发光点:又叫点光源,是指不考虑大小的发光体,即为一个无体积又无大小的几何发光点。实际生活中,当一个发光体的直径远远小于其光线传播的距离时,该发光体就可近似认为一个发光点,如天上的星星。日常生活中看到的大多物质都是对这些发光点的反射,任何物体被成像,都可以看成是由无数个这样的发光点所组成。

2. 光线与光束

光线:即为无直径、无体积而有一定方向的几何直线,表示光传播的方向。

光束:即为有一定关系的无数条光线的集合。分类如下:同心光束包括会聚光束、发散光束和平行光束;非同心光束包括散光束。

3. 介质 光线能通过的任何空间、透明物质都被称为光的介质,如真空、空气、水、玻璃、光学树脂等。

(二)光的基本定律

1. 光的直线传播定律 在各向同性的均匀介质中,光是沿着直线传播的。如影子的形成,日食和月食,小孔成像实验等。

2. 光的独立传播定律 当各条不同的光线以不同的方向通过某点时,彼此互不影响,通过相交处后,仍各自独立的传播,但在相交处能量相叠加。如两手电筒光束相交,舞台上多种灯光相交,两条激光束相交实验等。

3. 光的折射、反射定律 光经过两种介质界面时的折、反射现象。如把筷子斜向插入水中感觉筷子弯折的现象。

反射定律:入射光线与反射光线分居法线两侧,且与法线在同一个平面内,入射角等于反射角。

折射定律:入射光线与反射光线分居法线两侧,且与法线在同一个平面内,入射角的正弦与折射角的正弦之比为一个常数n,即折射率。

4. 光路可逆原理 沿着一定线路传播的任一条光线,可以沿着原路逆向返回发光点。

二、眼镜光学

1. 透镜 由两个折射面构成的透明介质。透镜分正、负透镜,常见形式有:双凸透镜,双凹透镜,平凸透镜,平凹透镜,正弯月形透镜,负弯月形透镜等,实际工作中多采用正弯月形透镜和负弯月形透镜,用于矫正单纯近视、远视。

透镜对光线聚散度的改变程度称为镜片的屈光力。屈光力的单位称为屈光度。国际通用符号为D,定义为平行光线经透镜后聚焦于1m处为1.00D。

2. 柱镜 一个面是平面,另一个面是圆弧面的透镜,柱镜分正、负柱镜,常用于矫正散光。

3. 棱镜 棱镜分反射棱镜和折射棱镜,视光工作中多使用折射三棱镜,用于斜视的矫正。

三棱镜是由两个不相平行的面所夹的透明介质组成。两个面的交线称为棱,两个屈光面所夹最小的角称为顶角,与顶角相对的面称为底。

入射光线通过棱镜屈折后,光线折向其底部。其单位为棱镜度(△),可使通过的光线在 1m 处产生偏离入射光线方向 1cm 的量,定义为 1△。

三棱镜底向常用的标示方法:底向标示法(BU 底向上、BD 底向下、BI 底向内、BO 底向外),360° 标示法。

(张利科)

第二节　眼的屈光异常

屈光的概念:外界物体发出或反射出来的光线,经过眼的屈光系统将产生折射,在视网膜上形成清晰缩小的倒像,这种生理功能称为眼的屈光。应用屈光力描述其程度。眼睛的屈光力如下:总屈光力 58.64~70.57D;角膜 43D;晶状体(调节静止)19D。

正常情况下,在眼球放松状态下,远处平行光线经眼的屈光系统折射后,焦点恰好落在视网膜上,但往往由于屈光系统与眼轴的不匹配,焦点并不会落在视网膜上,称为屈光不正,分为近视、远视(图 24-2-1)及散光。

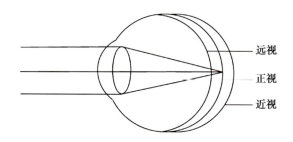

图 24-2-1　屈光不正示意图

眼的不同屈光状态有正视眼和屈光不正(近视、远视、散光),而老视眼属调节减弱,不在此范畴。正视眼指在眼球调节松弛状态下,平行光线经眼的屈光系统折射后,焦点恰好落在视网膜上。正视眼是眼球的一个最理想的屈光状态,在此状态下我们视物最清晰,舒适,也最持久。

一、近视

【病因和发病机制】　调节松弛状态下,平行光线经眼屈光系统的折射后,焦点落在视网膜前,使远距离物体不能清晰地在视网膜上成像。

除发育引起的最常见近视外,临床上还会见各种类型的近视:

假性近视:睫状肌过度收缩引起该肌痉挛,造成调节性近视,解除痉挛后,近视状态能有所改善。故在临床中,强调睫状肌麻痹验光(俗称散瞳验光)。

病理性近视:近视度数较高(成年人一般超过 10.00D),矫正视力较差,伴有异常的临床表现。症状如:夜间视力差、飞蚊症、漂浮物、闪光感;体征如:玻璃体病变(玻璃体液化、混浊和后脱离),视网膜病变(豹纹状眼底、弧形斑、周边视网膜退行性病变,视网膜脱离等),后巩膜葡萄肿。

外伤性近视:睫状体水肿、晶状体悬韧带断裂、晶状体前脱位等情况引起。

圆锥角膜:由于角膜前突引起折射率增高,从而表现为短期内近视及加深。

小角膜:角膜的曲率半径小导致角膜曲率过高,从而在屈光上表现为近视。

与白内障和青光眼的关系:老年性白内障初期,晶状体密度增高,折射率增强,屈光上表现为近视。开角型青光眼多为近视眼的病人。

常依屈光成分分为:

1. 轴性近视　眼轴(眼球前后径)过长引起;眼轴每增加 1mm,近视增加 3.00D。

2. 曲率性近视　角膜和(或)晶状体弯曲度过强所致。

3. 指数性近视　各种原因引起的屈光介质折射率过强所致。

【临床表现】

1. 视力　远视力减退,近视力与近视程度相关,表现为正常或减退。

2. 眼位改变　易致外斜视或外隐斜看近时不用或少用调节,集合功能相应减弱。

【治疗】　临床上通过凹透镜片(框架眼镜或角膜接触镜或眼内晶状体植入手术)将入眼光线进行适当发散,从而最终聚焦于视网膜上,也可以通过改变角膜屈光力的方式(角膜塑形术或角膜屈光手术)达到上述目的。

二、远视

【病因和发病机制】　调节松弛状态下,平行光线经眼的屈光系统屈折后,焦点形成在视网膜后。

临床上还常见到眼外伤引起的晶状体位置异常(晶状体向后移位),术后白内障摘除或晶状体脱离原位致瞳孔区无晶状体等引起的远视。其他还有:

继发性轴性远视:肌锥内炎症包块、眶内肿瘤。

巨大角膜:大的曲率半径导致角膜曲率过小,从而屈光上表现为远视。

除依屈光成分分类为轴性、曲率性、指数性外,常考虑其与调节的关系,而将其分为:

全远视:在使用睫状肌麻痹验光的情况下,睫状肌完

全放松,晶状体弹性不再起作用(无调节因素),此时验光所得度数即为全远视,其包含隐性远视和显性远视,如下:

1. 显性远视　在不使用睫状肌麻痹验光的情况下,验光获得最佳视力的最正度数即代表显性远视,其包含绝对性远视和能动性远视:

(1) 绝对性远视:在验光初期,逐渐增加正镜度数,刚好达到最佳视力时的最低度数,换句话说即调节未能代偿的那部分远视。

(2) 能动性远视:验光时增加正镜度数,在达到最佳视力时的最低度数后继续增加正镜度数,最终达到最佳视力的最高度数,后续增加的这部分度数即为此类远视,即调节可代偿的那部分远视。

2. 隐性远视　验光得到显性远视后,使用睫状肌麻痹剂得到全远视,减除显性远视的那部分远视。这是由于在晶状体弹性存在的情况下,由于睫状肌的张力存在(不使用麻痹药物不能放松),使得晶状体弹力引起作用,导致正常验光法无法检测。

【临床表现】

1. 远视力可,近视力差,中高度远视远近视力均有不同程度减退。
2. 弱视　中高度远视长期视物不清,最终引起屈光性弱视。
3. 视疲劳　轻中度远视较重,眼胀痛,视物重影。
4. 眼位偏斜　常因过度使用调节,引起辐辏,最终表现为内隐斜甚至内斜视。
5. 眼球的特点　小眼球,浅前房,眼底表现:视盘小、色红、界欠清。

【治疗】　临床上通过凸透镜片(框架眼镜或角膜接触镜)将入眼光线进行汇聚,从而最终聚焦于视网膜上,也可以通过角膜屈光手术或眼内屈光手术达到上述目的。

三、散光

【病因和发病机制】　眼球(常为角膜上)各径线的屈光力不同,平行光线进入眼内不能在视网膜上形成焦点而形成焦线的一种屈光状态。

引起散光的原因有圆锥角膜、角膜溃疡、角膜炎、翼状胬肉及各种原因所致的角膜瘢痕,初期白内障、锥形晶状体、晶状体不完全脱位、核性近视,睑结膜肿物压迫等。

1. 依原因分类

(1) 角膜散光:源于角膜表面形态的散光。

(2) 眼内散光:晶状体的形态,位置异常引起,也有视网膜表面形态改变引起的散光。

(3) 全散光:角膜散光与眼内散光综合形成的散光。

2. 依强弱子午线是否垂直相交分为:

(1) 不规则散光:各子午线屈光力不同,无一定规则,多有角膜病变,外伤,手术等引起。

(2) 规则散光:最大屈光力子午线与最小屈光力子午线垂直相交,由于其屈光力不同,在视网膜上会聚位置不同,将其分为五种类型(图24-2-2)。根据强子午线在角膜的位置,又分为顺规散光(强子午线位于60~120方向);逆规散光(强子午线位于0~30,150~180方向);斜轴散光(强子午线位于30~60,120~150方向)。

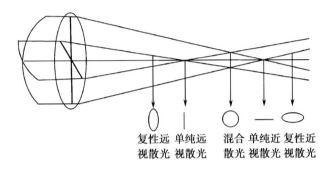

复性远　单纯远　混合　单纯近　复性近
视散光　视散光　散光　视散光　视散光

图24-2-2　散光示意图

【临床表现】

1. 视物模糊　看远看近均不清楚,顺规散光程度较轻,尤其轻度散光往往无症状。
2. 眼疲劳　表现为眼干涩,视物不持久,低度散光患者明显。
3. 不正常的头位　头位倾斜和斜颈,散光,矫正后可消除。
4. 眯眼　看远看近均眯眼。

【治疗】　为使平行光线聚焦于视网膜上需柱镜矫正,单纯散光只需用柱镜即可,其他散光则需球柱镜联合来矫正。

四、屈光参差

双眼屈光状态不等,通常认为超过2.50D,不论是屈光不正的性质或度数的不同均称为屈光参差。

【临床表现】

1. 视疲劳和视力降低。
2. 可产生交替视力,易发生于双眼视力矫正均较好的眼。
3. 斜视或弱视(屈光度数高的眼)。

【治疗】　其方法基本同相应屈光不正矫正方式,但需考虑双眼放大率的不同,避免双眼复视。

(张利科)

第三节　调节和集合

我们常把眼睛形容为一架照相机。理论上,在眼睛充分放松的情况下,眼睛可以看清无穷远的地方。事实上,外界物体是存在远近空间位置的,为了看清楚它们,如果是照相机可以通过调焦装置改变各镜头位置达到变焦的目的,眼睛也有变焦能力,这种能力来自眼睛的晶状体和睫状肌。这是由于作为一个屈光元件,晶状体的形状并不是恒定不变的,在睫状肌收缩时,悬韧带松弛,晶状体会自行前凸,这种前凸可增加眼球的屈光力,即眼的调节。

当眼睛看近时,常伴随眼球的内转,称为集合。集合是双眼视觉不可缺少的一种异向运动功能,为调整两眼视线夹角以对准外物,达到双眼单视。

调节越大集合也越大,两者是一个联动过程,保持协同关系。此外,调节的同时还将引起瞳孔缩小,也就是视近时会引起调节,集合,瞳孔缩小,称为反射性视功能的三联运动。

一、调节和集合相关概念

（一）调节相关概念

调节:眼球具有自动改变屈光力的能力,使来自近处散开光线经眼的屈光系统折射后,在视网膜上形成焦点。眼球的这种调节焦点距离的能力称为眼的调节作用。其程度用屈光度表示。

调节远点:调节充分放松时所能看清的最远点。

调节近点:在使用最大调节时,所能看清的最近的那一点。

调节幅度:调节远点与近点之间的距离为调节范围,远点与近点用屈光度表示,则两者之差为调节幅度,代表眼睛所能产生的最大调节力,是调节范围的另一种表达方式。

正/负相对调节(PRA/NRA):双眼注视近处目标不变,同时接受负/正球镜屈光度刺激引起的调节紧张/放松程度。

（二）集合相关概念

集合:也叫辐辏,是双眼视觉不可缺少的一种异向运动功能。当眼注视远处物像时,双眼的视轴平行,而在注视近处物像时眼球向内旋转,在一定范围内物像的距离越近,眼球内转的程度也会越大,以对准外物,达到双眼单视,该现象称为集合。集合程度常用米角,棱镜度表示。

集合近点:是指双眼所能保持的集合的最近点。当集合作用达到极限时,两眼会突然放弃集合,眼球向外移动,形成不可抑止的双眼复视。

AC/A:指调节性集合与调节的比率。即:每1D的调节反应,所能产生的调节性集合。

集合分为自主性集合和非自主性集合。

1. 自主性集合　是指直接可以通过人的意志来控制的,眼球内转使视轴偏向鼻侧的高级功能。

2. 非自主性集合　不受人为的主观控制,出现这样的原因是由于落在视网膜上的像点不在对应点上,给了大脑一个物像即将分离的刺激,为了能保证仍然可以将其看成一个物像,大脑潜意识的动用集合功能维持双眼单视。包括:调节性集合、融像性集合、张力性集合和近感知性集合,其中最为重要的是调节性集合和融像性集合,张力性集合和近感知性集合一般情况下仅作为影响因素用以参考。

(1) 调节性集合是指集合运动向近处固视点产生调节时所引发的集合为调节性集合,所以在发生复视物像出现之前,固视点往往先变得模糊,这是因为调节性集合的参与所致。

(2) 融像性集合是指当双眼注视同一个目标时,为了使两眼分别看到的像合二为一,避免发生复视,使物像落在两眼视网膜对应点上所引发的融像性集合。

(3) 张力性集合是指人眼在休息、睡眠或全麻的状态下,两眼视轴偏向外方,在清醒并睁眼的状态下,双眼内直肌经常接受一定量的神经冲动,来维持第一眼位,避免双眼视轴向外发散。

(4) 近感知性集合是指物体靠近时心理上的一种反应。

二、调节功能异常和老视

（一）调节异常

症状多表现为视物模糊,视近尤甚,头痛眼胀等不典型症状,常将其分为:调节不足、调节灵活度降低、调节疲劳、调节过度、调节滞后、调节超前等,下面分别表述。

1. 调节不足　表现为视近疲劳,模糊,偶伴畏光流泪,并可伴头痛,颈部僵硬、乏力等全身症状。相关检查为:调节幅度低于相应年龄所应具备的调节力(见 Hofstetter 年龄公式),调节灵活度测量时负镜片通过困难。需要视觉训练或给予正镜附加。

Hofstetter 年龄公式:年龄与调节幅度的关系,Hofstetter 根据 Donders、Duane 和 Kaufman 的相关资料归纳如下公式:最大幅度 =25−0.4× 年龄;平均幅度 =18.5−0.3× 年龄;最小幅度 =15−0.25× 年龄。

2. 调节灵活度降低　表现为看近后出现短暂性视近和视远模糊。相关检查为:调节灵活度下降,NRA/PRA 均可减低。治疗方法主要为针对性视觉训练。

3. 调节疲劳　睫状肌过度负担,即持续性视近作业时出现视疲劳,故又称调节性视疲劳。表现为刚阅读时视力正常,时间一久,视力下降,阅读困难。相关检查为:调节幅度和调节灵活度初测正常,反复检测后均下降,PRA 正常或偏低。需要视觉训练或给予正镜附加。

4. 调节过度　表现为阅读时常出现重影及视觉疲劳。相关检查为:调节幅度正常,调节灵活度测量时正镜片通过变慢,调节超前,NRA 正常或偏低,有时表现为高度外隐斜。治疗:如果出现高度外隐斜可通过视觉训练放松调节及改进正融像性聚散能力。

5. 调节滞后　是指患者在近距离工作时的调节反应低于调节刺激,调节反应低于调节刺激的量即为调节滞后。

临床表现:常见视疲劳症状有视远和视近的视物模糊,近距离工作困难,不能持久等。产生这种情况的原因是眼睛经常不主动用力或只动用少量的调节力就可以达到清晰的视力,神经肌肉经常处于放松的休息状态,睫状肌紧张能力下降从而导致调节不足。

治疗:调节不足患者会因调节性集合不良伴随假性集合不足,当患者通过训练增加调节幅度后,集合功能多能恢复正常。

6. 调节超前(lead of accommodation)　又被称为调节过度或调节痉挛,由于患者在长期近距离工作中眼睛得不到放松,习惯于过度使用调节。可表现为内隐斜,表现出的任何放松调节的测试均困难。治疗:调节超前的患者可做调节训练,放松调节紧张状态。

(二) 老视

俗称老花眼,多见于 40 岁以上成人,此时眼球内晶状体硬化,弹性减弱,前凸能力降低,同时伴有睫状肌收缩能力减低而致调节减退,导致调节近点远移,发生视近困难,需要正镜附加才能舒适阅读,也有将调节近点缩退至 20cm 之处时定义为老视。

远视眼是指调节静止时,平行光线经过眼的屈光系统屈折后,聚焦于视网膜的后方。可见,远视眼和老花眼是两个截然不同的概念:前者属屈光不正,后者属衰老现象。但两者均需要凸透镜片来矫正,前者为看清远处,后者为看清近处。

近视眼需凹透镜来矫正,伴随老视后表现是戴着近视镜看远清、看近不清,摘掉近视眼看近清、看远反而不清。通常认为,一定度数(-3.00D 以内)的近视眼老了可免去戴老花镜,因为需看远看近所戴的两种镜片相互抵消。

三、集合功能异常

集合功能异常的类型有:集合不足、集合过度、散开不足、散开过度、单纯性外隐斜、单纯性内隐斜、融像性聚散减低、假性集合不足。下面分别表述:

1. 集合不足　是比较常见的双眼视觉功能异常,反映的是近距离阅读集合需求与实际用眼能力之间的不协调。患者可在近距离视物时表现为外隐斜,远距离视物时表现为正视或较视近幅度小的外隐斜。AC/A 比率低,一般易发生在学生或用眼比较多的职业人群。大多数集合不足患者可能同时伴有调节功能障碍,有很多人随着老视的来临,集合不足症状也日益明显。在所有非斜视性双眼视异常人群中,集合不足是最常见的,也比较容易引起重视。治疗首选视觉训练,其次是近距离用眼时使用棱镜。

2. 集合过度　远距眼位正常,近距内隐斜,计算性 AC/A 比率高,负相对集合(NRC)低是集合不足的典型指征,因为调节与负融像性聚散相关,故正相对调节(PRA)也经常低。常见症状有短时间阅读后出现眼部不适和头疼,与近距工作有关的视力模糊或复视等。治疗首选方法是远距工作使用患者的主观验光处方,近距正镜附加,其次方法为视觉训练,以改进负融像性聚散功能。

3. 散开不足　远距内隐斜而近距眼位正常,AC/A 比率低。常见症状有远距复视,头痛和眼部不适。治疗首选方法为使用 BO 棱镜,其次就是通过视觉训练来增进负融像性聚散功能。

4. 散开过度　远距高度外隐斜,近距眼位在正常范围,刺激性 AC/A 比率高。症状可有远距复视和视觉疲劳。治疗方法:视觉训练对散开过度相当成功,可以作为首选治疗方法,远距使用 BI 棱镜也是有效的选择方法。

5. 单纯性外隐斜　远距和近距外隐斜,均大于正常范围,刺激性 AC/A 比率大约在正常值范围。其症状有与近距工作有关的眼部紧张或头疼,还可能有与远距或近距工作有关的视物模糊或复视等。视觉训练是首选方法,如果不伴有调节问题,增加负镜度数对于改善眼位可能有帮助。

6. 单纯性内隐斜　远距和近距均有内隐斜,AC/A 比率大致正常。BI 融像性范围比正常低,加负镜至模糊测量结果低。最常见的症状是近距视疲劳,还包括远距和近距偶尔视物模糊或复视等。治疗方法首选是使用 BO 棱镜,另一种方法是视觉训练改进负融像性聚散,同时远视性屈光不正需要完全矫正。

7. 融像性聚散减低　远近距离分离性隐斜均在正常范围之内,AC/A 比率正常,但是 BI 和 BO 融像性聚散范围均低于正常,调节幅度和调节反应正常,视觉疲劳症状常常与阅读和近距工作有关。治疗包括视觉训练以增加融像性聚散的两方向至正常范围。还应包括矫正任何伴随的屈光问题或垂直偏斜。

8. 假性集合不足　其隐斜测量记录结果与集合不足很相似,远距离正常,近距离高度外隐斜,正相对集合可能低或正常,调节幅度低,调节滞后异常高。其发生是因为调节减少,因此在测量近距隐斜时其调节性聚散也减少。AC/A 显得低,是因为当作近距隐斜测量时调节滞后异常高,NPC

后退。假性集合不足会出现：通过正镜附加可以改进 NPC，这个有违逻辑的测量结果被认为是由于正镜附加增加调节的准确性，使得视标移近被测者时增加调节和调节性集合，假性集合不足，实际上是一种调节不足。治疗是针对调节问题进行处理，一般采用近点正镜附加来处理高度调节滞后，其次可以通过视觉训练改进调节功能。

（陈舟　余文琳）

第四节　屈光不正和老视的非手术矫正

屈光不正、老视均造成视力的降低，从而对生产、生活及工作、学习造成不同程度的影响，鉴于此，针对视力的提高，人们采用了非手术矫正的方法：框架眼镜和角膜接触镜。

实际屈光不正的矫正中，一般只做远用视力矫正。如调节力差或老视患者，可选配近用眼镜。如近视患者 AC/A 值高，且伴有内隐斜，适合佩戴渐进多焦点眼镜。

远视矫正：远视眼，如果视力正常，又无自觉症状，不需处理。如果有视力疲劳症状或视力已受影响，应佩戴合适的正透镜片矫正。远视程度较高的，尤其是伴有内斜视的儿童应及早配镜。

近视矫正：轻度和中度近视，可配以适度负透镜片矫正视力。

散光矫正：一般轻度而无症状者可不处理，否则应配环曲面镜片矫正。

一、框架眼镜

框架眼镜是传统的屈光矫正方法。非手术的矫正方法以佩戴框架式眼镜为最常见。就接受人群而言，框架眼镜比角膜接触镜、屈光手术更普及，具有安全，方便，修饰脸型等特点。

框架眼镜通常有两部分组成：眼镜片和眼镜架。

（一）眼镜片

1. 镜片的一些重要参数

折射率：表示镜片折射能力的指标，镜片的材质决定折射率的大小。判断镜片的厚薄，在其他参数相同的情况下，折射率越大镜片越薄。

比重：表示镜片重量的指标。由材质决定，比重的大小直接影响镜片的质量，比重越小镜片越轻。

阿倍数（色散系数）：表示镜片色散的指标，直接影响镜片的清晰程度，数值越大镜片越清晰。

中心厚度：指镜片光学中心处垂直厚度，中心厚度直接决定镜片的边缘厚度，理论上中间厚度越小，镜片周边越薄，尤其近视镜片更是如此。但中心厚度过小会造成镜片易碎，中心光度容易改变。

镜片直径：指未加工的圆形镜片。直径单位：cm，常见直径有：50，55，60，65，70，75，80 等。直径大，更便于移心。

2. 镜片的种类

（1）按焦点性质分类

1）无焦点镜片：如平光镜，三棱镜。

2）单焦点镜片：如近视、远视镜片。顾名思义即镜片上只有一个光学焦点，使入眼光线聚焦在视网膜上。只能对应一个相应距离在眼视网膜上成清晰的像。其余距离则主要依靠晶状体的调节来达到成清晰像的目的。老视患者由于晶状体调节功能下降，不能根据视物距离的变换而产生等量的调节，在不同视物距离佩戴焦度合适的单光眼镜。即需要两幅或两幅以上单光眼镜才能满足生活中不同工作距离的需要。近视合并老视的患者，视远时佩戴足矫的单光眼镜，视近时佩戴与工作距离相对应的单光眼镜。

3）多焦点镜片：如双光镜片，渐进镜片。多焦点眼镜是指将两种或以上的屈光力做在同一镜片上。通常镜片上方用于视远，下方用于视近。双光镜（双焦镜）分为两个区域：视远区（远用区）、视近区（近用区）。从而解决了患者两个视距的助视要求，由于下方子镜片存在像跳现象和分界线的美观问题，不容易被人们接受。由视近区子镜片的形状不同分为：平顶（D 形）双光镜、圆顶（无形）双光镜、E 形（或一线）双光镜。三光镜（三焦镜）能够满足三个视距的助视要求，即远用区、中距离区、近用区。但视区的范围较双光镜小。

渐进多焦点镜片：是专为从远至近需要不同屈光力矫正的人群设计的镜片，其设计由早期的外表面渐进、内表面渐进，到如今的双面复合渐进、自由曲面渐进。患者视物范围更大，更容易适应，长时间佩戴更舒适。优点：同一副镜片可看远、中、近距离；镜片无明显界限；配戴者年龄不易被人察觉；无环形盲区，跳跃现象。缺点：验配难度较大，镜片两侧存在模糊区，应通过正确的戴镜指导，帮助患者更快适应。

4）周边离焦镜片：近视"成像壳"学说，周边视力影响眼轴增长。不同于非球面镜片，周边离焦镜片的中心有一个焦度恒定的稳定光区，向四周焦度依次减小，达到周边离焦的效果。模拟眼球光学生理，此镜片又叫全焦点镜片。可以在一定程度上抑制眼球近视化的加深。理论上，当镜片周边离焦量达到 ADD 时，可替代渐进多焦点镜片。

（2）按功能性质分类

1）视力矫正作用：近视远视镜等。

2）保护作用：防止有害光，控制可见光（太阳镜），防止有害物（防护镜）。

3. 镜片的材料分类及其特性

(1) 天然水晶镜片：因含有其他元素而显示不同颜色，可减少可见光的透光率，畏光者戴着感觉舒适，故有"养目"之说。优点：坚硬不易磨损，不易潮湿，热膨胀系数。缺点：对紫外线具有透过性，密度不均，常含有杂质，产生双折射，价格昂贵。

(2) 光学玻璃镜片：分为无色和有色光学玻璃两大类。

(3) 树脂材料镜片：具有光学性能的有机物质制成的镜片。光学树脂镜片耐冲击性强，重量轻，抗紫外线，现代镀膜工艺逐步发展，增加了镜片透光率、耐磨、抗污能力等。现眼镜片多为光学树脂材质。光学玻璃与天然材料（如石英）较少使用。

4. 特殊镜片

(1) 光致变色片：依据光照强弱而变色的镜片。分膜变和基变两大种。

(2) 非球面镜片：凡是折射面不是球面的镜片就是非球面镜片，包括环曲面、渐进多焦点镜片、顶周非球面镜片。现在出现的减少周边相差非球面镜片实际是顶周非球面镜片，其中一面或两面为非球面设计，理论上，采取这种设计的镜片可以最大限度地减小像差，从中心到周边区域半径逐渐增加，其优点有：更清晰，更轻松，更自然。

(二) 眼镜架

材质：现在市面上眼镜架材质常见有塑料（板材）、钛、TR90、铝镁合金、碳素纤维、ULTEM、天然的木材或者竹制材料。

1. 一般来说镜架按材料与框形的不同可分为

(1) 塑料（板材）架：其特点为轻，易加工，常温下不变形。

(2) 金属架：其特点为坚固，轻快，美观，是目前最常用的镜架。

(3) 混合架：即用金属与塑料混合制成，既有金属架的坚固性，又易加工成各种形状。

(4) 全框架：全包框，镜框整个包住镜片，更好地保护镜片，坚固、耐用。

(5) 半框架：无底框，用尼龙丝嵌入镜片的底部。较轻，耐用。

(6) 无框架：无镜框，只配上鼻梁及镜腿，最轻，高雅。

2. 镜架测量及标注方法　其标识方法主要有基准线法和方框法，我国采用方框法：片宽为框线的水平宽度，一般为42~62mm，最常见的为48~56mm，片距为镜架鼻梁两焊接点之间水平宽度，一般在17~22mm，镜腿长一般在130~145mm。

二、角膜接触镜

临床上，依据人眼角膜表面形态而制作的，直接附着在角膜表面的泪液层上的镜片称为角膜接触镜，也称隐形眼镜。

(一) 重要参数及概念

硬度及韧度：硬度反映了镜片的耐用性，韧度反映了镜片的柔韧性。

抗拉强度：表示材料在被牵拉状态的断裂之前，它所能承受的最大拉力。

弹性模量：表示一种材料在承受压力时保持形态不变的能力。

可塑性：好的材料柔软，佩戴舒适。

含水量：材料的水分所占的重量百分比。欧盟分类：20%~40%为低含水，41%~60%为中含水，>60%为高含水；FDA分类：<50%为低含水，>50%为高含水。

镜片材料分类（FDA）：一类低含水非离子，二类高含水非离子，三类低含水离子，四类高含水离子。

透氧性（DK）：指镜片材料允许氧气通过的能力。D：弥散系数，K：溶解系数与材质有关，与含水量成正比，与厚度、设计无关。

氧传导性DK/T：衡量一定厚度镜片的材料允许氧气通过的能力，与含水量成正比，与中心厚度成反比。

镜片厚度：分中心厚度，边缘厚度，平均厚度。以中心厚度为最常用，单位mm，镜片依 -3.00D 镜片为标准计算。小于0.06mm为超薄，0.06~0.10mm为薄，0.10~0.15mm为标准，>0.15mm为厚。

防紫外线：镜片内加入苯丙三唑紫外线吸收单体，与镜片材料结合，提供防紫外线功能。

基弧：镜片后表面中央区光学区的曲率半径称为基弧。基弧与角膜前表面中央区曲率相匹配，影响镜片佩戴的舒适、清晰和安全，基弧越大，镜片越平，佩戴越松。

矢深：指镜片内曲面的几何中心至线状直径之间的垂直距离。矢深与基弧成反比，与直径成正比。与佩戴松紧直接相关，矢深越大佩戴越紧。

镜片直径：取决于佩戴者睑裂大小和角膜直径，软镜必须覆盖角膜并加移动度为1~2mm。如角膜直径为11~12mm，软镜直径至少为13.5mm；硬镜（RGP）戴在角膜上，直径为8.6~9.6mm；塑形镜则稍大，约10.2~11.2mm。

隐形眼镜的生产工艺：旋转成型、切削成型、模压成型等。

(二) 软性角膜接触镜

可达到矫正视力、职业需要、美容、治疗等目的，适用人群多见于运动员、司机、摄影师、显微镜操作者、医师厨师等戴口罩工作者、演员及电视节目主持人等；也可作为治疗角膜外伤和手术后，干眼患者的给药途径；还可起到人工瞳孔作用，常用于虹膜外伤萎缩或白化病患者。

优点:成像真实,视野大,舒适,美观,矫正屈光参差大者效果好,矫正不规则散光效果好。缺点:对佩戴者生理与用眼环境有要求,戴镜前要经过练习,使用过程中要注意清洁与保养,比较麻烦,易有沉积物且沉积物不易清洁,镜片容易划伤,可引起角膜感染,需更换的频率较高。

(三) 硬性角膜接触镜

1. 透气性硬镜(RGP)

(1) 配前检查

1) 眼睑评估:睑裂宽度的测定;睑缘位置的判断;眼睑弹性的判断。

2) 屈光检查:采用电脑验光仪,综合验光仪进行常规验光;进行初步散光分析,如顺规散光大于 2.50D,逆规散光大于 1.50D。

3) 角膜曲率计检查。

4) 选择试戴片:根据角膜曲率的平 K 值和角膜散光度确定试戴片的规格。

角膜散光≤0.50D,选择平 K 值 +0.05,

角膜散光为 0.75~1.25D,选择平 K 值,

角膜散光为 1.50~2.00D,选择平 K 值 –0.05,

角膜散光≥2.25D,选择平 K 值 –0.1。

(2) 配适评估

1) 将选定的试戴片充分清洗,为被检查者戴上,待 15~30 分钟后,镜片在角膜表面形成稳定状态。

2) 令被测者进行裂隙灯显微镜检查,为前取舒适坐姿,采用弥散光照射法,观察被测镜片动态配置,记录中心定位和移动度。

3) 湿润荧光素钠试纸,撑开佩戴眼上睑,将荧光素轻触上方球结膜,瞬目数次。

4) 采用钴蓝色弥散透照被测眼,物镜附加黄色滤光镜,观察被测眼镜片静态配适,记录中心区、旁中心区、边缘区和泪液间隙的配适情况。

5) 根据配适评估结果修正试戴片的参数规格,再次进行配适评估,确定镜片的曲率半径处方值。

6) 片上验光确定镜片的屈光度。

7) 训练佩戴者摘戴镜片护理镜片,告知复查时间表。

(3) 配后护理:护理液的护理程序:

1) 在镜片盒内注入 2/3 容量的专用护理液。

2) 将镜片放置于左手掌心,滴上 3~5 滴护理液,用右手食指将镜片的正面和反面各放射性搓 30 次。

3) 以左手拇指和示指轻轻捏住镜片,右手以护理液冲洗镜片,冲洗时轻轻搓动镜片。

4) 将冲洗后的镜片凹面向下,放入事先盛有护理液的镜片盒中。

硬镜护理液必须在有效期内全部用完。在开瓶使用 90 天后,若没有用完要连瓶弃去。勿使瓶口触及手指和镜片盒等外界污物,内口向上放置,在 4~32℃的温度下保存。护理液在正常使用期间发生混浊,眼刺激,眼红应立即停止使用。

镜片除蛋白有多种试剂,下面介绍蛋白清除剂的护理程序,每月使用一次,根据镜片沉淀物的程度适当缩短使用周期。

① 在镜片盒内注入 2/3 容量的相应护理液,将揉搓冲洗过的镜片分别放入相应镜片盒内。

② 在每一侧镜片盒内滴入蛋白清除剂数滴,将盖紧镜片盖的盒子轻轻地摇动,使液体混合均匀,浸泡 4 小时以上。

③ 再次将镜片的正面和反面各揉搓 30 次,用护理液充分冲洗镜片,用新鲜的护理液浸泡镜片至少 15 分钟,再次冲洗后佩戴。

用蛋白清除剂浸泡后并不能自动清洁,还必须充分揉搓和冲洗镜片,才能达到使镜片清洁的目的,将蛋白清除剂处理后镜片上会残留少量蛋白清除剂成分,因此必须充分浸泡和冲洗后才能佩戴。

2. 角膜塑形镜 分为 VST 设计和 CRT 设计。中国市场上多为 VST 设计:内曲面分为基弧,反转弧,定位弧和边缘弧四个部分,与角膜表面从中心向周边越来越平的非球面形态规律相反,四个弧面构成中心的基弧最平,反转弧最陡,定位弧比基弧亦陡,称为逆几何形态设计。CRT 设计分为三区:基弧区,反转区和切线。

配前检查:常规眼部检查,视力检测,屈光检测,角膜曲率及检测角膜地形图检查。验配过程及护理与 RGP 有很多相似之处,这里不再赘述。

(四) 特殊角膜接触镜

1. 色盲用角膜接触镜 镜片为软性角膜接触镜,光学区中心 6~7mm 的区域染成波长为 685nm 的红色。染色区域透光率为 60%~70%。仅限用于红色盲、绿色盲及色弱患者对全色盲和蓝色盲无效。

2. 圆锥角膜接触镜

(1) 软性角膜接触镜:选用弹性模量较大的镜片,采用低含水量材料,切削工艺制作,设计为大直径的球面,用于可疑患眼和轻度患者。

(2) 透气性硬性角膜接触镜:根据试戴片静态配适的荧光像所提示的参数定制镜片,利用镜片下的泪液形成球面屈光结构,故矫正视力较好,用于轻、中度的圆锥角膜。

(3) 赋型镜片:将透气性硬镜片的内表面制作成与圆锥角膜轮廓相似的形状,可用于各种程度的患眼,镜片的定位很稳定,佩戴较为舒适,矫正视力较好,缺点是镜片较厚,透氧性能受限。

(4) 负载正片:在高含水量薄型软性角膜接触镜上覆盖一配适良好的透气硬性角膜接触镜。

(5) 复合镜片:镜片中心光学区为硬质材料,周边部位软质材料。硬质部分,保证矫正视力较好。软质镜片部分定位好,改善了舒适度,同时避免了镜片厚度对角膜氧代谢的影响,缺点是镜片软硬结合的部分易断裂。

(6) 绷带镜片:内曲面双弧面设计,中心弧为高偏心率双曲线弧面,周边弧为中偏心率椭圆弧面。戴镜后镜片的周边弧与角膜周边部产生稳定的附着,中心弧较角膜锥顶部平坦,对角膜锥顶部产生绷带作用,从而达到适当控制圆锥角膜发展的目的,用于各种程度的患眼。

(王鑫　张利科)

第五节　屈光不正和老视的手术矫正

屈光手术主要治疗近视、远视和散光。按照手术部位的不同,分为角膜手术、晶状体手术和巩膜手术。治疗老视的手术方式有多种,多是屈光手术的改良。

一、角膜屈光手术

角膜屈光手术是通过改变角膜曲率来矫正屈光不正。角膜屈光力约占整个眼球屈光力的70%,该手术可以更有效地矫正眼球的屈光状态,现在已成为主流的屈光手术。按照改变角膜曲率方法的不同,将其分为非激光角膜屈光手术和激光角膜屈光手术。

(一) 非激光角膜屈光手术

主要有放射状角膜切开术、角膜松解切开术和角膜基质环植入术等。其他非激光角膜屈光手术包括:角膜楔形切除术、角膜磨镶术、角膜热成形术、角膜内镜片术和角膜表面镜片术等。

1. 放射状角膜切开术　主要矫正近视。在角膜光学区周边作多条深达90%角膜厚度的放射状松解切开,在正常眼压作用下,张力减低的角膜周边部向外膨出,中央部相对变平,屈光力降低,起到矫正近视的效果。该手术20世纪70年代起源于前苏联,曾在我国风靡一时,但因其有效性、安全性和稳定性的局限,现已被角膜激光屈光手术所代替。但其设备要求低、操作简单和费用低廉等优点,偏远地区少数医院仍在开展。

2. 角膜松解切开术　又称为散光性角膜切开术,主要矫正散光。在角膜曲率陡的径线上切开角膜基质层,使该径线角膜曲率变平,在"偶联效应"作用下,与其垂直之径线的曲率相应变陡,从而达到矫正散光的效果。因安全性、预测性和稳定性不足,逐渐被散光晶状体代替。由于其操作简单、有效和费用低,少数医院还在开展晶状体植入+角膜松解切开联合手术。

3. 角膜基质环植入术　可以矫正中低度近视,限制圆锥角膜的发展。利用旋转隧道分离器或飞秒激光在角膜周边部做两个放射状1/2~2/3深度的切口,将两片PMMA材料的环状片段插入角膜基质隧道内,利用弧长缩短效应,使角膜中央变平,从而达到改善屈光状态和加固角膜的目的。它虽具有不需切削角膜组织、可逆性和可调换性等优点,但对比敏感度下降、屈光回退、角膜感染、基质环脱出、深层新生血管、持续性上皮缺损和难以忍受的疼痛等缺点限制了它的发展。

(二) 激光角膜屈光手术

通常分为以下三类:

1. 激光板层角膜屈光手术　包括以机械刀或飞秒激光辅助制作角膜瓣的准分子激光原位角膜磨镶术(LASIK)和飞秒激光小切口微透镜切除术(SMILE)。LASIK是目前激光角膜屈光手术的主流术式。

2. 激光表层角膜屈光手术　以机械、化学或激光的方式去除角膜上皮,或者机械制作角膜上皮瓣后,在角膜前弹力层表面及其下角膜基质进行激光切削,包括:准分子激光屈光性角膜切削术、准分子激光上皮下角膜磨镶术、机械法-准分子激光角膜上皮瓣下磨镶术及经上皮准分子激光角膜切削术。

3. 角膜胶原交联术　主要用于圆锥角膜。采用去角膜上皮或保留角膜上皮的方法,将核黄素(一种光敏感剂)扩散进入角膜基质,再用370nm波长的紫外线照射角膜,使用紫外线激活核黄素,刺激胶原纤维交联,增加角膜硬度。角膜胶原交联术还可以用于角膜后膨隆、角膜溃疡、大泡性角膜病变和其他有角膜变薄的眼病。

二、眼内屈光手术

眼内屈光手术即屈光性人工晶状体手术,是在晶状体和前后房施行手术来改变眼屈光状态以达到治疗屈光不正的目的。根据手术是否保留晶状体分为两类,即屈光性晶状体置换术和有晶状体眼人工晶状体植入术。

(一) 屈光性晶状体置换术

将眼内透明或混浊的晶状体摘除后植入人工晶状体。手术对象以40岁以上成年人为宜。主要适合于那些不宜行角膜屈光手术的高度近视眼患者或屈光手术难以解决的高度近视眼患者。

(二) 有晶状体眼人工晶状体植入术

在有晶状体存在的情况下,在前、后房植入人工晶状体来矫正屈光不正的一种手术方式。根据人工晶状体的植入位置不同,主要分为前房型和后房型两大类。

1. **前房型** 根据固定方式的不同可分为房角固定型和虹膜夹型。前者为弹性开放襻设计,后者为夹型设计,将虹膜组织嵌顿于夹内来固定人工晶状体。由于该人工晶状体长期存在对角膜内皮有损害,该手术已被淘汰。

2. **后房型** 后房型人工晶状体采用软性材料,适合于小切口折叠式植入。且它的单片或后拱形设计使植入人工晶状体与自身晶状体之间有一定的间隙。它可以矫正近视、散光和远视。其矫正度数范围更广,尤其适合高度近视和不适合角膜屈光手术患者。目前,可植入眼内接触镜(ICL)作为有晶状体后房型人工晶状体植入术的代表,已经经历了近20年临床验证,越来越被眼科医生和患者所接受,手术方式及术后处理在眼科手术章节具体进行介绍。

三、病理性近视的手术治疗

病理性近视的手术治疗常采用巩膜屈光手术,主要指的是后巩膜加固术又称巩膜后兜带术、后巩膜支撑术或后巩膜加强术,用异体或人工合成材料加固眼球后极部巩膜,以期阻止或缓解近视发展的一种手术方式。作用机制:①机械性加强:植入材料逐渐与巩膜融合,阻止眼球扩张,从而阻断近视的进展。②增加血液循环:形成新的巩膜血管网,改善巩膜、脉络膜和视网膜营养。③局部刺激:相当于生物学组织疗法。

四、老视矫正手术

随着社会进步和人们对屈光手术的逐渐认可,越来越多的人希望通过手术来解决老视。由于老视的发生机制还不清楚,且和年龄高度相关,所以现有老视矫正手术的效果还不理想。现有的老视手术的方式有多种,其中角膜手术是主流。

(一) 角膜手术

1. **角膜激光手术** LASIK术中加上老视切削程序、单眼视角膜屈光手术和飞秒激光基质多层环形扫描。
2. **角膜层间植入物手术。**
3. **角膜热成形术** 激光角膜热成形术、半导体二极管激光热成形术和传导性角膜成形术。

(二) 晶状体手术

单眼视单焦人工晶状体、多焦人工晶状体、可调节人工晶状体、飞秒激光的透明晶状体修饰和注入式人工晶状体。

(三) 巩膜手术

老视手术逆转术、睫状体前巩膜切开术、巩膜扩张扣带术和激光老视逆转术。

(刘延东)

第六节 盲和低视力

低视力(low vision)是指手术、药物或一般验光配镜无法改善的视功能障碍,主要包括视力下降和视野缩小,双眼中好眼最佳矫正视力<0.3,而≥0.05者。双眼中好眼最佳矫正视力低于0.05者称为盲。

一、盲和低视力诊断标准

长期以来,各国采用的盲和视力损伤的标准并不一致,这对盲和视力损伤的流行病学研究、防盲治盲工作的开展和国际交流造成了困难,世界卫生组织(WHO)于多次制定标准(表24-6-1、表24-6-2)。

表24-6-1 盲和低视力的分级标准(1973年WHO制定)

类别	级别	双眼中好眼最佳矫正视力(BCVA)	
		低于	等于或优于
低视力	1	0.3	0.1
	2	0.1	0.05(3m指数)
盲	3	0.05	0.02(1m指数)
	4	0.02	光感
	5	无光感	

注:即使中心视力没有下降,以注视点为中心,视野半径≤10°但>5°为3级盲,视野半径≤5°为4级盲

表24-6-2 视力损伤标准(2003年9月WHO制定)

类别	级别	较好眼日常生活视力(PVA)	
		低于	等于或优于
中重度视力损伤	1	0.3	0.1
	2	0.1	0.05(3m指数)
盲	3	0.05	0.02(1m指数)
	4	0.02	光感
	5	无光感	

我国对低视力及盲的分级基本与WHO相同(表24-6-3)。在实际工作中,为能全面地反映盲和视力损伤情况,又将盲和低视力分为双眼盲、单眼盲、双眼低视力和单眼低视力。如果一个人双眼最好矫正视力<0.05,则为双眼盲;如果双眼最好矫正视力≥0.05,但<0.3时,则为双眼低视力。这与WHO标准是一致的。如果一眼最好矫正视力<0.05,另眼≥0.05时,则称为单眼盲;如果一眼最好矫正视力<0.3、但≥0.05,而另一眼≥0.3时,则称为单眼低视力。按这种规定,有些人同时符合单眼盲和单眼低视力的标准,在实际统计中,这些人将归于单眼盲,而不归入单眼低视力中。

表 24-6-3　我国制定的视力残疾标准（2006 年）

类别	级别	BCVA	或中心视野半径
盲	一级	无光感~<0.02	<5°
	二级	0.02~<0.05	<10°
低视力	三级	0.05~<0.1	
	四级	0.1~<0.3	

盲和视力损伤是世界范围内的严重公共卫生问题。WHO2002 年公布的统计结果全世界盲人为 3700 万，低视力患者约为盲人的 3 倍多，高达 1 亿 2400 万。如不采取积极措施，到 2020 年全世界盲及低视力将翻一番，且 90% 的视力残疾患者生活在发展中国家。根据近年我国各地流行病学调查，估计盲患病率为 0.5%~0.6%，盲人数为 700 余万人，双眼低视力患病率为 0.99%，患者 1300 万人。

不同国家的病因中，发达国家以黄斑变性、糖尿病性视网膜病变为主因；发展中国家则以白内障、屈光不正等为主要病因。根据不同年龄段人群来看，在低龄人群中，先天性眼病占了绝大多数；大于 60 岁的人群则是老年性黄斑损害占了绝大多数（50% 以上），其次是青光眼、老年性白内障、糖尿病性视网膜病变等（表 24-6-4）。

表 24-6-4　低视力病因

类别	儿童低视力	老年低视力
病因	先天性白内障	年龄相关性黄斑变性
	先天性眼球震颤	青光眼
	屈光不正/弱视	糖尿病性视网膜病变
	先天性小眼球小角膜	年龄相关性白内障
	原发性视神经萎缩	高度近视

全世界致盲的主要原因为：白内障占 46%，沙眼占 12.5%，河盲占 0.6%，各种原因引起的儿童盲占 3.3%，其他如青光眼、糖尿病性视网膜病变和外伤等占 37.5%。这些疾病中许多早发现早干预就能预防或控制，而大多数白内障治疗后均能恢复视力，根据 WHO 估计，全球 80% 的盲人是可以避免的。因此，WHO、一些国际非政府组织联合于 1999 年 2 月发起"视觉 2020，享有看见的权利"行动，目标是到 2020 年在全世界根除 5 种可避免盲，将白内障、沙眼、河盲（盘尾丝虫病）、儿童盲、屈光不正和低视力等五个方面作为行动重点。

二、我国临床常见疾病及防治

1. 白内障　若以矫正视力为标准属第一位病因，占比为 42.11%，流行病学调查表明，95% 的 65 岁以上老年人出现晶状体混浊。是我国防盲工作中大力开展白内障手术治疗的依据。目前，白内障尚不能有效预防，但通过手术可将大多数患者视力恢复正常。先天性白内障患儿往往合并其他眼部先天异常，如色素膜缺损、眼球震颤等，视力损害较老年患者更为严重。

2. 糖尿病视网膜病变　糖尿病引起的眼部并发症很多，包括糖尿病视网膜病变、白内障、晶状体屈光度变化、虹膜睫状体炎、新生血管性青光眼等，其中糖尿病视网膜病变是糖尿病最严重的并发症之一。患者早期通常无眼部自觉症状，随着病变发展可引起不同程度的视力障碍、视物变形和视野损缺等症状，最终导致失明。控制血糖、血压及血脂能有效减少糖尿病视网膜病变的发生率，早期诊断和正确治疗可避免视力严重损害。

3. 屈光不正和低视力　就传统低视力的定义而言，全球的首要病因是白内障，而日常生活视力中的低视力，主要病因则是屈光不正。我国属于发展中国家，由于经济文化不发达，也由于视光学知识的不普及，以及人们对眼镜存在不正确的观念，导致各种年龄段相当比例的人群未能进行屈光矫正而生活在低视力的状态之中。"视觉 2020" 行动将通过初级保健服务、学校中视力普查，培训足够的验光人员，普及验光配镜设施，使屈光不正的患者得到及时恰当的屈光矫正。

4. 年龄相关性黄斑变性　年龄相关性黄斑变性以往被称为老年性黄斑变性，表现为慢性进行性双眼中心视力的减退。患者多为 50 岁以上，且随年龄增加发病率上升，常双眼同时发病或先后发病，65 岁以上的人群中约 2% 因患本病导致单眼失明。病因不清，早期诊断非常重要，对某些患者进行适当的激光治疗或玻璃体内注射抗 VEGF 药物可以有效地延缓视力丧失。

5. 青光眼　青光眼是目前全球第二位的致盲性眼病，也是我国主要致盲原因之一，青光眼引起的视功能损伤是不可逆的，后果极为严重。青光眼的视野缺损从旁中心暗点、弓形暗点、鼻侧阶梯、颞侧缺损，随病情加重而逐渐增大直至管状视野、失明。一般地说，青光眼的发生是不能预防的，但只要早期发现，合理治疗，绝大多数患者可终身保持有用的视功能。在人群中筛查青光眼患者，是早期发现青光眼切实可行的重要手段，进一步普及青光眼的知识有可能使患者及早就诊，对于确诊的青光眼患者，应当合理治疗，定期随诊。

三、盲和低视力处理

一些眼病患者虽经积极治疗，仍处于盲和低视力状态，对于这些患者并不意味着已经毫无希望，眼科医生的责任不仅在于诊断、治疗和预防那些致盲眼病，更应关注处于盲和低视力状态患者的康复。应当采用助视器来改进他们的视觉活动能力，使他们利用残余视力工作和学习，以便获得较高的生活质量。

助视器：能改善或提高低视力患者视觉及活动能力的任何一种装置或设备。助视器分为光学助视器和非光学助视器（表24-6-5）。光学助视器借光学性能的作用，以提高低视力患者视觉活动水平，可以是凸透镜、三棱镜或平面镜；非光学助视器不通过光学系统的放大作用，而是通过改善周围环境的状况来增强视功能，可以单独应用，也可与各种光学助视器联合应用。

表24-6-5 常用助视器

光学性助视器		非光学性助视器
远用	近用	
单筒手持望远镜	眼镜助视器	太阳帽、眼镜遮光板（控制光线传送）
指环式望远镜	近用望远镜	照明改善
双眼眼镜式	立式放大镜	滤光镜片（加强对比度）
	手持放大镜	大体印刷品（相对体积放大）
	电子助视器	阅读支架

常用的远用助视器为放大2.5倍的伽利略望远镜，以看清远方景物，这种助视器不适合行走时佩戴。临床上近用助视器应用较常见（表24-6-6）。

表24-6-6 常用近用助视器比较

类别	优点	缺点
眼镜式助视器	解放双手，视野大	阅读距离近，放大倍数不可调
手持放大镜	可变距，价格便宜	视野小，占用一只手，不适用于手颤者
立式放大镜	固定工作距离，适用于手颤	视野小，要求阅读物表面平整，视线垂直
近用望远镜	阅读距离远	视野小，景深短
电子助视器	放大倍数高，视野大，对比度可以改变，阅读距离舒适	价格贵

1. 眼镜式助视器　与一般眼镜并无很大区别，只是屈光度数较高，为4~40D之间正透镜。它的优点是有固定的放大作用、视野大、美观方便，可与其他助视器联合使用，缺点是阅读距离近、景深短、需在光学中心阅读、对旁中心注视患者有一定困难。

2. 手持放大镜　手持使用，可在离眼不同距离处使用的正透镜。优点是工作距离可以改变，价格便宜，适合短时间使用，但需一手使用，无双眼单视。

3. 近用望远镜　在望远镜上加阅读帽而制成，优点是工作距离可以稍远，但景深短，视野小。

4. 立式放大镜　将凸透镜固定于支架上，透镜与阅读之间的距离固定，由于它使用方便，更加为低视力患者所喜用，尤其适用于较长时间的阅读。

5. 电子助视器　放大倍数高，视野大，阅读距离正常，可以调节对比度和亮度，体位也不受限制、无须外部照明，更适用于视力损伤严重，视野严重缩小和旁中心注视者，但价格较贵。

（王晓冰）

参 考 文 献

1. 崔浩，王宁利. 眼科学. 第2版. 北京：北京大学医学出版社，2009：166-179.
2. 刘家崎. 实用眼科学. 第3版. 北京：人民卫生出版社，2010：598-635.
3. 王勤美. 屈光手术学. 第2版. 北京：人民卫生出版社，2011：66-100.
4. 王光霁. 双眼视觉学. 第2版. 北京：人民卫生出版社，2011：59-131.
5. 齐备. 眼镜验光员. 第2版. 北京：中国劳动社会保障出版社，2013：54-123.
6. 瞿佳. 眼视光学理论和方法. 第2版. 北京：人民卫生出版社，2011：79-175.
7. 吕帆. 接触镜学. 第2版. 北京：人民卫生出版社，2011：138-158.
8. 徐亮. 低视力学. 第2版. 北京：人民卫生出版社，2011：24-48.
9. 崔浩，王宁利，徐国兴. 眼科学. 第3版. 北京：北京大学医学出版社，2013：133-137.
10. 中华医学会眼科学分会角膜病学组. 激光角膜屈光手术临床诊疗专家共识（2015年）. 中华眼科杂志，2015，51（4）：249-254.
11. 中华医学会眼科学分会眼视光学组. 我国飞秒激光小切口角膜基质透镜取出手术规范专家共识（2016年）. 中华眼科杂志，2016，52（1）：15-21.
12. 周行涛. 飞秒激光、LASEK/Epi-LASIK及ICL手术. 上海：复旦大学出版社，2010：90-131.
13. 王雁，赵堪兴. 飞秒激光屈光手术学. 北京：人民卫生出版社，2014：250-253.

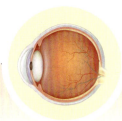

第二十五章

斜视与弱视

斜视和弱视是小儿眼科的常见病和多发病,任何眼部知觉系统和运动系统的异常都是引起斜视弱视的重要发病因素,正确理解各种斜视弱视的基本原理,准确掌握各类斜视的诊疗技术和治疗方法,须熟悉掌握眼外肌的解剖、眼球运动及双眼视觉的基本理论和生理学的相关知识。眼外肌的解剖及斜视的检查法在前面章节已经介绍,本章简要介绍一下眼球运动和双眼视觉生理。

第一节 眼球运动

各种眼球运动都是围绕着眼球的旋转中心完成的,当眼球处于原在位的时候,这个旋转中心位于角膜顶点后 13.5mm,眼球赤道平面后约 1.3mm 处。眼球运动主要有三种形式,围绕垂直轴(z轴)的水平运动即内转和外转,围绕水平轴(x轴)的垂直运动即上转和下转,围绕前后轴(y轴)的旋转运动即内旋和外旋。另外,还有四种斜向运动,即右上、左上、右下、左下。双眼运动是指双眼共同运动,主要包括同向运动和异向运动。

一、眼球运动法则

(一) Sherrington 定律

Sherrington 定律是单眼运动定律,也称交互神经支配定律。是指当一条眼外肌接受神经冲动产生收缩时,其直接拮抗肌同时接受神经冲动产生松弛。这样才能保证眼球平滑、快速、准确地到达新的注视目标。比如右眼向右侧运动时,右眼外直肌接受神经兴奋冲动产生收缩,而右眼内直肌同时接受神经抑制信号产生肌肉松弛。

(二) Hering's 定律

Hering's 定律是双眼运动神经支配定律,也称等量神经支配定律。是指在双眼共同运动时,两只眼配偶肌接受神经冲动的大小是等时、等量的。神经冲动的大小是由注视眼确定的。例如双眼向右转动时,右眼的外直肌和左眼的内直肌同时接受等量的神经冲动,完成向右转的动作。如果右眼外直肌功能不足,右眼为注视眼,右眼为了维持正常眼位,外直肌就需要接受比正常更多的神经冲动,等量神经冲动作用在正常的左眼内直肌上,就会产生比正常更多的内转作用,从而产生更大的内斜视,这就是在麻痹性斜视中第二斜视角大于第一斜视角的原因。

(三) Donders' 定律

1848 年, Donders 首先发现了眼球斜向运动的"假性旋转"。他认为,眼球从原在位运动到任何一个斜向眼位,都会出现一个与这个眼位相应的"假性旋转"。在每个固定的注视眼位,"旋转"的度数是固定不变的,其大小与这个眼位的方向和偏心度有关。即眼球转动到任何一个注视眼位,视网膜的水平和垂直子午线的方向都只有一个,而且固定不变。所谓"假性旋转"是指第三眼位上角膜新的客观垂直子午线与原在位时角膜垂直子午线之间存在着夹角,但是不是围绕 Y 轴真实的旋转运动。

(四) Listing 法则

Listing 采用几何学和数学的方法,对眼球运动进行了详细的分析。他认为眼球从原在位转动到任何一个其他眼位,都是围绕着一个相应的转动轴完成的,这个转动轴位于眼球的赤道平面(也称 Listing 平面)上,通过旋转中心,而且与视轴的初始位置和终末位置确定的平面相垂直。眼球围绕这个旋转轴转动,通过最短的途径,以最快的方式到达目标眼位。

二、眼位

1. 原在位 原在位又称第一眼位。是指头位正直、两眼注视正前方，视轴平行，两眼角膜垂直子午线与地面垂直，而且互相平行，这时眼球所处的位置称为原在位。在临床上，通常将身体和头位正直、眼球注视正前方时眼球所处的位置称为原在位。

2. 第二眼位和第三眼位 第二眼位是指眼球处于内转位、外转位、上转位和下转位。第三眼位是指眼球处于右上、右下、左上和左下四个斜方向的眼位。

3. 诊断眼位 根据眼外肌的作用原理，在六个注视眼位上能够凸显不同眼外肌的作用力，通过双眼的共同运动，判断眼外肌之间作用的强弱，观察是否存在眼外肌功能不足，这六个眼位就称为诊断眼位。分别是左侧、左上、左下、右侧、右上和右下。由于正上方和正下方是诊断A-V型斜视的重要眼位，故把正上方、原在位、正下方也称为诊断眼位，这样就变成了9个诊断眼位（表25-1-1）。

表25-1-1 诊断眼位及配偶肌

左上方 （左上直肌、右下斜肌）	正上方	右上方 （右上直肌、左下斜肌）
左侧 （左外直肌、右内直肌）	原在位	右侧 （右外直肌、左内直肌）
左下方 （左下直肌、右上斜肌）	正下方	右下方 （右下直肌、左上斜肌）

三、眼球运动

眼球运动分为单眼运动和双眼运动。

（一）单眼运动

单眼运动主要包括六种形式。分别是：外转即眼球向颞侧转动，角膜外侧缘应该到达外眦角；内转即眼球向鼻侧转动，瞳孔内侧缘应该达到上、下泪小点的连线；上转即眼球垂直向上转动，角膜下缘应该超过内、外眦的连线；下转即眼球垂直向下转动，角膜上缘应该超过内、外眦连线；内旋即眼球沿矢状轴向鼻侧旋转，角膜垂直子午线的上端向鼻侧、下端向颞侧转动；外旋即眼球沿矢状轴向颞侧旋转，角膜垂直子午线的上端向颞侧、下端向鼻侧转动。

（二）双眼运动

双眼运动包括双眼同向运动和异向运动。双眼同向运动包括：双眼右转、左转、上转、下转、右旋、左旋。双眼异向运动主要包括：集合运动即双眼视轴同时向鼻侧转动。正常集合近点为8~10cm，大于10cm为集合不足，小于5cm为集合功能过强；分开运动即双眼视轴同时向颞侧转动。

四、与眼外肌作用相关的名词

1. 主动肌 眼球向某一方向运动时，发挥主要作用的肌肉称为主动肌。比如：当眼球向外转动时，外直肌起主要作用，所以外直肌就是眼球外转时的主动肌。各种眼球运动的主动肌见表25-1-2。

表25-1-2 眼球运动的主动肌及眼外肌之间的协同和拮抗作用

眼球运动	主动肌	协同肌	拮抗肌
外转	外直肌	上、下斜肌	内、上、下直肌
内转	内直肌	上、下直肌	外直肌，上、下斜肌
上转	上直肌	下斜肌	下直肌，上斜肌
下转	下直肌	上斜肌	上直肌，下斜肌
内旋	上斜肌	上直肌	下斜肌，下直肌
外旋	下斜肌	下直肌	上斜肌，上直肌

2. 协同肌 当眼球向某一方向运动时，在同一只眼上，除了主要发挥作用的肌肉以外，还有其他的肌肉协助完成，这些肌肉称为协同肌。比如，当眼球外转时，外直肌起主要作用，而上、下斜肌也具有外转作用，那么上、下斜肌就是外直肌的协同肌。各眼外肌之间的协同作用见表25-1-2。

3. 拮抗肌 当眼球向某一方向运动时，在同一只眼上，一条眼外肌发挥主要作用时，被另外一条或几条作用相反的眼外肌的作用所对抗，这些肌肉称为拮抗肌。比如，当眼球内转时，内直肌起主要作用，而外直肌与上、下斜肌产生的外转作用与内直肌的内转作用相对抗，那么外直肌与上、下斜肌称为内直肌的拮抗肌。各眼外肌之间的拮抗作用见表25-1-2。

4. 配偶肌 在双眼共同运动时，使两只眼向某一注视方向做共轭运动的两条主动肌，称为配偶肌。比如，当双眼向右侧注视时，右眼外直肌与左眼内直肌是两条主动肌，同时收缩，共同完成两只眼的右转运动，那么这两条肌肉称为配偶肌。眼外肌之间的配偶关系见表25-1-1。

（韩惠芳）

第二节 双眼视觉

双眼视觉是在动物进化过程中产生的一种高级的视觉功能，是指当双眼注视外界某一物体时，该物体的影像通过两眼各自的知觉系统传至大脑，在大脑高级视觉中枢，将来自两只眼的视觉信息整合成一个完整的、具有立体感的物像的过程，称为双眼视觉。

一、视界圆和 Panum 空间

视界圆是指由注视点与两只眼的结点所确定的圆。当两只眼注视视觉空间某距离的一点时,该点成像在两只眼的黄斑中心凹。根据同弧上的圆周角相等的原理,与该注视点在同一视界圆上的无数的点都能成像在两眼视网膜对应点上,被感知为一个物像,故视界圆也称为双眼单视圆(图25-2-1)。由于注视距离不同,这样的视界圆会有很多个。注视距离越近,弧度越大,注视距离越远,弧度越小。

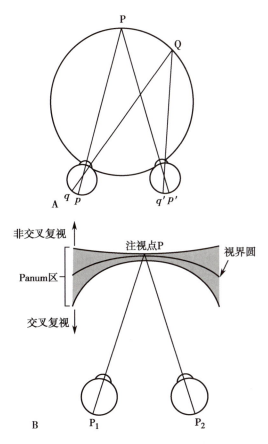

图 25-2-1　视界圆和 Panum 空间

1885 年 Panum 通过试验提出,一只眼上的任何一点与另一只眼视网膜上的对应点,实际上是一个小圆或一个小的区域,凡是在两只眼视网膜的小区域内的物像,都可产生融合,形成双眼单视。因此双眼单视不只出现在视界圆上,而是在视界圆附近远近一定的距离内,均可产生双眼单视。这个区域称为 Panum 区,也称 Panum 空间(图 25-2-1)。此区的范围,在注视点处很窄(<5′),越往周边越宽。位于 Panum 区内的物体,不但能形成双眼单视,这种轻微的差异也是形成立体视觉的生理基础。只位于视界圆上的物体,由于没有这种差异,反而没有立体视觉。只有位于 Panum 区内,而且不恰好位于视界圆上的物体,才能形成具有立体视觉的双眼单视。

二、形成正常双眼视觉的基本条件

1. 两眼需要有正常的知觉系统,保证两眼的视觉敏锐度及视网膜上的影像,在形状、大小、颜色、明暗等方面,均相一致或近似。

2. 两眼具有同时固视同一目标的能力,眼球运动功能正常。不论物体向侧方运动或远近移动,两眼能够协调地追随目标,使物像始终落在两眼的黄斑区。

3. 两眼视网膜对应关系必须正常,使外界物像的影像能够同时落在两眼视网膜的对应点上。

4. 需要有正常的融合功能,使传入大脑视觉中枢的两个知觉影像,能够被融合为一个完整的物像。

5. 两眼的视野重叠部分必须够大,使固视目标落于双眼固视野之内。

三、与双眼视觉相关的基础反射

双眼视觉是一个非常精细、复杂的生理过程,它一方面是动物进化的结果,另一方面又必须建立在许多基础反射的基础上,这些基础反射主要包括以下几种。

1. 代偿性固视反射　也称代偿姿势反射,即当头的位置发生改变时,耳部迷路内液体的水平位及颈部肌肉都会发生相应的改变,这种神经冲动传至大脑,即引起代偿性反射,从而使两眼球发生共同性旋转运动,以保持角膜垂直子午线的方向不变。这是一种与生俱来的无条件反射,与视网膜刺激无关。

2. 定位固视反射　当物体的影像投射在视网膜周边部的时候,眼球就会发生反射性的转动,使物体的影像落在视网膜的黄斑区,以最大限度地增加物像的清晰度。这是一种极为重要的条件反射,这种反射的形成必须依赖于光线对视网膜的刺激。

3. 再注视反射　眼球由注视点转向原位称为被动再注视;眼球由一个注视点转向新的注视点的反射称为主动性再注视。

4. 融合反射　是一种运动性融合,当物体偏离两只眼视网膜对应点时,通过这种反射,引发眼球运动,使物像在两眼视网膜对应点上成像,从而产生双眼单视。如在一只眼前放置低度三棱镜,使物像落在视网膜非对应点上,该眼会立即转动到一个新的位置,使物体仍然在双眼视网膜对应点上成像。因此,这种反射又称为矫正融合反射。这是一种不受意志支配的条件反射。

5. 集合与分开注视反射　当双眼所注视的物体向近处移动,物像落在两只眼黄斑颞侧时,即产生集合反射;物体向远处移动,物像落在两只眼黄斑鼻侧时即产生分开反射。这也是一种重要的条件反射,可以使眼球产生异向

6. 调节反射 如欲看清近距离的物体,必须伴有睫状肌的收缩和晶状体的变厚,此即称为调节反射。调节与集合是联动的,一定程度的调节将引发相应程度的调节性集合。此种反射发生较晚,一般在出生后 6 个月~2 岁半之间,与集合反射同时发育,到 3 岁左右时,此种反射就比较巩固。

总之,双眼视觉反射是在眼部组织结构的发育与反复使用的基础上建立起来的,在不断使用过程中,使已建立的条件反射逐渐加强。一般到 5 岁左右时这些反射才能比较巩固。

四、双眼视觉的分级

临床上,常将双眼视觉分为三级即同视知觉、融合和立体视。

1. 同视知觉 也称同时视或一级视觉功能,是指两眼能够同时感知一个物体的能力。同时视是形成双眼视觉的最基本的条件。

2. 融合 也称为二级视功能。融合功能包括两种不同的机制,即知觉性融合和运动性融合。知觉性融合是大脑视觉中枢能将落在两眼视网膜对应点上的物像综合成一个完整印象的能力。知觉性融合的范围是以双眼视网膜对应关系和 Panum 空间存在为基础的;运动性融合是指物像偏离两眼视网膜对应点时,会诱发眼球运动,使偏离对应点的物像重新回到两眼视网膜对应点上来,以保持知觉性融合。临床上测定的融合范围就是运动性融合,用同视机检查,融合范围正常者:集合 25°~35°,分开 4°~8°,垂直 1°~2°。

3. 立体视 也称深度觉或三级视功能。是在同时知觉和融合的基础上所产生的一种高级视觉功能。是人们对三维空间的各种物体远近、深浅、高低、凹凸的感知能力。立体视觉是双眼视觉的整体效应,它建立在双眼视差的基础上,人们通过立体视觉可以感知双眼视网膜上的物像为三维图像,立体视觉是双眼视觉的最高阶段。

立体视觉的分类:

(1) 根据视差的大小分为:中心凹立体视是由双眼黄斑中心凹融合产生的精细立体视(≤60″);黄斑立体视是由两眼黄斑区融合产生的立体视(80″~200″);周边立体视是由两眼周边视网膜融合产生的立体视(≥200″)。

(2) 根据视差方向分为:交叉视差立体视即由近于视界圆的交叉视差形成的立体视;非交叉视差立体视是由远于视界圆的非交叉视差形成的立体视。

(3) 根据检查距离分为:近距离立体视是指检查距离为 30~40cm 的立体视;远距离立体视是指检查距离大于 6m 的立体视。

(4) 根据物体的运动状态分为:静态立体视是由各种静态物体产生的立体视。当两眼同时注视一个物体时,由于两只眼视网膜上的物像存在位置差异产生的立体视;动态立体视是由运动物体产生的立体视,即外界物体的运动,使双眼视网膜上的物像产生了方向、速度及大小的差异,产生的立体视。

(5) 根据视差处理机制分为:整体立体视是由没有单眼深度线索的随机点视差图形刺激产生的立体视;局部立体视是由经典的视差图形刺激产生的立体视。

五、异常双眼视觉

双眼视觉是人类视觉系统精细判断三维空间内物体位置关系的重要功能。眼位偏斜以后,双眼视轴不再平行,双眼视觉就会受到不同程度的损害,出现的一系列的视觉障碍。最常见的有以下几种:

1. 复视 斜视发生之后,外界一个物体的影像投射到注视眼的黄斑中心凹处,同时投射到斜视眼黄斑中心凹之外的视网膜上,由于同一物体同时投射到视网膜的非对应点上,视网膜成分的主观视觉方向不同,空间定位不是一个方向,这样患者就会感觉在两个不同的视觉方向上,有两个相同的物像,这种现象称为复视。比如,患者急性右眼外直肌麻痹,表现为内斜视。当左眼注视正前方点光源时,点光源成像在左眼黄斑中心凹处,左眼看到的物像位于正前方。由于右眼内斜视,成像在右眼鼻侧视网膜上,而鼻侧视网膜的主观视觉方向为颞侧,也就是右眼看到的物像位于右侧,即同侧复视。反之,外斜视会出现交叉复视。

2. 混淆 视混淆视是指不同方向、不同物体的影像分别投射到两只眼视网膜的对应点上。也就是双眼视网膜对应点上出现了完全不同的物像,患者在相同的视觉方向看到不同的物像相互重叠,视觉混乱,即为混淆视。

3. 抑制 抑制也是一种双眼视觉现象,是指患者大脑视觉中枢只能感知来自一只眼的物像,另一只眼接受的物像在意识中消失。抑制分为两类:竞争性抑制和斜视性抑制。在正常的双眼视觉状态下,两只眼存在着互相竞争,互相抑制,这种抑制称为竞争性抑制;当一只眼斜视之后,两眼之间产生的抑制称为斜视性抑制。斜视患者会通过各种途径来消除或减弱斜视引发的复视和混淆视等视觉混乱。最常见的方式是:第一是代偿头位,第二是单眼抑制。斜视患者通过代偿头位,在某一方向上减小或消除视轴的偏斜,从而获得融合功能;斜视性的单眼抑制是在大脑视觉中枢出现抑制,在意识上斜视眼的物像消失,融合功能遭到破坏,这种抑制也称病理性抑制。斜视性抑制有单眼抑制和交替抑制两种形式,具体采用哪种形式与两眼的运动状态和知觉状态有关。如果斜视患者两眼的视力相同,运动状态正常,可以交替注视,就会出现交替抑制;如果斜视眼运动受限,不能注视正前方的目标或伴有视力低下,另一只眼为优势眼,则斜视眼就会出现抑制。

4. 异常视网膜对应 斜视发生以后,在知觉适应过程中,有两种代偿形式,一是通过视觉抑制消除复视和混淆视;二是两只眼的视网膜成分建立新的对应关系,即斜视眼视网膜成分的主观视觉方向发生改变,斜视眼黄斑外的某一区域获得新的主观视觉方向,与注视眼黄斑区的主观视觉方向相同,这两个点形成新的视网膜对应点,这种对应关系就是异常视网膜对应。

异常视网膜对应是一种异常的双眼视觉,是眼位偏斜以后,对正常双眼视觉的一种生理性的代偿,其主要作用是重新调整斜视眼视网膜成分的视觉方向,使之与注视眼的主观视觉方向相吻合,不仅消除了眼位偏斜所引起的视觉功能紊乱,同时也恢复了一定程度的双眼视觉。

(韩惠芳)

第三节 内斜视

内斜视是指当一只眼注视目标时,另一只眼的视轴偏离目标,呈隐性或显性的向内偏斜。在儿童斜视的发病率中,内斜视是最为常见的一种斜视,约占 50%。

一般认为,内斜视发病的病因分为神经支配和机械性两大因素。两种病因可能同时存在,也可能单独存在。

内斜视的分类 根据发病年龄分为:先天性内斜视和后天获得性内斜视;根据融合功能正常与否分为:隐性内斜视、间歇性内斜视、恒定性内斜视;根据眼球运动有无受限可分为:共同性内斜视和麻痹性内斜视。

在以下的内容中我们将介绍几类临床上常见的内斜视。

一、先天性内斜视

先天性内斜视又称婴儿型内斜视,是内斜视中较为常见的一种类型。是指在出生后 6 个月之内发病的内斜视。事实上,这类内斜视很少在出生时就发病,也很少发生于新生儿期,因为出生后数周眼位常不稳定。据文献报道,约有 30% 早期发病的内斜视患者,随着年龄增长眼球运动逐渐协调,眼位恢复正位。该病的患病率各家报告差异较大,为 0.1%~1%。

【病因和发病机制】 先天性内斜视患者往往有家族史,但具体遗传规律尚不清楚。目前关于先天性内斜视的病因主要有两种学说。一是 Chavasse 的学说,认为机械性因素是主要病因,患者存在潜在的融合功能,如果在婴儿期及时矫正内斜视,预后较好。二是 Worth 的知觉缺陷学说,认为患者融合中枢存在缺陷,即使及时矫正内斜视,患者的双眼视功能也很难恢复。另外,前庭中枢和视觉中枢之间的协调关系发生障碍,也可能是先天性内斜视的病因之一。

【临床表现】 典型的先天性内斜视多在出生后 6 个月以内发病;斜视角较大,多大于 40PD,斜视度稳定,多伴有轻、中度远视。由于先天性内斜视常常交叉注视,患者的外展功能往往不足,表现为假性展神经麻痹,但是发生弱视的机会较少。如果是单眼注视,非注视眼发生弱视的可能性较大,由于弱视眼经常处于内斜位,其外展功能不足表现尤其明显,容易被误诊为展神经麻痹。假性展神经麻痹与真性展神经麻痹的鉴别方法主要有两种:一是遮盖试验,遮盖注视眼数小时或数日后,未遮盖眼的外转功能可以恢复正常。二是娃娃头试验,将患儿的头突然转向左侧或右侧,眼球的外展功能可以恢复正常。

先天性内斜视常合并多种类型的斜视。据报告 60% 以上的患者伴有单眼或双眼下斜肌功能亢进;约 40%~92% 患者合并分离性垂直偏斜(DVD);10%~50% 的患者合并显性和(或)隐性眼球震颤。

【诊断要点】 诊断依据主要有:

1. 发病年龄 6 个月以内。
2. 斜视角较大,斜视度数稳定。
3. 屈光不正很少超过 +2.00D;常伴有下斜肌亢进、分离性垂直偏斜及眼球震颤等。

【鉴别诊断】

1. 假性内斜视 多见于内眦赘皮、鼻梁宽和瞳孔间距窄患儿,由于假性内斜视双眼正位,可以通过角膜映光法及遮盖试验加以鉴别。

2. 调节性内斜视 平均发病年龄约在 2.5 岁,表现为看近时内斜视要比看远大,多伴有中度远视,给予屈光矫正以后内斜视的度数往往能够消除或减少。

3. 先天性展神经麻痹 是非共同性斜视,患眼表现为外展不足。第二斜视角大于第一斜视角;正前方注视与麻痹肌作用方向注视时的斜视度不同,后者的斜视度明显大于前者。

4. Duane 眼球后退综合征 在双眼水平运动时患眼外展不足,并伴有患眼内转时眼球后退及睑裂变小。

5. 眼球震颤阻滞综合征 表现为眼球震颤合并内斜视,当眼球在内转位时,眼震消失或不明显,内转眼为主导眼,同时存在代偿头位和假性展神经麻痹。

6. Mobius 综合征 双侧完全性或不完全性面瘫,双眼外转受限,但垂直运动及 Bell 现象正常。可伴有先天畸形与智力低下。

【治疗】 本病治疗的关键是早期发现、早期诊断、早期治疗。首先应防止弱视的发生,其次是矫正眼位。但是治疗效果较差,多数患者只能获得部分功能治愈或临床治愈。术后眼位不稳定,有些患者需要多次手术。

斜视功能治愈标准:双眼视力正常,正常视网膜对应,融合功能正常,立体视≤60″,各个诊断眼位均正位,眼球运动正常。临床治愈标准:手术后外观改善,原在位水平斜视<15$^{\triangle}$,垂直斜视<10$^{\triangle}$。

1. 非手术治疗

(1) 弱视治疗:早期防止弱视的发生,采用完全或部分遮盖主导眼,包括按一定的比例全天遮盖或每天遮盖数小时;也可采用阿托品或其他睫状肌麻痹剂滴眼压抑主导眼的近视力。一旦双眼可以交替性注视,表明双眼视力已趋平衡,可以停止遮盖,但仍需继续监测双眼视力情况。

(2) 屈光矫正:用阿托品散瞳验光,如果远视度数小于2D,无须矫正;大于2D,首次戴镜可全部矫正。有些患者佩戴远视眼镜一段时间以后,原来隐性的远视会逐渐显现出来,表现出更高的远视度数。给予完全矫正后,内斜视的度数可能变小,甚至恢复正位。

先天性内斜视多数需要手术治疗,虽然屈光矫正不能替代手术治疗,但是必要的屈光矫正,能够识别早发的调节性内斜视和部分调节性内斜视,在手术矫正之前,必须进行必要的光学矫正。

2. 手术治疗

(1) 手术时机:多数医生认为2岁之前矫正眼位,有利于双眼视觉的发育。手术之前,患者应该具备四个条件。第一,除外调节因素;第二,已经治愈弱视或者双眼能够交替注视;第三,斜视度稳定且达到手术标准;第四,已确定垂直偏斜的性质。

(2) 手术方法:最常用的手术方式是双眼内直肌后徙术或单眼内直肌后徙联合外直肌缩短术。手术量依斜视度而定,一般常规内直肌后徙3~5mm,外直肌截短5~7mm。如果斜视度较大,可以选择双眼内直肌超常量后徙术,一些学者认为内直肌的后徙量可达到8mm,认为不会影响双眼的集合功能,这种术式效果还需要更多的临床观察。对于大角度的先天性内斜视患者,也可以选择三条水平直肌手术。对于合并下斜肌功能亢进的患者,可同时联合下斜肌减弱术。

二、共同性内斜视

(一) 调节性内斜视

调节性内斜视是共同性内斜视的主要类型,是由于远视性屈光不正引起过度的调节,导致过度集合,而分开性融合功能不足以对抗这种过度的集合导致的内斜视。约占共同性内斜视的1/4。此类斜视属于后天发病,多发生在2~5岁。发病初期可表现为间歇性斜视,以后逐渐发展为恒定性内斜视。根据屈光性调节因素在内斜视发病因素中所起的作用大小,可分为完全调节性内斜视和部分调节性内斜视。

1. 完全调节性内斜视　完全调节性内斜视是指内斜视的发生完全由远视性屈光不正所致,占共同性内斜视的13%。远视性屈光不正完全矫正后,内斜视则得到完全矫正,无论看远或看近,双眼都能矫正至正位。

【病因和发病机制】　正常人调节和集合之间存在相对稳定的比率关系,AC/A正常,一般为3~5。正视眼看远时不使用调节,看近时需3D的调节,产生相应的集合。远视眼若想看清注视目标,需要动用更多的调节,必然产生过度的集合,如果分开性融合功能不足以对抗这种过度的集合,就会引起内斜视。但是并不是所有远视性屈光不正的患者均表现内斜视。轻度远视者稍加调节就会获得清晰的物像,而相应增加的辐辏也很少,若能被外展性融合所克服,则不表现内斜视;高度远视者动用再多的调节也无法在视网膜上获得清晰的物像,患者可能最终放弃使用调节,同时不增加集合,故不形成内斜视。但是,由于高度远视眼在视网膜上不能形成清晰的物像,可能导致视力低下,形成弱视;而中度远视者,通过增加调节会使物像变得清晰,易形成调节性内斜视。另外,发热、惊吓、摔伤或疲劳等可诱发本病。

【临床表现】　完全调节性内斜视发病年龄多在2.5~3岁左右,因为此阶段对视力的需求越来越高,调节和集合发育也比较快。极少数人发病年龄可早至1岁以内或延长至青春期,甚至成年。

早期,斜视度不稳定,开始往往表现为间歇性内斜视,有时只有在注视精细目标,动用过多调节时,才出现内斜视。患者往往有间歇性复视、视疲劳的表现。

其斜视度多属于中度,看远和看近的斜视度相等,AC/A正常,很少伴有其他类型的斜视。在检查斜视度时,要选用调节视标,否则可能会漏诊。

睫状肌充分麻痹以后检影验光,多为中度远视,佩戴全矫眼镜以后内斜视消失或呈内隐斜,摘掉眼镜以后内斜视仍然存在。也有部分患者佩戴全矫眼镜以后,内斜视逐渐消失,但是观察一段时间,内斜视又表现出来,成为部分调节性内斜视,这种现象称为完全调节性内斜视的眼位回退或失代偿。可能与斜视发病以后没有及时合理矫正或未坚持戴镜有关。多数患者有一定的双眼单视功能(图25-3-1)。

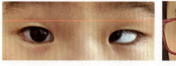
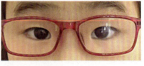

图25-3-1　完全调节性内斜视

【治疗】 此类患者发病较晚,如果在内斜视发生之前双眼视功能已发育完善,发病以后能及时就诊,合理治疗,多数患者双眼视功能预后良好。

(1) 屈光矫正:可用 0.5%~1% 阿托品眼膏或滴眼液每日三次,点三天或每日两次,点五天,在充分麻痹睫状肌的情况下检影验光。完全矫正远视性屈光不正,从而使屈光及调节正常化。并定期复诊,观察视力及眼位情况,在保证眼位正位的情况下,可逐渐减低远视球镜的度数,约 0.50~1.50D,防止长期不用调节引发集合不足。有些患者对初次佩戴远视眼镜不能适应,可在散瞳验光以后直接佩戴全矫眼镜,有利于放松调节,尽快适应眼镜,增加患者的依从性。

(2) 弱视治疗:因调节性内斜视发病比较晚,初期多为间歇性,所以弱视一般为轻中度。如果发现患者存在弱视,应及时治疗。对于两眼存在屈光参差、视力差距较大的患者,则按一定比例完全遮盖健眼。如果两眼视力差别不大,可在健眼镜片上黏贴压抑膜,使其视力低于弱视眼视力 1~2 行,这样有利于双眼视觉的发育。

(3) 手术治疗:戴全矫眼镜以后,经过一段时间的观察,如果出现眼位回退,形成部分调节性内斜视,可考虑手术矫正残留的内斜视,但是术后仍需佩戴眼镜。

2. 部分调节性内斜视 部分调节性内斜视是内斜视中最常见的类型,约占 46%。此类内斜视是指完全矫正远视性屈光不正以后,能改善 $10^{\triangle}$ 以上的内斜视,但仍残留 $10^{\triangle}$ 以上的内斜视。

【病因和发病机制】 部分调节性内斜视,一部分内斜视由过度使用调节,引发过度集合所致,另一部分内斜视为非调节因素,如解剖、融合异常等引起。

Von Noorden 认为发病因素有以下两种:一是婴儿型内斜视,在成长过程中,随着远视性屈光不正度数的增加,调节越来越强,加入了调节性内斜视的成分,形成部分调节性内斜视。二是调节性内斜视,在矫正了远视性屈光不正以后,增加了非调节因素,如解剖机械因素或集合过强等。此外,完全调节性内斜视失代偿以后,发生眼位回退,也会变为部分调节性内斜视。

【临床表现】 该病发病年龄多数在 1~3 岁,比完全调节性内斜视发病要早。屈光度多为中度远视。远视性屈光不正完全矫正以后斜视度明显减小,但仍残留部分内斜视。此类斜视多表现为单眼斜视,常出现弱视及双眼视功能异常。该病常伴有垂直性斜视。比如单眼或双眼的下斜肌功能亢进、分离性垂直偏斜等。

【治疗】

(1) 矫正屈光不正:可用 1% 阿托品眼膏或滴眼液每日三次,点三天或每日两次,点五天,充分麻痹睫状肌的情况下检影验光。完全矫正远视性屈光不正,伴有弱视的患者,应先进行弱视训练,2~3 个月复查视力及眼位情况。每 6 个月~1 年散瞳验光一次,根据远视度数及眼位变化调整眼镜度数。

(2) 手术:佩戴全矫眼镜观察眼位 4~6 个月,如果戴镜后仍残余斜视度数,而且双眼视力正常或平衡以后,可选择手术治疗。根据看远和看近斜视度的大小,选择手术方式。手术矫正非屈光调节引起的内斜视,多行非主导眼的内直肌后徙及外直肌截除。术后仍应佩戴适合的眼镜,维持眼位的正位,为双眼视觉的恢复创造条件。如果患者同时合并垂直斜视,而且垂直斜视影响外观或双眼视觉的发育,则可同时手术矫正或二期手术矫正。

(二) 非调节性内斜视

非调节性内斜视属于后天性内斜视,在幼儿期发病,占内斜视的 1/3。在内斜视的形成因素中无调节因素参与,无明显远视性屈光不正,即使存在屈光不正,其屈光矫正对内斜视也没有明显的影响。

【病因和发病机制】 本病发病原因不明。由于基本型内斜视在全麻下消失,甚至出现外斜视,被动牵拉试验阴性,故有学者认为,此类斜视发病原因为神经支配异常,而非机械性因素。另外,高热、摔伤或心理因素也是本病的诱因。对于后天性非调节性内斜视患者,要检查有无中枢神经系统疾病,必要时请神经科会诊。有人认为,先天性近视患者仅能看清近距离物体,视近时动用过多的集合,导致分开幅度减小,从而导致内直肌的力量较外直肌强,形成内斜视。此为分开不足型内斜视的发病因素。

【临床表现】 此类斜视,发病年龄在 6 个月以后,斜视度数往往比较大且恒定,与屈光调节因素无关,戴镜不能矫正。发病初期斜视度数较小,有些呈间歇性内斜视,以后斜视度逐渐增加。根据其临床特点可分为三种类型:基本型、集合过强型和分开不足型。基本型,看远与看近斜视度基本相同,AC/A 比率正常;集合过强型,看近斜视度大于看远斜视度 $10^{\triangle}$ 以上,AC/A 比率较高,有些患者看近为内斜视,而看远表现为内隐斜或正位;分开不足型,看远斜视度大于看近斜视度 $10^{\triangle}$ 以上,AC/A 比率较低。

【治疗】

1. 弱视治疗 如果存在弱视,应及时治疗。如屈光不正,给予适当矫正,积极治疗弱视。此类斜视属于后天性内斜视,一般双眼视觉恢复好于先天性内斜视。其预后与发病年龄及病程有关,发病年龄越小,病程越长,预后越差。

2. 手术治疗 弱视治愈或双眼能够交替注视以后,应尽早手术矫正斜视。根据斜视分型和斜视度的大小设计手术方案。基本型,可行非主导眼内直肌后徙和外直肌截除术,手术量等同分配于内、外直肌;集合过强型,多选择单眼或双眼内直肌后徙术；分开不足型，手术以加强外直肌力量为主，可选择少量的内直肌后徙术联合外直肌加强术。

（三）急性共同性内斜视

急性共同性内斜视是一种后天性的、特殊类型的内斜视。患者突然发生内斜视，伴有复视，其斜视类型具有共同性斜视的基本特征。多发生于年长儿童与成年人，发病突然，容易与后天性麻痹性斜视相混淆。

【病因和发病机制】 目前认为，该病病因有三种因素：一是人为破坏融合功能以后，内隐斜失代偿，形成的共同性内斜视。Burian 认为此类患者原来存在屈光异常或内隐斜，当融合功能遭到破坏，如外伤后单眼包扎或弱视治疗时单眼遮盖等，导致内隐斜失代偿成为显性内斜视。二是 Burian-Franceschetti 型，即无任何诱因，自然发病，早期可表现为间歇性，逐渐表现为恒定性内斜，此类病人可能是由于融合范围小，在精神或神经因素的影响下发病。三是由颅内病变引起的急性共同性内斜视。

【临床表现】 患者突然出现复视，伴有内斜视，眼球各方向运动无受限。复视像检查为水平同侧复视，各方向物像距离相等。双眼分别注视时斜视角相等，即第一斜视角等于第二斜视角。同视机检查具有正常视网膜对应，各方向斜视角相等。

【治疗】 如果病因明确，针对病因进行治疗。存在远视性屈光不正者，应全部矫正屈光不正。如果斜视度数不大，可以佩戴底向外的三棱镜中和内斜视，消除复视。如果斜视度数比较大，待病情稳定后可行手术矫正。另外，斜视早期行内直肌 A 型肉毒素注射效果确切，也是一种好的治疗方法，有些患者需反复注射。

（四）眼球震颤阻滞综合征

眼球震颤阻滞综合征是内斜视与眼球震颤并存的一种较为特殊的斜视，属于共同性内斜视，占内斜视的 10.2%。该病是利用内转还是辐辏来抑制眼球震颤尚无明确定论。

【临床表现】 该病眼球震颤同时合并内斜视。眼球震颤：一般为水平冲动型显性眼球震颤。当主导眼处于内转位时，眼球震颤明显减轻或消失，视力提高，但是随着眼球向外运动眼球震颤强度及幅度将明显加重，视力下降。内斜视：多发生在婴儿期，为非调节性共同性内斜视。眼震强度和幅度与内斜视程度成反比关系，内斜视度数大，眼震减轻或消失，视力提高，反之视力下降，眼震加剧。AC/A 比率正常。

代偿头位：患者双眼视力差距较大的时候，主导眼表现内转位，面部转向注视眼方向；当双眼视力相同时，双眼可交替注视，则头位可交替转向注视眼侧。有些病人表现为假性展神经麻痹，即双眼水平同向运动时，如果双眼视力接近，患者经常使用内转眼作为注视眼，表现为外转眼外直肌功能不足，但是遮盖一眼时，眼球运动正常。该病单眼者多见，常伴有单眼弱视，可合并垂直性斜视及神经系统疾病。

【治疗】 有学者认为可采用交替遮盖及眼球运动训练消除眼震，改善代偿头位。但是当内直肌挛缩时，应采用手术治疗。早期有学者认为可选择单眼内直肌后徙联合外直肌截除。后来证实双眼内直肌后徙的手术效果更好一些。也有学者认为双眼内直肌后徙结合后固定缝线术效果更好。但无论哪一种手术方式，手术效果都不确定，术后往往欠矫，再次手术的概率较高。

三、继发性内斜视

继发性内斜视是一类比较特殊的内斜视，包含多种类型，如知觉性内斜视和其他斜视术后相继发生的内斜视，即外斜视术后过矫引起的内斜视、内斜视术后欠矫残留的内斜视及复发性内斜视。本节我们主要介绍知觉性内斜视和外斜视矫正术后过矫形成的内斜视。

（一）知觉性内斜视

知觉性内斜视是由于一只眼视力低下，造成知觉性融合功能障碍，出现的内斜视，称为知觉性内斜视，也称为失用性内斜视。

【病因和发病机制】 导致单眼视力低下的原因有屈光参差、先天性白内障、角膜斑翳、眼外伤、先天性视神经病变等。传统认为 6 岁以前单眼视力下降多形成内斜视，6 岁以后多形成外斜视。由于低龄儿童为调节和集合发育的旺盛期，特别是婴幼儿视力低下，以看近为主，使用过多的集合，易形成内斜视。随着年龄的增长，紧张性集合逐渐减小，眼眶轴也逐渐分开，易出现分开性斜视，所以年龄越大，越易出现外斜视。

【临床表现】 患者一般发病年龄较小，常表现为单眼内斜视，单眼视力低下，有导致视力低下的其他眼部疾患。为了保证常用注视野的物像清晰，有些患者会采用头向健侧倾斜的代偿头位。此类斜视一般为共同性，眼球运动无异常，但是如果内斜视持续时间，可能出现内直肌挛缩，表现为外转不足。

【治疗】 首先针对病因进行治疗，比如存在屈光参差者及时佩戴眼镜，白内障患者及时行白内障摘除术，角膜白斑患者及时行角膜移植手术等，并进行积极的弱视治疗，以提高视力，改善视功能。

双眼视力基本平衡以后，可行斜视矫正术。有些知觉性内斜视患者，随着年龄增长，眼位逐渐正位，甚至出现外斜视，故一般认为手术欠矫 $10^\triangle$ 为宜，以免远期过矫出现外斜视。手术方法可选择斜视眼的内直肌后徙和外直肌截除术。

(二) 外斜视术后过矫引起的继发性内斜视

此类继发性内斜视是指外斜视经过斜视矫正手术以后出现过矫形成的一类内斜视。发生率约为 6%~20%。也有很少的患者是由原发性内斜视自发转变为外斜视。

【病因和发病机制】 继发性内斜视常见的原因有几种,一是由于外斜视术后存在眼位回退现象,有学者为了获得比较好的远期效果,在外斜视手术时有意过矫,形成内斜视。二是由于间歇性外斜视患者术前自主性的利用调节和集合控制眼位,或通过集合功能训练控制外斜视,导致调节和集合功能过强,术后不能放松,形成内斜视;三是患者存在远视性屈光不正,术后没有及时佩戴眼镜,造成集合过强所致。另外,如果术者手术设计或手术操作不够合理、规范,造成肌肉滑脱或瘢痕粘连,也会导致术后过矫。也有些患者没有明确原因,在外斜视术后远期逐渐形成内斜视。

【临床表现】 患者有外斜视的手术史,有些内斜视出现在外斜视矫正术后近期,甚至术后 1~2 天之内,也有些内斜视在外斜视矫正术后数月至数年之后出现。一般无眼球运动受限,具有共同性斜视的基本特征。也有些患者由于外直肌后徙量过大或肌肉滑脱,出现明显过矫,会伴有眼球运动障碍,出现非共同性斜视的特征。患者常伴有同侧复视,如果病程过长,就会出现单眼抑制,形成弱视或丧失双眼视功能。

【治疗】 如果患者存在远视性屈光不正,应戴镜矫正。如果术后近期轻度过矫,无眼球运动障碍,可随访观察或交替遮盖单眼,一般可以自行恢复。如果术后 2 周仍有内斜视,伴有复视,可交替遮盖单眼,或给予全矫或过矫的远视眼镜,如果看近的内斜度数较大,也可以佩戴双光镜,或给予压贴三棱镜,矫正内斜视。观察 3~6 个月以后,如果患者仍有内斜视、复视,斜视度≥15△者,可以再次手术。如果患者近期出现明显过矫,伴有眼球运动障碍,怀疑有肌肉滑脱,应及早手术将滑脱的肌肉复位。

再次手术的肌肉选择,取决于看近和看远的斜视度及眼球运动情况。如果看近斜视度大于看远,以减弱内直肌力量为主;如果看远斜视度大于看近,或外直肌力量不足,出现侧向运动的非共同性,则以外直肌复位为主。

(韩惠芳 代书英)

第四节 外斜视

外斜视是一种分开性偏斜,是指两只眼睛不能同时注视目标,当一只眼注视目标时,另一只眼向外侧偏斜。有学者认为,外斜视是由于双眼融合功能不良或眼球运动器官失去平衡,导致的分开性偏斜。Jampolsky 认为,在外斜视的发展过程中,抑制的出现是外斜视恶化的关键。美国眼科临床指南中指出,外斜视是眼轴异常分离。据统计,外斜视约占斜视的 40%。

外斜视普遍的发展规律为:首先出现向外偏斜的倾向,但是能被融合功能控制,即外隐斜,此阶段行单眼遮盖与去遮盖检查时,被遮盖眼去掉遮盖后迅速回归正位,不保持外斜状态。随着融合功能及集合能力的下降,进一步发展形成了间歇性外斜视。当融合功能出现失代偿以后,就发展成恒定性外斜视。但不是所有外斜视都符合以上的发展规律,也可以在某一阶段保持稳定。

外斜视可分为多种类型,根据发病年龄分为:先天性外斜视和后天性外斜视;根据外斜视能否被融合功能所控制分为:外隐斜、间歇性外斜视和恒定性外斜视;根据外斜视的发病因素是否继发于其他眼部疾病或手术分为:原发性外斜视和继发性外斜视;根据是否存在麻痹或限制性因素分为:共同性外斜视、麻痹性外斜视和限制性外斜视。本章讨论内容不包括限制性及麻痹性因素引起的外斜视。

一、先天性外斜视

先天性外斜视也称婴儿性外斜视,一般是指在出生后或 1 岁以内发病的外斜视。临床上比较少见,发病率在 0.17%~1.7%。目前国内对先天性外斜视的定义不太统一,有学者把伴有全身异常,如:颅面异常、脑瘫、癫痫、发育迟缓等神经系统疾病的 1 岁以内发病的外斜视,称为早期发生的外斜视。

【病因和发病机制】 具体病因不明,多数学者认为先天性外斜视是由于建立固视的时间推迟,减少了双眼注视的机会,引起辐辏与融合功能发育障碍,导致早期恒定性外斜视的发生。也有观点认为先天肌肉、肌鞘发育异常,中胚叶分化不良,神经异常支配及遗传因素等都与先天性外斜视的发病因素相关。

【临床表现】 先天性外斜视发生在出生后 1 岁内,多为恒定性。斜视角比较大,一般为 20°~40°,斜视度比较稳定。双眼同向运动和单眼运动均正常,偶可合并头位异常。有些患者可合并分离性垂直偏斜(DVD),斜肌功能异常或 A-V 型外斜视。屈光状态类似同龄正常儿童,多为轻度屈光不正,屈光参差较为少见。多数患者能够交替注视,很少发生弱视。由于外斜视发病时间早,影响双眼视觉功能的正常建立,患者多无正常双眼视觉。

【治疗】 先天性外斜视首选手术治疗。手术治疗的目的是矫正眼位,建立双眼单视功能,获得功能治愈。关于手术时机,由于其发病早,斜视度大,对双眼视觉的发育影响严重,多数学者认为应在 2 岁以前手术。手术越早,获得双眼单视的机会越大,眼位也越稳定。如果患者同时存在斜肌功能异常或 A-V 斜视,应该在矫正水平斜视的同时联合矫正。

外斜视的手术方式根据外斜视类型及斜视度大小选择术式。一般选择非主导眼的外直肌后徙联合内直肌截除术或双眼外直肌后徙术。对大度数的外斜视可选择三条直肌同时手术。一般外直肌后徙量为5~7mm，内直肌截除量为3~6mm。术后定期复诊，对患者视力、眼位及双眼视觉恢复情况进行相应的治疗。

二、共同性外斜视

共同性外斜视临床上比较多见，多在儿童时期发病。发病初期多为间歇性，能被融合机制所控制，眼球运动正常，发展缓慢。随着病情的发展，当融合功能失代偿以后，就会变为恒定性外斜视。

共同性外斜视根据看远和看近斜视度的大小可分为四型：

1. 基本型　看远与看近的斜视角基本相等，AC/A值正常。

2. 集合不足型　看近的斜视角大于看远的斜视角，差值≥15$^\triangle$，AC/A值偏低。

3. 分开过强型　看远的斜视角大于看近的斜视角，差值≥15$^\triangle$，单眼遮盖40分钟后，看远视斜视角仍大于看近的斜视角，AC/A较高。

4. 类似分开过强型　与分开过强型相似，但是单眼遮盖40分钟以后，看近的斜视角加大，与看远的斜视角相等或更大。

（一）间歇性外斜视

间歇性外斜视是从外隐斜发展到恒定性外斜视的一种过渡阶段的斜视。外斜视可以被融合功能控制为正位，患者在精神不集中、视物疲劳或遮盖单眼打破融合的时候出现显性外斜视。在临床上最为常见，占所有外斜视的50%~80%。

【病因和发病机制】　具体病因不详，目前认为与神经支配因素、解剖和机械因素有关。

Duane认为，由于集合与分开功能分别受两种不同的神经支配，如果两者保持平衡，眼位可保持正位；如果失去平衡，则可能导致外斜视的发生。到目前为止，尚未能证实在外斜视中存在张力过强的分开性神经支配。而且大脑是否存在集合和分开两个异向运动中枢，尚有争议。多数人认为只存在集合中枢，临床上也较多用集合中枢解释水平斜视的成因。Bielschowsky认为解剖和机械因素的存在是形成外斜视的病因，如眼眶的形状、眶轴方向、瞳孔距离、眼球大小、眼外肌的发育及解剖异常等。

综合上述观点认为，由于解剖和机械因素，导致在休息时眼球处于外斜位。正常情况下，集合与分开相互作用，保持平衡，维持眼球正位。如果神经支配失调，导致外展和集合功能之间的平衡失调，集合功能不足和融合能力低下，首先出现外隐斜，随着病情进一步发展，由外隐斜转变为间歇性外斜视。

另外，屈光不正也可以改变神经支配方式，从而影响眼位。如近视未经矫正，看近较少使用调节，调节性集合减弱，以致发展为外斜视。但是近视对外斜视发病的影响较远视对内斜视的影响要小。高度远视未经矫正，即便使用调节也无法克服屈光不正获得清晰视力，以至于放弃使用调节，造成集合功能降低，也可能发生外斜视。遗传因素也是斜视形成的一个重要因素。临床上有许多外斜视患者有家族史。遗传方式为常染色体显性遗传或隐性遗传。

【临床表现】　多数患者发病较早，多在4岁之前。斜视角变异较大，与患者融合功能和调节性集合有关，健康状况和精神状态对斜视度也有一定影响。患者可以自己控制眼位的偏斜与正位。患者常通过调节性集合控制眼位，从而引发调节痉挛，导致看远时双眼视力下降和视疲劳。由于儿童患者可出现知觉性适应，在正位时可有正常视网膜对应和立体视，在外斜位时出现异常视网膜对应或单眼抑制，故很少出现视疲劳症状，少数人在发病早期会出现复视，多数因单眼抑制，无复视感觉。

畏光或强光下喜欢闭上一只眼常是患者就诊的原因。Manly猜想，当患者在户外向无限远处注视时，无近距离目标刺激融合，而强光闪烁炫耀视网膜，破坏了融合，引起显斜，出现混淆视和复视，故利用畏光或闭上一只眼克服视觉混乱。

Swan根据视网膜对应关系，将间歇性外斜视分为正常对应间歇性外斜视和双重对应间歇性外斜视两大类。在同视机检查时，前者不论在正位还是外斜视状态，主观斜视角与客观斜视角始终保持一致；后者在正位状态主观斜视角与客观斜视角保持一致，而在外斜视状态下二者不一致，出现异常视网膜对应。

【治疗】

1. 非手术治疗

（1）屈光矫正及负镜片治疗：如果患者存在屈光不正，应该给予矫正。近视性屈光不正应给予全部矫正，以恢复正常的调节功能，保持主动的调节性集合，有利于外斜视的恢复。远视患者则需要欠矫，通常减小+2.00~+3.00D，以刺激调节，诱发调节性集合，减小外斜视的度数。另外，也可以利用负镜片刺激调节，增加调节性集合来减轻外斜视的角度。负镜片只能作为临时治疗措施，多数患者耐受性差，可能出现调节性视疲劳，临床上很少应用。

（2）三棱镜治疗：对于小度数或年龄较小的外斜视患者，可以利用底向内的三棱镜矫正外斜视。一般矫正外斜视度数的1/2~1/3，刺激融合功能，恢复或维持双眼视觉。

(3) 正位视训练：目前对术前是否进行正位视训练，存在争议。一种观点认为，手术前的正位视训练会导致过度的融合性集合，造成手术后短暂性过矫变成恒定性过矫。也有人认为，由于间歇性外斜视患者存在抑制或异常视网膜对应，经过脱抑制训练，改善视网膜对应关系以后，再进行手术矫正，效果比较好。临床上常用的方法有：用简单立体视镜、旋转三棱镜或同视机，脱抑制扩大融合范围。经过训练，少数患者能够得到永久性治愈，有些患者需要重复训练才能维持在外隐斜的状态。

2. 手术治疗

(1) 手术目的：手术目的是矫正眼位，改善患者的外观和心理状态，恢复双眼视觉。

(2) 适应证：是否手术取决于患者年龄、融合功能控制眼球正位的能力、斜视度大小等因素。对于间歇性外斜视的最佳手术年龄一直有争议。有人认为，早期手术有利于正常双眼视功能的建立；也有人认为，过早手术对视觉发育不成熟儿童，容易发生过矫，导致弱视和丧失立体视。多数专家认为，手术在3岁以后进行比较合适。一般可以通过斜视出现的频率和时间来评估融合功能控制眼球正位的能力。若患者出现斜视的频率较高，或时间超过清醒时间的一半，或斜视出现的频率增加、时间延长，应考虑尽早手术。斜视度的大小也是决定手术与否的重要因素，一般斜视度≥15$^\triangle$才考虑手术。另外，应进行远、近立体视检查，如看近或看远立体视出现部分或全部丧失，应尽快手术。

(3) 治愈标准：间歇性外斜视的手术效果应从眼位和双眼视觉功能恢复两方面进行评价。完全功能治愈：在各个注视眼位观察任何距离上的目标，双眼视轴都平行。具有正常的双眼视觉，看远和看近的立体视锐度都能够达到60″或更好。在户外阳光下或明亮的环境中，不再闭上一只眼。集合近点小于8cm。临床治愈：斜视度≤±8$^\triangle$。美容治愈：斜视度≤±10$^\triangle$。

(4) 手术方法：主要根据间歇性外斜视的分型和斜视度的大小选择手术方式。对分开过强型，一般行单眼或双眼外直肌后退术。对基本型和类似分开过强型，选择单眼或双眼的外直肌后退联合内直肌截除术，也可选择单眼或双眼外直肌后退术。对集合不足型以加强内直肌力量为主，可选择双侧内直肌截除术或单眼外直肌后退联合内直肌截除术，截除量大于后退量。对于大度数外斜视（斜视度>60$^\triangle$），需双侧外直肌后退联合单侧内直肌截除术。

(二) 恒定性外斜视

【病因和发病机制】 恒定性外斜视是指外斜视不能被融合功能所控制，总有一只眼向外偏斜。多发生在大龄儿童或成人，开始可能为间歇性外斜视，随着调节与融合功能的减弱，逐渐失代偿，成为恒定性外斜视。

【临床表现】 一只眼注视目标，另一只眼向外偏斜，斜视角恒定，两眼注视时斜视角相等，眼球运动无受限。多无不适症状，部分患者畏光，强光下喜闭一眼。极少出现复视。多无正常双眼视觉。可出现单眼抑制或交替抑制，异常视网膜对应。手术矫正后，多可获得双眼单视，预后较好。发生在幼儿期的共同性外斜视，由于发病较早，双眼视觉发育不良，预后较差。

【治疗】 主要是手术治疗。根据外斜视的分型及斜视度选择手术方式，与间歇性外斜视的手术原则相一致。

三、继发性外斜视

继发性外斜视主要包括知觉性外斜视和内斜视矫正手术后过矫及自发转变形成的外斜视。

【病因和发病机制】 知觉性外斜视是由于原发性知觉缺陷，如屈光参差及器质性病变造成长时间的单眼视觉障碍，使双眼融合功能部分或完全缺失，导致的外斜视。

内斜视矫正手术后形成的外斜视常见的原因：①由于双眼视功能异常，眼位不稳定，导致术后早期或远期发生外斜视。②为获得功能性治愈有意过矫，一般出现在术后早期。③因内直肌后退过量或滑脱，出现的外斜视。

内斜视自发转变形成的外斜视，好发于伴有高度远视的调节性内斜视患者，在儿童时期或成年时期，由于长期配戴全矫眼镜，没有及时调整远视眼镜的度数，导致调节与集合功能减弱，融合功能不足，无法保持稳定的正位视，发生自发性外斜视。其他因素还有顽固性弱视，双眼视功能很差，融合功能无法维持稳定的正位视，而发生自发性外斜视。

【临床表现】 知觉性外斜视：存在诱发知觉障碍的病因，如单眼弱视、白内障、早产儿视网膜病变、小角膜、角膜白斑、视网膜脱离、外伤等。斜视眼的视力低下。斜视度大，表现为单侧性斜视，眼球运动无受限，可伴发分离性垂直斜视。

内斜视矫正手术后形成的外斜视：有内斜手术史。有些外斜视在斜视术后近期出现，有些可能发生于内斜视矫正术后数年之后；一般开始斜视角比较小，以后随着年龄增长，逐渐增大。多无正常双眼视觉。如果是由于内直肌后徙过量或滑脱导致的外斜视，可出现眼球运动障碍，眼球内转功能不足，两只眼注视时斜视角不同，复视等。

自发转变的外斜视，有高度远视且长期戴矫正眼镜，一般双眼视功能很差。

【治疗】

1. 非手术治疗

(1) 积极治疗原发病。

(2) 屈光矫正：近视性屈光不正应给予足矫甚至轻度过矫。继发性外斜视合并高度远视患者，一般减少+2.00~+4.00D，通过刺激调节，诱发集合，以减轻外斜视。

(3) 三棱镜治疗：佩戴底向内的三棱镜，给予斜视度的1/2~1/3，激发患者融合功能控制残余的外斜视。

(4) 正位视训练：通过增强融合性集合功能，控制外斜视。

2. 手术治疗 对于保守治疗3个月以上，仍存在≥15$^\triangle$的外斜视患者，应考虑手术治疗。

知觉性外斜视：手术矫正斜视主要是改善外观，手术方式主要选择偏斜眼的外直肌后徙联合内直肌缩短。如果偏斜度较大，可选择偏斜眼内、外直肌的超长量手术，或联合健眼的外直肌退后手术。但很多病人不愿意在健眼上手术，术前一定要与病人及家属积极沟通，取得患者及家属的理解及同意。

内斜视矫正手术后形成的外斜视：根据看远、看近斜视角的大小、眼球运动情况综合考虑。如果存在眼球内转受限，看近的斜视角较大，应行内直肌复位或联合外直肌后徙术；如果看远的斜视度较大，无眼球运动受限，可选择单眼或双眼外直肌后徙术；对于术后早期过矫量大，且伴有眼球运动障碍的外斜视患者，需即刻手术探查，如果内直肌滑脱，及时复位。自发转变的外斜视：通过降低远视眼镜的度数，增强融合性集合功能训练，一般可以控制外斜视。如果确实需要手术可根据外斜视的常规手术设计思路选择手术方式。

（韩惠芳　王娟）

第五节　A-V型斜视

A-V型斜视是一种特殊类型的水平斜视，或者说是水平斜视的一个亚型，又被称为A-V现象、A-V征、A-V综合征。约占水平斜视的15%~25%。其主要特征是向上方和向下方注视的时候，水平斜视度发生明显的变化。A型斜视表示向上方注视时集合加强、分开不足；向下方注视时分开加强、集合不足，眼位的变化像字母"A"；V型斜视表示向上方注视时集合不足、分开加强；向下方注视时集合加强、分开不足，眼位的变化像字母"V"。临床上，有些水平斜视存在垂直方向的非共同性，有人也采用字母表示斜视角的变化，比如X、Y和λ等。但是用"A-V征"能包含绝大多数这类特殊的水平斜视的特点。

【病因和发病机制】 A-V征的病因包括多种因素。主要存在以下几种学说：

1. 斜肌学说　上、下斜肌都具有三个方向的作用。上斜肌具有内旋、下转和外转作用，其发挥最大作用的方向是下方。如果上斜肌功能亢进，向下注视时外转增加，就会出现A征；反之，当其功能不足时，就会出现V征。下斜肌具有外旋、上转和外转作用，其发挥最大作用的方向是上方。如果下斜肌功能亢进，向上注视时外转增加，就会出现V征；反之，当其功能不足时，就会出现A征。由于上下斜肌是一对拮抗肌，上斜肌（或下斜肌）功能不足常继发下斜肌（或上斜肌）功能亢进，两种因素的共同作用，会使A-V征表现得更为明显。

2. 水平肌学说　有学者认为内直肌或外直肌功能亢进或不足导致了A-V征。他们认为眼球向下方注视时内直肌发挥较强作用，向上方注视时外直肌发挥的作用较大。如果内直肌功能过强，在向下方注视时就会出现集合过强，产生V征；反之，内直肌功能不足就会形成A征。如果患者外直肌功能过强，在向上方注视时就会出现外展过强，产生V征；反之，外直肌功能不足就会形成A征。

3. 垂直肌学说　有学者认为上、下直肌的功能异常也可能导致A-V征。上、下直肌均具有内转作用。如果双眼上直肌功能不足，双眼向上方注视时内转作用减弱，就会产生V征；反之，如果双眼上直肌功能亢进，就会产生A征；同样，如果双眼下直肌功能不足，向下方注视时内转作用减弱，就会产生A征；反之，如果双眼下直肌功能亢进，就会产生V征。实际上，由于上（下）直肌与对侧眼的下（上）斜肌是一对配偶肌，若垂直直肌功能不足或亢进，会继发其配偶肌的功能亢进或不足，两种因素的共同作用也会使A-V征更为明显。

4. 其他学说　如面部解剖学说：先天愚型患者表现特殊面容，常常伴发特殊类型的A-V现象；头颅发育畸形可能影响斜肌的功能状态，从而表现出A-V现象。

肌肉附着点异常学说：内直肌附着点向上移位，外直肌附着点向下移位，在双眼上转时，内直肌的内转作用减弱，外直肌的外展作用增强；双眼下转时，内直肌的内转作用增强，外直肌的外展作用减弱，形成V型斜视。反之，内、外直肌的附着点向相反方向移位，则形成A型斜视。

在临床上，斜肌功能异常是最常见的病因，采取适当的斜肌手术，一般能够消除A-V征。当斜肌功能正常的时候，A-V征的发病原因可能是水平或垂直直肌的功能异常或解剖因素所致。

【临床表现】

1. 水平斜视度在垂直方向上存在非共同性　由于在生理状态下，双眼向上方注视的时候，视轴轻度分开；向下方注视的时候，视轴轻度集合，所以，在临床上，双眼向上方和下方注视的时候，只有水平斜视的差别超过一定的度数，才能诊断A-V型斜视。A型斜视的诊断标准是双眼从原在位向上方和向下方转动25°时，水平斜视度相差≥10$^\triangle$，V型斜视的诊断标准是≥15$^\triangle$。由于双眼注视近距离目标时会有集合和调节参与，影响水平斜视的检查结果。一般认为，根据远距离(6m)注视时水平斜视度的差异，诊断A-V型斜视更为合理。

2. 斜肌功能亢进或不足　A-V型斜视患者常伴有斜肌功能异常。A型斜视常伴上斜肌功能亢进和(或)下斜肌功能不足(图25-5-1)；V型斜视常伴下斜肌功能亢进和(或)上斜肌功能不足(图25-5-2)。

3. 代偿头位　A-V型斜视患者常通过代偿头位获得双眼融合功能，即下颏上举或内收。内斜A征或外斜V征患者在下方视野双眼视轴可能平行，具有融合功能，患者可能采取下颏上举的代偿头位。相反，内斜V征与外斜A征患者常采取下颏内收的代偿头位。

4. 视疲劳　A-V征伴大度数水平斜视的患者，由于在任何注视眼位都无法获得双眼单视，一般不会出现视疲劳症状；只有当患者在某些注视眼位不存在斜视或斜视度数比较小，可以通过融合功能克服斜视或复视，获得一定的双眼视觉，才会产生视疲劳的症状。

【治疗】A-V型斜视的治疗方法主要是手术矫正。如果患者存在屈光不正或弱视，应该先戴镜矫正屈光不正，治疗弱视，使双眼视力平衡或相近，方可进行手术治疗。手术的目的是矫正原在位和阅读眼位上的视轴偏斜，消除或减轻眼球运动功能障碍和异常头位，恢复双眼视功能。有些患者不存在恢复双眼视觉的条件，改善外观也是手术目的之一。

1. 手术方式的选择　主要依据引起A-V型斜视的病因选择手术方式。如果斜肌功能异常(功能过强或不足)是引起A-V型斜视的病因，首选的术式是斜肌手术。如果斜肌功能正常，则选择水平直肌或垂直直肌附着点移位术。

临床上常用的手术方式有两类：第一类是在斜肌功能异常的情况下，减弱或加强斜肌功能，联合单眼或双眼水平直肌的手术，矫正水平斜视。第二类是如果不存在斜肌功能异常，在进行水平直肌手术矫正水平斜视的同时联合水平直肌附着点垂直移位。附着点移位的方向是内直肌向字母"A"或"V"的尖端移位，外直肌向字母的开口方向移位。附着点移位的幅度根据A-V征的大小，一般为5~10mm。

垂直直肌附着点水平移位术，在临床上使用较少。手术设计依据是上下直肌向鼻侧移位有加强内转的作用，向颞侧移位有加强外转的作用。具体手术方式：内斜A征，上直肌向颞侧移位，内斜V征，下直肌向颞侧移位；反之，外斜A征，下直肌向鼻侧移位，外斜V征，上直肌向鼻侧移位。附着点移位的幅度一般为5~7mm。

由于多数A-V征患者需要水平直肌手术矫正水平斜视，在不存在斜肌功能异常的情况下，直接联合水平直肌的垂直移位术就可以获得满意的治疗效果，一般不选择垂直

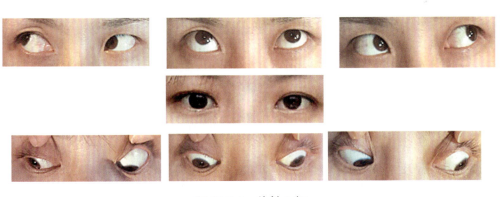

图25-5-1　外斜A征

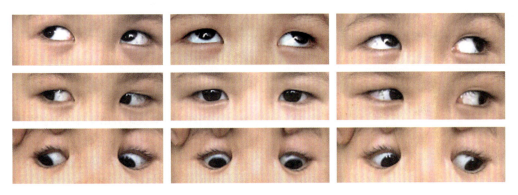

图25-5-2　外斜V征

直肌水平移位术。

2. 常见 A-V 征的手术设计

（1）外斜 V 征伴有下斜肌功能亢进：如果患者原在位或阅读眼位上双眼视轴平行或外斜视的度数很小，仅仅通过减弱双眼下斜肌就能够获得满意的效果；如果外斜视度数比较大，不仅需要切断下斜肌，还必须同时进行水平直肌手术。

（2）外斜 V 征不伴有下斜肌功能亢进：根据斜视度数的大小选择水平直肌手术，联合外直肌的附着点向上移位，内直肌的附着点向下移位。

（3）内斜 V 征伴有下斜肌功能亢进：利用下斜肌减弱术矫正 V 征。如果原在位存在内斜视，同时根据原在位的斜视度数施行水平直肌手术。

（4）内斜 V 征不伴有下斜肌功能亢进：如果患者只有在向下方注视的时候才出现内斜视，斜视度小于 15$^\triangle$，选择双眼内直肌附着点向下移位术。如果阅读眼位存在 15$^\triangle$ 以上的内斜视，应该根据斜视度的大小选择内直肌后徙联合移位术。原在位和阅读眼位的斜视度比较大时，可以选择单眼内后徙联合外直肌截除或双眼内直肌后徙，同时联合附着点的垂直移位术。

（5）内斜 A 征伴有上斜肌功能亢进：选择双眼上斜肌减弱术，联合水平直肌手术矫正内斜视。

（6）内斜 A 征不伴有上斜肌功能亢进：选择单眼的水平直肌截退术，同时联合附着点垂直移位，内直肌向上移位，外直肌向下移位。

（7）外斜 A 征伴有上斜肌功能亢进：如果原在位和向上方注视的时候存在小度数（<15$^\triangle$）外斜视，单纯施行双眼上斜肌减弱术就可以矫正斜视。如果外斜视度数比较大，就要联合水平直肌手术。

（8）外斜 A 征不伴有上斜肌功能亢进：选择水平直肌手术，同时联合附着点垂直移位。内直肌的附着点向上移位，外直肌的附着点向下移位。

A-V 征多伴有斜肌异常，如果两只眼的斜肌功能异常不对称或伴有垂直直肌功能异常，都可能同时存在垂直斜视。有些患者施行斜肌手术以后，即消除了 A-V 征，也矫正了垂直斜视。如果斜肌手术以后垂直斜视依然存在，则可同时联合垂直直肌手术，也可以选择分期手术。

（韩惠芳）

第六节　麻痹性斜视

一、概述

麻痹性斜视是由于支配眼球运动的神经核、神经或肌肉本身发生病变所引起的单条或多条眼外肌完全或部分性麻痹所致的眼位偏斜，其偏斜度在不同注视方向、距离有所不同，同时伴有不同程度的眼球运动障碍。

【病因和发病机制】

1. 西医认为，麻痹性斜视有先天性和后天性两类。在出生时或出生后早期发病者称为先天性麻痹性斜视，其病因主要为先天性的发育异常、出生时的产伤或婴幼儿期疾病引起的。可能累及一条眼外肌，比如单眼上斜肌麻痹，也可能累及多条眼外肌，比如先天性动眼神经麻痹、双上转肌或双下转肌麻痹、双眼上斜肌麻痹等。后天性麻痹性斜视多数是急性发病，损伤可能发生在眼外肌、神经肌肉接头的部位、周围神经、神经核，也可能在核上中枢区等。常见原因包括颅脑外伤、颅内占位性病变、血管病变、炎症及内分泌异常等。

2. 中医认为，本病多由风邪外袭，直中经络；或脾虚运化失职，聚湿成痰，痰湿阻络；或头面外伤，脉络受损，经络瘀阻；或肝肾阴虚，水不涵木，致使肝阳化风上扰所致。

【临床表现】　麻痹性斜视属于非共同性斜视，与共同性斜视相比，其临床表现有许多不同之处，也是诊断麻痹性斜视的重要依据。

麻痹性斜视突然发病，斜视度不稳定，多呈现一个动态变化的过程。在发病数周或数月之后，多数患者都有不同程度的恢复，有的甚至完全恢复。随着麻痹程度的不断减轻，斜视度也会逐渐变小。麻痹性斜视的恢复规律为眼球运动先恢复正常，其次是眼位恢复正位。

麻痹性斜视的临床特征：

1. 自觉症状

（1）复视与混淆视：复视和混淆视是麻痹性斜视患者的主要症状，也是就诊的主要原因。

复视是指眼位偏斜以后，一个物体的影像落在两只眼视网膜的非对应点上，被感知为两个物体的现象。患者自觉视物有重影，遮盖一只眼后重影即可消失。

混淆视是由于两眼偏斜后，双眼的黄斑区（对应点）所接受的物像不同，两个不同的物像在视觉中枢互相重叠，物像模糊不清。

（2）眼性眩晕：眼性眩晕指由于眼外肌麻痹引起的复视和混淆视，使患者感觉视觉紊乱，出现的眩晕症状。常伴随恶心、呕吐等不适。

（3）异常投射：又称过指现象。一般发生于麻痹性斜视早期，随着病情恢复，麻痹性斜视泛化，这种差异会逐渐减小。当麻痹性斜视患者用麻痹眼注视物体，并试图用手去接触该物体时，手总是不能准确地接触该物体，而偏向麻痹肌作用方向。因为用麻痹眼注视时，麻痹肌功能丧失或明显不足，使得患眼需要更多的神经冲动去注视目标，眼外肌本体感受器发出信息，中枢接受错误信息后发出错误指令,故不能准确地接触目标,而偏向麻痹肌作用方向。

2. 临床体征

(1) 眼球运动受限:主要表现是麻痹眼向麻痹肌作用方向运动受限。对于轻度的眼外肌麻痹,单眼运动可能不表现运动障碍,但是双眼同向运动时可表现麻痹眼的运动受限。

(2) 眼位偏斜:眼外肌麻痹以后,患眼就会向与麻痹肌作用相反的方向偏斜。例如左眼外直肌麻痹时,左眼的外转力量减弱,左眼就会向内偏斜。

(3) 第一斜视角与第二斜视角不等:第一斜视角是指用健眼注视时,麻痹眼的偏斜度。第二斜视角是指以麻痹眼注视时,健眼的偏斜度。麻痹性斜视患者若用患眼注视,为维持患眼在原在位,必须有过强的神经兴奋到达麻痹肌,从而使健眼上的配偶肌也接受过强的兴奋,表现为功能过强,所以第二斜视角比第一斜视角大。但是随着麻痹性斜视时间延长,麻痹性斜视可能出现共同性扩散,这时第一斜视角就会与第二斜视角相等。

(4) 在不同的注视方向上斜视度不同:眼外肌麻痹以后,由于其功能障碍或丧失,眼球向麻痹肌作用方向转动时功能不足或完全受限。当眼球向麻痹肌作用方向转动时,由于该方向存在眼球运动障碍,故斜视度明显加大;当眼球向相反的方向转动时,由于肌肉功能正常,没有眼球运动障碍,故斜视度明显减少,甚至消失。由于麻痹肌在眼球各个转动方向所起的作用不同,故斜视度也不同。

代偿头位:又称眼性斜颈,是指患者为避免复视和混淆视,使双眼在某个方向上获得双眼单视功能,头部或面部所采取的特殊姿势(图25-6-1,先天性上斜肌麻痹)。一般来说,将面转向复像距离最大的方向,即麻痹肌作用的方向。但是当眼外肌发生重度麻痹时,通过任何姿势的代偿头位,都不能够使视轴平行,则不会产生代偿头位。无双眼单视功能的患者即使发生麻痹性斜视,也不会出现复视或视混淆,亦不会有代偿头位。

麻痹性斜视的发展过程一般经过三个阶段:

第一阶段:麻痹肌力量减弱,最大斜视角位于麻痹肌

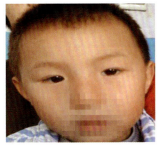
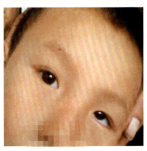

图 25-6-1　左眼先天性上斜肌麻痹

代偿头位:头向右肩倾斜

的作用方向。

第二阶段:直接拮抗肌亢进与挛缩,最大斜视角位于直接拮抗肌的作用方向。

第三阶段:斜视扩散到各个诊断眼位,各个诊断眼位上斜视角相等;左右眼注视斜视角相等;麻痹扩散之后,原来麻痹性斜视的特点逐渐消失。这些变化给诊断带来困难。

3. 麻痹性斜视和共同性斜视的鉴别诊断非常重要,鉴别诊断点是有无复视和眼球运动障碍。两者的鉴别见表25-6-1。

【治疗】

1. 西医治疗　主要是对因治疗,应用激素、维生素、扩血管药物和神经营养药物对症治疗,必要时手术治疗(具体治疗参见本节第二~四部分)。

2. 中医中药治疗

(1) 辨证要点和治疗

1) 风邪中络证:①起病急骤,眼珠偏斜,转动失灵,视一为二;②步履不稳,可伴头疼,恶心呕吐;③舌淡红,苔薄白,脉浮。

治法:疏风通络,扶正祛邪。

方药:羌活胜风汤(《中医眼科临床实践》)合牵正散加减。

银柴胡10g,白术10g,羌活10g,黄芩10g,桔梗10g,枳壳10g,前胡10g,杏仁10g,薄荷10g,防风10g,全蝎10g,

表25-6-1　麻痹性斜视和共同性斜视的鉴别诊断

	麻痹性斜视	共同性斜视
发病时间	任何年龄	多见于幼年
病因	神经系统疾患:颅脑外伤、颅内血管疾患、颅内炎症、肿瘤、代谢疾患和内分泌疾患、鼻旁窦疾患等	除调节性斜视之外,多数病因不明
临床症状	复视、混淆视和代偿头位	无明显症状和代偿头位
临床体征	眼球运动受限、异常投射 眼性眩晕	眼球运动正常,无异常投射和眼性眩晕
斜视度	各个诊断眼位上斜视度不等,第二斜视角大于第一斜视角	斜视度稳定,各个诊断眼位上的斜视度相同

钩藤 10g。

2) 痰湿阻络证：①骤然眼珠偏斜，转动失灵，视一为二；②视物昏花，呕恶纳呆，泛吐痰涎心吐；③舌偏淡，苔白腻，脉滑。

治法：祛风散邪，化痰通络。

方药：正容汤（《审视瑶函》）。

羌活 6g，木瓜 10g，白僵蚕 10g，防风 10g，法半夏 10g，秦艽 10g，胆南星 6g，制白附子 10g，松节 10g，甘草 3g，生姜 3 片。

3) 脉络瘀阻证：①头部或眼部外伤或脑血管病，眼珠转动失灵，视一为二；②或伴目珠胀痛或合并上胞下垂；③舌有瘀点、瘀斑，舌苔薄白，脉细涩。

治法：活血化瘀，祛风通络。

方药：加味桃红四物汤（《新编中医眼科学》）。

当归 12g，赤芍 15g，川芎 10g，桃仁 10g，红花 10g，鸡血藤 15g，熟地 12g，钩藤 15g，羌活 10g，防风 10g，甘草 3g。

4) 肝阳上亢证：①骤然眼珠偏斜，转动失灵，视一为二；②头晕目眩，急躁易怒，面红目赤；③舌红，少苔，脉弦数。

治法：育阴潜阳，平肝熄风。

方药：育阴潜阳熄风汤（《中医眼科临床实践》）。

生地 15g，白芍 10g，枸杞子 12g，麦冬 10g，天冬 10g，盐知母 10g，盐黄柏 10g，生石决明 15，生龙骨 10g，生牡蛎 10g，怀牛膝 10 片，钩藤 10g，全蝎 10g，菊花 10g，黄芩 10g。

(2) 针灸疗法：取穴以三阳经穴为主，常用穴位有：睛明、瞳子髎、承泣、风池、太阳、丝竹空、颊车、地仓等穴，平补平泻手法，留针 30 分钟，10 次为一个疗程。可用电针治疗。

艾灸：取穴太冲、涌泉、太溪、气海、关元、足三里、三阴交。雷火灸：治则：通筋活络，手法：悬灸。部位：前额部、双眼部、双耳部，穴位：双睛明穴、双耳垂、双翳风、双合谷。

(3) 其他疗法：丹参注射液或脉络宁注射液 20ml，每日 1 次，静脉滴注，10 天为一个疗程。

麻痹性斜视的命名方式有多种，临床上最常用的命名方法是根据眼别和支配眼外肌的三对脑神经（动眼神经、滑车神经和展神经）名称进行命名。比如左眼动眼神经麻痹。下面对临床上比较多见的几种麻痹性斜视分别进行阐述。

二、上斜肌麻痹

上斜肌麻痹又称滑车神经麻痹，是垂直旋转性斜视中最常见的斜视类型，也是眼性斜颈的代表性疾病。上斜肌麻痹可分为先天性和后天性，以先天性最为多见，多无明显的自觉症状，常双眼发病，伴有水平斜视和 V 征。部分患者术前检查为单侧发病，行单眼手术以后，另一只眼也出现上斜肌麻痹，此类为隐匿性上斜肌麻痹。因此在诊断单眼上斜肌麻痹时，如伴有 V 型斜视，原在位无明显垂直斜视，应仔细检查对侧眼，以确诊对侧眼是否存在隐匿型上斜肌麻痹。

【病因和发病机制】 Von Noorden 认为先天性上斜肌麻痹最为常见，约占麻痹性斜视的 39.5%，其发病原因与先天发育异常、出生时的创伤或婴幼儿早期疾病如脑炎、神经炎及全身感染有关。后天性上斜肌麻痹最常见的病因为外伤所致，由于滑车神经纤细，行程较长，即使轻微的头颅外伤也能导致该神经功能障碍。而且双侧上斜肌同时出于中脑，距离较近，所以部分上斜肌麻痹为双侧。后天性上斜肌麻痹的常见病因还有高血压、动脉硬化、糖尿病、头颅肿瘤及内分泌疾病等原因。

【临床表现】

1. 先天性上斜肌麻痹　最主要的体征为代偿头位，典型的代偿头位表现为头向健侧倾斜，面转向健侧，下颌内收，伴有颜面部的不对称。少数患者会出现反方向的代偿头位即头向患侧倾斜。轻度的上斜肌麻痹患者正前方无明显垂直斜视，然而当患眼内转时，直接拮抗肌（下斜肌）常功能过强，表现为内转时眼球向上偏斜。Bielschowsky 歪头试验阳性，即头向患侧倾斜时患眼上斜视更为明显。双眼上斜肌麻痹患者常伴有 V 型斜视，眼底检查可呈外旋斜视。先天性上斜肌麻痹一般无复视，但有些患者随着年龄增加融合功能下降，代偿头位也无法代偿眼位偏斜，失代偿后患者会突然出现复视（图 25-6-2）。

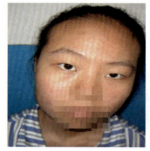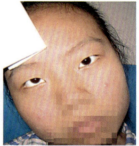

图 25-6-2　右眼先天性上斜肌麻痹
Bielschowsky 歪头试验阳性

2. 后天性上斜肌麻痹　复视或混淆视常为首发症状，看近时复视加重，遮一只眼后复视消失，多伴有代偿头位，Bielschowsky 试验多为阳性，不伴有颜面部的不对称。单眼上斜肌麻痹第一眼位患眼上斜视，常出现头向健侧倾斜的代偿头位；双眼上斜肌麻痹第一眼位垂直斜视不明显，甚至第一眼位可无垂直斜视，有学者认为后天性上斜肌麻痹常累及上斜肌的前 1/3 纤维，造成旋转斜视，上斜肌后 2/3 肌纤维未累及，所以垂直斜视不明显。用同视机"十字"画片或双马杆检查各个诊断眼位的自觉斜视角，显示明显的旋转斜视,眼底照相检查也能表现外旋斜视。一般认为对于原在位和下方视野外旋斜视度大于10°时常为双眼上斜肌麻痹,代偿头位表现为下颌内收,多见于闭合性头颅外伤患者(图25-6-3)。

【治疗】

1. 非手术治疗 先天性上斜肌麻痹以手术治疗为主。如果正前方无明显斜视,代偿头位也不明显,有双眼单视功能,可不必治疗。如果正前方有斜视,存在代偿头位,为避免颜面部及脊柱发育畸形,一旦确诊应尽早手术。但是,如果患者年龄小不配合检查或家属对手术有顾虑可佩戴三棱镜纠正代偿头位。后天性上斜肌麻痹早期应积极寻找病因,针对病因进行治疗,可给予激素、维生素、扩血管药物和神经营养药物对症治疗,配合局部理疗、针灸等治疗措施。日常活动可交替遮盖双眼,避免复视和单眼抑制。治疗半年以上病情稳定,垂直斜视度大于10$^\triangle$或存在旋转复视,可行手术治疗。

2. 手术治疗 手术目的是消除或减轻斜视和复视,改善代偿头位。根据上斜肌麻痹的分型和麻痹的程度设计手术方案。手术设计时应以恢复主要视野的斜视为主。主要视野也称功能视野,是指正前方及前下方视野,另一方面是指眼球运动15°以内的视野。一般手术肌肉选择:加强麻痹肌(即上斜肌),减弱配偶肌(即对侧眼下直肌),减弱拮抗肌(麻痹眼的下斜肌);加强间接拮抗肌,即配偶肌的拮抗肌(对侧眼上直肌)。

对于原在位垂直斜视度小于15$^\triangle$,合并下斜肌功能亢进的患者,首选麻痹眼的下斜肌减弱术。如果患眼无明显下斜肌功能亢进,而以上斜肌麻痹为主,在上斜肌功能眼位垂直斜视度最大,则行上斜肌加强或对侧下直肌后徙术。如果垂直斜视度在15~25$^\triangle$之间,根据斜视的分型,选择斜视角最大的方向两条垂直肌手术,即下斜肌减弱联合麻痹眼的上斜肌加强或麻痹眼的下斜肌减弱联合健眼的下直肌减弱术。对于垂直度大于30$^\triangle$患者选用麻痹眼的下斜肌减弱、上斜肌折叠联合同侧上直肌后徙或对侧下直肌后徙。手术设计时应低矫,因为即使近期轻度过矫也可能会造成远期重度过矫。闭合性颅脑外伤引起的后天性上斜肌麻痹,即使正前方无垂直斜视,但旋转性斜视明显,也应手术治疗,手术方式应选择Harada-Ito手术纠正外旋斜视,即将上斜肌的前1/2移位至外直肌附着点上缘后8mm。

三、展神经麻痹

展神经麻痹也称外直肌麻痹,是由于展神经核、神经或外直肌本身发生病变所引起眼位偏斜。临床上比较多见。先天性展神经麻痹发病率较低,常伴有弱视;后天性展神经麻痹发病率较高,双眼复视为首发症状,伴有内斜视及代偿头位。多为单侧发病,双侧麻痹较少见。

【病因和发病机制】 由于展神经核的位置和神经在颅底的走行较长,在神经核之下的各个部位病变均可累计展神经,所以展神经容易受累,常同时伴有面神经或三叉神经和动眼神经麻痹。儿童的常见病因主要有头部及眼眶外伤、脑积水、病毒感染、脑干疾病和头颅肿瘤等因素;成人的常见病因主要有高血压和糖尿病引起的微血管疾病,颅脑外伤、颅内或鼻咽部肿瘤、脱髓鞘疾病等因素。

【临床表现】 先天性展神经麻痹由于存在单眼抑制,多无自觉症状,少数患者通过代偿头位获得一定的双眼单视。后天性展神经麻痹患者,起病急,突然双眼视物成双,同侧复视,患眼外转时复视像的距离加大。第一眼位内斜视,患眼外转时斜视度加大,视远的斜视角常大于视近的斜视角,少数患者近距离或正前方无内斜视,只有远距离注视或向外转动时才表现为内斜视,出现复视。常出现面部转向患侧的代偿头位。患眼向外转动时眼球运动受限,外直肌不全麻痹一般斜视度数较小,眼球外展可过中线;全麻痹患者斜视度数较大,患眼外展不过中线(图25-6-4)。

【治疗】

1. 非手术治疗 对于后天性展神经麻痹患者,发病早期主要是病因治疗,较小度数的斜视患者可佩戴三棱镜矫正,也可以双眼交替遮盖,行患眼外直肌的康复训练,消除

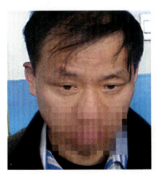 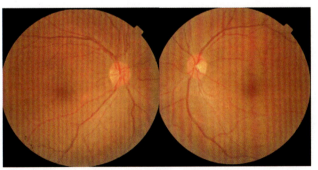

图25-6-3 双眼外伤性上斜肌麻痹(代偿头位和眼底照相)

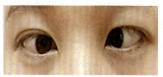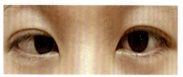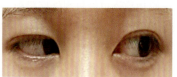

图 25-6-4　右眼展神经麻痹

复视、避免形成抑制及内直肌挛缩。如果斜视度数较大，早期可行麻痹肌的拮抗肌（内直肌）A 型肉毒毒素注射，避免内直肌发生挛缩和纤维化，有助于外直肌功能的恢复。

2. 手术治疗　先天性展神经麻痹患者应尽早手术。后天性展神经麻痹患者病情稳定 3~6 个月，可行手术治疗。对于外直肌不全麻痹的患者，手术方式选用内直肌减弱联合外直肌加强术；展神经完全麻痹患者，可选用内直肌减弱联合外直肌与上、下直肌 1/2 的联接术（Jensen 手术），或一期行内直肌减弱，二期再行外直肌缩短联合上下直肌 1/2 的移位术或将上下直肌全部移位于外直肌附着点。

四、动眼神经麻痹

在支配眼球运动的六条眼外肌中，除了外直肌和上斜肌之外，其他四条眼外肌都受动眼神经支配。上直肌比内直肌容易受累，下直肌最少受累。先天性动眼神经麻痹多为完全性麻痹，后天性动眼神经麻痹多表现为部分麻痹，较为常见。

【病因和发病机制】　先天性动眼神经麻痹较为少见，其发病原因不详，常伴有异常神经再生，称为神经迷路。后天性动眼神经麻痹的常见病因主要包括微血管瘤、后交通动脉瘤、脱髓鞘疾病和头部及眼部外伤。其中微血管瘤、后交通动脉瘤微动脉瘤引起的动眼神经麻痹较为常见。微血管瘤引起的动眼神经麻痹主要累及神经的轴心部分，由于支配瞳孔括约肌的神经纤维位于动眼神经的周围，因此微动脉瘤引起的动眼神经麻痹一般不伴有瞳孔散大，多见于高血压、糖尿病、动脉硬化和高血脂等疾病，年龄一般大于 40 岁。后交通动脉瘤从外侧压迫动眼神经，支配瞳孔括约肌的纤维束常受累，引起的眼肌麻痹常伴有上睑下垂、瞳孔散大和外斜视，一般发病年龄较小。

【临床表现】

1. 完全性动眼神经麻痹　由于动眼神经支配上、下直肌、内直肌和下斜肌等四条眼外肌、提上睑肌及瞳孔括约肌，如果动眼神经完全麻痹，患眼就会表现为上睑下垂，瞳孔散大，大度数的外下斜视，眼球不能内转、上转及下转。如果上睑完全遮盖瞳孔，患者无复视，一般无代偿头位；不完全性上睑下垂患者可有代偿头位，即面部向受累眼对侧转（图 25-6-5）。

2. 部分性动眼神经麻痹　动眼神经的上、下支可单独受累，常伴有复视和代偿头位。如果动眼神经的上支受累，表现为上直肌和提上睑肌麻痹；下支受累则出现内直肌、下直肌下斜肌和瞳孔括约肌麻痹。由于麻痹肌肉不同就会出现不同的临床表现。这里主要介绍一下临床上比较常见双上转肌麻痹。

单眼双上转肌麻痹是指一只眼两条上转肌即上直肌和下斜肌同时麻痹，表现为患眼上转运动时，内上及外上转均明显受限，患眼出现下斜视，常合并水平斜视和上睑下

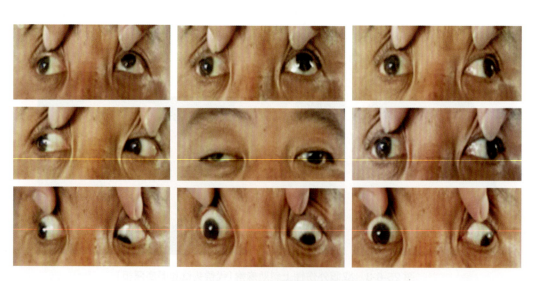

图 25-6-5　右眼完全性动眼神经麻痹

垂。双眼 Bell 现象不对称,患眼往往较差或消失。患者常伴有假性上睑下垂,当健眼注视时,患眼明显下斜,上睑轻度下垂;当麻痹眼注视时,健眼向上斜视,麻痹眼上睑下垂现象消失(图 25-6-6)。

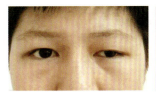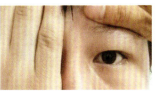

图 25-6-6　左眼双上转肌麻痹假性上睑下垂
麻痹眼注视时上睑下垂消失

【治疗】

1. 药物及非手术治疗　后天动眼神经发病初期应积极寻找病因,治疗原发病。对全麻痹患者,可给予 A 型肉毒毒素外直肌肌腹注射,避免发生外直肌挛缩和纤维化。对于不能耐受复视的患者可佩戴三棱镜或双眼交替遮盖。

2. 手术治疗　先天性动眼神经麻痹患者应尽早手术。矫正斜视和上睑下垂,尽早治疗弱视,以期获得一定的双眼视觉,但是往往预后较差。后天性动眼神经麻痹患者病情稳定 6 个月以上可考虑手术。手术原则是减弱内直肌的拮抗肌(外直肌)的力量,加强麻痹肌的力量。常采用的手术方式为:外直肌超长量后徙联合内直肌超长量缩短术、外直肌超长量后徙联合上斜肌转位术、外直肌超长量后徙联合内直肌鼻侧眶缘锚定术。目前,有学者采用外直肌劈开将上、下 1/2 移位于内直肌附着点,取得了良好的效果,不但矫正了眼位,还获得了一定的眼球运动功能。但是操作比较困难。不论采取哪种术式,术中轻度过矫可提高手术的正位率。

单眼双上转肌麻痹主要采用手术治疗。手术方式依据眼球运动情况、牵拉试验及注视眼情况综合考虑。如果患眼存在限制因素,牵拉试验阳性,首选下直肌后徙术,残余斜视度行上直肌缩短或内外直肌移植术。如果没有限制因素,则选择内外直肌移植术,以加强眼球上转功能。由于造成双上转肌麻痹的病因不同,而且患者常合并水平斜视,通过一次手术成功矫正垂直和水平斜视的概率较低,术前设计要充分考虑眼前节缺血的问题,可能需二次或多次手术矫正斜视。伴有上睑下垂的患者,应先行斜视矫正手术,再行上睑下垂矫正手术,且术中应适当低矫,以免发生暴露性角膜炎。

(孙卫锋　韩惠芳　石慧君)

第七节　特殊类型斜视

在斜视的分类中,还有一部分斜视既不具备共同性斜视的特点,也不具备麻痹性斜视的特点,在临床上较为少见,称之为特殊类型斜视。其病因、临床表现、治疗及预后差异很大。具体哪些斜视归属于特殊类型的斜视,目前在国内外尚无完全统一的标准。本节介绍几种大多数学者普遍认同的几种特殊类型斜视。

一、眼球后退综合征

眼球后退综合征,又称 Duane 眼球后退综合征,多见于单眼发病,发病率约占斜视 1%。1879 年 Heuck 首先描述了眼球后退伴有眼球运动严重受限的病例。1905 年 Duane 报道了 54 例,他描述该病的临床特征先天性外展不足,伴有内转受限,内转时睑裂变窄,原在位可能存在斜视,从此,后人称之为 Duane 眼球后退综合征。

【病因和发病机制】　目前认为先天性眼球后退综合征有以下几种病因:①解剖异常:眼外肌附着点异常;外直肌纤维化失去弹性,外直肌收缩力下降,而且在眼球内转时不能松弛;②内外直肌异常神经支配:肌电图显示,本病是由神经核或核上性支配异常所引起,当眼球外转时外直肌无电活动,而当眼球内转时外直肌有电活动;③脑神经系统运动中枢机制异常:本病有不对称性视动性眼震和前庭反射,考虑为小脑和脑干病变;④遗传家族史:约有 10% 有家族史,为常染色体显性遗传。

【临床表现】　眼球后退综合征临床特征为眼球水平运动障碍,内转时眼球后退、睑裂变窄,外转时睑裂开大。部分患者眼球内转时伴有上转或下转。有些先天性眼球后退综合征患者伴有眼部或全身其他系统的先天畸形,如视盘牵牛花综合征、小眼球、宽眶距、唇裂、腭裂及四肢和脊柱的先天畸形等。目前临床上多采用 Huber(1974)分型,将眼球后退综合征分为三型,其中 I 型多见(78%~92%):

1. Duane I 型　眼球外转不能或明显受限,内转正常或轻度受限,内转时睑裂变窄,眼球后退,试图外转时睑裂开大。原在眼位可呈正位或内斜视(图 25-7-1)。

2. Duane II 型　眼球内转不能或明显受限,外转正常或轻度受限,内转时睑裂变窄,眼球后退,外转时睑裂开大。患眼多呈外斜(图 25-7-2)。

3. Duane III 型　内转和外转均受限,内转时睑裂变窄,眼球后退,外转时睑裂开大。

【治疗】　本病主要是手术治疗,手术目的是矫正原在位斜视,消除或改善代偿头位、眼球后退及眼球内转时的急速上转和下转。

I 型患者常伴有内斜视,手术方式首选患眼内直肌后徙,不足部分行健眼的内直肌后徙。一般不选择患眼外直肌缩短术,以免加重患眼在内转时睑裂变窄和眼球后退。为了矫正原在位的内斜视和眼球后退,也可选择同时行内

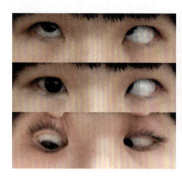 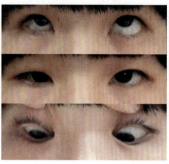 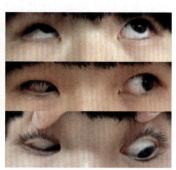

图 25-7-1　右眼球后退综合征

内转时伴上转和下转

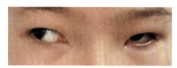 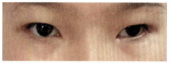 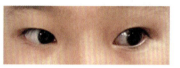

图 25-7-2　左眼球后退综合征

外直肌不等量后退。有学者认为，对于眼球外转受限明显的患者可将上、下直肌移植到外直肌附着点处，以加强外转作用。

Ⅱ型患者常伴有外斜视，可行患眼外直肌后徙术，如斜视度数较大，可行双眼外直肌后徙术。对于内外转时睑裂变化较大，且内转时伴上下转现象明显的患者，可行外直肌后徙加"Y"形劈开术。

Ⅲ型患者原在位多无明显斜视，也没有明显的代偿头位。如果原在位无眼球后退，内外转时睑裂变化不明显，可保守治疗。如果原在位存在眼球后退或内转时存在上下转现象及睑裂变化明显，可行内外直肌同时后徙，但外直肌后徙量比内直肌大 1~2mm。

二、周期性斜视

周期性斜视，多见于周期性内斜视，属于非调节性斜视，是指眼位呈正位与内斜视交替的、有规律的、周期性变化。临床较少见，占斜视的 1/5000~1/3000，多见于 10 岁以内的儿童，偶有成年发病。

【病因和发病机制】　目前本病病因和发病机制不清，有 4 种学说：生物钟机制学说，大脑优势学说，眼球运动中枢控制失调学说，融合机制失调学说。该病发病突然，多有惊吓、高热等诱因。有些病人有家族史。

【临床表现】　眼位呈周期性变化，内斜视与正位交替出现。一般 48 小时为一周期，也有 72 小时或 96 小时为一周期。斜视日，斜视度比较大，多在 +40$^\triangle$~50$^\triangle$，斜视度稳定，看远和看近斜视度基本相等；正位日，即使打破融合或使用调节均不出现内斜视。视力一般正常，无明显屈光不正，无调节因素，戴镜不能改善斜视。当正位时可存在正常的双眼视功能，斜视时无双眼单视。眼球运动无受限。部分患者可表现内直肌功能过强。周期性内斜视最终表现为恒定性内斜视，但这种周期性状态维持时间各家报道长短不一，且变化周期可受情绪影响暂时发生紊乱。多数患者在半年后发展为恒定性内斜视，也有的持续数年。

【治疗】　本病戴镜不能矫正，需手术矫正眼位。有人主张发病后 6 个月施行斜视矫正术，也有人主张转变为恒定性内斜视以后再行斜视矫正术。但是若周期性斜视状态已持续数年，应及早手术。手术量按斜视日测量的斜视度设计，手术方式可选患眼内直肌后徙或联合外直肌缩短或双眼内直肌后徙术，一般术后恢复良好。

三、Hevelston 综合征

Helveston 综合征是由外斜 A 征、上斜肌功能亢进和 DVD 共同组成的一组眼肌运动的三联征，临床上较少见。Helveston 于 1969 年首次描述了该病的临床特征。

【病因和发病机制】　外斜 A 征、上斜肌功能亢进和 DVD 三者中，外斜 A 征和上斜肌功能亢进关系较密切。上斜肌具有外转的作用，其发挥作用最大的方向在下方，上斜肌功能亢进可以使眼球向下运动是外转力量加大，导致 A 征。上斜肌功能亢进与 DVD 无明确关系，DVD 的发病机制，目前尚不清楚。

【临床表现】

1. 外斜 A 征　外斜视在垂直方向上存在非共同性，向下方注视时的外斜视度数较上方注视时加大（≥10$^\triangle$）。

2. 上斜肌功能亢进　多见于双眼发病，也可单眼发病。患眼内转时伴下转,两只眼上斜肌功能亢进的程度可以相同或不同,眼底照相多数患者存在内旋斜视。

3. DVD 交替遮盖两只眼,被遮盖眼均出现上斜视,Bielschowsky 试验阳性。

4. 由于该病发病早,多种斜视并存,双眼单视功能往往不良,少数患者可通过代偿头位在某一注视野维持正位,具有一定双眼视功能。

【治疗】 本病主要是手术治疗,有些病人需分次手术。

1. 对外斜视度数大,而上斜肌功能亢进和 DVD 都不明显的患者,首选水平肌手术联合附着点移位,外直肌附着点向下移位,内直肌附着点向上移位。

2. 上斜肌功能亢进明显,首选上斜肌减弱,既可矫正上斜肌功能亢进,也可治疗 A 型斜视。手术方式可选择上斜肌切断术,但术后常出现 V 性斜视和继发下斜肌功能亢进。目前常用的可相对定量的上斜肌减弱术式主要包括上斜肌后徙和延长术。

3. 对于 DVD 的治疗,通常选用双眼上直肌后徙或上直肌后固定缝线术。

四、分离性垂直斜视

分离性垂直性斜视(简称 DVD)是眼球运动不遵守 Herring 法则的一种比较特殊的斜视。典型的表现为:遮盖眼缓慢性上转,去遮盖后,该眼下转,恢复到原在位。常合并其他类型的斜视和眼球震颤。

【病因和发病机制】 DVD 的病因不明,近年来的研究与早年 Bielschowsky 提出的观点一致。认为在皮质下存在一个控制眼球垂直方向聚散运动的中枢,它交替性和间歇性兴奋是形成 DVD 的基础,但垂直分离的异常兴奋原因仍不明。另外,有试验证实两眼非对称性视觉信号刺激诱发了垂直偏斜运动,也是产生 DVD 的原因。Spienam 用滤光片也证实双眼异常刺激不平衡可以诱发 DVD。Duane 认为 DVD 存在麻痹因素,产生 DVD 的原因是双眼下转肌群存在麻痹因素。Ohm 认为两侧前庭神经冲动不平衡诱发 DVD。但至今尚无一致的理论解释 DVD 的所有现象。

【临床表现】

1. 多数在儿童期发病,经常出现一只眼上飘及在阳光下喜欢闭一只眼。

2. DVD 可单眼发病,但多见于双眼发病。根据两只眼分离性上斜视的程度分为对称性 DVD 和不对称性 DVD。根据 DVD 是否自发出现可分为显性 DVD 和隐斜 DVD。DVD 患者无论遮盖哪一只眼,被遮盖眼总是出现上转伴外旋,去遮盖后下转内旋回到第一眼位,甚至会更低位,但最终回到原在位。非注视眼总是处于高位。

3. 常合并其他类型斜视和眼球震颤。

4. 23%~35% 伴有异常头位,多数患者头向低位眼一侧倾斜。

5. 存在 Bielschowsky 现象。注视眼前放置滤光片,随着密度增加进入注视眼内的光线逐渐减少,对侧眼会由上转位逐渐向下运动甚至变成下斜视。如注视眼前的滤光片密度逐渐降低,则对侧眼再次上飘。

6. 红玻璃试验 把红色的玻璃放在一只眼前,由于这只眼视网膜上的照度降低会出现上转运动,患者出现垂直复视,红色物像位于下方。把红色的玻璃放在另一只眼前,也会出现同样的现象,红色物像总是位于下方。

7. 一般视力良好,也有单眼或双眼视力减退。多数患者双眼视功能不良。

【治疗】 DVD 不能彻底治愈,只能改善。如果 DVD 患者上斜视的程度轻,外观不明显,无疲劳症状,不伴有其他类型的斜视,具有一定的双眼单视功能,不选择手术治疗,定期观察。如果 DVD 患者上斜视的程度明显,影响外观或有疲劳症状,需手术治疗。但是由于 DVD 发病原因不清楚,多数伴有弱视、眼球震颤和其他类型的斜视,手术设计困难,不易定量,术后效果不确切。

DVD 的手术方式主要包括上直肌超常量后徙、上直肌后固定缝线、上直肌后徙联合后固定缝线术、下斜肌前转位术。

1. 直肌超常量后徙 如果 DVD 为对称性的,可行双眼上直肌等量后徙;如果 DVD 为非对称性的,行双眼不等量的上直肌后徙。上直肌后徙量为 6~14mm。

2. 上直肌后固定缝线 手术是将上直肌附着点后 12~15mm 的肌腹固定于浅层巩膜,形成第二个附着点,缩短上直肌有效收缩长度,减弱上直肌的作用。

3. 上直肌后徙联合后固定缝线术 Duacan 于 1984 年提出上直肌后徙 3~5mm 联合上直肌后固定缝线术也能够获得满意的手术疗效。

4. 下斜肌前转位术 应用于 DVD 伴有下斜肌功能亢进的患者。该术式将下斜肌上转作用转变为下转作用,起到较好的限制眼球上转的作用。但是,如果 DVD 不伴有下斜肌功能异常,手术设计应以垂直直肌为主。

对于合并其他类型斜视,可同期或分期手术。在一只眼上一次手术不能超过两条直肌,以免发生眼前节缺血,多次手术尽量保留一条直肌。

五、分离性水平斜视

分离性水平斜视简称 DHD(dissociated horizontal deviation),在临床上比较少见,是一种水平分离性眼球运动现象,包括分离性内斜视和外斜视,通常指的是分离性外斜视。DHD 患者在疲劳或注意力不集中时自发出现称为失代偿性 DHD；只有遮盖一只眼的情况下才会出现代偿性 DHD。

【病因和发病机制】 与 DVD 的发病机制相同，眼球运动不遵守 Herring 法则。DHD 常与 DVD 同时存在，也可单独发病。具体原因不明。

【临床表现】

1. DHD 患者交替遮盖双眼时，被遮盖眼缓慢向外运动与间歇性外斜视的外转运动明显不同。而且随着遮盖时间的延长外斜视的度数会逐渐增大，去遮盖后，该眼缓慢向内运动，恢复原在位。

2. 斜视角不稳定，用三棱镜检查的斜视度与遮盖后或自发出现的斜视度相差很大。

3. DHD 常合并 DVD 或其他类型的斜视和眼球震颤。

4. DHD 可单眼发病，也可双眼发病；DHD 可双侧对称，也可不对称。

5. Bielschowsky 试验阳性。

【治疗】 DHD 常用的手术矫正方法为外直肌后徙术，外直肌后徙量为 5~7mm。若合并 DVD 可同时联合上直肌后徙。若 DVD 的度数较大，DHD 的度数较小，可先行 DVD 手术，DHD 可能同时得到矫正。

六、Brown 综合征

Brown 综合征又称为上斜肌肌鞘综合征。临床上较为少见，多为单眼发病，约占 90%，儿童患者多见。可为先天性或后天性，可有家族遗传性。

【病因和发病机制】 Brown 综合征的病因目前还不很清楚，主要有以下几种学说。

1. 肌鞘异常 认为由于上斜肌肌鞘短小，限制了上斜肌的伸长，导致眼球内上转功能受限。

2. 肌腱异常 由于上斜肌肌腱的先天或解剖异常，导致肌腱通过滑车时有障碍，限制了上斜肌的功能。也有学者在手术中发现上斜肌肌腱紧，切开或去除部分肌腱后症状消失。

3. 异常的神经支配 有学者认为 Brown 综合征的病因与 Duane 眼球后退综合征的病因相似。当眼球内上转的时候，上斜肌接受异常神经兴奋产生收缩，导致眼球上转受限。

4. 后天性上斜肌肌鞘综合征，与滑车附近的炎症、风湿性和类风湿关节炎有关。继发于上斜肌折叠术后发生的 Brown 综合征称为医源性 Brown 综合征。

【临床表现】 Brown 综合征原在位常有轻度的垂直斜视；当患眼内转时，伴有下斜视，眼球内转位时上转受限，在原在位或外转位时，上转功能正常或接近正常。部分患者企图内上转时出现睑裂增宽；被动牵拉试验阳性，即牵拉眼球向内上方运动时有抵抗感；常有代偿头位：头向患侧倾，面向健侧，下颌上抬。偶有复视；少数患者向上方注视时出现 V 型斜视。

【治疗】

1. 后天性 Brown 综合征 可应用抗菌药、抗风湿药治疗或局部药物治疗，联合理疗及患眼向内上方运动功能训练，多数患者能治愈。

2. 先天性 Brown 综合征 如果原在位时正位，无明显代偿头位，有双眼视觉，不建议手术治疗；如果患者在原在位存在垂直斜视或明显代偿头位，则需手术治疗，以矫正斜视，改善代偿头位，恢复原在位的双眼视功能。

手术方式可选择上斜肌肌鞘切除术，但术后常欠矫；上斜肌断腱或肌腱切除术，术后可能发生继发性上斜肌麻痹。近年来，有学者报道，采用上斜肌肌腱后徙术或延长术治疗 Brown 综合征，可定量减弱上斜肌功能，减少了手术并发症，取得了良好的疗效。

七、先天性眼外肌纤维化综合征

先天性眼外肌纤维化综合征又称为眼外肌广泛纤维化综合征，是部分或全部眼外肌肌肉及筋膜分化异常，肌肉组织被纤维组织所代替，伴有眼球运动明显受限及上睑下垂的眼部综合征。临床上较少见。

【病因和发病机制】 本病具体病因不明。有遗传性，为常染色体显性遗传或常染色体隐性遗传，也有散发病例。有人认为病变在肌肉本身，也有人认为病变在运动神经，包括脑干神经核支配异常。近年来，通过组织学和肌电图证实肌肉本身有病变，为先天性肌病。

【临床表现】 该病的临床表现为先天发病，有家族史，个别为散发病例，双眼球向下注视，常伴有代偿头位，下颌上举，头向后倾，Bell 征（−），双眼球固定，不能转动或仅稍许水平转动，眼外肌、球筋膜、眼球粘连明显，球结膜无弹性。被动牵拉试验（+），该病常合并其他类型的斜视、眼球震颤等。

根据眼外肌病变可分为三种类型：

第一类：广泛性眼外肌纤维化综合征，累及双眼全部眼外肌和提上睑肌的一种病变，表现为双眼上睑下垂，眼球向各方向运动均受限。

第二类：先天性固定性斜视：病变累及单条或多条水平肌或垂直肌，单眼或双眼发病，形成固定性斜视（图 25-7-3，图 25-7-4）。

第三类：单眼眼外肌全部纤维化合并上睑下垂和眼球内陷（图 25-7-5）。

【治疗】 本病主要是手术治疗，手术目的通过手术解

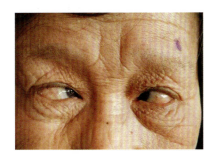

图 25-7-3　固定性内斜视

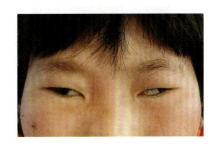

图 25-7-4　固定性外斜视

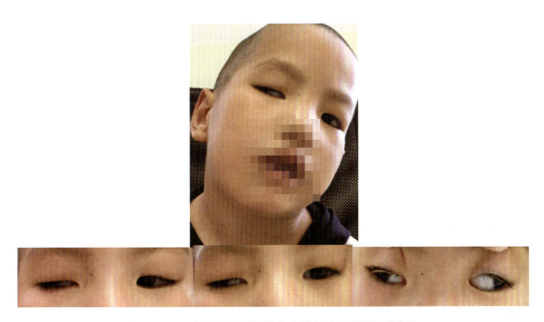

图 25-7-5　右眼眼外肌纤维化合并上睑下垂及眼球内陷

除眼外肌的限制,恢复眼球运动,改善外观和代偿头位,但手术效果不理想。由于眼外肌纤维化、眼外肌弹性差,手术操作困难,术后眼球运动及代偿头位不能完全改善。国外有学者报道曾对患者行5次以上手术,效果仍不理想。对于伴有上睑下垂的患者,因Bell(-),故上睑下垂矫正应欠矫为宜,避免术后发生暴露性角膜炎。

八、Möbius 综合征

Möbius 综合征为一种罕见的先天性疾病,主要是以展神经和面神经不同程度麻痹为特征的综合征。常累及多对脑神经。发病率极低,约(2~20)/10 000,多为散发病例,男性多见。

【病因和发病机制】　病因还不清楚,目前认为,胎儿在孕5~6周个体发育关键期,血管受损伤,导致脑干受损所致;也有人认为是一种家族性综合征。

【临床表现】　Möbius 综合征以单眼或双眼球外转受限为特征,原在位内斜视,也可表现为正位,辐辏功能正常,眼球垂直运动正常。由于面神经不同程度麻痹,可出现面瘫,典型的表现有面具样脸,不能张口笑及皱眉。可伴有多种骨骼发育异常,如多指、并指、指骨少节、棒状足等先天性肢体及胸部缺陷。也可见多种肌肉麻痹或发育不良或缺失,舌部分萎缩,不能伸至唇外等。智力发育迟缓,可累及多对脑神经(图 25-7-6)。

【治疗】　本病以手术治疗为主。如果存在屈光不正或弱视,应给予合理的屈光矫正并积极治疗弱视。双眼视力平衡或相近后,如果原在位存在内斜视,可在早期进行手术矫正,手术方式通常采用内直肌后术。如果原在位没有内斜视仅有外转受限,不建议手术治疗。

九、伴有高度近视的内斜视

伴有高度近视的限制性内下斜视是一种特殊类型的斜视。1969年,Hugonnier 和 Magnard 首次报道了高度近视眼所致的眼球运动受限,其特征为随着眼轴增长,单眼或双眼出现内下斜视及外转和上转功能障碍,并进行性加重,晚

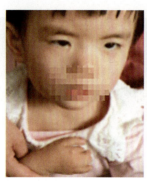
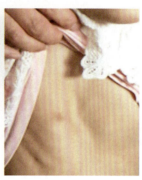
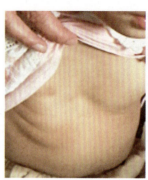

图 25-7-6　Möbius 综合征

期眼球固定于极度内下斜位。临床上比较少见。

【病因和发病机制】　本病的病因有多种不同观点。有学者认为眼外肌的肌肉组织变性、纤维化及退行性变是斜视发生的病因；有学者通过 MRI 扫描发现眼球后部与眶尖骨壁接触可能是眼球运动受限的原因；也有人认为是眼球的体积扩大、眼轴延长和眼眶的容积比例不协调引起眼球各个方向运动受限。

近年的研究证实，由于外直肌的走行路径下移和上直肌向鼻侧移位，加强了眼球内下转的力量，而且使外直肌与上直肌之间的 pully 变薄，增长的眼球后部脱出肌锥包绕，从肌锥的颞上方疝出。眼球后部的颞上方脱位导致眼球位置失衡，眼球前部向内下方偏斜，而且脱位的眼球后部与眼眶外侧壁的空间很窄，从而限制了眼球运动，形成限制性内下斜视。

【临床表现】　患者多为 40 岁以后发病，双眼高度近视，视力低下。双眼可以先后发病，一般病情缓慢进展，初期斜视度数比较小，眼球外转及上转受限，随着病情的发展，斜视度逐渐加重，晚期眼球固定于极度内下转位，角膜部分甚至被全部遮盖，视力严重受损，眼球各方向运动均受限，被动牵拉试验阳性（图 25-7-7）。

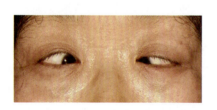

图 25-7-7　双眼高度近视伴内下斜视

【治疗】　本病主要为手术治疗，除了改变肌肉的作用及方向，还要恢复眼球在肌锥内的正常位置，重建外直肌与上直肌之间的 pully 连接带，改善眼位和眼球运动功能。手术方式要根据病情的不同阶段设计手术。对发病早期斜视度数小，肌肉走行正常，且眼球运动没有明显受限的患者，可行内直肌后徙联合外直肌缩短术。一般手术预后良好，随着病情发展，斜视度越大，手术难度越大、术后效果越差。

对重度内下斜视及眼球外上运动受限，术前影像学检查显示外直肌和下直肌走行异常时，结合被动牵拉试验，行上直肌和外直肌在肌腹处联结术或联合内直肌超常量后徙术。这种术式既能改变肌肉作用力的方向，还能针对病因，将脱位的眼球还纳至肌锥内，恢复眼位和改善眼球运动。

也有学者采用内直肌切断联合外直肌缩短颞侧眶骨膜锚定术，可改善第一眼位的内斜视，但术后眼球运动仍受限。对该病的治疗应综合考虑患者的斜视度、眼球运动、肌肉走行及被动牵拉试验等情况，根据斜视的发展阶段针对性治疗，提高手术疗效。

十、慢性进行性眼外肌麻痹

慢性进行性眼外肌麻痹是一种罕见的进行性的眼外肌疾病，病变侵犯眼外肌（包括提上睑肌），导致上睑下垂和眼球运动受限。常常从儿童时期发病，并且进行性加重，多为散发病例，也可有家族史。

【病因和发病机制】　发病原因不明，有人认为本病是由于中枢性眼球运动神经核的病变所致；也有人认为眼外肌的主要病变是肌营养不良。近年来的研究证明该病患者的线粒体 DNA 存在异常。

【临床表现】　本病常累及提上睑肌引起上睑下垂，严重者会有下颌上举的代偿头位，随着病情的发展，病变累及眼外肌，表现为慢性进行性的眼球运动受限及眼位偏斜。很少出现复视。其病程长、病情逐渐加重、无周期性改变、无缓解过程。约 1/4 的病例累及面肌；约 10% 的病例累及四肢、咽部和咀嚼肌。本病预后较差（图 25-7-8）。

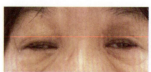
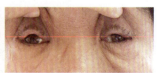

图 25-7-8　慢性进行性眼外肌麻痹

【治疗】 无特殊治疗,上睑下垂和代偿头位明显者可行上睑下垂矫正手术,但手术应欠矫,术后滴入工泪液和红霉素眼膏或佩戴湿房镜保护角膜,避免发生暴露性角膜炎。

十一、重症肌无力

重症肌无力是一种由于自身抗体介导的、细胞免疫依赖性、补体参与的自身免疫性疾病。可发生于任何年龄,儿童尤其常见,人群发病率约 8/10 万 ~10/10 万。可以单纯发生于眼部,称为眼型重症肌无力,累及提上睑肌和眼外肌。也可累及全身多个系统的横纹肌,表现出各系统症状。

【病因和发病机制】

1. 西医认为,本病是一种自身免疫性疾病。可能与神经肌肉接头处信息传递障碍有关。根据其发病机制的不同可分为乙酰胆碱受体型和非乙酰胆碱受体型。由于患者血清中存在作用于乙酰胆碱受体的抗体,使神经-肌肉接头部位有效乙酰胆碱受体的数目减少或乙酰胆碱受体活性降低,神经肌肉的兴奋性降低或传导障碍,导致肌无力的症状。

2. 中医认为,本病多因脾虚气弱,清气不升,无力抬举胞睑;或风痰乘虚上袭,阻滞胞睑络脉;或血气虚弱,肤腠空疏,卫外不固而受风邪外袭,以致睑皮弛缓。

【临床表现】 重症肌无力主要累及全身多个系统的横纹肌,表现为上睑下垂、复视、四肢肌力下降、咀嚼无力、吞咽困难,累及呼吸肌会导致呼吸肌麻痹。眼型重症肌无力指肌无力症状局限于眼部,常累及提上睑肌,表现晨轻暮重,上睑下垂。病变累及一条或多条眼外肌,表现眼位偏斜和眼球运动受限,常伴有复视,也可伴有瞳孔异常和调节辐辏功能异常,可单眼发病也可双眼发病。疲劳试验阳性,休息或使用抗胆碱酯酶药物如新斯的明或依酚氯铵后症状消失或缓解。肌电图(EOG)振幅低下。

【治疗】

1. 西医治疗 给予口服抗胆碱酯酶药物、皮质类固醇药物或免疫抑制剂。如伴有胸腺瘤或胸腺肿大,药物治疗不明显,可行胸腺瘤切除。对于伴有斜视或上睑下垂的患者,病情稳定时间大于 6 个月可行手术治疗。

2. 中医中药治疗

(1) 辨证要点和治疗

1) 脾气下陷证:①上胞下垂晨起较轻,午后加重,上胞抬举无力,遮盖瞳仁;②肢体倦怠,精神疲乏;③舌质淡,苔薄白,脉弱。

治法:健脾益气。

方药:补中益气汤(《脾胃论》)加减。

黄芪 30g,人参 10g,柴胡 10g,白术 10g,当归 10g,升麻 6g,陈皮 10g,甘草 3g,双钩 10g,全蝎 6g,山药 10g,附子 6g。

2) 风痰阻络证:①起病突然,上胞下垂,眼球转动失灵,视一为二;②舌质淡,苔厚腻,脉弦滑。

治法:祛风化痰。

方药:正容汤(《审视瑶函》)加减。

羌活 10g,防风 10g,白附子 10g,胆南星 10g,僵蚕 10g,秦艽 10g,半夏 10g,木瓜 10g,松节 10g,甘草 3g。

加减:眼球转动失灵,病程长者,加丹参 12g,红花 10g。

3) 气血两虚证:①上睑下垂;②头晕目眩,面色少华,气短乏力;③舌质淡,苔薄白,脉弱。

治法:益气养血。

方药:人参养荣汤(《三因极一病证方论》)。

黄芪 15g,人参 10g,柴胡 10g,白术 10g,茯苓 10g,白芍 10g,熟地黄 15g,当归 10g,升麻 3g,陈皮 10g,肉桂 3g,蜜远志 6g,五味子 10g,大枣 5 枚,甘草 3g。

加减:可加丹参 12g,川芎 10g,丝瓜络 10g 以活血通络。

(2) 针刺治疗

主穴:攒竹透鱼腰,鱼腰透攒竹,太阳,上精明。配穴:足三里,阳白,脾俞。针法:局部取穴平补平泻,配合电针;远端取穴泻补兼施,每次取 2~3 穴,每日 1 次,交替使用,1 个月为一个疗程。加减:兼头痛头晕加风池、公孙;眩晕疲倦加气海;突然发病,加风池、合谷。梅花针点刺患侧眼睑及眼眶部皮肤。

(3) 中成药

1) 补中益气丸 6g,每日 2~3 次,口服。

2) 黄芪注射液 40ml,每日 1 次,静脉滴注,10 次为一个疗程。

(韩惠芳 孙卫锋 石慧君)

第八节 先天性眼球震颤

眼球震颤是一种非自主的、节律性的眼球异常运动。患者常伴有双眼视力损害和异常头位。根据眼球震颤的发病时间可以分为先天性眼球震颤和后天性眼球震颤;根据眼球震颤的方向可分为水平型、垂直型、旋转型、斜向型或圆周型等;根据眼球震颤是否自然出现可以分为显性、隐性及混合性(显性与隐性并存)。有些病人在不同的注视方向,眼球震颤的特点不同。任何影响知觉系统和运动系统的疾病都可能引起眼球震颤,有时它是中枢神经系统、眼外肌、视觉系统、前庭系统和内耳迷路等疾患的重要体征,其病因涉及眼科、耳科及神经科。这里重点介绍与眼科相关的先天性眼球震颤。

先天性眼球震颤是指在出生或出生后 6 个月内发病的眼球震颤。大多数患者的眼球震颤会终身存在,有些患者随着年龄的增长震颤有逐渐减轻的趋势。最常见的先天性眼球震颤有三类:运动缺陷型眼球震颤、知觉缺陷型眼球震颤和隐性眼球震颤。在临床上,先天性眼球震颤并非罕见。据国外报道,其患病率为 0.005%~0.288%。

【病因和发病机制】 先天性眼球震颤的确切病因不详,有多种因素。先天性运动缺陷型眼球震颤,一般眼部无异常病变,主要由于眼球运动传出机制出现异常所致。具有遗传性因素,其遗传方式有常染色体显性遗传和隐性遗传,最多见的是性连锁遗传;先天性知觉缺陷型眼球震颤的病变位于传入性视觉通路,由于眼球本身的病变,比如先天性白内障、角膜白斑、先天性视神经发育不良,视网膜营养不良等前视路疾患导致视网膜上不能形成清晰的物像,正常的注视反射不能得到发育所致。如果出生的时候就存在前视路的病变,则患儿在 3 个月之内就会出现眼球震颤。其严重程度与视力丧失的程度有关;隐性眼球震颤确切病因不详,可能与前庭性眼震的发病机制相关联。

【临床表现】

1. 先天性运动缺陷型眼球震颤　这类眼球震颤呈冲动型,也称为冲动型眼球震颤。是双眼共轭性眼球震颤,震颤的方向多数呈水平型,也有垂直型、旋转型及斜向型等。双眼向不同的方向注视时,眼球震颤的振幅和频率不同,有快相和慢相之分。在某一个注视眼位,眼球震颤减轻或消失,这个注视眼位被称为中间带或消震点,患者常常选择中间带注视目标,减轻注视方向的眼球震颤,增加注视的稳定性,改善视力,如果中间带不是位于正前方,就会出现代偿头位。如果中间带位于水平方向,患者会出现面转的代偿头位,视线位于中间带方向(图 25-8-1);中间带位于上方或下方,患者会出现下颏内收或上举;中间带位于右旋或左旋位,则患者的头部向左肩或右肩倾斜。单纯先天性运动缺陷型眼球震颤不伴有其他眼部及中枢神经系统异常,视觉功能一般较好。

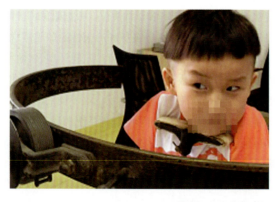

图 25-8-1　先天性眼球震颤
中间带位于右侧,代偿头位面向左,视线向右

眼球震颤患者多伴有视力下降,患者的双眼视力往往优于单眼视力。在检查视力的时候,允许患者采用代偿头位,既要检查单眼视力,也要检查双眼视力。由于单眼遮盖会使眼球震颤加重,在检查视力时可以采用偏振光视力表,或者在一只眼前放 +6.00D 的球镜,检查另一只眼的视力,这样检查到的单眼视力较为真实。由于双眼集合运动可以减轻眼球震颤,这种现象被称为集合性衰减现象。所以,患者的近视力多优于远视力。

2. 先天性知觉缺陷性眼球震颤　这类眼球震颤呈摆钟型,也称为摆钟型眼球震颤。无论向哪个方向注视,眼球震颤的速度都相同,患者一般不会出现代偿头位。有些患者侧向注视的时候,钟摆型眼球震颤可能变为冲动型眼球震颤。由于此类患者存在明显的眼部疾患,视力低下比较明显。眼球震颤表现的形式与视力丧失的程度相关,寻找型或游走型眼球震颤患者视力多数低于 0.1,钟摆型或冲动型眼球震颤视力稍好些。患者的视觉功能一般很差。

3. 隐性眼球震颤　隐性眼球震颤也是一种先天性眼球震颤,也属于共轭性、冲动性眼球震颤。其最为突出的特征是患者用双眼注视不会出现眼球震颤,只有遮盖一只眼,用单眼注视时才出现眼球震颤;由于此类眼球震颤单眼视力比较差,双眼视力明显好于单眼视力。用眼震电图检查就会发现隐性眼球震颤和显-隐性眼球震颤显示类似的波形,在慢相期,眼球震颤的速度呈指数样降低,而先天性运动缺陷型眼球震颤在慢相期眼球运动的速度呈指数样递增。

先天性眼球震颤常伴有斜视。眼球震颤阻滞综合征是眼球震颤和内斜视并存的一种疾病。患者主导眼处于内转位,以获得比较好的视力,代偿头位的方向是面转向主导眼方向。在临床上,如果遇到眼球震颤合并内斜视的患者,应该做进一步检查,确定患者是否是眼球震颤阻滞综合征。

【治疗】　先天性眼球震颤的治疗目的是改善代偿头位,减轻原在位的眼球震颤,提高正前方双眼视力,改善视觉功能。治疗方法有非手术治疗和手术治疗两类。

1. 非手术治疗

(1) 屈光矫正:先天性眼球震颤的患者应该给予散瞳验光,并合理地佩戴眼镜。条件允许的患者可以佩戴角膜接触镜,提高屈光矫正的效果。如果患者存在弱视,应按照弱视的给镜原则,给予适当的矫正,配合弱视训练,提高治疗效果。另外,通过负镜片刺激调节即近视患者过矫,远视患者欠矫一定的度数,从而增加调节性集合,减轻眼震,提高双眼视力。矫正屈光不正对恢复患者的视力、减轻眼球震颤具有重要的意义。

(2) 三棱镜疗法:三棱镜的应用有三种:一是用于治疗,通过平行移动中间带,改善异常头位,提高原在位的视力。具体方法是将两片度数相等的三棱镜分别放置在两只眼前,三棱镜的尖部指向中间带的方向,也可以选用压贴三棱镜，直接贴在框架眼镜上。二是选用底向外的三棱镜，刺激集合，借以衰减眼震，提高视力；三是手术之前进行试验，一般两只眼分别放置相同度数（15△或20△）的三棱镜，尖端指向中间带的方向，观察代偿头位改善情况，预测手术效果。

(3) 药物疗法：利用在眼外肌的肌腹注射肉毒杆菌素A，减轻眼球震颤。其作用机制是减弱眼外肌的收缩力量，减轻眼球震颤。药效维持的时间一般为3~6个月，往往需要反复注射。主要的并发症是上睑下垂、斜视、复视等，其疗效仍然需要进一步研究。

2. 手术治疗

(1) 冲动性眼球震颤的手术设计：手术方式主要是通过中间带移位术，改善代偿头位，提高正前方双眼视力。中间带移位术有多种，目前应用最多的术式是 Parks 法。

第一种是 Anderson 法，即减弱双眼慢相侧的一对配偶肌。如果患者的代偿头位是面向左转，视线向右，则行右眼外直肌和左眼内直肌后徙；反之，则行左眼外直肌和右眼内直肌后徙，手术量为5~7mm，由于内直肌作用强于外直肌，一般外直肌的后徙量要较内直肌大1~2mm。这种术式适用于代偿头位比较轻（小于15°）的患者。近年来，有作者报道对于代偿头位在15°~20°的患者，通过加大内、外直肌的后徙量，获得比较理想的效果。

第二种是后藤法，即加强双眼快相侧的一对配偶肌，与 Anderson 法相反。如果患者的代偿头位是面向左转，视线向右，则行右眼内直肌和左眼外直肌缩短术；反之，则行左眼内直肌和右眼外直肌缩短术。两条直肌的手术量相等。

第三种是 Kestenbaum 法，此法是将 Anderson 法和后藤法合并形成的一种术式，即四条水平直肌同时手术，减弱双眼慢相侧的两条直肌，加强快相侧的两条直肌。后徙和缩短的手术量均为7mm。

第四种是1973年 Parks 对上述手术方式进行改良，提出"5—6—7—8"术式。这种术式适用于代偿头位偏斜20°~30°的患者。比如，患者的代偿头位是面部向左转，中间带位于右侧，则行右眼的外直肌后徙8mm，内直肌缩短5mm；左眼内直肌后徙6mm，外直肌缩短7mm。两只眼内外直肌的手术总量相等，都是13mm。由于内直肌的收缩力量较外直肌强，手术设计时内直肌比外直肌的手术量小，即内直肌手术量是5mm和6mm，外直肌手术量是7mm和8mm。如果代偿头位的角度大于30°，就要增大手术量40%；代偿头位的角度超过45°，手术量就要增加60%。

如果中间带位于垂直方向即上方或下方视野，患者就会出现下颌内收或上举的代偿头位，手术方式就要选择双眼上直肌或下直肌等量后徙术，手术量一般为5~6mm；如果代偿头位的度数较大，除了减弱慢相方向的垂直直肌以外，可以联合快相方向的垂直直肌加强术，两只眼的手术量必须相等，以免术后出现垂直斜视。

(2) 钟摆性眼球震颤的手术设计：第一种方法是 Faden 法，即后固定缝线术，将两只眼内外直肌附着点后12~14mm 的肌肉缝于巩膜上，以减轻眼球震颤的幅度和频率，提高视力，改善视觉功能。

第二种方法是同时后徙两只眼的四条水平直肌，把附着点后徙到眼球的赤道以后。内直肌通常后徙8~10mm，外直肌后徙10~12mm。手术对改善视觉功能可能有一定效果。

另外，有作者提出只做水平直肌附着点离断，让直肌任意附着到眼球的巩膜上，这样对减轻眼球震颤和改善视力可能也有一定的效果。总之，这种减弱双眼四条水平直肌的收缩力量，减轻眼球震颤，改善视觉功能，仍需进一步探索和研究。

(3) 冲动性眼球震颤和合并斜视的手术设计：对于眼球震颤合并斜视的患者，手术设计的原则是：在主导眼上矫正代偿头位，非注视眼的手术用于矫正"剩余的斜视"，即患者原有的斜视和主导眼矫正代偿头位后产生的斜视的代数和。患者通过中间带移位术以后，原有的斜视度会发生变化，有些患者斜视度数变小，甚至消失，有些则斜视度加大。手术之前应详细检查主导眼及斜视度，将代偿头位和斜视度数综合考虑，确定最合理的手术方案，争取代偿头位和斜视能够同时得到矫正。有些患者代偿头位和斜视的度数都比较大，如果在主导眼上矫正代偿头位以后，又增加一部分斜视度，那么在非主导眼上可能矫正不了所有的斜视，这样斜视和代偿头位就不会同时得到矫正，遇到这种情况要认真斟酌，确定最佳手术方案，术前也要和病人进行充分沟通，得到病人的理解和同意。术后佩戴三棱镜矫正剩余的代偿头位或斜视。如果患者有恢复双眼视觉的可能，手术设计还是应该优先考虑矫正斜视，将眼位恢复至正位，为患者双眼视觉的恢复创造条件。

(韩惠芳)

第九节 弱视

弱视是较常见的一种儿童眼病，仅发生在视觉尚未发育成熟的幼儿期，8岁以上儿童视觉发育已近成熟，不会发生弱视。通常为单眼发病，也可双眼，双眼发病一般病情较轻，较容易治疗。Nelson（1984年）的统计，儿童患病率约为1.3%~3%。Von Noorden（1988年）的统计，人群中患病率约为2.0%~2.5%。中华眼科学会儿童弱视斜视防治组（1985年）的统计，普查37 745名受检儿童，弱视占2.8%。近年来，国内流行病学调查资料显示我国弱视的检出率明显高于预期,有报道称我国的弱视检出率甚至高达 11.8%。弱视检出率高导致了诊断扩大化、过度治疗现象,并造成巨额卫生资源浪费。此外,中华医学会眼科学分会斜视与小儿眼科学组在 1996 年修订的《弱视定义、分类和诊疗指南》中,强调了诊断弱视时应注意年龄因素。

1. 弱视的定义　视觉发育期由于单眼斜视、未矫正的屈光参差、高度屈光不正及形觉剥夺引起的单眼或双眼最佳矫正视力低于相应年龄的视力为弱视;或双眼视力相差 2 行及以上,视力较低眼为弱视。

2. 不同年龄儿童视力的正常值下限　3~5 岁儿童视力的正常值下限为 0.5,6 岁及以上儿童视力的正常值下限为 0.7。

3. 弱视的轻重分级　按照最佳矫正视力的高低,把弱视划分为轻、中、重三度。

(1) 轻度弱视:最佳矫正视力为 0.8~0.6。

(2) 中度弱视:最佳矫正视力 0.5~0.2。

(3) 重度弱视:最佳矫正视力≤0.1。

【病因和发病机制】

1. 西医认为,关于弱视的分类各不相同。参考国内外弱视的分类方法,按照弱视发病的不同原因,把弱视分为屈光不正性弱视、斜视性弱视、屈光参差性弱视、剥夺性弱视共四类。

(1) 屈光不正性弱视:多发生于未及时矫正的高度屈光不正患者。屈光不正主要为双眼高度远视或散光,且双眼最佳矫正视力相等或接近,因调节所限,使患者看远、看近均不能形成清晰物像而形成弱视。远视性屈光度数≥5.00DS,散光度数≥2.00DC,弱视的危险性增加。

(2) 斜视性弱视:斜视患者由于眼位偏斜视轴偏斜,影响黄斑中心注视。使双眼单视功能丧失,导致斜视眼矫正视力下降,形成弱视。斜视性弱视多单眼发病,双眼交替性斜视一般不形成斜视性弱视。

(3) 屈光参差性弱视:在视觉发育期内,双眼的屈光参差达到一定程度,双眼远视性球镜屈度数相差 1.50DS,或柱镜屈光度数相差 1.00DC,造成屈光度较高的眼在视网膜上的物像模糊,导致该眼弱视。

(4) 剥夺性弱视:在视觉发育关键期内由于完全性上睑下垂,瞳孔被遮挡,先天性或发病比较早的后天性屈光间质混浊,所引起的视觉发育异常,被称为剥夺性弱视,可为单眼或双眼,单眼剥夺性弱视较双眼弱视后果更为严重。

2. 中医认为,本病多属虚证。先天禀赋不足,肝血不足,肾精亏虚,目失所养;或后天摄养失宜,脾胃虚弱,气血生化乏源,目失濡养。

【临床表现】

1. 视力异常　弱视诊断的视力标准:排除眼部器质性改变,最佳矫正视力≤0.8,或两只眼的视力相差两行以上。诊断儿童弱视时,不能仅凭视力 1 个指标,还应注意年龄因素。

各年龄组正常视力参考值:3 岁:≥0.5,4~5 岁:≥0.6,6~7 岁:≥0.7,7 岁以上:≥0.8。美国眼科学会儿童眼病学组也指出年龄与最佳矫正视力的关系,学龄前儿童正常视力范围是:3~4 岁 >0.4,5 岁 >0.6,6 岁 >0.7。

不同年龄儿童应使用不同的视力表。年龄小于 3 岁的儿童,可用选择观看法(PL)、眼球震颤法(OKN)、视觉诱发电位法(VEP)或使用儿童视力表检查视力;年龄在 3 岁及以上的儿童,可使用目前我国通用的国际标准视力表检查视力。

2. 拥挤现象　弱视眼分辨排列成行的视标的能力弱于分辨单个视标的能力,这种现象叫做拥挤现象。每一行只有一个字母者,称为单字母视力表;每一行有多个字母者,比如 6 个字母,这种视力表称为行视力表。

3. 屈光不正　屈光不正是弱视发病的重要因素,它对弱视的程度有一定影响。中华眼科学会在弱视诊断标准中指出,患者两只眼屈光不正必须达到一定度数,远视超过 +3.00D,近视超过 -6.00D,散光超过 2.00D,才能诊断为屈光不正性弱视。并指出,远视性屈光参差≥1.50D,就能诱发轻度弱视;美国基础与临床教程中指出,轻度远视性屈光参差或散光参差达到 1.00~2.00D,就可能引起轻度弱视。轻度近视性屈光不正 <-3.00D 者,常常不引起弱视;单眼高度近视(≥-6.00D)常常存在重度弱视。一般散光的度数越大,两只眼的参差度数越大,弱视的程度也越深。所以在诊断屈光不正性弱视和屈光参差性弱视的时候,一定要有屈光不正的指标。

4. 斜视　交替注视的斜视患者,两只眼的视力多相同或相近。如果总是单眼注视,另一只眼处于斜视状态,则斜视眼可能存在弱视。恒定性内斜视患者经常偏斜眼会产生弱视,外斜视发育早期多为间歇性,故引起弱视概率较低。

5. 注视行为和注视性质改变　弱视眼不仅视力降低,注视性质也随之改变。注视性质有中心凹注视和非中心凹注视,重度弱视患者多为旁中心注视,由于视力显著降低,黄斑中心凹失去注视能力,形成非中心凹注视。非中心凹注视又分为旁中心注视、黄斑注视、周边注视。

6. 立体视觉降低或丧失　立体视觉是建立在双眼视功能的基础上,任何一只眼的视力降低,立体视觉都会受到不同程度的影响。斜视性弱视患者的一只眼出现抑制,立体视觉发育会受到严重影响。

7. 其他检查或视觉特征　弱视患者的对比敏感度、色觉、双眼视觉、调节功能以及各项电生理检查指标都可能存在异常。对比敏感度检查法是检测视觉系统对不同亮度、不同对比度、不同空间频率情况下的分辨能力,这种检查方法更容易显示弱视眼的知觉缺陷。弱视眼的对比敏感度下降,特别是高空间频率一端,表现得更为突出。

【治疗】 弱视的治疗效果与年龄密切相关,年龄越大,治疗难度也越大,最佳的治疗年龄段应为12岁以下,但12岁以上的弱视患者经积极治疗也能收到一定的疗效。弱视眼的治疗主要与病因、严重程度、弱视治疗的持续时间及治疗的依从性有关。在治疗弱视时,主要是根据病因进行相应治疗。

1. 西医治疗

(1) 矫正屈光不正:弱视儿童往往伴有不同程度的屈光不正,因此矫正弱视眼的屈光不正,通过光学手段使视网膜获得一个清晰的影像和正常的视觉刺激是治疗弱视的前提。

如果是远视性屈光不正,为了维持必要的调节紧张力,重度弱视患者尽量给予全部矫正;轻中度弱视患者可以适当欠矫。近视性屈光不正,为防止调节紧张应适当欠矫;一般散光应全部给予矫正,如果患者轻度散光,视力正常,也没有视觉疲劳和不适,也可以不予矫正;高度散光矫正之后,如果患者感觉物像变形和倾斜,也可以适当降低散光的度数。

关于先天性白内障手术后无晶状体的屈光矫正问题:这类患者的给镜原则是:0~12月龄的婴儿,应该过矫+3.00D;12~24月龄的幼儿,过矫+2.00D;24月龄之后,过矫+1.00D。对于学龄儿童的远视,可按照检影得到的度数进行矫正。为了阅读方便,还可以戴双光镜,下加适当度数的远视,借以弥补调节功能的缺陷。

矫正屈光不正有多种方式,其中最常用的是框架眼镜。这种方式既安全又方便,是有效的治疗方法。

(2) 遮盖疗法:遮盖治疗是通过遮盖健眼或降低健眼视力,迫使弱视眼黄斑中心窝接受外来物像的刺激,激发其功能提高,恢复正常固视,提高弱视眼的视力,并达到双眼视力平衡;消除来自健眼对弱视眼的抑制,阻断双眼视网膜对应异常,重新调整和建立双眼正常的视网膜对应,为恢复双眼视功能奠定基础。

对旁中心注视性弱视患者,可以通过遮盖弱视眼的办法,废弃使用旁中心注视点,并联合其他训练方法,促使注视性质由偏心注视向中心注视转移。这种方法已很少应用。

1) 完全遮盖法:用医用眼罩或眼贴将被遮盖眼全天完全遮盖,使光线完全不能进入被遮盖眼内。此方法又分为直接遮盖和间接遮盖。

① 直接遮盖:采用遮盖健眼的方法,促进弱视眼建立正常注视反射,阻断抑制和异常视网膜对应。对优视眼遮盖的方式应根据双眼视力差别与患者年龄情况综合考虑。一般遮盖时间:0~1岁婴儿,遮盖时间为1:1;1~3岁儿童,为3:1;4~6岁,为5:1。患儿2个月应该复诊一次,以免出现遮盖性弱视。

遮盖法弱视治疗过程中注意事项如下:

a. 遮盖性弱视:遮盖性弱视是指由于过度遮盖使优势眼发生弱视,造成视力下降甚至低于弱视眼的现象。如果发生遮盖性弱视,应即刻通过去遮盖或反转遮盖即遮盖原来的弱视眼,视力就会很快恢复。

b. 斜视:原来没有显斜,或仅有间歇性内斜视,在遮盖治疗期间出现恒定性内斜视,多见于远视屈光不正性弱视。说明患者融合能力差或只有周边融合力,当遮盖一眼打破融合以后,发生眼位偏斜。

c. 复视:有两种情况。一是双眼复视,见于斜视性弱视患者,由于弱视眼视力提高,视网膜脱抑制所致,只要优势眼视力不下降,可继续遮盖治疗;二是单眼复视,见于偏心注视的弱视患者。这是由于视网膜新注视点与原注视点竞争的结果。在常规遮盖治疗中应避免遮盖性弱视的发生。

② 间接遮盖:或称反转遮盖,通常使用于偏心注视,先遮盖弱视眼,通过放弃使用旁中心注视,并同时进行弱视眼的固视训练,使偏心固视逐渐向中心固视转移,从而达到解除抑制和异常视网膜对应的效果,待弱视眼恢复中心固视后遮盖健眼。

2) 不完全遮盖法:待弱视眼视力接近正常或双眼视力相近时,应逐渐减弱对优势眼的遮盖强度。可以采用如下几种方案:

① 部分遮盖:将全天遮盖改为每天遮盖数小时。对很小的婴幼儿为避免发生遮盖性弱视,开始治疗时可采用每日遮盖健眼2小时的办法。

② 雾视法

a. 半透明法(弥散法):用不同透明度的薄膜贴在眼镜的后面,使被遮盖眼(优势眼)视力不同程度下降,低于弱视眼。

b. 模糊疗法:通过配戴无色滤光镜片限制进入眼内光线的量,使视网膜产生一个模糊的像,从而降低健眼视力。

(3) 压抑疗法:通过睫状肌麻痹和增加一定屈光度的眼镜或在镜片上贴压抑膜,产生离焦视网膜影像,从而降低健眼视力。这种方法多用于中心注视性弱视、厌倦遮盖治疗的大龄患者、不配合遮盖治疗的婴幼儿。

1) 近距离压抑健眼,每日滴1%阿托品眼药水或眼膏,戴全矫镜片,看近不清楚;弱视眼戴过矫+2.00~+3.00D球镜,有利于看近。

2) 远距离压抑健眼,每日滴1%阿托品眼药水或眼膏,戴过矫+3.00D球镜,看远不清楚;弱视眼戴全矫镜片,有利于看远。

3）全部压抑健眼：每日滴 1% 阿托品眼药水或眼膏，戴欠矫 +4.00~+5.00D 球镜；看远近均不清楚；弱视眼戴全矫镜片。

（4）辅助治疗方法

1）红色滤光片法：适用于旁中心注视性弱视，应用范围较窄，只适用于比较重的弱视和少数中轻度弱视患者。设计原理：根据视网膜的解剖生理特点，黄斑中心凹只有视锥细胞，视锥细胞对光谱中的红色光很敏感。选用的红色滤光片过滤掉波长小于 640nm 的光线，只保留波长 640~660nm 的红光，由于弱视眼的中心凹对红色注视目标敏感，可以起到治疗作用。

治疗方法：治疗前，先检查患者注视性质，记录患者旁中心注视的具体情况。给弱视眼的矫正镜片贴上红色滤光片，遮盖优势眼。

2）海丁格刷疗法：适用于旁中心注视性弱视患者。设计原理：用旋转的偏振光带刺激黄斑中心凹，让视网膜产生内视现象。根据这个原理制成光刷治疗仪，用一片极化玻璃，通过蓝色光源，当此玻璃缓缓转动时，患者将看到一个小刷状影在旋转，其中心相当于黄斑中心凹。偏心注视的患者很难看到此现象，或虽然看见光刷但移至视野周边。当视力提高或转为黄斑中心凹注视后，可逐渐看到此现象。

治疗方法：患者用弱视眼注视治疗仪镜筒内旋转的毛刷，并努力将光刷移至中心，使光刷成像中黄斑中心凹，从而消除弱视眼的偏心注视，建立中心注视。每日 1~2 次，每次约 15 分钟。巩固期适当减少治疗次数。

3）后像疗法：适用于偏心注视性弱视患者。设计原理：用强光照射弱视眼的周边部视网膜，包括旁中心注视区，使之产生抑制；同时用黑色圆盘遮挡保护黄斑，使之不受强光照射，同时训练中心凹的功能，称为后像疗法。

治疗方法：治疗时遮盖优势眼，平时遮盖弱视眼，以防止巩固偏心注视。嘱患者优势眼注视远方一目标，用后像镜的强光照射弱视眼眼底 20~30 秒，后像镜中的黑点遮盖中心凹部位。

4）光栅刺激疗法：适用于中心注视性弱视患者。设计原理：用反差强、空间频率不同的方格条栅作为刺激源，刺激弱视眼以提高视力。

治疗方法：治疗时遮盖优势眼，患者用弱视眼注视治疗仪上的转动黑白条栅上的图案描画，每次 5 分钟。每日 1~3 次。巩固期适当减少治疗次数。

5）精细目力训练：适用于中心注视性弱视患者，训练时有意识地强迫弱视眼专注某一细小目标，使弱视眼中被抑制的感光细胞受到刺激，解除抑制，从而提高视力。

这种训练属于形觉刺激，刺激图案包含不同方向的线条，条纹的空间频率高低也各不相同。根据弱视的严重深度和患儿的年龄大小，选择不同的刺激图案。其他精细目力训练的方法，比如穿珠子、飞穿针、描绘儿童简笔画、刺绣、剪纸、计算机游戏、阅读和拼图等。根据儿童的年龄、兴趣和弱视程度选择不同的训练方式。

6）药物治疗：自 20 世纪 90 年代开始，研究者发现，左旋多巴和胞磷胆碱，能够提高弱视眼的视力，并且发现左旋多巴能减少弱视者的"拥挤"现象和减小两眼间抑制暗点的大小，但这种作用是暂时的。

① 左旋多巴（商品名：思利巴）：用法用量：5~6 岁患儿，每次 50mg，每日 2 次，连用 3 天，3 天后改为每次 125mg，每日 2 次。7~12 岁患儿，每次 125mg，每日 2 次，连用 3 天，3 天后改为每次 250mg，每日 2 次。一般 4 周为一疗程，用 1~3 个月。

② 胞磷胆碱：用法用量：肌内注射，每日 0.1~0.2g，分 1~2 次注射，5~10 天为一疗程。

2. 中医中药治疗

（1）辨证要点和治疗

1）肾精亏虚证：①视物模糊；②神疲乏力，面色无华，失眠多梦，小儿夜惊，畏寒肢冷，小便清长，遗尿；③舌淡，苔薄白，脉沉细。

治法：补益肾精。

方药：四物五子丸（《济生方》）合定志丸加减。

熟地 6g，白芍 9g，川芎 6g，枸杞子 6g，覆盆子 6g，五味子 6g，车前子 6g（包煎），菟丝子 6g，当归 6g，远志 3g，石菖蒲 3g，党参 6g，茯苓 6g。

2）脾胃虚弱证：①视物不清，或伴上胞下垂；②食欲不振，精神疲倦，面黄消瘦，腹胀，便溏；③舌质淡，苔薄白，脉缓弱。

治法：益气健脾。

方药：参苓白术散（《太平惠民和剂局方》）。

人参 6g，茯苓 6g，白术 6g，山药 6g，白扁豆 6g，莲子肉 6g，薏苡仁 6g，砂仁 6g，桔梗 6g，陈皮 6g，炙甘草 3g。

（2）针灸疗法：球后、睛明、风池、太阳、攒竹穴，平补平泻手法，每日 1 次，14 次为一个疗程。

耳穴选穴：眼、目 1、目 2、肝、肾、脾，按摩每日 3 次，每次 15 分钟，配合遮盖治疗。

（3）中成药：明目地黄丸或杞菊地黄丸每次 6g，每日 3 次口服。视康颗粒（院内制剂）每次 10g，每日 3 次口服。参苓白术散（丸）每次 6g，每日 2~3 次口服。

3. 疗效评价标准　中华医学会斜视与小儿眼科学组制定了弱视治疗效果评价标准：

（1）无效：弱视眼的视力不变、退步或仅提高 1 行。

（2）进步：视力提高 2 行或 2 行以上。

（3）基本痊愈：视力提高到 0.9 或相应年龄正常视力参

考值以上。

(4) 治愈：经过3年随访，视力一直保持正常。

弱视的功能治愈还应该包括恢复正常的立体视觉。

（刘素江　韩爱军　石慧君）

参 考 文 献

1. 牛兰俊,林肯,韩惠芳.实用斜视弱视学.苏州:苏州大学出版社,2016:340-354.
2. 韩惠芳,代书英,孙卫锋.上斜肌折叠前徙术治疗单眼先天性上斜肌麻痹疗效分析.中国斜视与小儿眼科杂志,2016,24(4):9-11.
3. 韩惠芳,孙卫锋,韩爱军.两种上斜肌减弱术治疗A型斜视的疗效分析.中国斜视与小儿眼科杂志,2008,16(1):14-16.
4. 韩惠芳,赵静,孙卫锋,等.Helveston综合征的手术治疗.中国斜视与小儿眼科杂志,2010,18(3):104-107.
5. 孙卫锋,韩惠芳,王娟,等.下斜肌前转位治疗伴有或不伴有下斜肌功能过强DVD疗效.中国实用眼科杂志,2014,32(2):158-160.
6. 韦严,亢晓丽.Yokoyama手术治疗高度近视眼限制性下斜视的研究进展.中华眼科杂志,2014,50(7):547-549.
7. Jee Ho Chang,Hoon Dong Kim,Jong Bok Lee. Supermaximal Recession and Resection in Large-Angle Sensory Exotropia. Korean J Ophthalmol,2011,25(2):139-141.
8. Hae Jin Kim,Dongwook Kim,Dong Gyu Choi. Long-term outcomes of unilateral lateral rectus recession versus recess-resect for intermittent exotropia of 20-25 prism diopters. BMC Ophthalmol,2014,14(8):46.
9. Ajay M.Manchandia,Joseph L Demer. Sensitivity of the three-step test in diagnosis of superior oblique palsy. J AAPOS,2014,18(6):567-571.
10. Mitra Nejad,Neepa Thacker,FedericoG.Velez. Surgical Results of Subjects with Unilateral Superior Oblique Palsy Presenting with Large Hypertropias. J Pediatr Ophthalmol Strabismus,2013,50(1):44-52.
11. Hande Taylan Şekeroğlu,Ali Sefik Sanac,Umut Arslan. Superior oblique surgery:when and how?. Clin Ophthalmol,2013,7(8):1571-1574.
12. Jitendra Jethani,Kuntal Shah,Sonal Amin. Effect of bilateral superior oblique split lengthening on torsion.Indian J Ophthalmol,2015,63(3):250-253.
13. 张铭连.中西医结合眼科疾病诊疗手册.北京:中国中医药出版社,2010:100-166.
14. 段俊国,毕宏生.中西医结合眼科学.北京:中国中医药出版社,2016:99-109.
15. 李传课.中医眼科学.北京:人民卫生出版社,1999:418-419.
16. 庞赞襄.中医眼科临床实践.石家庄:河北人民出版社,1976:121-123.
17. 庄曾渊,陈红.实用中医眼科学.北京:中国中医药出版社,2016:391-396.

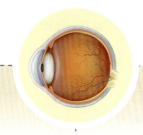

第二十六章

眼眶疾病

第一节 眼眶炎症

一、感染性炎症

眼眶炎症分为特异性炎症和非特异性炎症,感染性炎症属于特异性炎症范畴,往往有明确的病原体和特异性组织病理学表现,发病急,进展快,对眼眶组织破坏性大,其感染途径有眼眶周围组织炎症蔓延、外伤直接感染、血行感染和医源性感染。

(一)眼眶蜂窝织炎

眼眶蜂窝织炎是发生于眼眶软组织如纤维组织和脂肪组织内的一种急性化脓性炎症,为眼眶特异性炎症类型,病情发展迅速,危害程度大,严重者可波及海绵窦引起海绵窦栓塞,甚至危及生命,本病属眼科急症。

【病因和发病机制】 西医认为,外伤、眶周组织炎症蔓延或全身远端的感染灶血行播散均可导致本病,也可见于寄生虫、皮样囊肿破裂感染,致病原因包括细菌、病毒、真菌等,常见有金黄色葡萄球菌、溶血链球菌引起的化脓性炎症,真菌少见,鼻窦炎是儿童眶蜂窝织炎最常见原因。由于眼眶邻近鼻窦和颅内,感染可通过较薄的骨壁及筛孔进行蔓延,静脉间相互沟通也可导致逆行感染,由于炎性细胞浸润和组织坏死常形成脓肿。临床以急性炎症累及部位分为眶隔前和眶深部两种类型。

中医认为,本病多因风热火毒,脏腑积热,上攻于目;或因目珠外伤,头面疖肿,或全身其他邻近病灶,邪毒蔓延至眶内所致。

【临床表现】 眶蜂窝织炎进展迅速,通常为进行性加重的发展过程。眶隔前或眶周蜂窝组织炎主要为眼眶前部急性软组织化脓性炎症,表现软组织红肿和疼痛,一般无眼球突出、视力及运动障碍(图26-1-1A)。

眶隔后蜂窝织炎是眶内弥漫性炎症,常有眼眶软组织红肿、疼痛、眼球突出、运动障碍或固定、视力下降(图26-1-2A)等,严重时可引起眶尖综合征,炎症向后逆行感染可致海绵窦血栓、化脓性脑膜炎、脑脓肿等,甚至病人出现昏迷、谵妄,高热等全身感染体征。如形成眶内及骨膜下脓肿,常发现眶内波动性肿物。

【实验室及辅助检查】

1. 外周血白细胞计数升高,体温可增高,细菌培养可明确病原菌类型。

2. B超显示球后脂肪垫扩大,脓肿形成后显示低回声囊性占位。

3. CT显示球后脂肪内斑点状或条纹状高密度影,眶内结构正常界面消失,眼外肌肥厚,视神经增粗。可明确鼻窦疾患,如有脓肿形成可显示低密度囊性占位(图26-1-1B、图26-1-2B)。

4. 眶内脓肿 MRI 显示 T_1 呈低信号,T_2 高信号,增强后脓腔不强化而脓腔壁强化。

【诊断要点】

1. 发病急,进展快,具有眶周及眶内软组织红、肿、热、痛等急性炎症特征,可形成眶内脓肿,常有眼眶、眶周的感染灶或全身原发性感染病史。

2. 影像学检查可发现鼻窦炎、眶内异物、骨折及其他感染灶来源则有助于诊断。

【鉴别诊断】

1. 眼眶横纹肌肉瘤 儿童多见,眼球突出发展迅速,

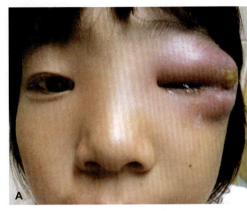 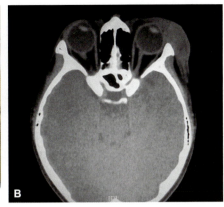

图 26-1-1 眶隔前蜂窝织炎

A. 女性10岁,因左眼蜂螫伤半月,近1周红肿加重住院,左眼睑红肿,上睑下垂,睑裂闭合,皮肤触痛,有囊性感;B. 横轴位CT显示左眼眶隔前软组织肿胀,眶内组织正常。睑脓肿切开引流,全身应用抗生素治愈

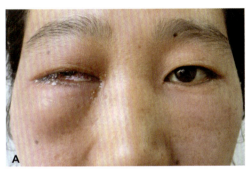 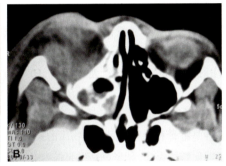

图 26-1-2 眶深部蜂窝织炎

A. 女性34岁,有长期慢性鼻窦炎病史,突然右侧眼睑水肿伴有明显触痛6天,表现右眼球突出移位,结膜充血水肿和严重的视力下降;B. 横轴位CT显示右侧眶内弥漫性炎症伴有慢性鼻窦炎

多数在眶缘可扪及肿物,超声显示眶内有占位病变,前缘不规则,内回声低而少,眼球受压变形。眼眶CT显示眶内有软组织密度影,形状不规则,边界不清,外周血检查正常。

2. 绿色瘤 全身检查发现肝脾大,可发现身体其他部位肿物,超声及CT均可发现眶内占位,病变外周血检查见幼稚白细胞,骨髓穿刺有大量不成熟的粒细胞可以确诊。

3. 炎性假瘤 炎性假瘤是由组织的炎性增生形成的一个境界清楚的肿瘤样团块,无全身感染病史,不伴有发热不适,眼眶CT扫描有高密度肿块,形状不规则,密度不均匀,边界不清楚,抗生素治疗无效,激素治疗效果明显。

【治疗】

1. 西医治疗

(1) 取结膜囊分泌物或脓液细菌培养加药物敏感试验,以便选用敏感抗生素。

(2) 由于眶蜂窝织炎进展快,诊断明确后,应早期全身应用敏感广谱抗生素治疗,可加用适量糖皮质激素。

(3) 脓肿形成后切开引流,眶内侧的脓肿可经鼻-筛入路引流。

(4) 寻找原发病因治疗,如眶内异物、鼻窦炎、牙周脓肿及其他全身疾患。

(5) 眼球突出暴露性角膜炎者,应用抗生素眼膏涂眼、湿房保护,必要时睑裂缝合。

(6) 注意并发症发生,对于重症并发症,如海绵窦栓塞性静脉炎、化脓性脑膜炎和脑脓肿,需积极治疗。

2. 中医中药治疗

(1) 辨证要点和治疗

1) 风热毒蕴证:①睛高突起,眶区疼痛,胞睑红肿,白睛红赤;②头痛发热,口渴溲赤;③舌红,苔黄,脉浮数或数。

治法：疏风清热，解毒散邪。

方药：荆防败毒散（《摄生众妙方》）加减。

荆芥 10g，防风 10g，前胡 10g，柴胡 15g，薄荷 10g，茯苓 10g，赤芍 10g，野菊花 10g，夏枯草 15g，蒲公英 15g，黄芩 10g。

加减：红肿疼痛甚者，加地丁 10g，败酱草 10g，银花 15g；大便秘结者，加大黄 10g。

2) 火毒内陷证：①睛高凸起，焮热疼痛，拒按，触之硬；②头眼剧痛，壮热神昏，面赤气粗，溲赤便秘；③舌质红绛，脉数。

治法：清热解毒，清心开窍。

方药：清营汤（《温病条辨》）加减。

犀角 1g（可用水牛角 20g 替代），生地 20g，玄参 15g，竹叶心 10g，麦冬 15g，丹参 15g，黄连 6g，银花 20g，连翘 12g。

(2) 其他疗法

1) 中药湿敷：用内服药渣煎水作湿热敷。

2) 中药外敷：用葱、艾叶适量，捣烂炒热布包外敷患处。

3) 清开灵注射液 40ml，每日 1 次，静脉滴注，10 天为一个疗程。

（二）眶骨膜下脓肿

眶骨膜下脓肿是眶骨和骨膜之间脓性物质的聚集，是发生于眶内的急性化脓性炎症，鼻窦炎是引起眶内炎症最常见的原因，在儿童比成人更常见，炎症多来源于筛窦，其次为上颌窦、额窦及蝶窦炎症，处理不当可引起永久性视力丧失，并可通过颅内蔓延或败血症危及生命，常被视为危症。

【病因和发病机制】 眶骨膜和眶骨联系疏松，之间呈潜在间隙，因眼眶毗邻筛窦、额窦、上颌窦及蝶窦，交界处有多个自然孔道，部分个体存在先天性骨缺损，故鼻窦炎引起眶骨膜下脓肿是感染从自然孔道或损伤骨壁达眶骨膜下所致，最常见的细菌为肺炎链球菌、卡他莫拉菌、流感嗜血杆菌等。

【临床表现】 非急性发病时，眶隔前炎症表现不著，以眼痛、复视、视力下降为主要体征，无明显全身不适，病人常以非轴性眼球突出首诊，通过眼眶影像学检查，才能明确诊断（图 26-1-3A）。如为急性发病，可伴有高热、全身不适，眼部表现有眼睑红肿、结膜充血水肿、眼球突出及运动受限、视力下降等，眶前部脓肿可触及波动感，当脓肿累及眶后部时，脑神经Ⅱ、Ⅲ、Ⅳ、Ⅵ以及Ⅴ的眼支受累可发生眶尖综合征。

【实验室及辅助检查】

1. 大多数血细菌培养为阴性，脓液细菌培养阳性率不

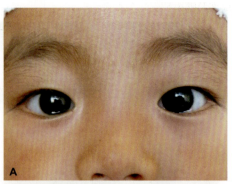

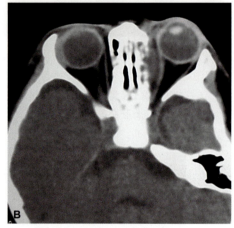

图 26-1-3　骨膜下脓肿

A. 男性 1.5 岁，发现左眼突出 5 天，外观像无明显炎性体征，左侧眼球轻度突出；B. 横轴位 CT 显示左侧筛窦炎，眶内壁骨质不连续，骨膜下月芽状低密度影，内直肌增粗，受压移位

高。主要通过临床及影像学检查明确诊断。

2. CT 显示眶骨膜下脓肿为眶壁不同部位的新月形或半球形低密度肿块（图 26-1-3B），眶内容受压，注射对比剂后周边强化而中央未强化，最常用的是 CT 冠状位和矢状位的重组，对显示骨膜下脓肿的存在范围、脓肿大小及骨壁情况更清楚。

3. 磁共振成像显示脓肿 T_1WI 呈低信号，T_2WI 高信号。

【诊断要点】

1. 多有鼻窦炎病史，儿童多见，突发的眼球非轴性突出，伴有或无明显炎性特征。

2. 影像学检查显示骨膜下新月形或半球形软组织低密度影。

【鉴别诊断】

1. 表皮样或皮样囊肿为先天性病变，发生部位多在骨缝附近，CT 表现为脂肪密度或混杂或均匀密度，可有负值区，眶壁骨质为受压改变。

2. 骨膜下血肿有外伤史，可伴有眶壁骨折，眼球破裂等其他眼外伤改变。

3. 眼眶蜂窝织炎呈弥漫型病变，临床症状更重，可伴

有眶前部及眶内软组织急性炎症体征。

【治疗】

1. 全身抗生素治疗。
2. 如有鼻窦炎,应及时鼻内镜下鼻窦及脓肿引流可加速治愈。

二、眼眶特发性炎症

眼眶特发性炎症通常特指特发性眼眶炎性假瘤,是一种伴有不同程度纤维化的多形性淋巴细胞浸润的非特异性炎性病变,可累及眶内各种软组织,如眼外肌、眶脂肪、泪腺、视神经等,也可多种组织同时受累,发病过程可呈急性、亚急性或慢性发病,发病率约占眼眶病的7.1%。

【病因和发病机制】

1. 西医认为,该病发病原因不明,可能与自身免疫相关,组织学特征为多种慢性炎性细胞浸润,伴有不同程度的纤维结缔组织增生,这些病变因发生炎性细胞聚集,可产生疼痛、血管扩张、组织水肿及伴有全身不适。根据眼眶炎性假瘤的病理组织学变化,分为淋巴细胞浸润型、纤维组织增生型和混合型三种类型。

2. 中医认为,本病多因风热毒邪上壅头目,目络涩滞,气血瘀阻;或热盛伤阴,阴液亏耗,血行不畅,瘀阻目窍所致。

【临床表现】 眼眶炎性假瘤在任何年龄均可发病,表现多样,既可有急性炎症性表现,又可有肿瘤样特征。主要表现为眼球突出、运动障碍、局部充血及眶部肿物,部分出现疼痛和复视,眶前部肿物可扪及硬性肿块,累及视神经或眶尖部病变,视神经受压或视神经血液循环障碍,则引起视力减退或丧失,纤维增生型炎性假瘤眼球突出常不明显,甚至可表现为眼球内陷。临床常根据眼眶病变受累部位不同分为肌炎型、泪腺炎型、巩膜周围炎和视神经周围炎型、弥漫性眼眶炎症型、眼眶肿块型、眶尖部炎症型等。因病变累及部位不同而表现各异。

1. 肌炎型 以眼外肌不规则肿大为特点,肌腹和肌腱均肿大,有的肌肉止点部明显,可单侧或双侧眼眶一条或多条眼外肌受累,表现眼球转动时疼痛,肌肉附着点结膜可见局限性充血,眼球运动障碍、复视,严重时表现眼球突出、上睑下垂、视力障碍等眶尖综合征表现特征(图26-1-4)。

2. 泪腺炎型 表现一侧或双侧泪腺弥漫性肿大,呈椭圆形或扁平状,可同时伴有眼眶其他组织炎症,以上眼睑颞侧肿胀、泪腺部触及肿块伴有疼痛为特征,病变边界不清,急性型眼睑外上方皮肤红肿,眼睑常呈"S"形(图26-1-5)。

3. 巩膜周围炎和视神经周围炎型 炎症主要累及眼球、视神经和眼球周围,包括巩膜、眶隔结构、筋膜囊和葡萄膜。症状以疼痛和视力减退为主,眼底可见视盘充血水肿,

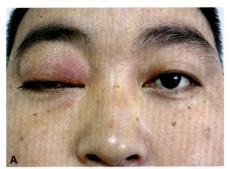
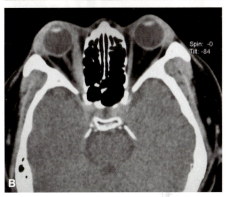

图26-1-4 肌炎型

A. 右眼上睑轻度红肿,上睑下垂,眼球突出;B. 横轴位CT显示右眼内直肌不规则肿大

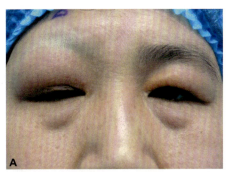
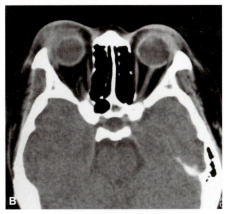

图26-1-5 泪腺炎型

A. 反复发作的双侧眼睑红肿1个月,双侧眼睑肿胀,泪腺部触有疼痛的硬性肿块,边界不清;B. 轴位CT表现双侧泪腺肿大,与眼球呈铸型改变

渗出性视网膜脱离,晚期视神经萎缩(图26-1-6)。

4. 弥漫性眼眶炎症　是眼眶假瘤中最严重的类型,病变呈弥漫浸润性改变,可累及眶内所有软组织,眶内结构融合变得模糊不清,多数在眼眶软组织内可见有边界模糊的包块,表现眶部疼痛、眼球突出、运动障碍、眼睑肿胀、上睑下垂、结膜充血、视力下降等炎症性改变(图26-1-7)。

5. 眼眶肿块型　主要以眶部肿块为主,可伴有炎性细胞浸润,除表现眶前部炎性特征外,有的眶前部可触及边界不清肿块,深部病变常导致眼球突出、运动障碍、视力下降及复视等(图26-1-8)。

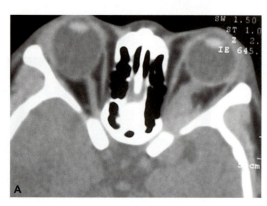
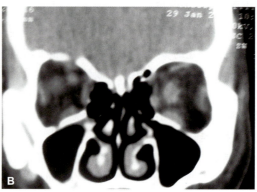

图26-1-6　视神经周围炎

A. 横轴位CT表现左眼视神经增粗,眶尖部明显,外形不规则;B. 冠状位CT显示左眼视神经类圆形肿大,边界不光滑

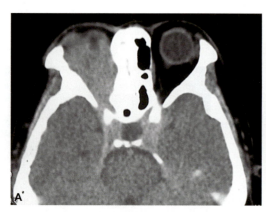
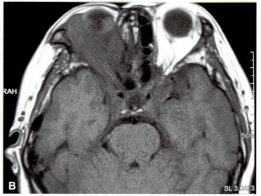

图26-1-7　弥漫性眼眶炎症

A. 水平CT右侧眶内弥漫性软组织肿物,眶内组织结构不清,与眼球壁呈铸型;B. 横轴位T_1WI显示右侧眶内病变呈中等信号,脉络膜不规则增厚

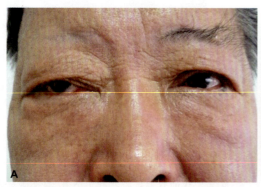
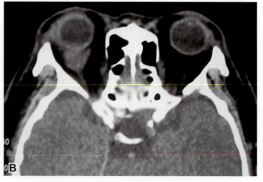

图26-1-8　肿块型

A. 右眼球轴性突出,运动略有受限;B. 横轴位CT显示右眼球后肿块,外形不规则,无骨质破坏

6. 眶尖部炎症型　炎性病变累及眶尖部，表现隐匿，一般眼球突出不著，常有视力下降、眼球运动障碍、复视及眼球转动性疼痛，严重时出现上睑下垂和眶尖综合征（图26-1-9）。

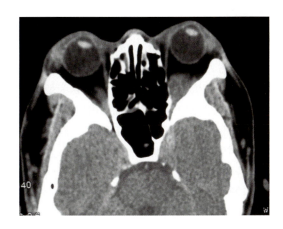

图 26-1-9　眶尖炎症

水平位 CT 表现左眼眶尖部软组织肿块，和眼外肌及视神经分界不清。

【辅助检查】

1. CT　表现多样无特异性，眶内可显示软组织密度块影，边界不清，内密度均质或不均质，累及眼外肌和球壁的病变导致眼环增厚、眼外肌不规则肿大，泪腺受累表现泪腺体积增大，密度增高，弥漫型炎症显示眶内弥漫性软组织密度影，结构不清。

2. MRI　T_1WI 显示病变呈中等或低信号，T_2WI 为高信号，纤维增生型 T_1WI、T_2WI 均为低信号。弥漫型炎症显示病变和周围结构不清，眶脂肪水肿，泪腺炎症表现体积增大，边界模糊，眼外肌受累可见肌腱和肌腹弥漫性水肿肥厚。

【诊断要点】

1. 中年人多见，病变可呈急性、亚急性或慢性进展过程，且易反复发作的肿瘤样炎性病变，需要排除全身或局部已知病因的系统性眼眶病变。

2. 病变可累及泪腺、眼外肌及其他眶内任何软组织，常见有软组织肿胀、眼球突出、运动障碍、视力下降等。

3. 眶缘或眶间隙可触及的硬性肿块，边界不清。

4. 影像学显示边界不清的局限性或弥漫性高密度块影，形状不规则，淋巴细胞浸润型和混合型 T_1WI 为中信号，T_2WI 为高信号。纤维增生型 T_1WI 和 T_2WI 为低信号。

5. 糖皮质激素治疗有效，易复发，手术不能根治。

【鉴别诊断】

1. 甲状腺相关眼病　主要与肌炎型炎性假瘤鉴别，甲状腺相关眼病多数双眼发病，多有甲亢病史及特征性眼征，影像学表现肌腹肿大而肌腱正常，呈梭形，肌肉附着点正常，常为双眼多条眼外肌受累。

2. 泪腺上皮性肿瘤　泪腺混合瘤 CT 表现为圆形或类圆形肿物，而泪腺炎为杏仁样肿大，泪腺恶性肿瘤常有骨质破坏。

【治疗】

1. 西医治疗　包括药物、放疗和手术三个方面，通常需要首先全身和局部应用糖皮质激素治疗为主，激素可选择眼眶内局部注射、全身口服或静脉滴注，激素治疗效果不显著或复发者可采用手术切除或放射治疗，但手术难以切除干净，且术后易复发。如病变累及眼外肌、视神经等重要结构，主要是药物治疗。泪腺炎性假瘤药物治疗后病变不能消退的可手术切除。

2. 中医中药治疗

（1）辨证要点和治疗

1）风热壅目证：①胞睑和白睛红赤水肿，眼球突出，转动受限，目痛流泪，视一为二；②头痛口渴；③舌红，苔黄，脉浮数或数。

治法：疏风清热，泻火解毒。

方药：荆防败毒散（《摄生众妙方》）加减。

荆芥 10g，防风 10g，前胡 10g，柴胡 15g，薄荷 10g，茯苓 10g，赤芍 10g，野菊花 10g，夏枯草 10g，蒲公英 10g，黄芩 10g。

2）气滞血瘀证：①胞睑紫赤肿胀，白睛红赤水肿，眼球突出明显，转动受限，视一为二；②胸闷胁痛；③舌质紫暗，苔薄黄，脉弦涩。

治法：活血化瘀。

方药：血府逐瘀汤加减（李传课主编《中医眼科学》）。

桃仁 15g，红花 10g，生地黄 15g，当归 10g，牛膝 10g，赤芍 12g，枳壳 10g，柴胡 10g，川芎 10g，夏枯草 10g，生甘草 6g。

加减：口干咽燥者，加麦冬 12g，元参 10g。

（2）其他疗法

1）中药湿敷：用内服药渣煎水作湿热敷。

2）清开灵注射液 40ml，每日 1 次，静脉滴注，10 天为一个疗程。

（高占国　石慧君）

第二节　眼眶肿瘤

一、眼眶皮样囊肿

皮样囊肿是一种迷芽瘤，是眼眶部最常见的囊性病变。为儿童最常见的良性肿瘤之一。眼眶皮样囊肿是含有表皮和附件,在囊壁有皮肤样附属物,在囊腔有角化物质和毛发的肿物。

【病因和发病机制】 皮样囊肿是由于胚胎发育时期,外胚层组织陷落入中胚层逐渐生长所形成。胚胎发育时期表面上皮与硬脑膜接触,而后二者之间由于颅骨形成,将二者分隔。在颅骨形成过程中,如果小块上皮粘着于硬脑膜或骨膜,深埋于眶内或眶缘,出生后异位上皮继续增长,便形成囊肿。

【临床表现】 患者出生时多无表现,病变可发生于外侧眉弓、内眦角上方、泪腺区、眶外壁骨内及眶内等多个部位。部分患者家长发现患儿在眉弓外缘皮下或内眦部皮肤隆起,皮下可触及质硬肿物,随年龄逐渐长大。如位置较深时可发生眼球突出,挤压眼球导致眼球移位,容易误诊为斜视。皮样囊肿在受伤后可破裂,其内容物流到周围组织可发生强烈炎症反应。

【实验室及辅助检查】
1. 眼眶 CT 显示病变多位于蝶骨大、小翼骨缝及额缝附近,呈半圆形、椭圆或哑铃形,病变内多呈低密度区或高低密度混杂,周围可有环状高密度囊壁,其内容不被强化,囊壁可被强化。
2. 眼眶 MRI 由于病变内有脂质物,故 T_1、T_2 均呈高信号,脂肪抑制时可被抑制。
3. 病理 大体病理由囊壁和内容物组成,囊壁由复层鳞状上皮内衬,囊壁中除表皮之外,尚含有真皮层,不等量的皮下组织和皮肤附件,如毛囊、皮脂腺、汗腺等。囊肿有纤维结缔组织与骨缝相连。囊内容与其囊壁有关,大部分含有角化物、汗液、皮脂和毛发。有的肿物囊壁以皮脂腺为主,其内仅含有油脂。

【诊断要点】
1. 多发生于儿童。
2. CT 显示囊性病变,内有负值区,MRI 显示 T_1、T_2 均呈高信号,脂肪抑制时可被抑制。

【鉴别诊断】
1. 皮脂腺囊肿为皮脂腺开口阻塞,内容物不能排出,积聚形成的囊性肿物,位置多较皮样囊肿表浅,查体时肿物表面可见皮脂腺开口栓子。
2. 眶周脂肪瘤为眼眶周围的一种良性肿瘤,表现为眶部皮下逐渐隆起的肿物,CT 及 MRI 与皮样囊肿类似,但多见于成人,发病年龄较晚,生长缓慢。

【治疗】 此病保守治疗无效,小的肿瘤可临床观察,如明显长大时可手术治疗。位于前部的囊肿据部位不同可行眉弓部皮肤切口或外眦水平切开治疗。如位于眶内较深时可行外侧开眶切除。完整切除囊壁是防止复发的关键。

【预后与并发症】 此病如完整切除后预后良好,如切除不完整时可复发,甚至形成窦道,迁延不愈,再次手术完整切除瘘管及囊壁可治愈。

二、眼眶血管性病变

(一) 海绵状血管瘤

海绵状血管瘤因肿瘤内有较大的血管窦腔,切面似海绵而得名。属于一种错构瘤,是成年人眼眶病中最常见的病变之一,约占眶内肿瘤 10%~23%。

【病因和发病机制】 尚不清楚,现多认为是一种错构瘤。既往曾认为是由于毛细血管瘤腔内压力增高、管腔扩张而形成的,但临床和病理均不能证实二者有因果关系。由于血管壁中查出平滑肌细胞,按血管的发展过程,属于毛细血管以后更成熟血管发生的肿瘤。

【临床表现】 多发生于成年人,可发生于眼睑下,眶前部、泪囊、泪腺处、肌锥内、眶尖处等多个部位。多发生于一侧眼眶,眼眶内多一个肿瘤,但也可以同时有两个或多个肿瘤的。临床表现据肿瘤所在部位不同而异。位于皮下或眶前部的表现为局限的无痛性肿块,位于眶内较小的肿瘤多无临床症状,在行颅脑部 CT 或 MRI 检查时发现,肿瘤逐渐长大,出现眼球突出。如肿瘤位于眶尖或较大时,压迫视神经可导致视力下降,严重者可出现视力丧失。

【实验室及辅助检查】
1. 超声检查 A 超显示肿物边界清,内回声波峰较高,波峰顶线与基线夹角小于 45°。B 超显示肿物边界清楚,有肿瘤晕,边界清楚,内回声多而强,分布均匀,中等声误差,有可压缩性。多普勒显示病变内多缺乏彩色血流。
2. 眼眶 CT 显示肿瘤多呈桑葚状或类圆形,注射造影剂后强化明显。
3. 眼眶 MRI T_1 显示为中信号,T_2 呈高信号,注入造影剂后呈渐进性强化。
4. 病理 海绵状血管瘤多呈类圆形,紫红色,有完整的囊膜,囊膜是血管窦间纤维结缔组织延续形成的,为肿瘤本身的一部分,不能与肿瘤实质分离。肿瘤借助于细小的营养动脉与全身血管沟通,导出静脉也很细。肿瘤断面为许多充满血液的血管窦。将血液排出,肿瘤体积明显缩小,且见海绵样小孔。光镜下,肿瘤由大的扩张的海绵状血管窦构成,窦壁内衬以扁平而薄的内皮细胞。

【诊断要点】
1. 多发生于成年人,无明显临床症状,常在体检时发现。
2. B 超显示有肿瘤晕,有可压缩性,无明显血流信号,MRI 显示病变呈渐进性强化。

【鉴别诊断】
1. 神经鞘瘤多位于肌锥外,B 超显示回声少,透声性强,多普勒显示病变内有丰富的血流信号。CT 值较低,发生于眶尖者 MRI 常发现病变呈哑铃状与颅内沟通。

2. 泪腺多形性腺瘤　多发生于泪腺窝,B 超显示内回声中等,无可压缩性,CT 显示泪腺区有骨凹,MRI 显示病变为非渐进性强化。

【治疗】

1. 临床观察　位于肌锥内的海绵状血管瘤,如瘤体较小时,因其被脂肪包裹,手术时不易被找到,故可临床观察。

2. 手术摘除　位于眶前部表浅的可经结膜或皮肤切除,如位置较深时,可经结膜切除或外侧开眶,眶上部者可经眶缘皮肤入路,如位于眶尖,粘连较严重者,为保护视力,可行局部切除。

【预后与并发症】　此病为眼眶的良性肿瘤,完整摘除后预后良好。手术切除时,如病变与不同部位周围组织粘连时可发生上睑下垂、眼球运动障碍,甚至视力下降与丧失。

(二) 毛细血管瘤

毛细血管瘤多发生于婴儿,又名婴儿型血管瘤。多为先天性血管发育异常,属于错构瘤的一种,发病率为新生儿的 1%~2%。

【病因和发病机制】　毛细血管瘤由血管瘤内皮细胞的大量增生引起。它起源于残存的胚胎成血管细胞,活跃的内皮样胚芽向邻近组织侵入,形成内皮样条索,经血管化后与遗留下的血管相连而形成血管瘤,瘤内血管自成系统,不与周围血管相连。

【临床表现】　多发生于出生后的 3 个月以内,随后的 3 个月增长较快,尤其是原发于眼睑皮肤者,多数患儿于 1 岁后静止。按照病变位置分表浅、深部和混合型三种。①表浅型毛细血管瘤:范围大小不一,可呈紫红色或暗红色,扁平或轻度隆起,质地柔软。如病变局限于皮肤,颜色鲜红,名谓草莓痣。②深部血管瘤:位于眼睑深部或眶隔前后,因血管扩张,血流丰富,皮肤呈青紫色外观。③混合型毛细血管瘤:既有皮肤表层病变又有深层病变,表现为一种表层和深层血管瘤的综合体征。

【实验室及辅助检查】

1. 眼部 B 超　深部毛细血管瘤 B 型超声显示病变形状不规则,边界不清楚,内回声多少不等,强弱不一,具有可压缩性。多普勒超声显示弥漫的彩色血流及快速流动的动脉频谱图。

2. 眼眶 CT　位置表浅时无明显异常,如较大时可显示局部密度增高,边界清楚,形状多不规则。静脉内注射泛影葡氨可使肿瘤区明显增强。

3. 眼眶 MRI　故 T_1 显示为中信号,T_2 呈高信号,有时表现为信号混杂或斑驳状。

4. 病理　毛细血管瘤由毛细血管和腔壁的内皮细胞增殖而成,大体病理无包膜,实质呈暗红色颗粒状,易碎。镜下所见因发展时期不同而有区别。不成熟的肿瘤可见血管内皮细胞集聚成巢、成片,少许间质。在分化较好的病变中,成堆的内皮细胞减少,而毛细血管增多。

【诊断要点】

1. 多发生于儿童。

2. 有典型的眼睑及皮肤表现。

3. B 超检查病变形状不规则,彩色多普勒显示病变内有弥漫的点状彩色血流。CT 显示病变内密度均匀。

【鉴别诊断】

1. 横纹肌肉瘤　为儿童时期最常见的一种眼眶恶性肿瘤,发病年龄多较毛细血管瘤大,肿瘤生长较快,部分患儿有外伤史,眶周可触及软组织肿物,CT 示病变呈软组织影。B 超显示肿瘤内有少量低回声,彩色多普勒病变内可见粗大的血流。

2. 静脉性血管瘤　发病年龄较之晚,多见于青少年,表现为皮下蓝紫色或结膜下暗红色血管团,多生长缓慢,如发生急性出血,超声检查时病变内可见低回声区,形状不规则。

【治疗】

1. 临床观察　多数患儿 1 岁后病变静止,有自发消退倾向,故如病变较小可临床观察。

2. 口服 β 受体阻滞剂　目前研究发现 $β_1$ 受体阻滞剂和非选择性 β-阻滞剂能加速婴儿型血管瘤退化,确切的关于 β-受体阻滞剂对治疗血管瘤的作用机制还不是很明确。

3. 皮质类固醇　可抑制血管内皮细胞增生,使毛细血管对血浆儿茶酚胺的敏感性增强,毛细血管腔闭塞。可口服醋酸泼尼松治疗,但为减少激素全身副作用,多采用局部注射。

4. 冷冻和激光治疗　适用于表浅病变。

5. 硬化剂瘤内注射　用于肿瘤较小的皮下病变,常采用 5% 鱼肝油酸钠或 50% 尿素瘤内注射。也可采用瘤内注射无水乙醇 0.5~0.7ml 于病变中央,1~2 次,据称肿瘤可全部消退。

6. 抗癌药瘤内注射　现多应用博莱霉素与地塞米松磷酸钠混合瘤内注射,可使肿瘤消失。

7. 手术治疗　此病药物治疗多效果良好,以下情况可考虑手术:①药物治疗无效的。②病变较大,出现上睑下垂,遮盖瞳孔者。③肿瘤引起明显的眼睑发育畸形,影响外观时。④眶深部肿物,导致眼球突出,角膜暴露者或诊断不明确者。

(三) 静脉性血管瘤

又称静脉性蔓状血管瘤,有时和静脉曲张统称静脉畸形,多见于青少年,由成熟的静脉性血管组成,为血管畸形的一种。

【病因和发病机制】 不明,可能是血管异常形成的错构瘤,有的学者认为是由毛细血管瘤发展而来,即由于毛细血管瘤退化不全,发展为较大的静脉而成。

【临床表现】 多发生于儿童和青年时期,较毛细血管瘤发病晚,女多于男,多发生于单侧眼眶,表现为眼球突出,多位于眶内上象限,其次是内下象限和外上象限。触诊可扪及肿物,质中等,无压痛,压迫肿瘤时体积可缩小,使眼球向外下方移位,有一定程度的体位性眼球突出。

【实验室及辅助检查】

1. 超声检查 B超显示病变形状多不规则,边界不清楚,内回声多少不等,可有多个管状或片状无回声区,压迫时无回声区可消失(血管)或变形(出血)。

2. 眼眶CT 表现为形状不规则,边界可清晰或不清晰,病变为软组织密度影,1/4病例可见静脉石。

3. MRI T_1WI 呈中等信号,T_2WI 呈高信号,病变强化明显。

4. 病理 肿物呈暗红色,无完整的包膜,病变发生。镜下见大小不等的静脉被丰富的纤维组织间质联结,有的血管壁薄腔大,壁仅有少数几层平滑肌。有的血管壁厚,周围绕以纤维组织。标本内常含有扩张的,充满陈旧出血的淋巴管和横纹肌纤维。

【诊断要点】

1. 多发生于儿童和青少年。

2. 眼B超示肿瘤形状不规则,内可有无回声区,CT显示病变形状不规则,边界不清,可有静脉石。

【鉴别诊断】

1. 静脉曲张 多见于成年人,表现为明显的体位性眼球突出,影像学检查颈部加压后体积明显增大。影像学检查加压前后病变体积变化较大。

2. 横纹肌肉瘤 静脉性血管瘤急性出血时,需要与横纹肌肉瘤相鉴别。B超下前者可见管状或片状无回声区,彩色多普勒显示血流缓慢,后者则有粗大血管,血流较快。

【治疗】 此病对药物治疗不敏感,需要手术治疗。眶内手术时需要注意保护病变侵犯的提上睑肌、眼外肌等,防止术后上睑下垂、眼球运动障碍的发生。对于手术切除困难的患者,可考虑伽马刀或放射治疗。

【预后与并发症】 一般预后良好,有时肿瘤内出血如压迫视神经可造成视力下降或丧失。

三、眼眶神经源性肿瘤

(一)神经鞘瘤

神经鞘瘤是神经鞘细胞形成的一种良性肿瘤,又名施旺细胞瘤。起源于周围神经、脑神经、交感神经和脊神经的施旺细胞。眼眶神经鞘瘤是一种较常见的眼眶肿瘤,大约占眼眶肿瘤的3%~8%。

【病因和发病机制】 由神经鞘膜细胞增生形成的肿瘤,鞘膜细胞由胚胎时期的神经嵴发展而来,被覆于脑神经(嗅神经和视神经例外)、周围神经和自主神经轴突之外。眶内含有丰富的神经组织,故神经鞘瘤常见。

【临床表现】 可发生于任何年龄,但临床多见于20岁以上的成人,表现为缓慢的眼球突出,如果病变位于肌锥内,有近视的可出现近视度数逐渐下降或达到正视。位于皮下的可触及肿物。发病部位眼眶上方明显多于下方,外侧多于内侧。位于眶尖者,可压迫神经出现视盘水肿,视力下降或丧失。

【辅助检查】

1. 超声检查 B型超声显示为类圆形或长圆形占位病变,边界清楚,内回声较少较低,有时在实体区内可见液性暗区,声衰减较少。呈囊性者其内缺失回声,压迫可变形。

2. CT检查 发现类圆形、长椭圆形或锥形高密度占位病变,边界清楚光滑,内密度均匀,CT值多在+35~+50Hu之间。肿瘤内液化区密度较低。由于长期慢性增长的高眶内压,在CT像上常显示局部或一致性眶容积扩大。位于眶尖部的神经鞘瘤,常经眶上裂向颅内蔓延,CT发现眶上裂加宽,外缘后翘;强化后可见蔓延到颅内的肿瘤。

3. MRI MR图像显示肿瘤轮廓甚为清晰,T_1WI 为中等低信号,明显低于脂肪,较眼外肌和视神经信号稍高。在 T_2WI 上肿瘤为高信号,甚至明显高于眶脂肪信号强度。眶内神经鞘瘤蔓延至颅内,在 T_1WI 上肿瘤信号略低于脑皮质,而在 T_2WI 上明显高于脑。病变内如有液化腔则信号不均匀。

【诊断要点】

1. 可发生于各年龄。

2. B超显示病变内呈低回声,或可见片状无回声区,多少不等。彩色多普勒显示病变内血流丰富,MRI显示病变 T_1WI 为中等低信号,T_2WI 上肿瘤为高信号。如有液化则信号不均匀。

【鉴别诊断】 海绵状血管瘤:二者在临床表现上有很多相似,但海绵状血管瘤彩超显示病变内无明显血流,而后者多有丰富血流,MRI上海绵状血管瘤为渐进性强化,而后者显示为明显强化。

【治疗】 此病保守治疗无效,因其一直生长,故发现后应早期治疗。手术治疗是唯一有效的方法。据病变不同部位,可采取不同的手术入路。如肿瘤较大,且位于肌锥内,可采取外侧开眶联合囊内摘除,如眶颅沟通者,可与神经外科联合手术。

【预后与并发症】 此病变完整切除后无复发,如切除不完整,可导致术后复发。复发后极难切除彻底,如与视神经粘连,切除时有导致视力丧失的可能。

(二) 视神经鞘脑膜瘤

病变来源于蛛网膜或硬脑膜的内皮细胞,多为良性,发展缓慢,由于其逐渐生长及无孔不入的特性,最终易导致患者失明。

【病因和发病机制】 是由脑膜细胞发生的肿瘤,起源于蛛网膜细胞的脑膜瘤占眶内脑膜瘤的四分之三。

【临床表现】 病变由于占位效应可导致眼球突出,发生于视神经管内者,视力减退和视野缺失往往是早期唯一的症状。

【辅助检查】

1. 超声 对于视神经鞘脑膜瘤具有特异性图像,可见视神经增粗,边界清楚,内回声较少,衰减明显,常不能显示后界。发生于眶骨膜的脑膜瘤,如果软组织肿块较大,B超可探及,但眶骨增生B超不能显示,B超还可发现肿瘤内钙斑反射。

2. CT 是检查脑膜瘤的主要手段,CT可显示视神经增粗,其形状可为管状、锥形或梭形,强化后肿瘤强化而视神经不被强化,表现为"车轨征"。原发于眶骨膜的脑膜瘤CT显示眶壁骨质增生肥厚,密度增高,在砂粒型脑膜瘤,肿瘤内出现钙化斑。原发于视神经鞘的脑膜瘤可沿视神经向颅内蔓延,显示视神经孔、眶上裂扩大。

3. MRI 肿瘤在T_1WI上呈中信号,T_2WI上呈高信号,如果肿瘤仅局限于视神经鞘内,T_1WI和T_2WI均呈中信号。MRI可显示视神经和肿瘤的关系,强化后表现"双轨征",疑有肿瘤颅内蔓延者,应用强化和脂肪抑制技术,可使颅内情况观察更为清晰。

【诊断要点】

1. 多见于女性患者。
2. 视力下降早于眼球突出。
3. 眼底检查多可见睫状血管。
4. CT及MRI上可见车轨征。

【鉴别诊断】 视神经胶质瘤:多见于儿童,多因眼球突出而被家长发现。影像学检查视神经梭形增粗,无骨质增生和眶内软组织肿物是与脑膜瘤鉴别的要点。

【治疗】

1. 观察 对于中度视力下降、无视力下降以及无进行性视力丧失的病人,观察是最合适的治疗。

2. 放射治疗 分次立体定向放射治疗已经被证明可稳定或提高病情呈进行性发展或晚期患者的视力。对于这两种患者是最好的选择。

3. 手术切除 视力丧失,肿瘤占据大部分眶腔,导致眼球突出严重者。肿瘤沿视神经向后发展,或已接近视和眶上裂者均应手术。

【预后与并发症】 视神经鞘脑膜瘤:虽属良性肿瘤,但手术后复发率较高,常被视为局部恶性肿瘤,一旦发现应早期,术后应当定期行强化CT或MRI定期观察,发现病变变化时及时治疗。

四、泪器肿瘤

(一) 泪腺多形性腺瘤

又名泪腺混合瘤,是泪腺的一种最常见的上皮性良性肿瘤,约占泪腺上皮肿瘤的35%~59%,多发生在眶部泪腺,睑部泪腺少见。

【病因和发病机制】 起源于具有多向分化潜能的上皮细胞,其间质成分均为上皮化的产物,是一类有明显组织学变异和组织成分的多形性肿瘤。

【临床表现】 多发生于青壮年,多表现为单眼进行性眼球突出及眼球向鼻下移位,眶外上方可触及质硬肿物,无疼痛。

【辅助检查】

1. 眼眶CT 肿瘤位于眶外上方,圆形或类圆形,边界清楚的软组织密度影,内密度基本均匀,相邻骨壁可有压迫性骨凹,病变大时,骨质可有吸收。

2. 眼眶MRI T_1WI中信号,T_2WI呈高信号,明显强化,当病变内有液化时表现为混杂信号,液化灶强化不明显。

3. 超声检查 眶外上方圆形或类圆形点位病变,边界清楚,内回声多或中等,分布均匀,无可压缩性。

【诊断要点】

1. 成年患者,无痛性眼球突出,鼻下方移位。
2. CT示鼻上方圆形点位,多伴骨凹。

【鉴别诊断】

1. 海绵状血管瘤 发生于眶外上方的海绵状血管瘤单纯临床表现或CT有时与此病极难鉴别,但海绵状血管瘤MRI上表现为渐进性强化,而此病表现为明显强化。

2. 泪腺炎性假瘤 为泪腺区最常见的非上皮性病变之一,表现为眼睑肿胀,多双侧,泪腺区可触及肿物,CT扫描显示泪腺增大,呈杏仁状。

3. 皮样囊肿泪腺区 皮样囊肿临床上也可表现为与之相似,但影像学上CT表现为囊性肿物,其内密度低,MRI显示T_1WI,T_2WI均为高信号。

【治疗】 此病保守治疗无效,需要手术切除,提倡非接触摘除法,即将病变周围骨膜一并切除,肿物质脆,切除时注意勿将包膜弄破。因病变有种植的可能,建议眉弓部切口,如肿瘤特别大时,可考虑外侧开眶。

【预后与并发症】 完整切除肿瘤后多预后良好,很少复发,但如果术中包膜破裂,肿瘤细胞进入软组织内,易出现复发,复发的肿瘤极易侵犯周围骨质,造成难以根治。

(二)腺样囊性癌

为泪腺上皮性肿瘤中最常见的恶性肿瘤之一,其恶性程度非常高。其发生率仅次于多形性腺瘤而居第二位。

【临床表现】 发病年龄较一般恶性肿瘤低,主要表现为眼球突出,向鼻下移位,多发展较快,由于肿瘤压迫可出现视盘水肿,有时误诊为视盘炎。肿瘤侵犯邻近骨膜及骨质,可引起疼痛。

【辅助检查】
1. 眼眶 CT　表现为泪腺区高密度影,扁平或梭形沿眶外壁向眶尖生长,部分肿瘤内可见钙化。
2. MRI　无特异性,但强化 MRI 可显示病变侵犯的范围。

【诊断要点】
1. 发病年龄较轻,有自发性疼痛。
2. 眼眶 CT 显示病变形状不规则,向眶尖生长,可有钙化。

【鉴别诊断】
1. 泪腺多形性腺瘤　为泪腺最常见的良性肿瘤,也可表现为骨凹,但此肿瘤多呈圆形或类圆形,呈膨胀性生长,无疼痛,CT 显示很少有钙化。
2. 泪腺炎性假瘤　也可出现疼痛,眼睑肿胀,但多发生于双侧眼眶,对糖皮质激素敏感,B 超显示病变内回声少可与之鉴别。

【治疗】 目前公认较好的方法是扩大的局部切除联合放疗,放疗剂量一般不超过 60Gy。

【预后与并发症】 此病预后较差,由于病变经常侵犯骨壁,因而很容易复发,常因侵犯颅及(或)转移而死亡,10年存活率仅 20%。

五、间叶组织肿瘤

(一)横纹肌肉瘤

横纹肌肉瘤是一种由分化程度不同的横纹肌母细胞所构成的高度恶性肿瘤。可发生于出生至成人,但多见于10 岁以下的儿童,平均年龄 7 岁左右,是儿童时期最常见的眶内恶性肿瘤。

【病因和发病机制】 不明。初步研究结果已表明,癌基因 ras 和抑癌基因 P53 在肿瘤形成中起了重要作用。

【临床表现】 表现为发展迅速的眼球突出,较短时间即可造成眼眶和眼球结构的功能破坏。肿瘤多发生于眼眶鼻上或上方眶内间隙,约 1/3 患者于眶部可触及肿物,肿物边界不清,不活动,质中等硬,病变多为单侧受累,早期眼睑血管扩张、肿胀、上睑下垂,部分因肿瘤快速生长引起的缺血、坏死和出血,眼睑及眶周表现为青紫色、发热的炎性反应。肿瘤的侵蚀破坏造成眼球突出移位,活动受限、甚至眼球固定,眼底表现无特异性,可见视盘水肿、视网膜、脉络膜皱褶等肿瘤压迫征。中晚期因眶压增高,眼球突出及肿瘤的侵袭破坏,结膜水肿常突出睑裂之外,或因睑裂闭合不全,暴露性角膜炎、角膜溃疡坏死致视力下降或失明。肿瘤可引起耳前、颌下、颈部淋巴结受累,多通过血行向全身各脏器转移。

【辅助检查】
1. 超声探查　B 型超声显示病变为形状不规则的低回声区或无回声区,探头压迫眼球病变图像不变形,彩色多普勒探查,在肿瘤内可发现丰富而杂乱的彩色血流。
2. CT 扫描　CT 显示相对边界清楚的均质的等密度的眼眶肿块,强化后明显,骨破坏常见。
3. MRI　T_1WI 为等信号或稍低信号,T_2WI 为高信号,肿瘤常不规则,有出血坏死时,T_1WI、T_2WI 表现为增高信号,强化后或脂肪抑制时,肿瘤为高信号。

【诊断要点】
1. 儿童时期发展迅速的眶部肿物。
2. 超声检查示病变为低回声,无可压缩性,彩色多普勒显示病变内血流丰富,CT 显示眶内病变,常伴骨质破坏。眼眶 MRI T_1WI 为等信号或稍低信号,T_2WI 为高信号。

【鉴别诊断】 眶蜂窝织炎较横纹肌肉瘤更常见,局限于眼眶的不伴鼻窦炎的脓肿与横纹肌肉瘤相似。通常发生于有筛窦或额窦炎的儿童,先驱症状是快速发展的眼球突出,伴随发热和白细胞增多,眼眶 CT 和 MRI 通常显示鼻窦炎症、弥漫性眼眶炎症和近内壁骨膜下脓肿。

【治疗】 最好治疗方法是综合治疗,即手术联合外放射和化疗,手术切除的范围应当根据临床与影像发现来确定,在没有破坏眼眶的重要结构时施行肿瘤广泛的手术切除,外放射 40Gy 分次进行可使肿瘤得到很好的控制。

【预后与并发症】 此病发展迅速,如不及时治疗,多在发病 1 年内死亡。随着化疗、放疗及手术的综合治疗,患者生存率明显提高。

(二)骨瘤

【病因和发病机制】 发病机制不详,有三种假说,胚胎残留、外伤和感染学说,但没有一个假说能解释所有的骨瘤。

【临床表现】 多发生于单侧眼眶,可发生于任何年龄,但多发生于青少年时期,成年后才被确诊,发病缓慢。其临床症状、体征、并发症与肿瘤部位、大小、生长方向有关,多与其导致的占位效应有关。患者早期多无自觉症状,多因其他疾病行影像学检查时偶然发现。当生长较大时,可出现眼眶占位效应,发生眼球突出、移位、复视,眼球移位多向骨瘤的对侧方向,如果骨瘤压迫眼球时间较长时,可以发生视力下降,眼底可出现放射状皱褶,蝶窦骨瘤由于位置较后,可压迫视神经管导致视神经萎缩、视力丧失。

【辅助检查】 眼眶 CT 对诊断骨瘤有特异性。表现为眶内或眶与鼻窦内相连的高密度影。

【诊断要点】
1. 多成年发病。
2. 眼眶 CT 显示病变与鼻窦多关系密切,呈高密度影。

【鉴别诊断】
1. 骨纤维异常增殖症 为一种先天性疾病,与染色体变异有关,多发生于年轻人,是一种自限性疾病,影像学检查时发现,出现临床症状和体征与病变的部位和大小有关,头颈部多表现为面部不对称、眼部症状、头痛、听力丧失等。
2. 骨化纤维瘤 是一种少见的骨性肿瘤,因其多发生于青少年,故又名青少年骨化纤维瘤,CT 表现多为椭圆形肿块,呈膨胀性生长,形态较为规则,瘤体的影像表现因其骨化或钙化的程度不同而异。眼眶 CT 上呈毛玻璃样高密度影,瘤内密度不均匀,可见低密度囊腔或高密度骨样间隔。

【治疗】 本病保守治疗无效,需要手术摘除,但小的骨瘤可以临床观察,切除时手术切口要大于骨瘤的最小径线,位于上方的肿瘤要注意提上睑肌、上斜肌及硬脑膜,位于鼻侧的要注意保护泪道。

【预后与并发症】 此病手术摘除完整后预后良好,如病变较大时,有可能导致脑脊液瘘,眶内上方的可能操作提上睑肌、眶上神经、上斜肌而导致上睑下垂、眶部麻木,复视等。位于筛窦的可能导致泪道损伤出现溢泪。

(三) 皮样脂肪瘤

皮样脂肪瘤是儿童期最常见的结膜良性肿瘤之一,为一种先天性疾病。

【病因和发病机制】 为迷芽瘤的一种,同皮样囊肿一样,为胚胎发育时外胚层陷落入中胚层所致。

【临床表现】 是一种先天性疾病,出生时即出现,但发现时间不同,有的隐匿的由于位置隐蔽,成年人眼部检查时才被发现。病变主要位于颞侧结膜,部分位于颞上或颞下结膜,多位于外直肌起点颞侧,表现为黄白色肿物,质硬,无弹性,与正常结膜分界欠清,裂隙灯下可见变态毛囊和细小毛发。

【辅助检查】
1. 眼眶 CT 显示颞侧与眼球相贴的半月形低密度影,周围有一层高密度间隔。与后方眶脂肪分界清楚。如有骨性物质时,可表现为点状高密度影。
2. 由于病变内主要为成熟脂肪组织,故眼眶 MRI T_1WI、T_2WI 均表现为高信号,脂肪抑制时能被抑制。

【诊断要点】
1. 先天性发病。
2. 查体 病变结膜粗糙,表面可有细小毛囊或毛发。
3. 眼眶 CT、MRI 显示病变呈新月形,与后方脂肪有软组织间隔。

【鉴别诊断】
1. 眶脂肪脱垂 多发生于中老年肥胖患者,结膜正常,后方眶脂肪向前脱出于结膜下,表现为黄白色组织,压迫眼球时病变明显增大,CT 或 MRI 显示病变与后方眶脂肪相通。
2. 泪腺导管囊肿 为泪腺导管的囊性病变,表现为颞侧外眦结膜下囊性肿物,与周围分界清楚,CT 显示病变呈囊性,而不是新月形。

【治疗】
1. 临床观察 此病由成熟脂肪组织组成,大部分生后即静止,故不需要治疗。
2. 手术治疗 如病变生长快,或为美容,可手术切除。手术宜在显微镜下操作,切除含毛囊的表面组织及下方的脂肪组织。

【预后与并发症】 预后良好,手术时如损伤泪腺,可导致术后无泪,极少数患者术后可能出现上睑下垂。

六、眼眶继发性肿瘤

眼眶继发性肿瘤是指原发于眶周围结构的肿瘤,通过血管、神经周围间隙、骨孔或破坏眶壁蔓延入眶。包括由眼睑、结膜、眼球、鼻旁窦及颅腔蔓延至眼眶的肿瘤。继发于眼睑、结膜的肿瘤。包括眼睑基底细胞癌、鳞状细胞癌、睑板腺癌、结膜鳞状细胞癌、恶性黑色素瘤等眶内侵犯。继发于眼球的肿瘤主要包括视网膜母细胞瘤和恶性黑色素瘤眼眶侵犯。肿瘤常通过视神经、巩膜孔隙和直接经巩膜的途径向眶内蔓延。此二者肿瘤主要表现为在原发于恶性肿瘤基础上,影像学上显示眼眶内有侵犯,故诊断较容易,本节主要讲述鼻窦黏液囊肿眼眶侵犯。

鼻窦黏液囊肿为最常见的眼眶继发性肿瘤,由于鼻窦的黏液不能排出,逐渐膨胀,压迫相近的较薄的眶壁,产生症状和体征。

【病因和发病机制】 由于外伤、鼻窦炎症、鼻部手术等多种原因造成鼻窦开口堵塞,分泌物不能排出,积聚于鼻窦,且持续分泌,导致窦壁向邻近眼眶扩张而引起无痛性的眼球突出移位。

【临床表现】 多有外伤史或鼻部手术史。表现为无痛性的眼球突出,由于肿物的占位效应,导致眼球向病变的对侧移位。如受外伤破裂或合并脓肿时,可出现突然发作的眼睑肿胀、疼痛、发热等。

【辅助检查】

1. B超下表现眶内上方或内侧类圆形或不规则占位病变，边界清楚，内回声少或缺乏，声衰减少，肿物有可压缩性。彩色多普勒在囊肿内部无彩色血流信号。

2. CT显示鼻窦腔内不透明的软组织密度，肿物不规则，边界清楚，外形光滑，均质，可见眶壁骨质缺失，眶内和鼻窦内肿物相连，很少强化。

3. MRI的信号强度取决于脂质及蛋白质的含量，蛋白质含量较少时，T_1WI 呈低信号，蛋白质含量高时 T_1WI 呈高信号，多数囊肿病程长，蛋白质含量高，T_1WI 为等信号或高信号，T_2WI 为高信号，可显示肿物在眶内或颅内的扩展情况。

【诊断要点】

1. 多有鼻部外伤或手术史。
2. 表现为无痛眼球突出，多向颞下或下方移位。
3. 眼眶CT或MRI显示病变位于鼻窦与眶内。CT显示病变内密度较低，不被强化。MRI显示病变内信号多变。

【鉴别诊断】

1. 眼眶血肿　多急性发病，表现为突然出现的眼球突出，但影像学显示病变与鼻窦无关。
2. 鼻窦恶性肿瘤眼眶侵犯　来源于鼻窦的恶性肿瘤，侵入眼眶，可出现眼球突出，影像学上显示肿瘤为实体性，可有骨破坏，增强后肿瘤整体可明显增强。

【治疗】　此病保守治疗无效，需要手术治疗。手术可经皮肤切口或鼻内镜手术。经皮肤切口多自鼻上皮肤切口，清除囊腔内黏液及黏膜，于病变最低处做一与鼻道相通的引流口，置入一引流管，术后14天拔除引流管。

【预后与并发症】　此病治疗主要是将病变与鼻腔相通，通畅引流后预后良好，如果术后引流口堵塞，可导致病变复发。

七、眼眶转移性肿瘤

眼眶转移性肿瘤是身体其他部位的肿瘤经淋巴道或血循环转移入眶的肿瘤。眶内缺乏淋巴组织，肿瘤细胞多经血液传播，眼动脉与颈内动脉分支是直角相交接，因此肿瘤栓子经由血流进入眼眶较困难，故转移至眶内少见。眼眶转移性肿瘤与年龄相关，成年人和儿童发生转移性肿瘤的类型也不相同。眼眶转移性腺癌多见于肝、肾、前列腺、乳腺等转移，上皮性来源肿瘤多见于肺、胃癌等，神经来源则见于对应神经节和神经系统恶性肿瘤。现将儿童和成年人转移性肿瘤分述如下。

（一）成年人转移肿瘤

成年人多以癌为主，女性多为乳腺癌，男性多为肺癌和消化道癌。

【临床表现】　患者发现原发病后到出现眼科症状而就诊，通常在2周至1年半时间。由于转移癌进展快，多数在2个月之内因眼部症状和体征而就诊。但也有些肿瘤病史较长，如乳腺癌、甲状腺癌平均延迟3年以上。大部分转移癌的临床表现具有共同性，多有全身恶性肿瘤病史，常有眼球突出、疼痛、视力下降、复视及眼球运动障碍。眼眶前部病变可扪及肿块，生长较快时可出现眼睑或眶周类似炎症表现，结膜充血、水肿，眼外肌受侵而不规则肿胀。眼眶后部肿瘤压迫视神经导致视盘水肿、视神经萎缩。一般转移癌多发生于眼眶内上方，眼球向外、向下移位，较多乳腺癌和少数消化道癌引起眶内成纤维细胞增生、增殖，眶内纤维组织收缩致眼球内陷，眼球运动受限，由于肿瘤累及三叉神经分支，肿瘤侵蚀眶骨、骨膜而出现疼痛。原发部位较深的脏器，往往首先在眼部首发症状，如肺癌和肝癌就诊于眼科者并不少见。浅在部位的原发癌，如乳腺癌和甲状腺癌，在眼部出现症状之前常有手术的主诉。

【诊断要点】　有明确的全身恶性肿瘤病史，加上快速发展的眼部肿瘤，结合眼眶影像资料，诊断比较容易。有些患者就诊时无明确的全身恶性肿瘤病史，诊断较困难，需要对患者进行详细的问诊，全身检查，寻找原发病灶。

【治疗】　一旦发现眼眶转移癌，即预示着疾病的晚期，其治疗应根据原发肿瘤的情况制订适当的治疗方案，还应结合患者的心理承受能力、身体状况、年龄、眼及全身的并发症等诸多因素综合考虑和个体化治疗。对于眼眶局限性肿瘤可手术切除或眶内容摘除术，手术前后可联合全身化疗或局部放疗。

（二）儿童转移性肿瘤

与成人相比，发生于儿童的恶性肿瘤多为肉瘤而不是癌，眼眶转移较眼球受累多见，神经母细胞瘤、Ewing肉瘤占儿童眼眶转移的绝大多数外，其他少见肿瘤如肾母细胞瘤和骨髓母细胞瘤、肾透明细胞瘤也可发生。儿童恶性肿瘤有较多共同性，即恶性程度高、病程短、进展快、死亡率高，骨转移多见。对儿童转移性肿瘤应特别注意关注。本节主要介绍神经母细胞瘤。

【临床表现】　患儿发病时多有全身症状，如食欲减退、消瘦、衰弱、发热等不适，有的患儿发病前有眼眶外伤史，眼部主要表现为发展迅速的眼球突出及眼球移位，眼眶周围肿胀，常可见眶周皮下淤血，20%~50%患者可出现双侧眼眶受累。由于眼部静脉回流受阻，眼底检查可发现视盘水肿和静脉扩张。

【辅助检查】　眼眶CT显示眶部形状不规则，边界欠清的软组织肿块影，病变部骨质可见破坏，可向颅内侵犯。眼眶强化MRI可显示病变侵犯范围。

【诊断要点】　儿童患者，有上述典型症状、体征，结合眼眶CT、MRI的表现，基本可以确诊。

【治疗】 应进行放疗、化疗结合手术的综合治疗,眼部病变如仅限于眼眶者可考虑手术摘除或眶内容剜出。

(刘立民)

第三节 眼眶发育异常

正常情况下从出生到成年,眼眶与头颅骨骼按一定比例伴行发育,同时还适应并满足在发育期间成倍增长的眼球体积。影响眼眶发育的因素有多种,有先天性和获得性两种因素,先天性因素主要有颅面骨发育不全和发育异常、先天性小眼球和无眼球畸形、先天性眼眶囊肿、脑膜脑膨出等,部分是由遗传因素决定的。获得性眼眶发育异常多为出生后行眼球摘除或者眼内容物摘除、眼眶放疗后等因素,导致眼眶发育延迟。

一、Crouzon 综合征

先天性发病,男性多见,本病由法国神经病学家 Octave Crouzon 于 1912 年首先报道,本病常合并有眼部、头颅及全身发育异常,故称为 Crouzon 综合征。

【病因和发病机制】 为常染色体显性遗传病,绝大部分 Crouzon 综合征病例的基因定位于染色体 10q25~q26 的成纤维细胞生长因子受体 2 的基因区域。在胚胎发育过程中,由于颅面骨缝愈合过早而出现的颅面骨发育不全,导致整个眼眶骨性框架在前后方向变短,使眼眶的实际容积极度变小,以至于无法容纳正常眼球,而使眼球突出于眼眶之外,眼睑无法正常闭合。

【临床表现】 眼部表现有双眼突出,常有外斜、视神经萎缩、弱视、眼球震颤、视力低下、先天白内障、虹膜缺损、青光眼等。

颅面骨表现眶腔体积缩小,双外侧眶缘距离增宽,眶腔短浅、额骨前突、颧弓高而窄。面部表现凹盘状脸、上颌发育不良、下颌前突、鹦鹉鼻、上下齿反咬合、牙齿排列不整齐等(图 26-3-1A、图 26-3-2A)。还可合并全身异常,如智力及听力低下、支气管狭窄、先天性心脏病、偶见并指(趾)等。

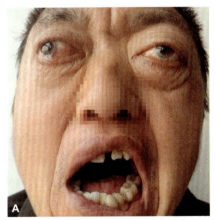 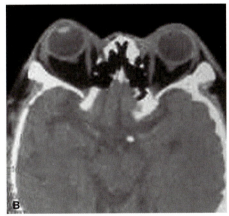

图 26-3-1 Crouzon 综合征(一)

A. 颅面骨发育不全,双眼突出,眼球外斜位,反咬合;B. CT 横轴位显示双侧眶腔短浅

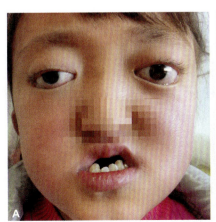 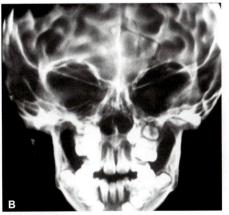

图 26-3-2 Crouzon 综合征(二)

A. 表现颜面部发育畸形;B. 三维 CT 重建显示脑回压迹增多

【实验室及辅助检查】

1. 该病可出现脑脊液压力增高。

2. X线检查可见颅骨骨缝骨性连接，颅底、上颌骨及颅骨与下颌骨大小比例失调，垂体窝扩大。

3. CT断层扫描和三维CT成像可用以判断畸形的严重程度（图26-3-1B、图26-3-2B）。

【诊断要点】

1. 先天性发病，常有常染色体显性遗传和典型的颅面部临床表现。

2. 影像学检查，骨缝早期愈合，指压痕增多，眼球突出，眶距增宽，眶腔浅，上颌骨及眼眶、鼻腔、鼻窦、颞骨发育不良等。

【鉴别诊断】

1. 眼眶脑膜脑膨出　是一种脑性颅裂畸形，前部脑膜脑膨出表现鼻背加宽前隆，面部畸形，眶内侧、鼻根部可扪及搏动性肿物，后部脑膨出表现一侧或两侧眼球突出，常向下方移位，伴有搏动。影像学检查有眶骨缺损。

2. 颅骨纤维结构不良症　是一种由纤维结缔组织代替骨质而引起的颅骨增厚变形的改变，累及眶骨可导致眼球突出。好发于儿童和青少年。

3. 骨纤维异常增生症　是以骨纤维变性为特征的骨骼系统疾病，异常增生纤维组织中散在正常和不成熟的骨质。病理改变为增生的成纤维细胞和编织状骨小梁代替正常骨结构。眼眶受侵可引起眼球突出和复视。

【治疗】　通常需要整形外科治疗，在新生儿及婴儿期，应针对颅缝早闭引起的症状和并发症进行对症处理，外科手术治疗是根据患者年龄的不同阶段选择额眶前移、颅缝松解、颅腔重塑等。

二、先天性小眼球合并眼眶囊肿

先天性小眼球合并眼眶囊肿是一种少见的先天发育异常，与胚胎时期眼的胚裂闭合不全有关，眼眶囊肿为继发改变。临床多为个案报道，国外统计发病率为百万新生儿中有1.4~3.5个发病，多发生于单侧眼眶，双侧发病罕见。

【病因和发病机制】　目前多认为此类疾病的发生机制是在胚胎发育过程中，胚裂闭合出现异常，神经上皮增殖所致。遗传学研究发现，单纯先天性小眼球以及合并眼眶囊肿的情况都可能与基因突变相关。此外，环境因素对该病的外显率也有一定影响。

【临床表现】　该病常为出生后不久发现，临床表现睑裂小，眼球小，无视力或视物不清，随着年龄的增长，逐渐出现眼眶囊肿或眼球突出，多数有下睑隆起，少数囊肿位于上睑，皮肤呈青蓝色外观，扪诊有囊性感，或囊肿自结膜囊突出。囊肿的大小因就诊时间或发育程度而有不同，眼球因囊肿的推挤可向前、前上方或前下方突出（图26-3-3A、图26-3-4A）。

【辅助检查】　影像学检查通常由于患者为小眼球，眶内压力较小，常导致眼眶发育不良。CT上表现为发育好的眼球同健侧眼球类似（图26-3-3B），如为小眼球有时发现钙化斑（图26-3-4B）。囊肿内为中等密度肿物影，圆形或不规则，常位于眶下部，有的可观察到囊肿与眼球玻璃体相沟通，其内密度一致。部分患者超声可以清楚显示囊肿与玻璃体腔沟通。MRI囊肿T_1WI为低信号，T_2WI高信号。

【诊断要点】

1. 先天发病，自幼便可发现。

2. 睑裂小、小眼球或看不到眼球，囊肿常位于眶下方或下睑内侧。少数为双侧。

3. 影像学表现眼球小，有时发现钙化斑，其下可见囊性肿物，囊肿与典型无功能小眼球相黏附，部分患者可发现眼眶扩大。

【鉴别诊断】

1. 先天性囊性眼　先天性囊肿眼是由于视泡未发生

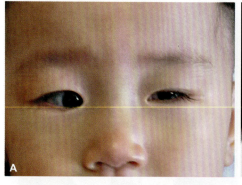 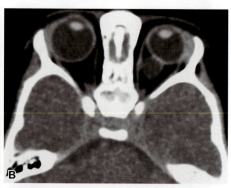

图26-3-3　左侧先天性小眼球合并眼眶囊肿（一）

A. 2岁男孩，左眼小睑裂、小眼球；B. 横轴位CT扫描显示左侧小眼球后方囊状椭圆形占位，与视神经融合

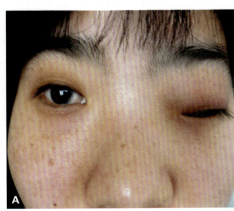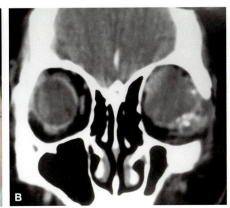

图 26-3-4　左眼先天性小眼球合并眼眶囊肿（二）
A. 颜面观，左眼小睑裂，上睑下垂，鼻上方眼睑隆起，触及囊性肿物。B. 冠状位 CT 显示左侧眶腔扩大，眶内可见低密度囊性肿物，颞下方可见与之相连的小眼球，有钙化

凹陷，胚眼不能进一步分化形成眼部组织结构，导致眼球发育成一个或多个囊肿，无眼内结构，只能形成一结构简单的囊肿所造成，影像检查眼眶内只有囊肿而无眼球存在即可诊断。

2. 脑膜膨出　眼球结构正常，多为鼻侧隆起的肿物，哭闹或低头时肿物增大，伴搏动性眼球突出，CT 或 X 线检查可见眶中部或后部骨缺失。

3. 皮样囊肿　好发于青少年，表现为逐渐生长的囊性肿物，多位于眶上部及和眶骨缝有关，肿物因含脂性成分，CT 扫描可见囊肿内含负值区。

【治疗】　如患者囊肿较小，生长缓慢，眼球结构基本完整、且有一定视力可观察随诊。若后期影响外观，眼球不发育，可于年龄较大后行整形手术。如果患者囊肿较大，压迫眼球，眶腔扩大，影响外观可实施手术治疗。

三、骨纤维异常增殖症

骨纤维异常增殖症（fibrous dysplasia）是一种病因不明，缓慢进展的自限性先天性良性骨纤维组织疾病，是正常骨组织逐渐由增生的纤维组织所代替的一种疾病，可累及全身任何骨骼，以颅面骨、躯干骨发病率高，眼眶少见，临床多分为 3 种类型，即单骨型、多骨不伴内分泌功能紊乱型和多骨伴内分泌功能紊乱型。眼眶多侵犯眶周骨骼，引起眶腔容积缩小等继发改变，多在青春期后停止增长。若骨骼系统病变同时伴有皮肤色素沉着和（或）内分泌紊乱，则称为 Albright 综合征。

【病因和发病机制】　本病原因不明，可能与外伤、感染、内分泌功能紊乱等因素导致局部血循环障碍有关。近来认为是一种遗传学上散在发病的骨病，它是基因突变所致，它的突变基因位于 20 号染色体，由于编码信号传导 G 蛋白的 α 亚单元的 GNASI 基因突变，使 CAMP 产量增多，导致其成骨细胞的增生和分化。McCluskey 等认为发病的可能原因之一是外伤或骨内自发性出血产生的巨细胞肉芽肿，造成一系列骨的反应性病变。其病变被认为是一种结构畸形，特点是正常骨组织被吸收，而被纤维组织和发育不良的网状骨小梁所代替。

【临床表现】　单骨型最为常见，但可累及邻近的一块或多块骨，通常侵犯额骨，但与正常骨组织间常无明确界限，表现额骨隆起，边界不清，质地硬，眼球常被挤压向下移位，有的并不是局限在骨骼的一个部位，通常扩展到周围骨组织（图 26-3-5A）。

多骨发病常累及头颈部，以蝶额骨最常见，此外还见于筛、颞、颧、上颌骨，可导致面部不对称、眼眶狭窄、眼球突出，严重时视力减退（图 26-3-6A）。

累及鼻窦引流口阻塞时，可表现为复发性鼻窦炎，三叉神经痛，严重的可致黏液囊肿，或眶周脓肿，侵犯颅内时可发生脑膜炎、脑脊液瘘或神经变化。

【辅助检查】　X 线检查可显示从骨质带状透明到弥漫骨密度增高，硬化。眼眶 CT 常有不同征象，可为均匀或不均匀的磨玻璃样改变中见大小不等的斑片状低密度区，有的表现为规则或不规则的囊状透亮区或丝瓜络样，外围有明显硬化边。MRI 表现为 T_1WI、T_2WI 以低信号为主的混杂信号，增强后呈不均匀强化。

【诊断要点】

1. 本病为先天性骨病变，主要发生于 30 岁以下年轻人，女性多见。

2. 表现有面部不对称、眼球移位和眼球突出，进行性加重。

3. CT 表现病变眶骨膨大、骨骼扩张，呈"磨玻璃状"

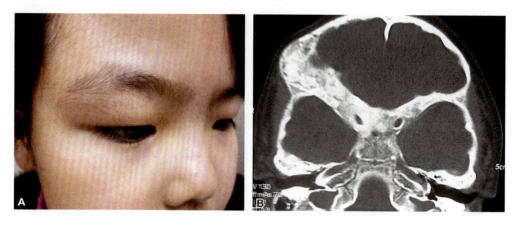

图 26-3-5 骨异常纤维增生症(单骨型)

A.8岁女孩,右侧眼眶异常纤维增生症,表现为变形性骨炎型特征;B.横轴位骨窗CT显示病变累及额骨及眶顶,呈磨玻璃状,内有斑片低密度区

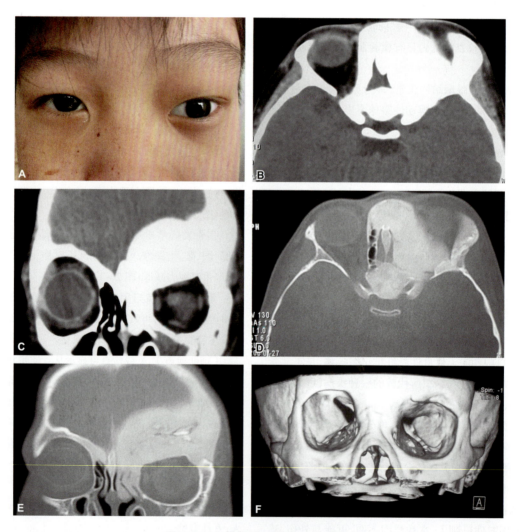

图 26-3-6 骨纤维异常增生(多骨型)

A.男性10岁,左侧眼球突出移位,上睑下垂,额部弥漫性隆起;B、C.横轴位和冠状CT显示病变累及额骨、蝶骨、筛骨、颞骨,眶腔明显缩小;D、E.骨窗横轴位和冠状CT表现病变呈磨玻璃状,内有低密度区;F.三维CT可见眶上裂缩小

特征(图 26-3-5B、图 26-3-6B)。

【鉴别诊断】

1. 骨化纤维瘤　主要发生于年轻人,病变局限,多为单一骨受累,呈膨胀性生长,病变呈毛玻璃状或多房状囊状阴影,边界清楚,病变外形呈蛋壳征。

2. 畸形性骨炎(Paget 病)　多发病于 40 岁以上,通常为双侧,影像学检查呈棉绒样密度影,而纤维异常增生缺乏这种特征。

3. 肥厚性脑膜瘤　发生于蝶骨大翼区的扁平肥厚性脑膜瘤,发病年龄大,可引起以骨质增生肥厚为主的均一骨质改变,骨皮质肥厚且边缘毛糙,而骨纤维异常增生皮质薄,皮质边缘欠清楚,受累骨以骨膨大为主。

【治疗】　由于本病是临床进展缓慢的良性病变,对于病变小、无症状者可暂缓手术。如有视神经受压特征、病变进展快、严重的外观缺陷可手术。手术的基本原则,是尽可能完整切除病变,同时最大限度保持器官生理功能和美容效果。普遍认为药物和放射治疗无效,此外尚有人认为放射治疗可导致恶性变。

根据病变位置的不同,手术基本术式有 4 种:①Caldwell-Luc 入路;②Weher-Fergusson 入路;③颅-面联合入路;④Fish 入路。术中凿除病变时可能出血较多,特别是儿童,应注意补充血液,及时用骨蜡止血,有报告术中使用液氮冷冻方法,既有止血作用,又可预防复发。

(高占国)

第四节　甲状腺相关眼病

甲状腺相关眼病是眼眶病中较为常见的病种之一,其发病率在眼眶病中占首位。1835 年 Graves 首先描述了甲状腺功能异常的患者表现有眼球突出,睑裂闭合不全,睁眼上方巩膜暴露,而称为 Graves 眼病。但经过眼科学家们的长期研究和观察,认为本病与甲状腺功能亢进关系密切,约 25%~50% 的 Graves 病患者发生甲状腺相关眼病,其中 3%~5% 的患者发展成严重阶段,而甲状腺相关眼病患者中约 90% 合并 Graves 眼病,但也可发生于甲状腺功能正常或功能低下的病人,它们之间的相互关系尚不清楚。Weetman 于 1991 年正式提出甲状腺相关眼病这一命名,用甲状腺相关眼病来强调和甲状腺内分泌轴之间关系,故目前较多学者习惯称之为甲状腺相关眼病。由于本病确切的发病机制不清,为表明甲状腺相关眼病是一种器官特异性自身免疫性疾病,国内已引用甲状腺相关性免疫眼眶病称谓。

【病因和发病机制】

1. 西医认为,本病发病机制尚未完全明了,目前认为是一种和甲状腺功能异常密切相关的器官特异性自身免疫系统紊乱所导致的疾病,疾病的病理过程主要是眼外肌和脂肪结缔组织的炎性反应,其发展主要依赖于眼眶成纤维细胞和 B 细胞、T 细胞的相互作用。

2. 中医认为,本病多由情志不畅,肝气郁结,郁久化火,郁热上炎,目络涩滞;或郁久伤阴,心阴亏耗,肝阴受损,以致阴虚阳亢所致;或因肝气郁结,脾虚失运,聚湿成痰,痰瘀互结而发病。

【临床表现】　可见于任何年龄,中青年多见,伴有甲状腺功能亢进的女性多见。发病时甲状腺功能可正常、亢进或低下,但多数有甲状腺功能亢进史。无甲状腺功能亢进症者无明显性别差异。有甲状腺功能亢进症者眼部表现往往较重,且多双眼发病,无甲状腺功能亢进症者可单眼发病或双眼先后发病,但程度较轻。患者多自述畏光、眼磨、流泪、眼痛、异物感、复视等。患者眼睑水肿、眼睑回缩、迟落;因眼球突出、运动障碍,而出现复视;如出现压迫性视神经病变,则视力下降或丧失;患者可以因眼外肌增粗或眶脂肪增生,导致眶压增高;部分患者可出现眼压增高、眼底视盘水肿、视野缺损;严重者可出现睑裂闭合不全、暴露性角膜炎。伴有甲状腺功能亢进症者的全身表现,如心率加快、甲状腺肿大、体重减轻、消瘦、震颤、无力等。

甲状腺相关眼病的病程通常历经两个阶段,即早期的活动期和晚期的非活动期。

为了判断患者的病情严重程度,1969 年 Werner 特提出甲状腺相关眼病眼部病变分级,即 NOSPECS0-6 级分级标准:0 级为无症状和体征;1 级为仅有眼征(眼睑回缩、迟落)而无症状;2 级为软组织受累;3 级为眼球前突;4 级为眼外肌受累;5 级为角膜受累;6 级为视力丧失。有学者将 0~1 级定为非浸润性(Ⅰ型),将 2~6 级为浸润型(Ⅱ型)。Ⅰ型:非浸润型,多见女性及年轻患者,仅表现为眼睑回缩、迟落和单纯性眼突,炎症性表现不著,眼外肌病变可有间歇性或一个急性发病过程,而后停止稳定,肌肉中度肿大,很少出现严重的眼眶病疾患,病程多在 6 个月至 1 年以上。Ⅱ型:浸润性,老年人多见,病变较重,发展快,呈进展性眼球突出,软组织肿胀明显,眼外肌肥大显著,可伴有压迫性视神经病变和复视,约 5%~6% 的患者发展为Ⅱ型严重的眼眶病疾病。

【实验室及辅助检查】　眼科检查包括眼睑征、眼球突出方向及程度、有无运动障碍、复视、视力是否下降、眼压、瞳孔、眼底、视野等;甲状腺相关眼病通常与甲状腺功能密切相关,甲状腺功能的实验室检查是必需的,包括血清促甲状腺激素(TSH)测定、血清 TT_3、TT_4、FT_3、FT_4 的测定及 I^{131} 吸碘率测定和 TG-Ab、TPO-Ab 等自身抗体的检查,以确定甲状腺功能是否正常。通过影像学检查能客观地反映眶内软组织受累状况,包括眼外肌及视神经的宽度、眶内软组织和眼眶骨性结构、眼外肌受累程度、眶尖及视神经是否受累及活动性判断等。根据眼部症状和体征对疾病的严重程度和活动性准确地进行判断和评估,可为治疗方式的选择提供依据,是个性化有效治疗和预后评估的基础与保证。

影像学检查对于甲状腺相关眼病的诊断和活动性判断非常重要,A 超可以根据眼外肌的回声强度判断疾病的活动性,在甲状腺相关眼病活动期,由于肌肉水肿和淋巴细胞浸润,眼肌反射率(EMR)数值较低,纤维化的眼外肌 EMR 较高。磁共振成像(MRI)在甲状腺相关眼病的不同阶段其信号强度发生变化,一般肌肉在 T_1WI 与 T_2WI 均为中高信号,在疾病的活动期,眶内脂肪和肌肉水肿,组织内水分增加,引起 T_1/T_2 时间延长,T_2WI 多表现高信号,免疫抑制剂治疗后信号减弱或消失,而 70% 的非活动性病变 T_2WI 为非高信号,肌肉肥厚纤维化的静止期,则肌肉 T_2WI 信号强度不增加或降低,高信号强度比率和正常大小肌肉说明为早期病变;高信号强度比率和肌肉肿大表明为后期活动性病变;肌肉肥大伴低信号强度比率为晚期静止性病变。信号强度与 Werner 分级、得分和眼外肌运动范围相比较,高信号强度比率与病变活动性高分数密切相关。

【诊断要点】

1. 目前有 Frueh、Gorman 和 Bartly 诊断标准,普遍多采用 Bartly 诊断标准。即眼睑退缩只要合并下列客观检查证据之一即可确诊:①甲状腺功能异常或调节异常,患者血清中 TT_3、TT_4、FT_3、FT_4 水平升高,TSH 水平下降;②眼球突出,其突度等于或大于 20mm;③视神经功能障碍;④眼外肌受累,眼球运动受限,CT 发现眼外肌增大。

2. 如无眼睑退缩,则必须有甲状腺功能异常或调节异常并合并下列临床体征之一:①眼球突出;②视功能障碍;③眼外肌受累。并排除其他原因引起类似的眼部体征。

【鉴别诊断】 鉴别诊断主要依据甲状腺相关眼病的眼睑退缩、眼球突出和眼外肌肥大三大特征。非甲状腺相关眼病也可见于眼睑退缩,如神经源性、肌源性、机械性先天性异常、外伤或手术后瘢痕等。除甲状腺相关眼病外,眶内各种原发性、继发性、转移性、血管性、炎症性肿瘤及眼外伤等多种疾病均可导致眼球突出,要根据病史、临床检查和影像学阳性特征进行鉴别。眼外肌肥大多见于颈动脉海绵窦瘘、眶内炎性假瘤、眼外肌转移癌、淋巴瘤、血管瘤等疾病。颈动脉海绵窦瘘多数有外伤史,发病突然,眶部和耳际可听到与脉搏一致性吹风样杂音,结膜血管螺旋状瘀曲扩张,影像学检查眼上静脉明显增粗。眶内肌炎性假瘤肌腹和肌腱均肿大,边界不规则,眼环增厚,肌肉附着点部增厚明显。

【治疗】

1. 西医治疗 甲状腺相关眼病的治疗以保护患者的视功能和心理功能的对症治疗为主,包括糖皮质激素冲击、免疫抑制剂、球后组织放疗、眶减压术、斜视矫正术和眼睑退缩矫正术等,对于不同患者需要不同的治疗方法,充分掌握好治疗时机的选择。

(1) 活动期治疗:对于症状和体征较轻,发病时间较短,分级属Ⅰ~Ⅱ级,视功能和眼球运动正常的非浸润性甲状腺相关眼病,可观察并对症局部治疗。其他可按照疾病的活动性和严重程度进行治疗性干预。药物治疗可根据疾病的活动性、严重性及药物的耐受性选择个体化治疗。临床用药首选糖皮质激素治疗,根据不同的临床分期选择球周局部注射、口服或静脉滴注。对糖皮质激素药物治疗效果不好或有药物禁忌证者,或由于肌肉肿大导致视神经病变者,可行眶局部放射治疗。放射治疗其机制主要杀伤眼外肌及眼眶组织中的致炎淋巴细胞,减少眶内成纤维细胞的分泌。对于重度眼病的应手术治疗,轻、中度视神经压迫且有眶部放疗或药物治疗禁忌证者,或显著突眼造成美容缺陷而要求纠正者,可行眶减压术。此外,核素治疗药物、生长抑素受体靶向治疗、静脉用免疫球蛋白(IVIG)、细胞因子拮抗剂、中医中药等可辅助该类疾病的治疗。

(2) 静止期治疗

1) 眼眶减压:眼眶减压适应证,根据高国红等提供,当药物或放射治疗无效时,可考虑手术减压,适应证主要有:①美容需要;②压迫性视神经病变;③暴露性角膜炎;④复视;⑤作为其他后续眼科治疗的辅助治疗;⑥压迫性视神经病变合并暴露性角膜炎等。具体手术方式包括眶脂减压、眶壁减压,以及鼻内镜眼眶减压术等。

2) 眼肌手术:甲状腺相关眼病进入稳定期,由于眼外肌纤维化,导致眼球运动受限和复视是主要的临床特征之一。小于 10$^\triangle$ 小度数斜视可用三棱镜矫正,或肉毒霉素眼外肌注射治疗,手术时机包括限制性斜视、复视,三棱镜无法矫正的,眼外肌功能改变基本稳定 3~6 个月以上的静止期;眼无充血、红肿及视力下降;甲状腺功能正常;激素治疗 3 个月以上病情无好转,则可行斜视矫正。眶减压的病人应术后 3~6 个月再行手术,如眼压升高、视野缺损为肌肉机械性挤压眼球引起,可适当提前手术。手术指征包括:病人有明显的斜视、复视,或病人尽管第一眼位无明显斜视,但因有双侧眼球运动明显障碍,致明显的代偿头位,严重影响工作和生活。手术方式通常采用首选受累肌的退后手术,而忌行对抗肌的缩短术,这是松解限制性斜视的主要手段。甲状腺相关眼病限制性斜视时患者眼外肌发生了纤维化,手术不可能使患者九个诊断眼位均获得双眼单视,手术只解决重要的功能眼位,即正前方和正下方的阅读视野无复视或复视基本消失,残余的复视可用三棱镜矫正。术后要常规口服泼尼松 30mg/d 晨一次顿服,每周减 5mg,视眼部稳定程度2~3个月停药。因甲状腺相关眼病有反复复发与加重的特点,故术后要定期观察眼位变化。

3) 上睑退缩手术:病情稳定6个月以上,上睑退缩暴露上方巩膜2mm或以上,可行Müller肌切除术。上睑退缩3~5mm之间时,在Müller肌切除术同时行提上睑肌后徙术或提上睑肌腱膜后徙术,以改善患者美容效果。

同一患者需行多种手术的,其顺序是先眼眶减压术,再眼肌手术,最后眼睑手术。

2. 中医中药治疗

(1) 辨证要点和治疗

1) 肝经郁热证:①胞睑肿胀,目珠突起,白睛红赤;②情志抑郁,发热口苦,烦躁易怒;③舌红,苔黄,脉数或弦数。

治法:清热解郁。

方药:丹栀逍遥散(《太平惠民和剂局方》)加减。

丹皮10g,栀子10g,当归10g,柴胡6g,陈皮10g,茯苓10g,白芍10g,益母草15g,夏枯草15g,龙胆草10g,白术10,生甘草6g。

2) 痰瘀阻络证:①目珠突起,凝视不能动,或有刺痛,或伴颈部肿胀;②乏力,嗜睡,头重,痰黏难咳,大便黏滞,小便色黄;③舌质暗或有瘀斑,苔厚腻,脉沉滑或涩滞。

治法:清热化痰,活血化瘀。

方药:化坚二陈汤合四物汤加减(庄曾渊《实用中医眼科学》)加减。

姜半夏10g,黄连10g,僵蚕10g,陈皮10g,茯苓15g,胆南星6g,当归10g,桃仁10g,赤芍10g,川芎10g。

3) 阴虚阳亢证:①目珠突出,凝视不能动,白睛红赤较轻;②头晕耳鸣,梦多滑遗,腰膝酸软,失眠多汗;③舌红,少苔,脉细数。

治法:滋阴潜阳。

方药:天麻钩藤饮(《杂病证治新义》)加味。

天麻9g,钩藤(后下)12g,石决明(先煎)18g,栀子9g,黄芩9g,川牛膝12g,杜仲9g,益母草9g,桑寄生9g,夜交藤9g,朱茯神9g,陈皮10g,浙贝母10g,玄参15g,珍珠母20g。

(2) 针刺疗法:选取睛明、太阳、合谷、风池、球后等穴,平补平泻手法,留针30分钟。

【预后与并发症】 甲状腺疾病的严重程度和眼眶疾病有一定关系,甲状腺功能亢进症的治疗方式和甲状腺功能亢进症的控制程度与眼眶疾病的发生和严重程度也有一定关系。有甲状腺功能亢进症的患者多双眼发病,且症状和体征较重,无甲状腺功能亢进症的患者病变程度较轻。经碘放疗的甲状腺功能亢进症患者出现严重的眼眶病和病情进一步发展的概率较高,但早期彻底地控制甲状腺功能亢进症对眼眶病治疗至关重要,在治疗甲状腺功能亢进症时使用的糖皮质激素可减轻眼眶病的严重程度,这作为预后判断指标有利。

甲状腺相关眼病的发病因素和病变进展缓急受多方因素影响,可表现为急性和亚急性发作,有的发病隐匿、病程缓慢,呈一种慢性表现状态。那些炎症急性表现或亚急性发作的患者比病程缓慢、症状和体征较轻的患者更易发展为严重程度。大多数甲状腺功能亢进症患者通过影像学检查可发现处于亚临床期表现的眼眶疾患,疾病很少继续发展,而将这些患者分为浸润性和非浸润性病变两组。由于病变不同期对免疫抑制治疗或放疗的疗效不同,寻找一些方法来评判病变的活动性,对治疗时机的选择和预后的估计有重要意义。

(任明玉 石慧君)

第五节 眼眶淋巴组织增生性病变

眼附属器淋巴组织增生性病变主要包括反应性淋巴细胞增生、非典型淋巴细胞增生和淋巴瘤,是眼眶常见占位性病变之一,占眼眶肿瘤的10%~15%。眼附属器淋巴瘤属于结外淋巴瘤,原发于结外的淋巴瘤多为非霍奇金淋巴瘤,是最常见的眼眶恶性肿瘤之一,占眼眶恶性肿瘤的34%~49%。眼附属器淋巴瘤多发生于成熟的B淋巴细胞,其中以黏膜相关淋巴组织结外边缘区B细胞淋巴瘤最为多见,国内报道其占淋巴瘤的81.3%~91%,国外报道则占52%~78%。

【病因和发病机制】 眼附属器淋巴瘤的确切病因尚不完全清楚,有证明一些B淋巴细胞的发生与微生物或者自身抗原的长期慢性刺激有关。国内外部分学者认为鹦鹉热衣原体、肺炎衣原体和丙型肝炎病毒可能在眼眶黏膜相关淋巴组织的发生发展过程中扮演重要角色。近年来,分子生物学的发展使人们对淋巴瘤的发生发展机制有了更深刻的认识,人们已在眼附属器淋巴增生性病变中检测到多种遗传性异常。有些最常见的遗传学异常形成的新的基因具有凋亡抑制作用,被认为与黏膜相关组织淋巴瘤的发生密切相关。目前认为促凋亡基因的失活是细胞逃逸凋亡分子介导的凋亡,从而使细胞永生化,可能是黏膜相关组织淋巴瘤发生的中心环节。在临床工作中,很难发现相应的致病因素,以及与之可能有关的情况,故在今后的工作中,应加强相应的流行病学调查,以明确可能的致病因素。

【临床表现】 不同类型的眼眶淋巴组织增生性病变临床表现相似,无特异性,根据病变部位不同,表现各有差异。主要为无痛性、隐匿进展的眼眶肿块,少数表现为快速浸润性生长。眶前部病变由于肿瘤压迫,眶组织水肿和炎性浸润,表现有眼睑水肿、眼睑下垂、局部肿块。结膜可见呈弥漫橙红色或粉红色增厚,如"鲑鱼肉"样外观,边界不清,病变常波及穹隆及睑结膜,结膜和巩膜表层血管扩张迂曲,呈螺旋状、束状或丛状,有眼干或异物感,有或无疼痛。眼眶深部的病变,表现眼球突出,视力障碍,眼球运动障碍。肌锥外肿瘤可使眼球向一侧偏斜,球后病变常包绕眼球呈铸造形,类似炎型假瘤,呈弥漫性浸润生长方式。病变常沿肌肉或肌锥间隙向眶尖部生长。泪腺部病变可触及泪腺肿大,边界不清,质硬,需与泪腺上皮性肿瘤和泪腺炎性假瘤相鉴别。肌锥内及眶尖部病变挤压或侵蚀视神经,可使视神经水肿、缺血或萎缩,最终视力下降或失明。

【实验室及辅助检查】 眼眶淋巴组织增生性病变影像学特征同样无特异性,B超示不规则形状占位影,边界不清,球周肿瘤可包绕眼球壁,和眼球呈铸造形特征。彩色多普勒探查多数病变内可见丰富血流信号或仅见少许血流信号。CT可显示肿瘤位置、形态、大小、边界及和周围组织的关系,肿瘤多位于眶周肌锥外间隙,可包绕眼球生长,常沿肌锥外间隙向后生长,肿块后缘呈锐角,一般无骨质破坏,无液化、坏死及钙化等特征。泪腺区肿瘤显示泪腺弥漫性增大,肿瘤常侵犯眼外肌使之增粗。因肿瘤无包膜,而呈弥漫浸润性生长方式。少数肿瘤通过眼眶上、下裂向邻近组织扩散。MRI显示淋巴瘤常和眼外肌、眶间隙及其他软组织分界不清,多数肿瘤在T_1WI和T_2WI呈中等信号,且信号均匀,增强后呈中等至明显均匀强化。

非霍奇金淋巴瘤属于低度恶性的肿瘤,多数临床经过缓慢,生存期较长,预后良好。常首发于眼部呈孤立性病变,偶有伴发全身淋巴瘤。故术前要进行全身检查,除外眶外病变的可能性。肿瘤切除后除行组织病理学检查外,还要进行免疫组化进一步定性,避免误诊。

目前眼眶淋巴瘤最常采用的分类方法是修正的欧美淋巴瘤分类,分5类:①眼眶黏膜相关淋巴样组织淋巴瘤或淋巴边缘带淋巴瘤;②淋巴浆细胞样淋巴瘤;③滤泡性淋巴瘤;④弥漫性大B细胞淋巴瘤;⑤其他组织类型淋巴瘤。其预后与眶外病变出现的频率有关,恶性程度由低至高依次为黏膜相关淋巴样组织淋巴瘤、淋巴浆细胞样淋巴瘤、滤泡性淋巴瘤、弥漫性大B细胞淋巴瘤、其他组织类型淋巴瘤。2001年WHO在此基础上,提出WHO淋巴瘤分类,即B细胞淋巴瘤、T/NK细胞淋巴瘤、霍奇金淋巴瘤。眼附属器淋巴瘤可发生于眼睑、结膜、泪腺和眼眶组织中,不同部位其临床症状不同。随着平均生存年龄的提高和免疫缺陷、免疫抑制患者的增加,眼附属器淋巴瘤的发病率有逐渐增加趋势,加上本病临床多样化的表现,为本病诊断和治疗带来一定难度。

【诊断要点】 该病多发生于40~70岁之间,发病过程隐匿发病,病程缓慢,少数有全身淋巴瘤病史。单侧或双侧发病,单侧多见,病变可发生于眶内任何部位,无痛性肿块导致眼球突出与移位。肿瘤多呈不规则,无明显界线,与眼球常呈铸造形。B超表现不规则,彩色多普勒探查多数病变内可见丰富血流信号或仅见少许血流信号。CT示肿物密度均匀,常包绕眼球呈铸造样外观,增强后轻至中度强化,眶骨多无破坏。MRI显示病变T_1WI与T_2WI均呈等信号,增强后大多肿瘤呈均匀中等度强化。部分病例发展为全身淋巴瘤。需要病理及免疫组化明确诊断。

【鉴别诊断】 眼眶淋巴组织增生性疾病主要应与炎性假瘤、泪腺肿瘤、眼眶转移癌相鉴别。炎性假瘤为多克隆性病变,是慢性炎症刺激结果,病程发展快,伴有眼球突出、眶部疼痛、眼睑红肿、结膜充血、眼球运动障碍等表现,病变以淋巴细胞和浆细胞浸润为主,无未成熟的淋巴细胞存在,病情易反复发作,迁延不愈,激素治疗有效,MRI上T_1呈等或略低信号,T_2呈略低、等或略高信号,肌腱常受累。早期泪腺良性肿瘤局限于泪腺窝内,较大的泪腺肿瘤可有骨质压迫症,表现泪腺窝局限性扩大凹陷,肿瘤呈圆形或椭圆形,边界清楚,和眼球相切,无或少有铸形征。恶性泪腺肿瘤可伴有骨质改变。眼眶转移性肿瘤多有原发病史,常有骨质破坏。

【治疗】 位于眼眶前部孤立性肿瘤应手术切除。怀疑眼眶淋巴瘤的病例,应行手术切除或活检,尽可能完全手术切除,病理证实后,术后联合局部放疗,防止复发和向高度恶性转化,需密切随访其变化。肿瘤范围广泛不能一次性全部切除的或眶内肿瘤包绕视神经、眼外肌等眶内结构的,为避免较多的组织损伤和眼功能破坏,可行前路开眶活检或肿瘤大部摘除手术,明确病变性质后,加以放疗和(或)化疗。淋巴瘤对放疗敏感,根据病变大小、范围和部位高度个体化治疗,个体化设计放疗计划,保证放射治疗的疗效和毒副作用的最小化。黏膜相关组织淋巴瘤属于低度恶性肿瘤,局限性肿瘤对放射治疗效果好,滤泡性淋巴瘤及淋巴浆细胞样淋巴瘤多局限在眶内,以其低度恶性优先考虑局部放疗,低度恶性肿瘤推荐小于30Gy的放射治疗量。对于高度恶性类型或侵蚀性较强的淋巴瘤(如前驱B淋巴母细胞性淋巴瘤、弥漫大B淋巴瘤)或有全身表现的中低度淋巴瘤可应用全身化疗。对于检测鹦鹉热衣原体阳性的患者,可给予相应的抗生素治疗,多西环素对于眼及附属器淋巴瘤是一种起效快而安全的治疗药物。

【预后与并发症】 其预后评估与淋巴细胞的类型密切相关。此外,年龄大的死亡率高,双眼比单眼预后差,其发生系统性淋巴瘤的死亡危险性双眼者高;病程长的预示病程进展缓慢,预后好,淋巴瘤常出现眼球突出和眼部肿块,少见复视、瞳孔传入障碍、眼部疼痛等,但这些症状和体征意味着眼外肌、视神经和眼部的感觉神经受累,是预后不良表现,发生全身淋巴瘤和淋巴瘤相关死亡的危险性大。单纯手术治疗复发率较高,联合放疗和(或)化疗可提高生存率。

(任明玉)

参 考 文 献

1. 史季桐,安裕志,孙宪丽,等. 眼眶炎性假瘤的临床病理分析. 中华眼科杂志,2003,39(2):81-86.
2. 高占国. 眼眶病临床实践与思考. 北京:人民卫生出版社,2014:59-67.
3. 于龙刚,李娜,姜彦,等. 儿童急性鼻窦炎并发症五例临床分析. 中华耳鼻咽喉头颈外科杂志,2012,47(4):314-316.
4. 郭璐,胡仁明. Crouzon综合征发病机制研究进展. 医学综述,2007,13(24):1992-1993.
5. 高占国. 眼眶病临床实践与思考. 北京:人民卫生出版社,2014:37-39.
6. 穆雄铮,计箬,王毅敏,等. 突眼和颅面部发育不良的外科矫正术. 中华眼科杂志,2004,40(6):380-384.
7. 张铭连. 中西医结合眼科疾病诊疗手册. 北京:中国中医药出版社,2010:553-561.
8. 李传课. 中医眼科学. 北京:人民卫生出版社,1999:714-719.
9. 庄曾渊,陈红. 实用中医眼科. 北京:中国中医药出版社,2016:426.

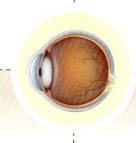

第二十七章 眼外伤疾病

眼球或其附属器官因受外来的机械性、物理性或化学性伤害,发生各种病理性改变而损害其正常功能者,称为眼外伤。在眼科临床上,眼外伤极其常见,危害严重,是我国最主要的致盲及眼球摘除原因之一。

眼球位于面部,尽管四周有眼眶及其他组织保护,但其前部暴露,是人体最容易受到伤害的部位之一。眼球组织非常脆弱,有时轻微的外伤即可造成严重的视力下降,甚至需要摘除眼球。

当眼部受到外伤后临床救治极为重要,一期处理的好坏对伤眼的视功能的保存及恢复至关重要。近年来,随着眼科显微手术技巧的不断提高,玻璃体视网膜手术技术的不断完善和新的手术器械及检测仪器的进步,眼外伤的临床诊治水平也取得了技术性突破,挽救了无数严重眼外伤患者的眼球,并使其恢复了一定的视力。尽管如此,对于许多极其严重的眼外伤,如外伤后眼内容严重缺失、视网膜皱缩僵硬、视网膜广泛缺损、严重化脓性眼内炎以及外伤性视神经撕脱等,目前的治疗尚不能达到满意的效果甚至是束手无策,需要进一步探讨和研究。

第一节 眼外伤分类及病史采集

一、眼外伤分类

(一) 根据其致伤因素分类

1. 机械性眼外伤　指外力的直接作用所致的眼部损伤。根据损伤的性质可分为钝器伤、锐器伤和异物伤,根据损伤的后果可分为开放性和闭合性两类。机械性眼外伤可造成眼部出血、感染、眼球穿孔、眼球破裂、眼内出血、虹膜睫状体损伤、视网膜脱离、眼内异物存留、眼眶骨折等,可严重影响患者的视功能。

2. 非机械性眼外伤　由物理的、化学的因素造成的眼部损伤。可分为化学烧伤、热烧伤、激光伤、辐射伤、物理伤、电击伤、毒气伤等。最常见的是眼部化学烧伤及热烧伤,常造成视力下降及睑球粘连,严重者亦可造成眼球穿孔甚至双目失明的严重后果。

(二) 机械性眼外伤国际分类方法和术语

目前国际上普遍采用的是美国眼科协会、国际眼外伤协会和视网膜玻璃体协会推荐应用的眼外伤分类和专用术语。此分类方法又称伯明翰眼外伤命名(Birminghan eye trauma terminology, BETT),将机械性眼外伤分为闭合性眼外伤和开放性眼外伤(解剖学上眼球壁分3层,这里仅指坚硬的巩膜和角膜)。

1. 闭合性眼外伤　球壁无全层伤口。

(1) 挫伤:闭合性眼球损伤,常由钝力所致,冲击位点或继发于眼球变形和瞬间压力传导相损伤,可发生在较远部位。无全层眼球壁伤口。

(2) 板层裂伤:眼球壁的部分裂伤。

(3) 浅层异物伤:闭合性眼球损伤,由投射物引起,异物停留在结膜和眼球壁上,未造成眼球壁全层的损伤。损伤可由锐力、钝力或两者共同造成。

2. 开放性眼外伤　球壁有全层伤口。

(1) 破裂伤:钝器所致的球壁全层伤口。由于眼内充满不可压缩的液体,撞击的结果使眼内压瞬间升高,眼球壁从薄弱处破裂,可以在被撞击点或其他地方破裂。实际上,损伤是由内向外的机械力所造成的。

(2) 裂伤:由锐器引起的眼球壁的全层伤口。伤口是从外向内的机械力所致,可伴有钝力所致的损伤。

1) 穿通伤:眼球壁全层的单个伤口,由锐利物所致,只有入口不存在出口。如果有一个以上的入口,则每一个入口均由不同的致伤物所致。

2) 眼内异物伤:单入口伤,异物滞留眼内。

3) 贯通伤:同一锐器引起两个伤口(同时有入口和出口)。两处伤口必须由同一致伤物引起。

二、眼外伤病史采集

眼外伤就诊患者有时情况较为复杂,有时可伴有全身其他部位的复合型损伤。因此,眼外伤接诊医生在进行眼科专科检查之前,要对患者的全身一般情况做出总体评价。首先应详细询问受伤经过及伤后情况,观察患者的精神状态及有无危及生命的损伤,如严重的颅脑损伤、肺气(血)肿、内脏出血、休克等。

获取全面、准确的眼外伤患者的病史资料可以指导医生迅速检查,指导最初的处理和评价预后。对于石灰、水泥、酸碱性化学物质的化学烧伤,应首先冲洗和去除表面致伤物后再详细询问病史和检查,以最大限度地减少致伤物对眼部的进一步损害。有时个别眼外伤患者故意隐瞒自己的受伤经过和病情,可使我们造成诊断和治疗上的错误。有时患者应用其他人的姓名,可能给以后的法医鉴定、伤残评定、工伤上报带来麻烦。这些均应引起注意。病史采集应包括以下内容:

(一) 受伤时间及原因

要了解发生眼外伤的具体时间及受伤经过,受伤时从事何种操作、活动,以及致伤物的大小、性质、方向等。这对于了解伤情的严重程度、有无异物存留、是否伴有威胁生命的外伤都有重要意义。

(二) 伤后治疗情况

应了解皮肤伤口的大小与类型,伤后是否进行清创,清创时有无异物及骨折;泪小管有无断裂,是否已经吻合;眼球伤口应了解伤口的大小、眼内容有无脱出、伤口缝合情况、眼内异物是否已经取出;眼部化学烧伤,伤后有无及时冲洗及冲洗时间;身体其他部位的外伤是否已经处理,伤后有无昏迷及昏迷的时间。并应了解伤后用药情况,特别是破伤风抗毒素及狂犬疫苗是否已经应用。

(三) 过去眼病史

应了解伤前视力情况,有无先天异常、疾病史、外伤史、手术史,治疗后视力恢复情况。还应了解健眼视力情况,有无弱视,是否为独眼患者。

(四) 全身疾病史

应了解患者有无高血压、糖尿病、心脏病、哮喘病、精神病、血液病等全身疾病病史,以及控制程度,观察患者的体质及健康状况;了解患者有无药物过敏史及最近服用的药物,这些对患者手术方式及药物应用的选择具有重要意义。生育年龄的女性患者还应当问及有无怀孕。

(五) 饮酒史

应注意患者有无饮酒史,鉴别患者的意识不清为酒精中毒所致,还是其他原因所致。另外,饮酒史对全身药物如镇静剂、头孢类抗生素的应用具有指导意义。

(贾金辰 韩少磊 张伟)

第二节 机械性眼外伤

机械性眼外伤指外力的直接作用所致的眼部损伤,根据损伤的性质可分为钝器伤、锐器伤和异物伤,根据损伤的后果可分为开放性和闭合性两类。机械性眼外伤可造成眼球及眼附属器各个部位的损伤,可严重影响患者的视功能。临床上应根据眼部损伤的不同情况,制订相应的诊疗计划。

一、眼睑外伤

眼睑位于眼球的前面,是保护眼球和协助瞳孔调整进入眼内光线的重要组织,是构成颜面仪容的重要组成部分,也是眼部最容易受伤的部位。在处理眼睑外伤的同时应注意有无眼球、眼眶、颅脑等部位的外伤。

(一) 眼睑挫伤

眼睑组织疏松、皮肤菲薄、血管丰富,在受外力作用后,容易引起眼睑皮肤的擦伤、眼睑明显的水肿及血肿等。

【临床表现】 病人主要症状为疼痛,多为闷痛和胀痛。眼部检查可见眼睑肿胀,皮下瘀血,上眼睑呈下垂状态,严重者眼睑高度肿胀不能睁眼(图 27-2-1)。伴有鼻旁窦骨折时,鼻腔内空气进入眼眶内和眼睑皮下,出现皮下气肿,临床检查触诊时有捻发感,可伴有鼻腔出血。有些

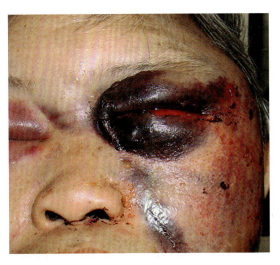

图 27-2-1 眼睑皮下瘀血

病人可因钝物的摩擦造成皮肤擦伤,临床可见眼睑及面部皮肤上皮缺损,皮肤渗血(图27-2-2)。眼睑出血有时因颅底骨折所引起,一般发生在伤后 12~24 小时,严重的颅底骨折可伴有口、鼻、耳的出血及脉搏迟缓、呕吐等症状,应引起高度重视,进行相应的影像学检查,必要时请相关科室会诊。

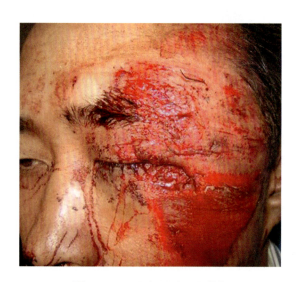

图 27-2-2　眼睑及面部组织挫伤

【辅助检查】　眼部软组织挫伤应常规进行眼眶 CT 检查,观察有无眶壁骨折、皮下积血、皮下积气、眶内血肿等。眼部软组织挫伤时 CT 可见眼睑肿胀及眶周软组织肿胀,合并出血时则密度增高,合并眼睑皮下气肿时可见低密度影。

【治疗】
1. 单纯的眼睑皮肤挫伤表面常常沾有泥灰及其他污物,可用生理盐水冲洗创面,清除表面的泥土及细小异物。用爱尔碘或新洁尔灭对创面进行消毒,一般不必包扎。
2. 挫伤面积较大时尽量避免在阳光下暴晒,以免造成色素沉积。创面形成的痂皮不宜过早强行清除,以免创面延期愈合,对于较大面积的创面可将游离的痂皮分期剪除,以利于创面的暴露和愈合。
3. 眼睑挫伤而出现的水肿和出血可以自行吸收。伤后早期应冷敷、应用止血药物、积极控制血压,以减少出血。后期可行热敷、理疗、应用血管扩张剂及活血化瘀药物等,以促进瘀血吸收。
4. 挫伤有时造成的眼睑或眶周出现较大的血肿,吸收缓慢,可于外伤 10 天后积血液化后可用注射器将其吸出。

(二)眼睑裂伤

各种原因如钝器或锐器均可引起眼睑皮肤裂伤。钝器如拳头、砖头、木头等,锐器如匕首、铁屑等。此外爆炸也可引起多处眼睑皮肤裂伤。

【临床表现】　眼睑裂伤根据伤口的部位、大小及深浅不同可有不同的临床表现。眼较小的、与睑缘平行的裂伤可自行闭合,与睑缘垂直的裂伤常不规则裂开。较大较深的裂伤,有时可见眶内组织脱出、暴露眶缘骨质或伴有骨折。眼睑裂伤有时伴有眼睑组织部分甚至全部缺损,并可致暴露性角膜炎(图27-2-3)。内眦或外眦部的裂伤有时可造成内眦韧带或外眦韧带断裂,眼睑受到对侧眦角的牵拉,可致眼睑变形。部分位于内眦部的裂伤,可伤及泪小管和泪囊,引起流泪症状(图27-2-4)。上眼睑裂伤可损伤提上睑肌,造成外伤性上睑下垂。眶上缘裂伤,可伤及眉毛或额肌,造成眉毛部分缺损或移位畸形。眼睑裂伤常伴有眼球的外伤,并可伴有颜面部及其他部位的外伤。

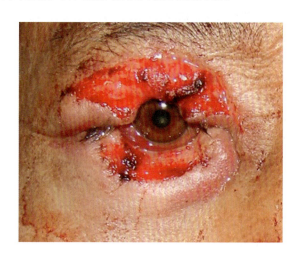

图 27-2-3　眼睑皮肤缺损

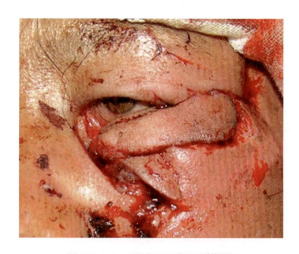

图 27-2-4　眼睑及面部皮肤裂伤

【治疗】　对眼睑损伤的处理,应根据具体情况而定,对新鲜伤口应尽早清创缝合,对已经缝合的伤口如对合明显欠佳,必要时可重新缝合。缝合过程中应尽量保留原眼睑组织,对不整齐的伤口应尽量使创缘回复原位,防止组织缺损或错位愈合,以免伤口愈合后出现眼睑外翻或其他畸形。

较浅且与眼轮匝肌纤维平行时，仅作一般缝合即可，或将伤口对齐后用皮肤黏合剂（α-氰基丙烯酸正丁酯）将其黏合。伤口较深（或穿透眼睑全层），创口又与肌纤维垂直者，应分层严密缝合，以免日后结瘢过大而造成眼睑的畸形。对于眼睑全层裂伤则应逐层缝合，注意将睑缘灰线对齐，线结不要置于睑结膜面，以免摩擦角膜。如皮肤缺失，应松解周围组织或皮瓣转移尽量将伤口闭合，一般不一期行皮肤移植。如提上睑肌被切断，则应找出其游离的两端加以缝合，以免造成上睑下垂，外伤性上睑下垂先期保守治疗，包括药物性治疗和物理性治疗，远期可行上睑下垂矫正术。

受伤早期给予止血药，给予抗生素预防感染，注射破伤风抗毒素，动物咬伤者还应注射狂犬疫苗。

（三）内眦韧带断裂

内眦韧带是连接和固定上、下睑板鼻侧端于眶内侧缘的带状结缔组织束。内眦韧带除分上、下两股联系上、下睑板外，又分为前、后两叶，前叶附着于泪前嵴，较粗大，后叶附着于泪后嵴，较菲薄，但有牵引睑板向后的力量。所以正常眼睑邻近内眦角之前，略呈后凹再向前凸。

【临床表现】 内眦部的皮肤裂伤有时伴有内眦韧带断裂，表现为内眦角圆钝，内眦向外、向前移位，睑裂圆而窄，泪囊区较对侧隆起，严重影响患者美观。内眦韧带断裂常伴有眶内壁骨折或鼻骨骨折。

【治疗】 如骨折严重，应先修整骨折，再处理内眦韧带及泪道。内眦韧带恰好横过泪囊中部的前方，是手术时寻找泪囊的重要标志。开放性伤口应伤口清创缝合时一期进行内眦韧带断裂复位固定，内眦部挫裂伤造成的内眦韧带断裂应局部肿胀消退后再行手术。常用的手术方法有内眦韧带断裂缝线固定术、不锈钢丝直接固定术、利用对侧骨壁不锈钢丝固定术、内眦韧带断裂钛钉固定术等。

二、泪器外伤

泪器包括分泌泪液的泪腺和排泄泪液的泪道两部分。泪器外伤中以泪道外伤最为常见，而泪腺部的外伤较少发生，伤后及时正确的处理对恢复泪道排泪功能很重要，如治疗不当可造成患者终身溢泪。

（一）泪腺外伤

泪腺位于眼眶外上方的泪腺窝内，有坚硬的眶缘保护，不易被损伤，故单纯的泪腺损伤非常少见。临床上泪腺损伤常合并于眶缘骨折和眼睑的损伤。

【临床表现】

1. 泪腺挫伤是由眼眶外上缘部位的撞击伤及打击伤，外力通过额骨传导而伤及泪腺所致。另外，眶外上缘部位的骨折塌陷，可致泪腺受挤压而破裂。一般情况下，泪腺损伤同时常伴有邻近重要组织如颅脑、眼球的损伤，眶上裂、视神经管的损伤或颅底骨折。泪腺损伤后晚期常出现泪腺的肿大及脱垂。

2. 泪腺穿通伤是由锐器如刀、剪或枪弹直接作用于泪腺造成的泪腺损伤。泪腺损伤后可引起急性或慢性泪腺炎症，造成泪腺肿大及脱出。若继发细菌感染，可导致化脓性泪腺炎，表现为局部及眼睑红肿、疼痛、眼球突出及移位，有时伴有耳前淋巴结肿大压痛，通常1~2周后炎症消退，化脓者可自行穿破形成暂时性瘘管，亦有转变成亚急性或慢性。

【治疗】

1. 由于泪腺外伤有时伴有眶上缘的骨折及颅脑的损伤，故术前应注意患者的意识是否清楚，颅内有无积血、积气，有无脑脊液漏等，必要时转神经外科进行治疗。

2. 泪腺外伤清创术，首先应对伤口进行彻底清创，用生理盐水进行伤口冲洗，清除异物，对坏死的泪腺组织予以切除。并将眶隔缩短加固缝合于眶骨膜，使泪腺被悬吊并复位于它的正常解剖位置。

3. 挫伤造成的泪腺脱垂，早期可先用手法复位，然后用绷带加压治疗2周，部分患者可能获得永久性复位。手法复位成功率很低，多数情况下需手术复位，将泪腺缝于骨膜，同时进行眶隔加固。

4. 泪腺穿孔及感染者，应积极进行抗感染治疗，形成的瘘管，可手术切除。

（二）泪小管断裂

泪小管断裂为眼外伤常见病，以下泪小管断裂最多见，其次为上泪小管断裂，部分病人可发生上、下泪小管均断裂及泪小管多段断裂。

【临床表现】 内眦部皮肤撕裂伤常伴有泪小管断裂，利器所致的损伤，断裂与伤口对应，可发生于泪小管的任何部位。下睑皮肤的挫裂造成的泪小管断裂，断端多发于内眦深部及泪囊附近（图27-2-5）。泪小管离断后，泪道冲洗时可见断端漏水，部分患者不冲洗也可直接观察到泪小管断端外露，泪道探针直接从伤口穿出（图27-2-6）。

【辅助检查】 应进行眼眶CT检查，排除眶内壁、眶下壁及鼻泪管骨折。

【治疗】 泪小管断裂后必须进行泪小管吻合术，以恢复泪液引流系统的解剖及功能。

1. 新鲜泪小管断裂应在伤后24小时内积极行吻合手术，力求在解剖学及生理功能上同时达到一期修复。损伤的泪小管若未能及时吻合或在急诊手术时吻合失败，即使在伤后7~10日亦可将伤口打开，找出泪小管断端，进行泪

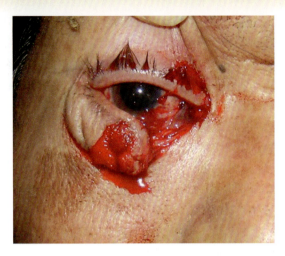

图 27-2-5　皮肤裂伤伴泪小管断裂

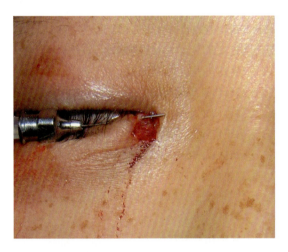

图 27-2-6　泪小管断裂穿出

小管断裂吻合。泪小管吻合时，应在手术显微镜下进行，可通过直接发现法、弯探针法、泪囊切开法等方法找出泪小管断端，在泪道内插入引流管将泪小管断端进行吻合。泪管引流管留置3个月后拔除，并定期冲洗泪道。

2. 陈旧性泪小管断裂可在内眦部通过泪道内插入探针或泪囊切开找出泪小管断端进行吻合。对泪道已经严重破坏无法利用泪道及周围组织修复者，以及用其他修复方法失败，患者有明显的流泪症状和手术要求者，可选择结膜泪囊吻合术、泪湖鼻泪管引流管置入术、泪湖中鼻道引流管置入术等。

(三) 外伤性泪囊炎

眼部外伤有时可造成骨性鼻泪管部位的骨折、移位，而致鼻泪管堵塞，并可继发感染而发展成为慢性泪囊炎。

【临床表现】　外伤性泪囊炎通常发生在伤后1~2个月，患者常有溢泪症状，冲洗泪道或挤压泪囊区可见有脓性分泌物自下泪点溢出。患者有时可同时伴有内眦韧带断裂、鼻泪管骨折、眶内壁骨折等。

【辅助检查】

1. 泪道 X 线检查　主要包括骨鼻泪管摄片和膜性泪道造影术。传统使用的油质造影剂碘油不适用于外伤性囊损伤，因为黏度高，影像失真，并有形成碘油性肉芽肿的危险。可采用水溶性造影剂。

2. 泪道 CT 扫描　应常规进行泪道 CT 检查，泪道 CT 扫描显示泪囊区软组织增厚、密度增高、泪囊扩张及泪囊区异常骨碎片影、泪囊区凹陷性和粉碎性骨折。

【治疗】　外伤性泪囊炎手术治疗时，一般选用皮肤切口行鼻腔泪囊吻合术，亦可在鼻内镜下通过鼻腔进行手术。由于局部的解剖结构可能遭到破坏，而使手术更加复杂，手术效果也难以确定。外伤性泪囊炎合并内眦部瘢痕、畸形者，手术时首先行鼻腔泪囊吻合手术，在保证皮肤切口清洁的情况下，可行局部的瘢痕切除及成形手术。合并内眦韧带断裂者，可同时行钢丝固定或钛钉固定。合并有眶壁骨折及眼球凹陷者，一般不联合手术，以免感染向眶内扩散。

三、眼外肌外伤

锐器伤于眼部，可造成眼外肌的直接损伤；外伤造成眶内的炎症、异物的刺激以及眶壁骨折眼外肌的移位等可造成眼外肌的间接损伤。有人统计，在后天性麻痹性斜视中约有15%的眼外肌麻痹是由外伤所致。

【临床表现】

1. 眼外肌的直接损伤　尖锐物体如剪刀、玻璃、木棍、异物等进入眶内的过程中可造成眼外肌的部分断裂、撕裂，甚至发生全部离断（图 27-2-7）。眼外肌的断裂可发生在肌腱处，也可发生在肌腹甚至眼球赤道后肌肉部分，断裂的肌肉退缩到眼眶深部，表现为复视、斜视、眼球运动障碍等，常伴有结膜裂伤及结膜下出血。有时外伤造成结膜下瘀血、水肿和眼睑肿胀，眼外肌断裂被掩盖，在水肿吸收消失后始被查出。

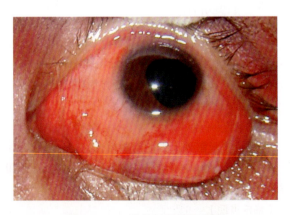

图 27-2-7　外伤性眼外肌断裂

2. 眼外肌陷入与嵌顿　爆裂性眶骨骨折是引起眼外肌或周围软组织嵌顿或陷入的常见原因。眶下壁骨折可使下直肌、下斜肌和眶下部软组织嵌顿疝入骨折裂口，甚至进入上颌窦，导致眼球垂直运动受限；眶内壁骨折可使内直肌嵌入，导致眼球水平运动受限。眼外肌嵌顿后可被骨折片刺伤或夹持，眼球牵拉实验阳性。

3. 眼球突出及凹陷　外伤性眼球突出及凹陷亦可造成眼球运动障碍和复视。如外伤性眼球脱位、眶内出血和水肿、颈内动脉海绵窦瘘、眶尖综合征及眶上裂综合征、眶壁骨折造成的眶腔扩大及眶腔缩小等。

4. 滑车部损伤　临床上因滑车部损伤引起的上斜肌功能障碍很少见，原因是有眶上缘的保护。但眶内上部受到尖形物戳伤或碰伤亦可引起滑车部损伤而出现复视。

5. 眼外肌瘢痕性收缩与粘连　眼眶穿通伤造成的眶内组织的损伤、眶内感染、眶内异物的机化包裹，均可发生瘢痕性收缩与粘连，如波及眼外肌的肌鞘、肌腱、肌腹，均可造成眼球运动障碍及复视。

【辅助检查】　应根据不同的眼部情况选择相应的辅助检查。如 CT 检查、MRI 检查、B 超检查等。

【治疗】

1. 病因治疗　应根据不同的病因进行治疗。

(1) 眼外肌断裂应手术探查及修复。

(2) 眶壁骨折造成的肌肉嵌顿，轻度复视可牵拉治疗；明显的复视、眼球运动受限、眼球内陷超过 2mm 者，应将肌肉复位，同时治疗骨折。

(3) 眶内的出血及水肿应积极药物治疗或手术治疗。

(4) 眶内炎症及瘢痕，早期药物治疗及理疗，晚期可手术治疗。

2. 眼外肌训练或牵拉　对于外伤后出现的轻度眼位偏斜及复视，可行眼球运动训练，亦可根据情况行眼球牵拉治疗。

3. 三棱镜矫正　对伤后较小度数的斜视或外伤手术后遗留的轻度斜视，可配用一定度数的三棱镜，以消除因眼位偏斜引起的复视或视疲劳症状。

4. 手术治疗　伤后眼位偏斜明显，经用药物治疗并追踪观察半年以上，眼位及眼球运动无好转者，可行斜视矫正手术。

四、眼眶外伤

眼眶组织包括眼球周围的软组织和四周的眶骨壁，软组织主要由脂肪组织、神经及血管组成。无论是钝性外力打击还是锐器刺伤都可伤及眼眶组织。眼眶外伤多由于交通事故、高空坠落、头面部外力打击及异物击伤所致，轻者仅有眶内组织和眶壁损伤，严重者伴有邻近的颅脑和面部组织受累，甚至造成视力丧失和头面部畸形。

(一) 眼眶出血

【临床表现】　眼部的钝挫伤及穿通伤均可导致眶软组织内血管撕裂，出血进入眶内，造成眶内出血。肌锥内的出血，不易扩散，易聚集形成血肿，引起眼球轴性突出。肌锥外的出血，可沿眶脂肪向前扩散到眼睑皮下和结膜下，引起眼睑瘀血和结膜下出血。骨膜损伤或骨折引起的出血，可集聚在骨膜和骨壁之间，形成骨膜下血肿，以眶顶骨膜下积血最为常见。

眶内出血后表现为眼球突出、眼球移位、复视及眼球运动障碍(图 27-2-8)。严重的外伤性眶内出血和血肿，可在短时间内眶压急剧增高，当血肿达到一定程度时可影响视网膜和视神经的血供，出现视神经、视网膜缺血，视力、色觉、瞳孔反应异常，严重者可导致视力急性减退甚至光感消失。此为眼科急症，应立即采取措施降低眶内压力。另外，眶内压急剧升高，患者可出现剧烈头痛、眼痛、恶心、呕吐等症状。

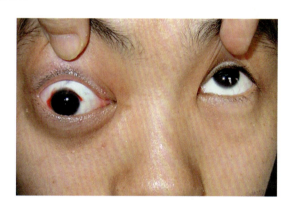

图 27-2-8　眶内血肿眼球上转受限

【辅助检查】

1. CT 检查　眶部轴向和冠状扫描，可显示积血的部位、积血量的多少，并能同时显示积血与周围组织的关系，有无眶壁骨折等(图 27-2-9)。

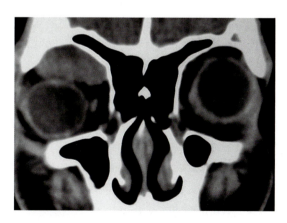

图 27-2-9　眶顶壁骨膜下积血 CT 表现

2. B超检查 眶内血肿在出血后即刻探查为无回声暗区,当有弱回声光斑出现时表示已有血块形成,待血块溶解后血肿内回声又消失(图27-2-10)。

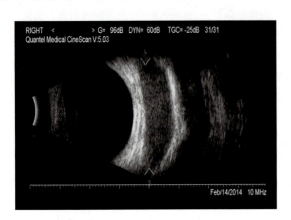

图27-2-10 眶骨膜下积血B超表现

【治疗】

1. 止血 眶内出血早期给以止血剂,一般处理24小时内冷敷,加压包扎伤眼。待无再出血征象后改热敷,给予血管扩张剂及活血化瘀药物,促进出血、水肿的吸收。

2. 降低眶压 眶压升高者可给以20%甘露醇250ml,每日2次静脉滴注。眶压过高危及视力,药物无法缓解时,可考虑手术减压,如外眦切开或眶内积血引流。

3. 神经营养药物 眶内出血病人视力下降者,给以营养神经药物及B族维生素药物。

4. 穿刺抽吸 积血伤后10~14天待血肿液化后,用20ml注射器、8~9号针头,穿刺吸出积血,可起到快速清除眶内积血的作用,操作时针头在积血腔内不要来回摆动,以免造成新的出血,积血抽吸后眼部加压包扎2~3日。

(二)眼眶骨折

【临床表现】 眼部及头面部遭受较强暴力时可发生眼眶骨折。眼眶骨折后,患者常表现为眼球突出或凹陷、眼球运动障碍、复视、皮下瘀血、皮下气肿、眶下神经分布区域感觉障碍等。眼眶骨折有时可伴有视神经的损伤及眼球损伤,造成患者视力下降甚至完全丧失。另外,眼眶骨折有时可伴有颅脑损伤、耳鼻外伤、口腔颌面外伤等,应引起高度重视,必要时请有关科室会诊或转诊。

1. 眶缘骨折 车祸、工业事故、高空坠落等原因外力直接作用于眶缘时,均可能发生眶缘骨折。骨折后,眶缘较对侧塌陷或异常隆起,触诊可发现眶缘连续性中断。眶缘骨折以眶外缘为常见,常伴有颧弓骨折及张口困难;眶上缘骨折常累及额骨垂直板、额窦和大脑额叶;眶内缘骨折常累及鼻骨、泪骨和筛骨、上颌骨额突和额骨上颌突;眶下缘骨折多累及上颌骨、颧骨和上颌窦。

2. 眼眶爆裂性骨折 当眼球受到突然的、较强的挤压后,眼球后移,眶压突然升高,压力向四周传导,造成眶壁薄弱部位的骨质发生骨折,称为眼眶爆裂性骨折。另外,当眶缘受到物体的钝性打击后,通过力的传导造成眶壁薄弱部位的骨质发生骨折。眶内壁筛骨纸板最薄处仅0.2~0.4mm,眶下壁最薄处仅0.5mm,是最容易发生爆裂性骨折的部位。眼眶发生爆裂性骨折后,眶内软组织可嵌顿、疝入到鼻窦内,造成眼球内陷和移位、眼球运动障碍、复视及眶下神经感觉丧失等。

【辅助检查】 应常规进行CT检查,包括水平位、冠状位及三维重建。水平位检查可清晰显示眶内壁骨折,内直肌向内移位以及内直肌及周围软组织疝出至筛窦内的情况(图27-2-11);冠状位图像可清晰显示眶底骨折,下直肌和眶内软组织嵌顿或疝出至上颌窦内等情况,对眶外壁、眶上壁、眶内壁骨折亦能很好地显示(图27-2-12)。三维重建有助于整体观察骨折情况,特别是眶缘骨折(图27-2-13)。

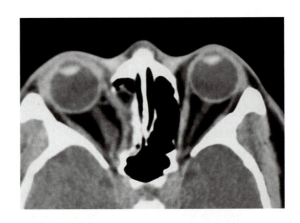

图27-2-11 眶内壁骨折内直肌移位

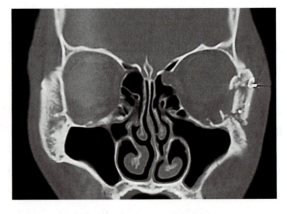

图27-2-12 眶外缘骨折

【治疗】

1. 眶缘骨折

(1)轻度的眶缘骨折,眶腔无明显的扩大及缩小,患者无眼球运动受限及张口困难等症状及体征者,可保守治疗,不必手术。对轻度张口困难者,我们用双手牵拉法使其强

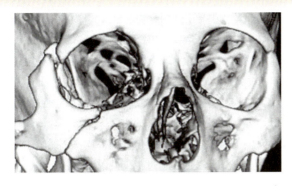

图 27-2-13　眼眶骨折三维重建

力张口,取得了较好的治疗效果,使部分患者免除了手术。

(2) 新鲜开放性眼外伤伴有眶缘骨折者,原则上在进行伤口清创缝合的同时应对眶缘骨折同时进行复位及固定。

(3) 明显的眶缘骨折,出现眶部畸形、眶腔扩大眼球内陷、骨折片进入眶内压迫眼球眶腔缩小,或颧弓骨折压迫下颌关节造成患者张口困难者,应手术治疗。手术一般应在外伤后 2 周内进行,将骨折复位后用钛钉钛板进行固定。

2. 眼眶爆裂性骨折　眼眶爆裂性骨折的治疗目的是复位嵌顿在骨折处和疝出至上颌窦和(或)筛窦的眶内容物,修复眶壁缺损,消除或改善眼球运动障碍和复视,矫正眼球内陷和移位。

(1) 非手术治疗:适合于 CT 扫描显示眼外肌和眶内容物无明显嵌顿或疝出,眶壁骨折和缺损较小,眼球内陷和复视不明显的患者。

非手术治疗方法:①应保持鼻腔通畅,可用麻黄碱或苯海拉明滴鼻,保持鼻腔引流通畅;②患者禁忌用力擤鼻,以免使皮下气肿进一步加重;③眼外肌水肿和炎症反应可使患者产生复视者,糖皮质激素能够减轻因挫伤造成的水肿和炎症反应,减少粘连形成,可加速复视的缓解,一般应用 3~5 天;④高渗剂能够减少组织间的水肿,常用 20% 甘露醇 250ml,每日 1~2 次;⑤止血药物:对于受伤早期及伴有出血倾向者可应用止血药物;⑥抗生素的应用:眶壁骨折后由于鼻窦与眶腔相通,个别患者可引起眶内感染,故根据情况可全身给予适量的抗生素,特别是伴有鼻窦化脓性炎症者;⑦牵拉治疗宜伤后早期进行,用有齿镊夹住肌肉附着点,向反方向反复牵拉,用力要适度,可上、下、左、右摆动牵拉,牵拉过程中如阻力突然消失,眼球活动幅度加大,则为肌肉嵌顿解除成功的标志。

(2) 手术治疗:适应证:①复视持续存在;②被动牵拉试验阳性,CT 扫描显示软组织和(或)眼外肌明显嵌顿或疝出;③大于 2mm 的眼球内陷或眼球移位。手术宜在外伤后 2~3 周内施行,手术时将嵌顿鼻旁窦内的眶内组织进行复位,用钛质眶底板、可吸收眶底板或 Medpor 板覆盖骨折部位,术中注意应避免损伤眶内的血管及神经。术后适量应用抗生素和适量的糖皮质激素,术后第 2~3 天开始要求患者进行眼球水平和垂直方向运动训练。

(三) 眶内异物

凡因外伤、手术或其他原因,进入并滞留于眼球外围眼眶组织内的异物,称为眶内异物。异物可以在眼眶与眼球之间进入眶内,亦可贯通眼球而进入眶内。临床上眶内异物比眼内异物发生相对较少,为眼内异物的 3.1%~24.14%。

【临床表现】　根据异物的大小、性质、进入眶内的途径,以及眶内有无出血、有无重要组织损伤的不同可有不同的临床表现。轻者可无任何症状,仅通过 CT 等影像学检查方可发现异物;重者可表现为眶内出血、眼球突出及运动受限,眶尖部异物可引起眶上裂综合征或眶尖综合征。眶内植物性异物存留可引起眶内组织化脓并可形成瘘管。异物贯通眼球进入眶内者,可致眼内容大量脱出,一般视力损害严重,部分病人最终导致眼球萎缩。

【辅助检查】

1. CT 检查　对金属异物及大多数非金属异物能够很好地显示,能显示异物大小及数目,显示异物与眼球壁及周围组织的关系,显示眶内软组织及眶壁情况(图 27-2-14)。大的金属异物常出现放射状伪影,影响对异物的观察,骨窗片可以解决伪影的问题。植物性异物如体积较大的木质一般早期在 CT 上应为低密度,晚期异物吸收了组织液、脓液后密度增高(图 27-2-15)。

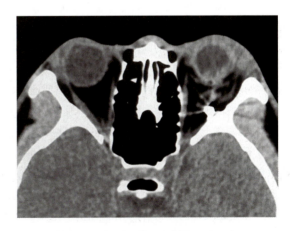

图 27-2-14　眼球贯通伤伴眶内异物

2. X 线检查　较大的金属异物应行眼眶正位及侧位片检查,以了解异物的大小及形状。

3. MRI 检查　怀疑金属异物时 MRI 是禁忌证。非金属异物 MRI 是 CT 的补充,木质类异物在 MRI 上显示为无信号影。

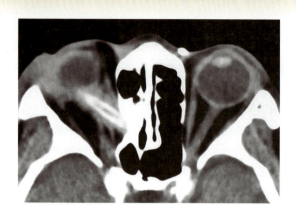

图 27-2-15 眶内木质异物

【治疗】

1. 治疗原则

(1) 眶内较大的异物,特别是化学性质活泼的异物(如铁、铜等)、植物性异物(如木质、竹、芦苇、纸等)、位置较浅容易取出的异物、伴有感染及窦道形成的异物、伴有眼球及眶内重要组织损伤的异物等,应予以手术取出。眶内异物一旦发生,应尽早取出,以免异物与周围组织发生机化粘连及皮肤伤口闭合,增加手术的难度。

(2) 眼眶深部相对较小的异物,特别是不活泼金属异物(如不锈钢、铝、铅)及非金属异物(如石块、玻璃、煤渣等),组织无明显炎症反应者,可仅抗感染处理而不取出异物。

(3) 眶内铁质异物,由于异物具有磁性,取出相对容易,手术指征可适当放宽。

(4) 眶内铜质异物,可引起无菌性化脓,原则上应及时取出。但如果异物较小,则手术难以取出。存留于眶内的异物可随日后的脓液排除,部分铜质异物亦可被眶内组织包裹而不化脓。

(5) 伴有眼外肌损伤的眶内异物,应在异物取出的同时修复眼外肌。伴有巩膜裂伤者,应先缝合巩膜伤口,然后取出异物。眼球贯通伤的眶内异物,应首先缝合贯通伤口,然后根据情况决定是否行异物取出。后部贯通口未缝合者,术中注意对眼球不要造成压力,以防眼内容物脱出。

(6) 眶内异物与颅内有联系者,应与神经外科联合手术,以免术中发生意外。异物与鼻窦有联系者可请耳鼻喉科医生进行会诊或联合手术。

(7) 位于眶尖部的异物,特别是患者有一定视力或视力良好者以及另一只眼视力不良者,手术一定持慎重态度。绝对不能单纯为了取出异物而不顾视力丧失及出现并发症的严重后果。

2. 手术治疗 应根据异物的大小、部位、性质、有无并发症,采用不同的手术方法。常用的手术方法有原伤口异物直接取出术、结膜切口眶内异物摘出手术、皮肤切口眶内异物取出术、眼内容摘出联合眶内异物取出术、外侧开眶异物取出术、X线引导下眶内异物取出术、鼻内镜下眶内异物取出术等。植物性异物取出时,应注意异物的完整性,不要造成异物残留。磁性异物取出时借助磁铁有助于异物摘出。我院眼外伤科研制的眶内异物强力磁铁,直径 6mm,能够深入眼眶深部及眼球后肌锥内,顺利摘出眶内磁性异物。

(四) 眶尖综合征和眶上裂综合征

眼眶挫伤、穿通伤和眶尖部异物伤均可造成眶尖部的出血、水肿、感染等,造成通过眶上裂的血管神经功能受到影响者,称之为眶上裂综合征。如伴有视力的损伤称之为眶尖综合征。

【临床表现】 穿通伤及异物伤造成者,检查时一般可见穿通伤口,挫伤造成的眶内出血则无伤口。患者多表现为眼眶及其周围组织肿胀。由于第Ⅲ、Ⅳ、Ⅵ对脑神经,以及第Ⅴ对脑神经的眼分支麻痹和眼上静脉回流受阻,出现眼球突出、眼球固定不能转动、上睑下垂、瞳孔散大、眶压升高和眼底静脉回流障碍表现,称为眶上裂综合征。如同时伴有视力下降或丧失以及相应的瞳孔改变,称为眶尖综合征。

由于眶压增高、循环受阻,眼底检查早期视盘充血,静脉扩张,如有眼动脉或视网膜中央动脉损伤,则出现视盘和后极部视网膜高度水肿,动脉收缩狭细,黄斑樱桃红斑等典型的眼底缺血表现;晚期可出现视神经萎缩。

【辅助检查】

1. CT检查 可见眼眶及其周围软组织肿胀和密度增高,可见眶内出血、眶内异物、眶壁骨折等。眶内循环受阻时可见眼上静脉扩张增宽,眼外肌肿胀肥厚等。

2. 超声波检查 可发现眼眶及球后组织回声不均匀,合并有颈动脉海绵窦瘘可发现眼上静脉增粗,彩色多普勒可见眼上静脉血管搏动和红色动脉血流。

【治疗】

1. 糖皮质激素冲击治疗 甲泼尼龙 500~1000mg/d 静脉滴注,应用3~5天。有助于保护神经组织,减少继发损害,改善血流,减轻眶组织水肿。

2. 降眶内压 急性期给予20%甘露醇125~250ml,每日 2~3 次快速静脉滴注。

3. 抗生素应用 开放性损伤及眶内感染者,应静脉给予大剂量广谱抗生素。

4. 神经营养药物应用 维生素B族和神经生长因子促进神经功能恢复。

5. 手术治疗 严重眶压升高、眶内血肿、异物等情况下可考虑手术治疗。

五、结膜外伤

结膜是最重要的眼球外层屏障和眼睑内层,眼部的挫伤、裂伤、异物伤、爆炸伤、化学烧伤及热烧伤等均可造成结膜损伤。

(一) 结膜挫伤

【临床表现】

1. 结膜下出血　眼部钝器伤、锐器伤及用力揉搓等，可造成结膜下血管破裂，血液淤积在球结膜下，称为结膜下出血。少量出血仅见于局部，量大者可弥漫于整个球结膜下，甚至突出于睑裂之外（图27-2-16）。严重的结膜下出血应考虑到隐匿性巩膜破裂伤的可能，后者常伴有视力严重下降、眼压低、瞳孔变形、眼内大量积血，CT及B型超声波检查有助于诊断。

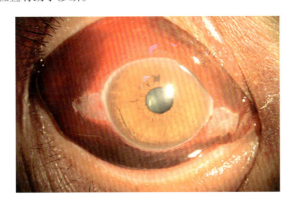

图 27-2-16　球结膜下出血

2. 结膜水肿　眼部的挫伤、锐器伤及化学伤均可造成结膜的水肿。另外，眼眶外伤如眶内异物、眼眶骨折、眶内的炎症等情况下，由于眶内组织循环障碍亦可造成结膜的水肿。

3. 结膜下气肿　临床表现为球结膜的气样囊肿，用手触之气体可在结膜实质中移动，多见于筛骨非常薄弱的纸板和眶底的较大骨缝处的骨折。应注意有无眼球破裂和异物的存留可能。

【治疗】

1. 单纯性结膜下出血，如出血量较小，一般于伤后约2周内可以自行吸收，可不需要作任何处理。

2. 如同时伴有结膜及角膜上皮的损伤，应局部应用抗菌药物，如0.3%妥布霉素或0.25%~0.5%左氧氟沙星滴眼液，4~6次/日滴患眼。同时可应用促进角膜上皮修复的药物如重组人表皮生长因子滴眼每日4次。

3. 出血的早期，局部可用冷水或冰袋冷敷，以减少进一步出血。出血停止48小时以后，眼部可改用热敷以促进吸收。

4. 对于严重的球结膜水肿及结膜下血肿，球结膜嵌顿于睑裂之外，经治疗无明显好转或进一步加重者，可考虑行结膜放射状切开术，必要时行睑裂临时缝合。

(二) 结膜裂伤

【临床表现】　结膜撕裂伤，由锐器物体直接刺伤及钝性外力挫伤引起，常伴有结膜的出血、水肿及细小异物。小的裂伤只有在裂隙灯检查时才可发现局部的裂口及血管断裂，大的裂伤检查时可见结膜及结膜下组织的撕裂，边缘卷曲变形，有时伴有结膜组织的缺损，Tenon囊脱出嵌顿于伤口。结膜裂伤后出现眼球斜视、复视及运动障碍，应考虑眼外肌断裂的可能。伴有结膜的出血及水肿而难以被发现，故应仔细检查。结膜撕裂伤患者应进行详细的眼部检查及必要的辅助检查，以排除眼内异物及眼球破裂的可能。

【治疗】

1. 较小的结膜撕裂伤，如伤口对合整齐，伤口内无明显的结膜下组织嵌顿及异物存留，可药物保守治疗，无须缝合。一般24~48小时即可痊愈。

2. 结膜囊滴抗菌药物如0.5%妥布霉素或0.25%~0.5%左氧氟沙星眼药水，涂促进角膜及结膜上皮修复的眼膏如小牛血清去蛋白水解物眼膏或抗生素眼膏如0.25%红霉素眼膏，包扎伤眼或双眼。

3. 伴有角膜上皮及结膜上皮损伤者，可以重组人表皮生长因子滴眼液滴眼，每日4次。

4. 如创口较大，伤口对合不良者，应清创缝合。术中仔细检查有无巩膜裂伤、眼外肌损伤、结膜下异物等，并进行相应处理。结膜缝合时应仔细辨别结膜的边缘，勿使筋膜组织嵌入伤口内而造成伤口延迟愈合。

(三) 结膜下异物

【临床表现】　物体扎伤、敲击伤及爆炸伤时，异物穿过结膜表面而进入并滞留于结膜下称之为结膜下异物（图27-2-17）。常见的异物有木刺、玻璃、睫毛、栗子刺、火药颗粒、金属物质等。应在裂隙灯显微镜仔细检查异物情况，并注意眼球有无损伤，眼内有无异物的可能。植物性异物位于结膜内存留，不仅可引起刺激性炎症反应，局部水肿，分

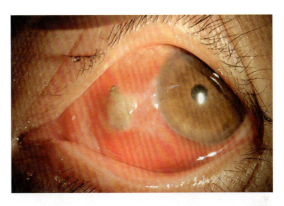

图 27-2-17　结膜下异物

泌物增多,而且可产生异物性肉芽肿。

【治疗】

1. 异物取出 表面麻醉下无菌眼科镊或注射针头将异物取出。爆炸伤造成的结膜下多发异物,应分次分批取出。较大、较深部的异物,手术时应注意有无巩膜的板层及全层裂伤。

2. 抗菌药物 异物取出后应局部给以抗生素眼药水及眼膏。对不清洁异物所致疑似结膜感染者,应进行分泌物的细菌培养+药敏实验,必要时全身给以抗菌药物。

六、角膜及巩膜外伤

角膜位于眼球的最前部,也是眼球最易受伤的部位,各种外伤,如擦伤、挫伤、穿通伤、破裂伤、化学伤、烧灼伤等均可伤及角膜。据统计在严重的眼外伤中,角膜损伤约占50%以上。严重的角巩膜穿通伤、破裂伤和钝挫伤均可合并虹膜、晶状体、睫状体、玻璃体、视网膜和脉络膜等损伤,严重者可能造成眼球萎缩而失明。

(一) 角膜上皮擦伤

一些外界物体特别是表面较粗糙的固体物接触或擦过角膜表面时,造成不同程度的角膜擦伤,如角膜上皮缺损或剥脱等,称之为角膜上皮擦伤。

【临床表现】 角膜擦伤后,由于上皮损伤,角膜感觉神经末梢受到刺激,患者常有明显的疼痛感、畏光、流泪及眼睑痉挛等症状,异物感明显,瞬目或眼球转动时加剧,视力也受到一定的影响。检查发现:角膜上皮缺损或伴有角膜前弹力层及基质浅层划伤,上皮缺损区荧光素着色,若继发感染,可引起角膜溃疡(图27-2-18)。荧光素染色时应选择新开启的安瓿瓶包装,以免造成角膜感染。轻度的角膜上皮擦伤,大多于24小时内修复,范围较大者则需时较久,一般48小时内可完全修复。但若处理不当或继发感染等,则不仅使病程延长,且遗留不同程度的角膜混浊。

另外,眼睑外伤术后特别是睑板裂伤缝合术,部分术者将线结留在睑结膜面,由于线结的摩擦,常致角膜上皮缺损,患者出现疼痛感、流泪及视力下降(图27-2-19)。

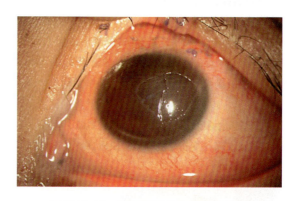

图 27-2-19 睑板缝线致角膜上皮缺损

【治疗】 角膜擦伤治疗的主要目的是减轻患者疼痛症状、预防和控制角膜感染、促进角膜上皮早期修复。

1. 清洁 角膜表面的泥土及异物可用灭菌的湿棉签拭去或用镊子摘除,对于同时伴有结膜表面多个细小异物者,可用少量无菌生理盐水冲洗。

2. 抗菌药物应用 一般局部应用即可,常用0.5%左氧氟沙星滴眼液,4次/日滴患眼;0.3%妥布霉素滴眼液,4次/日滴患眼。对于角膜上皮损伤后疑似继发感染者,应进行细菌培养及药敏试验,增加局部抗生素用药浓度及频次,并可全身给予抗生素治疗。

3. 非甾体类抗炎药 常用0.1%双氯芬酸钠或0.1%普拉洛芬滴眼液,4次/日滴患眼。

4. 表面麻醉剂 角膜上皮缺损患者有时可有明显的疼痛感及眼前节刺激症状,给予表面麻醉剂滴眼止痛,能够起到立竿见影的效果。常用0.5%丙氧苯卡因滴眼1~2次即可。一般不用地卡因滴眼,因其对角膜上皮具有一定的毒性,多次滴眼后有时可引起角膜上皮的点状浸润及剥脱。

5. 促进角膜上皮修复及保护角膜药物 重组人表皮生长因子滴眼液、小牛血去蛋白提取物眼用凝胶。

6. 佩戴角膜接触镜 对于上皮缺损较大的患者,可以考虑佩戴绷带式角膜接触镜,减少角膜表面摩擦促进上皮愈合,减轻上皮损伤后的疼痛。一般佩戴3~4天,角膜上皮完全愈合后将其取出。

7. 睑板缝线摩擦造成角膜上皮损伤者,可佩戴角膜绷带镜缓解症状,尽早拆除缝线。

(二) 角膜挫伤

角膜挫伤是由机械性钝力作用于眼睑或角膜,引起角膜水肿及眼内组织结构的改变。造成角膜挫伤常见原因有气枪塑料子弹击伤、石块及拳头击伤、交通事故伤、爆炸伤

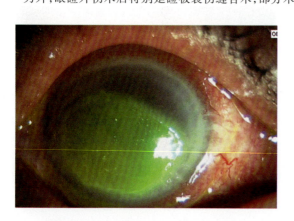

图 27-2-18 角膜上皮擦伤荧光素染色

冲击等。

【临床表现】 患者常有明显疼痛、畏光、流泪等症状。由于角膜组织的水肿，视力常有不同程度的下降，甚至仅有光感、手动。眼部检查见部分病人角膜上皮缺损区荧光素着色。角膜基质层水肿、增厚及浑浊，后弹力层皱褶(图27-2-20)。角膜厚度有时达到正常角膜的2~3倍，多由于角膜急剧内陷，内皮和后弹力层破裂所致。临床上单纯行角膜挫伤少见，常同时伴有眼部的其他损伤如前房积血、房角后退、外伤性瞳孔散大、晶状体脱位、睫状体脱离、脉络膜脱离等。

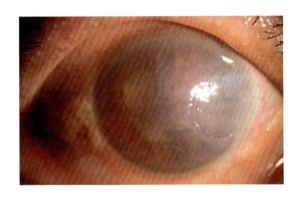

图 27-2-20 挫伤性角膜水肿

【治疗】

1. 抗菌药物应用　一般局部应用即可，常用左氧氟沙星眼药水滴眼，每日4次；0.3%妥布霉素滴眼液，每日4次。

2. 高渗剂滴眼　对减轻角膜水肿具有较好的效果，可用50%高渗葡萄糖或5%生理盐水滴眼，每日4~6次。亦可用50%葡萄糖9ml，加地塞米松5mg(或维生素C 200mg)滴眼，日4~6次。

3. 糖皮质激素　常用妥布霉素地塞米松眼药水或0.1%氟米龙眼药水滴眼，每日4次。眼部炎症明显者可结膜下注射地塞米松2~3mg，全身给以地塞米松5~10mg，每日1次静脉滴注，应用2~3日。或泼尼松20~30mg每日一次顿服。应注意激素的副作用。

4. 非甾体抗菌消炎药物　常用0.1%双氯芬酸钠或0.1%普拉洛芬眼药水滴眼，每日4次。炎症明显者可给以布洛芬100mg或吲哚美辛25mg，每日2~3次口服。有消化道炎症或溃疡者应慎重全身应用。

5. 睫状肌麻痹剂　复方托吡卡胺滴眼液，每日3次，以预防虹膜后粘连。

6. 治疗过程中应主要观察患者眼压变化，部分患者早期眼压明显低于正常，随着睫状体功能的恢复，后期眼压可进一步升高甚至继发性青光眼。眼压高于正常时，局部应用降眼压药物。

(三) 角膜板层裂伤

外力作用于角膜，造成角膜组织的非穿透性裂伤称之为角膜板层裂伤。

【临床表现】 患者常有疼痛、畏光、流泪和视力下降等症状，由于撕裂的角膜瓣水肿或翘起，患者会有明显的异物感。裂隙灯下可见一个或多个角膜基质层层间裂伤，有时角膜板层瓣翻起、卷缩、错位，角膜瓣及周围基质水肿。有时角膜基质层水肿，后弹力层皱褶，甚至板层瓣部分缺损。板层裂伤应与角膜全层裂伤鉴别。

【治疗】

1. 平复角膜瓣　表面麻醉下清除角膜瓣下细小异物，整复撕裂的角膜瓣，使其恢复正常位置，应将角膜瓣下异物清除。

2. 抗感染治疗　常规应用抗生素预防和控制感染。常用0.5%左氧氟沙星眼药水滴眼，每日4~6次；0.3%妥布霉素滴眼液滴眼，每日4~6次；0.1%利福平滴眼液，每日4~6次。结膜囊滴洛美沙星眼用凝胶，每日2次。角膜层间有感染者，应取标本进行细菌培养及药敏实验。

3. 促进角膜上皮愈合药物　常用重组人表皮生长因子眼药水滴眼，每日4次。

4. 双眼包扎　两侧角膜瓣闭合良好、对合整齐者，结膜囊滴抗生素滴眼液涂抗生素眼膏包扎双眼即可。但眼膏容易进入角膜瓣下，而影响伤口愈合，故外伤早期不宜应用。双眼包扎的目的就是限制眼球运动，促进伤口愈合。可隔日换药，观察角膜瓣对合情况。

5. 佩戴绷带角膜　接触镜能够促进角膜瓣的贴附，防止板层角膜瓣移位，减少眼睑的摩擦，减轻疼痛，促进伤口愈合。

6. 组织黏合剂粘贴　相对较大的板层裂伤，亦可采用眼用组织黏合剂(如α-氰基丙烯酸酯)进行黏合。首先清除角膜瓣下的细小异物及泪液，将少许眼用组织黏合剂涂入角膜瓣下，立即将角膜瓣铺平，开睑暴露伤口数秒即可。

7. 手术治疗　主要适用于角膜裂伤范围较大，难以自行愈合者，以及角膜板层瓣明显水肿错位愈合者。手术时用生理盐水液冲洗结膜囊及角膜伤口，彻底清除角膜层间伤口内的异物，对板层角膜瓣进行间断缝合，应注意两侧缝线的跨度，要使结扎后角膜瓣恢复正常的解剖位置，角膜瓣与健康的角膜在同一平面。

(四) 角膜穿通伤

锐器或异物穿透角膜全层组织称之为角膜穿通伤。可伴或不伴有眼内损伤或组织脱出。常由剪刀、铁丝、玻璃、锥针、木棍等尖锐物体刺伤，以及快速溅起的金属或其他硬质异物、爆炸物碎片击伤所致。仅角膜穿通者，称为角膜穿通伤，同时波及角膜缘附近的巩膜者，称为角巩膜穿通伤。

【临床表现】 受伤时患者多有眼部疼痛感，疼痛多为一过性刺痛，具有特征性的患者有"热泪"溢出感(房水外流)。大多数患者有不同程度的视力下降甚至丧失。当伤口位于角膜或伤口伴有色素膜脱出时,患者会有明显的刺激症状,出现畏光、流泪和异物感。

裂隙灯显微镜检查,伤眼结膜充血,角膜可见穿通伤口,较小的伤口可以自行闭合,若伤口较大或不整齐则常发生前房变浅,瞳孔变形,有时伤口中有虹膜组织嵌顿(图27-2-21)。部分病人伴有前房积血、晶状体混浊,较大的晶状体囊膜破裂伤皮质可溢入前房或进入玻璃,有时可伴有玻璃体积血及视网膜损伤。异物造成的角膜穿通伤,异物可存留于眼内,甚至可贯通眼球进入眶内。部分病人角膜穿通伤后发生感染性眼内炎,表现为前房絮状渗出、积脓、玻璃体内出现黄白色反光,并可伴有眼球疼痛及球结膜水肿等。

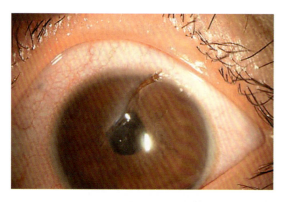

图 27-2-21　角膜穿孔伤伴虹膜嵌顿

在检查时尽量不要对眼球造成压力,以免造成眼内容脱出,加重眼部组织的损伤。对于小儿患者,首先应对其禁食水,以便使后续的检查及手术治疗能够尽早进行。

【实验室及辅助检查】　新鲜的角巩膜穿通伤口,应常规进行眼部 CT 检查,排除眼内异物的可能。存在眼内异物的患者应做眼眶平扫及冠扫,以便确定异物的位置。新鲜伤口禁行 B 超检查、UBM 及结膜囊放置定位环的 X 线异物定位检查,以免造成眼内容物脱出及眼内感染。但对于陈旧性角膜穿通伤,伤口已经缝合和愈合者,应进行常规 B 型超声波检查,以了解有无异物,异物的大小、部位、与眼球壁的关系以及玻璃体视网膜情况。巨大异物应进行眼眶 X 线正位及侧位片检查,以显示异物的大小及形状。怀疑眼内炎者应行细菌培养及药敏实验等检查。

【治疗】

1. 保守治疗　适用于角膜伤口小于 4mm,伤口闭合良好,伤口内无虹膜嵌顿者。若经保守治疗 3~4 天无效,或前房反复形成及消失,应及时行创口清创缝合手术。

(1) 结膜囊滴抗生素、皮质激素及促进角膜愈合的生长因子等药物,包扎双眼。

(2) 应根据患者的眼部情况决定是否应用散瞳药物。

(3) 佩戴绷带角膜接触镜能够促进角膜伤口的贴附,促进伤口愈合。

2. 手术治疗　对于角膜有穿通伤口,前房不形成,伤口对合不良,或有眼内组织(如虹膜、晶状体皮质、玻璃体)嵌顿者,应进行手术缝合。非眼科专业医生缝合的角膜伤口,如存在下列情况者应将其缝线拆除,重新进行缝合:①缝线过粗,线结过长,产生明显的眼前节刺激症状,或导致角膜上皮剥脱者;②缝线过少,达不到伤口对合所需张力者;③伤口错位对合,缝线过松、过紧,出现角膜扭曲变形者。

手术时应用生理盐水冲洗结膜囊,术中按照角膜伤口的缝合原则及手术技巧进行缝合,如发现伤口有虹膜嵌顿,则将其恢复后再进行缝合。缝合时尽量使角膜对合整齐,使两侧角膜在同一平面,缝针应尽量避开瞳孔区,以最大限度地减少术后角膜散光及恢复患者的视功能。

(五) 巩膜穿通伤

尖锐物体及异物穿透巩膜伤及眼内组织,称之为巩膜穿通伤。

【临床表现】　较小的巩膜穿通伤,伤口多隐蔽,有时表面仅见结膜下出血而不能发现伤口,对视力无任何影响。大的伤口常伴有葡萄膜及玻璃体脱出,近角膜缘的巩膜裂伤还可引起瞳孔变形及前房积血。严重的巩膜穿通伤,眼内容物大量脱出眼压极低,眼球变形,有时伴有玻璃体大量积血及爆发性脉络膜上腔出血,患者视力严重下降甚至光感消失。近年来,由于眼外伤玻璃体视网膜手术技术的不断提高,使许多严重的巩膜裂伤患者恢复了一定的视力,故巩膜裂伤眼球摘除应持慎重态度。

【辅助检查】　常规做 CT 检查,了解眼内有无异物、眼球外形、眶壁有无骨折等。巩膜有开放性穿通伤口时禁止进行接触性检查如 B 型超声、UBM、压陷式眼压检查等。严重的眼球破裂伤,眼内容大量丧失,CT 显示眼球变形,眼环缩小(图 27-2-22)。眼内大量出血时 CT 显示眼内密度增高,组织结构难以分辨(图 27-2-23)。

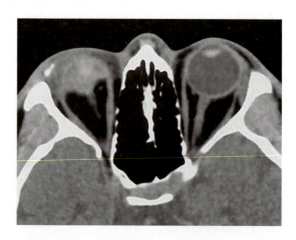

图 27-2-22　眼球裂伤眼内容大量丧失 CT 表现

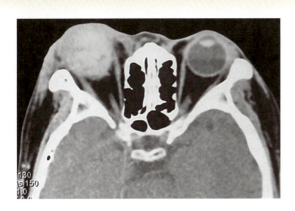

图 27-2-23 眼内大量积血 CT 表现

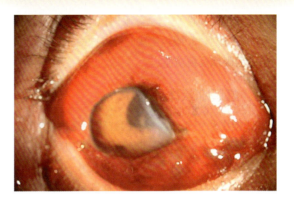

图 27-2-24 隐匿性巩膜破裂伤外观表现

【治疗】

1. 细小的巩膜穿通伤（如针扎伤）如伤口已闭合，应密切观察眼部情况，特别是有无眼内炎的可能。

2. 巩膜伤口缝合时，应剪开结膜暴露巩膜伤口，嵌顿的葡萄膜予以还纳，嵌顿的玻璃体予以剪除。用 7-0 可吸收线对伤口间断缝合，缝针深度应达到 1/2~2/3 巩膜厚度，针间距 1.5mm。如巩膜伤口较长，应首先缝合伤口的拐弯处，然后从近角膜缘端开始向后缝合，可边恢复边缝合，直至将伤口完全缝合。伤口缝合后眼压过低，眼球变形，应向眼内注射平衡盐液、粘弹剂、消毒空气及膨胀气体将眼压恢复正常，以防止低眼压造成的各种眼部并发症。

3. 对于严重的巩膜破裂伤，眼内容大量丧失，视力无光感，眼球外形及视力无恢复希望者，可考虑行眼内容摘除义眼台植入术，但必须向患者及家属交代清楚，征得理解、同意并且签字后方可进行，昏迷及酒后神志不清患者一般不行眼内容摘除术。

（六）隐匿性巩膜破裂伤

当眼球受到钝力打击时，可造成瞬间的眼内压升高，致使眼球发生破裂，由于其裂伤常被结膜覆盖而不能直接看到伤口，故称之为隐匿性巩膜破裂伤。常见于拳头、木棍、石头等较强的钝性外力击伤及跌倒时被硬物体碰伤等。巩膜破裂部位因外力的方向、作用力的大小及眼球壁巩膜组织的厚度不同可有不同的表现，临床上以颞上及鼻上最为常见，并多发于角膜缘的 Schlemm 管及直肌附着点部位。伤口常不整齐，并可向后延伸，甚至达到后极部视神经附近。

【临床表现】 隐匿性巩膜破裂伤常有以下临床表现：

（1）伤眼疼痛、视力严重下降，多数患者仅有手动或光感，甚至光感消失。

（2）严重而广泛的结膜下紫黑色出血、水肿，球结膜局限性膨隆，有时可见葡萄膜、晶状体、玻璃体脱位于结膜下，眼球运动向某一方向运动受限（图 27-2-24）。

（3）前房大量积血，有时见玻璃体积血，呈红色反光，眼底窥不见。

（4）瞳孔变形或移位，通常尖端指向伤口。

（5）严重低眼压，角膜变形，可见角膜皱褶。有时破口较小部分，眼内异物大量积血，眼压可能正常。

（6）晶状体脱位，部分患者晶状体可脱位于玻璃体或结膜下。

【辅助检查】

1. CT 检查 对怀疑有隐匿性巩膜破裂伤者，应常规进行眼眶 CT 检查，了解眼球有无破裂伤口、有无积血、有无眼球变形、眶内有无积血、眶壁有无骨折等（图 27-2-25）。

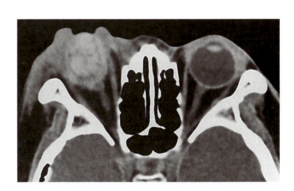

图 27-2-25 隐匿性眼球破裂伤 CT 表现

2. B 超检查 眼球无开放性伤口时可进行 B 超检查，了解眼球壁有无破裂伤口，晶状体有无脱位及玻璃体视网膜情况。伤后 1 周进行 B 超检查，了解玻璃体视网膜情况，从而为手术时机和手术方式选择提供依据。

3. 视觉电生理检查 能够了解视网膜及视神经的功能，判断手术及治疗的预后。

【治疗】

1. 一期伤口处理 眼球挫伤后出现隐匿性巩膜破裂伤的症状和体征者，均应进行手术探查。手术时剪开相应部位的球结膜，仔细寻找可疑破裂部位，尤其是直肌下及巩膜赤道后。手术探查中发现巩膜巨大裂伤，应一边还纳眼内容，一边逐针缝合巩膜伤口。缝合伤口后眼内注入生理盐水或粘弹剂，使眼压恢复正常。

2. 玻璃体视网膜手术 根据眼部情况，伤后 10~14 天酌情行玻璃体视网膜手术,清除眼内积血、复位脱离的视网膜、封闭视网膜裂口,眼内膨胀气体或硅油充填,最大程度挽救患者的眼球及视功能。

七、虹膜睫状体外伤

眼球挫伤和穿通伤均可引起虹膜及睫状体组织的间接或直接损伤。根据致伤原因及作用力的不同可有不同的临床表现,轻者可仅表现为瞳孔散大及变形,重者可表现为外伤性虹膜睫状体炎、前房角后退、瞳孔括约肌撕裂、虹膜根部离断、睫状体分离等,并可伴有眼球其他部位的损伤。由于虹膜及睫状体血液丰富,故这类损伤常伴有不同程度的前房积血。

(一) 外伤性瞳孔散大

眼部挫伤后,可造成瞳孔括约肌一过性麻痹甚至撕裂,致瞳孔散大。

【临床表现】 外伤性瞳孔散大患者常有畏光、视近障碍等症状,部分病人出现屈光不正而致视力下降。散大的瞳孔通常为中等程度散大或不规则散大,直接及间接对光反应均减弱。裂隙灯显微镜检查见瞳孔呈散大状态,部分病人在瞳孔领可见一条或数条裂伤,甚至撕裂。外伤性瞳孔散大有时伴有前房积血、房角后退、晶状体脱位等。轻度瞳孔散大,瞳孔括约肌无断裂者,多在伤后1~2个月内恢复;广泛而严重的外伤性瞳孔散大特别是伴有瞳孔括约肌损伤者,治疗后可部分恢复,但终身大于正常瞳孔。

【治疗】

1. 滴缩瞳剂 毛果芸香碱可以改善畏光症状,并能够提高近视力。但作用时间较短,药力过后症状恢复。

2. 验光配镜 外伤后视力下降者,应验光检查,必要时佩戴矫正眼镜。畏光症状明显者可佩戴有色眼镜。

3. 抗感染治疗 常用双氯芬酸钠滴眼液滴眼,4次/日滴患眼。眼部挫伤,角膜上皮损伤者可用抗生素眼药水及促进角膜上皮修复药物滴眼。

4. 促进神经修复药物 常用维生素B_1、甲钴胺、胞磷胆碱钠、樟柳碱等治疗。

(二) 外伤性虹膜睫状体炎

眼球的挫伤、穿通伤、严重化学烧伤,均可造成虹膜睫状体的炎症反应。其发病机制可能是外伤后虹膜睫状体组织细胞代谢作用紊乱,并释放出组胺类等炎性介质,房水内前列腺素增加,可引起虹膜睫状体的血管痉挛,继之毛细血管扩张、充血、血管通透性增加,诱发前房炎症反应。

【临床表现】 伤眼有视力减退、眼痛、畏光等症状。裂隙灯显微镜下检查,角膜可见水肿,角膜后灰色点状沉降物,房水闪辉阳性,房水中有浮游细胞、纤维素渗出物,虹膜可见后粘连。前房角镜检查,在前房角处,特别是小梁网的表面,可以看到细胞、纤维素及色素沉着。另外,检查时可见外伤造成的其他眼部损伤。挫伤早期,多数病人表现为低眼压,治疗中随着睫状体功能的恢复及局部皮质激素的应用,眼压可逐渐恢复,甚至高于正常。

【治疗】

1. 糖皮质激素 可用皮质类固醇滴眼、结膜下注射,必要时全身适量应用。

2. 散瞳 可用托吡卡胺滴眼液或0.5%~1%阿托品眼膏散瞳。

3. 非甾体类抗菌消炎药物 0.1%普拉洛芬滴眼液或0.1%双氯芬酸钠滴眼液滴眼,每日4次。

4. 治疗中应观察眼压变化,眼压升高时可应用降眼压药物。

(三) 虹膜根部离断

虹膜根部是虹膜组织最薄弱处,有时只有一层色素上皮,后面又缺少晶状体的支持,因此,当眼球受到严重的挫伤或爆炸伤时受压变形,压力通过房水传递至虹膜根部,导致虹膜与睫状体相连处产生分离,称虹膜根部离断。另外,角膜穿通伤虹膜脱出可造成虹膜的撕裂及根部离断,虹膜恢复后可形成不同形状的根部离断。

【临床表现】 较小的虹膜根部离断,可无任何症状,仅于前房角镜或UBM检查时发现有根部离断存在,瞳孔常有轻微变形。明显的虹膜根部离断,由于虹膜瞳孔括约肌的收缩,使瞳孔呈D形(图27-2-26)。患者表现为调节力下降,视物不清、复视、眩光等症状。严重的虹膜根部离断,瞳孔严重变形,有时瞳孔无法辨认,甚至发生外伤性虹膜全部离断及无虹膜。

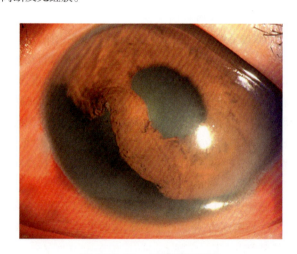

图 27-2-26 虹膜根部离断

【辅助检查】 应常规进行UBM检查,排除前房角后退、睫状体分离、晶状体半脱位。

【治疗】

1. 范围较小的虹膜根部离断,没有单眼复视症状者,无须手术。治疗上以减轻眼部炎症反应、促进前房积血吸收为主。治疗及随访中应注意观察眼压变化。

2. 对于离断位于睑裂部位，患者有单眼复视、视觉干扰等症状者，应考虑手术治疗，手术宜在眼部情况稳定后（一般在伤后 10~14 天）进行。过早手术，由于外伤所致的眼前节组织的炎症及水肿，手术中容易出血，术后炎症反应明显；过晚手术，受伤之虹膜萎缩、粘连及失去弹性，不利于虹膜复位。缝合虹膜时可采用直接缝合法、连续缝合法等方法，术中应用粘弹剂维持前房，避免造成晶状体的损伤。对于晶状体透明、患者有良好视力者、独眼患者，手术应持慎重态度。

3. 虹膜根部离断伴有眼部其他损伤，如外伤性白内障、睫状体分离、玻璃体积血、视网膜脱离等情况下，可进行联合手术。

（四）虹膜裂伤及虹膜部分缺损

眼部挫伤、角膜穿通伤、眼内异物伤均可直接损伤虹膜造成虹膜裂伤，多发生在瞳孔缘，亦可发生在虹膜的周边部。此时常伴有晶状体的损伤，行晶状体手术时应将裂伤的虹膜进行缝合以恢复瞳孔的大小及形状。虹膜部分缺损常发生于角膜穿通伤虹膜脱出患者。由于虹膜脱出时间过长、虹膜撕裂、虹膜明显松弛失去弹性等，外伤缝合时虹膜无法还纳而将其部分切除，形成部分虹膜缺损。

虹膜撕裂无明显症状者一般无须缝合。透明晶状体虹膜缝合时可能损伤晶状体或加速晶状体混浊使视力下降，故应慎重选择。在白内障手术、穿透性角膜移植手术、晶状体玻璃体切除手术时，如眼部伴有虹膜撕裂，可同时进行缝合。

（五）外伤植入性虹膜囊肿

虹膜囊肿按其病因可分为先天性、特发性、炎症渗出性、缩瞳剂性、寄生虫性和外伤植入性等多种类型，临床上以外伤植入性虹膜囊肿较为常见。

【临床表现】 外伤植入性虹膜囊肿，又称外伤性虹膜囊肿、上皮植入性虹膜囊肿。常见于眼球穿通伤或内眼手术时前房恢复延缓者，结膜或角膜上皮细胞沿着对合不良的伤口或嵌顿在伤口处的组织长入前房内，在虹膜处增生形成囊肿，虹膜的一部分被推向前，构成囊肿的前壁，其后部构成囊肿的后壁。

外伤性虹膜囊肿可分为两型：①浆液渗出性虹膜囊肿：较多见，比较透明，发生在外伤后数周或数年，常发生在虹膜实质的周边部。囊壁菲薄、囊腔较大，由发育不良或不规则的上皮细胞组成，可透见囊腔内有淡黄色质地稀薄的浆液（图 27-2-27）；②珍珠样囊肿：较少见，由于穿通性眼外伤，将上皮或带有睫毛毛囊上皮的植入虹膜组织内而形成的实性、圆形或卵圆形的灰白色瘤样囊肿，位于虹膜基质之周边或房角，呈现珍珠样光泽，故而得名（图 27-2-28）。

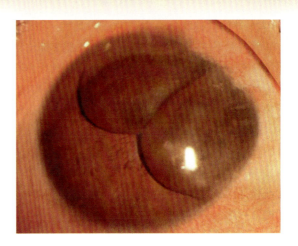

图 27-2-27 外伤性珍珠样囊肿

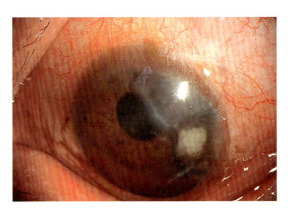

图 27-2-28 浆液样囊肿

外伤性虹膜植入囊肿按临床经过分为安静期、激惹期和青光眼期。①安静期，又称无症状期，囊肿很小，不易被发现，尚无视力障碍和眼部刺激症状；②激惹期，又称炎症刺激期，虹膜囊肿逐渐增大，引起虹膜睫状体炎症反应，并有视力障碍；③青光眼期，虹膜囊肿进一步发展，由于囊肿体积逐渐增大，阻塞房角，引起眼内压升高，出现剧烈的眼痛及头疼。

【治疗】

1. 激光治疗 较小的、色素多的囊肿可用氩激光进行照射，对透明度大的浆液性虹膜囊肿可用 Nd:YAG 激光照射。表面麻醉下进行，用激光光凝囊肿的囊壁，击穿后见囊肿塌陷，继续光凝以扩大囊壁孔，防止击穿孔因炎症粘连自行闭合引起囊肿复发。囊肿内液体较多亦可先做囊肿穿刺，抽出部分囊内液体，再行激光照射以破坏囊肿前壁防止术后复发。

2. 手术治疗 范围较大的虹膜囊肿，特别是囊肿堵塞较大范围的房角及遮蔽瞳孔，引起眼压升高及视力严重下降者，单用激光治疗难以达到恢复眼压和提高视力的目的，应选择手术治疗。手术时采用角膜缘切口，用粘弹剂将囊肿与角膜内皮分离，用眼内剪或晶状体囊膜剪切除囊肿的前壁。

（六）外伤性睫状体分离

正常情况下，睫状体组织的最前端在巩膜突部位与巩膜组织紧密连接，当眼球受到钝性外力后，眼内的压力通过房水传到前房角，使巩膜突处的睫状体与附着点分离，产生房角裂隙，前房水或前房内出血可通过此裂隙进入睫状体上腔，造成巩膜与睫状体的分离，称之为睫状体分离。

【临床表现】

1. 视力下降　由于晶状体悬韧带松弛，晶状体变凸、位置前移，使眼的屈光呈现近视状态，同时调节功能减弱，引起视力下降。

2. 眼压降低　由于房角裂隙的存在，房水引流加速，以及睫状体房水分泌减少，均可造成眼压降低，常低于5mmHg。有时挫伤早期因前房积血或炎症渗出物堵塞睫状体裂隙，眼压可以正常，但随着眼部炎症的控制，前房内出血及渗出物的吸收，而出现前房变浅、眼压降低。

3. 前房变浅　多数患者表现为前房变浅或消失。严重的睫状体分离特别是伴有晶状体脱位于玻璃体者，由于睫状体向眼球中心明显移位，加之失去晶状体的支持，前房反而可以加深。

4. 眼部其他损伤　可伴有前房积血、玻璃体疝、晶状体脱位、外伤性瞳孔散大、虹膜根部离断、玻璃体积血、视网膜挫伤等。

5. 眼底检查　由于眼压低眼底常表现为视盘充血、水肿，后极部视网膜水肿、眼底静脉充盈、黄斑区放射样皱褶形成、中心凹反光消失等。长期低眼压不能得到有效的治疗，黄斑区可形成固定皱褶，中心视力将受到严重影响。部分患者可伴有视网膜挫伤、黄斑裂孔等。

部分睫状体分离患者表现为浅前房、眼压低，UBM检查显示有睫状体脱离，但房角常无裂隙或仅有不规则细小裂隙存在，此患者多为一过性低眼压，经过2~3周药物治疗，眼部炎症的减轻及睫状体上腔液体吸收，多数眼压常恢复正常，部分患者眼压进一步升高形成难以控制的高眼压。

【辅助检查】

1. 前房角镜检查　可见睫状体从巩膜突处分离，向中心向后退缩，露出瓷白色的巩膜内面。有时伴有色素沉着斑，脱离的睫状体与巩膜之间形成V形裂隙，光切线中断（图27-2-29）。

2. UBM检查　UBM检查可以很好显示睫状体分离及房角裂隙的范围、部位、程度，从而为手术方案的制订提供可靠的依据。睫状体分离时UBM表现为前房深度较健眼明显变浅，巩膜与睫状体之间存在裂隙样、条形楔形无回声区，即"裂隙"，前房与睫状体上腔直接沟通（图27-2-30）。

3. B型超声波检查　B超检查睫状体部为盲区，但能够显示玻璃体视网膜情况，睫状体分离伴明显的低眼压时，

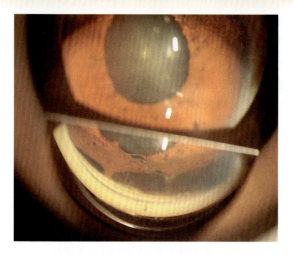

图27-2-29　睫状体分离前房角改变

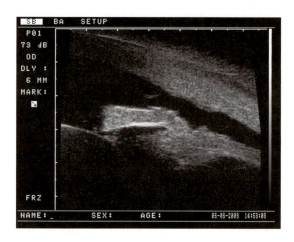

图27-2-30　睫状体脱离与分离的UBM表现

可表现为视网膜水肿、周边脉络膜浅脱离等。

【治疗】

1. 药物治疗　眼球挫伤有时可引起严重的眼前部炎症反应，表现为浅前房、眼压低，UBM检查睫状体分离，但房角常无裂隙或仅有不规则细小裂隙存在，多为一过性低眼压，此时不要急于行睫状体分离复位手术，经过2~3周药物治疗，眼前部炎症的减轻及睫状体上腔液体吸收后，多数患者眼压常恢复正常，部分患者眼压进一步升高形成难以控制的高眼压。

(1) 皮质类固醇激素：能够减轻虹膜睫状体的炎症反应。常用妥布霉素地塞米松滴眼液，4~6/日滴患眼。

(2) 非甾体类抗菌消炎药物：局部滴用普拉洛芬滴眼液或双氯芬酸钠滴眼液，口服吲哚美辛片，每次25mg，每日3次；或布洛芬0.2g，每日2次口服。

(3) 散瞳：局部用睫状肌麻痹剂托吡卡胺滴眼液，每日3次，或用0.5%~1%的阿托品眼膏涂眼，每日1次。

2. 激光治疗　药物治疗未能治愈的轻度睫状体分离，可用氩激光击射损伤区，造成粘连，部分病人有望治愈。

3. 手术治疗　睫状体分离所致的持续性低眼压致黄斑病变视力下降者,若经药物或激光治疗无明显效果,应及时行睫状体复位手术。手术前必须进行 UBM 及前房角镜检查,确定房角裂隙的部位、范围及程度,了解眼部其他部位有无损伤,必要时可反复检查。目前最常用的手术方法为睫状体复位缝合术。术中做板层巩膜瓣,放出睫状体上腔液体,用 10-0 尼龙线将睫状体与巩膜间断缝合。对于大范围睫状体分离(>180°)一次切口不宜过大,可间断巩膜瓣进行手术或分次手术。

睫状体分离缝合术多数病例一次成功,但部分患者尽管手术顺利仍可能需要 2 次甚至 3 次以上手术。两次手术时间间隔应至少在 2 周以上,如第一次手术范围较大、眼部充血明显,应适当延后第二次手术时间。

八、外伤性前房积血

眼球损伤后,虹膜血管渗透性增加或由于血管破裂出血,血液积聚在前房称外伤性前房积血。少量积血,仅于下方前房角可见液平;大量积血,有时积血可充满整个前房,并可出现继发性青光眼及角膜血染等并发症。全前房积血伴有眼压升高者可造成角膜血染。另外约 30%~85% 伴有房角后退,有 6%~10% 将发展成为房角后退性青光眼。外伤性前房积血约 5% 的患者需要手术治疗。

前房积血按其发生的时间先后,可分为原发性和继发性两种。原发性前房积血见于眼球遭受挫伤后的早期,出血量或多或少,一般能自动吸收;继发性前房积血见于伤后 2~5 日,当初发性前房积血已被吸收或将近完全吸收时,前房突然又出血,多数出血量较大,可充满前房。其发生率为 3.5%~38%,大多在伤后 2~5 日发生。

根据前房积血量的多少可将其分为 5 级:

0 级:没有分层的血平面,裂隙灯显微镜下可见房水内有循环的血细胞;

1 级:积血量小于前房高度的 1/3,在瞳孔下缘之下;

2 级:积血平面位于前房高度的 1/3~1/2;

3 级:积血平面超过前房高度的 1/2 以上,但未充满整个前房;

4 级:整个前房内充满血液,以致呈现黑色外观。

【临床表现】

1. 视力下降　常有不同程度的视力下降,少量的出血视力可完全正常,严重的出血视力可仅有光感及手动。

2. 裂隙灯显微镜检查　前房内可见积血,新鲜积血呈鲜红色,下方常出现积血平面,积血部分吸收好有时可见血凝块。

3. 继发性青光眼　外伤性前房积血特别是反复出现的继发性前房积血的患者,约 7% 发生继发性青光眼,表现为明显的眼部胀痛、头疼、恶心、呕吐等。

4. 眼部其他损伤　前房积血在许多情况下并非单独发生,有时常伴有眼部其他损伤,如房角后退、睫状体脱离、晶状体脱位、玻璃体积血、视网膜损伤等。

5. 角膜血染　前房积血严重的并发症之一,其发病条件与以下因素有关:①大量的前房积血(3 级或 4 级);②急性和持续性高眼压;③角膜内皮损伤。在角膜内皮受到严重破坏时,正常眼压、低眼压或眼球萎缩的患者也可能出现角膜血染。

【辅助检查】　前房积血吸收后,应进行 UBM 及前房角镜检查,观察房角有无后退及范围。对于大量的前房积血伴有低眼压者应进行 B 超及 UBM 检查,了解有无睫状体分离及玻璃体视网膜情况。

【治疗】

1. 卧床休息　采取半坐位,将头部抬高 30°,使血液下沉。

2. 包扎双眼　可以限制眼球活动,使眼球充分休息,以防眼球运动时的牵拉而再次发生出血。

3. 高渗剂　能够减轻外伤造成的虹膜睫状体及小梁网水肿,降低眼压,促使房角组织生理功能尽快恢复,以利于前房积血吸收及减少并发症的发生。常用 20% 甘露醇 250ml 快速静脉滴注,或 50% 葡萄糖联合维生素 C 静脉注射。

4. 散瞳或缩瞳　一般不缩瞳不散瞳,当伴发虹膜睫状体炎前房出现渗出及虹膜后粘连时应及时应用散瞳剂。

5. 皮质类固醇　前房积血伴有明显的眼前节炎症反应时,可局部应用糖皮质激素,如 0.1% 氟米龙滴眼液滴眼,每日 2~4 次。

6. 止血药物　前房积血早期及再发性前房积血,应全身给以止血药物。常选用氨基己酸、氨甲苯酸、酚磺乙胺、云南白药等。

7. 降眼压药物　外伤性前房积血的早期和晚期均可发生眼压升高,眼压 >25mmHg 发生率为 25%,眼压 >35mmHg 发生率为 10%~15%。当前房内有较多积血并在 24 小时无吸收征象时,均可应用降眼压药物。常用的药物有碳酸酐酶抑制剂滴眼及口服、β 受体阻滞剂、前列腺素衍生物、拟肾上腺素药物滴眼,并同时全身应用高渗剂。

8. 前房穿刺放液　对于血性房水引起的高眼压及血影细胞性青光眼,应用多种降眼压药物治疗,眼压难以控制者,可采用通过角膜缘无菌针头穿刺放液的方法以达到快速降低眼压的目的。

9. 前房冲洗注吸术　以下情况应考虑手术:①眼压 >50mmHg,持续 5 天;眼压 >35mmHg,持续 7 天,伤前有青光眼或缺血视神经病变历史者更应提前;②角膜血染:有角膜血染的早期体征或出血在Ⅳ级，眼压25mmHg以上达5天以上，或怀疑有内皮功能障碍者(如上皮水肿、实质增厚)；③前房内成形血块不吸收超过10天，房角周边粘连或积血满前房达5天以上；④血影细胞继发青光眼发生。

10. **术中再次大量出血的处理**　前房积血注吸如发生术中再次大量出血，多由于注吸前房角残留凝血块时，断裂而且已经闭塞的房角大血管重新开放所致。遇此情况可采用以下措施：①升高灌注液瓶，提高眼压；②向前房内注入适量的肾上腺素；③前房内注入粘弹剂或消毒空气；④巩膜烧灼止血法：在出血点所在的角膜缘后2mm处直接烧灼巩膜或做板层巩膜瓣烧灼后板层巩膜，使出血的远端血管闭塞，能够达到立即止血的目的。

九、外伤性青光眼

由于外伤因素所导致的青光眼称之为外伤性青光眼，是眼外伤中常见的并发症之一，其眼压升高常由多种机制共同参与，病情复杂，表现各异，临床上应根据不同的病因和眼部情况选择不同的治疗方法。

(一) 闭合性眼外伤早期暂时性眼压升高

眼球受到外伤时，眼内血管反应性地扩张、渗透性增加，葡萄膜充血、水肿，早期可能出现暂时性眼压升高，眼压升高通常持续数小时，也有持续数天甚至数周之久。有时闭合性眼外伤早期表现为低眼压，可能与挫伤所致睫状体炎症引起房水分泌减少有关。临床表现为低眼压，房水闪辉阳性，UBM检查可见睫状体浅脱离但无裂隙与前房沟通(应与睫状体分离鉴别)。随着睫状体炎症的消失及功能的恢复，眼压逐渐恢复正常直至超出正常范围而形成继发性青光眼。

(二) 前房积血继发性青光眼

前房积血所发生的青光眼常有以下几种原因：①眼部外伤时，造成虹膜动脉大环或小环破裂，前房突然大量出血，眼压急骤升高，而继发青光眼；②血液吸收过程中，血细胞及凝血块填塞小梁网；③红细胞破坏产生的含铁血黄素所继发的青光眼。前房的反复出血，50%以上将继发青光眼。前房积血继发青光眼可发生角膜血染，使角膜的透明度明显下降，严重影响患者的视力恢复。

(三) 晶状体外伤继发性青光眼

晶状体脱位或半脱位及囊膜破裂造成的晶状体皮质释放，以及挫伤造成的前房角损伤均可继发青光眼。外伤后晶状体可以全脱位进入前房而引起急性眼压升高，引起瞳孔阻滞、产生周边虹膜前粘连、引起眼压升高。晶状体囊膜破裂时，房水进入，晶状体肿胀，体积增大，晶状体向前凸出，产生瞳孔阻滞，或与虹膜粘连引起瞳孔闭塞，晶状体皮质溢出堵塞小梁网，可引起晶状体颗粒性青光眼。后期脱位于玻璃体内的晶状体可以引起晶状体溶解性青光眼。

(四) 溶血性青光眼

眼球穿通伤、挫伤、异物伤及内眼手术所致的玻璃体积血，红细胞在氧及二氧化碳的作用下破坏，血红蛋白被巨噬细胞吞噬，阻塞小梁，房水导流障碍，眼压突然升高，称溶血性青光眼。多在大量玻璃体积血后数天或数周，患眼突然急性发病伴有眼痛、头痛、恶心、呕吐、球结膜混合充血、眼压升高至30~60mmHg。裂隙灯检查可见角膜上皮性水肿，房水混浊及红褐色漂浮细胞。前房角镜检查可见房角开放，小梁网(尤其下象限)表面覆盖着一层红褐色色素和巨噬细胞。前房水抽出液细胞学检查如发现吞噬红褐色血红蛋白的巨噬细胞和红细胞碎屑，则可做出溶血性青光眼诊断。

(五) 血影细胞性青光眼

无论钝挫伤或穿通伤均可引起前房积血和玻璃体积血，血液进入玻璃体后，红细胞肿胀且脆性增加，血红蛋白从细胞内逸出，氧化成高铁血红蛋白，进而变性成为许多珠蛋白颗粒，沉着于胞膜的表面，称为Heinz小体。这种不含血红蛋白变性的中空的红细胞称为血影细胞。血影细胞为黄褐色，球形或近似球形，直径4~8μm，半透明，坚硬而脆性，可塑性差。这种血影细胞难以通过房水排出道，是导致晚期继发性开角型青光眼的最主要原因。

高眼压多发生在眼外伤及并发玻璃体积血2~3周后，眼压可高达30~70mmHg，血影细胞可沉积于前房下部，偶尔有分层现象，上面是黄褐色的血影细胞，下面是红色的血细胞，并形成黄褐色的假性前房积脓改变。房水抽取液细胞学检查可明确诊断。血影细胞性青光眼一般是短暂的(偶见持续数月)，不会引起小梁网永久性损害，预后较好。一些重症病例，可能需要反复进行前房穿刺和冲洗，以清除前房内和房角小梁上的血影细胞，必要时可能需作玻璃体切割术。

(六) 房角后退继发性青光眼

房角后退继发性青光眼分早发型及迟发型。早发型者为挫伤早期的眼压升高，发生率约6.7%~22%，多在伤后数小时、数天或数周发生，原因除房角后退外可能与其他多种因素有关，一般经治疗后眼压多能自行缓解和恢复正常。迟发型者为挫伤性房角，患眼(尤其房角后退范围≥180°者)经过数年或10年以上发生的具有典型的视盘陷凹扩大和视野缺损的继发性开角型青光眼，发生率约6%~10%。目前临床上房角后退性青光眼主要是指这种后期发生的青光眼。

临床检查可见眼压升高、宽开房角、青光眼性视盘陷凹扩大和视野损害，有陈旧性眼挫伤迹象，如过深的前房、瞳孔括约肌撕裂、虹膜萎缩与异色、虹膜撕裂与根部离断、外伤性瞳孔散大等，前房角镜或UBM检查可发现双眼房角不对称,受伤眼周边前房和房角变深变宽或不同部位房角明显不对称。

治疗原则与原发性开角型青光眼基本相同。药物治疗主要采用抑制房水生成和增加葡萄膜巩膜途径外流的药物,首次小梁切除术应与抗代谢药物联合应用。如果小梁切除术失败可考虑行房水引流物植入手术。

(七) 其他外伤性青光眼

另外,有其他多种因素可致外伤性青光眼。如前房植入性虹膜囊肿继发性青光眼、外伤性新生血管性青光眼、外伤性恶性青光眼、眼内异物存留继发性青光眼、化学性眼外伤继发性青光眼及眼外伤玻璃体切除膨胀气体或硅油注入术后青光眼等。这些外伤所致的青光眼应根据不同的病因进行治疗。

十、晶状体外伤

各种眼外伤致伤因素,均可能导致晶状体的混浊及脱位。晶状体是眼的重要屈光组成部分,晶状体混浊和缺如都将严重影响患者的视功能,临床上应根据不同的眼部情况选择不同的手术时机和手术方式,最大限度地恢复患者的视功能。

(一) 挫伤性白内障

【临床表现】 轻度的挫伤最常见的表现为虹膜印环,称之为 Vossius 环。其大小、形状与当时的瞳孔状态相同,由虹膜脱落的色素颗粒组成。这些色素点有些可于数日或数月后消失,有些则永远存留。部分患者挫伤后晶状体囊膜的通透性增加而发生晶状体混浊,这种混浊有时可于数周内吸收而消失,部分患者晶状体混浊继续加重,而发展成为全白内障严重影响视力。严重的挫伤有时可使晶状体囊破裂,房水进入,晶状体迅速发生混浊,表现与穿通性外伤性白内障相似。

【治疗】

1. 外伤后轻度的晶状体混浊,若无严重视力障碍及并发症,可不处理,观察随访。

2. 挫伤造成明显的晶状体混浊,以及晶状体囊膜破裂皮质释放者,应行晶状体摘除及人工晶状体植入手术。

(二) 晶状体脱位

外力作用于眼部导致晶状体悬韧带部分或全部断离,晶状体位置发生不同程度的改变,称之为晶状体脱位。临床上可分为晶状体半脱位和晶状体全脱位。

【临床表现】

1. 晶状体半脱位 由于晶状体悬韧带部分断裂,所以晶状体可能向侧方或上、下方向移位。轻度的晶状体脱位由于受虹膜的遮盖,只有通过 UBM 检查始被发现,容易漏诊。明显的晶状体半脱位,散大瞳孔时可看到晶状体赤道

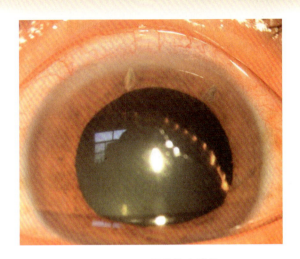

图 27-2-31 晶状体半脱位

部(图 27-2-31)。裂隙灯显微镜下可发现前房加深或深浅不一,虹膜震颤,有时可见玻璃体疝入瞳孔区。晶状体半脱位的患者多有不同程度的视力下降,脱位严重者可发生单眼复视。

2. 晶状体全脱位 由于外力的冲击,晶状体完全脱离了原来的位置进入前房或脱入玻璃体,偶见脱入睫状体上腔及进入结膜下。

(1) 晶状体前房脱位:当眼球受到挫伤时,虹膜被压挤向后,悬韧带断裂,同时由于玻璃体的反作用力使晶状体向前脱位于前房。裂隙灯显微镜检查可见晶状体位于前房或者嵌顿于瞳孔领,晶状体可紧贴角膜内皮(图 27-2-32)。此时由于晶状体占据前房,房水循环受阻,常导致急剧眼压升高,晶状体长时间摩擦角膜内皮可致其损伤,导致角膜失代偿。

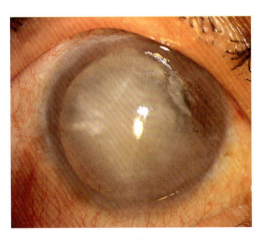

图 27-2-32 晶状体前房脱位

(2) 晶状体玻璃体脱位:来自前方的钝力,可致晶状体完全脱位于玻璃体内。裂隙灯显微镜检查,发现前房明显加深,虹膜震颤明显,瞳孔区看不到晶状体,或仅可看到其赤道部边缘。检眼镜检查可发现晶状体坠入玻璃体中,患

者头低位时,脱位的晶状体有时可浮现到瞳孔区。CT及B型超声波检查可见晶状体位于玻璃体内。

(3) 晶状体结膜下脱位:发生于角膜缘的隐匿性巩膜破裂伤,如伤口较大,有时晶状体通过破裂口脱位于结膜下,表现为结膜局限性高度隆起,一般伴有瞳孔散大变形、玻璃体积血。

(4) 晶状体睫状体上腔脱位:强力的眼球挫伤,有时可致严重的睫状体自房角分离,脱位的晶状体可部分进入睫状体上腔内。

【辅助检查】

1. UBM检查 当晶状体悬韧带断裂及晶状体不全脱离时,UBM检查显示晶状体悬韧带的回声消失、晶状体赤道部的移位以及玻璃体疝入前房情况。晶状体向玻璃体脱位时显示前房加深。

2. 超声波检查 晶状体脱位于玻璃体时,超声波检查发现脱位的晶状体,并可以了解玻璃体视网膜情况,从而为手术时机和手术方式的选择提供依据。

3. CT检查 能够发现脱位的晶状体,并能发现眶壁有无骨折、眶内有无出血等。

【治疗】

1. 轻微的晶状体脱位患者有较好的视力者,可观察治疗。

2. 轻度的晶状体半脱位伴晶状体混浊由于悬韧带部分断裂及松弛,单纯白内障摘除人工晶状体植入术后常出现人工晶状体偏位、倾斜,甚至坠入玻璃体内。此时可向囊袋内植入张力环后再植入人工晶状体。

3. 晶状体全脱位进入前房或嵌顿于瞳孔领常造成眼压升高及继发性青光眼,为眼科急症,应尽早手术摘除晶状体,对进入前房的玻璃体予以切除。眼部情况良好者可同时行人工晶状体缝线固定术或植入虹膜夹人工晶状体。

4. 对于明显移位的晶状体脱位可行晶状体摘除及前部玻璃体切除手术。

5. 晶状体完全脱入玻璃体内如无眼压升高及视网膜损伤等并发症,特别是患者年高体弱者,可观察治疗不必手术。对伴有玻璃体视网膜异常者,可行玻璃体切除手术,同时切除脱位的晶状体。

(三) 穿通伤性白内障

眼球的穿通伤及异物均可致晶状体囊膜破裂,细小的破裂口可自行闭合,多数情况下房水进入,晶状体纤维吸水肿胀,晶状体蛋白质变性而出现混浊。

【临床表现】 由于致病原因不同而表现有所不同。囊膜破口小者,有可能通过晶状体上皮细胞修复或虹膜组织的覆盖粘连而闭合,仅形成局限性混浊;囊膜破口大者,晶状体皮质混浊,如絮状弥散于前房,也可阻塞房角,导致继发性青光眼,还可以刺激虹膜睫状体引起虹膜睫状体炎。若有异物进入晶状体,则检查时可见异物存留。

【治疗】

1. 角膜穿通伤伴有晶状体轻度损伤无皮质释放者,应首先缝合角膜穿通伤口,术后观察晶状体变化。视眼部情况,择期行白内障手术及人工晶状体植入。

2. 伴有晶状体皮质释放者,缝合角膜穿通伤时要对晶状体皮质进行处理。否则,术后大量的皮质进入前房,可引起继发性青光眼,药物难以控制。故应在缝合角膜伤口的同时吸出晶状体皮质,一般不一期植入人工晶状体。

3. 晶状体后囊破孔较大,大量的晶状体皮质特别是晶状体核坠入玻璃体者,以及眼外伤伴有眼内异物、玻璃体积血、视网膜脱离者,应行晶状体玻璃体切除手术,切除混浊的晶状体及玻璃体,取出眼内异物,复位脱离的视网膜。

4. 晶状体内异物应根据异物的大小、性质、部位及晶状体的混浊程度而决定手术时机。晶状体内化学性质稳定细小的非磁性异物(如玻璃、石头等)患者有良好视力者,可进行定期观察,不必急于手术,有时异物存在数年而晶状体不发生明显混浊。晶状体内的铁质及铜质异物可发生铁质沉着症及铜质沉着症,故应及时取出。

十一、外伤性玻璃体积血

眼球钝挫伤或穿通伤所致眼部血管破裂,血液流入玻璃体内,称之为外伤性玻璃体积血。外伤性玻璃体积血常伴有眼部的其他损伤,如眼球穿通伤、眼球破裂、外伤性瞳孔散大、晶状体脱位、视网膜损伤、眼内异物存留等。因此,治疗时应综合考虑。

【临床表现】

1. 视力下降与玻璃体内出血的严重程度有关,少量出血特别是位于下方周边者,视力可完全正常或轻度下降,上方视网膜血管受损出血时,有时患者可观察到出血在眼内的扩散过程;大量的玻璃体积血及伴有眼部严重损伤者,患者的视力可能会下降甚至光感消失。

2. 眼部检查 玻璃体少量出血,间接检眼镜或三面镜下裂隙灯显微镜下可见玻璃体内血液飘浮,成血丝或血块,多沉积于下方玻璃体,经过一段时间后玻璃体积血变成黄色或灰白色的机化条带。玻璃体腔大量的积血,检查时可见玻璃体腔红色反光,视盘及视网膜窥不见。玻璃体积血吸收过程中部分病人可发生血影细胞性青光眼,伴视网膜损伤者可发生牵拉性视网膜脱离。

【辅助检查】

1. 超声波检查 有较大的诊断价值,尤其在不能直接看清眼底时,能够确定玻璃体积血的程度,视网膜有无牵拉及脱离等。轻度玻璃体积血为多数点状回声,散在分布或局限在玻璃体腔某一部位;致密的玻璃体积血眼内可见回声光团,占据部分或整个玻璃体腔,有机化形成时,同时显示带状或膜样回声,有时可见机化组织和条索与伤口粘连或嵌在伤口。

2. CT 检查　少量玻璃体积血在 CT 上难以显示,出血较多时 CT 可见患眼玻璃体腔内密度增高,两侧眼球对比观察有利于发现异常。

【治疗】

1. 非手术治疗

(1) 体位半坐卧位,减少活动。

(2) 止血剂受伤早期给予止血药。如云南白药 0.5g,每日 3 次口服,或三七粉 1.5g,每日 2 次口服等。

(3) 血管扩张剂出血停止、病情稳定后,给予血管扩张剂促进出血吸收药物。

(4) 其他可给予碘剂如普罗碘胺 0.4g,肌内注射,每日 1 次,或 10% 碘化钾合剂 10ml,每日 3 次口服。透明质酸酶 1500U,颞侧皮下注射,隔日 1 次。

(5) 活血化瘀中药治疗。

2. 手术治疗　外伤性玻璃体积血,如出血量少无眼部其他严重损伤,可首先药物治疗,不必急于手术。但应定期进行 B 超检查,如积血进一步减少,可继续观察治疗,如经 2 个月以上观察积血无吸收迹象或 B 超检查发现视网膜脱离,则应及时行玻璃体切除手术。

十二、脉络膜外伤

脉络膜位于视网膜和巩膜之间,由视网膜锯齿缘开始,向后止于视神经周围,覆盖眼球后部。眼球挫伤后,常致脉络膜破裂、出血和脱离等。

(一) 脉络膜破裂

自前方物体撞击眼球后,前后方向压缩眼球,外力通过玻璃体向眼球后段及周边传递,相对无弹性的玻璃膜容易破裂,进而引起表面的 RPE 和其下的脉络膜毛细血管撕裂。

【临床表现】　因脉络膜挫裂伤的部位和程度不同,可导致不同程度的视力下降。眼底检查在视盘周围形成新月形或弧形状出血,伴视网膜水肿。破裂也可呈星形、V 形、H 形、Y 形和不规则形等。破裂的初期因有视网膜下出血或视网膜震荡不容易看到,当出血或视网膜水肿吸收后,破裂显示为黄白色条纹,偶尔底部可见到大脉络膜血管。大量脉络膜破裂处出血可突破玻璃膜进入视网膜下、视网膜、玻璃体后和玻璃体腔。大量出血可致眼底窥视不清。经过数周,这些出血可以吸收,留下破裂处色素改变区域(图 27-2-33)。

脉络膜破裂的最常见并发症是脉络膜新生血管膜,在

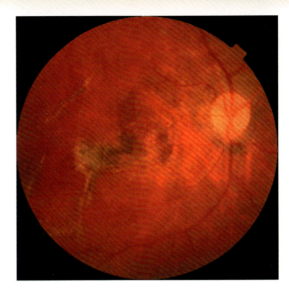

图 27-2-33　脉络膜破裂

外伤后 1 个月到 7 年里发生,特别是老年患者、破裂位于黄斑和范围大者容易发生。

【辅助检查】

1. FFA 检查　早期因为视网膜下出血,FFA 显示为遮蔽荧光。因脉络膜破裂损伤玻璃膜和 RPE 复合物,本身显示为透见强荧光。如果 CNV 形成,它显示渗漏强荧光。

2. OCT 检查　脉络膜裂伤处可见组织向下凹陷,色素上皮反射带不光滑、不平整,有时可呈锯齿状。外伤急性期裂伤处可见视网膜深层出血,晚期则可见该处视网膜变薄,外层结构受损。

【治疗】　外伤性脉络膜破裂尚无特殊治疗。合并视网膜水肿和脉络膜出血时,可采用维生素 C、芦丁或高渗疗法,酌情应用糖皮质激素。晚期应用血管扩张剂、碘剂和活血化瘀药物。引起的玻璃体大量出血可行玻璃体手术。出现新生血管时可观察治疗、玻璃体腔内注射抗血管内皮生长因子(VEGF)药物、激光光凝以及光动力学治疗。

(二) 外伤性三角综合征

眼球外伤后,在外力冲击下,睫状后短动脉受到震荡而出现痉挛性收缩甚至闭塞,从而引起其供血区域的脉络膜视网膜组织缺血、缺氧性损害。由于解剖特点上睫状后短动脉的供血区域为一基底向周边、顶点向视盘的三角形区域,所以当其受损时,在眼底上表现为三角形的缺血区,故称外伤性三角综合征。

【临床表现】　伤后视力依据脉络膜受伤的部位和严重程度,可有不同程度下降,并伴有相应部位视野缺损。

外伤性三角综合征多位于眼底后极部,伤后早期视网膜呈灰白色的三角形水肿,并以顶端为重,越向周边病灶越宽,色泽亦越淡,边界不清,达赤道部即消失。有时伴有视网膜出血,视网膜血管迂曲扩张。随着时间的推移,水肿消

退,出血吸收后,视网膜、脉络膜出现三角形的萎缩区。尖端指向视盘或黄斑,基底向周边展开,病变区边缘有色素沉积,可伴有视网膜血管闭塞和脉络膜新生血管形成。

【辅助检查】

1. FFA检查　显示受伤初期视网膜水肿处荧光渗漏及血管扩张,晚期表现为斑驳样荧光。三角形脉络膜视网膜萎缩区呈现界限清楚的透见荧光,无脉络膜灌注及渗漏,色素增生处呈遮蔽荧光。

2. 视野检查　对应脉络膜缺血,出现相应部位三角形视野缺损。

【治疗】

1. 肾上腺糖皮质激素早期使用,以减少继发炎症反应。常用泼尼松口服或地塞米松静脉滴注。

2. 扩张血管药物可以解除血管痉挛,改善微循环,促使渗出及出血吸收。口服复方血栓通,或静脉给以银杏叶提取物(舒血宁)、葛根素等。

3. 维生素口服维生素B_1、维生素C、芦丁片等。

4. 能量制剂应用胞磷胆碱钠、三磷腺苷二钠注射液、注射用辅酶等,口服或静脉滴注。

5. 发现新生血管后,做激光光凝和玻璃体腔内注射抗VEGF药物。

(三)外伤性脉络膜出血

脉络膜血管分为大、中血管及毛细血管,不同层次的血管损伤,其临床表现有所不同,常伴有脉络膜破裂。

【临床表现】

1. 脉络膜毛细血管层出血　外伤后由于脉络膜的Bruch膜破裂,毛细血管层的出血通过Bruch膜破口,流入视网膜色素上皮层下,形成出血性色素上皮的脱离。眼底检查时可见出血区呈大小不等的棕灰色或暗红色,圆形或类圆形,轻度隆起,表面有视网膜血管经过,此处视网膜呈烟雾状灰色和白色。黄斑部的脉络膜出血,则中心视力显著减退。

2. 脉络膜大血管出血　强烈的冲击力可以导致脉络膜大血管破裂,血液流入脉络膜上腔,造成出血性脉络膜脱离。眼底可见出血区呈棕黑色实性隆起,表面光滑。赤道部较为扁平,而后极似半球形。由于涡静脉的间隔限制,跨此区的出血灶在此处形成凹陷。

严重脉络膜挫伤患者,常伴有眼内多个部位的损伤,出血和渗出物纤维化,在视网膜下形成灰白色纤维条索和视网膜下膜。部分患者在视网膜表面诱发成纤维细胞增生,视网膜和脉络膜瘢痕化,可致牵拉视网膜和睫状体脱离。

【辅助检查】

1. FFA检查　脉络膜出血为圆形或不规则形态的遮蔽背景荧光(出血性PRE层脱离),可较眼底检查所见范围稍大。当出血性RPE脱离合并外屏障功能破坏,出血渗出可进入神经上皮下,伴神经上皮脱离。FFA可见遮蔽荧光区的中央出现荧光渗漏,随时间可扩散到整个出血区。

2. OCT检查　可用于区别视网膜下或RPE下出血,在出血吸收后可观察脉络膜破裂。

3. 眼底自发荧光检查(FAF)　脉络膜破裂引起的视网膜下出血显示降低FAF,出血吸收后显示FAF增加。FAF比检眼镜和眼底彩照检查更能显示损伤RPE的改变。

【治疗】　一般早期经给予止血药,数日后给以促进积血吸收的药物如碘制剂,并联合神经营养及抗感染治疗,积血多能自行缓慢吸收。

(四)脉络膜脱离

眼球挫伤发生睫状体脱离时房水通过前房角裂隙进入脉络膜上腔使之产生脱离;眼球穿通伤时急性眼压降低,脉络膜血管内血压与眼压之间压差加大,易使血管扩张,毛细血管渗漏的液体进入脉络膜上腔,形成渗出性脉络膜脱离,甚至血管破裂,形成出血性脉络膜脱离。在涡静脉壶腹口处,脉络膜和巩膜紧密粘连,故大范围脉络膜脱离时呈象限性分叶状。

【临床表现】　轻度周边的脉络膜脱离,表现为轻度视力下降和视物变形,若累及黄斑区,视力明显减退。严重的脉络膜脱离甚至光感消失。

睫状体脱离造成的周边脉络膜浅脱离,眼底检查可仅表现为低眼压造成的视盘水肿、黄斑区皱褶,而看不到脉络膜脱离。严重的脉络膜脱离,眼底周边部可见棕红色、棕黑色或褐色、灰褐色的局限性隆起,表面光滑,边界清楚,类似脉络膜肿瘤,在其上的视网膜色泽正常或同时脉离。

【辅助检查】

1. B超检查　脉络膜水肿在B型超声波上是一弧形增厚带和密度稍低于巩膜的回声,其内面常可见到脱离的视网膜;睫状体脱离时可显示周边脉络膜浅脱离;严重的脉络膜脱离时,B超显示玻璃体内可见一个或多个弧形光带,与球壁光带相连,严重者两边的脉络膜接近呈"接吻状"。出血性睫状体脱离的病例,在睫状体上腔内显示高回声的杂波(图27-2-34)。

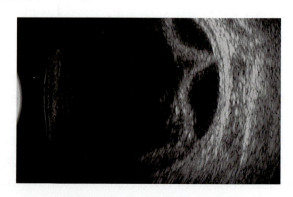

图27-2-34　脉络膜脱离B超表现

2. CT 检查 局限性脉络膜脱离在横轴位 CT 图像上表现为基底位于眼球壁、凸向玻璃腔内的梭形、半球形或半环形高密度阴影（图 27-2-35）。

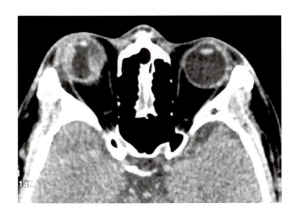

图 27-2-35 脉络膜脱离 CT 表现

【治疗】

1. 保守治疗 睫状体脱离造成的脉络膜浅脱离，应积极治疗睫状体脱离，眼压恢复正常后，脉络膜脱离可自行愈合。如 1% 阿托品滴眼，糖皮质激素局部滴眼、筋膜囊下注射或全身应用。

2. 手术治疗 出血性脉络膜脱离伴有外伤性玻璃体视网膜病变者，应在出血后 10~14 天进行玻璃体视网膜手术，此时脉络膜上腔的血凝块基本融化，便于术中将积血放出。对于较大范围的后部出血性脉络膜脱离难以将其放出者，可于赤道后隆起最高部位巩膜做切口，升高眼内压放出积血。手术结束时眼内膨胀气体或硅油充填。

十三、视网膜外伤

眼外伤可引起眼底多种损害，视网膜的损伤主要为视网膜震荡、视网膜挫伤、视网膜出血、黄斑裂孔、外伤性视网膜裂伤及视网膜脱离、远达性视网膜病变等。可造成视力不同程度的下降，甚至失明的严重后果。

（一）视网膜震荡及视网膜挫伤

眼球受到钝力打击后，冲击力作用于后极部视网膜，使其产生水肿，视力突然减退，由 Berlin 1873 年首次描述，故又称 Berlin 水肿。可分为视网膜震荡与视网膜挫伤，前者视网膜水肿较轻，一般预后良好；后者视网膜水肿更为严重，多伴有眼底出血、脉络膜破裂等损伤，预后相对较差。

【临床表现】

1. 视网膜震荡伤后视力立即下降，有眼前黑影、视物变形、视物变小等症状。眼底黄斑区视网膜水肿，黄斑区可表现为类似视网膜中央动脉阻塞的樱桃红色，患者视力轻度减退，水肿可于数天消退，视网膜不留痕迹，视力可恢复正常。

2. 视网膜挫伤后中心视力可明显下降，一些病例视力在 0.05 以下。眼底视网膜水肿更加明显，范围较大，多伴有视网膜出血及脉络膜破裂，伤后 1~2 周视网膜水肿吸收后，在损伤区出现脱色素区或色素紊乱，患者视力严重下降，为不可逆性。

【辅助检查】

1. FFA 检查 轻度视网膜震荡，FFA 可显示正常；在严重病例，水肿的视网膜遮蔽脉络膜背景荧光，在大多数病例无荧光素进入视网膜或视网膜下。视网膜挫伤者，在造影早期表现为荧光遮蔽和淡的强荧光，造影后期视网膜呈现大量荧光素渗漏。

2. 视觉电生理检查 ERC 表现为 a 波和 b 波潜伏期延长、振幅下降，明显低于健眼。VEP 表现为峰潜伏期延长、波幅低。

3. OCT 检查 轻度视网膜损伤仅表现出光感受器外节的高反射，并且在数日后消失。严重的病例，受损部位视网膜增厚，反射增强，光感受器内外节变薄或缺失。

4. 视野检查 可见相应部位的视野缺损。

【治疗】 视网膜震荡的治疗主要应用血管扩张剂、能量制剂、维生素，视网膜急性水肿时给予高渗剂、糖皮质激素、高压氧气吸入。

（二）视网膜出血

视网膜受到钝力后，可引起视网膜血管的破裂而产生出血。常见的是视网膜毛细血管和静脉出血，视网膜动脉出血较少见。受伤的晚期亦可见黄斑部新生血管膜形成后的出血。根据出血的部位，又可分为视网膜内出血、视网膜前出血、视网膜色素上皮下出血。

【临床表现】

1. 视网膜内出血 视网膜浅层出血是位于视网膜神经纤维层的浅层毛细血管的出血，出血色鲜红，呈火焰状、线状或毛刷状，可遮蔽部分视网膜血管。深层出血多位于外丛状层，呈团滴状圆形斑点，暗红色，大小不一。

2. 视网膜前出血 出血是神经纤维层和内界膜之间，内界膜和玻璃体之间，眼底可见出血位于视网膜血管之前，呈舟状或半月状，上方有一液平面，边界清楚，液平面可随头部位置改变而改变，一般出血吸收后不留痕迹。

3. 视网膜色素上皮下出血 出血局限于视网膜色素上皮深面，呈暗红色，边界清晰。位于后极部者视力常严重下降。

【辅助检查】 FFA 检查表现为出血对应区的荧光遮蔽。

【治疗】 受伤早期静卧休息，适当应用止血药物。外伤 1 周后，适当应用促血液吸收药物及血管扩张剂等药物及活血化瘀药物。若视网膜出现新生血管可行激光治疗，或玻璃体内注射抗 VEGF 药物(如雷珠单抗、康柏西普)。若视网膜前出血或视网膜色素上皮下出血长期不吸收,或引起了增生性玻璃体视网膜病变、牵拉性视网膜脱离等,应及时行玻璃体切割术。

(三)外伤性黄斑裂孔

发生率为 5%~22%。常与脉络膜破裂、视网膜脉络膜出血同时存在,占所有黄斑裂孔病例 10% 以下。当眼球前段受到钝力冲击后可以立即破裂形成裂孔。亦可因 Berlin 水肿持续不退,由囊样水肿(细胞外水肿)发展为囊样变性(细胞内水肿),终于导致裂孔形成。

【临床表现】

1. 视力黄斑裂孔一旦形成,中心视力受到严重损害,一般视力降到 0.1 以下。

2. 眼底情况在黄斑中心区,可见一圆形或卵圆形暗红色区域,这是视网膜破裂后,经过色素上皮层透露出的脉络膜反光。裂孔边缘清晰,呈灰色,底部可见有褐色或灰色的脉络膜色素颗粒。裂孔呈正圆形或类圆形大小约 1/3~1/2PD。常与脉络膜破裂、视网膜脉络膜出血同时存在,裂隙灯显微镜检查光切线在裂孔处中断。

【辅助检查】

1. FFA 检查 在裂孔形成之初,如果裂孔区的视网膜色素上皮未受损害,荧光素血管造影可以表现正常,裂孔区表现为窗样缺损。并可观察外伤造成的其他眼底损伤。

2. OCT 检查 OCT 检查是黄斑裂孔诊断的金标准。外伤性黄斑裂孔伴水肿的 OCT 图像特征为黄斑中心光带中断缺失及裂孔形成(图 27-2-36)。图像特征与特发性黄斑裂孔图像特征相似,可表现为外伤性黄斑裂孔伴神经上皮水肿及脱离、神经上皮层变薄、神经上皮脱离等。

【治疗】 板层黄斑裂孔不需手术治疗,近及视盘与黄斑之间,有类圆形、大小约 1/4PD、分散或融合、灰白色乃至银白色的棉绒状斑。几乎所有病例均可看到少数火焰状或线状出血,甚至也可以是视网膜前的出血,黄斑沿 Henle 纤维有放射状皱褶,中心反射光消失,有的病例还可见到视盘水肿。轻症者渗出性变化约在 4~6 周后逐渐消失,眼底可恢复正常,但常遗留轻度色素紊乱,严重者出现视神经萎缩。

(四)远达性视网膜病变

是在胸部受严重的挤压伤或者粉碎性骨折后或者急性胰腺炎后发生的一种特殊的视网膜病变。多发生于伤后第 2~4 天或者更长时间,单眼或双眼视网膜出现特殊形态的渗出,伴有水肿和出血。1910 年 Purtscher 做了详细的观察而得名。视网膜病变的原因可能与上腔静脉内压力增高导致的血管微梗死有关。

【临床表现】

1. 患者的中心视力损害程度视黄斑受累程度而定,多数患者视力受到严重损伤,降至 0.1 以下。

2. 眼底检查,视网膜静脉充盈迂曲,视网膜浅层,特别在血管附近及视盘与黄斑之间,有类圆形、大小约 1/4 PD、分散或融合、灰白色乃至银白色的棉绒状斑。几乎所有病例均可看到少数火焰状或线状出血,甚至也可以是视网膜前的出血,黄斑沿 Henle 纤维有放射状皱褶,中心反射光消失,部分病人还可出现视盘水肿。轻症者渗出性变化约在 4~6 周后逐渐消失,眼底可恢复正常,但常遗留轻度色素紊乱,严重者出现视神经萎缩。

【辅助检查】 荧光素血管造影,急性期可见渗出部位的荧光渗漏,受损区域大片的无灌注区,对应位置视网膜血管扩张、渗漏,晚期病变区视网膜着染。

【治疗】

1. 维生素 常用维生素 C、芦丁、维生素 B_1、甲钴胺等。

2. 血管扩张剂及改善微循环药物 常用丹参注射液、血塞通、舒血宁等静脉滴注,对改善眼底病变有一定作用。

3. 其他药物 常用胞磷胆碱钠、肌氨肽苷、辅酶 A 等。

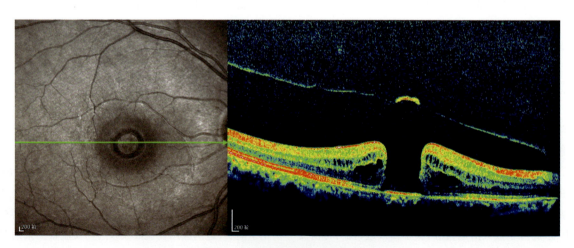

图 27-2-36 黄斑裂孔 OCT 表现

4. 吸高压氧治疗　每日1次,每次30分钟,10次为1个疗程。

5. 全身情况比较严重者,应在有关科室密切配合下进行治疗。

（五）外伤性视网膜裂伤及视网膜脱离

钝器伤可引起视网膜裂孔及撕裂。外伤早期,由于玻璃体呈凝胶状,其对视网膜有内顶压作用,阻止了视网膜脱离的发生及发展,但伤后数周至数月裂孔周围玻璃体液化,液化的玻璃体通过视网膜裂孔进入视网膜下,引起孔源性视网膜脱离。因此,发生眼外伤后都应尽早检查眼底,尽早发现和治疗视网膜裂孔,避免视网膜脱离的发生。

【临床表现】

1. 视力周边部外伤性视网膜裂孔未发生视网膜脱离时,视力可完全正常,但部分病人有飞蚊症和闪光感等前驱症状。脱离范围逐渐扩展至后极部时视力显著下降,黄斑部的浅脱离除视力减退外,还有视物变形及小视症。

2. 眼压视网膜脱离早期眼压可正常,脱离范围扩大的一定程度后眼压降低。

3. 眼底检查应扩大瞳孔,用间接检眼镜或三面镜仔细检查眼底尤其周边部,以期发现视网膜裂孔或早期的视网膜脱离。视网膜裂孔常出现在锯齿缘部及周边视网膜,应注意裂孔的大小、数目及部位,应与视网膜出血点进行鉴别,严重的眼球挫伤有时可见较大的视网膜撕裂和锯齿缘离断。脱离的视网膜为灰白色或暗灰色,呈波浪状起伏,且可随眼球的转动而略现飘动,视网膜上血管迂曲起伏爬行于脱离的视网膜上,脱离区内常可发现视网膜圆孔或撕裂孔。陈旧性视网膜脱离可表现为视网膜僵硬及固定皱襞形成,活动度差,有时可见广泛性视网膜前及视网膜下增殖。如视网膜脱离因伴有玻璃体积血或混浊较重致眼底不能查清,可借助B超检查确定诊断。

【辅助检查】

1. 视野改变与视网膜脱离范围相对应的部位有视野缺损。

2. 荧光素眼底血管造影　视网膜裂孔,表现为"窗样缺损"。视网膜脱离时可见血管迂曲走向异常。

3. 超声波检查　当部分视网膜脱离时,玻璃体暗区可见一弧形强回声光带与视盘或与球壁回声相连;视网膜全脱离时,呈漏斗形光带,周边达锯齿缘,向后与视盘相连;严重者可呈Y字形或T字形光带,代表后部闭漏斗形视网膜脱离。

【治疗】

1. 激光治疗　外伤所致的单纯视网膜裂孔不伴有视网膜脱离者,可行激光光凝治疗。

2. 巩膜外加压术　周边视网膜裂孔伴视网膜浅脱离,无明显玻璃体混浊及牵拉者,可行巩膜外加压及环扎手术治疗。

3. 玻璃体视网膜手术　外伤性视网膜裂伤及脱离多数情况下需要进行玻璃体切除联合视网膜复位手术,术中将脱离的视网膜复位,对视网膜裂孔进行光凝,眼内充填膨胀气体或硅油。

十四、外伤性视神经病变

【病因】

1. 西医认为,钝力打击眼球、眼眶或头部,以及尖锐物体或异物进入眶内或颅内均可引起视神经的损伤,造成患者视力下降甚至完全丧失。视神经分为颅内段、管内段、眶内段和眼内段4部分,由于视神经受眼眶及颅脑的保护,90%以上的视神经损伤是视神经管段的间接性损伤。锐器刺伤视神经引起的直接损伤以及视神经其他部位的直接损伤在临床上比较少见。视神经挫伤为严重致盲的病症之一。

外伤性视神经病变病因可分为直接性损伤和间接性损伤2种。

（1）直接性损伤:尖锐物体（如铁丝、锥、尖刀、树枝等）、异物、爆炸碎片等直接刺入眼眶伤及视神经,眶内手术或颅内手术误伤视神经等。

（2）间接性损伤:车祸伤、坠落伤和打击伤造成眼眶外侧,特别是眉弓外侧部受到撞击,外力通过颅骨传递至视神经管,引起视神经管变形或骨折,造成视神经损伤而引起的视力、视野障碍。在TON的致伤原因中,车祸伤占首位（50%~65%）,其次为坠落伤和摔伤（13%~28%）。

2. 中医认为,头部或眼局部遭受钝物击伤或跌仆碰撞后外力直接损伤目系,目络受损,气滞血瘀,目系失养;病程后期伤阴耗血,目失濡养而视物不明。

【临床表现】

1. 视力多数于受伤当时视力即严重受损或丧失,部分病人伤后延迟视力丧失是视神经继发损伤的典型表现,昏迷患者常常难以判断失明时间。视神经撕脱或断裂者伤后视力立即丧失。据报道68%~78%患者伤后即无光感。

2. 瞳孔对光反应轻度损伤者,伤眼直接光反射迟钝,间接光反射存在;健眼直接光反射存在,间接光反射迟钝。重度损伤者伤侧直接光反射消失,间接光反射存在。

3. 眼底检查在前段型视神经挫伤,眼底表现为视盘水肿,周围可有弓状或深层出血,或火焰状出血,视网膜静脉常常有不同程度的扩张,表现可能与视网膜静脉阻塞相似。一些病例可能合并视网膜中央动脉阻塞、视网膜苍白和水肿。在后段型视神经挫伤,早期视盘可能表现正常,4、5周后才出现视盘苍白,最早有 1 周出现者,晚者 3 个月后才出现。轻度受伤病人可不出现视神经萎缩。视神经撕脱时受伤早期均有局部或玻璃体积血,无法看到视神经情况,有时可见视盘部分或全部消失,呈黑色孔穴状,视网膜缺血水肿及大片出血,视网膜血管全部或部分隐匿,最后撕脱处为灰白色机化物填充,表面大片机化膜团块形成。

【辅助检查】

1. CT 检查 可见相应的阳性结果,如视神经管壁骨折,颅底骨折等,有报道 36%~67% 的外伤性视神经病变患者 CT 可见视神经管骨折。有时可见视神经水肿增粗、移位、欠连续等。

2. 视野检查 根据视神经损伤程度不同,视野检查呈多样性改变。视力极差者,视野完全丧失。有一定视力者,视野常表现为扇形缺损、中心暗点、环形暗点或管状视野等。

3. 电生理检查 视觉诱发电位 P_{100} 波幅显著降低,潜伏期显著延长,严重者成平坦波形,b 波高低与视力受损程度相一致。

4. 荧光素眼底血管造影 早期可见视盘表面毛细血管扩张,染料迅速外漏,视盘及其边缘呈强荧光。外伤后视神经萎缩,视盘呈弱荧光暗区,后期偶见筛板处的血管渗漏或巩膜染色,但视盘始终呈弱荧光暗区。可视神经撕脱时见视盘部位呈黑色无荧光区,视神经周围环形强荧光。

【治疗】 治疗目的在于尽可能保护视神经元和轴突,挽救视功能。治疗方法主要包括糖皮质激素治疗、手术治疗、神经保护以及改善视神经微循环等。但是,目前尚无有力的循证医学证据证实任何单一或联合治疗方法对外伤性视神经病变有确切疗效。

1. 西医治疗

(1) 药物综合疗法

1) 激素冲击治疗:第二次国际急性脊髓损伤研究提示,脊髓损伤 8 小时内给予大剂量糖皮质激素有利于运动与感觉功能的恢复。鉴于此,建议伤后尽早给予 TON 患者糖皮质激素治疗,剂量根据患者个体情况而定,常规方法为甲泼尼龙 1000mg/d,冲击治疗 3 天(儿童按每千克体重 15~30mg 给药,但建议不超过 1000mg/d)。用药期间需密切关注患者全身情况,联合应用药物,避免出现感染、消化道溃疡出血、血压或血糖升高、骨质疏松、组织愈合减慢等不良反应。

2) 高渗剂:20% 甘露醇注射液 250ml,静脉快速滴注,每日 1~2 次。

3) 维生素:维生素 B_1 片 20mg,甲钴胺片 500μg,每日 3 次口服。

4) 扩张血管药物:球后注射妥拉唑林注射液 12.5~25mg 或盐酸消旋山莨菪碱注射液 5~10mg。

5) 神经营养剂:如注射用鼠神经生长因子肌内注射,每日 30μg,一日 1 次,3~6 周为一疗程。脑活素注射液 20ml、胞磷胆碱钠注射液 0.5g、三磷腺苷二钠注射液 40mg、注射用辅酶 A200U 等静脉滴注,每日 1 次,10 次为 1 个疗程。

6) 复方樟柳碱注射液:患侧颞浅动脉旁皮下注射,每日 1 次,每次 2ml,14 次为 1 个疗程,可注射 2~4 个疗程。儿童酌情减量。

7) 高压氧治疗:每日 1 次,每次 30 分钟,10 次为 1 个疗程。

(2) 手术治疗

1) 手术治疗适应证

① 外伤后有一定的视力或外伤后视力逐渐下降者。

② 对药物治疗视力有恢复迹象者。

③ 用大剂量激素冲击治疗 48 小时视力仍无改善者。

④ CT 扫描眼眶及视神经管有骨折、血肿、视神经有受压征象者。

2) 禁忌证

① 伴随严重颅脑损伤导致意识丧失。

② 眼眶高分辨率 CT 和(或)MRI 显示有明显视神经断裂。

③ 存在颈内动脉破裂可能或颈内动脉假性动脉瘤,手术入路或视神经邻近部位严重感染,或因其他全身原因不能耐受手术。

④ 存在颅底骨折致脑脊液鼻漏,须在准备好术中补救措施、保证安全的情况下实施手术。

3) 手术目的及方式手术:治疗的目的在于去除视神经管及其周围的骨折碎片,解除对视神经的压迫或刺激,开放视神经管以缓解管内压力,改善局部血液循环。主要的手术方式包括经颅内视神经管减压术、经鼻外筛蝶窦视神经管减压术、内镜下经鼻内筛蝶窦视神经管减压术、经上颌窦开放筛窦视神经管减压术以及经眶内蝶筛窦视神经管减压术等。

2. 中医中药治疗

(1) 辨证要点和治疗

1) 气滞血瘀证:①视力锐减或丧失,目珠轻微疼痛,额部或胞睑瘀肿,瞳神散大;②焦虑,口苦胁痛;③舌质红有瘀斑,苔薄黄,脉弦涩。

治法:益气活血,通络明目。

方药:活血通络汤(《中西医结合眼科疾病诊疗手册》)加减。

葛根 30g,黄芪 30g,丹参 12g,桃仁 10g,生地 15g,川芎 10g,赤芍 10g,当归尾 10g,银柴胡 10g,防风 10g,郁金 10g,

丝瓜络10g,水蛭3g。

2) 阴虚血瘀证:①视力下降,不能久视,瞳神散大,视盘颜色变淡;②五心烦热或午后潮热,盗汗,口干咽燥,消瘦;③舌质红,少苔,脉细数。

治法:活血化瘀,滋阴明目。

方药:滋阴降火汤加减(彭清华主编《眼底病特色专科实用手册》)。

黄柏10g,知母10g,生地黄12g,川芎6g,赤芍10g,黄芩10g,柴胡10g,丹参15g,红花5g,玄参12g,黄芪15g,枸杞子12g。

3) 肝郁肾虚证:①视力下降,瞳神散大,视盘颜色淡白或苍白,视网膜血管变细;②头晕耳鸣,腰膝酸软;③舌质红,少苔或无苔,脉弦细尺弱或细数。

治法:疏肝解郁,健脾益肾。

方药:舒肝解郁益阴汤(《中医眼科临床实践》)。

当归10g,茯苓12g,白术10g,白芍10g,赤芍10g,丹参12g,银柴胡10g,生地黄10g,熟地黄10g,枸杞子12g,山药10g,神曲10g,磁石10g,栀子10g,升麻6g,五味子6g,甘草3g。

(2) 针刺治疗:取穴攒竹、太阳、风池、睛明、四白、合谷、百会、足三里,中刺激,留针30分钟。

(3) 中成药

1) 气滞血瘀证选用血府逐瘀丸,或丹红化瘀口服液;阴虚血瘀证选用复方血栓通胶囊;肝郁阴虚证选用明目地黄丸、或杞菊地黄丸、或复明片。

2) 醒脑静注射液20ml或丹参注射液16ml每日1次静脉滴注,10天为一个疗程。参麦注射液50ml每日1次静脉滴注,10天为一个疗程。

十五、外伤性感染性眼内炎

眼内炎通常是指细菌或真菌引起玻璃体的感染性炎症。可分为外源性和内源性两大类,外源性眼内炎指由内眼手术、穿通性眼外伤或外部感染如角膜溃疡穿孔等使得病原体直接到达眼内造成,内源性眼内炎指体内其他部位的感染经血液循环播散到眼内造成。目前,感染性眼内炎多由眼球穿通伤引起,其次是内眼手术后。开放性眼球外伤后眼内炎的发生率为2.0%~17.4%,当合并眼内异物时眼内炎的发生率增加1倍,为19.3%~26%,农村环境中的发生率可达30.0%。伤口闭合延迟、眼内异物残留、晶状体破裂、发生在农村地区、和泥土有关的眼外伤以及年龄大于50岁都可以导致眼内炎发生率增高。

潜伏期短者数小时,长者数周。通常毒力低的条件致病菌、真菌或抗菌治疗期间,潜伏期较长。而毒力强的细菌如溶血性链球菌、铜绿假单胞菌、蜡样需氧芽孢杆菌等,其潜伏期可仅数小时,而且眼部症状剧烈,短时间之内即可造成整个眼球的破坏,甚至可穿破眼球向眶内扩散。

【临床表现】 外源性感染性眼内炎,通常于外伤后数小时发病,患者觉伤眼疼痛,畏光流泪、视力减退。球结膜充血水肿,严重者结膜突出于睑裂外,结膜囊可有黄色分泌物。角膜也可出现不同程度水肿,甚至环形混浊或基质脓肿,前房水混浊或前房积脓(图27-2-37)。瞳孔缩小,瞳孔区有黄白色渗出物。虹膜肿胀,纹理消失呈土黄色,晶状体有不同程度的混浊。有人工晶状体者,人工晶状体表面或囊袋内可有纤维蛋白渗出膜甚至脓液积聚;玻璃体混浊呈灰白色颗粒状或团块状,混浊致密者玻璃体完全呈黄白色脓肿。瞳孔区见黄白色反光,眼底窥不清。极其严重化脓性眼内炎可于数小时内将眼球完全破坏,巩膜溶解眼内容脱出(图27-2-38)。

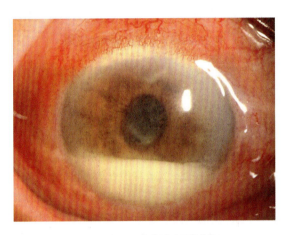

图27-2-37 眼内炎巩膜溶解

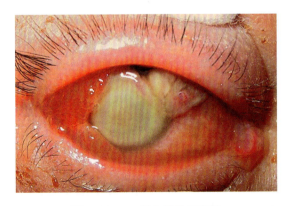

图27-2-38 眼内炎前房积脓

眼内炎早期诊断十分重要,出现下列情况时应考虑眼内炎的可能:①患者出现与眼部损害不相称的流泪、眼部疼痛及视力下降;②眼睑水肿、结膜充血水肿、结膜囊分泌物增多;③角膜出现水肿,呈云雾状混浊,角膜伤口处有分泌物与之相连;④前房内出现明显炎症反应,表现为絮状渗出、前房积脓;⑤玻璃体内出现黄白色反光。

【实验室及辅助检查】

1. 超声波检查 眼内炎早期,玻璃体内密集弱回声光点,严重者回声光点可充满玻璃体腔(图27-2-39)。眼内炎超声波检查时,应注意探头消毒,避免对其他患者发生交叉感染,角膜有未闭合的伤口时不宜进行B型超声波检查。

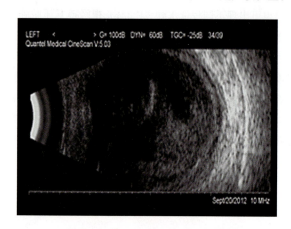

图 27-2-39 眼内炎玻璃体混浊

2. CT检查 轻度的眼内炎,CT表现可完全正常。严重的化脓性眼内炎,CT可显示玻璃体密度不均匀或均匀增高,眼环增厚。眼内炎波及眶内者,可出现眶内炎症的CT影像,如眼球突出、眼外肌增粗等。眼内异物伴有眼内炎时,可见异物影像。

3. 微生物学检查 实验室检查是诊断眼内炎最重要的依据,可以明确致病菌并可进行药敏试验。在开始治疗前必须完成必要的实验室检查,否则开始使用抗生素治疗后,将明显地降低细菌培养的阳性率。实践证明玻璃体标本的培养阳性率比同时抽取的房水标本的培养阳性率高得多,有报道显示经培养确诊为眼内炎的198例患者中,前房标本的培养阳性率为34.8%,玻璃体穿刺标本的培养阳性率为58.2%,玻璃体切除液标本的培养阳性率为80%。

(1) 标本采集方法

1) 结膜拭子外伤性眼内炎时,结膜囊常有较多的分泌物,有时眼球穿破口部位的分泌物可能眼内与眼外相连,可取此分泌物进行涂片、细菌培养及药敏试验。此标本常受结膜囊菌群影响,结果仅供参考。

2) 前房穿刺用 26G 1/2 针头连接 1ml 注射器,抽出适量的房水及脓液作为标本,进行涂片、细菌培养及药敏试验。

3) 玻璃体穿刺获取玻璃体标本常可用以下方法:①直接针头穿刺法:在局部麻醉抽取玻璃体0.1~0.2ml,将抽取标本送细菌培养及涂片检查,并可同时向眼内注射药物;②玻璃体切割术中标本采集:玻璃体切除手术时,可用注射器连接切割头的导管,将切割头置于玻璃体内浓密的混浊区域边切割边吸引,以便得到足量的液体标本。用此标本进行细菌培养可有较高的阳性率。

(2) 眼内炎常见致病菌:根据外伤性眼内炎细菌培养的阳性结果,革兰阳性球菌占59%,居首位,主要是表皮葡萄球菌;其次是革兰阴性杆菌占23%,主要是大肠埃希菌;革兰阳性杆菌占10%,主要是枯草杆菌;真菌占8%。

【治疗】 凡临床上怀疑为化脓性眼内炎的病例,应该立即从房水及玻璃体取标本作致病菌培养及涂片镜检,同时行患眼CT及超声波检查,排除眼球内异物及了解玻璃体、视网膜病变。病情较轻者可暂时药物治疗,严重的感染性眼内炎特别是伴有眼内异物者,应及早行玻璃体切除手术。

1. 药物治疗 主要是抗生素治疗,对炎症反应重者可适当辅以糖皮质激素。在病原诊断没有明确之前,可根据病史和检查选择广谱抗生药物。当病原诊断明确之后,再根据药物敏感试验结果调整有效抗生素。

(1) 抗生素滴眼液:选用广谱强力的抗生素滴眼液如0.5%左氧氟沙星、妥布霉素等滴眼液,每2小时1次。但滴眼液很难深入玻璃体内,通过频繁滴用抗生素滴眼液可治疗角巩膜伤口的感染,及对前节感染性眼内炎的预防和治疗都是有用的。

(2) 结膜下或球旁注射:注药后在前房内也能维持较高的药物浓度,对前节的感染有一定的治疗作用,但由于血-视网膜屏障的影响,药物在玻璃体内的浓度并不高,很难达到治疗眼内炎的药物浓度。常用的药物有:妥布霉素5~12mg,结膜下注射,亦可应用万古霉素25mg或头孢他啶125mg,有时加用地塞米松2.5mg,结膜下或球旁注射,根据情况每周或隔日1次。

(3) 非甾体类抗菌消炎药物:滴用双氯芬酸钠或普拉洛芬滴眼液,每日4~6次。

(4) 糖皮质激素:0.1%氟米龙眼药水滴眼,每日4次。必要时全身给以适量的糖皮质激素。

(5) 散瞳:可用 0.5%的阿托品眼药水或眼膏散瞳,或用托吡卡胺散瞳。

(6) 全身用药:虽然炎症使血-眼屏障受到破坏,但进入玻璃体腔内的药物也难以达到有效的治疗浓度。因此全身用药治疗眼内炎作用可能有限,但可用于防止炎症向眼外扩展,常全身给以广谱抗菌药物治疗。

2. 玻璃体腔内注射 是目前治疗感染性眼内炎常用的方法之一,玻璃体内注入抗生素后在玻璃体或房水内均可得到有效的治疗浓度。

玻璃体腔注药的适应证:

(1) 眼球外伤或眼部手术后玻璃体出现炎性混浊怀疑为眼内炎时,可以进行玻璃体穿刺获取标本同时进行注药。

(2) 相对较轻微的眼内炎,玻璃体仅为局限性轻度混浊,病情进展相对缓慢者,可试行眼内注药术。部分病例经眼内注射及局部和全身联合用药后可获痊愈,而不需要行玻璃体切除手术。

(3) 眼内炎伴有角膜明显混浊(如角膜水肿、角膜较大的伤口及瘢痕等),无法进行玻璃体切除手术者。此类患者亦可做前部玻璃体切除手术,切除眼前段部分浓稠的、混浊的玻璃体,解除虹膜后粘连,促进前房形成,破坏血-眼屏障,然后采集标本及眼内注药。

临床上常规选用万古霉素1mg/0.1ml作玻璃体内注射,但更多情况下选择联合用药(两种抗生素联合,罕见使用三联,加或不加地塞米松。联合用药应首选万古霉素1mg联合头孢他啶2.25mg,这种抗生素组合的抗菌谱可以覆盖绝大部分可能引起眼内炎的细菌。注射后一般情况下眼压无明显变化,如眼压过高,则应抽出部分玻璃体或前房水使眼压恢复正常。

3. 玻璃体切除　玻璃体切割术是治疗感染性眼内炎最重要、最有效的手段。原则上,感染性眼内炎确定诊断后,应尽早手术。但临床上应根据眼内炎的严重程度及眼部的具体表现确定手术时机。下列情况应早期进行玻璃体切割术:

(1) 玻璃体明显混浊或呈化脓改变者。

(2) 经药物治疗病情无改善或进一步恶化,伴有视力严重减退者。

(3) 毒性大的致病菌引起的化脓性眼内炎,病情进展迅速者。

(4) 伴有眼内异物的外伤性眼内炎。

(5) 眼内炎同时伴有晶状体损伤、视网膜损伤甚至视网膜脱离者。

通过手术可以清除混浊的玻璃体,除去大部分细菌及毒素,避免或减轻玻璃体机化导致的牵拉性视网膜脱离;可以直接自玻璃体采集标本,进行涂片及细菌培养,同时将抗生素直接注入眼内,更加有效地控制感染;可以同时处理外伤性白内障、视网膜裂孔、视网膜脱离,取出眼内异物,最大限度地恢复视功能。如果角膜组织透明度较差,难以清楚地观察眼内组织,可在眼内镜下或人工角膜下进行手术,对严重的化脓性眼内炎必要时行分次玻璃体手术。

十六、眼内异物

眼球发生穿通伤时如果异物滞留于眼内,称之为眼内异物。开放眼球外伤约18%~40%眼内有异物存留,异物进入眼内后,因异物的大小、性质、部位、数目、有无并发症的不同可有不同的临床表现,轻者可无任何临床症状,甚至不知异物何时进入眼内;重者可致眼球严重破裂,眼内容大量脱出,使视力瞬间丧失。

(一) 分类

1. 根据异物性质可分为金属异物和非金属异物。金属异物约占95%,其中磁性异物占78%,非磁性异物占22%;非金属异物约占5%。

2. 根据异物的位置分类可分为前房异物、后房异物、睫状体异物、晶状体异物、玻璃体异物、视网膜下异物、眼球壁异物等。据统计异物位于前房者约占6%,后房、睫状体、晶状体和前段玻璃体者约占14%,后段玻璃体及视网膜约占80%。

3. 根据异物大小分类可分为细小异物(异物≤0.5mm)、小异物(异物>0.5mm,≤2mm)、大异物(异物>2mm,<5mm)、巨大异物(异物≥5mm)。

(二) 异物的种类及化学性质

1. 金属异物

(1) 化学性质活泼的金属异物如铁、铜、铅、锌、镍、铝及它们的合金和汞等。这些金属异物在眼内存留均会产生程度不同的金属沉着症而损害眼内组织。其中在临床上以铁质沉着症及铜质沉着症最常见。

(2) 化学性质不活泼的金属异物如金、银、铂、钽等。这些异物在眼内一般不引起化学性损害,但可引起机械性损伤。

2. 非金属异物

(1) 有毒性的非金属异物:①动物性异物:如皮肤碎片、角膜和结膜上皮、睫毛、碎骨、蛋壳、昆虫的毛和刺等。②植物性异物:如木的碎片、树枝、竹、植物的毛和刺、种子及果壳、缝线和棉花纤维等。动物及植物异物在眼内可能引起炎症、植入性囊肿、严重的组织增生,并容易引起眼内感染。

(2) 无毒性的非金属异物:包括沙、石、砖、瓦、水泥块、煤、玻璃、石英、瓷片、某些塑料、橡皮、火药颗粒等。无毒性的非金属异物在眼内主要产生机械性损伤,但有时可将致病菌带入眼内而发生化脓性眼内炎。

【**临床表现**】 凡是眼球穿通伤患者我们都应考虑眼内是否有异物存留的可能,应通过询问病史、详细的眼部检查及必要的辅助检查,对眼内异物做出诊断。异物合并眼内炎的发生率为19.3%~26%,农村环境中的发生率可达30%,因此,眼内异物应密切观察眼部变化,排除眼内炎的可能。

眼内异物病人常有不同程度的视力下降。屈光间质透明者有时视力可以完全正常,伤口位于角膜中央、晶状体混浊、玻璃体积血、后极部异物者,以及眼内异物存留引起的铁质沉着症及铜质沉着症,均可致视力常严重下降。

1. 前房异物　用裂隙灯显微镜检查可见角膜有穿通伤口,如穿通口较小常自行闭合,前房深度正常或略浅,虹

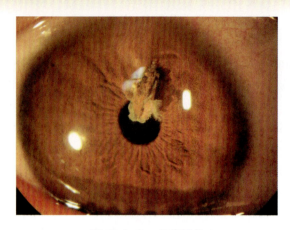

图 27-2-40　前房异物

膜表面(尤其是下方)可见异物存留(图 27-2-40)。不清洁异物及植物性异物,常伴有房水混浊及絮状渗出,甚至出现前房积脓。有时异物藏匿于前房角,用房角镜或 UBM 检查才能发现。

2. 后房异物　常由异物穿过角膜缘及虹膜根部进入,或前房异物通过瞳孔区进入。可伴有晶状体组织局限性混浊及晶状体悬韧带的损伤,前房内常出现炎症反应,渗出甚至积脓。后房异物主要通过 UBM 检查、CT 检查及 X 线异物定位检查方可做出诊断。

3. 晶状体异物　异物穿过眼球壁及晶状体囊膜停留于晶状体之内,称之为晶状体异物。较小的囊膜裂口可自行闭合,晶状体仅为轻度混浊。较大的囊膜破裂,晶状体皮质溢入前房,可堵塞前房角引起继发性青光眼。裂隙灯显微镜检查,位于瞳孔区的异物在晶状体内可见异物存留,非瞳孔区异物,应散大瞳孔进行检查,一般在相应的虹膜面存在一穿通伤口,异物周围局限性晶状体混浊(图 27-2-41)。铁质或铜质异物在晶状体内存留可出现铁锈症或铜锈症。

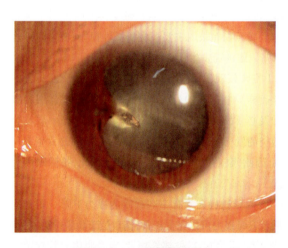

图 27-2-41　晶状体内异物

4. 玻璃体视网膜异物　最为常见,约占眼内异物的 80%。屈光间质透明者,应散大瞳孔进行检查,间接检眼镜或前置镜下可发现悬浮于玻璃体或落在视网膜上的异物,有时异物可以嵌在视网膜上,导致视网膜脉络膜出血。检查时应注意异物的大小、部位,异物与视网膜、视盘、黄斑的位置关系,有无并发症特别是视网膜裂孔、眼内炎的发生。当晶状体明显混浊或玻璃体大量积血时,眼内异物的发现只能借助于 CT 扫描、眼部 B 超等辅助检查手段。

【辅助检查】　近年来,由于玻璃体视网膜手术的开展,手术中可以在直视下很好地观察到异物并将其顺利取出,因此术前眼内异物的精确定位并非必须,但影像学检查仍十分必要。术前应通过各种检查确定眼内有无异物,以及异物的大小、性质、部位、数目,有无并发症等,而这些数据必须通过影像学检查才能够获得。

1. X 线检查及定位　对于高密度异物,尤其是体积较大或形状不规则的异物,X 线能够很好地显示异物的大小及整体形状,是其他影像学检查难以比拟的。玻璃、煤炭、石块异物与骨骼密度接近,异物较大时可以分辨,异物较小时常与骨密度影重叠而不易分辨;木片、塑料等异物密度较低透 X 线力强,故 X 线下不能分辨。

2. CT 检查及定位　是目前眼内异物检查最常用的检查方法。CT 能对眼内各种金属异物、非金属异物、多发性异物很好地显示(图 27-2-42)。同时可以显示异物与眼球壁的位置关系,眼球内及周围组织结构的变化,如晶状体脱位、眼内积血、眶内积血、皮下气肿、眶壁骨折等。CT 为无创、非接触检查,眼球有新鲜伤口时亦可进行。

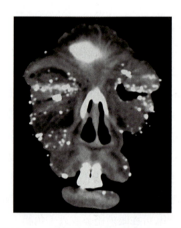

图 27-2-42　爆炸伤眼部及面部多发性异物

眼内异物的诊断一般采用眼横断水平位扫描及冠状位扫描。金属类异物 CT 检查时显示高密度影,较大的金属异物可显示有放射状伪影,可通过窗技术观察异物(图 27-2-43)。植物性异物和其密度有关,可显示为略高密度、混杂密度或低密度的条索状影,小的植物异物在玻璃体中难以与玻璃体积血及机化鉴别。

3. 超声波检查　超声波检查能够对于眼内金属异物及非金属异物均可很好显示,能够很好地显示异物与眼球

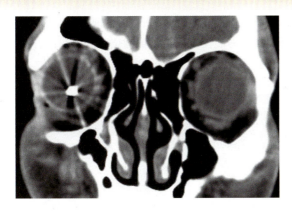

图 27-2-43　眼内金属异物放射状伪影

壁之间的位置关系，对眼内出血、晶状体脱位、视网膜脱离等亦能很好显示，是其他检查方法无法比拟的，对指导手术时机及手术方式的选择具有重要的临床意义。但是超声波检查在眼球有开放性伤口时禁忌进行，以免造成眼内容脱出及眼内感染。B 型超声波检查时，眼球内的异物呈强回声光斑，异物彗星征是特征性表现（图 27-2-44）。

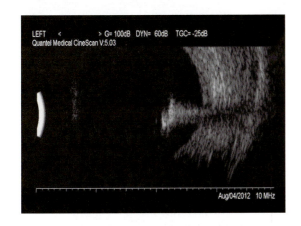

图 27-2-44　眼内异物声影及彗星征

4. UBM 检查　UBM 穿透能力仅为 4~10mm，它分辨率高，能够清晰显示眼前段组织结构，对前房角、后房、晶状体周边部以及睫状体内异物的诊断和定位具有特殊的价值。UBM 检查时异物表现为强回声，与周围组织间界限清晰。检查时应注意异物的方位。

5. MRI 检查　MRI 可清楚显示眼球及其内部结构，可用于大多数非磁性异物的检查及定位。但眼内磁性异物为MRI 检查的禁忌，因为检查时异物会在眼内发生旋转和移动，可造成眼内组织的严重损伤。

【治疗】　应根据异物的大小、性质、部位及眼部情况，选择不同手术时机及手术方式。化学活性的异物如铁、铜及木质异物，亦应尽早取出；对于化学性质不活跃的异物，如玻璃、陶瓷、塑料、睫毛等，则可伤后 10~14 天玻璃体切除联合异物取出；眼内极其细小异物如果它们对眼无不利影响，亦可暂时不取，进行观察。

1. 角巩膜穿通伤伴有眼内磁性异物者，应在处置伤口时一期取出异物。一期异物取出有以下优点：

（1）能够减少因异物存留引起的眼内炎的可能及异物在眼内的毒性。

（2）能够使二期玻璃体视网膜手术在伤后最佳时期（7~14 天）进行。

（3）部分病人可免除了再次手术。

手术时应首先缝合伤口，然后在巩膜平坦部另行切口取出异物。如异物位于伤口附近或部分嵌顿于伤口，亦可扩大伤口后将异物取出。如异物病人术前检查房水闪辉阳性或异物周围出现感染征象，可在异物取出时向眼内注射 1mg 万古霉素，以预防和控制眼内炎的发生及发展。

2. 前房异物可角膜缘切口，磁性异物用磁棒吸出，非磁性异物用眼内镊将异物夹出。晶状体异物一般在晶状体手术的同时行异物取出。

3. 玻璃体内的磁性异物，如玻璃体无明显混浊，可通过平坦部切口摘除异物。

4. 眼内各种磁性异物及非磁性异物，特别是伴有玻璃体混浊、视网膜损伤者，均应选择玻璃体切除联合眼内异物摘除术。

5. 眼内异物合并眼内炎，为眼科急症，应尽早行玻璃体切除联合眼内异物摘除，同时眼内异物注射万古霉素 1mg，头孢他啶 2.25mg。

十七、外伤性眼球脱位

外伤性眼球脱位常由于眼眶突然遭受暴力打击或有粗大异物作用于眼球和眼眶之间，从而使眼球脱出于眶口之外，或压迫眼球使之进入上颌窦内或筛窦内。患者常出现视力急剧下降或丧失，为眼科急症之一。

【临床表现】

1. 眼球睑裂外脱位　眼球脱位常由于眶部受到直接钝性外力撞击所致。常由以下诸多因素导致：

（1）当眼眶突然遭受暴力打击或有粗大异物作用于眼球和眼眶之间，眶压突然升高，挤压作用使眼球处于向前加速状态，加上头部反射性突然的反方向运动，从而使眼球向眶口脱出，造成眼球脱位（图 27-2-45）。

（2）当眼眶外侧壁突然遭受暴力打击时，亦可造成眶腔内的压力剧增，使眼球向外脱出。

（3）眼面部严重的撕裂伤可致眼外肌甚至视神经断裂，使眼球脱位（图 27-2-46）。

眼球脱位后患者常出现眼球明显突出，嵌顿于睑裂之外，角膜干燥失去光泽；眼球运动明显受限或固定不动；患者视力可仅为光感或手动，甚至光感消失。另外可有其他

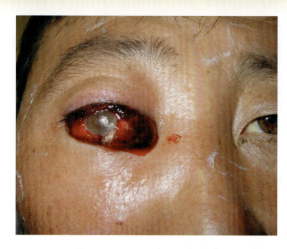

图 27-2-45　眼球睑裂外脱位

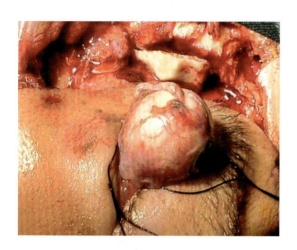

图 27-2-46　眼球完全脱位

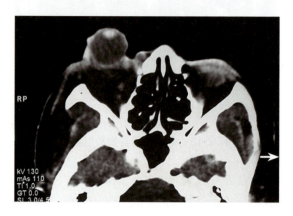

图 27-2-47　眼球睑裂外脱位

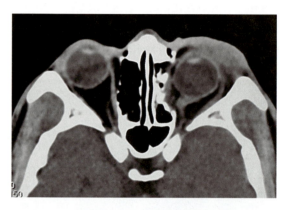

图 27-2-48　眼球筛窦移位

有无积血及积气、眶壁有无骨折,以及视神经及眼外肌的解剖变化等。眼球脱位时 CT 显示眼球位置异常,可凸出于睑裂之外,亦可部分位于筛窦或上颌窦(图 27-2-47,图 27-2-48)。

2. 超声波检查　由于患者眼球外露,眼睑不能保护角膜,故眼部超声波检查应慎重选择。

【治疗】　眼球脱位是眼科急症,特别是有光感以上视力者应立即进行眼球复位,部分患者可得到一定的视力恢复。手术时应操作轻柔,尽量减少对眼球组织的损伤,断裂的眼外肌应予以复位,手术结束时为防止眼球突出及角膜暴露可行睑裂缝合。但多数情况下,眼球脱位常伴有视神经及眼内组织的损伤,尽管成功将眼球复位,患眼的视力仍难以恢复,眼球运动受限。对于伴有严重眼球破裂眼球无任何保留价值者可考虑行眼球摘除手术。

十八、眼部爆炸伤

眼部爆炸伤是指爆炸性物体爆炸后所致的眼部组织损伤。爆炸伤是一种严重的眼外伤,常双眼同时受累并可伴有身体其他部位的外伤,严重者可造成双目失明甚至危及患者生命。

【病因】　常见的炸伤原因有雷管、火药、烟花鞭炮、锅炉、氧气瓶、煤气罐、高压锅、炸弹等超高压气体引起。

眼部伴随损伤,如:眼睑肿胀、眼睑皮下瘀血、眼球破裂、眼内出血、眼外肌部分断裂、眶壁骨折、眶内出血等。

2. 眼球上颌窦及筛窦脱位　眶内壁筛骨纸板厚度仅 0.2~0.4mm,在眼眶四壁中最为薄弱,其内侧为筛窦。眶下壁骨质菲薄,厚度仅为 0.5mm,下方为上颌窦。当眼球受到较强的外力作用时眶压升高,可引起眶内壁、眶下壁爆裂性骨折,眶内组织向骨折部位移位。如持续的外部压力作用于眼球时,眼球亦可向骨折部位移位而脱位于筛窦或上颌窦之内。

患者常表现为眼睑肿胀、皮下瘀血,开睑后见眼球明显内陷,严重者看不到眼球。患者常仅存留光感及手动视力,甚至光感消失。眼球被挤压至筛窦或上颌窦的过程中,骨折碎片可能划伤角膜、巩膜及眼外肌,另外挤压作用可造成眼球破裂、眼内组织损伤等。CT 检查显示眼球内陷,向骨折部位明显移位或嵌顿于筛窦或上颌窦。

【辅助检查】

1. CT 检查　术前应常规进行 CT 检查,以便了解眼球与眶腔的位置关系、眼球壁有无破裂、眼球内有无积血、眶内

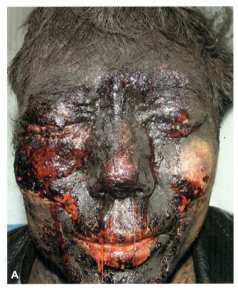 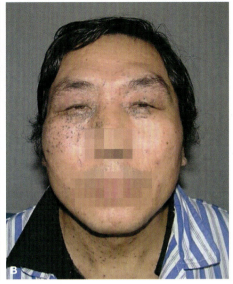

图 27-2-49　炸煤时炸伤眼部及面部清创手术前及手术后变化
A. 手术前；B. 清创手术后 2 个月

【临床表现】　眼部爆炸伤根据致伤原因及致伤物的不同，可有不同的临床表现。眼部损伤的程度与爆炸物的性质、强度及眼部与爆炸物的距离有关，强度越大，距离越近，损伤也就越重。

爆炸伤可伤及眼球的各个部位，患者的颜面和眼睑常布满大量细小的泥土、碎石、炸药或矿渣（图 27-2-49）。眼睑及颜面严重水肿，双眼不能睁开。角膜及结膜可见多发性细小异物，深浅不一，如异物进入眼内可形成角巩膜穿通伤、前房积血、外伤性白内障、眼内多发性异物、玻璃体积血、视网膜脱离、眼内炎等。爆炸伤常常累及双眼，两眼受伤程度可能不完全一致。严重者，眼睑及眼球可有巨大破裂，眼内大出血，眼内容物大量脱出，眼球塌陷，视力多无光感。由于眼睑肿胀、角膜混浊水肿，使眼内异物取出及玻璃体视网膜手术更加困难。

眼部爆炸伤有时合并全身多个部位损伤，如颅内出血、内脏破裂、胸腔积液等，伤势紧急，发展十分迅速，可产生一系列的全身反应，如休克、昏迷等，重者，可危及患者生命。因此，眼科医生要全面考虑病人的病情，观察病人的生命体征，必要时及时转诊或请有关科室医师会诊。

【辅助检查】

1. 眼部影像学检查　应常规进行眼部 CT 检查，了解眼睑、眼球内、眼眶内是否有异物存留以及异物的大小及数量（图 27-2-50）。眼球有无破裂及变形，眼眶壁有无骨折等。陈旧性爆炸伤同时应进行 B 超检查，了解眼内有无异物及玻璃体视网膜情况。

2. 全身影像检查　对于严重的爆炸伤，应进行头颅 CT 或 MRI 检查排除颅内出血的可能。对于考虑胸部、腹部、

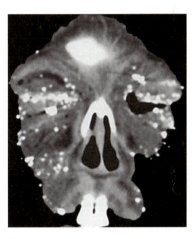

图 27-2-50　眼部及面部多发性异物

骨骼损伤的病人应同时进行相应部位的影像学检查。

【治疗】

1. 全身情况观察及处理　爆炸伴有身体其他部位损伤，应根据病情的轻重缓急进行处理。如伴有颅内或内脏出血、气胸、昏迷、休克等，应首先抢救患者的生命，待生命体征稳定后再对眼部的外伤进行处理。如其他部位损伤相对较轻，则首先处理眼部外伤。

2. 注射破伤风抗毒素及抗生素预防破伤风和感染。

3. 角结膜多发异物处理　表面麻醉下清除结膜囊异物及角膜表面异物。如眼球无穿通伤口可用温生理盐水彻底冲洗，用无菌棉棒或眼用镊将异物彻底清除，并翻转上眼睑检查睑板沟内及穹隆部是否有异物存留。结膜下多发异物及角膜深层异物取出时应适可而止，不可对眼球造成过大的创伤，残留的异物可待眼部情况稍加稳定或凸出于眼

球表面时再行取出。

4. 一期清创缝合　较大面积爆炸伤的清创,原则上应选择全身麻醉。应尽量清除眼部及颜面部的污物,取出小伤口内的异物。磁性异物可用磁铁对伤口进行试吸,然后将异物一一取出。如果眼球有破裂伤口,应缝合眼球伤口后再对颜面部炸伤再做进一步清创。眼球破裂患者,应在显微镜下仔细分层缝合,不可轻易摘除眼球。只有极少数严重破裂的眼球,眼内容大部分丢失,视力无光感,无恢复视力和眼球外形的希望,经科室会诊和患者及家属同意后可行眼球摘除术。由于爆炸伤多累及双眼,对伤眼较轻的一只眼应千方百计抢救,禁忌双眼同时摘除。

5. 玻璃体视网膜手术　眼爆炸伤后,晶状体破裂混浊皮质释放进入玻璃体、外伤性玻璃体出血、眼内异物存留、视网膜脱离、眼球贯通伤等,这些情况均应考虑行玻璃体视网膜手术。手术一般于伤后7~14天进行,对于伴有角膜水肿混浊者,如未发生视网膜脱离,首先应药物治疗,适当延后玻璃体切除手术时间,定期B超检查玻璃体视网膜情况,待角膜恢复相对透明时再进行手术。

(贾金辰　张伟　韩少磊　石慧君)

第三节　非机械性眼外伤

非机械性眼外伤是指非直接的外力造成的眼部损伤,包括化学性眼外伤、热烧伤及辐射性眼外伤等。

一、眼化学性烧伤

化学物品的溶液、粉尘或气体接触眼部所致眼部的损伤称之为眼化学性烧伤。多发生在化工厂、实验室或施工场所,其中以酸或碱烧伤最为多见。眼部烧伤后,轻者可造成眼睑肿胀、结膜及角膜上皮的缺失,重者可造成眼部组织的缺血、坏死、睑裂闭合不全、睑球粘连、角膜混浊、角膜溃疡、继发性青光眼等,甚至发生角膜溃疡穿孔、眼球萎缩的严重后果。

常见致伤物质包括:

1. 碱性致伤物　氢氧化钠、氢氧化钾、氨水及氨气、氢氧化钙、氧化钙(生石灰)、碳化钙(电石)、水泥(硅酸盐)等。

2. 酸性致伤物　硫酸、亚硫酸、盐酸、硝酸、氢氟酸、磷酸、硫化氢、乙酸(醋酸)、甲酸等。

【临床表现】　酸、碱烧伤的临床表现及预后与化学物质的性状、浓度、渗透力及其与组织接触的时间等因素有关。低浓度酸、碱溶液只引起疼痛、怕光、流泪等刺激症状,不造成严重的损害;但高浓度的酸、碱溶液就会立即引起剧烈的眼部损伤。主要表现为眼睑和结膜的充血、水肿,并出现局限性白色坏死区,同时角膜变为混浊,甚至形成溃疡或穿孔。同样浓度的化学物质,如接触组织的时间很短,一般伤势较轻,时间越长则伤势就越重。

1. 酸性烧伤　酸性物质可溶于水,当与组织接触后,可使组织蛋白凝固坏死,故能阻止酸性物质向深部组织渗透,再加上酸性物质不溶于脂肪,所以其对组织的损害一般较浅而轻,创面较易修复。如酸性物质浓度较高,接触时间较长,亦能造成眼组织的严重损伤。

2. 碱性烧伤　碱性物质除使组织蛋白凝固外,尚有溶解组织脂肪的作用,因此极易向深部渗透,对眼组织的破坏性较大。因此有些病例受伤当时症状并不太严重,但过1~2天后反而加剧,甚至相继出现虹膜睫状体炎、前房积脓、白内障等,严重者尚可引起眼球穿孔、全眼球炎及眼球萎缩。

碱性烧伤根据受伤时间和伤情可分为三期,酸化学伤与碱化学伤临床分期和分度是相同的,只是酸化学伤的严重程度、并发症相对碱化学伤少些。

(1) 急性期:烧伤后数秒至24小时。一般在伤后几分钟内碱性物质即可穿透角膜进入前房。表现为角膜、结膜上皮坏死、脱落和结膜水肿缺血、角膜基质层水肿混浊,角膜缘及附近血管广泛血栓形成、出血(图27-3-1)。甚至可有急性虹膜炎,以至前房出现大量絮状渗出。重度碱烧伤者角膜呈瓷白色,无法窥及眼内组织情况,由于虹膜及睫状体缺血坏死,房水分泌减少,眼压明显降低。

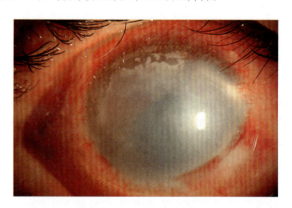

图27-3-1　眼部碱性烧伤

(2) 修复期:大体在伤后5~7天至2周。角膜上皮开始再生,新生血管渐侵入角膜,虹膜炎趋向静止。

(3) 并发症期:在烧伤后2~3周进入并发症期,常有反复持久的无菌性角膜溃疡,可导致角膜穿孔。睑球结膜的坏死组织脱落后产生瘢痕愈合,形成皱缩,穹窿缩短或消失,睑球粘连或形成角膜白斑、角膜血管翳,甚至发生眼睑闭锁等,并可致眼球萎缩(图27-3-2)。

【治疗】

1. 结膜囊冲洗　化学伤的急救原则是分秒必争,就地处理,迅速清除眼部的化学物质,尽量减轻眼部组织反应。

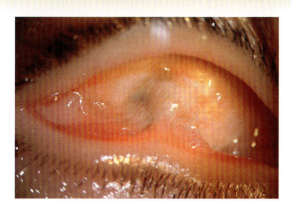

图 27-3-2 烧伤后全睑球粘连

切忌眼部受到化学伤后,不做任何处理,到处找医生或远途转院,使化学物质长时间停留在眼内,持续产生化学性损害作用,加重眼部的损害程度。

(1) 现场急救:眼化学烧伤的患者,其预后在很大程度上依靠现场急救。在眼化学烧伤之后,应该立即冲洗结膜囊。应就地取材,现场冲洗,如现场没有生理盐水,可用自来水、井水、河水等,冲洗越早、越彻底越好。冲洗时要撑开眼睑、翻转上下眼睑暴露穹隆部结膜,并让患者上下左右转动眼球,务必将结膜囊内的酸碱物质彻底冲洗干净,连续冲洗至少 20~30 分钟,如结膜囊有石灰颗粒,先用棉签或医用镊将其取出,然后再进行冲洗。经过现场急救冲洗后应急送医院进一步处理。

(2) 中和冲洗及中和注射:医疗单位接诊患者后,常规应用生理盐水再次进行冲洗,检查结膜囊有无致伤物残留并将其清除。第一天冲洗不应少于 3~4 次。亦可根据致伤物的不同采用中和冲洗,但中和液在临床上实际意义不大。动物实验证明,结膜下液体 pH 在灼伤后 1 小时即已降至毒性水平以下,因此,必须在伤后 1 小时内进行处置才有治疗意义。

2. 自家全血及血清应用 自家血或血清结膜下注射,宜在烧伤后 1 周内进行。常用自家血 0.5ml 结膜下注射,应注射于烧伤最严重部位,特别是缺血的部位。2~3 天后可重复 1 次。

3. 维生素 C 的应用 在碱烧伤后局部常用结膜下注射维生素 C 液 0.5~1ml,可隔日 1 次,共用 2~3 次,或用 5%、10% 的维生素 C 溶液滴眼。全身常用维生素 C 口服 200~400mg/次,每日 3 次,或静脉滴注每日 2~3g。

4. 前房穿刺及球结膜下冲洗术 眼部碱性烧伤后,碱性物质可以向眼内渗透,对眼内组织造成进一步的破坏,眼碱性烧伤早期可行前房穿刺术及球结膜下冲洗术。

5. 预防感染 所有的化学烧伤患者都应预防性使用抗生素直至创面上皮化完成。抗生素的选择原则是广谱,并对再生的角膜上皮无毒性。

6. 睫状肌麻痹剂 睫状肌麻痹剂可减少虹膜刺激症状,减少炎症反应,预防虹膜后粘连。可使用 1% 阿托品散瞳,应尽量避免使用去氧肾上腺素(新福林)等可进一步造成眼前段缺血的散瞳剂。

7. 肝素应用 肝素具有溶解角膜缘及结膜血栓、疏通和恢复血液循环的功效。适用于眼烧伤早期伴有局部缺血坏死者。常将肝素 375U(0.3ml)结膜下注射,隔日 1 次,过多注射有诱发新生血管和出血的危险。亦可用 1000~2000U/ml 的溶液滴眼。

8. 胶原酶抑制药 在眼化学伤之后,胶原活性很快增加,伤后 7~14 天胶原酶破坏最明显,因此,应用胶原酶抑制药应尽早应用。常用药物有乙酰半胱氨酸、依地酸二钠(EDTA-2Na)、四环素类抗生素等。

9. 促进角膜上皮愈合药物 常用表皮生长因子、碱性成纤维细胞生长因子、纤维连接蛋白等。生长因子类药物具有以下作用:

(1) 加速角膜上皮的愈合。

(2) 促进角膜基质层胶原合成,增加创口的张力。

(3) 促进内皮细胞的创伤修复和再生。而纤维连接蛋白类药物主要生物学特性是参与细胞与细胞间的粘连、细胞与基质的锚连以及调节细胞的运动。

10. 抗青光眼药物 碱烧伤所致青光眼的机制是房水排出系统的阻塞,所以降低眼压的最有效措施,是使用碳酸酐酶抑制剂或 β 受体阻断药减少房水的产生。促进小梁网流出的药物效果不佳。

11. 糖皮质激素 一般认为糖皮质激素可显著地抑制炎性细胞浸润、成纤维细胞的增殖聚集和新生血管的生长,在烧伤早期(1 周之内)及后期角膜上皮完全修复后可适当应用。但糖皮质激素有能够抑制角膜上皮增殖、影响角膜上皮修复的作用,所以在伤后 1~4 周特别是角膜上皮脱落或伴有角膜溃疡形成者不宜应用。

12. 羊膜移植术 羊膜移植是目前治疗碱烧伤最有效的方法,无论哪度烧伤,尽早行羊膜移植术均有效。应用原则是在急症处理后即可行羊膜覆盖。实践证明,眼部烧伤早期羊膜移植,可减少瘢痕形成,防止严重的角膜血管化,促进正常的眼表形成。如角膜病灶仍未愈合可再行二次或三次羊膜移植,直到角膜病灶愈合为止。

13. 睑球粘连及结膜囊缩窄手术 严重的眼部化学烧伤或热烧伤,可以造成广泛性睑球粘连、结膜囊缩窄、眼球运动受限,甚至睑裂闭锁。手术时机一般选择在眼部炎症或病情已控制、稳定半年以上进行。如为酸、碱烧伤或严重睑球粘连应在伤后 1 年以后手术。过早手术,由于炎症反应,病变进展过程未静止、炎症未消退,手术不仅难以成功,反而可造成更严重的睑球粘连。

二、眼热烧伤

在工业生产和日常生活中较为常见,高温液体、高温固体、火焰喷射、热蒸汽等均可造成眼部的烧伤。眼部损伤的轻重,决定于热物体的大小、温度和接触时间长短等因素。

常见致伤物质包括:热油、热水及水蒸气、火焰、燃烧及融化的塑料等。金属物质及冶炼:铝(熔点 660℃)、白铸铁(熔点 1200℃)、纯铁(熔点 1535℃)、铜(熔点 1083℃)、铅(熔点 328℃)、锡(熔点 2320℃)、锌(熔点 419℃)、镁(熔点 651℃)、银(熔点 962℃)、镍(熔点 1455℃)、硅玻璃(熔点 1410℃)、金(熔点 1064℃)等。

【临床表现】 眼部疼痛,可伴有不同程度的视力下降。热性物质可直接造成眼部组织的蛋白凝固、烧焦及坏死,甚至眼球穿孔、眼内容物流失或继发感染而失明。

1. 眼睑及皮肤损伤 轻者仅表现为皮肤红肿,有时出现透明的水泡,泡破后形成创面。若无感染,两周左右即可痊愈。伤势严重者可损伤皮下肌肉及睑板,皮肤呈黄色或褐色焦痂,愈后结瘢可致眼睑畸形,晚期可发生眼睑球粘连、睑外翻、睑内翻倒睫、眼睑闭锁或闭合不全。

2. 结膜和巩膜损伤 轻者结膜充血、水肿,重者可引起血管收缩或局限性坏死,甚至波及巩膜而引起组织坏死和穿孔(图27-3-3)。

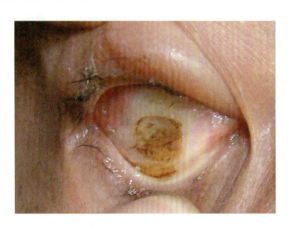

图 27-3-3　结膜热烧伤

3. 角膜损伤 角膜表层受伤,多由热水、蒸汽及热油所致。局部可见点状浸润或灰白色坏死膜,有时仅能于荧光素染色后看到,愈后多不留瘢痕或稍有薄翳,角膜深层烫伤,常由熔化的金属(如钢水、铁水、铅水等)所引起(图27-3-4)。患者有剧痛、怕光及流泪,角膜混浊坏死,并伴有葡萄膜炎,愈后常遗留浓厚的白斑或形成角膜葡萄肿,发生眼内感染,甚至眼球萎缩。

【治疗】 眼部热烧伤的处理原则是清洁创面,防止感染,促进创面愈合,预防并发症发生。治疗方法与眼部化学

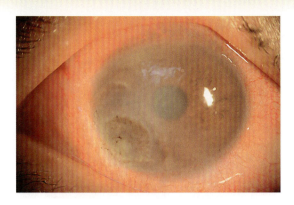

图 27-3-4　角膜热烧伤

烧伤基本相同,当角膜烧伤坏死时,尽可能早行羊膜移植术。

三、辐射性眼外伤

人们所能看到的可见光,波长在 400~760nm 之间,一般情况下对眼部无损害。较可视红色光线为长的红外线和较紫色为短的紫外线,以及波长更短的 X 射线、γ 射线等,对眼部均有损害。

眼的辐射性损伤主要包括光辐射、热辐射和电离辐射或放射性损伤。在急性眼损伤中,以光辐射损伤最常见。辐射性眼损伤的主要机制可概括为三类:①物理的热作用,如红外线;②化学的光电损害,如紫外线;③电离辐射的生物作用,如 X 线、γ 射线等。

(一) 红外线损伤

红外线眼损伤主要来自于红外线的热效应,多发生于注视太阳直射光线之后,如观测日食或用望远镜观察太阳方向来的飞机。当直射的太阳光线在视网膜聚焦时,会产生很强的热能,导致视网膜脉络膜灼伤。也称为日光性视网膜脉络膜烧伤。

【临床表现】 眼部受伤情况与红外线的强度和照射时间的长短有关。

1. 有观察日食或注视直射阳光史 常在注视阳光后 1~20 分钟内发生。表现为眩目感,继而畏光、闪光感、色觉异常(黄视症或红视症),视物模糊或变形,双眼中心视力明显下降。高强度红外线的突然照射可在面部和眼睑引起与热烫伤相似的变化。

2. 眼底检查 病变仅限于黄斑部。轻者黄斑部因脉络膜充血而变暗,重者组织水肿而呈灰白色,偶可见小出血点,数日后则可见典型的黄斑部变化,即中心凹处出现一至数个黄白色小点,围以不规则的色素圈,晚期可发生囊状变性,甚至黄斑穿孔。

预后一般较好,视力逐渐恢复,中心暗点一般在 1 个月以内消失。有的病人虽然远视力恢复正常,但因留有很小的中心或旁中心暗点,所以近视力下降。

【辅助检查】

1. 视野检查　出现中心暗点或旁中心暗点。
2. OCT检查　黄斑区水肿表现,部分病人出现黄斑裂孔。

【治疗】

1. 一般处理　立即脱离观测现场,戴遮阳眼镜。
2. 皮质激素　给予皮质激素球后注射或全身应用。
3. 其他　给予血管扩张剂、补充维生素和能量合剂。

(二) 紫外线损伤

紫外线过度照射能够引起的急性浅表性结膜炎和角膜炎,又称之为电光性眼炎。

【病因】　紫外线致伤的原因,在工业上主要为电焊或气焊时未戴防护面罩或眼镜,致使紫外线照射所引起。其他如用紫外线消毒、太阳灯照射,以及由高原、雪地、海洋反射的阳光等,均可致紫外线损伤。紫外线对眼浅表组织的损害主要取决于紫外线的光电效应。紫外线入眼后,大部分被角膜所吸收,其余被晶状体和虹膜吸收,很少达到视网膜。因此,紫外线对眼部的损害以眼前部变化为主。

【临床表现】

1. 眼部损伤　眼部受紫外线照射的当时可无症状,经过一定的潜伏期(最短半小时,最长24小时,平均6~8小时)方显症状。表现为眼痛、畏光、流泪、眼睑痉挛、视力障碍及虹视等。眼部检查可见眼睑轻度红肿,结膜混合性充血,瞳孔痉挛性缩小,球结膜和角膜有细点状上皮剥脱,尤以睑裂部为重,荧光素染色阳性,角膜上皮和基质层水肿。多数于2~3天后症状可自行消退不留痕迹而愈,但亦有迁延较久而遗留角膜混浊者。
2. 紫外线性皮炎　眼睑皮肤与其他部皮肤相同,受外线照射后6~8小时可产生皮肤潮红、灼热,甚至引起小水泡和小出血,晚期可出现色素增生和脱皮。
3. 慢性紫外线损伤　长期暴露于低度紫外线时,可发生睑缘炎和慢性结膜炎,严重者亦可引起角膜损害。

【治疗】

1. 预防

(1) 电焊工人及其助手在工作中应戴防护眼镜或防护面罩,避免紫外线直射眼部。

(2) 电焊车间的墙壁、天花板,要涂以吸收紫外线的涂料(如氧化锌、氧化铁等的油性涂料)。

(3) 在高山、雪地旅行或航海时,亦应戴防护眼镜。

2. 止痛　眼部剧烈灼痛者可滴表面麻醉剂,如0.5%丙氯苯卡因、2%利多卡因,能够达到快速止痛的目的。但表面麻醉剂有抑制角膜上皮再生作用,故不应过多应用。

3. 预防感染　局部滴用抗生素滴眼液如0.5%左氧氟沙星滴眼液或0.3%妥布霉素滴眼液滴眼,每日4次。并可应用抗生素眼膏涂眼。

4. 促进角膜上皮愈合药物应用　重组人表皮生长因子滴眼液滴眼,每日4次。滴生长因子类滴眼液以促进角膜上皮的愈合。

5. 佩戴角膜接触镜　对角膜上皮的修复和缓解眼部疼痛有较好作用。

6. 包扎双眼结膜囊　涂抗生素眼膏包扎双眼,能够限制眼球运动,促进角膜上皮愈合。

7. 对眼睑紫外线皮炎及慢性紫外线损伤,对症处理。

（贾金辰　赵迷英）

参考文献

1. 张效房,杨进献. 眼外伤学. 郑州:河南医科大学出版社,1997:161-611.
2. 刘家琦,李凤鸣. 实用眼科学. 第3版. 北京:人民卫生出版社,2010:507-518.
3. 贾金辰. 眼外伤手术实践与思考. 北京:人民卫生出版社,2013:1-319.
4. 庞秀琴,卢海,王海燕. 同仁眼外伤手术治疗学,北京:北京科学技术出版社,2016:1-7.
5. 张铭连. 中西医结合眼科疾病诊疗手册. 北京:中国中医药出版社,2010:492.
6. 庞赞襄. 中医眼科临床实践. 石家庄:河北人民出版社,1976:115.
7. 彭清华. 眼底病特色专科实用手册. 北京:中国中医药出版社,2007:387-392.

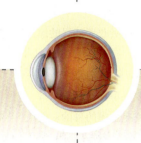

第二十八章

眼与全身病

第一节 内科病的眼部表现

一、高血压

高血压是以体循环动脉压增高为主要特点的临床综合征。按病因的明确与否可将高血压分为原发性和继发性两大类。原发性高血压病因常不明确,多发生于中老年人,一般呈慢性进行性,亦可变为急进型,其眼底改变发生率约64%~73.3%。继发性高血压亦称症状性高血压,本身有明确而独立的原因,血压升高是某些疾病的一种临床表现。

【临床表现】

1. 全身表现　高血压病变累及机体所有的器官和组织。除血管、心、脑、肾受损伤外,眼部病变也是高血压常见的并发症。高血压早期可无自觉症状,仅在健康查体或患其他疾病就诊测量血压时,发现有升高,部分患者可有非特异性头昏、头痛、疲乏和心悸等症状,且多在劳累、精神紧张、情绪波动时出现。患者动脉血压的持续升高成为多种心脑血管疾病的重要危险因素,患者表现的临床症状取决于受累器官和各器官受累的程度。

2. 眼部表现　高血压可因心力衰竭、肾脏病变等出现眼睑水肿;或因高血压性脑病,颅内出血或梗死产生瞳孔、视力、视野、眼球运动等相应的神经眼科症状;但持续的高血压侵及最主要的是眼底血管改变(详见高血压性视网膜病变章节)。

高血压性视网膜病变的眼底改变程度与高血压的程度、病程呈正相关。高血压病早期,眼底血管一般无明显变化,轻者小动脉变细,呈痉挛状态。随着病情进展,小动脉的管腔可不规则、光反射增强,多数病人还出现动静脉压迹并伴有走向改变,静脉与小动脉交叉处扩张,重者表现为整个视网膜上有散在的多发灶火焰状出血和棉絮状渗出。当并发高血压脑病时,眼底可出现视神经盘水肿,往往伴有视盘颞侧模糊和视盘升高,若视网膜周围神经纤维层有火焰状出血,应视为恶性高血压的病症之一。

高血压视网膜血管损害的程度,一般分为4级:Ⅰ级为视网膜动脉痉挛、变性;Ⅱ级为视网膜动脉管腔狭窄,血管壁透明度降低,中心光反射增宽,血管迂曲和动、静脉交叉压迫;Ⅲ级为视网膜动脉附近有渗出或出血;Ⅳ级为视网膜渗出、水肿、出血及伴有视神经盘水肿。此分类法与临床高血压分期比较吻合,眼底检查可协助高血压的诊断,并为预后提出较为客观的意见。

【治疗】　积极治疗控制高血压病。临床上对于临界轻型高血压或可疑高血压患者,行全面分析及观察,不必急于做出长期用药治疗的决定。对中、重度高血压患者应合理选择降压药物,积极控制好血压,避免波动。

眼部病变参照相关章节对症处理。

二、糖尿病

糖尿病是以糖代谢紊乱为主要表现的内分泌和代谢性疾病。系血中胰岛素缺乏和(或)胰岛素生物作用障碍导致血糖过高,出现糖尿,进而引起脂肪、蛋白质、水、电解质代谢障碍。分为四类:即1型糖尿病、2型糖尿病、其他类型糖尿病及妊娠糖尿病。

【临床表现】

1. 全身表现　糖尿病早期表现为小血管受累,逐渐引起全身许多组织、器官的广泛损害,严重影响病人的健康和生命质量。临床上可出现多尿、烦渴、多饮、多食、消瘦、乏力等表现。1型糖尿病多数发病急，代谢紊乱症状也较典型；2型糖尿病多数起病隐匿，常难确定日期，早期或轻症者，常无明显症状，当出现各种并发症或伴发症时才引起注意；另有部分仅于健康体检时才发现有高血糖。

2. 眼部表现　在糖尿病进行期中，引起的眼部并发症很多，包括糖尿病视网膜病变、白内障、晶状体屈光度变化、虹膜睫状体炎、虹膜红变和新生血管性青光眼等。再者，糖尿病患者比正常人易于感染疾病，如临床常见的眼睑疖肿、睑缘炎或伴有前房积脓的虹膜睫状体炎，久治不愈或反复发作时，皆可能由于糖尿病而引起。其中糖尿病视网膜病变是糖尿病最严重的并发症之一，而且患病时间越长，眼底变化的可能性越大。在病变早期，一般无眼部自觉症状，随着病变发展，可引起不同程度的视力障碍、视物变形、眼前黑影飘动及视野缺损等症状，最终可致失明（详见糖尿病视网膜病变章节）。

【治疗】　糖尿病的病因和发病机制尚未完全充分了解，因而缺乏病因治疗。目前有饮食控制、体育锻炼、自我监测、合理用药以及加强教育五项综合治疗措施，糖尿病患者应争取早诊断早治疗，控制高血糖、避免低血糖，纠正糖代谢和脂代谢紊乱，避免或延缓各种急慢性并发症的发生，降低病死率。

眼部病变参照相关章节对症处理。

三、肾脏疾病

肾炎通常指弥漫性肾小球肾炎，临床可分为急性和慢性两型。

（一）急性弥漫性肾小球肾炎

简称急性肾炎，是与链球菌感染有关的全身变态反应性疾病。以儿童和青年人为多见。

【临床表现】

1. 全身表现　其特点为急性起病，发病前常有急性溶血性链球菌感染史，如扁桃体炎、咽峡炎、皮肤化脓性感染或猩红热等，患者出现血尿、蛋白尿、水肿和高血压，并可伴有一过性氮质血症。

2. 眼部表现　一般不发生视力障碍，若血压持续增高，视网膜血管痉挛，可出现阵发性视物模糊。当脑血管痉挛性收缩累及视中枢时，可以发生同侧偏盲或黑蒙。

眼睑：主要是眼睑水肿，程度轻重不一，是急性肾炎的早期临床表现之一。

结膜：可见结膜水肿或结膜下出血。

眼底改变：急性肾小球肾炎大多数眼底正常，少数因伴有高血压引起眼底改变，可出现轻度视网膜动脉狭窄，较小的动脉支更为明显，视盘边界不清，轻度视网膜水肿、少许浅层视网膜的线状及火焰状出血及棉絮斑。

【治疗】　以治疗原发病为主，随全身病情好转，眼底改变亦会逐渐消退而恢复正常。

（二）慢性肾小球肾炎

慢性肾炎，病因不明，起病隐匿，病程长，也有部分急性肾炎患者未获痊愈可发展成为慢性肾炎。

【临床表现】

1. 全身表现　临床上以蛋白尿、血尿、高血压、水肿及肾功能不全为特征，起病方式各有不同，病情迁延，病变缓慢进展，可有不同程度的肾功能减退，最终将发展为慢性肾衰竭。

2. 眼部表现　伴发视力障碍的程度可由视力轻微减退到显著降低，甚至仅能在眼前识别指数。出现尿毒症时可以发生尿毒症性黑蒙。眼睑常显著水肿，晨起为著。结膜可出现水肿现象，一般不伴有充血；严重时球结膜水肿呈泡状突出于睑裂部位。贫血严重时可以发生球结膜下出血，睑结膜颜色变淡，也可出现出血斑。可发生角膜浸润或角膜溃疡，慢性肾功能不全时还可出现角膜带状变性。若视力减退时瞳孔出现不同程度的扩大，对光反应也迟钝。可以发生玻璃体混浊或出血；眼底早期视网膜小动脉功能性收缩，病程长者，视网膜动脉变细，反光增强，呈铜丝状或银丝状，有动静脉交叉压迫症；若眼底出现视网膜水肿、渗出，有较多棉絮斑表明有血压的急剧升高。

【治疗】　慢性肾小球肾炎至今还没有实效的疗法，目前只限于对症治疗。慢性肾炎出现视网膜病变预后不良。

四、血液病

（一）贫血

贫血是一种症状，是指外周血单位容积内血红蛋白量、红细胞数量及血细胞比容低于正常标准。可由于多种因素引起，如失血、溶血、缺铁或再生障碍等皆可造成贫血。

【临床表现】

1. 全身表现　发生贫血的临床症状常依据贫血的原因、发生的缓急和贫血的程度而异。患者可出现乏力、头晕、面色苍白、身体衰弱、畏寒、头晕、心悸气短等，若在短时间内大量失血，可因血量骤减而发生休克现象。

2. 眼部表现　贫血的眼部表现与贫血的性质和程度有关，特别是眼底的变化与贫血的程度尤为密切。一般红细胞或血红蛋白降至正常的30%以下时，眼底才出现明显的变化。急性失血可引起结膜苍白，眼底发现视网膜色泽变淡，血管变细，有水肿及渗出，并有视盘水肿等；若合并有缺血性视盘病变时，则有相应的视力和视野损害，视力减退时，周边视野可以缩小或出现中心暗点。慢性失血除上述改变外可表现为眼睑水肿、眼睑皮肤及结膜苍白，视网膜渗出物可呈棉絮状或硬性白色斑点状；若在黄斑部则为星芒放射状，如果视网膜出血和渗出物侵犯黄斑部，则产生视力障碍。恶性贫血，可有视网膜脉络膜出血。其他表现还有球结膜出血，眼球运动障碍、眼球震颤、瞳孔反应迟钝等。

【治疗】 针对贫血原因纠正贫血是治疗的首要原则。依据贫血病因的性质采用不同的药物治疗。

（二）白血病

白血病是造血干细胞的恶性克隆性疾病。它表现为在血循环及骨髓中白细胞似肿瘤样的增生并伴有质与量的改变，并且可以浸润全身各组织器官。它可按细胞来源不同分类，最常见的有粒细胞性、淋巴细胞性以及单核细胞性白血病三种类型，且有急性、慢性之分。

【临床表现】

1. 全身表现　因白血病细胞具有恶性增殖能力，可造成全身播散，侵犯各系统、组织和器官，引起肝、脾、淋巴结肿大。由于正常造血受抑制，临床表现出不同程度的贫血、出血、感染。

2. 眼部表现　白血病可引起视物模糊或视力减退，偶有视野缺损、夜盲和眼球突出。白血病引起的眼部病变多发生于血液循环丰富的组织，如视网膜、脉络膜、视神经等。各种类型的白血病均可出现结膜下出血或眼睑皮下瘀血斑及眼底改变（详见视网膜病章），其视力障碍一般随着眼底病变的发展和程度而逐步出现。白血病还可引起眼眶占位病变，多发生于幼儿，眶内组织受白血病细胞浸润，造成眼球突出、眼球运动障碍、上睑下垂、结膜充血水肿等，在眶缘可触及坚硬的肿物，称为"绿色瘤"。如果浸润发生在视神经处，可引起失明。眼眶浸润提示病情严重、预后不良。

【治疗】 积极行全身治疗，依据不同的类型选用不同的化疗、放疗及选择性骨髓移植。目前，联合、足量、间歇治疗是控制白血病的原则和策略。辅以各种维生素等辅助疗法。

（三）真性红细胞增多症

是外周血中红细胞增多、血红蛋白增高和血细胞比容明显增高的血液系统疾病。一般可分为两型，即原发型（真性红细胞增多症）和继发型两种。前者为一种原因不明的造血系统疾病，多见于男性；后者多由高山缺氧或心肺疾病而起，男女及任何年龄均可发生。两型眼底变化大致相同。

【临床表现】

1. 全身表现　此病多数起病缓慢，临床特征为发绀，脾肿大和出血、血管扩张、栓塞、静脉炎，自觉头部发胀、眩晕、耳鸣、失眠、视觉紊乱等血管神经性症状，或仅在检查化验中被发现单位容积血液中红细胞数及（或）血红蛋白量高于正常。

2. 眼部表现　患者一般视力正常或出现阵发性视物模糊、双眼视力减弱、飞蝇幻视、复视，而后病情逐渐加重，无恢复趋势。眼睑皮肤及结膜血管充血扩张充盈呈紫红色，可见小出血点，浅层巩膜血管扩张，虹膜血管扩张，组织变厚，隐窝和皱襞变浅或变平。眼底改变包括：视网膜静脉管径变粗，血管呈青紫色，称"视网膜发绀"，管壁光反射带增宽，严重缺氧时见毛细血管扩张、微血管瘤及新生血管、视网膜出血、视盘水肿等。

【治疗】 针对病因治疗原发病。采用静脉放血、骨髓抑制性疗法及改变高原环境等方式消除红细胞增多所致的各种症状和体征、预防血栓栓塞及出血性并发症，以及提高生活质量并延长生存期。

五、结核病

结核病是由结核杆菌引起的慢性传染病。在眼部的表现形式多样，除晶状体外，眼部各组织均可受累。眼部结核多继发于全身结核，约有1%以下的肺结核病人可出现眼部结核表现。

【临床表现】

主要眼部表现：

1. 眼睑结核　可由眼睑皮肤损伤的直接感染或体内结核灶蔓延及经血液播散而成。表现为眼睑大小不等的圆形结节，以后发生干酪样坏死，逐渐形成溃疡和漏管，经久不愈。痊愈后形成瘢痕，致使眼睑外翻。

2. 结膜结核　分为原发性与继发性，因患者的免疫状态不同而有不同的形态或多种表现：有溃疡型、结节型、乳头增殖型、息肉型、结核瘤型及狼疮型。多为混合型，也可单独发生。泡性结膜炎和泡性角、结膜炎则与结核杆菌引起的变态反应有关，常见于青少年。

3. 角膜结核　多继发邻近组织，年轻女性多见，易反复发作。可表现为：结核性角膜溃疡、角膜基质炎、泡性角膜炎、深层中央性角膜炎。

4. 泪器结核　结核病变侵犯泪器并不多见，仅结核性泪腺炎相对比较多见。眼部除泪腺肿大、上睑肿胀和轻度下垂外，无其他显著症状。轻症者可治愈或自行消退，严重者可形成溃疡、脓肿等，久治难愈。

5. 巩膜结核　多继发于邻近病灶，也可因对结核蛋白过敏而发生。表现为巩膜各层的炎症。

6. 葡萄膜结核　结核病曾一度为葡萄膜炎的主要病因之一，可表现为虹膜睫状体炎、结核性脉络膜炎、慢性结核性全葡萄膜炎。

7. 视网膜结核　少见,可能是全身粟粒样结核的一部分,或从邻近组织继发。表现为视网膜结核结节、结核性视网膜炎、视网膜静脉周围炎、结核性视网膜动脉炎。

8. 视神经结核　少见,表现为球后视神经炎或视盘炎。

9. 眼眶结核　患部有疼痛感、流泪和眼球突出等症状。眼睑和球结膜水肿、睑外翻、眶骨上下缘隆起,晚期形成冷脓肿并有瘘管和死骨形成,病程迁延。

【治疗】　应积极抗结核治疗,联合、规范用药是彻底治愈结核的关键。

眼部病变参照相关章节对症处理。

六、维生素缺乏

维生素是人体新陈代谢所必需的物质,虽需要量不大,但由于一些维生素的摄入不足或消耗过多,可引起全身及眼部损害。

【临床表现】　主要眼部表现:

1. 维生素 A 缺乏　早期表现为夜盲症和暗适应功能低下,持续一段时间后开始出现角结膜干燥,严重者形成维生素 A 缺乏角膜软化症(详见角膜病章节)。摄入过量时,眼睑皮肤、结膜、巩膜等处因胡萝卜素的沉着可出现变黄等症状,但停药后即可恢复。

2. 维生素 B_1(硫胺素)缺乏　可引起一系列神经及循环系统症状,临床上称为"脚气病"。70%伴有眼部异常,表现有角结膜上皮损害,浅层角膜炎,眼肌麻痹,眼球震颤,球后视神经炎及视神经萎缩等。

3. 维生素 B_2(核黄素)缺乏　眼部表现为酒糟鼻性角膜炎,睑缘炎,结膜炎,角膜缘区新生血管形成,可与晶状体混浊、白内障相关。

4. 维生素 C(抗坏血酸)缺乏　可表现为眼睑、结膜、前房、玻璃体、视网膜和眼眶等部位的出血,此外,维生素 C 缺乏时与白内障的发生或角膜溃疡的恢复亦有密切关系。

5. 维生素 D 缺乏　当维生素 D 不足时引起钙磷代谢紊乱,眼部可表现为眼眶狭窄,眼球突出,眼睑痉挛及屈光不正等,部分由于钙的缺乏会发生低钙性白内障;还与晶状体混浊的形成有一定关系,多见于 3 岁以下儿童。但如摄入过量,也可出现角膜带状混浊等。

6. 维生素 PP(烟酸)缺乏　眼部可出现视网膜和视神经炎症。

【治疗】　给予积极补充相应的维生素制剂,眼部病变参照相关章节对症处理。

七、甲状腺疾病

甲状腺所分泌的甲状腺激素调节人体各组织器官氧化和代谢速度,分泌过多或过少,都会引起疾病。临床较常见的甲状腺疾患为甲状腺功能亢进、甲状腺功能减退和地方性甲状腺肿等。其中以甲状腺功能亢进与眼科关系最为密切,这种病人往往因眼球突出而首先就诊于眼科。

(一)甲状腺功能亢进

是指由多种原因引起甲状腺激素分泌过多,机体的各组织氧化速度加快和新陈代谢率增高而引起的一组临床综合征,简称甲亢。多发于 20~40 岁的女性。

【临床表现】

1. 全身表现　临床可出现各系统的症状,其特征是甲状腺肿大、眼球突出、基础代谢增加和自主神经系统的失常。表现为精神紧张,易于激动和忧虑,出汗较多,怕热喜冷,食欲增加而身体消瘦,极易疲乏无力,气促,心悸,脉搏增快以及月经量少等症状。

2. 眼部表现　眼球突出常是甲状腺功能亢进的典型症状之一,故此病又被称为突眼性甲状腺肿。可出现眼胀、流泪、异物感、视疲劳、复视、视力下降等。临床上以毒性弥漫性甲状腺肿(即 Graves 病)为最常见的一种类型(详见眼眶病)。

【治疗】　目前可采用:①抗甲状腺药物治疗;②放射性 ^{131} 碘治疗;③手术治疗。三种基本方法可降低血中甲状腺激素的浓度,重新建立正常的机体代谢状态,控制甲亢症状。

眼部病变参照相关章节对症处理。

(二)甲状腺功能减退

是由于甲状腺分泌不足而引起的特异性自身免疫性疾病。

【临床表现】

1. 全身表现　由于发病时的年龄不同,临床症状也不同,可分为 2 型。其中一型为克汀病,是甲状腺功能不足发生于胎儿或婴儿时期,患儿表现为身体矮小,智力发育迟缓;另一型为黏液水肿,成年发病,多继发于甲状腺手术切除过多或慢性甲状腺炎或脑垂体前叶功能减退等。患者多起病缓慢,可表现为畏寒,疲乏,少汗,食欲减退,皮肤粗糙,眼睑、面部水肿,眉毛脱失,毛发稀少表情淡漠,记忆力差,视力减弱,近视或复视等。

2. 眼部表现　眼部可出现睑裂缩小,睫毛细少,瞬目次数减少,结膜发干,常伴有结膜炎或睑缘炎。眼球位置凹陷,同时双眼距离相对性增宽。因眼肌往往发生麻痹,故常出现斜视症状。眼睑水肿常很显著,颜色苍白或有色素沉着或有黄色瘤出现。角膜表层点状混浊及晶状体混浊等。眼底检查中可见部分病例视网膜发生水肿,多以后极部为最显著,水肿范围常很广泛,向周围蔓延的范围往往约 4~5 倍乳头直径以上,严重者可见视神经盘水肿。

【治疗】 甲状腺激素替代治疗是唯一有效的疗法,多需终身采用。

八、系统性红斑狼疮

是自身免疫介导的,以免疫性炎症为突出表现的弥漫性结缔组织病。病因和发病机制尚未明确,其临床特征为血清中出现以抗核抗体为代表的多种自身抗体和多系统受累。

【临床表现】

1. 全身表现　分为局限性和播散性两种类型。好发于育龄期女性,多见于15~45岁年龄段。

局限型的损害主要限于皮肤,典型病例常表现为面部红斑,呈对称分布,特别常见于鼻翼两侧、颊部及耳部,形成特有的蝴蝶形,初为蚕豆大小微隆起之红斑,边缘清楚,以后逐渐增大,可有萎缩、糜烂或出血。

播散型红斑狼疮根据临床上起病缓急、症状轻重和病程长短而分为急性和亚急性两种。急性期常伴有严重全身症状。除面部和四肢皮肤损害外,同时累及肾、心、肺部等多个内脏器官和眼部。

2. 眼部表现　眼各部位均可受累。以巩膜炎、结膜炎和干燥性角结膜炎最为常见。当眼睑缘被侵犯时,睑缘干燥,有鳞屑,可呈深紫色,睫毛脱落,以后睑缘萎缩,表面不齐,但不引起睑内翻或外翻。睫毛囊被破坏时,睫毛不能再生。10%患者出现眼底病变,常见视盘附近及眼底后极部在急性期有典型的棉絮状斑(缓解期可消失),视神经乳头边界模糊,乳头周围出现典型的水肿圈,部分视网膜可以因水肿而呈渗出性脱离。亦可见视网膜血管炎、视网膜动脉或静脉阻塞、视网膜深层或浅层出血、视盘水肿等。

【治疗】 目前不能根治,但合理治疗后可缓解。治疗原则是活动期予以药物控制,一般选用泼尼松或甲泼尼龙,活动程度较严重的,应同时给予大剂量激素和免疫抑制剂治疗。

(谷梁)

第二节　外科病的眼部表现

一、颅脑外伤

(一) 硬脑膜外血肿

硬膜外血肿是位于颅骨内板与硬脑膜之间的血肿,约占外伤性颅内血肿的30%左右。

【临床表现】

1. 全身表现　绝大部分属于急性血肿,多因头部受过外力直接打击,产生着力点处的颅骨变形或骨折,伤及血管所致,故硬膜外血肿最多见的部位是颞顶部,其次为额顶矢状窦旁,可单侧或双侧。最常见的临床表现为意识障碍,常有头痛、恶心、剧烈呕吐等,伴有血压升高、呼吸和心率减慢、体温升高;血肿位于运动区和其邻近部位较多,故中枢性面瘫、轻偏瘫、运动性失语等常见,位于矢状窦旁血肿可出现下肢单瘫,颅后窝硬膜外血肿可出现共济失调。

2. 眼部表现　瞳孔改变为主,在血肿形成后的早期,患侧瞳孔一过性缩小,随之扩大,对光反应迟钝或消失;同侧上睑下垂。晚期对侧瞳孔亦散大;此外,颅后窝硬膜外血肿可出现眼球震颤,还可伴有视网膜前出血、眼球运动神经麻痹等;亚急性和慢性者可见视盘水肿。

(二) 颅底骨折

颅底骨折是由于多种原因造成颅底几处薄弱的区域发生的骨折。

【临床表现】

1. 全身表现　颅底骨折多为颅盖骨折的延伸,大多是线形骨折,按其发生部位分为:颅前窝、颅中窝、颅后窝骨折。

(1) 颅前窝骨折临床多表现为"熊猫"眼征,脑脊液鼻漏,颅内积气,视神经损伤导致视力障碍。

(2) 颅中窝骨折可见脑脊液耳漏,可发生致命性鼻出血或耳出血。

(3) 颅后窝骨折出现乳突部皮下淤血,枕下部肿胀及皮下淤血,声音嘶哑,吞咽困难。

2. 眼部表现　颅底骨折引起的出血流进眶内,眶周皮下及球结合膜下形成淤血斑,称之"熊猫"眼征;如果伤及颈内动脉海绵窦段可形成颈内动脉海绵窦瘘而出现搏动性突眼、结合膜瘀血水肿;视神经管骨折可引起视神经损伤,导致视力下降。

(三) 脑干损伤

脑干损伤常分为两种:原发性脑干损伤,由外界暴力直接作用下造成的脑干损伤;继发性脑干损伤,继发于其他严重的脑损伤之后,因脑疝或脑水肿而引起脑干损伤。约有10%~20%的重型颅脑损伤伴有脑干损伤。

【临床表现】

1. 全身表现　原发性脑干损伤的患者,伤后常立即发生昏迷,出现肢体瘫痪、肌张力增高、腱反射亢进和病理反射出现等;去皮质强直是中脑损伤的重要表现之一,表现为伸肌张力增高,两上肢过度并内旋,下肢亦过度伸直,头部后仰呈角弓反张状。

2. 眼部表现　中脑损伤时,初期两侧瞳孔不等大,伤侧瞳孔散大,对光反应消失,眼球向下外倾斜;两侧损伤时,两侧瞳孔散大,眼球固定。脑桥损伤时,可出现两瞳孔极度缩小,光反射消失,两侧眼球内斜,同向偏斜或两侧眼球分离等征象。

【治疗】 原发性脑损伤主要是对症处理,预防并发症;严重颅脑外伤引起的单侧视神经损伤,应早期进行处理,防止伤后血管收缩,必要时行视神经骨管减压手术治疗。

二、先天性斜颈

先天性斜颈是由于出生后一侧的胸锁乳突肌挛缩和纤维变性所致的一种畸形。

【临床表现】

1. 全身表现 患儿头偏向患侧,下颌转向健侧,同时合并面部不对称,颈部可触及胸锁乳突肌有硬结,眼球运动无异常表现。

2. 眼部表现 患者眼睛位置由原来的水平状向下方移位,而健侧眼睛则上升;眼外角线至口角线变异;测量双眼外角至同侧口角线的距离显示患侧变短,且随年龄增加而日益明显;易产生视力疲劳而影响视力。

【治疗】 本病宜早发现、早治疗,1周岁以上患儿经非手术疗法半年而无效者,建议手术治疗。

(谷梁)

第三节 妇科病的眼部表现

妊娠高血压综合征

妊娠高血压综合征,简称妊高征,是妊娠六个月以后出现水肿、蛋白尿、高血压为主要特征的临床综合征,是危及孕、产妇及胎儿生命的重症。其视网膜病变的发病率约为53%~86%。

【临床表现】

1. 全身表现 主要表现为血压升高,全身水肿,出现蛋白尿,严重时可发生惊厥和昏迷,常侵犯双眼。眼部可有视物模糊、闪光幻觉、视野有暗点或复视等症状。

2. 眼部表现 可发生眼睑和结膜水肿以及球结膜血管改变,但以眼底病变最为显著。

眼底改变在临床上可分为三期:

(1) 视网膜动脉痉挛期:视网膜动脉痉挛性收缩,常先发生在中央动脉的鼻侧分支,继而进展为普遍性狭窄,管径粗细不均,管壁反光增强,动静脉比例可由正常的2:3变为1:2,1:3或1:4。

(2) 视网膜动脉硬化期:当血管功能性收缩持续过久,便出现血管的器质性改变,进入硬化期,至于持续多久才转为硬化期,临床观察中发现血管痉挛可持续数周以上而不引起血管硬化。但病理解剖切片证实,一旦血管硬化,则随即出现视网膜水肿、渗出和出血,而进入视网膜病变期。故只有硬化而没有视网膜病变的时期可能很短,偶可见有动静脉Ⅰ~Ⅱ级交叉征。或有的患者可不经过动脉硬化期而直接发生视网膜病变。

(3) 视网膜病变期:持续痉挛造成血-视网膜屏障破坏,导致视网膜出现水肿、出血和渗出,显著者视网膜毛细血管呈无灌注区,出现棉絮斑或黄斑星芒状渗出。硬化期与视网膜病变期不易截然分开,当血管进入硬化期时,即伴有视网膜水肿、渗出与出血,形成妊娠毒血症性视网膜病变,如水肿及渗出严重,常可引起继发性视网膜脱离。

【治疗】 以提高孕妇自我保健意识,规范产前检查,做到早发现、早治疗妊高征为治疗原则。必要时适时终止妊娠,根据孕妇病情、胎儿孕龄和子宫颈成熟程度选择分娩方式。眼部病变参照相关章节对症处理,通常中止妊娠后视力预后较好。

(谷梁)

第四节 儿科病和遗传代谢性疾病的眼部表现

一、麻疹

麻疹是由麻疹病毒引起的小儿常见的急性出疹性传染病。

【临床表现】

1. 全身表现 其临床特征为发热、结膜充血、咳嗽、喷嚏、口腔麻疹黏膜斑、皮肤斑丘疹。本病传染性强,常并发肺炎、喉炎。

2. 眼部表现 患儿不同时期感染麻疹,可出现不同的眼部表现。母体妊娠前3个月内感染麻疹,新生儿可出现先天性白内障或色素性视网膜病变;幼儿感染麻疹,初期表现为畏光、流泪、结膜充血等急性卡他性结膜炎、角膜炎,甚至角膜溃疡、穿孔,出皮疹后1~2周内,可导致双侧视神经视网膜炎。亦可因高热、食欲减退等导致维生素A缺乏,出现眼干燥症、角膜软化。若并发亚急性硬化性全脑炎,可引起幻视、皮质盲、眼球运动障碍、视神经炎等眼部损害。

【治疗】 无特殊治疗方法,加强护理,对症处理,预防感染。眼部病变参照相关章节对症处理,如应用抗生素滴眼液滴眼,眼底病变应用糖皮质激素,角膜病变,散瞳药滴眼,防止粘连。

【预防】 对易感者接种麻疹疫苗为主要预防措施。

二、流行性腮腺炎

流行性腮腺炎是由腮腺炎病毒引起的小儿常见的急

性呼吸道传染病。

【临床表现】

1. 全身表现　腮腺肿大为首发体征，状如梨形，表面发热但不发红，并有疼痛、触痛，张口、咀嚼（尤其进酸性饮食）时，疼痛加剧。可伴有发热、头痛等。常见并发症为脑膜脑炎、睾丸炎。

2. 眼部表现　流行性腮腺炎偶可发生眼睑水肿、充血、眼睑下垂、泪腺炎、角膜炎、滤泡性结膜炎、巩膜炎、视神经炎、视网膜炎、葡萄膜炎、眼外肌麻痹、眼肌痉挛、青光眼等眼部并发症。若母体感染腮腺炎病毒，可导致新生儿先天性白内障、小眼球、小角膜、眼球震颤、视神经萎缩、视网膜病变等。

【治疗】　注意口腔清洁，忌刺激性食物，高热、头痛给予解热止痛，清热解毒、软坚消痛的中药内服与局部外用。眼部病变参照相关章节对症处理。主要预防措施为隔离患者至腮腺肿胀完全消退，对易感儿接种疫苗。

三、重症肌无力

重症肌无力（myasthenia gravis，MG）是以神经-肌肉接头处传递障碍为特征的一种慢性自身免疫性疾病。我国 39%~50%MG 患者为儿童，多发生于 1~6 岁，女性略多。75% 患者首先就诊于眼科。

【临床表现】

1. 全身表现　主要表现为骨骼肌易疲劳、无力，休息后减轻，活动后加重，晨起轻晚间重。

2. 眼部表现　上睑下垂、复视是重症肌无力最常见的首发症状。单纯眼外肌受累，轻者睁眼无力，上睑下垂，复视或斜视，重者眼球固定，眼睑闭合不全。两眼可同时或先后发病，症状晨轻暮重。眼内肌不受累，故瞳孔光反射正常。应与先天性上睑下垂、动眼神经麻痹、先天性肌无力综合征等相鉴别。

【治疗】　主要应用胆碱酯酶抑制剂，首选溴斯的明口服。可应用糖皮质激素，首选泼尼松。对部分药物难控制病例可胸腺切除。详见斜视相关章节。

四、肝豆状核变性

肝豆状核变性又称 Wilson 病，是一种常染色体隐性遗传的铜代谢缺陷病。以 5~12 岁发病最多见。

【临床表现】

1. 全身表现　铜沉积于肝、脑、肾等组织，导致肝损害、神经精神损害、肾损害。肝脏受累最常见，表现为慢性肝炎、肝硬化；神经精神损害常有构音困难、动作笨拙、震颤、智能障碍等；肾损害表现为蛋白尿、氨基酸尿和肾小管酸中毒等。

2. 眼部表现　角膜色素环（K-F 环）是由铜沉积在角膜的周围所致，表现为角膜缘处后弹力层及附近组织的宽 1~3mm 的棕黄色或褐绿色的色素环，为该病特有的体征。少数患者可有晶状体前囊或囊下呈葵花状混浊、复视、眼外肌麻痹、眼球震颤、夜盲、视神经萎缩等。

【治疗】　可采用低铜饮食，口服 D-青霉胺等络合剂驱铜，口服锌制剂阻止铜吸收及对症处理，必要时可肝移植。

五、白化病

白化病是一种先天性隐性遗传的色素缺乏病。

【临床表现】

1. 全身表现　皮肤与毛发全白或皮肤呈淡红色，可有智能低下。

2. 眼部表现　眼部表现为眉毛、睫毛色白，视力低下，畏光，虹膜蓝色或灰色半透明，眼球震颤，立体视觉差，斜视，屈光不正，视网膜色素缺失，黄斑发育不全，视神经通路异常。其中视神经通路异常是白化病特异性的表现。

【治疗】　目前药物治疗无效，佩戴有色眼镜或有色接触镜片以矫正屈光不正、减少紫外辐射对眼睛的损害。禁止近亲结婚，产前基因筛查可预防此病患儿出生。

六、黏多糖贮积症

黏多糖贮积症是一种先天性黏多糖降解酶缺乏的代谢障碍性疾病。

【临床表现】

1. 全身表现　表现为矮小、头大、鼻梁低平、颈短等骨骼畸形，常伴有智能低下，早期可出现肝脾肿大等。

2. 眼部表现　眼部可见畏光、流泪、视物模糊、角膜混浊、夜盲、视网膜色素变性、青光眼、白内障、上睑下垂、斜视、视神经萎缩等。

【治疗】

目前尚无有效的治疗方法，多采取对症治疗。产前诊断预防同一家庭再次出生该病患者。

（付世新）

第五节　皮肤病及性病的眼部表现

一、艾滋病

艾滋病即获得性免疫缺陷综合征，是由于感染了人类免疫缺陷病毒（HIV）所致。HIV 是一种能攻击人体免疫系统的病毒，使人体易于感染各种疾病，并可发生恶性肿瘤，病死率较高。HIV 在人体内的潜伏期平均为 8~9 年。常发生于性混乱、同性恋、静脉注射毒品、输血及使用血液制品者,也可见于儿童。

【临床表现】

1. 全身表现　HIV 感染后,一般初期的症状为持续发热、虚弱、盗汗,持续广泛性全身淋巴结肿大。体重下降,病人消瘦明显。随着病情的加重,症状日渐增多,有局部皮肤、黏膜改变,以后逐渐侵及内脏器官,出现相应症状;并可出现多种恶性肿瘤。

2. 眼部表现　在本病的不同时期均可累及眼部。

(1) 微血管病变:视网膜微血管病变是最常见的艾滋病眼部病变,因为微血管病变多发生在黄斑区周围,很少直接发生在黄斑上,因此,患者的中心视力多不受影响,多数患者没有任何不舒适的感觉,少数敏感的患者可以感觉到周边视物模糊。

(2) 眼部感染:眼部感染可由细菌、病毒等原因引起,是导致严重视力障碍的主要原因,严重的可导致视力丧失。眼部感染可发生在眼睛的任何部位,患者多数会有眼睛痛、巩膜红肿。另外,艾滋病患者合并带状疱疹病毒感染的眼部表现:急性期表现为病变区皮肤大量密集的疱疹,少数有皮肤坏死,多有上睑下垂、角膜炎、角膜溃疡,部分为深部溃疡,合并重度葡萄膜炎、前房积脓,患者的疼痛严重。

(3) 艾滋病患者神经损伤眼科表现:出现不同程度的视力下降、视野缺损(看东西的范围缺损)、眼球活动障碍、上眼皮不能抬起来、眼球转动困难、看东西有两个影子等症状,甚至致盲。

【治疗】　至今无特效药。目前可用于治疗 HIV 感染的药物有三大类:核苷类 RT 抑制剂、非核苷类 RT 抑制剂和蛋白酶抑制剂,主张联合用药。

二、淋病

淋病是淋病奈瑟菌(简称淋球菌)引起的以泌尿生殖系统化脓性感染为主要表现的性传播疾病。传染性强,发病率占各种性传播疾病之首,又称"脓漏眼",多发生于新生儿和成人。

【临床表现】

1. 全身表现　临床分为三期:浸润期;化脓期;消退期。

男性淋病开始尿道口灼痒、红肿及外翻。排尿时灼痛,伴尿频,尿道口有少量黏液性分泌物。3~4 天后,尿道黏膜上皮发生多数局灶性坏死,产生大量脓性分泌物,排尿时刺痛,龟头及包皮红肿显著。尿道中可见淋丝或脓液,晨起时尿道口可结脓痂。伴轻重不等的全身症状。

女性淋病表现为外阴、会阴和肛周红肿,阴道脓性分泌物较多,可引起尿痛、局部刺激症状和溃烂、下腹坠胀、腰酸背痛、白带较多等。

2. 眼部表现　表现为明显畏光、流泪、眼睑高度红肿,结膜显著充血、水肿,重者可突出于睑裂之外,分泌物量多并呈黄色脓性,可侵犯角膜引起角膜溃疡并迅速进展为角膜穿孔,进而发展为眼内炎。

【治疗】　早诊断,早治疗;准确、合理、足量、规范应用有效抗生素控制感染,防止并发症为其治疗总原则。眼部病变参照相关章节对症处理。

三、梅毒

梅毒是由苍白(梅毒)螺旋体引起的慢性、系统性性传播疾病。主要通过性途径传播,临床上可表现为一期梅毒、二期梅毒、三期梅毒、潜伏梅毒和先天梅毒(胎传梅毒)等。

【临床表现】

1. 全身表现

(1) 一期梅毒:标志性临床特征是硬下疳,部分病人出现腹股沟或近卫淋巴结肿大。

(2) 二期梅毒:以梅毒疹为特征,同时合并梅毒性脱发、关节损害伴疼痛、全身浅表淋巴结肿大。

(3) 三期梅毒:临床特征为结节性梅毒疹,随病情进展可能出现近关节结节,发生颅内压增高、头痛及脑局部压迫症状,形成麻痹性痴呆,有感觉异常、共济失调等多种病征。

2. 眼部表现　可引起球结膜水肿,血管充血;因脑血管梅毒侵犯脑神经所致的斜视,或上睑下垂;瞳孔异常表现为 Argyll Robertson 瞳孔,双侧瞳孔缩小、不等大、不正圆、反射性瞳孔强直、无光反应而有调节反应与集合反应;二期梅毒可见眉和睫毛的暂时脱落。其中,梅毒性脉络膜视网膜炎的眼部临床表现:伴有或不伴有动脉阻塞的血管炎、黄斑水肿、星状黄斑病变、黄斑盘状脱离、假性视网膜色素变性、视网膜脱离、脉络膜渗出、视网膜中央静脉阻塞、视网膜下新生血管膜形成、视网膜坏死、视神经视网膜炎等。

【治疗】　目前治疗梅毒的首选药物为青霉素类,治疗越早效果越好,治疗要充分、足量、定疗程。

(谷梁)

第六节　神经科病的眼部表现

一、脑血管疾病

(一) 短暂性脑缺血发作

短暂性脑缺血发作是由于局部脑或视网膜缺血导致的短暂性、可逆性神经功能缺损。发作一般不超过 1 小时,最长不超过 24 小时。不留后遗症,但常反复发作。好发于中老年人,主要为脑动脉硬化所致。

【临床表现】

1. 全身表现　大脑中动脉缺血可出现对侧肢体偏瘫、

舌瘫、面瘫、偏身感觉障碍；大脑前动脉缺血可出现对侧下肢无力、情感和人格障碍等；椎-基底动脉系统缺血常出现眩晕、平衡障碍。

2. 眼部表现　大脑中动脉缺血可出现对侧同向偏盲；颈内动脉主干缺血发作可出现患侧单眼一过性黑矇、失明、对侧偏瘫、偏身感觉障碍或患侧Horner征、对侧偏瘫；椎-基底动脉系统缺血常见眼球运动异常、复视、暂时性皮质盲。

【治疗】　抗血小板聚集、抗凝、扩容、溶栓、活血化瘀中药等综合治疗。

（二）脑梗死

脑梗死又称缺血性卒中，是由各种原因所致的局部脑组织血供障碍，导致脑组织缺血缺氧性坏死，进而产生相应神经功能缺失的一类临床综合征。其常见病因为动脉粥样硬化、心源性栓塞、小动脉闭塞。

【临床表现】

1. 全身表现　脑梗死的临床表现取决于闭塞血管和梗死灶的大小和部位。前循环梗死表现为意识障碍、失算、失语、空间定向障碍、对侧偏瘫、偏身感觉障碍；后循环梗死表现为同侧脑神经麻痹、对侧运动感觉障碍及小脑功能障碍；腔隙性梗死表现为纯运动性轻偏瘫、共济失调性轻偏瘫、纯感觉障碍。

2. 眼部表现　前循环梗死可出现病灶对侧同向性偏盲，伴头、眼向病灶侧凝视；后循环梗死可有瞳孔异常、动眼神经麻痹、垂直凝视麻痹、对侧偏盲或皮质盲等。

【治疗】　根据患者年龄、缺血性卒中类型、病情严重程度等采取超早期溶栓、抗血小板治疗、抗凝、血管内治疗、细胞保护、外科治疗等。

（三）蛛网膜下腔出血

颅内血管破裂，血液流入蛛网膜下腔，称为蛛网膜下腔出血。颅内动脉瘤为常见病因。以中青年发病居多。发病前多有剧烈运动、情绪激动、用力排便等诱因。

【临床表现】

1. 全身表现　典型表现为突发异常剧烈全头痛，多伴发一过性意识障碍和恶心、呕吐，出现颈强、Kernig征、Brudzinski征等脑膜刺激征。部分患者可有欣快、谵妄、幻觉等精神症状。

2. 眼部表现　因视神经、眼肌神经路过蛛网膜下腔，视神经鞘间隙为蛛网膜下腔的延续，故蛛网膜下腔出血常伴眼部表现。蛛网膜下腔出血会导致视力减退、眼肌麻痹、一侧动眼神经麻痹、眼球偏斜、眼球运动障碍、眼球突出、眼球震颤、视野改变、瞳孔扩大、对光反应迟钝，眼底可见视网膜动脉变细或阶段性收缩、视网膜静脉扩张、视网膜及玻璃体积血，甚至视盘水肿。

【治疗】　降低高颅压、解除血管痉挛、调控血压，必要时手术治疗。

（四）脑出血

脑出血是指非外伤性脑实质内出血。中老年人多见，高血压合并细小动脉硬化是其最常见病因。

【临床表现】

1. 全身表现　常在情绪激动或活动中突然发病，发病后常有血压明显升高、头痛、恶心、呕吐、意识障碍、偏瘫、言语障碍等表现。临床表现因出血部位及出血量不同而异。

2. 眼部表现　出血部位不同，眼部表现也不同。壳核出血可出现双眼同侧偏盲、向病灶对侧同向凝视不能、视盘水肿；丘脑出血可有上视不能、凝视鼻尖、眼位偏斜或分离性斜视、眼球会聚障碍、瞳孔缩小等特征性眼征；颞叶出血可有对侧上象限盲；枕叶出血可有视野缺损；顶叶出血可有对侧下象限盲；脑桥出血可有双眼向病灶侧凝视或核间性眼肌麻痹，严重者可有双侧针尖样瞳孔；中脑出血可有一侧或双侧动眼神经麻痹、眼球不同轴；小脑出血可有双侧针尖样瞳孔；脑室出血严重者可有针尖样瞳孔、眼球分离斜视或浮动、视盘水肿。

【治疗】　卧床休息、调整血压、降低颅内压、止血、加强护理防治并发症，或及时手术。

二、颅内肿瘤

颅内肿瘤指发生于颅腔内的神经系统肿瘤，包括起源于颅内各组织的原发性良性、恶性肿瘤和由身体其他部位转移来的继发性肿瘤。

【临床表现】

1. 全身表现　常有典型的头痛、癫痫、人格改变，或出现典型的颅内压增高和定位体征。

2. 眼部表现　在眼部可因肿瘤占位引起颅内压升高导致视盘水肿、视神经萎缩；因肿瘤压迫视路导致各种视野改变，如额叶肿瘤可有视野向心性收缩，伴患侧视神经萎缩、对侧视盘水肿；顶叶肿瘤可有对侧下四分之一的同侧象限盲；颞叶肿瘤可有上四分之一象限盲或同侧偏盲、中心视野受累、幻视；枕叶肿瘤对侧同向偏盲常伴黄斑回避，可有闪光、颜色等幻视；垂体肿瘤表现为双颞侧偏盲，垂体肿瘤向侧方向生长或进入海绵窦侵犯动眼神经、滑车神经、展神经时，可导致眼球运动障碍。

【治疗】　手术切除肿瘤，必要时辅以放疗、化疗等。

三、癔症

癔症是强烈精神刺激引起大脑皮质和皮质下中枢功能失调所致的精神障碍。

【临床表现】

1. 全身表现　起病较急，临床表现多样化，主要为情感爆发、人格解体、瘫痪、失聪、失音等。其查体、神经系统检查及实验室检查均无相应的器质性损害。

2. 眼部表现　眼部表现常有双眼睑痉挛、瞬目频繁、复视、眼球震颤、眼球运动障碍、眼球或眼眶剧痛、失明、管状视野、螺旋状视野。但瞳孔、眼底检查正常。癔症患者的症状可在暗示下加重、缓解和消失。

【治疗】　治疗主要为心理疏导，采取暗示疗法，可辅以中医辨证治疗。

（付世新）

第七节　口腔科疾病的眼部表现

一、三叉神经痛

三叉神经痛是一侧面部三叉神经分布区内反复发作的阵发性剧烈痛，国内统计的发病率为 52.2/10 万，女略多于男，多发生于中老年人，右侧多于左侧。

【临床表现】

1. 全身表现　常发病急骤，在头面部三叉神经分布区域内，出现闪电样、刀割样、烧灼样、顽固性、难以忍受的剧烈性疼痛，疼痛侧面部可呈现痉挛，即"痛性痉挛"，皱眉咬牙、张口掩目，疼痛历时数秒或数分钟，疼痛呈周期性发作，发作间歇期同正常人一样。扳机点亦称"触发点"，常位于上唇、鼻翼、齿龈、口角、舌、眉等处，轻触或刺激扳机点可激发疼痛发作。

2. 眼部表现　眼神经受损时，出现患侧睑裂以上皮肤感觉障碍，角膜反射消失；眉毛脱落、结膜充血、流泪。

单侧青光眼急性发作易误诊为三叉神经第 1 支痛，青光眼为持续性痛，不放射，可有呕吐，伴有球结合膜充血、前房变浅及眼压增高等。

【治疗】　对于发病初期或症状较轻患者，目前应用最广泛的、最有效的是应用抗癫痫的药物对症治疗。此外，三叉神经痛还有封闭治疗、射频治疗、手术治疗等方案。

二、下颌瞬目综合征

下颌瞬目综合征是一种较少见的先天性上睑下垂和下颌的共同运动，由先天性三叉神经与动眼神经中枢或末梢有异常的联系所引起。多为单侧，是一种先天性疾病。

【临床表现】　当张口和下颌向左右活动时，睑裂发生不同的变化，上睑提起，睑裂开大甚至超过健眼；闭口时上睑又恢复下垂位置。咀嚼时，眼睑随下颌的咀嚼运动不停地瞬目。部分性眼肌麻痹，内斜视。轻度无须治疗，重症可手术。

【治疗】　轻度无须治疗，重症可手术治疗。

（谷梁）

第八节　耳鼻喉科病的眼部表现

一、慢性扁桃体炎

慢性扁桃体炎多由急性扁桃体炎反复发作所致。其主要致病菌为链球菌和葡萄球菌。

【临床表现】

1. 全身表现　常表现为反复发作咽痛、咽部异物感、咽痒、刺激性咳嗽等。

2. 眼部表现　目前认为其与自身变态反应有关，可因慢性病灶引起虹膜睫状体炎或全葡萄膜炎、视网膜脉络膜炎，视盘炎，球后视神经炎等眼部病变。

【治疗】　以手术摘除扁桃体为主要疗法，眼部参照相关章节处理。

二、中耳炎

中耳炎是累及咽鼓管、鼓室、鼓窦、乳突气房等中耳全部或部分结构的炎性病变，好发于儿童。分为非化脓性及化脓性两大类。化脓性者又分为急性和慢性。

【临床表现】

1. 全身表现　常见畏寒、发热、头痛、食欲减退、呕吐、腹泻等全身症状，患耳疼痛呈搏动性，刺痛，吞咽、咳嗽时加重，可有耳内流脓。

2. 眼部表现　急性化脓性中耳乳突炎蔓延至岩部，发生岩部炎，出现头痛、耳漏、体温升高外，眼部可表现为复视、外直肌麻痹、眼球后疼痛等。中耳乳突炎症通过直接或间接途径造成乙状窦、海绵窦壁的炎症，在损伤区形成血栓，除有耳痛、剧烈头痛、呕吐外，可有眼睑结膜充血水肿，眼球突出、固定，视盘水肿，视网膜静脉扩张、水肿等眼部病变。慢性化脓性中耳乳突炎波及内耳时，可见眼球震颤及眩晕。还可因慢性感染灶引发虹膜睫状体炎、视神经视网膜炎等病变。

【治疗】　抗生素或抗生素与糖皮质激素滴耳液滴耳，急性炎症发作时，全身应用抗生素，必要时手术治疗。眼局部滴抗生素滴眼液，引发虹膜睫状体炎、视神经视网膜炎时，加用糖皮质激素。

三、鼻窦炎

一个或多个鼻窦黏膜发生炎症称为鼻窦炎。累及的鼻窦包括：上颌窦、筛窦、额窦和蝶窦。

【临床表现】
1. 全身表现　以鼻塞、脓涕、头痛等为主要临床特征。
2. 眼部表现　鼻窦与眶仅一菲薄的骨板相隔，一旦骨壁破坏，感染即可扩散至眶内，导致眶内炎性水肿、眶壁骨膜下脓肿、眶内蜂窝织炎、眶内脓肿、球后视神经炎、眼球突出等眼部表现。

【治疗】　全身应用抗生素、糖皮质激素、抗组胺类药，鼻局部用糖皮质激素、低浓度鼻减充血剂，严重者，可行窦腔穿刺冲洗术。眼部参照相关章节对症治疗。

四、鼻窦肿瘤

鼻窦肿瘤分为良性及恶性肿瘤。恶性肿瘤较常见，上颌窦多发，其次为额窦和筛窦。

【临床表现】
1. 全身表现　常见症状为鼻塞、鼻出血、头痛、面颊部疼痛或麻木等。
2. 眼部表现　鼻窦肿瘤侵入眶内或波及眼外肌，可引起眼球移位、复视、视力减退等表现，如上颌窦肿物使眼球向前、上移位，下转受限，眼肌麻痹，复视，流泪；额窦肿瘤使眼球向前、外、下移位，上转受限，可出现突眼、复视；筛窦肿物使眼球向前、外、下或上移位，内转受限；蝶窦和筛窦后组肿物使眼球向正前方突出，动眼神经麻痹，上睑下垂，视盘水肿及视神经萎缩。

【治疗】　多主张采用以手术为主的综合治疗。切除鼻窦和眶内肿瘤及周围组织，术后根据情况放疗。

五、鼻咽癌

鼻咽癌是鼻咽腔黏膜的恶性肿瘤，多属低分化鳞癌。

【临床表现】
1. 全身表现　常见症状为涕中带血、鼻塞、耳鸣、耳闷等。
2. 眼部表现　肿瘤经颅底破裂孔侵入颅内时，常侵犯第Ⅱ~Ⅵ脑神经，导致头痛、面部麻木、视力下降，鼻或颞侧偏盲、复视、斜视、眼球运动障碍、上睑下垂、麻痹性角膜炎或溃疡等；肿瘤进入眼眶可引起眼球突出。

【治疗】　放疗为首选，其次为化疗或手术。眼部参照相关章节对症处理。

（付世新）

第九节　药物与化学性眼病

一、糖皮质激素

糖皮质激素因具有调解糖、蛋白质、脂肪、水、电解质等物质代谢，抗炎，免疫抑制，抗过敏，抗毒，抗休克等作用而广泛应用于临床各科多种疾病的诊断和治疗。但长期局部或全身应用会导致诸多不良反应，如感染、电解质紊乱、高血糖、高血脂、体重增加、血压异常、骨质疏松，甚至股骨头坏死等。在眼科常常表现为激素性青光眼（类似原发性开角型青光眼）、激素性白内障（混浊部位多在晶状体的囊下皮质，严重者完全混浊）、诱发角膜真菌及病毒感染、激素性葡萄膜炎、中心视网膜炎加重、泡状视网膜脱离、上睑下垂、瞳孔散大、调节力减弱、近视；有的还会导致视盘、黄斑水肿等。因此对此类药物要合理使用，切勿滥用。

二、洋地黄

洋地黄具有增加心肌收缩力、减慢心率、抑制心脏传导系统等作用，常用于治疗急慢性心力衰竭、心房颤动、心房扑动、阵发性室上性心动过速。但此类药物的治疗量与中毒量相差很小，常见的中毒症状为厌食、恶心、呕吐、头痛、眩晕、新出现的心律失常等，部分患者会出现视物模糊、黄视、绿视、复视、闪光感、畏光、暗点、视力减退等眼部症状。可能与感光细胞中毒而引起球后视神经炎有关，停药后大多能恢复。

三、胺碘酮

胺碘酮属Ⅲ类抗心律失常药，是一种多通道阻滞剂，兼有Ⅰ、Ⅱ、Ⅳ类抗心律失常药物的作用。常用于阵发室性心动过速及室颤的预防，也可用于其他药物无效的阵发性室上性心动过速、阵发心房扑动、心房颤动，包括合并预激综合征者及持续心房颤动、心房扑动电转复后的维持治疗。可用于持续房颤、房扑时室率的控制。服药3个月以上者可在角膜中及基底层下1/3出现黄棕色色素沉着，与疗程及剂量有关，停药后可消失。部分患者出现光晕，停药或减药即会消失。

四、氯丙嗪

氯丙嗪为中枢多巴胺受体的拮抗药，具有抗精神病、镇吐、降温、催眠、镇静等作用，常用于控制精神分裂症、各种原因的呕吐等，其不良反应常表现为口干、心慌、乏力、嗜睡、便秘等症状。长期（3~10年）、大剂量（500~1500mg/d）口服此药，可引起眼部病变，主要表现为眼睑蓝灰色或紫色沉着、结膜暴露处铜棕色沉重、角膜下半部内皮或基质层混浊、晶状体混浊、眼压升高、视网膜色素紊乱。长期使用应做眼部检查，每半年复查1次。大剂量应用此药时，夏季应戴太阳镜保护角膜和晶状体。

五、乙胺丁醇

乙胺丁醇是一种合成抑菌抗结核药，对结核杆菌和其他分枝杆菌有较强的抑制作用,用于与其他抗结核药联合治疗各种结核病。其不良反应很少,是较为安全的抗结核药。长期服用可偶发神经炎,如肢端麻木等,服用维生素B_6后症状较快改善,少数患者长期大剂量服用可出现视力急剧下降、眼球转动时疼痛、色觉障碍、视野中心暗点、视盘水肿、充血、边界不清等视神经炎表现,偶可见双颞侧偏盲、同侧视野缺损等视交叉受损表现。一般停药后即可恢复,故应每月检查视力、色觉、视野及眼底,若有异常应及时减量或停药并对症处理。

六、利福平

利福平为利福霉素类半合成广谱抗菌药,主要用于治疗各种结核病,也可用军团菌及厌氧菌感染等的治疗。其常见的不良反应为恶心、呕吐、厌食、上腹部不适、腹泻等胃肠道反应及血清转氨酶升高、黄疸、肝大等肝损害,5%~14%的患者可出现橘红色、粉红色泪液或结膜炎、睑缘炎,偶见视力障碍。

七、甲醇中毒

甲醇中毒多因误服甲醇或含甲醇的工业乙醇勾兑的酒类或饮料,或从事化工作业的人员不慎吸入大量甲醇蒸气所致。是由甲醇及其代谢产物甲醛和甲酸引起人体的毒性作用,以代谢性酸中毒、中枢神经系统损害、眼部损害为主要特征。

【临床表现】

1. 全身表现　中毒早期呈酒醉状态,表现为头痛、头晕、乏力、恶心、呕吐、腹痛、盗汗,严重者出现谵妄、抽搐、意识模糊、昏迷等。

2. 眼部表现　其眼部损害有双眼疼痛、视物不清或复视、视力减退、红绿色幻觉、睑下垂、瞳孔散大、中心或旁中心暗点、周边视野缩窄甚至失明等,眼底检查可见视网膜充血、出血、视盘水肿苍白、视神经盘水肿、视神经萎缩等。

【治疗】　急性中毒时,须立即用碳酸氢钠洗胃、导泻,口服或静脉滴注碳酸氢钠纠正酸中毒,并对症支持。

八、急性乙醇中毒

急性乙醇中毒(俗称醉酒)多因短期内饮入过量乙醇或饮用工业乙醇兑制假酒所致,表现为中枢神经先兴奋后抑制的状态。

【临床表现】

1. 全身表现　首先出现头痛、欣快感、情绪不稳定、面色苍白或潮红;进而表现为语无伦次、步履蹒跚、动作笨拙;严重者出现昏睡、血压下降、呼吸衰竭、昏迷。

2. 眼部表现　眼部常表现为结膜充血、瞳孔散大、对光反射迟钝、眼肌麻痹、视物模糊,甚至完全失明。

【治疗】　轻、中度醉酒者不必特殊处理,较重者催吐、洗胃,昏迷者,可静脉注射纳洛酮等治疗。

(付世新)

参考文献

1. 赵家良.眼科.北京:中国医药科技出版社,2014:180-183.
2. 赵曦泉.实用临床眼科学.北京:科学技术文献出版社,2014:191-196.
3. 李美玉.眼科学.北京:北京大学医学出版社,2003:321-323.
4. 孔维佳.耳鼻喉头颈外科学.北京:人民卫生出版社,2005:64-484.
5. 何守志.临床眼科学.天津:天津科学技术出版社,2002:912-924.
6. 王延华,宋守道.眼与全身病.天津:天津科学技术出版社,1982:332-341.
7. 白大勇,施维,崔燕辉,等.白化病儿童的视功能及眼球震颤波形分析.中华眼科医学杂志(电子版),2016,6:13-18.
8. 葛坚.眼科学.北京:高等教育出版社,2002:279-282.
9. 张世元.眼科学.北京:中国协和医科大学出版社,2002:125-135.
10. 裘法祖.外科学.第3版.北京:人民卫生出版社,2000:617-636.
11. 宋国华.内科学.西安:第四军医大学出版社,2006:251-309.
12. 李美玉.现代眼科诊疗手册.第2版.北京:北京医科大学出版社,2001:162-165.
13. 李文辉,周水珍.儿童重者肌无力临床问题与疾病管理.中国实用儿科杂志,2014,29(10):733-737.
14. 周立军,王平,杨俊芳.儿童眼肌型重症肌无力免疫相关发病机制的初步探讨.国际眼科杂志,2013,13(12):2540-2542.
15. 赵堪兴,杨培增.眼科学.第8版.北京:人民卫生出版社,2014:332.
16. 周立军,陶利娟,谭艺兰,等.儿童眼肌型重症肌无力临床特征分析.中国卫生产业,2014,65(11):162-163.
17. 王卫平.儿科学.第8版.北京:人民卫生出版社,2013:160-161.
18. 段俊郭.中西医结合眼科学.北京:中国中医药出版社,2013:366.
19. 马凤鸣.中华眼科学.第8版.北京:人民卫生出版社,2014:3467-3468.
20. 李菁,韦企平.以眼部症状首发的肝豆状核变性患者1例.中国中医眼科杂志,2013,23:410-411.
21. 王媛,吴倩,白大勇,等.眼皮肤白化病患儿眼球震颤的手术疗效.中华眼视光学与视觉科学杂志,2016,18:54-58.
22. 彭琛,邓伟平.白化病研究进展.国际皮肤性病学杂志,2014,40:26-28.

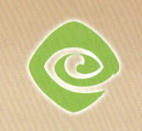

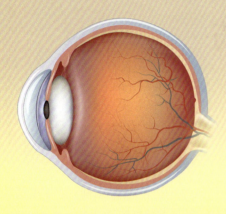

第四篇 眼科治疗学

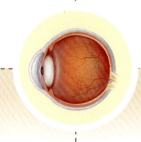

第二十九章

眼科常用西药

第一节 抗细菌药物

人的眼睛,尤其是角结膜常年暴露于外界,容易受到细菌的侵害。一旦发生眼部感染,就会造成眼的功能障碍,因此抗菌药物的应用在眼科抗感染方面具有重要地位。合理使用抗菌药物可最大限度地保护眼睛免受损害。对于眼部感染性疾病,药物治疗成功的关键在于:对感染性质的准确诊断、及时进行药敏试验,然后选用敏感的、眼内通透性良好的抗菌药物进行治疗。抗菌药物的治疗方案一般从病原菌、感染部位、感染的严重程度和患者的生理、病理情况及抗菌药物的药效学和药动学多个方面来制定。

在眼部细菌感染的病原菌中,以革兰阳性菌最为常见,其中葡萄球菌属所占比重最大,其次为链球菌属;革兰阴性杆菌则以铜绿假单胞菌多见,其次为变形杆菌和大肠杆菌等。睑板腺炎、睑缘炎、眼睑脓肿、泪囊炎等大多由金黄色葡萄球菌引起;细菌性角膜炎主要由金黄色葡萄球菌、铜绿假单胞菌、肺炎链球菌引起。眼内炎多发生在眼外伤或眼科手术后,致病菌以革兰阳性球菌为主,凝固酶阴性葡萄球菌最为常见;革兰阴性杆菌主要为铜绿假单胞菌及肠杆菌科细菌。

眼部细菌感染的药物治疗主要采用局部用药,剂型以滴眼液与眼药膏为主。但有些眼部感染性疾病的发生与全身因素密切相关,仅靠局部药物治疗难以达到治疗效果,此时要给予全身抗菌药物治疗。

1. 注射用头孢唑林钠

【药理】 本品为第一代头孢菌素,通过与细菌细胞膜上的青霉素结合蛋白结合,使转肽酶酰化,干扰细菌中隔和细胞壁的合成,最后细胞溶解和死亡。对肺炎链球菌、溶血性链球菌、奈瑟菌属、白喉棒状杆菌、炭疽杆菌和梭状芽孢杆菌均有良好的抗菌活性,但对金葡菌的抗菌作用较差。对衣原体、铜绿假单胞菌、不动杆菌属、脆弱拟杆菌、艰难梭菌、李斯特菌属均耐药。

【眼内通透性】 本品难以透过血-眼屏障和血脑屏障,但结膜下注射后可在房水达到有效杀菌浓度。在进行玻璃体手术的病人中,静脉注射2g头孢唑啉钠后测得玻璃体内的药物浓度,糖尿病病人为0.84μg/ml,非糖尿病病人为1.6μg/ml。

【适应证】 多用于眼科围术期的预防性用药。

【禁忌证】 对头孢菌素过敏者及有青霉素过敏性休克史者禁用。

2. 注射用头孢呋辛钠

【药理】 本品为第二代头孢菌素,对革兰阳性球菌的抗菌活性与第一代头孢菌素相似或略差。对多数革兰阴性中的流感嗜血杆菌、脑膜炎球菌、大肠杆菌、克雷伯杆菌、奇异变形杆菌等阴性菌敏感。但对铜绿假单胞菌、弯曲杆菌、不动杆菌、沙雷杆菌大部分菌株、普通变形杆菌、艰难梭状芽孢杆菌、李斯特菌不敏感。

【眼内通透性】 本品具有良好的组织通透性,能透过血-眼屏障,在非感染眼内达到远高于最低抑菌(MIC)的浓度。

【适应证】 多用于眼科围术期的预防性用药,也用于治疗本品敏感菌所致的眼部感染。

【禁忌证】 对头孢菌素过敏者禁用。

3. 注射用头孢他啶

【药理】 本品为第三代头孢菌素,对β内酰胺酶具有高度的稳定性,对革兰阴性菌均具有良好的抗菌作用。特别是对铜绿假单胞菌,头孢他啶是目前头孢菌素中的抗菌活性最强者。但对革兰阳性菌的作用不及其他第三代头孢菌素。

【眼内通透性】 本品静脉注射 2g,30 分钟时在房水中的浓度为 11.0μg/ml。肌内注射 1g,2 小时在房水中的浓度为 1.3μg/ml。结膜下注射 125mg,房水浓度显著升高。玻璃体内注射 2mg,8 小时玻璃体内的浓度达 1340μg/ml,房水浓度达 139μg/ml,且对眼无任何毒性。

【适应证】 治疗铜绿假单胞菌及肠杆菌科细菌等革兰阴性杆菌所致的眼内感染。

【禁忌证】 禁用于对头孢菌素类抗生素过敏的病人。

4. 注射用万古霉素

【药理】 本品对耐甲氧西林金黄色葡萄球菌属、链球菌属、李斯特菌属、白喉杆菌、破伤风杆菌、产气荚膜杆菌等革兰阳性菌有良好的抗菌活性。对革兰阴性菌大多耐药。其作用机制是与细菌细胞壁肽聚糖的前体结合,抑制细菌细胞壁的合成。

【眼内通透性】 本品因极性强,组织穿透力较低,在眼科很少全身给药,一般用于玻璃体腔内注射。实验研究表明,兔眼玻璃体腔内注射万古霉素后,在正常眼玻璃体中的半衰期为 69 小时,在眼内炎玻璃体中的半衰期为 14.53 小时。

【适应证】 主要用于耐甲氧西林金黄色葡萄球菌及其他敏感菌引起的严重的眼内感染。

【禁忌证】 对本品过敏者禁用;对听力下降、耳聋或肾功能减退者慎用。

5. 注射用去甲万古霉素

【药理】 本品为国产万古霉素的去甲基衍生物,其抗菌作用与万古霉素相似,为目前治疗耐甲氧西林金黄色葡萄球菌的首选药物。

【眼内通透性】 对兔眼的研究表明,结膜下注射去甲万古霉素 1mg,在前房中可达到有效的抗菌浓度。

【适应证】 同万古霉素。

【禁忌证】 对本品过敏者禁用;对听力下降、耳聋、肾功能减退者慎用。

6. 硫酸庆大霉素滴眼液

【主要成分】 硫酸庆大霉素,辅料为硼酸、硼砂、羟苯乙酯。pH 为 4.0~6.0;渗透压摩尔浓度比为 0.9~1.1。

【药理】 本品为氨基糖苷类抗生素,其作用机制主要是抑制细菌的蛋白质合成。对需氧革兰阴性杆菌和葡萄球菌具有良好的抗菌活性。

【眼内通透性】 以 2% 的庆大霉素水溶液给炎症眼滴眼,每 15 分钟点 1 次,共 4 次,测得 30 分钟时房水内的药物浓度为 9.5μg/ml,1 小时为 32μg/ml。0.3% 滴眼液滴眼时,房水中药物浓度:正常眼为 0.1~0.8μg/ml,炎症眼为 0.2~1.6μg/ml。

【适应证】 本品适用于治疗葡萄球菌属(金黄色葡萄球菌及凝固酶阴性葡萄球菌中甲氧西林敏感株)及敏感的革兰阴性杆菌,如大肠埃希菌、克雷伯菌属、变形杆菌属、肠杆菌属、沙雷菌属、铜绿假单胞菌等所致的结膜炎、角膜炎、泪囊炎、眼睑炎、睑板腺炎等病。

【规格】 8ml:4 万 U。

7. 阿米卡星滴眼液

【主要成分】 阿米卡星,辅料为依地酸二钠、硼酸、5% 苯扎溴铵溶液、水亚硫酸钠。pH 为 6.5~7.5,渗透压摩尔浓度比为 0.9~1.1。

【药理】 本品为抗菌谱最广泛的氨基糖苷类半合成抗生素,对包括铜绿假单胞菌在内的各种需氧革兰阴性杆菌和金黄色葡萄球菌均有较好的抗菌活性,尤其对铜绿假单胞菌和肠道革兰阴性杆菌所产生氨基糖苷类钝化酶稳定。

【眼内通透性】 阿米卡星眼内通透性差,无论是静脉注射、肌内注射和滴眼液均不能在房水达到有效治疗浓度。结膜下注射阿米卡星 25mg,1 小时后房水浓度为 19.2μg/ml,有效治疗浓度的维持时间大约为 4 小时,但是玻璃体内的药物浓度很低。

【适应证】 主要用于敏感菌引起的眼部感染。

【禁忌证】 对本品过敏者禁用。

【规格】 8ml:20mg。

8. 庆大霉素双氯芬酸钠滴眼液

【主要成分】 庆大霉素、双氯芬酸钠,辅料为羟丙甲纤维素、聚山梨酯 80、依地酸二钠、氯化钠、苯扎溴铵。pH6.8~7.5;渗透压摩尔浓度比为 0.9~1.1。

【眼内通透性】 动物试验表明,使用本品滴眼,一天 4 次,一次 1 滴,可在结膜和角膜发现双氯芬酸和庆大霉素的有效治疗浓度。滴眼后 5~60 分钟,药物可在结膜和角膜中达到最高浓度,其与血液中药物浓度非常接近。

【适应证】 用于预防眼部细菌性感染(如手术后,轻微创伤)及抑制眼前节的炎症。

【禁忌证】 对本品成分过敏者、真菌或病毒感染者及角膜损伤或溃疡者禁用。

【规格】 5ml:双氯芬酸钠 5mg 与庆大霉素 15mg。

9. 妥布霉素滴眼液

【主要成分】 妥布霉素。辅料为氯化钠、玻璃酸钠、磷酸氢二钠、磷酸二氢钠。pH6.0~7.0;渗透压 260~320mOsmol/kg。

【药理】 本品的抗菌谱与庆大霉素相似,但对铜绿假单胞菌、肺炎克雷伯菌、变形杆菌、肠杆菌属的抗菌活性为庆大霉素的2~4倍。对庆大霉素耐药的铜绿假单胞菌对本品仍敏感。肠球菌属和链球菌属对本品耐药。

【眼内通透性】 本品的眼内通透性良好。以0.5%的妥布霉素溶液滴眼,每5分钟1次,1小时和2小时后,房水可获较高的药物浓度4.4~7.0μg/ml。

【适应证】 适用于敏感菌株引起的眼前节感染。

【禁忌证】 对氨基糖苷类药物过敏者禁用。

【规格】 5ml:15mg。

10. 硫酸小诺米星滴眼液

【主要成分】 硫酸小诺米星,辅料为氯化钠、焦亚硫酸钠等,pH6.5~7.5;渗透压摩尔浓度比为0.9~1.1。

【药理】 本品属氨基糖苷类抗生素,对肠杆菌科细菌、甲氧西林敏感的葡萄球菌属和铜绿假单胞菌有良好的抗菌作用,对链球菌属和肠球菌的抗菌效果较差,对厌氧菌无效。

【眼内通透性】 0.3%的小诺米星滴眼液滴眼,2小时后家兔正常眼房水中达到最高浓度0.54mg/ml,然后逐渐降低。眼睑、球结膜等也有较高浓度。炎症可增加该药在眼内组织的浓度。

【适应证】 用于敏感菌引起的细菌性结膜炎、眼睑炎、睑板腺炎、泪囊炎、角膜炎等外眼细菌感染。

【禁忌证】 对氨基糖苷类抗生素及杆菌肽过敏者禁用。

【规格】 8ml:24mg。

11. 复方硫酸新霉素滴眼液

【主要成分】 硫酸新霉素、地塞米松磷酸钠,辅料为肌酐、玻璃酸钠、硼砂、氯化钠、聚山梨酯80、亚硫酸氢钠、苯扎溴铵,pH5.5~7.5。渗透压摩尔浓度比为0.9~1.1。

【药理】 新霉素为氨基糖苷类抗生素,对葡萄球菌属、棒状杆菌属、大肠埃希菌、克雷伯菌属、变形杆菌属和肠杆菌属等有良好的抗菌作用。地塞米松为肾上腺皮质激素类药物,具有抗炎、抗过敏和免疫抑制作用。

【眼内通透性】 本品眼内通透性较差,滴眼后很少进入眼内组织或全身血液循环。

【适应证】 用于急、慢性结膜炎、角膜炎、虹膜炎、巩膜炎等眼病。

【禁忌证】 对本品任何成分过敏者禁用;真菌性角膜溃疡者禁用;单纯疱疹病毒性角膜炎者禁用。

【规格】 5ml:硫酸新霉素21mg与地塞米松磷酸钠6mg。

12. 四环素眼膏

【主要成分】 盐酸四环素,辅料为羊毛脂、黄凡士林。

【药理】 本品特异性地与细菌核糖体30S亚基的A位置结合,抑制肽链的增长,影响细菌蛋白质的合成。具有广谱的抗病原微生物作用。

【眼内通透性】 本品眼内通透性甚差,新洁尔灭(0.01%)、吐温-80(1%)或甲基纤维素(0.5%~1%)可增强其在眼部的通透性。

【适应证】 用于敏感病原菌所致结膜炎、睑缘炎、角膜炎、沙眼等眼病。

【禁忌证】 有四环素类药物过敏史者禁用。

【规格】 0.5%。

13. 金霉素眼膏

【主要成分】 盐酸金霉素,辅料为液体石蜡、凡士林。pH7.8~8.0。

【药理】 本品为四环素类抗生素,具有广谱的抗病原微生物作用,对多数革兰阴性菌、阳性菌、立克次体属、支原体属、衣原体属、非结核性分枝杆菌属、螺旋体均有一定抗菌活性。金霉素对肠球菌属耐药。

【眼内通透性】 本品眼内通透性差,新洁尔灭(0.01%)、吐温-80(1%)或甲基纤维素(0.5%~1%)可增强其在眼部的通透性。

【适应证】 主要用于急性沙眼、结膜炎、角膜炎等感染性眼病。

【禁忌证】 对本品过敏者禁用。

【规格】 2.5g:12.5mg。

14. 红霉素眼膏

【主要成分】 红霉素,辅料为液体石蜡、凡士林。pH7.8~8.0。

【药理】 本品为大环内酯类抗生素,在碱性环境中,抗菌活性较强。红霉素的抗菌谱较窄,对革兰阳性菌中的金黄色葡萄球菌和链球菌,以及革兰阴性球菌中的奈瑟菌属、流感嗜血杆菌、军团菌高度敏感,对支原体、衣原体、立克次体、螺旋体也有抗菌作用。

【眼内通透性】 本品局部用药后很少吸收入血。动物实验发现,眼部涂红霉素软膏后,能够在角膜和结膜达到治疗浓度。

【适应证】 用于沙眼、结膜炎、睑缘炎及其他眼表感染。

【规格】 0.5%。

15. 阿奇霉素

【药理】 抗菌谱较红霉素广,对革兰阴性杆菌的活性明显强于红霉素。对流感嗜血杆菌、淋球菌的作用比红霉素强4倍,对军团菌强2倍。对绝大多数革兰阴性菌的MIC<1μg/ml。本品的消除半衰期长达35~48小时,每日一次给药即可。

【眼内通透性】 本品在眼部的通透性较差,不易透过血-房水屏障。有文献报道,白内障患者、脑肿瘤患者分别口服阿奇霉素 24~96 小时后,在房水和脑脊液中未能检测到阿奇霉素,但在脑组织中检测到了阿奇霉素。另有研究发现 1% 阿奇霉素滴眼液滴眼后能够在结膜中达到较高的治疗浓度,持续时间长达 7 天,但是在房水中未能达到有效治疗浓度。

【眼科临床应用】 用于敏感微生物引起的眼内或外眼感染。

16. 氯霉素滴眼液(河北省眼科医院制剂)

【主要成分】 氯霉素,辅料为倍他环糊精、硼酸、硼砂、羟苯乙酯,pH6.0~7.0;渗透压 315~375mOsmol/kg。

【药理】 氯霉素脂溶性好,能通过弥散进入细菌细胞内,可逆性地结合在细菌核糖体的 50S 亚基上,阻止肽链增长,从而阻止蛋白质的合成。其抗菌谱广,对需氧革兰阴性菌及革兰阳性菌、厌氧菌、立克次体属、螺旋体和衣原体属均有抗菌活性。

【眼内通透性】 本品具有良好的眼内通透性。口服、滴眼、结膜下注射均能在眼内获得有效的治疗浓度。

【适应证】 用于治疗由大肠埃希菌、流感嗜血杆菌、克雷伯菌属、金黄色葡萄球菌、溶血性链球菌和其他敏感菌引起的眼部感染,如结膜炎、沙眼、角膜炎、睑缘炎等。

【禁忌证】 对本品过敏者及婴幼儿禁用。

【规格】 8ml:40mg。

17. 氯霉素地塞米松磷酸钠滴眼液(河北省眼科医院制剂)

【主要成分】 含氯霉素、地塞米松磷酸钠,辅料为硼砂、硼酸、依地酸二钠、氯化钠、羟苯乙酯。pH6.0~7.0;渗透压 315~375mOsmol/kg。

【药理】 氯霉素为广谱抗菌药物;地塞米松磷酸钠为肾上腺皮质激素类药,具有抗炎、抗过敏和抑制免疫等多种药理作用。

【眼内通透性】 氯霉素与地塞米松磷酸钠均有良好的眼内通透性。0.1% 地塞米松磷酸钠 50μl 单次局部滴眼后,能快速渗透进入前房,15 分钟即可在房水中测得地塞米松磷酸钠,2 小时达高峰,然后浓度逐渐降低,6 小时后仍能检查到少量地塞米松。

【适应证】 用于过敏性结膜炎、沙眼、眼睑缘炎、角膜炎、巩膜炎及前部葡萄膜炎等眼病。

【禁忌证】 婴幼儿禁用;真菌性感染、病毒性感染、高眼压者禁用;单纯疱疹性或溃疡性角膜炎者禁用。

【规格】 5ml。

18. 氯霉素氢化可的松滴眼液(河北省眼科医院制剂)

【主要成分】 含氯霉素、醋酸氢化可的松,辅料为羧甲基纤维素钠、硼酸、硼砂、聚山梨酯 80、羟苯乙酯。pH6.0~7.0;渗透压 315~375mOsmol/kg。

【药理】 氯霉素为广谱抗菌药物,而氢化可的松为糖皮质激素类药物,具有抗炎、抗过敏作用。

【眼内通透性】 氯霉素的脂溶性高,具有良好的眼内通透性。醋酸氢化可的松眼内通透性与可的松相似,但比可的松稍强。

【适应证】 用于过敏性结膜炎、沙眼、眼睑缘炎、角膜炎、巩膜炎及前部葡萄膜炎等眼病。

【禁忌证】 婴幼儿及高眼压者禁用;真菌性眼部感染及病毒性角膜炎者禁用。

【规格】 8ml。

19. 盐酸林可霉素滴眼液

【主要成分】 盐酸林可霉素,辅料为氯化钠、硼砂、硫柳汞钠,pH5.0~7.0;渗透压摩尔浓度比为 0.9~1.1。

【药理】 本品对革兰阳性菌如葡萄球菌属(包括耐青霉素株)、链球菌等有较高抗菌活性。对阴性菌也有良好抗菌活性。本品系抑菌药,高浓度时,对高度敏感细菌也有杀菌作用。其作用机制是与敏感菌核糖体的 50S 亚基结合,阻止肽链的延长,从而抑制细菌细胞的蛋白质合成。本品与氯霉素、四环素类无交叉耐药,与大环内酯类有部分交叉耐药,与克林霉素有完全交叉耐药性。

【眼内通透性】 本品的眼内通透性良好,无论口服、肌内注射、滴眼或结膜下注射均可在眼内达到有效治疗浓度。

【适应证】 用于敏感菌感染所致结膜炎、角膜炎等。

【禁忌证】 对本品过敏者禁用;一个月以内的婴儿禁用。

【规格】 8ml:0.2g。

20. 夫西地酸滴眼液

【主要成分】 夫西地酸,辅料为三乙醇胺、氯化钠、乙醇、玻璃酸钠、羟苯乙酯。

【药理】 夫西地酸对革兰阳性球菌如金黄色葡萄球菌、表皮葡萄球菌有高度抗菌活性;对多数革兰阳性杆菌亦比较敏感。除了对淋病奈瑟菌和脑膜炎奈瑟菌敏感之外,对大多数革兰阴性菌均耐药。其作用机制在于通过阻断延伸因子 G(EF-G)与核糖体和鸟苷三磷酸(GTP)的结合,阻止细菌的蛋白质合成。

【眼内通透性】 本品有良好的角膜通透性,单次滴眼后其在房水、角膜中药物浓度超过 MIC 的浓度可达 12 小时以上,但局部滴眼较难扩散到玻璃体中。每日 2 次滴眼可使房水中夫西地酸浓度高于常规全身用药。

【适应证】 用于敏感菌引起的眼部感染。

【规格】 5g:50mg。

21. 氧氟沙星滴眼液

【主要成分】 氧氟沙星,辅料为玻璃酸钠、甘油、氯化钠、硼酸。pH6.0~7.0,渗透压摩尔浓度比为 0.9~1.1。

【药理】 氟喹诺酮类抗菌药物主要作用于细菌的DNA旋转酶和(或)拓扑异构酶Ⅳ,阻碍 DNA 的合成,引起细菌死亡。对本药敏感的细菌有葡萄球菌属、链球菌属、肺炎链球菌、肠球菌属、微球菌属、莫拉菌属、棒状杆菌属、克雷伯菌属、沙雷菌属、变形菌属、摩氏摩根菌、普罗威登斯菌属、流感嗜血杆菌、结膜炎嗜血杆菌(科威杆菌)、假单胞菌属、铜绿假单胞菌、洋葱假单胞菌、嗜麦芽黄单胞菌、不动杆菌属、丙酸杆菌。

【眼内通透性】 本品局部滴眼后眼内通透性良好,房水浓度是同剂量环丙沙星的 4 倍。滴眼后 1 小时角膜浓度达最大值 $3.22\mu g \cdot g^{-1}$,房水浓度 30 分钟达峰值 $0.71mg \cdot L^{-1}$。

【适应证】 用于眼科围术期预防用药及感染性眼病。

【禁忌证】 对氧氟沙星及喹诺酮类抗菌制剂有过敏史的患者禁用。

【规格】 0.4ml:1.2mg;5ml:15mg。

22. 左氧氟沙星滴眼液

【主要成分】 左氧氟沙星,辅料为玻璃酸钠、氯化钠、羟苯乙酯。pH6.0~7.0,渗透压摩尔浓度比为 0.9~1.1。

【药理】 左氧氟沙星为第三代喹诺酮类药物,为繁殖期杀菌药,是氧氟沙星的左旋体,其抗菌活性约为氧氟沙星的 2 倍,主要作用机制为抑制细菌 DNA 旋转酶的活性,抑制细菌 DNA 的复制。

【眼内通透性】 在 pH 为 7 的环境下的溶解度是环丙沙星的 400 倍、氧氟沙星的 10 倍。因而配制较高浓度的滴眼液(0.5%、1.5%),可获得更高的眼组织浓度。

【适应证】 同氧氟沙星滴眼液。

【禁忌证】 同氧氟沙星滴眼液。

【规格】 5ml:15mg。

23. 盐酸洛美沙星眼用凝胶

【主要成分】 盐酸洛美沙星,辅料为卡波姆、甘油、三乙醇胺、对羟基苯甲酸乙酯。pH6.5~8.0。

【药理】 洛美沙星为氟喹诺酮类广谱抗菌药,其抗菌谱与氧氟沙星相似。

【眼内通透性】 本品滴入兔眼后,在结膜囊内储留时间长、浓度高,此浓度高于洛美沙星对敏感细菌的 MIC50,并能向房水移行。本品浓度以角膜最高,眼睑、房水、虹膜睫状体、球结膜、眼外肌、巩膜、脉络膜、视网膜次之。洛美沙星在炎症眼组织中通透性较正常眼组织更好。

【适应证】 主要用于治疗敏感细菌和衣原体所致的结膜炎、角膜炎、角膜溃疡、泪囊炎、术后感染等外眼感染。

【禁忌证】 对洛美沙星或喹诺酮类药物过敏者禁用。

【规格】 5g:15mg。

24. 盐酸环丙沙星滴眼液

【主要成分】 盐酸环丙沙星,辅料为氯化钠、依地酸二钠、氢氧化钠等,pH 为 4.0~5.0,渗透压摩尔浓度比为 0.9~1.1。

【药理】 环丙沙星为氟喹诺酮类广谱抗菌药,其抗菌谱类似氧氟沙星。对需氧革兰阴性菌有较强的杀菌作用,对淋病奈瑟菌作用最强;对革兰阳性菌亦有一定的杀菌效果。与其他类抗生素无交叉耐药性。

【眼内通透性】 本品具有良好的角膜通透性。0.3% 环丙沙星滴眼液滴入兔眼结膜囊后,测定其在眼内各组织中的浓度,结果显示本药在角膜、房水、虹膜-睫状体、晶状体、玻璃体内达到较高的抗菌浓度,其峰浓度值分别为 $19.43\mu g/ml$、$1.58\mu g/ml$、$16.68\mu g/ml$、$1.42\mu g/ml$ 和 $0.96\mu g/ml$;$t_{1/2}$ 分别为 0.76 小时,0.69 小时,0.92 小时,0.61 小时和 1.40 小时。

【适应证】 用于由敏感菌引起的外眼部感染,如结膜炎、角膜炎等。

【禁忌证】 对本品或其他喹诺酮类药物过敏者禁用。

【规格】 8ml:24mg。

25. 加替沙星滴眼液

【主要成分】 加替沙星,辅料为氯化钠、羟丙甲纤维素、盐酸、氢氧化钠等,pH 为 5.0~8.0,渗透压摩尔浓度比为 0.9~1.1。

【药理】 本品为 8-甲氧氟喹诺酮类外消旋化合物,其 R 和 S 对映体的抗菌活性相同,抗菌谱类似氧氟沙星,对需氧革兰阳性球菌、厌氧菌、肺炎衣原体、肺炎支原体的抗菌活性较其他氟喹诺酮类抗菌药物有所增强。

【眼内通透性】 本品具有较好的角膜通透性。以 0.3% 加替沙星滴眼液滴眼(术前 3 天,每天 4 次,术前 1 小时,15 分钟 1 次,共 3 次),人眼房水中加替沙星的浓度为 $0.63\mu g/ml$。

【适应证】 适用于敏感菌所引起的急性细菌性结膜炎。

【禁忌证】 对加替沙星或喹诺酮类药物过敏者禁用;糖尿病患者禁用。

【规格】 8ml:24mg。

26. 甲磺酸帕珠沙星滴眼液

【主要成分】 甲磺酸帕珠沙星,辅料不详,pH 为 3.5~4.5,渗透压摩尔浓度比为 0.9~1.1。

【药理】 本品抗菌谱广,抗菌作用强,对革兰阳性菌如葡萄球菌、链球菌、肠球菌及对革兰阴性菌如大肠埃希菌、奇异变形菌、克雷伯菌、阴沟肠杆菌、枸橼酸杆菌、醋酸钙不动杆菌、流感嗜血杆菌、卡他莫拉菌、铜绿假单胞菌等均有良好的抗菌活性,本品对某些厌氧菌也有良好的抗菌活性。

【眼内通透性】 用本品给日本大耳兔多次滴眼后，在兔眼的泪液、房水、结膜和角膜药物达峰浓度分别为 $(868.6\pm579.5)\mu g/g$、$(1.544\pm0.4104)\mu g/g$、$(4.833\pm1.166)\mu g/g$、$9.74\pm2.42\mu g/g$。

【适应证】 用于敏感菌引起的细菌性结膜炎的治疗。

【禁忌证】 对帕珠沙星以及喹唑酮类抗生素有过敏史者禁用。

【规格】 （0.3%）5ml。

27. 磺胺醋酰钠滴眼液

【主要成分】 磺胺醋酰钠,辅料为硫代硫酸钠、羟苯乙酯、聚山梨酯80,pH为7.5~9.5,渗透压为700~840mOsmol/kg。

【药理】 为广谱抑菌剂,可与氨基苯甲酸(PABA)竞争性作用于细菌体内的二氢叶酸合成酶,阻碍二氢叶酸的合成,从而抑制了细菌的生长繁殖。

【眼内通透性】 本品眼内通透性良好,滴眼后可在房水中达到有效治疗浓度,电离子导入或角膜上皮损伤能使眼内通透性增强。

【适应证】 适用于结膜炎、角膜炎、沙眼等感染性眼病。

【禁忌证】 对磺胺类药物过敏者禁用。

【规格】 10%。

28. 利福平滴眼液

【主要成分】 利福平,辅料为枸橼酸、氨丁三醇、甘油、氯化钠、牛磺酸、聚乙二醇6000、聚维酮K30,pH为7.5~8.5,渗透压摩尔浓度比为0.9~1.1。

【药理】 利福平为广谱杀菌剂,能抑制细菌DNA转录合成RNA。对革兰阳性菌中的金黄色葡萄球菌、链球菌、肺炎球菌较敏感;对沙眼衣原体和某些病毒有较强的抑制作用,高浓度能抑制腺病毒、牛痘病毒及天花病毒;对结核杆菌、麻风杆菌均有强大的抗菌活性。

【眼内通透性】 本品为脂溶性抗菌药物,易于进入敏感菌细胞内杀死敏感菌。眼部给药后可弥散至大部分体液和组织中;口服利福平60mg/kg,在房水中的浓度可达2.1μg/ml。

【适应证】 用于沙眼、结膜炎、角膜炎等感染性眼病。

【禁忌证】 酒精中毒、肝功能损害者慎用。一般肝病患者慎用。

【规格】 10ml:5mg。

第二节 抗真菌药

真菌性角膜炎是一种致盲率极高的眼病,近年来,发病率有所增高。有百种以上的真菌可引起真菌性角膜炎,但最常见的致病菌主要是弯孢属、镰孢属、曲霉属和念珠菌属四大类。前三种为丝状真菌,所引起的眼部感染多见于农民或户外工作人群,角膜外伤是发病的最主要诱因,其他诱因包括长期使用糖皮质激素或广谱抗生素造成眼表免疫环境改变或菌群失调,佩戴角膜接触镜,全身免疫力低下者。白色念珠菌多发生在城市。抗真菌药物按结构可分为抗生素(多烯类和非多烯类)、唑类(咪唑类和三氮唑类)、烯丙胺类及其他合成的抗真菌药。眼科常用的抗真菌药以抗真菌抗生素(那他霉素、两性霉素B)、唑类抗真菌药(酮康唑、氟康唑)为主。新近有资料证实新三唑(1.0%活力康唑溶液滴眼)和棘白菌素(0.5%卡泊芬净溶液、0.1%米卡芬净钠溶液)对丝状真菌的显著活性。

1. 酮康唑滴眼液（河北省眼科医院制剂）

【主要成分】 酮康唑,辅料为氯化钠、依地酸二钠、聚山梨酯80、羧甲基纤维素钠、羟苯乙酯,pH为5.0~7.0,渗透压为260~320mOsmol/kg。

【药理】 酮康唑为广谱抗真菌药,作用机制是选择性抑制真菌的细胞色素P450依赖性的14-α-甲基酶,致14-α固醇蓄积,细胞膜的麦角固醇不能合成,而使真菌死亡。对皮肤癣菌如发癣菌属,表皮癣菌属,小孢子菌属及酵母菌,如念珠菌均有抑菌或杀菌作用。

【眼内通透性】 1%酮康唑滴眼液滴眼后能在角膜、房水中获得较高浓度,去除角膜上皮可使上述组织药物浓度显著增加,如滴眼后角膜浓度分别为44.0μg/g(完整角膜)和1391.5μg/g(去除上皮角膜)。

【适应证】 用于真菌性角膜炎及角膜溃疡。

【禁忌证】 急慢性肝病患者及对该品过敏者禁用。

【规格】 5ml:25mg。

2. 两性霉素B滴眼液（河北省眼科医院制剂）

【主要成分】 两性霉素B,辅料为依地酸二钠、葡萄糖、羟苯乙酯,pH为4.0~6.0,渗透压为260~320mOsmol/kg。

【药理】 本品是从链霉菌的培养液中分离出来的一种多烯类广谱抗真菌药。其作用机制是选择性地与真菌细胞膜上的固醇部分结合,形成孔膜,影响细胞膜的通透性发挥抑制真菌生长的作用。两性霉素B是治疗全身性深部真菌感染的首选药,它可抑制隐球菌、白色念珠菌、孢子丝菌、犁头菌属等真菌生长。与利福平、5-氟胞嘧啶、氯霉素联用具有协同作用。

【眼内通透性】 本品的眼内通透性较差,可以少量透过角膜,但不能透过血-房水屏障。

【适应证】 用于外眼真菌感染。

【禁忌证】 对本品过敏及严重肝病的患者禁用。

【规格】 5ml:12.5mg。

3. 那他霉素滴眼液

【主要成分】 那他霉素,pH为4.0~6.0,渗透压摩尔浓度比为 0.9~1.1。

【药理】 那他霉素是一种四烯多烯类抗生素,能与固醇部分分子结合,形成多烯固醇复合物,改变细胞膜的结构,使真菌细胞内的小分子物质漏失,引起细胞死亡。在体外具有抗多种酵母和丝状真菌的作用。

【眼内通透性】 本品的角膜通透性非常差,不能透过角膜、结膜或其他黏膜表面。

【适应证】 用于对本品敏感的微生物引起的真菌性睑炎、结膜炎和角膜炎,包括腐皮镰刀菌性角膜炎。

【禁忌证】 对本品有过敏史的患者禁用。

【规格】 15ml:0.75g。

4. 氟康唑滴眼液

【主要成分】 氟康唑,辅料为玻璃酸钠、氯化钠、依地酸二钠,pH 为 5.0~7.0,渗透压摩尔浓度比为 0.9~1.1。

【药理】 氟康唑属三唑类抗真菌药,它通过选择性抑制真菌细胞色素 P450 固醇 C-14-α- 脱甲基作用,使真菌内的 14-α- 甲基固醇堆积,细胞麦角固醇不能合成,引起细胞内物质丢失,导致真菌死亡。

【眼内通透性】 本品在眼内的通透性高,滴药 5 分钟后在角膜中达到峰值,10 分钟后在房水中达峰值,本品的消除半衰期短,约为 15 分钟。

【适应证】 用于治疗烟曲霉、白假丝酵母、隐球菌及球孢子属引起的真菌性角膜炎。

【禁忌证】 妊娠、哺乳期妇女禁用;对三唑类药物过敏者禁用。

【规格】 5ml:25mg。

第三节 抗病毒药

病毒性眼病常见的病原体有水痘带状疱疹病毒、单纯疱疹病毒、巨细胞病毒、人类免疫缺陷病毒、腺病毒和肠道病毒。其中单纯疱疹病毒引起的感染最为常见。目前眼科常用的抗病毒药物可分为选择性抗疱疹病毒药、广谱抗病毒药、干扰素和其他类抗病毒药。

1. 利巴韦林滴眼液

【主要成分】 利巴韦林,辅料为硼酸、硼砂、氯化钠、硫柳汞钠,pH 为 5.0~7.0,渗透压摩尔浓度比为 0.9~1.1。

【药理】 本品是一种合成的核苷类似物,它可抑制多种 RNA 和 DNA 病毒,是广谱抗病毒药。本品可干扰鸟嘌呤核苷酸以及 DNA 和 RNA 合成而抑制病毒复制,对 DNA 病毒、RNA 病毒均有一定的抑制作用。

【眼内通透性】 局部滴眼可自黏膜部分吸收。

【适应证】 可用于腺病毒性角膜炎、急性流行性出血性结膜炎等病毒性眼病。

【禁忌证】 对本品过敏者、孕妇禁用。

【规格】 10ml:50mg。

2. 阿昔洛韦滴眼液

【主要成分】 阿昔洛韦,辅料为氯化钠、无水磷酸二钠,pH 为 7.5~9.0,渗透压摩尔浓度比为 0.9~1.1。

【药理】 本品是最有效的抗Ⅰ型和Ⅱ型单纯疱疹病毒的药物之一。阿昔洛韦对正常细胞几乎无影响,而在被感染的细胞中在病毒腺苷激酶和细胞激酶的催化下,转化为三磷酸无环鸟苷,掺入到病毒的 DNA 中,发挥其干扰病毒 DNA 合成的作用。对常见的病毒敏感性依次为:单纯疱疹病毒Ⅰ型 > 单纯疱疹病毒Ⅱ型 > 带状疱疹 >EB 病毒 > 巨细胞病毒。

【眼内通透性】 阿昔洛韦具有良好的眼内通透性。0.1% 阿昔洛韦溶液滴眼 30 分钟后,角膜浓度为 30.94μg/g,房水为 6.39μg/ml。滴眼 6 小时后,角膜浓度为 12.53μg/g,房水为 0.15μg/ml。人口服阿昔洛韦 400mg/ 次,5 次 / 日,房水浓度为 7.4μg/ml。3% 阿昔洛韦眼膏滴眼,房水浓度为 17μg/ml。

【适应证】 用于治疗单纯疱疹病毒性角膜炎。

【禁忌证】 对本品过敏者禁用。

【规格】 8ml:8mg。

3. 更昔洛韦滴眼液

【主要成分】 更昔洛韦,辅料为氯化钠、硼酸、硼砂、苯扎溴铵,pH 为 7.0~8.0,渗透压摩尔浓度比为 0.9~1.1。

【药理】 更昔洛韦对单纯疱疹病毒和水痘 - 带状疱疹病毒(VZV)的作用机制与阿昔洛韦相似。本品对疱疹病毒具有广谱抑制作用,对巨细胞病毒作用约为阿昔洛韦的 100 倍,对 1、2 型 HSV、VZV 和 EB 病毒有效。

【眼内通透性】 本品角膜通透性较好,3% 更昔洛韦眼膏涂眼 2 小时后,房水药浓度达峰值。以 0.2% 更昔洛韦滴眼液给兔滴眼后,房水中药物的达峰浓度为 0.96μg/ml,达峰时间为 45 分钟,在房水及角膜中的半衰期分别为 43 分钟和 87 分钟。

【适应证】 用于治疗疱疹病毒性角膜炎。

【禁忌证】 对本品过敏者禁用。

【规格】 8ml:8mg。

4. 膦甲酸钠滴眼液

【主要成分】 膦甲酸钠,pH 为 6.8~8.0,渗透压摩尔浓度比为 0.9~1.1。

【药理】 膦甲酸钠为广谱抗病毒药物,可有效对抗巨细胞病毒、单纯疱疹病毒、水痘 - 带状疱疹病毒。其作用机制为直接抑制病毒特异的 DNA 多聚酶和反转录酶。

【适应证】 治疗阿昔洛韦无效的单纯疱疹性角膜炎。

【禁忌证】 对膦甲酸钠过敏者禁用。

【规格】 5ml:0.15g。

5. 酞丁安滴眼液

【主要成分】 酞丁安，辅料为氯化钠、聚山梨酯80、羧甲基纤维素钠、依地酸二钠、氢氧化钠、三氯叔丁醇，pH 为 4.0~7.0，渗透压摩尔浓度比为 0.9~1.1。

【药理】 本品的作用机制是抑制病毒 DNA 和蛋白质的早期合成，对 HSV-1、HSV-2 有抑制作用。对沙眼衣原体也有治疗作用。

【适应证】 用于治疗各种沙眼；也可用于 HSV-1、HSV-2 及 VZV 引起的病毒性角膜炎。

【禁忌证】 孕妇禁用。育龄妇女慎用。

【规格】 8ml：8mg。

6. 重组人干扰素 α1b 滴眼液

【主要成分】 重组人干扰素 α1b，辅料为人白蛋白、苯扎氯胺。pH 为 6.5~7.5，渗透压摩尔浓度比为 0.9~1.1。

【药理】 干扰素与细胞表面受体结合，诱导细胞产生多种抗病毒蛋白，从而抑制病毒在细胞内的复制；还可通过调节免疫功能增强巨噬细胞、淋巴细胞对靶细胞的细胞毒作用，有效地遏制病毒侵袭和感染的发生，具有广泛的抗病毒及免疫调节功能。

【适应证】 用于病毒感染性眼病。本品对单纯疱疹性眼病疗效显著；对带状疱疹性眼病、腺病毒性结膜角膜炎、流行性出血性结膜炎等也有良好效果。

【规格】 2ml：20 000IU。

7. 重组人干扰素 α2b 滴眼液

【主要成分】 重组人干扰素 α2b。pH 为 6.5~7.5，渗透压摩尔浓度比为 0.9~1.1。

【药理】 本品能增强巨噬细胞的吞噬作用，增强淋巴细胞对靶细胞的细胞毒性和 NK 细胞的功能。

【适应证】 用于治疗单纯疱疹性角膜炎。

【禁忌证】 对本品过敏者禁用。

【规格】 5ml：100 万 IU。

8. 盐酸羟苄唑滴眼液

【主要成分】 盐酸羟苄唑，辅料为三氯叔丁醇、氯化钠、硫柳汞钠，pH 为 3.0~5.0，渗透压摩尔浓度比为 0.9~1.1。

【药理】 本品能选择性抑制被感染细胞的微小 RNA 病毒聚合酶，使病毒 RNA 合成受阻，从而发挥抗病毒作用。

【适应证】 用于急性流行性出血性结膜炎。

【禁忌证】 对本品过敏者禁用。

【规格】 8ml：8mg。

第四节 抗青光眼药物

青光眼是我国主要致盲性眼病之一，作为不可逆盲的重要原因，其防治已成为重要的公共卫生问题。早期发现、合理治疗，绝大多数患者可终身保持有用的视功能。青光眼患者眼压升高与房水生成增加、排出障碍密切相关。抗青光眼药物可通过抑制房水生成或者促进房水排出来进行治疗。抗青光眼药物分为拟胆碱药（通过缩瞳促进房水流出）、β 受体阻断剂（减少睫状体的房水生成）、α_2 受体激动剂（促进房水流出和减少房水生成）、碳酸酐酶抑制剂（减少房水生成）、前列腺素衍生物（通过影响葡萄膜巩膜途径促进房水排出）。

1. 毛果芸香碱滴眼液

【主要成分】 毛果芸香碱，辅料为玻璃酸钠、依地酸二钠、磷酸氢二钠、氯化钠、羟苯乙酯，pH 为 4.0~6.0，渗透压摩尔浓度比为 0.9~1.1。

【药理】 毛果芸香碱是一种拟胆碱药物，可直接激活瞳孔括约肌上的 M 胆碱受体，收缩瞳孔括约肌，引起前房角间隙扩大，使房水易于回流，降低眼压。4% 毛果芸香碱降压效果最好，浓度继续增加其降压效果并不成比例地增加，反而增加了药物的副作用。

【眼内通透性】 本品同时具有较好的水溶性和脂溶性，角膜通透性良好。

【适应证】 用于治疗原发性青光眼，包括开角型与闭角型青光眼。

【禁忌证】 禁用于任何不应缩瞳的患者，如瞳孔阻滞性青光眼、虹膜睫状体炎等；禁用于对本品任何成分过敏者。

【规格】 8ml：80mg。

2. 马来酸噻吗洛尔滴眼液

【主要成分】 马来酸噻吗洛尔，辅料为氯化钠、氢氧化钠、羟苯乙酯，pH 为 6.5~7.5，渗透压摩尔浓度比为 0.9~1.3。

【药理】 为 β 肾上腺素受体阻滞剂，对高眼压及正常人均有降眼压作用。其降压机制为减少房水生成。滴眼 20~30 分钟后眼压开始下降，1~2 小时后降眼压作用达到峰值，其降眼压效果可持续 12 小时以上。

【眼内通透性】 0.5% 马来酸噻吗洛尔滴眼液单次兔眼滴眼，30 分钟后房水及血中的药物浓度达到峰值，半衰期为 1.5 小时。

【适应证】 用于原发性开角型青光眼、高眼压症、部分原发性闭角型青光眼、多种继发性青光眼，还可防治眼科激光手术和白内障手术术后引起的眼压升高。

【禁忌证】 有严重的呼吸系统和心血管系统疾病的患者，以及 1 岁以下的患者禁用。

【规格】 5ml：25mg。

3. 盐酸倍他洛尔滴眼液

【主要成分】 盐酸倍他洛尔，辅料为卡波姆、硼酸、N-

月桂酰肌氨酸、依地酸二钠、苯扎溴铵，pH为6.5~7.5，渗透压摩尔浓度比为0.9~1.1。

【药理】 本品为选择性β_1肾上腺素受体阻滞剂，因其无膜稳定作用，故不影响角膜的敏感性。其降压机制与减少房水生成有关，但其降眼压效果不及噻吗洛尔。长期用药眼压控制稳定，无漂移现象。因本品对β_2肾上腺素受体不产生阻滞作用，故不影响眼部血管的正常功能调节。

【眼内通透性】 本品具有良好的角膜通透性。0.5%本药滴眼后30分钟起效，2小时后药物浓度达到峰值，其作用可以维持12小时。

【适应证】 用于慢性开角型青光眼和(或)高眼压症患者的治疗。可以单独使用，也可以同其他降低眼压的药物联合使用。

【禁忌证】 对本品任一成分过敏者禁用；患有窦性心动过缓，严重房室传导阻滞，有心源性休克或心力衰竭史的患者禁用。

【规格】 5ml：12.5mg。

4. 盐酸卡替洛尔滴眼液

【主要成分】 盐酸卡替洛尔，辅料为氯化钠、苯扎溴铵，pH为6.2~7.2，渗透压摩尔浓度比为0.9~1.1。

【药理】 盐酸卡替洛尔为非选择性β受体阻滞剂，对β受体的阻滞作用为普萘洛尔的20~30倍。本品具有内在拟交感活性和极小的局麻作用。其降眼压机制主要是减少房水生成，对高眼压和正常眼压患者均有降眼压作用。

【眼内通透性】 本药水溶性好，极性强，故在角膜的通透性差。健康志愿者滴用2%卡替洛尔，4~5小时后降眼压效果达到峰值(降幅达5.2mmHg)，滴入量的16%从尿中排出。青光眼患者滴眼1小时后眼压开始降低，4小时时眼压降幅达到峰值(降幅达5.6~9.9mmHg)，药效持续8~24小时。

【适应证】 原发性开角型青光眼、高眼压症。

【禁忌证】 支气管哮喘者或有支气管哮喘史者、严重慢性阻塞性肺疾病禁用；窦性心动过缓、二度或三度房室传导阻滞、明显心力衰竭、心源性休克禁用；对本品过敏者禁用。

【规格】 5ml：0.1g。

5. 左布诺洛尔滴眼液

【主要成分】 左布诺洛尔，辅料为聚乙烯醇、依地酸二钠、焦亚硫酸钠、磷酸二氢钾、磷酸氢二钠、氯化钠、苯扎溴铵，pH为5.5~7.5，渗透压摩尔浓度比为0.9~1.1。

【药理】 本品为非选择性β受体阻滞剂，通过减少房水的生成降低眼压。

【眼内通透性】 滴用本品1小时时眼压开始降低，2~6小时降眼压效果达高峰，可维持24小时。

【适应证】 用于原发性开角型青光眼及高眼压症。

【禁忌证】 禁用于有支气管哮喘史，或有严重的慢性阻塞性肺疾病、窦性心动过缓、二度或三度房室传导阻滞、严重心力衰竭的患者，以及对本品过敏者。

【规格】 5ml：25mg。

6. 酒石酸溴莫尼定滴眼液

【主要成分】 酒石酸溴莫尼定，辅料为聚乙烯醇、氯化钠、枸橼酸钠、枸橼酸、苯扎溴铵，pH为5.6~6.6，渗透压280~330mOsmol/kg。

【药理】 本品是一种α_2肾上腺素能受体激动剂，既能减少房水的生成，又可增加经葡萄膜巩膜途径的外流。用药2小时后降眼压效果达到峰值。开角型青光眼及高眼压症患者使用本品4周，眼压下降率为30.1%。

【眼内通透性】 本药具有一定的角膜通透性，并有一定程度的全身吸收，滴眼后1~4小时血药浓度达峰值。

【适应证】 用于原发性开角型青光眼及高眼压症。

【禁忌证】 本品禁用于对本品中任何成分过敏者。禁用于新生儿和婴儿。亦禁用于使用单胺氧化酶抑制剂及影响去甲肾上腺素传递的抗抑郁药的患者(如：三环类抗抑郁药)。

【规格】 5ml：10mg。

7. 盐酸安普乐定滴眼液

【主要成分】 盐酸安普乐定，辅料为氯化钠、羟苯乙酯等，pH为6.8~8.2，渗透压摩尔浓度比为0.9~1.1。

【药理】 安普乐定为选择性α_2受体激动剂，能减少房水的生成，其膜稳定作用不明显。正常人使用本品后可使房水生成减少1/3。

【眼内通透性】 本品为可乐定的氨基衍生物，其角膜通透性较可乐定低，但通过结膜和巩膜进入睫状体的能力增强。

【适应证】 适用于青光眼患者；控制和预防氩激光穿刺术、氩激光虹膜切除术或Nd:YAG后房穿刺术后引起的眼压升高。

【禁忌证】 禁用于接受单胺氧化酶抑制剂治疗的患者和对本品过敏的患者。

【规格】 0.25ml：2.5mg。

8. 布林佐胺滴眼液

【主要成分】 布林佐胺，辅料为依地酸二钠、氯化钠、苯扎氯铵，pH为6.8~8.2，渗透压270~340mOsmol/kg。

【药理】 布林佐胺与眼组织中占优势的碳酸酐酶Ⅱ型同工酶具有高度亲和力，通过抑制眼部睫状体的碳酸酐酶可以减少房水的分泌，降低眼压。

【眼内通透性】 动物实验研究发现：本品滴眼后能迅速渗透进入结膜、房水、角膜、虹膜、视网膜等眼组织，在用药后0.5~2小时即可在眼前节各组织获得最大放射性。

【适应证】 高眼压症、开角型青光眼。

【禁忌证】 对布林佐胺或者药品成分过敏者；已知对磺胺过敏者；严重肾功能不全（肌酐清除率<30ml/min）；高氮性酸中毒。

【规格】 5ml:50mg。

9. 拉坦前列素滴眼液

【主要成分】 拉坦前列素，辅料为氯化钠、一水合磷酸二氢钠、无水磷酸氢二钠、苯扎溴铵，pH为6.5~6.9，渗透压250~300mOsmol/kg。

【药理】 本药为前列腺素$F_{2\alpha}$的类似物，是一种选择性前列腺素FP受体激动剂，能通过增加房水流出而降低眼压。

【眼内通透性】 本品具有良好的角膜通透性，滴眼后2小时，在房水中的浓度达到峰值，半衰期为3~4小时。

【适应证】 开角型青光眼和高眼压症。

【禁忌证】 禁用于已知对本品滴眼液中任何成分过敏者。

【规格】 2.5ml:125μg。

10. 贝美前列素滴眼液

【主要成分】 贝美前列素，辅料为氯化钠、磷酸氢二钠、枸橼酸、氢氧化钠（或盐酸调pH）、苯扎溴铵，pH为6.8~7.8，渗透压摩尔浓度比为0.9~1.1。

【药理】 贝美前列素为一种合成的前列酰胺，其作用机制一般认为是通过增加房水经小梁网及葡萄膜巩膜两条外流途径而降低眼压的。

【眼内通透性】 本品用药10分钟后即达到血药峰值浓度，给药后的第1周可达到稳态浓度。贝美前列素无全身蓄积状态。通过眼部给药进入全身循环，以原形进行循环后主要随尿液排出，还有25%的药可以经粪便排出。

【适应证】 本品用于降低开角型青光眼及高眼压症患者的眼压。

【禁忌证】 本品禁用于对贝美前列素或本品中其他任何成分过敏者。

【规格】 3ml:0.9mg。

11. 拉坦噻吗滴眼液

【主要成分】 拉坦前列素、噻吗洛尔，辅料含苯扎溴铵，pH为5.8~6.2，渗透压摩尔浓度比为0.9~1.1。

【药理】 本品为拉坦前列素和噻吗洛尔的复方制剂。

【适应证】 适用于β受体阻断剂治疗效果不佳的患者，本品可降低开角型青光眼和高眼压症患者升高的眼压。

【禁忌证】 禁用于有支气管哮喘史，严重的慢性阻塞性肺疾病、窦性心动过缓、二度或三度房室传导阻滞、明显的心力衰竭以及对本品过敏的患者。

【规格】 2.5ml:拉坦前列素125μg、马来酸噻吗洛尔17mg。

12. 曲伏前列素滴眼液

【主要成分】 曲伏前列素，辅料含聚季铵盐-1，pH为6.8，渗透压278mOsmol/kg。

【药理】 曲伏前列素经过角膜吸收后，被角膜酯酶水解为活性游离酸从而发挥作用。曲伏前列素的游离酸能激活睫状体上的前列腺受体，使睫状肌松弛，肌间隙增大，从而促进房水经葡萄膜巩膜途径的外排，降低了眼压。研究发现，本品的夜间用药效果优于晨间用药。

【眼内通透性】 兔眼滴药后1~2小时房水中出现药物峰值。

【适应证】 开角型青光眼，高眼压症。

【禁忌证】 对曲伏前列素和本药物所含有的任何其他成分过敏者禁用。

【规格】 2.5ml:0.1mg。

13. 曲伏噻吗滴眼液

【主要成分】 曲伏前列素、马来酸噻吗洛尔。

【药理】 本品为曲伏前列腺素和马来酸噻吗洛尔的复合制剂，能降低成人开角型青光眼或高眼压症患者升高的眼压。

【适应证】 适用于单用β-受体阻滞剂或前列腺素类似物降眼压效果不佳者。

【规格】 2.5ml:曲伏前列素0.1mg和马来酸噻吗洛尔12.5mg（以噻吗洛尔计）。

14. 布林佐胺噻吗滴眼液

【主要成分】 布林佐胺、马来酸噻吗洛尔。

【药理】 本品为布林佐胺和马来酸噻吗洛尔的复方制剂。

【适应证】 适用于高眼压症、开角型青光眼，还可以作为对β阻滞剂无效或者有使用禁忌证的患者单独治疗药物，或者作为β阻滞剂的协同治疗药物。

【禁忌证】 支气管哮喘者或有支气管哮喘史，严重慢性阻塞性肺疾病；窦性心动过缓，二度或三度房室传导阻滞，明显心力衰竭，心源性休克；对本品过敏者。

【规格】 5ml:布林佐胺50mg与马来酸噻吗洛尔25mg（以噻吗洛尔计）。

15. 醋甲唑胺片

【主要成分】 醋甲唑胺。

【药理】 本品能抑制睫状体上皮碳酸酐酶的活性，从而减少房水生成（50%~60%），降低青光眼患者的眼压。

【适应证】 用于原发性开角型青光眼、闭角型青光眼及某些继发性青光眼的辅助治疗。

【禁忌证】 肝、肾功能不全致低钠血症、低钾血症、高氯性酸中毒者禁用；肾上腺衰竭及肾上腺皮质功能减退及有肝昏迷倾向者禁用；对磺胺过敏的患者禁用。

【规格】 25mg，50mg。

16. 20% 甘露醇注射液

【主要成分】 甘露醇。

【药理】 本品通过提高血浆渗透压，减轻组织水肿，降低眼内压、颅内压和脑脊液容量及其压力。

【适应证】 用于其他降眼内压药无效时或眼内手术前准备。

【禁忌证】 已确诊为急性肾小管坏死的无尿患者；严重失水者；内活动性出血者，急性肺水肿，或严重肺淤血。

【规格】 250ml：50g。

第五节　干眼治疗药物

干眼是以泪液分泌减少，泪膜稳定性降低，进而导致眼表损害为特征的一组疾病。患者常主诉眼部干涩、异物感、畏光、疼痛、眼红、视物模糊或视力波动等不适，重者可致视力明显下降而影响工作和生活。其病因与过度用眼、维生素A及维生素D缺乏、Sjögren综合征、性激素水平变化、过敏、创伤、感染、眼睑炎以及使用含防腐剂的滴眼液等有关。

治疗药物分类：

(1) 高分子聚合材料类：具有润滑保湿作用，如玻璃酸钠、甲基纤维素类、聚乙二醇、聚乙烯醇、卡波姆等。

(2) 牛血清提取物类：促进细胞能量代谢，刺激细胞再生与修复，改善组织营养。

(3) 细胞因子类：促进角膜上皮再生。

(4) 局部用免疫抑制剂：通过抑制炎细胞的聚集及炎性因子的释放，减少泪腺及结膜组织淋巴细胞的浸润，抑制泪腺、结膜杯状细胞的凋亡而发挥作用。如环孢素、他克莫司。

(5) 其他：维生素A、胎盘组织液。

1. 人工泪滴眼液（河北省眼科医院制剂）

【主要成分】 氯化钠、碳酸氢钠、羧甲基纤维素纳，辅料为羟苯乙酯，pH为7.0~9.0，渗透压为310~330mOsmol/kg。

【药理】 与泪液等渗，模仿泪液，提高眼表湿度。

【适应证】 用于干眼，缺少或无泪液，眼干燥综合征，眼疲劳等患者。

【禁忌证】 尚不明确。

【规格】 8ml。

2. 羧甲基纤维素钠滴眼液

【主要成分】 羧甲基纤维素钠，辅料为氯化钙、氯化镁、氯化钾、氯化钠、乳酸钠，pH为6.0~7.0，渗透压摩尔浓度比为0.9~1.1。

【药理】 润滑眼球，作用时间持久。

【适应证】 用于缓解眼部干燥或因暴露于阳光或风沙所引起的眼部烧灼、刺痛等不适感。

【禁忌证】 对本品过敏者禁用。

【规格】 0.5%。

3. 羟丙甲纤维素滴眼液

【主要成分】 羟丙甲纤维素，辅料为硼酸、硼砂、氯化钠、甘油，pH为6.0~7.8，渗透压摩尔浓度比为0.9~1.1。

【药理】 本品通过附着于眼球表面，模拟泪膜黏蛋白的作用。另外本品还可通过明显降低清洁的角膜表面接触角而增加角膜的润湿作用，增加角膜前泪膜的稳定性。

【适应证】 干眼症。

【规格】 0.5%。

4. 玻璃酸钠滴眼液

【主要成分】 玻璃酸钠，辅料为ε扎氨基己酸、依地酸二钠、氯化钾、氯化钠、苯扎氯铵，pH为6.0~7.0，渗透压摩尔浓度比为0.9~1.1。

【药理】 玻璃酸钠具较好的保水作用，还可与纤连蛋白结合，促进上皮细胞的连接和伸展，促进角膜上皮损伤的愈合。

【适应证】 用于干眼症，替代泪液减缓干眼造成的眼表组织损伤和不适。

【规格】 5ml：5mg。

5. 右旋糖酐70滴眼液

【主要成分】 右旋糖酐70，辅料为硼酸钠、氯化钠、氯化钾、纯净水、聚季铵盐-1，适量的盐酸或氢氧化钠（调节pH），pH为6.0~8.0，渗透压为260~320mOsmol/kg。

【药理】 本药作用温和，迅速及持续地缓解眼球干燥、过敏及刺激性症状，并可替代泪膜，消除眼球的灼热、疲劳及不适感。

【适应证】 减轻各种原因造成的眼部干涩、灼热或刺激等不适症状。

【规格】 0.4ml：0.4mg。

6. 聚乙二醇滴眼液

【主要成分】 聚乙二醇400、丙二醇，辅料有山梨醇，pH为7.7~8.0，渗透压为260~330mOsmol/kg。

【药理】 本品为高分子聚合物，具有亲水性和成膜性，能起到类似人工泪液的作用。

【适应证】 缓解眼睛干涩引起的灼热和刺痛症状。

【禁忌证】 对本品成分过敏者禁用。

【规格】 5ml：聚乙二醇20mg、丙二醇15mg。

7. 聚乙烯醇滴眼液

【主要成分】 聚乙烯醇，辅料为聚乙烯吡咯烷酮、氯化钠、注射用水。pH为4.5~6.0，渗透压应为270~330mOsmol/kg。

【药理】 本品属高分子聚合物,具有亲水性和成膜性,在适宜浓度下,能起类似人工泪液的作用。

【适应证】 缓解眼睛干涩引起的灼热和刺痛症状。

【规格】 0.5ml:7mg。

8. 卡波姆滴眼液

【主要成分】 卡波姆,辅料有依地酸二钠、西曲溴铵,pH 为 6.8~7.8,渗透压为 225~275mOsmol/kg。

【药理】 本品由固相基质和水相分散层组成,类似泪膜的黏液层和水层,可黏着在角膜表面,形成液体储库。

【适应证】 用于干眼症、泪液分泌减少的替代治疗。

【禁忌证】 对西曲溴铵过敏者禁用。

【规格】 10g:20mg。

9. 卡波姆眼用凝胶

【主要成分】 卡波姆,辅料为中链三酰甘油、山梨醇、氢氧化钠、西曲溴铵,pH 为 7.1~7.7。

【药理】 本品中的卡波姆(0.2% W/W)可以形成高黏度的晶状透明凝胶。基于它的水凝胶性质,本品可以黏附于角膜的表面并且可以潴留液体。凝胶的结构会被泪液中的盐分破坏,释放出其中的水分。

【适应证】 作为泪液的替代物治疗干眼症。

【禁忌证】 对本品中任何成分过敏者禁用。

【规格】 10g:20mg。

10. 羟糖甘滴眼液

【主要成分】 右旋糖酐、羟丙甲纤维素、甘油,辅料为聚山梨酯80、硼酸、氯化钠、氯化钾、氯化钙、氯化镁、氯化锌、甘氨酸、聚季铵盐-1,pH 为 6.5~8.0,渗透压摩尔浓度比为 0.9~1.1。

【适应证】 减轻由于泪液分泌不足或暴露在风沙、阳光下、久视等引起的眼部干涩、刺痛等不适症状。

【规格】 5ml/支。

11. 软骨素滴眼液

【主要成分】 硫酸软骨素,辅料为玻璃酸钠、硼酸、硼砂,pH 为 5.0~7.0,渗透压摩尔浓度比为 0.9~1.1。

【药理】 硫酸软骨素是从动物组织提取、纯化制备的酸性黏多糖类物质,是构成细胞间质的主要成分。可加速伤口愈合,减少瘢痕组织的产生,有利于角膜上皮细胞的迁移,从而促进角膜创伤的愈合。本品还可以改善血液循环,促进渗出液的吸收及炎症的消除。

【适应证】 用于角膜炎(干燥型、创伤型、病原型)、角膜溃疡、角膜损伤或其他化学因素所致的角膜灼伤等。

【禁忌证】 对本品过敏者禁用。

【规格】 0.8ml:24mg。

12. 维生素A棕榈酸酯眼用凝胶

【主要成分】 维生素A棕榈酸酯,辅料为卡波姆980、氢氧化钠、叔丁基对羟基茴香醚、中链酰甘油、依地酸钙钠、山梨醇、山梨醇酯80、丙二醇,pH 为 7.0~8.0。

【药理】 维生素A为上皮细胞正常分化所必需,供给不足会对角结膜上皮细胞造成损伤,维生素A可促进角膜上皮细胞损伤的修复。卡波姆980可在眼表形成保护性的薄膜,维持泪膜的稳定性。

【适应证】 用于包括角结膜炎干燥症在内的各种原因引起的干眼症。

【禁忌证】 已知对本品的任何成分过敏者禁用。

【规格】 5g:5000IU(以维生素A计算)。

13. 小牛血清去蛋白眼用凝胶

【主要成分】 本品含50%的小牛血去蛋白提取物,小牛血去蛋白提取物主要含多种游离氨基酸、低分子肽和寡糖。

【药理】 本品能促进眼部组织及细胞对葡萄糖和氧的摄取与利用,可促进细胞能量代谢,从而改善组织营养,刺激细胞再生和加速组织修复。

【适应证】 用于各种原因引起的角膜损伤、大疱性角膜病变、神经性麻痹性角膜炎、角膜和结膜变性,以及由碱或酸引起的角膜灼伤。

【禁忌证】 对本品所含成分或同类药品过敏者禁用。

【规格】 5g:2.5g。

14. 小牛血去蛋白提取物眼用凝胶

【主要成分】 本品含20%的小牛血去蛋白提取物,小牛血去蛋白提取物主要含多种游离氨基酸、低分子肽和寡糖。辅料为羧甲基纤维素钠、山梨醇、苯扎氯铵、磷酸氢二钠、聚维酮K30、丙二醇,pH 为 6.5~8.0。

【药理】 本品能促进眼组织对葡萄糖和氧的摄取与利用,改善组织营养,刺激细胞再生和加速组织修复,并能使过度增生的肉芽组织蜕变,胶原组织重组,减少瘢痕形成。

【适应证】 用于各种原因的角膜损伤、角膜灼伤、大疱性角膜病变、神经麻痹性角膜炎、角膜和结膜变性。

【禁忌证】 对本品所含成分或同类药品过敏者禁用。本品可能会减弱抗病毒药物(如阿昔洛韦、三氟胸苷等)的药效。

【规格】 5g:1g。

15. 重组牛碱性成纤维细胞生长因子滴眼液

【主要成分】 主要成分为重组牛碱性成纤维细胞生长因子,辅料有聚乙烯醇、羟苯乙酯,pH 为 6.5~7.5,渗透压摩尔浓度比为 0.9~1.1。

【药理】 本品来源于中胚层和外胚层的组织,具有促进修复和再生的作用。

【适应证】 各种原因引起的角膜上皮缺损、干眼症、大疱性角膜病变、轻中度化学烧伤、角膜手术及术后愈合不良、地图状单纯疱疹性角膜炎等。

【规格】 5ml:21 000IU。

16. 重组人表皮生长因子滴眼液

【主要成分】 重组人表皮生长因子,辅料为稳定剂,pH 为 6.9~7.3,渗透压为 250~400mOsmol/kg。

【药理】 本品可促进角膜上皮细胞的再生,缩短角膜的愈合时间。

【适应证】 各种原因引起的角膜上皮缺损。

【禁忌证】 对 hEGF、甘油、甘露醇有过敏史者禁用。

【规格】 3ml:40 000IU。

17. 重组人表皮生长因子衍生物滴眼液

【主要成分】 重组人表皮生长因子衍生物,辅料为甘油、甘露醇、磷酸氢二钠,pH 为 6.5~7.5,渗透压摩尔浓度比为 0.9~1.1。

【药理】 本品可促进角膜上皮细胞的再生,加速眼角膜创伤的愈合。

【适应证】 各种原因引起的角膜上皮缺损。

【禁忌证】 对天然和重组 hEGF、甘油、甘露醇有过敏史者禁用。

【规格】 3ml:15 000IU。

第六节 白内障治疗药物

各种原因如老化、遗传、营养障碍、物理损伤、中毒、辐射、手术、炎症、药物以及某些全身代谢性或免疫性疾病,都能引起晶状体发生混浊,形成白内障。迄今为止对白内障的治疗尚无特效药物,药物治疗对早期白内障可能有一定疗效。对已经影响患者生活质量的白内障,手术治疗是唯一手段。白内障治疗药物分为抗氧化损伤类、抗醌体类、醛糖还原酶抑制剂、辅助营养类、其他类。

1. 还原型谷胱甘肽滴眼液

【主要成分】 还原型谷胱甘肽,辅料为十二烷基硫酸钠、聚维酮 K30、依地酸二钠、甘露醇、硼砂、6-氨基己酸、牛磺酸、无水乙醇、聚乙二醇 6000、硫柳汞钠,pH 为 5.0~6.5,渗透压摩尔浓度比为 0.9~1.1。

【药理】 还原型谷胱甘肽对含 -SH 的酶及其他细胞成分均具有保护作用,能预防或抑制白内障的进展。

【适应证】 用于角膜溃疡、角膜上皮剥离、角膜炎、初期老年性白内障。

【禁忌证】 有药物过敏史的患者使用前应请教医师或药师。

【规格】 5ml:0.1g。

2. 牛磺酸滴眼液

【主要成分】 牛磺酸,辅料为硼酸、硼砂、氯化钠、羟苯乙酯,pH 为 6.5~7.5,渗透压为 350~450mOsmol/kg。

【药理】 牛磺酸在房水和玻璃体中与还原性糖竞争性结合,使玻璃体中蛋白质避免糖化和氧化,抑制了晶状体上皮细胞凋亡和脂质过氧化,能预防或抑制白内障的进展。本品还能促进视网膜生长发育,缓解睫状肌痉挛。

【眼内通透性】 牛磺酸相对分子量小,无抗原性,各种给药途径均易吸收。

【适应证】 用于牛磺酸代谢失调引起的白内障。也可用于急性结膜炎、疱疹性结膜炎、病毒性结膜炎的辅助治疗。

【禁忌证】 对成分过敏者、牛磺酸滴眼液过敏者禁用。

【规格】 8ml:0.4g。

3. 法可林滴眼液

【主要成分】 法可林,辅料为硼酸、硼砂、氯化钠、羟苯乙酯,pH 为 6.5~7.5,渗透压摩尔浓度比为 0.9~1.1。

【药理】 本品为蛋白质分解酶的激活剂,有促进蛋白质分解的作用,滴眼后能渗透到晶状体内,使变性的蛋白质分解并被吸收,具有维持晶状体透明,改善眼组织的新陈代谢,阻止白内障病情发展的作用。此外,还能抑制醛糖还原酶活性,阻止糖性白内障发生。

【适应证】 用于治疗老年性白内障初发期,外伤性白内障,先天性白内障,糖尿病性白内障,继发性白内障。

【禁忌证】 化脓性眼病患者禁用;对本品过敏者禁用。

【规格】 10ml:1.5mg。

4. 吡诺克辛滴眼液

【主要成分】 吡诺克辛,辅料为依地酸二钠、浓甘油、聚山梨酯 80、苯扎氯胺、pH 调节剂,pH 为 3.4~4.0,渗透压摩尔浓度比为 0.9~1.1。

【药理】 吡诺克辛钠能竞争性地抑制醌类物质的作用,保持晶状体透明,并吸收水不溶性蛋白转变为水溶性蛋白,阻止白内障的进展。

【适应证】 早期老年性白内障。

【规格】 5ml:0.25mg。

5. 复方碘化钾滴眼液(河北省眼科医院制剂)

【主要成分】 碘化钾、碘化钠、维生素 C、维生素 B_1,辅料为:硼酸、硼砂、焦亚硫酸钠、氯化钠、羟苯乙酯、羧甲基纤维素钠、注射用水。pH 为 6.0~8.0,渗透压为 260~340mOsmol/kg。

【药理作用】 本品能促进玻璃体和晶状体的代谢,促进混浊物质的吸收;维生素 C 还有抗自由基和维持晶状体透明度的作用。

【适应证】 用于治疗早期白内障。

【禁忌证】 对碘过敏者禁用。

【规格】 8ml。

6. 甲状腺素碘塞罗宁滴眼液

【主要成分】 甲状腺素、三碘甲状腺原氨酸,辅料为氯化钠、羧甲纤维素钠、磷酸二氢钠、氢氧化钠、硫柳汞钠,pH 为 7.0~9.0,渗透压摩尔浓度比为 0.9~1.1。

【药理】 本品具有抗实验性硒白内障的药理作用,能增加晶状体整体透明度,减轻核混浊,减轻晶状体纤维破坏程度,减轻其对晶状体上皮细胞内含巯基的钾钠三磷腺苷酶损害程度。

【适应证】 早期和未熟期老年性皮质性白内障的治疗。

【禁忌证】 对甲状腺激素过敏者禁用。甲状腺功能亢进患者禁用。心动过速、眼内出血患者禁用。

【规格】 3ml:3mg。

7. 氨碘肽滴眼液

【主要成分】 本品系采用猪全眼球和甲状腺经胰酶和霉菌蛋白酶水解提取而成的生化制剂,含有机碘和谷氨酸、胱氨酸、甘氨酸、天氨酸、冬氨酸、赖氨酸等十八种氨基酸、多肽、核苷酸和多种微量元素等。pH 为 5.5~7.0,渗透压摩尔浓度比为 0.9~1.1。

【药理】 本品能改善眼部血液循环和新陈代谢,促进玻璃体混浊吸收,促进组织修复再生,阻止白内障发展,提高视觉功能。

【适应证】 本品用于早期老年性白内障、玻璃体混浊等眼病的治疗。

【禁忌证】 对本品过敏者禁用。眼部有严重炎症或溃疡者应禁用。与汞制剂禁止同用。

【规格】 每 1ml 中含有甲状腺特有的有机化合碘为 0.025~0.040mg。

8. 苄达赖氨酸滴眼液

【主要成分】 苄达赖氨酸,辅料为羟丙甲纤维素、磷酸二氢钠、磷酸氢二钠、氯化钠、硫柳汞钠,pH 为 6.8~7.8,渗透压摩尔浓度比为 0.9~1.1。

【药理】 苄达赖氨酸对晶状体醛糖还原酶有抑制作用。

【适应证】 用于早期老年性白内障。

【禁忌证】 眼外伤及严重感染时,暂不使用,或遵医嘱。

【规格】 5ml:25mg。

9. 眼氨肽滴眼液

【主要成分】 本品为牛或猪眼球经消毒后以乙醇提取除去蛋白质的灭菌水溶液。

【药理】 本品含多种氨基酸、多肽、核苷酸及微量钙、镁等,有促进眼组织的新陈代谢伤痕愈合、吸收炎性渗出,并能促进眼角膜上皮组织再生的作用。

【适应证】 角膜炎、沙眼、视力疲劳、早期白内障、玻璃体混浊及青少年假性近视等眼疾。

【禁忌证】 对本品过敏者,化脓性眼病局部禁用。

【规格】 5ml:12.5g。

第七节 糖皮质激素类药物

糖皮质激素类药物根据其血浆半衰期分为短效、中效、长效三类。眼科常用的糖皮质激素药物有:短效激素:氢化可的松、可的松;中效激素:泼尼松、泼尼松龙、甲泼尼龙;长效激素:地塞米松。眼科应用糖皮质激素主要是利用其抗炎、抑制免疫和抗过敏作用。糖皮质激素可通过抑制炎性渗出,减轻愈合过程中纤维组织的过度增生及粘连和瘢痕形成,防止后遗症的发生。但长期应用本品可能诱发或加重细菌、病毒和真菌等各种感染,引起激素性青光眼、激素性白内障。

1. 氢化可的松滴眼液

【主要成分】 氢化可的松,辅料为硼酸、吐温 80、硝基苯汞、羧甲基纤维素、甲基纤维素,pH 为 4.5~7.0,渗透压摩尔浓度比为 0.9~1.2。

【药理】 本品为短效糖皮质激素,具有抗炎、抗过敏和抑制免疫等多种药理作用。

【眼内通透性】 本品的眼内通透性与可的松相似,但比可的松稍强,并且其脂溶性醋酸盐的角膜通透性较水溶性磷酸钠盐要好。

【适应证】 用于需要抗炎治疗的眼病,以及眼科手术后、眼部创伤的预防性治疗。

【禁忌证】 溃疡性角膜炎、单纯疱疹性角膜炎、牛痘、水痘病毒感染者禁用,高眼压者慎用。

【规格】 3ml:15mg。

2. 醋酸可的松滴眼液

【主要成分】 氢化可的松,辅料为羧甲基纤维素钠、硝酸苯汞、硼酸、聚山梨酯 80、硝基苯汞。pH 为 4.5~7.0,渗透压摩尔浓度比为 0.9~1.1。

【药理】 本品在组织中转变为氢化可的松而发挥作用,能抑制结缔组织的增生,降低毛细血管壁的通透性,减少炎性渗出,并能抑制白细胞浸润和吞噬作用,抑制各种炎性因子的形成与释放,具有抗炎、抗过敏及免疫抑制作用。

【眼内通透性】 本品眼内通透性较好。本品局部滴眼能渗透进入眼内组织,其中角膜、结膜浓度最高,房水中也能获得较高浓度,晶状体及玻璃体内最低。0.5% 醋酸可的松溶液滴眼,每日 9 次,连续 3 天,房水浓度可达 50μg/ml。

【适应证】 用于需要抗炎治疗的眼病,以及眼科手术后、眼部创伤的预防性治疗。

【禁忌证】 溃疡性角膜炎、单纯疱疹性角膜炎、牛痘、水痘病毒感染等患者禁用。

【规格】 3ml:15mg。

3. 醋酸泼尼松龙滴眼液

【主要成分】 醋酸泼尼松龙,辅料为聚山梨酯80、硼酸、枸橼酸钠、氯化钠、依地酸二钠、羟丙甲纤维素、苯扎氯铵,pH 为 5.0~6.0,渗透压为 255~315mOsmol/kg。

【药理】 本品抗炎作用较强,抗炎效力在相同剂量下是氢化可的松的3~5倍。

【眼内通透性】 眼内通透性较氢化可的松高,但比地塞米松低。1%醋酸泼尼松龙混悬液单剂量滴眼后,15分钟房水中药物浓度为3.17μg/ml,30分钟达高峰,浓度为7.66μg/ml,随后逐渐下降,4小时降至2.18μg/ml,其在人房水半衰期约为30分钟。

【适应证】 用于葡萄膜炎、过敏性结膜炎、角膜移植术后的排异反应、眼科手术后的炎症反应、缓解眼部炎症及应激性组织损伤。

【禁忌证】 禁用于抗菌药物不能控制的感染,以及急性单纯疱疹病毒性角膜炎(树枝状角膜炎)、牛痘、水痘及其他大多数的角结膜病毒感染。长期应用可引起眼内压升高。

【规格】 5ml:50mg。

4. 地塞米松磷酸钠滴眼液

【主要成分】 地塞米松磷酸钠,辅料为依地酸二钠、硼砂、硼酸、硫代硫酸钠、硫柳汞钠,pH 为 7.0~8.5,渗透压摩尔浓度比为0.9~1.1。

【药理】 本品为长效肾上腺皮质激素类药物,具有抗炎、抗过敏和抑制免疫等多种作用。

【眼内通透性】 水溶性地塞米松磷酸盐与脂溶性地塞米松均有良好的角膜通透性。

【适应证】 用于葡萄膜炎、过敏性结膜炎、角膜移植术后的排异反应、眼科手术后的炎症反应、缓解眼部炎症及应激性组织损伤。

【禁忌证】 同醋酸泼尼松龙滴眼液。

【规格】 5ml:1.25mg。

5. 氟米龙滴眼液

【主要成分】 氟米龙,辅料为依地酸二钠、氯化钠、磷酸氢二钠、磷酸二氢钠、羟丙甲纤维素、聚山梨酯80、苯扎氯铵,pH 为 6.8~7.8,渗透压摩尔浓度比为0.9~1.1。

【药理】 本品为泼尼松衍生物,是一种短效的糖皮质激素,其抗炎作用外用为氢化可的松的40倍,略低于地塞米松。本品对眼压的影响小于地塞米松。

【眼内通透性】 本品滴眼眼内通透性较低,其在角膜和球结膜浓度较高,在房水中浓度较低。另外,本品从眼组织中的消除速度较地塞米松及醋酸泼尼松龙快。

【适应证】 用于眼前节的炎症性眼病,如眼睑炎、结膜炎、角膜炎、巩膜炎、葡萄膜炎、术后炎症等。

【禁忌证】 同醋酸泼尼松龙滴眼液。

【规格】 5ml:5mg。

6. 氯替泼诺混悬滴眼液

【主要成分】 氯替泼诺,辅料含依地酸二钠、苯扎氯铵,pH 为 3.5~6.0,渗透压为 250~310mOsmol/kg。

【药理】 本品为一种新型的糖皮质激素类药物,在体内代谢速度快,易被水解为无活性的有机酸,当用于眼睛后,可透过角膜在前房迅速转化为非活性代谢物,系统毒性低,其升高眼压的发生率较1%泼尼松龙低。

【眼内通透性】 本品滴眼后,在角膜、房水、虹膜睫状体均可检测到药物,但主要集中在角膜,在房水药物浓度极低。

【适应证】 当使用糖皮质激素可以安全地减轻水肿和炎症的情况下,本品可以适用于治疗眼睑和球结膜炎、葡萄膜炎、角膜和眼前节的炎症等对糖皮质激素敏感的炎症,也适用于治疗各种眼部手术后的炎症。

【禁忌证】 禁用于大多数角膜和结膜的病毒感染性疾病,以及在眼部支原体感染和眼部的真菌性疾病。

【规格】 5ml:25mg。

7. 曲安奈德注射液

【主要成分】 曲安奈德,pH 为 5.0~7.5。

【药理】 曲安奈德是一种人工合成的中效糖皮质激素。其抗炎作用较强而持久,能限制纤维蛋白的渗出,抑制成纤维细胞分化;同时能防止新生血管的形成。

【眼内通透性】 本品脂溶性高,在眼内通透性良好,在角膜及结膜分布浓度较高,而在晶状体和玻璃体中分布浓度低。

【适应证】 用于各种炎症性眼病,如葡萄膜炎、视神经炎、感染性眼后段炎;新生血管性眼底病;黄斑水肿;非动脉炎性前部缺血性视神经病变;内眼手术。

【禁忌证】 对本品过敏者禁用;病毒性、结核性、急性化脓性眼疾禁用。

【规格】 40mg。

8. 醋酸泼尼松片

【主要成分】 醋酸泼尼松。

【药理】 本品的水钠潴留及排钾作用比可的松小,而抗炎及抗过敏作用较强。

【适应证】 用于角膜炎、过敏性结膜炎、葡萄膜炎、视神经炎、白塞综合征、视网膜血管炎、甲状腺相关性眼病等过敏性、炎症性与自身免疫性眼病。

【禁忌证】 真菌、病毒感染或溃疡性角膜炎患者禁用。下列疾病患者一般不宜使用：高血压、血栓症、胃与十二指肠溃疡、精神病、电解质异常、心肌梗死、内脏手术、青光眼等。

【规格】 5mg。

9. 注射用甲泼尼龙琥珀酸钠

【主要成分】 琥珀酸甲泼尼龙，辅料为碳酸氢钠、乳糖及磷酸盐缓冲剂，pH 为 7.0~8.0。

【药理】 本品属合成的中效糖皮质激素。抗炎作用较强，对水盐代谢影响微弱，余参见氢化可的松相关内容。

【眼内通透性】 本品静脉注射 25mg 后，30 分钟房水中的浓度达高峰，维持至 60 分钟后逐渐下降。

【适应证】 用于某些眼科手术后，以及葡萄膜炎、视神经炎、白塞综合征、视网膜血管炎、甲状腺相关性眼病等过敏性、炎症性与自身免疫性眼病。

【禁忌证】 全身性霉菌感染的患者；鞘内注射途径给药的使用；禁止对正在接受皮质类固醇类免疫抑制剂量治疗的患者使用活疫苗或减毒活疫苗。

【规格】 40mg；125mg；500mg。

附：甲泼尼龙片，规格为 4mg/片。

10. 地塞米松磷酸钠注射液

【主要成分】 地塞米松磷酸钠，pH 为 5.0~7.5。

【药理】 本品为长效糖皮质激素类药，其抗炎作用是氢化可的松的 20~30 倍，对水盐代谢的影响微弱。

【眼内通透性】 水溶性地塞米松磷酸盐与脂溶性地塞米松（游离醇型）均具有良好的眼部通透性。

【适应证】 同注射用甲泼尼龙琥珀酸钠。

【禁忌证】 高血压、血栓症、胃与十二指肠溃疡、心肌梗死、内脏手术等患者禁用。浅层单疱角膜炎、角膜溃疡、青光眼、眼部真菌感染者禁用本药。

【规格】 1ml：5mg。

第八节 非甾体抗炎药物

非甾体抗炎药物通过抑制前列腺素的合成，抑制白细胞的聚集、减少缓激肽的形成而发挥抗炎作用。眼科临床多应用于术后抗炎和预防白内障术后黄斑囊样水肿。

1. 普拉洛芬滴眼液

【主要成分】 普拉洛芬，辅料为硼酸、硼砂、聚山梨酯 80、依地酸二钠、苯扎氯铵，pH 为 7.0~8.0，渗透压摩尔浓度比为 0.9~1.1。

【药理】 本品具有抑制前列腺素生成和稳定溶酶体的作用，其抗炎、解热作用强于阿司匹林、布洛芬。

【眼内通透性】 普拉洛芬滴眼后，在角膜、结膜、虹膜及睫状体有较高的分布浓度，但在晶状体、脉络膜、视网膜分布很少，而在玻璃体中几乎没有药物分布。

【适应证】 用于外眼及眼前节炎症的对症治疗（如眼睑炎、结膜炎、角膜炎、巩膜炎、浅层巩膜炎、葡萄膜炎、术后炎症等）。

【禁忌证】 对本品成分有过敏史的患者禁用。

【规格】 5ml：5mg。

2. 双氯芬酸钠滴眼液

【主要成分】 双氯芬酸钠，辅料为硼酸、硼砂、玻璃酸钠、氨丁三醇、氯化钠，pH 为 7.0~9.0，渗透压摩尔浓度比为 0.9~1.1。

【药理】 本品为苯乙酸类抗炎药，通过抑制环加氧酶活性，减少前列腺素的生成发挥显著的抗炎、镇痛及解热作用。其作用比吲哚美辛强 2~2.5 倍，比阿司匹林强 26~50 倍。该药的特点为药效强，不良反应轻，个体差异小。近年发现，本品能降低角膜的知觉和敏感性，表现出角膜镇痛的效果。

【眼内通透性】 本品局部滴眼具有良好的眼部通透性，且药物在房水中的滞留时间较长。使用 0.1% 双氯芬酸钠滴眼，10 分钟后在房水中可检测到药物，2.4 小时达到高峰值，为 82ng/ml；浓度保持在 3~16ng/ml 水平超过 24 小时；房水平均药物滞留时间为 7.4 小时。如果一次滴眼多滴，房水药物水平将增加。

【适应证】 用于治疗葡萄膜炎、角膜炎、巩膜炎，抑制角膜新生血管的形成；治疗眼内手术后或各种眼部损伤的炎症反应；抑制白内障手术中缩瞳反应；用于准分子激光角膜切削术后止痛及消炎。

【禁忌证】 禁用于已知对本品过敏的患者。

【规格】 0.4ml：0.4mg。

3. 酮咯酸氨丁三醇滴眼液

【主要成分】 酮咯酸氨丁三醇，辅料为依地酸二钠、辛苯聚醇 40、氯化钠，pH 为 6.8~7.8，渗透压摩尔浓度比为 0.9~1.1。

【药理】 本品可降低房水内前列腺素 E_2 的水平，减轻阻止炎性介质对眼部刺激，降低角膜对疼痛的敏感性。另外，在眼外科手术中，它可以不依赖于胆碱能作用而收缩虹膜括约肌产生缩瞳作用。

【眼内通透性】 给白内障患者术前 12 小时及术前 1 小时滴用 0.5% 酮咯酸氨丁三醇滴眼液，房水中可检测到酮咯酸氨丁三醇的浓度为 40~170ng/ml。

【适应证】 用于缓解季节性过敏性结膜炎所致的眼部瘙痒，以及减轻眼科手术术后的炎症。

【禁忌证】 禁用于对本品过敏的患者。

【规格】 5ml：25mg。

4. 美洛昔康片

【主要成分】 美洛昔康。

【药理】 本品为烯醇酸类抗炎药,可选择性地抑制环氧化酶-2,对环氧化酶-1抑制作用弱,故本品的消化系统不良反应较少。

【适应证】 用于眼科疾病的抗炎、镇痛治疗。

【禁忌证】 活动性消化性溃疡、严重肝功能不全、非透析患者之严重肾功能不全者禁用;15岁以下儿童和青少年,妊娠及哺乳期妇女禁用。

【规格】 7.5mg。

第九节 抗变态反应药物

变态反应在临床上涉及的范围广泛,目前对各型变态反应性疾病尚无专一有效的药物。临床上常用的抗变态反应药物包括抗组胺药、抗白三烯及其他介质阻释剂、肥大细胞膜稳定剂、钙剂及其他抗过敏药物如免疫抑制剂。

1. 色甘酸钠滴眼液

【主要成分】 色甘酸钠,辅料为依地酸二钠、氯化钠、磷酸氢二钠、磷酸二氢钠、聚乙烯吡咯烷酮、羟苯乙酯,pH为4.0~7.0,渗透压摩尔浓度比为0.9~1.1。

【药理】 本品为肥大细胞膜的稳定剂,可阻止肥大细胞释放组胺、白三烯、5-羟色胺、缓激肽及慢反应物质等过敏介质,从而预防速发型过敏反应的发生。

【适应证】 用于预防春季过敏性结膜炎。

【禁忌证】 对本品过敏者禁用,过敏体质者慎用。

【规格】 8ml:0.16g。

2. 富马酸酮替芬滴眼液

【主要成分】 富马酸酮替芬,辅料为依地酸二钠、氯化钠、甘露醇、苯扎溴铵,pH为4.8~5.8,渗透压摩尔浓度比为0.9~1.1。

【药理】 本品兼有H_1受体阻断作用和类似色甘酸钠抑制过敏介质释放的作用。

【适应证】 过敏性结膜炎。

【禁忌证】 对本品过敏者禁用。

【规格】 5ml:2.5mg。

3. 盐酸奥洛他定滴眼液

【主要成分】 盐酸奥洛他定,辅料为磷酸氢二钠、氯化钠、pH调节剂、苯扎溴铵,pH为5.0~7.5,渗透压摩尔浓度比为0.9~1.1。

【药理】 奥洛他定是肥大细胞稳定剂及H_1受体阻断剂,能抑制速发型过敏反应。

【适应证】 过敏性结膜炎。

【禁忌证】 对本品有过敏史的患者禁用。不能用于治疗隐形眼镜引起的刺激。

【规格】 5ml:5mg。

4. 富马酸依美斯汀滴眼液

【主要成分】 富马酸依美斯汀,辅料为三羟基氨基甲烷、羟丙甲纤维素、氯化钠、苯扎氯铵、pH调节剂,pH约为7.4,渗透压摩尔浓度比为0.9~1.1。

【药理】 依美斯汀是一种选择性的H_1受体阻断剂。

【适应证】 用于暂时缓解过敏性结膜炎的体征和症状。

【禁忌证】 禁用于对富马酸依美斯汀和本药中任何成分过敏者。

【规格】 5ml:5mg。

第十节 抗血管内皮生长因子药物

年龄相关性黄斑变性(AMD)又称老年黄斑变性,是一种视网膜黄斑区结构的退行性病变。本病根据临床表现可分为干性(萎缩性)AMD和湿性(渗出性)AMD两大类。脉络膜新生血管膜(CNV)的形成是湿性AMD的主要病理改变,而血管内皮生长因子(VEGF)在新生血管的形成中发挥着非常重要的作用。抗VEGF药物通过与VEGF竞争性拮抗受体,抑制内皮细胞增殖和血管新生,从而达到治疗湿性AMD的目的。目前,抗VEGF药物在湿性AMD的治疗中处于重要地位。

1. 雷珠单抗注射液

【药理】 本品是一种人源化的重组单克隆抗体片段(Fab),靶向抑制人VEGF-A。它与VEGF-A亚型(即VEGF110、VEGF121、VEGF165)有较高的亲和力,从而抑制了VEGF-A与其受体VEGFR-1和VEGFR-2的结合,进而抑制血管内皮细胞的增殖和新生血管形成,减轻血管渗漏。

【适应证】 用于治疗湿性年龄相关性黄斑变性和脉络膜新生血管。

【禁忌证】 对本品过敏者禁用。眼部感染者禁用。有眼内炎症者禁用。

【规格】 0.2ml:2mg。

2. 康柏西普眼用注射液

【主要成分】 本品是利用中国仓鼠卵巢(CHO)细胞表达系统生产的重组融合蛋白(由人血管内皮生长因子VEGF受体1中的免疫球蛋白样区域2和VEGF受体2中的免疫球蛋白样区域3和4,与人免疫球蛋白Fc片段经过融合而成)。辅料为枸橼酸、蔗糖、精氨酸、聚山梨酯20等。

【药理】 VEGF在激活受体后会导致新生血管生成并影响血管通透性。康柏西普是VEGF受体-抗体重组融合蛋白,能竞争性抑制VEGF与受体结合,阻止VEGF家族受体的激活,从而抑制内皮细胞增殖和血管新生。

【适应证】 用于治疗湿性年龄相关性黄斑变性和脉络膜新生血管。

【禁忌证】 对于本品过敏者禁用。眼部感染者禁用。有眼内炎症者禁用。

【规格】 0.2ml:2mg。

第十一节 散瞳药与睫状肌麻痹药物

散瞳药与睫状肌麻痹药物,按药理作用可分为M胆碱受体阻断剂和交感神经兴奋剂。前者通过阻断M胆碱受体,松弛瞳孔括约肌和睫状肌,使瞳孔散大,后者通过兴奋瞳孔散大肌,使瞳孔扩大,其作用比较弱,持续时间较短。在眼科临床,这类药品主要用于眼底检查、屈光检查和防止假性近视及葡萄膜炎患者的治疗。

1. 硫酸阿托品眼膏

【主要成分】 硫酸阿托品,辅料为液体石蜡、羊毛脂、黄凡士林。

【药理】 阿托品阻断M胆碱受体,松弛瞳孔括约肌和睫状肌,导致去甲肾上腺素能神经支配的瞳孔扩大肌的功能占优势,从而使瞳孔散大。本品使瞳孔散大后,虹膜退向边缘,阻碍房水通过小梁网排入巩膜静脉窦,引起眼压升高。阿托品使睫状肌松弛,拉紧悬韧带使晶状体变扁平,减低其屈光度,引起调节麻痹。

【眼内通透性】 本品角膜通透性良好,涂眼后10分钟,阿托品在房水的浓度达到峰值,作用时间可持续数天至数周。

【适应证】 用于散瞳,也可用于虹膜睫状体炎。

【禁忌证】 禁用于青光眼、前列腺肥大、儿童脑外伤、唐氏综合征、痉挛性瘫痪患者。

【规格】 1%;0.5%(河北省眼科医院制剂)

2. 复方托吡卡胺滴眼液

【主要成分】 托吡卡胺,与盐酸去氧肾上腺素,辅料为依地酸二钠、三氯叔丁醇、甘露醇、硼酸、硼砂、氯化钠,pH为4.5~6.5,渗透压摩尔浓度比为0.9~1.1。

【药理】 托吡卡胺为M型胆碱受体阻断剂,作用类似阿托品。去氧肾上腺素是肾上腺素α_1受体兴奋药,具有散瞳作用,但持续时间短,作用较阿托品弱,一般不引起调节麻痹和眼压升高。

【眼内通透性】 本品眼内通透性良好。滴眼后5~10分钟开始散瞳,15~20分钟散瞳效果最显著,4~10小时后瞳孔可恢复至滴药前水平。

【适应证】 用于以诊断及治疗为目的的散瞳和调节麻痹。

【禁忌证】 青光眼和房角狭窄、前房较浅的患者禁用。

【规格】 5ml:托吡卡胺25mg与盐酸去氧肾上腺素25mg。

第十二节 血管收缩剂与减充血剂

结膜充血是结膜或周围附属器官的原发或继发疾病,可由多种因素刺激产生,包括感染、风尘、理化毒物、长期局部用药等。局部应用收缩血管、抗过敏的药物可改善结膜局部充血症状。对于感染引起的结膜充血则以抗感染为主。

1. 盐酸萘甲唑啉滴眼液

【主要成分】 盐酸萘甲唑啉,辅料为硼酸、硼砂、依地酸二钠、玻璃酸钠、丙二醇、冰片、薄荷脑、三氯叔丁醇,pH为6.0~7.0,渗透压摩尔浓度比为0.9~1.1。

【药理】 本品为拟肾上腺素药,有收缩血管作用,可缓解因过敏及炎症引起的结膜充血。

【适应证】 用于过敏性或炎症性结膜充血、肿胀以及干眼的治疗。

【禁忌证】 青光眼或其他严重眼病患者禁用。高血压和甲状腺功能亢进患者禁用。

【规格】 8ml:0.96mg。

2. 盐酸羟甲唑啉滴眼液

【主要成分】 盐酸羟甲唑啉,辅料为依地酸二钠、聚乙烯醇、醋酸钠、氯化钠、苯扎氯胺,pH为5.5~7.0,渗透压为285~310mOsmol/kg。

【药理】 本品为一种唑啉类衍生物,直接作用于血管平滑肌上的α_1受体,具有收缩血管作用。本品具有起效快,疗效相对持久以及充血反弹倾向低的特点。

【适应证】 本品为一种长效的眼部血管收缩剂,用于缓解过敏性结膜炎,以及由过敏、烟雾、佩戴角膜接触镜、干眼、眼疲劳等因素所引起的眼部充血。

【禁忌证】 禁用于一些不能散瞳的患者(如闭角型青光眼、重度窄角的患者)及对本品过敏的患者。

【规格】 0.025%(10ml:2.5mg)。

3. 马来酸非尼拉敏盐酸萘甲唑啉滴眼液

【主要成分】 马来酸非尼拉敏、盐酸萘甲唑啉,辅料为硼酸、硼砂、依地酸二钠、氯化钠、pH调节剂。

【药理】 马来酸非尼拉敏具有抗组胺作用,抗胆碱作用,可减轻过敏症状;盐酸萘甲唑啉为α_1受体激动剂,可收缩眼部血管而缓解眼部充血。

【适应证】 主要用于缓解因感冒、过敏、揉眼、佩戴角膜接触镜、游泳以及眼睛疲劳等引起的眼睛充血、瘙痒、灼热感以及其他刺激症状。

【禁忌证】 对本品各成分过敏者禁用。闭角型青光眼者禁用。

【规格】 15ml：马来酸非尼拉敏 45mg 与盐酸萘甲唑啉 3.75mg。

4. 萘敏维滴眼液

【主要成分】 盐酸萘甲唑啉、马来酸氯苯那敏、维生素 B_{12}，辅料为枸橼酸钠、无水枸橼酸、氢氧化钠、氯苄烷铵、浓甘油，pH 为 4.5~6.0，渗透压摩尔浓度比为 0.9~1.1。

【药理】 萘甲唑啉非选择性 α 受体激动药，具局部血管收缩作用，可缓解因过敏及炎症引起的眼充血症状；马来酸氯苯那敏属于第一代组胺 H_1 受体拮抗药，使组胺不能与 H_1 受体结合，从而抑制过敏反应的发生，减轻眼部过敏症状；维生素 B_{12} 对维持眼部神经功能有一定作用。

【适应证】 用于缓解眼睛疲劳、结膜充血以及眼睛发痒等症状。

【禁忌证】 闭角型青光眼患者禁用。对本品过敏者禁用。

【规格】 10ml：盐酸萘甲唑啉 0.2mg、马来酸氯苯那敏 2mg、维生素 B_{12} 1mg。

第十三节 抗视疲劳药物

视疲劳是以患者自觉眼的症状为基础，眼或全身器质性因素与精神心理因素相互交织的综合征。其发病原因包括屈光不正、调节和集合功能障碍、追随运动和扫视运动失能、干眼症、上睑下垂、外界环境因素、全身性疾病、生活节奏失调等。因此视疲劳的治疗方案要根据病因而定。眼屈光不正者应首先矫正屈光不正；辐辏功能不足者，应首选视觉训练；结膜充血造成的视疲劳使用萘敏维治疗为主；结膜干燥造成的视疲劳使用含高分子聚合物的人工泪液治疗为主；其他原因造成的视疲劳在对症治疗基础上辅以牛磺酸、维生素、氨基酸辅助营养治疗。

1. 复方门冬维甘滴眼液

【主要成分】 门冬氨酸、维生素 B_6、甘草酸二钾、盐酸萘甲唑啉、马来酸氯苯那敏、甲硫酸新斯的明，辅料为泛醇、薄荷脑、樟脑、聚山梨酯 80、氯化钠、苯扎氯铵。pH 为 4.5~6.5，渗透压摩尔浓度比为 0.9~1.1。

【药理】 门冬氨酸、维生素 B_6 在糖、蛋白质、脂肪代谢中起着重要作用，可维持角膜与虹膜、睫状体的新陈代谢。甘草酸二钾具有抗炎、抗过敏作用。盐酸萘甲唑啉为血管收缩剂，可减轻炎症和充血。马来酸氯苯那敏为组胺 H_1 受体拮抗药，可缓解过敏反应症状。甲硫酸新斯的明为抗胆碱酯酶药，具有拟胆碱作用，可降低眼压，调节视力以及解除眼肌疲劳。

【适应证】 缓解眼疲劳，减轻结膜充血症状。

【禁忌证】 对本品过敏者禁用。

【规格】 13ml。

2. 复方牛磺酸滴眼液

【主要成分】 牛磺酸、氨基己酸、门冬氨酸、马来酸氯苯那敏，辅料为硼酸、硼砂、聚氧乙烯氢化蓖麻油 60、苯扎氯铵。pH 为 6.4~8.4，渗透压摩尔浓度比为 0.9~1.1。

【药理】 牛磺酸是一种抗氧化剂，能保护细胞和组织免于氧化损伤，具有抗炎、镇痛以及抑菌作用；氨基己酸能抑制纤维蛋白溶酶原的激活因子，抑制纤维蛋白的溶解，产生止血作用，还具有一定的抗炎、抗过敏作用；门冬氨酸具有促进眼组织新陈代谢和视紫红质再生作用，可以缓解视疲劳；马来酸氯苯那敏为抗组胺药，可缓解过敏症状。

【适应证】 用于缓解视疲劳和慢性结膜炎或伴有结膜充血者。

【禁忌证】 对本品过敏者禁用。

【规格】 15ml。

3. 复方尿维氨滴眼液

【主要成分】 硫酸软骨素钠、尿囊素、维生素 E、维生素 B_6、牛磺酸，pH 为 4.5~6.5，渗透压摩尔浓度比为 0.9~1.1。

【药理】 本品中的硫酸软骨素钠对角膜胶原纤维具有保护作用，能促进基质中纤维的增长，改善血液循环，加速新陈代谢，促进渗透液的吸收及炎症的消除；其聚阴离子具有强的保水性，能改善眼角膜组织的水分代谢，对角膜有较强的亲和力，能在角膜表面形成一层透气保水膜，促进角膜创伤的愈合及改善眼部干燥症状。尿囊素具有促进细胞生长，加快伤口愈合，软化角质蛋白等生理功能，是表皮损伤的良好愈合剂和抗溃疡药剂。维生素 B_6 是辅酶的重要组成成分，参与糖、蛋白质、脂肪的正常代谢。维生素 E 参与自由基的清除，具有抗氧化作用。

【适应证】 用于治疗慢性结膜炎、角膜损伤、结膜充血；预防眼病（游泳后，尘埃吹进或汗水流入眼睛）、紫外线或其他光线影响之眼炎、睑缘炎；缓解因佩戴隐形眼镜引起的不适、眼睛疲劳、眼痒、视物不清等症状。

【规格】 10ml。

4. 0.004% 硫酸阿托品滴眼液（河北省眼科医院制剂）

【主要成分】 硫酸阿托品，辅料为氯化钠、羟苯乙酯，pH 为 4.0~6.0，渗透压为 260~320mOsmol/Kg。

【适应证】 用于调节性近视，也可用于青少年低度近视。

【规格】 5ml：0.2mg。

第十四节 眼用免疫制剂

免疫抑制剂是对机体的免疫功能具有抑制作用的药物，能降低抗体免疫反应。多数免疫抑制剂对机体免疫系统的作用缺乏特异性和选择性，既可抑制病理性免疫反应，又干扰了正常的免疫应答。免疫抑制剂共同的不良反应包括机体免疫功能下降和继发感染。免疫抑制剂在眼科临床主要用于抑制各种对眼不利的免疫反应，如角膜移植排异反应、糖皮质激素治疗效果不佳的自身免疫性疾病。

1. 环孢素滴眼液

【主要成分】 环孢素，辅料为乙醇、聚乙二醇-6-甘油单油酸酯、注射用豆油、羟苯乙酯，pH 为 6.0~6.5。

【药理】 环孢素是一种含 11 个氨基酸的环形多肽，是一种强效免疫抑制剂，可特异性抑制辅助性 T 淋巴细胞的活性，但不抑制抑制性 T 淋巴细胞的活性，还可以抑制 B 淋巴细胞的活性。选择性抑制 T 细胞分泌白介素-2、干扰素-γ，抑制单核巨噬细胞分泌的白介素-1。还可抑制体内移植物抗体的产生，具有抗排异反应。与其他细胞生长抑制剂不同，环孢素不影响巨噬细胞的功能，不产生明显的骨髓抑制作用。与接受其他免疫抑制剂的器官移植患者相比，接受环孢素治疗的患者较少发生感染。

【眼内通透性】 环孢素 A 局部滴眼能顺利通过角膜上皮，但很难透过亲水性的角膜基质层，大部分滞留在角膜内，仅有极少量进入前房水中。结膜对药物的吸收很有限。

【适应证】 用于预防和治疗角膜移植术后的免疫排斥反应。

【禁忌证】 对环孢素过敏者、对滴眼液中其他成分过敏者禁用。

【规格】 3ml：30mg。

2. 他克莫司滴眼液

【主要成分】 他克莫司水合物，辅料含乙醇、苯扎氯铵。pH 为 4.3~5.5。

【药理】 本品为大环内酯类抗生素，作用机制与环孢素相似，但其抑制淋巴细胞活性的能力比环孢素强 10~100 倍。

【眼内通透性】 他克莫司滴眼液具有良好的眼部通透性，滴眼后在房水、角膜和结膜中均可以达到有效的治疗浓度。

【适应证】 本品适用于抗过敏治疗效果不明显的春季角结膜炎患者。应在观察到眼睑结膜巨大乳头增生时使用。

【禁忌证】 对本品成分有过敏病史的患者禁用；感染性眼病患者禁用；妊娠期妇女禁用。

【规格】 5ml：5mg。

第十五节 眼科局部麻醉药

本类药物能暂时、完全、可逆性地阻断周围神经冲动的传导，在意识清醒的条件下可使局部组织暂时丧失感觉产生麻醉作用。在眼科，本类药物多用于小型手术及电光性眼炎。

1. 盐酸丁卡因滴眼液（河北省眼科医院制剂）

【主要成分】 盐酸丁卡因，辅料为氯化钠、羟苯乙酯，pH 为 3.5~5.5，渗透压为 300~360mOsmol/Kg。

【药理】 本品属于脂类局麻药，对黏膜的通透性好，常用于表面麻醉，其麻醉强度比普鲁卡因强 10 倍，但毒性大 10~12 倍。

【适应证】 用于测量眼压、角膜异物剔除、前房角镜检查、眼科手术前的表面麻醉及电光性眼炎的止痛。

【禁忌证】 对本品过敏的患者禁用。

【规格】 0.25%；1%。

2. 盐酸奥布卡因滴眼液

【主要成分】 盐酸奥布卡因，辅料为依地酸二钠、氯化钠、聚乙烯醇、苯扎氯铵。pH 为 4.0~5.0，渗透压摩尔浓度比为 0.9~1.1。

【药理】 本品为苯甲酸酯类局部麻醉药，通过阻断作用位点附近的感觉神经末梢神经冲动的传播和传导而发挥局部麻醉作用。

【适应证】 眼科的表面麻醉。

【禁忌证】 对本品过敏者禁用。

【规格】 20ml：80mg。

3. 盐酸丙美卡因滴眼液

【主要成分】 盐酸丙美卡因。

【药理】 本品为酯类局麻药，可通过降低神经元对钠的通透性，稳定神经细胞膜，阻止神经电冲动的产生与传导，而产生麻醉作用。

【适应证】 用于眼科表面麻醉，如：眼压计测量眼压、手术缝合、取异物、结膜及角膜刮片、前房角膜检查、三面镜检查等操作。

【禁忌证】 对本品过敏者禁用。

【规格】 15ml：75mg。

第十六节 其他眼科用药

1. 依地酸二钠滴眼液（河北省眼科医院制剂）

【主要成分】 依地酸二钠，辅料为碳酸氢钠、氯化钠、羟苯乙酯，pH 为 6.0~8.0，渗透压摩尔浓度比为 0.9~1.1。

【药理】 本品为金属离子络合剂,能与钙离子结合成可溶性络合物,有抑制胶原酶作用。

【适应证】 用于眼内金属异物、铁锈症、铜锈症及石灰烧伤引起的角膜钙质沉着、角膜带状变性、角膜溃疡、角膜血染等。

【规格】 8ml:40mg。

2. 硫酸锌滴眼液(河北省眼科医院制剂)

【主要成分】 硫酸锌,辅料为硼酸、羟苯乙酯,pH为3.5~5.5,渗透压摩尔浓度比为0.9~1.1。

【药理】 硫酸锌具有收敛和抗菌作用。通过与细菌DNA形成复合物,影响DNA复制,干扰细菌的生长繁殖,对革兰阳性菌及革兰阴性菌(包括痢疾杆菌、大肠杆菌、伤寒杆菌、溶血性链球菌、肺炎链球菌等)都有抑制作用。本品也能抑制摩-阿氏双杆菌、沙眼衣原体等产生蛋白溶解酶,同时增强人体白细胞的吞噬功能。锌离子可使蛋白质沉淀,与眼球表面的坏死组织及分泌物中的蛋白质形成极薄的蛋白膜,可防止细胞液外渗,起消炎、收敛和保护作用。本品对眼组织刺激少,安全性高。

【适应证】 用于治疗慢性结膜炎、角膜炎、沙眼及睑腺炎、眼睑缘炎等。

【禁忌证】 对本品过敏者禁用。

【规格】 8ml:40mg。

3. 复方硫酸锌滴眼液

【主要成分】 盐酸小檗碱、硫酸锌、硼酸,辅料为羟苯乙酯和乙醇,pH约为5.0~6.0,渗透压摩尔浓度比为0.9~1.1。

【药理】 本品具有抗菌作用,可与细菌DNA形成复合物,从而影响DNA的复制,干扰细菌生长繁殖;对革兰阳性菌及革兰阴性菌,如:志贺菌、大肠埃希菌、伤寒沙门菌、溶血性链球菌、肺炎链球菌、结核分枝杆菌等都有抑制作用;此外对Morax-Axenfeld双杆菌、沙眼衣原体等也有抑制作用;并能增强人体白细胞的吞噬功能。本品具有消炎和收敛作用,对眼组织刺激小,安全性高。

【适应证】 用于治疗眼结膜炎、沙眼等眼部感染。

【规格】 0.4ml:盐酸小檗碱 0.4mg、硫酸锌 1.2mg、硼酸 8mg。

4. 七叶洋地黄双苷滴眼液

【主要成分】 洋地黄苷、七叶亭苷,辅料为硼酸,pH为4.0~4.6,渗透压摩尔浓度比为0.9~1.1。

【药理】 洋地黄苷对睫状肌与对心肌的作用相似:能增强睫状肌的收缩力。滴眼后洋地黄苷在睫状体和角膜中的浓度是外周血清浓度的3倍。七叶亭苷能增强血管的紧张性,增加虹膜和睫状体中毛细血管的阻力。这两种成分的联合作用使视网膜的血流灌注得到改善。

【适应证】 用于眼底黄斑变性和各种类型的视疲劳。

【禁忌证】 对制剂中的任一成分过敏者禁用。

【规格】 0.4ml:洋地黄苷0.006mg、七叶亭苷0.040mg。

5. 4%碘酊溶液

【主要成分】 碘、碘化钾,辅料为乙醇、注射用水。pH为4.0~6.0。

【药理】 碘能氧化病原微生物原浆蛋白的活性基因,并与蛋白质的氨基酸结合使其变性失活,破坏真菌酶蛋白,最终破坏真菌丝杀灭真菌。另外,碘离子沉着并向基质渗透,导致坏死组织脱落,胶原纤维抗生增殖修复,使角膜恢复一定的透明度和(或)瘢痕化,使病程缩短。同时,碘酊烧灼后可形成缺氧状态,刺激角膜新生血管长入,对角膜溃疡面起一定的修复作用。且碘酊对各种类型真菌的敏感率均达100%。

【适应证】 真菌性角膜溃疡的手术辅助用药。

【禁忌证】 角膜上皮完整者禁用。

【规格】 4%。

6. 卡巴胆碱注射液

【主要成分】 卡巴胆碱,pH为5.5~7.5,渗透压摩尔浓度比为0.9~1.1。

【药理】 本品为季铵类化合物,能直接激动M和N受体,也可促进胆碱能神经末梢释放乙酰胆碱而间接发挥作用。因不易被胆碱酯酶水解,故其作用时间较长。本品对膀胱和肠道作用最为明显,用于术后腹气胀和尿潴留;局部滴眼后,可激动瞳孔括约肌的M胆碱受体,引起瞳孔缩小和眼压下降。

【眼内通透性】 卡巴胆碱极性大,因此其角膜通透性很弱,单独使用难以透过完整的角膜上皮。制剂中可添加氯化苯甲羟胺或羧甲基纤维素来增加药物的眼内通透性。

【适应证】 卡巴胆碱为一快速强力缩瞳剂,眼科手术中前房注射2秒后瞳孔即开始缩小,2~5分钟内达到最大缩瞳效果,缩瞳作用可持续24~48小时。可用于人工晶状体植入,白内障摘除,角膜移植等需要缩瞳的眼科手术。

【禁忌证】 本品禁用于有心血管疾患以及迷走神经兴奋、癫痫、甲亢、帕金森病、支气管哮喘、消化道溃疡和尿路梗死的病人。

【规格】 1ml:0.1mg。

7. 溴吡斯的明片

【主要成分】 溴吡斯的明。

【药理】 本品为可逆性的抗胆碱酯酶药,能通过抑制胆碱酯酶的活性,使突触间隙中乙酰胆碱积聚,出现M样和N样胆碱受体兴奋作用。另外,本品对运动终板上的N_2受体有直接兴奋作用,并能促进运动神经末梢释放乙酰胆碱,从而提高胃肠道、支气管平滑肌和全身骨骼肌的肌张力。溴吡斯的明作用虽较溴化新斯的明弱,但维持时间较久。

【适应证】 用于重症肌无力,手术后功能性肠胀气及尿潴留等。

【禁忌证】 机械性肠梗阻、尿路梗阻等患者禁用;支气管哮喘患者慎用。

【规格】 60mg。

8. 注射用维替泊芬

【主要成分】 维替泊芬。

【药理】 维替泊芬是一种光敏剂,可被光照激活。在有氧环境下,维替泊芬被光激活会产生高度活性的、维持时间短暂的氧自由基和其他细胞毒性产物,进而损伤局部新生血管内皮细胞,引起血管闭合、细胞破坏。

【适应证】 适用于继发于年龄相关性黄斑变性,病理性近视或可疑眼组织胞浆菌病的,以典型性为主型中心凹下脉络膜新生血管形成的患者。

【禁忌证】 禁用于卟啉症患者、严重肝损伤患者及已知对本品制剂中任何成分过敏者。

【规格】 15mg。

9. 注射用A型肉毒毒素

【主要成分】 A型肉毒梭菌毒素(900kD)。

【药理】 本品能抑制周围运动神经末梢突触前膜乙酰胆碱释放,引起肌肉的松弛性麻痹。

【适应证】 用于眼睑痉挛,面肌痉挛等成人患者及某些斜视,特别是急性麻痹性斜视、共同性斜视、内分泌肌病引起的斜视及无法手术矫正或手术效果不佳的12岁以上的斜视患者。

【禁忌证】 过敏性体质者及对本品过敏者禁用;注射部位感染者;神经肌肉疾病,如重症肌无力,Lambert-Eaten综合征,运动神经病等患者禁用。

【规格】 50IU;100IU。

(李善学　张铭连　杨赞章)

参 考 文 献

1. 王家伟,唐细兰.眼科常用治疗药物手册.北京:人民卫生出版社,2016:10-11.
2. 张俊仁,毕宏生,张铭连,等.实用眼科药物学.北京:人民军医出版社,2015:9-10.
3. 李霞,王瑞夫,刘毅,等.4%碘酊"桥状"灼烧治疗近穿孔感染性角膜溃疡.临床眼科杂志,2015,23(6):560-562.
4. 牛晓霞,曹艳,吴美英.高效液相色谱法测定重组人干扰素 α₂b 滴眼液中苯扎氯铵的含量.中国生物制品学杂志,2013,6(6):877-879.
5. 姜红晓,许琛琛,王勤美.施图伦滴眼液治疗LASIK术后干眼症的临床观察.眼科新进展,2013,34(3):33.
6. 李红霞,金鑫,刘冠,等.氯替泼诺滴眼剂兔眼内药物动力学.中国医药指南,2012,10(35):452-454.
7. 叶成添,唐细兰,林跃生,等.他克莫司滴眼液的制备及临床应用.中国医院药学杂志,2004,24(11):61-62.
8. 李红霞,金鑫,刘冠,等.氯替泼诺滴眼剂兔眼内药物动力学.中国医药指南,2012,10(35):452-454.
9. 刘敬.角膜的真菌感染.眼科研究,1999,20(6):499-501.
10. 孙兴怀.青光眼局部降眼压药及其合理应用(下).中国眼耳鼻喉科杂志,2004,4(5):275-278.
11. 王晶,李永贵,刘葵葵,等.加替沙星眼用凝胶的制备及质量控制.生物医学工程研究,2011,30(4):257-259.
12. 任泽钦.青光眼局部降眼压药专家共识和一线药物的发展.眼科,2012,21(1):11-13.
13. 国家药典委员会.中华人民共和国药典临床用药须知(化学药和生物制品卷).2010年版.北京:中国医药科技出版社,2011:1411-1414.
14. 张春红,叶雪梅,吴继禹.磺丁基醚-β-环糊精在更昔洛韦滴眼液制备中的应用.中国药师,2010,13(5):676-678.
15. 赵籥陶,黄慈波.糖皮质激素的合理使用.临床药物治疗杂志,2010,8(1):23-28.
16. 唐仕波,唐细兰.眼科药物治疗学.北京:人民卫生出版社,2010:102-107.
17. 吕毅,马永付,孙辉辉,等.高效液相色谱法测定膦甲酸钠滴眼液含量.中南药学,2009,(12):908-911.
18. 汤国瑶,罗兴中.酞丁安滴眼液治疗沙眼的临床疗效观察.现代诊断与治疗,2008,19(6):368.
19. 陈祖基.新型抗真菌药物在眼科的研究进展.眼科研究,2007,25(8):629-633.

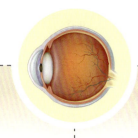

第三十章

眼科常用中药

第一节 方剂

一、疏风剂

风邪为六淫之首,百病之长,善行数变,挟寒、挟热、挟痰、挟湿,入络、入经、入腑、入脏,变证多端。"伤于风者,上先受之",故风邪与眼病有密切关系。

眼科常见病,尤其是外障初起,因于风热者居多。除眼部红赤肿痛、羞明流泪外,常伴有恶风、发热、头痛、脉浮数等症。治疗上应根据风、热偏盛程度而有所侧重。风盛者以疏风为主;热盛者以清热为主;风热并重,表里俱实者,则表里双解,风热兼治。

眼病中尚有风寒、风湿、风痰之证,虽属少见,但临床应注意辨证施治,而不容忽视。风药性散多燥,久服易伤津液气血,故凡阳盛火升、阴虚血少、表虚多汗之体,俱宜慎用,或于方剂中酌加滋阴润燥,益气养血之品。

1. 银翘散(《温病条辨》)

组成:金银花12g,连翘12g,桔梗10g,薄荷3g(后下),荆芥6g,牛蒡子10g,淡豆豉10g,淡竹叶10g,甘草5g,芦根15g。水煎服。

功效:辛凉透表,清热解毒。

适应证:本方为辛凉透表与清热解毒并用的代表方剂。眼科可用于急性结膜炎、细菌性角膜炎、病毒性角膜炎和前部葡萄膜炎等,证属风热者。

2. 桑菊饮(《温病条辨》)

组成:桑叶12g,菊花10g,杏仁10g,连翘12g,薄荷3g(后下),甘草5g,桔梗10g,芦根18g。水煎服。

功效:疏风清热,宣肺止咳。

适应证:本方为辛凉解表轻剂。眼科适应证与银翘散基本相同。但宣肺之力较之为强,而疏风清热作用较弱,伴有咳嗽者更为适宜。

3. 疏风清肝汤(《医宗金鉴》)

组成:金银花15g,荆芥穗6g,防风6g,柴胡5g,川芎6g,栀子、连翘、菊花、归尾、赤芍各10g,薄荷3g,甘草3g,灯心草5g。水煎服。

功效:清热解毒,散风消肿。

适应证:用于风热犯目引起的急性泪囊炎、角膜炎和前部葡萄膜炎等。

4. 泻肺饮(《眼科纂要》)

组成:石膏15g,赤芍、黄芩、桑白皮、连翘、栀子各10g,木通6g,荆芥6g,防风6g,羌活5g,白芷5g,枳壳6g,甘草5g。水煎服。

功效:泻火散风。

适应证:用于风热客肺所致的急性结膜炎、角膜炎和前部葡萄膜炎等,症见白睛红赤、泪浊眵结、口渴溺黄、苔黄腻、脉数实等。大便干燥加大黄、芒硝。

5. 谷精草汤(《审视瑶函》)

组成:谷精草2g,白芍、荆芥穗、玄参、牛蒡子、连翘、决明子、菊花、龙胆草各1.5g,桔梗1g,灯心草十段。水煎服。

功效:宣散风热,清肝解毒。

适应证:用于感染性因素如细菌、牛痘、麻疹等所致的结膜炎、角膜炎和前部葡萄膜炎等,证属风热犯目者。临证可酌加金银花、紫草、防风等药。

6. 栀子胜奇散(《原机启微》)

组成:白蒺藜(炒)、蝉蜕、谷精草、木贼、黄芩、决明子、菊花、栀子、川芎、荆芥穗、羌活、密蒙花、防风、蔓荆子、甘草各等份。共为末,每服6g,临睡热茶调服。

功效:祛风清热。

适应证:用于翼状胬肉、角膜炎,证属风热者。

附方:连翘散(《银海精微》):连翘、黄芩、羌活、菊花、决明子、白蒺藜、密蒙花、龙胆草各10g,甘草3g。水煎服。用于角膜炎、角膜溃疡等。

7. 驱风散热饮子(《审视瑶函》)

组成:连翘10g,牛蒡子(炒研)10g,羌活6g,大黄(酒浸)10g,赤芍12g,防风6g,归尾10g,栀子10g,川芎6g,甘草6g(一方加黄连6g)。水煎,空腹时热服。

功效:祛风清热。

适应证:用于风热所致的睑腺炎、急性结膜炎、角膜炎、巩膜炎等。风盛者重用羌活、防风;热毒重者酌加金银花、紫花地丁、黄芩等;红赤重者加生地、丹皮等品。

8. 清热散风燥湿汤(《中医眼科临床实践》)

组成:金银花12g,蒲公英12g,天花粉、防风、荆芥穗、白术、苍术、白芷、陈皮各10g,甘草3g。

功效:祛风清热,除湿解毒。

适应证:用于脾经湿热兼挟风邪所致的睑缘炎和过敏性结膜炎等。

9. 新制柴连汤(《眼科纂要》)

组成:柴胡6g,黄连5g,黄芩10g,赤芍10g,蔓荆子5g,栀子10g,龙胆草10g,木通5g,荆芥10g,防风10g,甘草3g。水煎服。

功效:祛风清热。

适应证:可用于风热引起的急性结膜炎、角膜炎和前部葡萄膜炎等病。

10. 修肝散(《银海精微》)

组成:麻黄、大黄、栀子、连翘、黄芩、防风、羌活、菊花、木贼、当归、赤芍、苍术、甘草、薄荷各3g。水煎加酒温服。

功效:疏风清热。

适应证:用于急性结膜炎、角膜炎、巩膜炎等病,证属风热壅盛者。

附方:加味修肝散(《银海精微》):即本方去苍术,加荆芥、白蒺藜、川芎、桑螵蛸。

11. 钩藤饮(经验方)

组成:钩藤12g(后下),木贼(或蝉蜕)6g,柴胡5g,前胡6g,栀子(炒)10g,连翘10g,天花粉10g,赤芍10g,木通5g,白术10g,制香附10g。水煎服。

功效:疏风清热。

适应证:用于疱疹性角膜炎,证属风热者。眉骨酸痛、羞明流泪重者,加蔓荆子、白芷;有继发感染者,加金银花、紫花地丁;病情反复、外感迁延不愈及表虚自汗者,可加黄芪、防风;恢复期可酌加益气、养血、退翳之品。

附方

(1) 退翳散(经验方):钩藤10g,蝉蜕3g,当归10g,川芎3g,白芍10g,制香附12g。水煎服。

(2) 加味退翳散(经验方):即附方1加银花、连翘、栀子。水煎服。

(3) 加减蝉花散(《陈达夫中医眼科临床经验》):蝉蜕10g,菊花15g,黄芩10g,赤芍15g,刺蒺藜25g,薄荷6g,蒲公英25g,甘草6g,水煎服。疏风清热。用于眼睑单纯性疱疹、眼睑带状疱疹风热偏盛型。

12. 羌活胜风汤(《原机启微》)

组成:羌活1.2g,独活1.2g,川芎1.2g,防风1.2g,白芷1.2g,前胡1.2g,荆芥1g,桔梗1.2g,薄荷1.2g(后下),柴胡2g,黄芩1.5g,甘草1g,白术1.5g,枳壳1.2g。水煎服。

功效:祛风清热。

适应证:本方用于风热所致的睑缘炎、角膜炎、角膜实质炎、表层巩膜炎、虹膜睫状体炎等病,偏于风盛者;症见眼睑浮肿,白睛红赤,羞明流泪,头痛眼疼,眉棱骨疼,鼻塞流涕,发热恶寒,苔薄白,脉浮数。

附方:柴胡散(《审视瑶函》):柴胡、防风、羌活、荆芥、生地、赤芍、甘草各等分为末,每服10g,水煎服。用于睑缘炎而偏风胜者。

13. 抑阳酒连散(《原机启微》)

组成:生地12g,独活12g,黄柏10g,汉防己10g,知母10g,蔓荆子12g,前胡12g,羌活12g,白芷12g,生甘草12g,炒栀子15g,酒黄芩15g,酒黄连15g,防风12g,寒水石15g。共为末,每服10g,水煎服。

功效:祛风清热。

适应证:本方用于肝经风热所致的角膜炎和急性虹膜睫状体炎;症见头痛眼疼,羞明流泪,鼻塞流涕,睫状充血,瞳孔缩小等。

14. 防风通圣散(《宣明论》)

组成:防风、荆芥、连翘、麻黄、薄荷、川芎、当归、白芍、白术、栀子、大黄、芒硝各15g,石膏30g,黄芩30g,桔梗30g,甘草60g,滑石90g。研末,每服6g,加生姜三片煎服。

功效:解表通里,疏风清热。

适应证:本方用于急性结膜炎、角膜炎表现为风热壅盛,表里俱实者,症见憎寒壮热,头痛鼻塞,口苦咽干,溲赤便秘等。

15. 荆防败毒散(《证治准绳》)

组成:荆芥10g,防风10g,桔梗10g,前胡10g,茯苓10g,羌活6g,独活6g,柴胡10g,枳壳5g,川芎6g,甘草5g。水煎服。

功效:发汗解表,散风祛湿。

适应证:本方主治外感风寒湿邪,症见恶寒发热,头痛项强,肢体酸痛,鼻塞,咳嗽,苔薄白,脉浮紧等。亦可用于时疫、痢疾、疮疡初起以及眼睑腺炎、眼睑蜂窝织炎、眼眶蜂窝织炎、急性泪囊炎等,而具有上述表证者。本方中病即止,不宜久服。

16. 川芎茶调散(《局方》)

组成:川芎12g,荆芥12g,防风6g,羌活6g,白芷6g,细辛3g,薄荷12g,甘草3g。为末,每服6g。食后浓茶冲服,或作汤剂。

功效:祛风止痛。

适应证:本方主治外感风邪,偏正头痛,伴鼻塞声重,恶寒发热等症。眼科可用于具有上述表证的急性结膜炎、角膜炎、角膜溃疡以及三叉神经痛等。但肝阳上亢所致的头痛,不宜使用。

17. 独活寄生汤(《千金方》)

组成:独活6g,桑寄生18g,秦艽12g,防风6g,细辛3g,川芎6g,当归12g,熟地15g,白芍10g,茯苓12g,肉桂1.5g,杜仲12g,牛膝10g,党参12g,甘草3g。水煎服。

功效:益肝肾,补气血,祛风湿,止痹痛。

适应证:本方为祛风湿剂中标本兼顾的代表方。主治肝肾两亏,风寒湿痹证。眼科可用于巩膜炎、虹膜睫状体炎等病,同时伴有风湿性关节炎者,酌加清热解毒药。

18. 驱风一字散(《审视瑶函》)

组成:川芎6g,川乌10g,防风6g,羌活10g,荆芥穗12g。水煎服。

功效:祛风活络。

适应证:本方用于风邪外袭、经络受阻所致的春季卡他性结膜炎、过敏性结膜炎等病。风盛者,痒如虫行,可加藁本、乌梢蛇。

附方:藁本乌蛇汤(《银海精微》):藁本10g,乌梢蛇10g,防风6g,白芍10g,羌活10g,川芎6g,细辛3g。水煎服。

19. 正容汤(《审视瑶函》)

组成:羌活、防风、白附子、秦艽、胆南星、白僵蚕、制半夏、木瓜、甘草、黄松节(即茯神心木)各等分。生姜三片,加酒水煎服。

功效:祛风化痰,舒筋活络。

适应证:本方可用于风痰郁闭,脉络受阻所致的颜面神经麻痹、眼肌麻痹等病。脾胃虚弱者,可酌加黄芪、白术。

20. 牵正散(《杨氏家藏方》)

组成:白附子、僵蚕、全蝎各等分。共研细末,每服3g,热酒调服。

功效:祛风化痰。

适应证:用于风痰阻于面部经络所致的颜面神经麻痹,眼肌麻痹等病。

附方:加味牵正散(经验方):即牵正散加生地、当归、赤芍、川芎、柴胡、防风。

二、泻火剂

热为火之渐,火为热之极,两者仅有程度不同,无本质差别。火热如焚,上灼清窍,内燔脏腑,伤耗津液,对人体危害甚剧。火邪有实火、虚火两种。实火多因六淫之邪外侵所致,症见目赤肿痛,泪热眵结,壮热烦渴,口干唇燥,溲赤便秘,苔黄脉数等。治宜清热泻火。虚火多由七情内伤,脏腑失调而起。症见白睛淡赤,目涩昏花,潮热盗汗,虚烦失眠,唇红颧赤,口燥咽干,耳聋耳鸣,舌绛无苔,脉细数等,治宜滋阴降火。由于病因病机不同,火证又有气分、血分之异,脏腑偏胜之殊,且常与风、湿、毒邪夹杂,临床应根据辨证施治原则,选用清气、凉血、泻肝、泻心、泻肺等法,有时须与祛风、除湿、解毒药配伍。

清热药,多具寒凉之性,易伤脾胃,且能伤阴,故脾虚便溏,阴虚体弱者,均宜慎用,或于方剂中酌加和胃扶脾、养阴生津之剂。

1. 清脾散(《审视瑶函》)

组成:栀子(炒)、赤芍、枳壳、黄芩、陈皮、藿香叶、防风、石膏各等分,薄荷、升麻、甘草各减半。共为细末。每服8g,水煎服。

功效:清脾泻火。

适应证:本方用于脾胃积热所致的睑腺炎;症见焮赤肿痛,苔黄便秘等。

附方:清胃汤(《审视瑶函》):即本方去赤芍、藿香、薄荷、升麻,加苏子、黄连、连翘、归尾、荆芥穗。水煎服。清热散结。用于睑板腺囊肿伴有炎症者。

2. 清脾凉血汤(《医宗金鉴》)

组成:荆芥5g,防风5g,赤芍10g,玄参12g,陈皮3g,蝉蜕3g,苍术(炒)3g,白藓皮6g,连翘10g,生大黄10g,厚朴3g,生甘草6g,竹叶6g。水煎服。

功效:清脾凉血,疏风化湿。

适应证:本方用于脾胃湿热,风邪外束所致的沙眼;症见睑内红赤,颗粒丛生,刺涩痒痛,羞明流泪等。

附方:除风清脾饮(《审视瑶函》):陈皮、连翘、防风、知母、玄明粉、黄芩、玄参、黄连、荆芥、大黄、生地、桔梗。水煎服。用于滤泡性沙眼。

3. 泻心汤(《金匮要略》)

组成:黄连10g,黄芩12g,大黄10g。水煎服。

功效:泻火化湿。

适应证:本方眼科可用于脾胃积热,心火炽盛所致的睑缘炎、睑腺炎、眦部结膜炎、急性结膜炎、急性泪囊炎、翼状胬肉、化脓性角膜炎以及眼内出血等;症见口舌生疮,烦躁口渴,便秘溺赤,舌红苔黄,脉象数实等。热甚脉洪者,可酌加石膏、栀子、黄柏等;口干者加天花粉、芦根、石斛等。

4. 导赤散(《小儿药证直诀》)

组成:生地18g,木通12g,淡竹叶12g(后煎),生甘草梢6g(一方去甘草,加黄芩;一方加灯心)。水煎服。

功效:清心利尿。

适应证:本方主治心经热盛,症见口舌生疮,烦躁口渴,便秘溺赤,舌红苔黄,脉象数实等。眼科用于眦部充血、翼状胬肉、泪囊炎、表层巩膜炎等,伴有上述症状者。热盛大便燥结者,可同三黄汤合并适应证。

附方:导赤散(《银海精微》):即本方加栀子、黄柏、知母、灯草。水煎服。

5. 竹叶泻经汤(《原机启微》)

组成:黄连6g,黄芩6g,栀子6g,大黄6g,柴胡6g,升麻3g,羌活3g,赤芍6g,决明子10g,茯苓6g,泽泻6g,车前子10g,竹叶10g,炙甘草3g。水煎服。

功效:泻火散风。

适应证:本方用于心经蕴热,兼受外邪所致的急性泪囊炎症见口舌生疮,烦躁口渴,便秘溺赤,舌红苔黄,脉象数实等。临证可酌加连翘、紫花地丁、龙胆草等。

6. 疏风清肝汤(《医宗金鉴》)

组成:金银花12g,栀子10g,连翘10g,菊花10g,荆芥穗6g,防风10g,柴胡5g,归尾10g,川芎6g,赤芍10g,薄荷3g,甘草3g,灯心五十寸。水煎服。

功效:清热解毒,散风消肿。

适应证:用于急性泪囊炎、角膜炎和前部葡萄膜炎证属风热犯目者。

7. 洗心散(《审视瑶函》)

组成:大黄、赤芍、桔梗、玄参、黄连、荆芥穗、知母、防风、黄芩、归尾各等分。每服10g,食后服。

功效:泻火散瘀。

适应证:本方主治火毒郁结所致的巩膜炎和前部葡萄膜炎症见口舌生疮,烦躁口渴,便秘溺赤,舌红苔黄,脉象数实等。

附方

(1) 加减洗心散(经验方):当归、赤芍、大黄、生地、知母、天花粉、荆芥、黄连、栀子。水煎服。

(2) 巩膜炎方(经验方):生地12g,赤芍12g,丹皮(或丹参)10g,红花5g,归尾10g,黄芩10g,知母10g,连翘12g,夏枯草10g。水煎服。

8. 泻白散(《小儿药证直诀》)

组成:桑白皮12g,地骨皮12g,粳米12g,甘草3g。水煎服。

功效:清泻肺火。

适应证:本方主治肺热咳喘。眼科用于疱性结膜炎。

9. 泻肺汤(《审视瑶函》)

组成:桑白皮10g,黄芩10g,地骨皮10g,知母10g,麦冬10g,桔梗3g。水煎服。

功效:泻肺润燥。

适应证:本方用于肺经燥热所致的疱性结角膜炎,间有咳嗽,口渴,便秘等症。若疱疹结节较大,涩痛甚者,为火盛郁滞,宜加归尾、赤芍、贝母等品。

附方

(1) 桑白皮汤(《审视瑶函》):即本方去知母,加玄参、菊花、旋覆花、茯苓、泽泻、甘草。水煎服。

(2) 退赤散(《审视瑶函》):蜜桑皮、丹皮(酒洗)、黄芩(酒炒)、天花粉、桔梗、赤芍、归尾、瓜蒌仁、甘草各等分。为细末,每服6g。麦冬(去心)煎汤送服。清肺散郁。可用于慢性结膜炎、疱性结膜炎和肺热引起的结膜下出血。

10. 龙胆泻肝汤(《医方集解》)

组成:龙胆草10g,栀子6g,黄芩10g,柴胡6g,生地10g,车前子10g,泽泻10g,当归6g,木通6g,甘草3g。水煎服。

功效:泻肝胆火,清热利湿。

适应证:本方主治肝胆实热,症见胁痛口苦,耳聋耳肿,或湿热下注,阴肿阴痒,淋浊带下等。适用于急性结膜炎、角膜炎、角膜溃疡、急性充血性青光眼等证属肝胆实热者。

11. 泻青丸(《小儿药证直诀》)

组成:龙胆草、栀子、大黄、羌活、防风、川芎、当归各等分。炼蜜为丸。每服6~10g,竹叶汤送服。亦可作煎剂。

功能:清肝泻火。

适应证:本方主治肝火郁热,症见头痛惊风,溺赤便秘,脉象弦数等。眼科用于急性结膜炎、角膜溃疡、巩膜炎等,而兼有上述症状者。热毒盛者,酌加金银花、连翘、赤芍之类。

12. 泻肝散(《银海精微》)

组成:龙胆草10g,黄芩10g,车前子10g(另包),大黄10g,芒硝6g(冲服),玄参15g,知母10g,羌活10g,当归10g,桔梗10g,水煎服。

功效:清泻肝火。

适应证:本方适用于肝火炽盛所致的急性充血性青光眼、角膜溃疡、急性虹膜睫状体炎等,兼见口苦胸痛,溲赤便秘,舌苔黄,脉弦数等症。

13. 当归龙荟丸(《小儿药证直诀》)

组成:当归、龙胆草、栀子、黄连、黄柏、黄芩各30g,大黄15g,芦荟15g,青黛15g,木香6g半,麝香1.5g。共为细末,炼蜜或水泛为丸。每服6g,日服二次。

功效:泻肝胆实火。

适应证：本方主治肝胆实火所致的角膜溃疡，症见头晕目眩，口苦易怒，溲赤便秘，胸膈作痛，脉象弦数等。

14. 羚羊角饮子（《审视瑶函》）

组成：羚羊角（锉末）、犀角（锉末）各1.5g，玄参、黄芩（炒）、防风、桔梗、茺蔚子、知母、大黄（炮）、决明子、车前子（另包）各10g，甘草3g。水煎食后温服。

功效：平肝泻火。

适应证：本方用于肝火上攻所致的疱性角膜炎、角膜溃疡、前房积脓、急性虹膜睫状体炎等症见头晕目眩，口苦易怒，溲赤便秘，胸膈作痛，脉象弦数者。

附方

（1）羚羊饮（《医宗金鉴》）：羚羊角、知母、黄芩、玄参、桔梗、柴胡、栀子、茺蔚子。用于角膜血管翳，充血及刺激症状较重者。

（2）省风汤（《银海精微》）：防风、犀角、大黄、知母、玄参、黄芩、羚羊角、桔梗、灯芯、竹叶。食后服。用于急性虹膜睫状体炎。

（3）绿风羚羊饮（《医宗金鉴》）：玄参、防风、茯苓、知母、黄芩、细辛、桔梗、羚羊角、车前子、大黄。用于急性充血性青光眼。

15. 四顺清凉饮子（《审视瑶函》）

组成：当归6g，龙胆草10g，黄芩10g，蜜桑皮6g，车前子10g，生地10g，赤芍6g，枳壳5g，炙甘草5g，大黄10g，防风3g，川芎3g，黄连（炒）1.5g，木贼3g，羌活3g，柴胡3g。水煎服。

功效：泻火散风，凉血祛瘀。

适应证：本方用于肝胆火炽所致的角膜溃疡，兼见溲赤便秘，苔黄腻，脉实数等症。若出现前房积脓，则重用大黄，并酌加芒硝、石膏、金钱花、连翘等品。

附方：角膜溃疡方（经验方）：柴胡10g，黄芩12g，龙胆草12g，赤芍12g，蔓荆子10g，防风10g，金银花18g，连翘12g，生地30g。水煎服。热盛便秘加生石膏、大黄、芒硝；病毒性者加板蓝根、大青叶各15g；铜绿假单胞菌感染加地榆30g。

16. 芍药清肝散（《原机启微》）

组成：白术、石膏、川芎、防风、桔梗、滑石、芒硝各10g，薄荷、柴胡、黄芩、知母、栀子、羌活、甘草各6g，赤芍8g，荆芥穗8g，前胡8g，大黄12g。共为末，每服10g，水煎服。

功效：清热泻火。

适应证：本方用于肝胆实热所致的角膜溃疡，伴有头痛，溺涩便秘者。

17. 还阴救苦汤（《原机启微》）

组成：黄连、黄芩、黄柏、连翘、生地、知母、升麻、苍术、炙甘草、柴胡、防风、羌活、桔梗各1.5g，龙胆草1g，细辛0.6g，藁本1.2g，川芎3g，红花3g，归尾2g。水煎服。

功效：泻火散郁。

适应证：本方用于火毒郁滞所致的角膜溃疡、巩膜炎、急性虹膜睫状体炎（常合并前房积脓）等病。临证可根据患者体质和病情，适当加重药量，但苍术、细辛、藁本、川芎等辛燥之品，则应酌减。

18. 退红良方（经验方）

组成：龙胆草、夏枯草、焦栀子、连翘、黄芩、甘菊、密蒙花、草决明各10g，生地15g，桑叶6g。水煎服。

功效：清热疏风，平肝泄肺。

适应证：用于肝肺火盛所致外障疾病，如结膜炎、角膜炎、角膜血管翳等。

附方：清经五花散（经验方）：金银花、菊花、天花粉、生地、黄芩、龙胆草、蔓荆子各10g，知母、密蒙花、旋覆花、炙桑皮、枳壳各5g，红花1.5g，甘草3g。水煎服。

19. 清肝降火法（《用药一百一十三法》）

组成：石决明15g（先煎），栀子（炒）10g，生地10g，赤芍10g，丹皮（炒）6g，霜桑叶5g，白菊花10g，钩藤10g，浙贝母10g，茶花5g，鲜芦根（去节）15g。水煎服。

功效：泻肝明目。

适应证：本方用于肝火炽盛所引起的急性结膜炎、角膜炎、角膜溃疡及其他内、外眼炎症。

附方：泻热明目汤（经验方）：石决明30g，生地30g，金银花10g，栀子（炒）10g，连翘10g，夏枯草10g，丹皮6g，黄芩3g，赤芍3g，生甘草5g。水煎服。用于急性视盘炎、急性球后视神经炎、视神经网膜炎等病。待视力恢复后，应给予补正方剂以巩固疗效。

20. 黄连解毒汤（《外台秘要》）

组成：黄连6g，黄芩10g，黄柏10g，栀子10g。水煎服。

功效：泻火解毒。

适应证：本方主治三焦实热所致睑腺炎、眼睑脓肿、眼眶蜂窝织炎等，证属实热而津液未伤者。热毒盛者加银花、连翘等。

附方：泻热黄连汤（《东垣十书》）：黄连、黄芩、龙胆草、生地、升麻、柴胡。水煎服。

21. 普济消毒饮（《东垣十书》）

组成：黄芩10g，黄连10g，牛蒡子10g，玄参10g，甘草3g，桔梗10g，板蓝根12g，升麻3g，柴胡6g，马勃5g，连翘12g，陈皮3g，薄荷3g（后下），僵蚕6g。水煎服。

功效：清热解毒，散风消肿。

适应证：本方为治大头瘟之良剂，眼科可用于热毒蕴结所致眼睑丹毒、眼眶蜂窝织炎、化脓性角膜溃疡等病。

22. 银花解毒汤（《中医眼科临床实践》）

组成：金银花15g，蒲公英15g，炙桑皮5g，天花粉10g，黄芩10g,龙胆草10g,大黄10g,蔓荆子5g,枳壳3g,甘草3g。水煎服。

功效:清热解毒。

适应证:本方用于热毒交炽所致的眼病,如睑缘炎、睑腺炎、角膜溃疡、角膜实质炎、巩膜炎、葡萄膜炎等。大便燥结加玄明粉;口干咽痛去大黄,加生地、知母、麦冬;痛甚者加防风、荆芥;瘀滞重者加归尾、赤芍;热毒重者重用金银花、蒲公英。

附方

(1) 双解汤(《中医眼科临床实践》):即本方去大黄,加荆芥、防风。清热散风,内清外解,用于热毒蕴结而兼有风邪者。

(2) 银花复明汤(《中医眼科临床实践》):即本方加黄连、生地、知母、木通、玄明粉。用于热毒较重并有里热症状者。急性虹膜睫状体炎加芦荟、青黛;化脓性葡萄膜炎加羚羊角、赤芍、丹皮、栀子。

(3) 清热消肿汤(经验方):金银花、蒲公英、天花粉、黄芩、生地、赤芍、白芷、甘草。用于睑腺炎等疾患。

23. 养阴清热汤(《中医眼科临床实践》)

组成:生石膏30g,生地15g,知母12g,天花粉12g,金银花25g,黄芩10g,龙胆草10g,黄连10g,荆芥10g,防风10g,枳壳10g,甘草3g。水煎服。

功效:养阴清热。

适应证:同银花解毒汤,但伴有唇燥咽干、口渴欲饮、舌红少津等症或久病伤津者。

24. 白虎汤(《伤寒论》)

组成:石膏30g(先煎),知母12g,粳米12g,炙甘草5g,水煎服。

功效:清热生津。

适应证:本方为清气分热之代表方。主治阳明经热,壮热汗出,大烦大渴,苔黄燥,脉洪大等症。眼科可用于角膜炎、角膜溃疡、急性葡萄膜炎,而兼有上述舌、脉特征者。热毒盛者酌加金银花、蒲公英、黄芩、连翘等;伤津者加玄参、石斛、麦冬等品。

25. 通脾泻胃汤(《医宗金鉴》)

组成:黄芩10g,玄参12g,防风6g,大黄10g,知母(炒)6g,栀子(炒)10g,石膏15g,茺蔚子6g。水煎,温服。

功效:泻火通腑。

适应证:本方用于脾胃积热,毒邪外侵所致的角膜溃疡、眼内炎、前房积脓等病。热盛加龙胆草、连翘、金银花;前房积脓持久不退,可重用石膏、大黄或加芒硝,亦可酌加苏木、红花。

附方:眼珠灌脓方(《韦文贵眼科临床经验选》):生大黄12g(后煎),瓜蒌仁10g,生石膏12g,玄明粉10g,枳实10g,栀子10g,夏枯草10g,金银花10g,黄芩10g,天花粉10g,竹叶3g。水煎服。

26. 犀角地黄汤(《千金方》)

组成:犀角1.5~3g(锉末冲服)或羚羊角10g,生地30g,赤芍12g,丹皮10g。水煎服。

功效:清热解毒,凉血散瘀。

适应证:本方为清血分热之代表方。主治温邪入血,迫血妄行,高热昏迷,瘀斑吐衄,舌绛起刺,脉弱而数等症。眼科可用于急性热性传染病及某些血液病所致的眼内出血。亦可用于菌血症引起的迁徙性眼炎等。热毒盛者可加清热解毒药。如无犀角也可用十倍之水牛角代替。

27. 清营汤(《温病条辨》)

组成:犀角1g(锉末冲服),玄参10g,麦冬10g,金银花15g,生地25g,丹参12g,连翘15g,黄连6g,淡竹叶12g。水煎服。

功效:清营解毒,泄热滋阴。

适应证:本方由犀角地黄汤衍化而成。用于温邪乍入营分,气分犹有恋邪,见高热烦渴,神昏谵语,舌绛脉数等证。眼科适应证参照犀角地黄汤。

28. 清瘟败毒饮(《疫疹一得》)

组成:生石膏30g(先煎),知母10g,甘草3g,生地25g,黄连6g,栀子6g,黄芩10g,赤芍10g,玄参10g,连翘12g,犀角0.6g(锉末冲服),淡竹叶12g,桔梗6g,丹皮6g。水煎服。

功效:清热解毒,凉血滋阴。

适应证:本方为气血双清之代表方剂。由白虎汤、犀角地黄汤、黄连解毒汤等加减而成。主治热毒火邪亢盛,气血两燔,症见高热,头剧痛,烦躁口渴,谵语昏狂,吐衄发斑,舌绛唇焦,脉沉细而数,或浮大数实等。眼科适应证可参照上述三方,药量随证增减。

29. 内疏黄连汤(《医宗金鉴》)

组成:黄连6g,黄芩10g,栀子10g,连翘10g,大黄10g,槟榔10g,木香5g,薄荷5g,甘草5g,桔梗6g,当归6g,白芍(或赤芍)10g。水煎服。

功效:泻火解毒。

适应证:本方主治痈疽热毒在里,红肿坚硬,壮热疼痛,壮热烦渴,便秘作呕,苔黄腻或黄燥,脉沉数有力等症。眼科可用于睑腺炎、眼睑蜂窝织炎、眶蜂窝织炎等,具有上述证候者。

附方:加减内疏黄连汤(经验方):即本方去槟榔,加金银花、蒲公英、乳香、没药。必要时加炮山甲、皂角刺等品。水煎服。

30. 仙方活命饮(《证治准绳》)

组成:金银花20g,甘草节6g,天花粉10g,归尾6g,赤芍10g,防风6g,白芷6g,陈皮6g,浙贝母10g,乳香5g,没药 5g,皂角刺(炒)10g,穿山甲(炮)10g。共为粗末,加酒水煎服。

功效:清热解毒,活血消肿。

适应证:本方主治痈疽初起,焮赤肿痛。眼科可用于睑腺炎、眼睑蜂窝织炎、眶蜂窝织炎等病。如化脓已溃,则不宜应用。

31. 五味消毒饮(《医宗金鉴》)

组成:金银花、蒲公英、野菊花、紫花地丁各 15g,紫背天葵 10g。水煎加酒温服。

功效:清热解毒。

适应证:本方治疮疡初起,红肿热痛,发热口渴,舌苔黄,脉洪数等证。眼科可用于睑腺炎、眼睑蜂窝织炎、眶蜂窝织炎、急性泪囊炎、化脓性角膜炎、眼内炎等。热毒较重者,酌加连翘、板蓝根、赤芍、夏枯草、黄芩、大黄等品;重症可加大药量或增加服药次数。

32. 银花解毒汤(《疡科心得集》)

组成:金银花 30g,紫花地丁 30g,犀角 1g(锉末冲服),赤苓 10g,丹皮 10g,川连 10g,连翘 10g,夏枯草 12g。水煎服。

功效:清热解毒。

适应证:本方为清热解毒之重剂。主治湿热火毒,痈疽疔疮。眼科可用于睑腺炎、睑蜂窝织炎、眶蜂窝织炎、化脓性角膜溃疡、眼内炎等,而热毒较重者。本方与仙方活命饮比较,前者偏于清热解毒,后者长于消散活血,临证应权衡用之。若病势较轻,可去犀角。

33. 复方土茯苓汤(经验方)

组成:土茯苓 30~60g,金银花 12g,威灵仙 10g,白藓皮 10g,生甘草 6g,苍耳子 15g。水煎,每日三次分服。连服两个月为一疗程。

功效:清热解毒除湿。

适应证:本方主治梅毒。眼科用于梅毒性睑下垂、巩膜炎、虹膜睫状体炎、角膜实质炎等症。

附方:土茯苓汤(《景岳全书》):土茯苓水煎,不拘时徐服。

34. 黄连羊肝丸(《药典》)

组成:黄连 60g,石决明 125g,密蒙花 125g,青皮 125g,黄柏 60g,决明子 125g,柴胡 125g,木贼 125g,胡黄连 125g,黄芩 125g,夜明砂 125g,茺蔚子 12g,龙胆草 60g,鲜羊肝 500g(切碎蒸熟烘干)。共为细末,炼蜜为丸。每服 10g,日服一、二次。

功效:泻火明目。

适应证:本方可用于急性结膜炎、角膜炎、虹膜睫状体炎、视神经网膜炎、球后视神经炎等,证属肝旺血虚者。

附方:黄连羊肝丸(《局方》):黄连 30g(研末),羊肝一个(用竹刀刮末)。共捣为丸。大如梧子大。每服三、五十丸,加至七、八十丸。忌猪肉冷水。

35. 养阴清肺汤(《重楼玉钥》)

组成:生地 25g,麦冬(去心)10g,白芍 12g,贝母(去心)6g,丹皮 10g,薄荷 3g(后下),玄参 12g,生甘草 3g。水煎服。

功效:养阴清肺。

适应证:本方主治白喉。眼科可用于疱性结膜角膜炎、表层点状角膜炎、角膜溃疡、葡萄膜炎等,兼见口咽干燥、舌赤少津,脉细数等阴虚证候。体虚者加熟地;热甚去白芍,加连翘;燥甚加天冬、茯苓。

36. 五泻汤(《银海精微》)

组成:黄柏 10g,知母 6g,木通 5g,栀子 10g,生地 15g,玄参 15g,桔梗 10g,黄芩 10g,防风 6g,甘草 3g。水煎食后服。

功效:滋阴降火。

适应证:本方用于慢性虹膜睫状体炎,证属阴虚火旺者。症见抱轮淡赤,瞳神缩小,眼痛目昏,夜间痛重,头晕耳鸣,手足心热,腰足酸痛,舌绛无苔,脉细无力等。热甚加清热凉血药;病变晚期虚甚者,递减清热药,酌加补益肝肾之品。

37. 清肾抑阳丸(《审视瑶函》)

组成:生地、盐黄柏、盐知母、枸杞子、当归、白芍、茯苓、黄连、决明子(炒)、寒水石(另研)各 60g,独活 25g。炼蜜为丸。每服 10g。日服一、二次。

功效:滋阴降火。

适应证:本方用于肝肾阴亏,虚火上炎引起的慢性虹膜睫状体炎。

38. 青蒿鳖甲汤(《温病条辨》)

组成:青蒿 10g,鳖甲 10g,生地 15g,知母 10g,丹皮 10g。水煎服。

功效:养阴清热。

方解:青蒿清虚热;鳖甲滋阴清热;生地、知母养阴清热;丹皮凉血泄热。

适应证:本方为养阴清热的代表方剂。适用于阴血不足,午后潮热或低热,消瘦,舌红少苔,口干唇燥,脉细数等证。眼科可用于疱性结膜炎、结核性巩膜炎、葡萄膜炎等而具有上述症状者。

39. 清骨散(《证治准绳》)

组成:银柴胡 10g,胡黄连 10g,秦艽 10g,鳖甲 10g,地骨皮 12g,青蒿 10g,知母 10g,甘草 6g。水煎服。

功效:清虚热,退骨蒸,养阴清火。

适应证:本方是清虚火、退骨蒸、潮热的代表方剂。与青蒿鳖甲汤不同者为退热之力较强而滋阴养血之力较弱。适应证参考青蒿鳖甲汤。

40. 凉膈散(《局方》)

组成:大黄 12g(后下),芒硝 12g(冲),栀子 6g,薄荷 3g

(后下)、黄芩10g、连翘10g、竹叶6g、甘草6g。加蜜少许,水煎温服。

功效:泻火通便。

适应证:本方主治上中二焦热邪炽盛,症见胸膈烦热、口渴便秘、咽痛吐衄、舌红苔黄、脉数等。眼科用于睑腺炎、急性结膜炎、角膜溃疡等,而热盛便秘者。

三、理血剂

人体血液循行,川流不息,灌溉周身,濡养清窍,是以体健而目明。若因七情内伤、外伤或疾病影响,造成血液流行失常,则产生血瘀、出血之证。

眼病因于血瘀者颇为多见。如外伤而致血瘀,热结而致血壅,七情郁结而致气滞血瘀等。每见赤紫肿硬、虬脉满布,瘀血贯瞳、目昏暴盲等症。热结者法当凉散,瘀滞者法当化瘀,郁闭者法当宣达,应随证而变通。气为血帅,气行则血行。故用活血药时,常配适量行气药以加强功效;血瘀严重时,应酌加大黄等药以攻逐瘀血。

眼之出血,原因颇多。诸如血热妄行、肝胆上亢、阴虚火旺,以及撞击伤目等。症见胞睑赤紫、白睛腥红、血灌瞳仁、红光满目等。临证应审因施治,标本兼顾,分别采用凉血止血、平肝止血、滋阴止血、收敛止血等法。其中凉血之主方,如犀角地黄汤等,已见泻火剂,可参照适应证。活血剂多能破血伤胎,故血虚无瘀、月经过多及孕妇等,俱宜慎用。止血药多有留瘀之弊,故出血证初起,宜适当配以行瘀之品。

1. 桃红四物汤(《医宗金鉴》)

组成:当归10g、赤芍10g、川芎6g、生地12g、桃仁12g、红花10g。水煎服。

功效:活血祛瘀。

适应证:本方主治血虚有瘀、仆损瘀血等证。眼科可用于视网膜动脉阻塞、缺血性视神经病变、陈旧性眼内出血、玻璃体混浊等。新鲜出血可加蒲黄、阿胶、地榆、侧柏叶等止血药。对日久不易吸收的玻璃体混浊,可酌加海藻、昆布、牡蛎、穿山甲等软坚药,或枳壳、槟榔、郁金、香附等破气药。

附方

(1) 加味桃红四物汤(经验方):即本方加桂枝、丹参、茺蔚子、蜈蚣。用于中心性浆液性脉络膜视网膜病变的水肿期。

(2) 祛瘀汤(经验方):即本方去桃仁,加旱莲草、泽兰、丹参、仙鹤草、海螵蛸、郁金。水煎服。

(3) 活血顺气汤(《定静轩医学四种》):即本方加香附、木香、枳壳、延胡索。水煎服。

2. 通窍活血汤(《医林改错》)

组成:赤芍10g、川芎6g、桃仁10g、红花10g、生姜10g、大枣7枚、葱白10g、麝香0.15g(冲服)。加酒水煎服。

功效:活血通窍。

适应证:本方主治妇女血瘀、虚性闭经、小儿疳积、酒糟鼻、脱发等证。眼科用于视网膜动脉阻塞、缺血性视神经病变、陈旧性眼内出血症。为加强止血祛瘀作用,可加花蕊石、大黄、牛膝等药。如无麝香,可用白芷代替。

3. 血府逐瘀汤(《医林改错》)

组成:当归10g、生地10g、赤芍6g、川芎5g、桃仁12g、红花10g、牛膝10g、柴胡3g、桔梗5g、枳壳6g、甘草3g。水煎服。

功效:活血祛瘀,行气化滞。

适应证:本方主治胸中淤血。眼科可用于视网膜血管阻塞、缺血性视神经病变、陈旧性眼内出血等。

4. 补阳还五汤(《医林改错》)

组成:黄芪125g、归尾6g、赤芍5g、川芎3g、桃仁3g、红花3g、地龙3g。水煎服。

功效:补气活血,祛瘀通络。

适应证:本方主治气虚血瘀、半身不遂、口眼㖞斜、言语謇涩、口角流涎或截瘫等。眼科可用于视网膜血管阻塞、缺血性视神经病变、面神经麻痹、眼肌麻痹等病。

5. 活血通络汤(张铭连经验方)

组成:葛根、黄芪各30g,丹参12g,桃仁、红花、川芎、赤芍、当归尾、石菖蒲、郁金、丝瓜络各10g,水蛭3g。

功效:益气活血,通络明目。

适应证:用于视网膜动脉阻塞、前部缺血性视神经病变、眼外肌麻痹等缺血性眼病证属目络瘀阻者。

6. 归芍红花散(《审视瑶函》)

组成:当归、赤芍、红花、栀子仁、黄芩、生地、连翘、大黄、防风、白芷、甘草各等分。共为末,每服10g,水煎食后服。

功效:清热散瘀。

适应证:本方可用于沙眼、慢性结膜炎、巩膜炎、眼外伤等,表现为颗粒累生、热壅血瘀者。亦可加退翳明目药用于沙眼性血管翳。

附方:退热散(《审视瑶函》):赤芍、黄连、木通、生地、炒栀仁、黄柏(盐水炒)、黄芩(酒炒)、归尾、甘草梢、丹皮各等分。共为末,每服15g,水煎服。

7. 凉血散瘀汤(《中医治疗眼底病》)

组成:生地10~30g、丹皮5~10g、芍药5~10g、夏枯草10~30g。

功效:清热凉血,散瘀活络。

适应证:用于瘀热阻络型的视网膜静脉阻塞、视网膜静脉周围炎,或热证眼底出血患者。

附方:滋阴解郁汤(《中医眼科临床实践》):生地15g、

山药、枸杞子、女贞子、知母、白芍、生龙骨、生牡蛎、栀子、蝉蜕、木贼、黄芩、旱莲草、沙参各10g，赤芍3g，甘草3g。滋阴益肾，凉血解郁。用于热性眼底出血，伴有虚热证候者。

8. 大黄当归散(《医宗金鉴》)

组成：大黄30g，当归60g，木贼30g，黄芩30g，栀子15g，菊花10g，苏木15g，红花25g。共为细末，每服6g。

功效：清热活血。

适应证：本方用于外伤性眼内出血。

附方：破血汤(《眼科纂要》)：刘寄奴、红花、生地、赤芍、菊花、苏木、丹皮、桔梗、甘草。水煎服。用于外伤性炎症及出血。

9. 经效散(《审视瑶函》)

组成：柴胡30g，犀角(锉)10g，赤芍、归尾、大黄、连翘、甘草梢各8g。共为细末。每服6~10g，水煎食后服。

功效：凉血散瘀。

适应证：本方用于眼挫伤、外伤性角膜溃疡、外伤性白内障等，因血瘀化热而炎症较强者。若伴有其他兼症，应随症处理。

附方：生地黄散(《医宗金鉴》)：羚羊角(锉)、生地、赤芍、川芎、大黄、枳壳、木香。水煎服。

10. 坠血明目饮(《审视瑶函》)

组成：党参12g，五味子1.5g，赤芍10g，川芎(酒洗)3g，知母3g，白蒺藜10g，归尾6g，防风3g，细辛3g，牛膝(酒洗)6g，石决明(醋煅)18g，生地18g，山药10g。水煎服。

功效：平肝泄热，凉血活血。

适应证：本方用于肝热血逆所引起的眼前房积血、玻璃体积血，兼见头痛，眼珠胀痛，口苦咽干，脉象弦数等症。

附方：眼底出血方(经验方)：石决明25g，决明子10g，益母草10g，归尾10g，赤芍6g，滁菊5g，柴胡5g，茯苓10g，山药10g，天冬6g，五味子3g。水煎服。用于眼底出血兼有高血压者。

11. 十灰散(《十药神书》)

组成：大蓟炭、小蓟炭、荷叶炭、茅根炭、大黄炭、栀子炭、棕榈炭、丹皮炭、茜草根炭、侧柏叶炭各等分。研末，每服10~15g，开水或鲜藕汁、萝卜汁调服。

功效：凉血止血。

适应证：本方为凉血止血常用剂。眼科用于各种眼内出血。因本方为治标之法，故不宜久服，俟血止后，应审因以治其本。

附方：

(1) 宁血汤(经验方)：旱莲草15g，仙鹤草12g，侧柏叶15g，生地15g，栀子炭10g，白芨15g，白蔹10g，三七1.5g(冲服)，阿胶6g，白蒺藜12g，密蒙花10g。水煎服。

(2) 止血方(经验方)：白芨15g，仙鹤草15g，陈棕榈6g，藕节炭10g，大蓟25g，血竭1.5g，旱莲草25g，白茅根15g。水煎服。

四、除痰剂

痰为人体功能失调的病理产物，稠浊为痰，清稀为饮。生痰之原因不一，或为邪火逼肺，津液化痰；或为脾运失健，水停为痰；或为气滞血瘀，经络壅塞而致痰等。痰证表现极为复杂，在肺则咳嗽喘息；在胃则恶心呕吐；在心则神昏癫狂；在肌肤经络则麻木不仁，或生肿块瘰疬等。眼之痰证多见于胞生痰核，眼肌麻痹，及某些内障疾病。痰既为气滞水聚而成，故治痰多从脾肺着手，以理气化湿为法，并结合痰之性质，辨证施治，方能获得良好效果。

1. 二陈汤(《局方》)

组成：制半夏10g，陈皮6g，茯苓10g，炙甘草3g，生姜7片(一方有乌梅)。水煎服。

功效：燥湿化痰，理气和中。

适应证：本方为祛痰之主方。主治脾湿痰饮证，症见咳嗽痰多，胸膈胀满，恶心呕吐，头眩心悸等。眼科常以本方加减用于睑板腺囊肿，及痰湿内困所致的中心性浆液性脉络膜视网膜病变、葡萄膜炎、玻璃体混浊等病。火痰加石膏、黄连；湿痰加苍术、猪苓；顽痰加南星、枳实及活血、软坚药。

附方：

(1) 化坚二陈汤(《医宗金鉴》)：即本方去姜，加炒僵蚕、黄连，将炙甘草易生甘草。水煎服。或用莲叶煎汤为丸，每服6g。用于睑板腺囊肿。

(2) 化痰散结汤(经验方)：即本方去生姜，加炒甲、皂角刺、昆布、海藻、郁金、海螵蛸、白芷。水煎服。用于睑板腺囊肿。

(3) 温胆汤(《三因方》)：即本方加竹茹、枳实、大枣。水煎服。用于中心性浆液性脉络膜视网膜病变、葡萄膜炎、玻璃体混浊等症。

(4) 加减二陈汤(经验方)：即本方去生姜、炙甘草，加党参、丹参、当归、赤芍、红花。水煎服。用于视网膜震荡，中心性浆液性脉络膜视网膜病变等症。

2. 防风散结汤(《审视瑶函》)

组成：玄参3g，黄芩6g，天花粉10g，浙贝母10g，防风6g，白芷6g，赤芍6g，桔梗3g，前胡3g，陈皮3g，苍术1.5g。水煎服。

功效：清热化痰散结。

适应证：本方用于火重于痰的睑板腺囊肿(霰粒肿继发感染)。热毒盛者加金银花、连翘、黄连等。

3. 化痰清肺汤(《中医眼科临床实践》)

组成：桔梗10g，橘红10g，清半夏10g，杏仁10g，桑白皮10g,瓜蒌10g,川贝母5g,银柴胡5g,黄芩5g,枳壳3g,龙胆草3g,甘草3g。

功效:化痰止咳,清肺降气。

适应证:本方用于咳嗽日久,气机不降,目络损伤所致的目胞浮肿,或肝肺热郁型白睛溢血。

五、祛湿剂

人体外受雨露潮汀,内伤水谷生冷,脾阳不能运化,以致体内病理性水液停留,则为湿。湿为水之渐,水为湿之积,二者难以截然划分。

湿性黏腻重浊,为病缠绵,常与风、寒、热、暑等结合为患。眼之湿症,以挟热、挟风、挟痰者为多。湿在外则胞睑浮肿,浸淫糜烂;湿在里则眼内积液,视物昏矇。湿重者则兼有身重胸满,关节疼痛,溺涩水肿,苔白而腻,脉滑或濡等症。临床应根据病因病机不同,分别采用燥湿化浊、利水化湿、清热利湿、温化水湿等法。利湿之剂,易伤阴液,故阴虚体弱,孕妇等应慎用,或于方剂中酌加滋阴益血药。

1. 二妙散(《丹溪心法》)

组成:黄柏、苍术各等分。炒研末,每服6g。亦可作煎剂。

功效:清热燥湿。

适应证:本方主治湿热下注证所致的痿痹,脚气疮疡等。眼科用于眼睑湿疹,睑缘炎等,而见赤烂痒痛者。

2. 除湿汤(《眼科纂要》)

组成:连翘12g,滑石15g,车前子10g,枳壳10g,黄芩10g,黄连6g,木通10g,陈皮3g,荆芥10g,白茯苓12g,防风6g,甘草3g。水煎服。

功效:清热除湿。

适应证:本方用于眼睑湿疹、睑缘炎、眼部药物过敏等病,偏于湿热者。若浮肿痒甚,则重用祛风药。

附方:清热利湿汤(《中医眼科临床实践》):蜜桑皮5g,天花粉、栀子、龙胆草、生地、车前子、茺蔚子、黄芩、木通、竹叶各10g,金银花12g,枳壳5g,大黄5g,甘草3g。用于羞明流泪,眼睑浮肿,头目痛剧,角膜生翳下陷,结膜充血,兼见湿热脉证者。

3. 五苓散(《伤寒论》)

组成:泽泻15g,茯苓10g,猪苓10g,白术10g,桂枝6g。水煎服。

功效:化气利水。

适应证:本方主治诸湿胀满,水饮,水肿,泄泻,小便不利,舌苔白腻或白厚,脉濡等症。眼科用于中浆病、视网膜震荡、黄斑水肿、视网膜脱离等病,伴有水肿或积液者。

附方

(1)四苓散:即本方去桂枝,用于上证兼有热象者。

(2)猪苓汤(《伤寒论》):猪苓(去皮)、茯苓、泽泻、阿胶(烊化)、滑石(碎)各10g。水煎服。滋阴利水泄热。用于上证有热而伤阴者。

(3)视网膜脱离方(经验方):生地15g,车前子12g(另包),猪苓10g,白芍10g,当归6g,黄芪6g,茯苓10g,泽泻6g。水煎服。

4. 五皮饮(《中藏经》)

组成:桑白皮12g,陈皮10g,生姜皮3g,大腹皮10g,茯苓皮15g。水煎服。

功效:行气化湿利水。

适应证:本方性味平和,为利水消肿的一般通用方剂。主治全身水肿,胸腹胀闷,小便短少及妊娠期水肿。眼科可用于眼睑水肿、视网膜脱离、视网膜水肿等。

5. 八正散(《局方》)

组成:车前子10g(另包),木通10g,瞿麦10g,萹蓄10g,滑石15g,甘草梢10g,栀子10g,大黄10g。加灯芯草水煎服。

功效:清热泻火,利水通淋。

适应证:本方主治湿热下注证,症见小便淋漓、涩痛等。眼科用于湿热引起的眼睑湿疹、葡萄膜炎、玻璃体混浊等症。

附方:猪苓散(《银海精微》):即本方去甘草、瞿麦、加猪苓、狗脊、苍术、育阴利水。用于玻璃体混浊症。

6. 苓桂术甘汤(《伤寒论》)

组成:茯苓12g,桂枝10g,白术6g,甘草3g。水煎服。

功能:健脾渗湿,温化痰饮。

适应证:本法为治上焦痰饮之主方。主治心悸眩晕,气短咳嗽,胸胁胀满,舌苔滑,脉弦滑等症。眼科可用于疱性结膜角膜炎、飞蚊症等,证属脾虚痰聚者。若脾气虚甚加党参;湿重加车前子;痰多加陈皮、半夏。

7. 清肝解郁益阴渗湿汤(《中医眼科临床实践》)

组成:银柴胡、菊花、蝉蜕、木贼、羌活、防风、苍术、白术、女贞子、赤芍、生地、菟丝子各10g,甘草3g。

功效:清肝解郁,健脾渗湿。

适应证:用于肝经郁热,湿热蕴脾所致的眼病,如渗出期的中浆病、中心性渗出性脉络膜视网膜病变、视网膜静脉周围炎、大块渗出性视网膜炎、眼外伤出血、玻璃体积血、黄斑水肿等。

六、舒肝剂

肝为藏血之脏,性喜舒畅条达。忿怒暴悖,七情内伤,每致肝气郁结。肝郁则血虚,且易犯脾,故舒肝剂常与补血、健脾药相伍。肝开窍于目,目得血而能视。所以,眼科疾病,常与肝病有关。特别是内障疾患,发于肝气郁结者尤多,故舒肝剂为眼科常用方剂之一。

1. 逍遥散（《局方》）

组成：柴胡、当归（酒拌）、白芍（酒炒）、白术（土炒）、茯苓各10g，薄荷、煨姜、炙甘草各3g。水煎服。

功效：疏肝解郁，调和肝脾。

适应证：本方主治血虚肝郁，肝脾不和证，症见头痛目眩，两胁作痛，口苦咽干，神倦食少，寒热往来，月经不调，脉弦而虚等。眼科常以本方加减，广泛用于内外眼病，如角膜炎、中浆病、青光眼、球后视神经炎、视神经萎缩等症，兼有上述表现者。体虚者加补益药，血瘀者加活血药，偏寒者佐温热药，偏热者配寒凉药，可随证化裁，灵活掌握适应证。

附方：通脉舒肝汤（经验方）：即本方去薄荷、煨姜，加赤芍15g，丹参、木贼、蝉蜕、羌活、防风各10g，水煎服。用于视网膜中央静脉阻塞。

2. 丹栀逍遥散（《局方》）

组成：丹皮、栀子、柴胡、当归、白芍、白术、丹参各10g，薄荷3g，煨姜3g，炙甘草3g。水煎服。

功效：疏肝清热。

适应证：本方用于肝郁火旺者。眼科用于视神经炎、视神经萎缩等症，小儿热性病（如脑炎、脑膜炎）后所致的视神经萎缩疗效较好。小儿应减量，抽风未退者加僵蚕、钩藤、全蝎；手足酸软者加杜仲、牛膝；头疼加桑叶、白菊；视神经萎缩者酌加活血及补益药。

附方：清肝解郁汤（《中医眼科临床实践》）银柴胡、黄芩、茯苓、蝉蜕、菊花、木贼、白蒺藜、桔梗、生栀子、枳壳、赤芍各10g，夏枯草15g，木通3g，丹皮3g，甘草3g。用于肝经郁热，脉络受阻所致的视盘水肿。

3. 银公逍遥散（《中西医结合眼病诊疗手册》）

组成：丹皮、栀子、柴胡、白术、茯苓、当归、白芍、荆芥、防风各10g，金银花、蒲公英各30g，炙甘草3g。

功效：疏肝理气、养血解毒。

适应证：用于肝郁化热、气血失和所致的急性视神经炎、视盘血管炎和视盘水肿等。

4. 补气舒肝益阴汤（《中医眼科临床实践》）

组成：党参、黄芪、茯苓、当归、山药、枸杞子、女贞子、石斛、菟丝子各10g，丹参6g，银柴胡6g，赤芍5g，升麻3g，陈皮3g，五味子5g，甘草3g。

功效：益气舒肝，滋阴养血。

适应证：用于热性眼病恢复期或陈旧期，或视神经萎缩证属肝郁损气型者。

5. 舒肝解郁益阴汤（《中医眼科临床实践》）

组成：当归、白芍、茯苓、白术、丹参、赤芍、熟地、山药、生地、枸杞子、神曲、银柴胡、磁石、菟丝子各10g，升麻3g，五味子3g，甘草3g。

功效：滋阴益肾，舒肝解郁。

适应证：用于视神经萎缩、急性视神经炎、晚期视网膜动脉阻塞和缺血性视神经病变等眼病，证属肝郁肾虚者。

6. 舒肝破瘀通脉汤（《中医眼科临床实践》）

组成：当归、白芍、茯苓、白术、木贼、蝉蜕、羌活、防风、银柴胡各10g，丹参12g，赤芍12g，甘草3g。

功效：舒肝解郁，活血通脉。

适应证：用于视网膜静脉阻塞、视网膜动脉阻塞、动脉硬化性视网膜病变、视盘血管炎证属气滞血瘀伴有郁热者。

七、镇肝剂

肝为刚脏，以血为本，以气为用。若忿怒抑郁，情志不舒，则气郁化火，火盛而生风，肝肾阴虚，水不涵木，阴不敛阳，亦可化风，是为肝风。肝风性戾，不但累及本脏，而且克土侮金，冲心逼肾，而见气喘胸痛，眩晕呕逆，目昏耳鸣，口眼㖞斜，以及抽搐癫狂等证。肝阳实证，则应镇肝平木；肝肾阴虚，法当滋阴潜阳，两者可根据病情，结合为用。平肝潜阳药多为金石介类，质体重坠，其性猛烈，最易伤耗气血，且能克伐脾胃，故常须配以柔肝养血、益气健脾等品。

1. 磁朱丸（《千金方》）

组成：磁石60g，朱砂30g，神曲125g。共为细末，以神曲适量打糊为丸（或炼蜜为丸）。每服1.5~6g，一日服2次。

功效：镇肝明目。

适应证：本方主治肝肾阴虚，浮阳上扰证，症见心悸失眠，头晕目眩，耳鸣耳聋，视物昏花等。用于初期白内障、青光眼、虹膜睫状体炎、玻璃体混浊、增殖性视网膜病变等眼病证属阴虚肝旺者。

附方

（1）白内障（经验方）：磁石25g，神曲12g，制首乌15g，黄精15g，凤凰衣10g，白蒺藜10g，菟丝子10g，枸杞子12g，甘草6g。水煎服。

（2）玻璃体混浊方（经验方）：磁石15g，神曲10g，朱砂0.6g（冲服），桃仁6.5g，红花10g，枸杞子12g，菊花6g，旱莲草10g（一方去朱砂、旱莲草，加海藻、昆布各15g）。水煎服。

2. 镇肝熄风汤（《医学衷中参西录》）

组成：怀牛膝30g，生赭石（轧细）30g，生龙骨（打碎）、生牡蛎（打碎）、生龟板（打碎）、生白芍、玄参、天冬各15g，川楝子（打碎）、生麦芽、茵陈各6g，甘草5g。水煎服。

功效：镇肝熄风。

适应证：本方主治肝阳上亢证，症见头目眩晕，脑中热痛，眼胀耳鸣，心中烦热，面色暗红，肢体不利，口眼㖞斜，脉弦有力，甚或眩晕颠仆，不省人事等。可用于高血压视网膜病变、视网膜动静脉阻塞及缺血性视神经病变证属肝阳上亢者。

3. 育阴潜阳通脉汤(《中医眼科临床实践》)

组成:白芍、沙参各 12g,枸杞子 15g,珍珠母 15g,生地、山药、麦冬、盐知母、盐黄柏、生龙骨、生牡蛎、怀牛膝、丹参、赤芍、蝉蜕、木贼各 10g。

功效:滋阴益肾,平肝潜阳。

适应证:用于阴虚阳亢型高血压性视网膜病变、球后视神经炎、缺血性视神经病变、视网膜动脉阻塞、视网膜静脉阻塞等眼病。

八、退翳剂

眼之风轮,质地透明。若发生病变,则混浊不清,是为翳膜。一般原发于风轮者为翳;继发于气轮,赤丝缠绕者为膜。退翳之法,须分层次。当风热正盛时,则以疏风清热为主,略加退翳药;至风热稍减,就应以退翳为主,略加祛风清热药,切忌单用或过用清热药,否则阳气受损,翳必不退;若系陈旧翳膜,则以风药发散,佐以活血行气之品。翳发于风轮,风轮在脏属肝。因此,凡属清肝、平肝、疏肝的药物,也有退翳之效。

1. 拨云退翳散(《银海精微》)

组成:楮实子、薄荷、川芎、黄连、菊花、蝉蜕、蔓荆子、密蒙花、蛇蜕、荆芥穗、白芷、木贼、防风、甘草各 15g,天花粉 10g。共为细末,炼蜜为丸。每服 10g,日服二次。

功效:疏散风热,退翳明目。

适应证:本方用于较新鲜的角膜翳证属风热犯目者。

附方:拨云退翳丸(《原机启微》):即本方去防风、白芷,加地骨皮、川椒皮、白蒺藜、当归。炼蜜为丸。用法同上。

2. 蝉花无比散(《局方》)

组成:蝉蜕、蛇蜕(微炒)、川芎、炙甘草各 3g,白茯苓、防风、赤芍、羌活各 10g,苍术(炒)6g,当归 6g,白蒺藜 12g,石决明 15g。共为细末,每服 10g,白水送服。

功效:清肝祛风,退翳明目。

适应证:本方用于角膜炎、角膜血管翳、角膜翳、翼状胬肉等眼病证属肝经风热者。风热盛者,可酌加桑叶、菊花、连翘之类。

附方:

(1) 密蒙花散(《局方》):羌活、白蒺藜、密蒙花、石决明各 30g,菊花 60g。共为末,每服 6g,白水送服。

(2) 退翳方(经验方):生地 5g,赤芍 12g,蝉蜕 5g,木贼 10g,连翘 12g,秦皮 12g,青葙子 12g,决明子 12g,白蒺藜 10g。清热退翳。水煎服。用于角膜溃疡恢复期。

3. 滋阴退翳汤(《眼科临症笔记》)

组成:玄参 15g,知母 10g,生地 12g,麦冬 10g,白蒺藜(炒)10g,木贼 10g,菊花 10g,青葙子 10g,蝉蜕 6g,菟丝子 10g,甘草 3g。水煎服。

功效:滋阴退翳。

适应证:本方用于角膜炎、角膜溃疡恢复期证属久病伤津者。若余邪未清,则酌加清热祛风药;肝肾虚甚者,加补益肝肾药。

附方:养阴活络退翳汤(《中医眼科临床实践》)决明子 15g,生地 12g,知母 12g,天花粉 10g,黄芩 6g,银柴胡 5g,蝉蜕 5g,菊花 5g,木贼 5g,旋覆花 5g,清半夏 3g,羌活 3g,防风 3g,橘红 3g,甘草 3g。用于年深日久的角膜薄翳。

九、补虚剂

人体维持正常功能,有赖于气血充盈,阴阳调和。如因先天禀赋不足,或因后天失养,或因疾病消耗,都会使气血亏损,阴阳失调而产生各种虚证。眼病虚证,以肝肾、气血为多。肝肾虚每见赤丝稀疏、星翳隐伏、冷泪时下、干涩昏花;气血虚每见胞睑垂闭、翳陷难起、昏盲视渺等病。除眼部症状外,尚伴有全身相应的虚证。滋补肝肾,首先要分别其为肝肾阴虚或阳虚,然后着重补阴或补阳,阴阳俱虚者,则阴阳并补。补益气血应根据气虚或血虚而有所侧重,但血虚多伴有气虚,补气且能生血,故于补血剂中,常须加补气药以增强疗效。脾胃为后天之本,水谷之海,故补益同时,还须兼补脾胃。补虚剂主要用于虚证,凡外邪实热,不宜使用。但如病邪未清,而正气已衰,则可在祛邪药中适当加入补益药以扶正祛邪。补气药与助阳药性多属温热,故阴虚火旺者忌用。补血药与养阴药性凉黏腻,故阳虚阴盛及脾胃虚弱者,均宜慎用。

1. 四君子汤(《局方》)

组成:党参 12g,白术 12g,茯苓 12g,炙甘草 10g。水煎服。

功效:补气健脾。

适应证:本方为补脾益气的基本方。主治脾虚气弱证,症见面色苍白、气短懒言、肢软嗜卧、纳少便溏、脉象濡弱等。眼科用于脾虚气弱所致的眼睑浮肿(非炎性)、眼睑下垂、重症肌无力、视疲劳、视神经萎缩等病。

2. 补中益气汤(《脾胃论》)

组成:党参 12g,黄芪(炙)15g,白术(土炒)12g,陈皮 3g,炙甘草 5g,当归身(酒洗)10g,升麻 5g,柴胡 5g,姜三片,枣三枚。水煎食后热服。

功效:补气健脾,升阳举陷。

适应证:本方为升阳益气的代表方剂。主治中气不足、清阳下陷证所致的眼睑下垂、重症肌无力、麻痹性斜视、视疲劳、角膜溃疡、白内障、夜盲、视神经萎缩等,凡属中气不足、延久失治,或过服寒凉药物所致的慢性眼病,均可加减应用。但赤眼热重,内障阴虚者,则在禁用之例。

附方:培土健肌汤(《中医眼科临床实践》):即本方加

茯苓、全蝎、钩藤各10g。益气健脾，熄风活络。用于眼睑下垂、眼肌麻痹等证属中气不足者。

3. 调中益气汤(《脾胃论》)

组成：黄芪(炙)15g，党参12g，陈皮3g，炙甘草5g，苍术12g，木香6g，升麻5g，柴胡5g，姜三片，枣三枚。水煎服。

功效：调中益气。

适应证：本方主治脾虚湿滞证所致的眼肌麻痹、视神经萎缩及夜盲症等，症见胸满短气，体倦无力，饮食无味，或食后呕吐等。

附方：加味调中益气汤(《审视瑶函》)：即本方去姜、枣，加当归、川芎、细辛、蔓荆子。可用于开角型青光眼，头痛呕吐、食少神疲者。

4. 益气聪明汤(《东垣十书》)

组成：人参15g，黄芪15g，蔓荆子10g，黄柏(酒炒)6g，白芍6g，炙甘草3g，升麻5g，葛根10g。共研细末，每服12g。水煎服。

功效：益气扶脾，聪耳明目。

适应证：本方主治中气虚弱，清阳不升证所致的眼睑下垂、角膜溃疡、玻璃体混浊、初期白内障、视神经萎缩、视网膜脱离、视疲劳等，症见耳聋耳鸣，视物昏花等。有热者加黄连、黄芩、连翘；兼湿者加白术、泽泻；气虚甚者倍用黄芪。

附方

(1) 助阳活血汤(《原机启微》)：即本方去黄柏、葛根、白芍，加当归、柴胡、防风、白芷。

(2) 冲和养胃汤(《审视瑶函》)：即本方去黄柏、蔓荆子，加茯苓、柴胡、白术、当归、羌活、防风、黄芩、黄连、五味子、生姜。

5. 参苓白术散(《局方》)

组成：党参、茯苓、白术、山药各30g，桔梗、炙甘草、薏苡仁、莲子肉各15g(一方加陈皮)，白扁豆25g，砂仁5g。共为细末。每服10~15g，日服二次。亦可作汤剂。

功效：益气健脾，和胃止泻。

适应证：本方主治脾胃虚弱证所致的角膜软化、视神经萎缩等病，症见饮食不消，胸脘胀满，吐泻体虚等。有热者加胡黄连；不思饮食者加焦三仙、鸡内金；出汗过多者加浮小麦。

6. 吴茱萸汤(《伤寒论》)

组成：吴茱萸10g，党参12g，生姜15g，大枣五枚。水煎服。

功效：温中散寒，降逆止呕。

适应证：本方主治脾胃虚寒证，症见心下痞满，食谷欲吐，厥阴头痛，口吐涎沫，四肢不温，舌质淡，苔滑白，脉迟缓等。用于急性闭角型青光眼、闪辉性暗点伴有上述表现者，

以本方治疗，可缓解症状。

附方：吴茱萸汤(《审视瑶函》)：即本方去大枣，加川芎、茯苓、炙草、半夏、白芷。酌用于闭角型青光眼。

7. 四物汤(《局方》)

组成：熟地12g，当归12g，白芍12g，川芎6g。水煎服。

功效：补血调经。

适应证：本方是从《金匮》妇科要方胶艾汤化裁而来，为补血调经的基本方。眼科用于营血不足及妇女经胎产期的各种眼病。若以补血为主，可重用熟地、白芍，将当归易当归身；以活血为主可重用当归、川芎，将白芍改赤芍；气虚加党参、黄芪；血瘀去熟地，加桃仁、红花；血闭加大黄、芒硝；血寒加肉桂、附子；血热将熟地改生地，加黄芩、黄连；出血者去川芎，加三七、仙鹤草；血虚有热而妄行不止者，加丹皮炭、阿胶、栀子炭、黄芩炭。

8. 除风益损汤(《原机启微》)

组成：当归10g，白芍10g，熟地12g，川芎6g，藁本10g，前胡10g，防风10g。水煎服。

功效：养血祛风。

适应证：本方为治疗眼外伤的常用方，亦可用于内眼手术后非感染性炎症反应。临床可随证加减。热毒盛加黄芩、龙胆草、金银花、大黄等；血瘀热壅将熟地、白芍易生地、赤芍；瞳孔散大者加五味子，重用白芍；外伤性白内障加凤凰衣、海螵蛸；眼内出血加止血剂；角膜混浊加退翳药。

9. 天王补心丹(《世医得效》)

组成：酸枣仁(炒)、柏子仁、麦冬、天冬、五味子、当归各30g，生地125g，远志、丹参、玄参、茯苓、桔梗、人参各15g。共为末，炼蜜为丸，朱砂为衣。每服10g，日服一、二次。

功效：滋阴养血，补心宁神。

适应证：本方主治思虑过度，耗伤心阴证，症见口舌生疮，舌红少苔，脉象细数等。眼科用于干眼症、视神经萎缩等具有上述症状者。血虚甚者，可并用人参养荣汤；心火盛者，并用导赤散。

10. 猪肝散(《银海精微》)

组成：海蛤粉、谷精草、夜明砂各3g，共为末，用猪肝60g切片，掺药末于内，以线扎定，煎煮，稍凉取肝同药细嚼食之，汤同服。

功效：养肝补血，清热明目。

适应证：本方用于肝虚血损或小儿疳疾所致的夜盲、干眼症、结膜角膜干燥、角膜软化等病。

附方

(1) 羊肝丸(《一草亭目科全书》)：夜明砂、当归、木贼、蝉蜕、羊肝。水煮捣烂和丸。

(2) 眼疳验方(经验方)：鸡内金25g，草决明15g，石决明(煅)15g，谷精草15g，蝉蜕6g，甘草3g。共为末。用鸡肝

或猪肝切片,掺药末于内,蒸热淡食。

11. 归芍八味汤(《中医眼科临床实践》)

组成:当归 6g,白芍 3g,槟榔 1g,车前子 3g,莱菔子 1g,炒枳壳 1g,金银花 12g,炙甘草 1.5g。水煎服。

功效:滋补肝血,健脾和胃。

适应证:本方用于营养不良所致的小儿角膜软化,兼有脾胃失调、泄泻频繁者。如久泻不愈可重用车前子,加茯苓、白术;局部继发感染者,加蒲公英、炙桑皮、黄芩、天花粉;病情好转,留有云翳,加菊花、木贼、密蒙花、旋覆花。若虹膜脱出,久不平复可酌加川贝母。

12. 八珍汤(《正体类要》)

组成:党参 10g,白术 12g,茯苓 12g,炙甘草 5g,当归 10g,川芎 6g,熟地 12g,白芍 12g。水煎服。

功效:益气补血。

适应证:本方主治气血双虚证,症见面色少华、心悸怔忡、头昏失眠、气短少食、体倦神疲、舌淡脉虚等。眼科用于迎风流泪、泡性结膜角膜炎、角膜溃疡、晚期青光眼、干眼症、糖尿病视网膜病变、贫血性视网膜病变、球后视神经炎、视神经萎缩等,证属气血双亏者。

附方

(1) 香贝养荣汤(《医宗金鉴》):即本方加香附、川贝母、陈皮、桔梗、姜、枣。补益气血,化痰散结。可用于疱性结膜角膜炎,兼有瘰疬者。

(2) 柴胡参术汤(《审视瑶函》):即本方去茯苓,加柴胡、青皮。补气血,疏肝郁。可用于暴怒伤肝引起的黑蒙症。

13. 十全大补汤(《局方》)

组成:党参 10g,茯苓 12g,白术 12g,炙甘草 5g,当归 10g,熟地 12g,白芍 12g,川芎 6g,黄芪 10g,肉桂 0.6g(泡冲服)。水煎服。

功效:温补气血。

适应证:本方主治同八珍汤,而温补之力较强,故阴虚火旺者不宜应用。

14. 归脾汤(《济生方》)

组成:白术 10g,当归 3g,党参 3g,黄芪 10g,炒枣仁 10g,木香 1.5g,远志 3g,龙眼肉 5g,茯神 10g,炙甘草 5g,姜、枣为引。水煎服。

适应证:益气健脾,养血补心。

适应证:本方主治思虑过度,劳伤心脾证,症见怔忡健忘、心悸不眠、体虚盗汗、食欲不振,以及脾不统血,月经不调等。眼科用于球后视神经炎、视神经萎缩、干眼症、糖尿病视网膜病变、贫血性视网膜病变、眼内出血等,证属心脾两虚者。

附方:加味归脾汤(《证治准绳》):即本方加丹皮、栀子。用于上证兼血热。

15. 六味地黄汤(《小儿药证直诀》)

组成:熟地 25g,山萸肉 12g,山药 12g,泽泻 10g,丹皮 10g,茯苓 10g。水煎服。

功效:滋阴补肾。

适应证:本方是金匮肾气丸减桂、附而成,为补阴的主要方剂。眼科用于眼肌麻痹、角膜溃疡、青光眼、玻璃体混浊、中浆病、视神经萎缩等病,属于肝肾阴虚者。

附方:益阴肾气(《原机启微》):即本方加生地、当归身、五味子、柴胡。炼蜜为丸(东垣方:去生地,加朱砂为衣,名明目地黄丸)。每服 10g,日服二次。滋阴补肾,益精养血。常用于眼底病的恢复期,以巩固疗效。

16. 知柏地黄汤(《医宗金鉴》)

组成:知母 10g,黄柏 10g,熟地 25g,山萸肉 12g,山药 12g,泽泻 10g,丹皮 10g,茯苓 10g。水煎服。

功效:滋阴降火。

适应证:本方主治阴虚火旺证,症见潮热骨蒸、头昏目眩、午后颧红、手足心热、夜多盗汗、口干不欲饮、苔白质绛、脉弦细等。眼科用于巩膜炎、角膜炎、虹膜睫状体炎、青光眼、中心性浆液性脉络膜视网膜病变、视网膜静脉周围炎、视神经萎缩等病,证属阴虚火旺者。

17. 滋阴地黄丸(《东垣十书》)

组成:生地 36g,熟地 15g,当归 15g,天冬 10g,黄连 30g,黄芩 15g,柴胡 10g,五味子 10g,地骨皮 6g,人参 6g,枳壳 10g,炙甘草 10g。炼蜜为丸。每服 10g,日服 3 次。

功效:滋阴降火,补气养血。

适应证:本方主治神劳肾虚,气血不足,虚火上炎,眼目昏花。可用于青光眼、视神经萎缩等表现为上述证候者。

附方:滋清活络汤(《中医治疗眼底病》):生地黄、山药、川芎、菟丝子、女贞子、夏枯草、决明子、泽泻、黄芩、赤芍、川牛膝、当归尾、三七粉(冲服)。用于肝肾阴虚,血滞目络所致的动脉硬化性视网膜病变、眼底出血、渗出等。

18. 左归饮(《景岳全书》)

组成:熟地 12g,山药 6g,枸杞子 6g,茯苓 6g,山萸肉 6g,炙甘草 6g。水煎服。

功效:滋肾养肝。

适应证:本方为纯甘壮水之剂。与六味地黄汤补中有泻,有所不同。用于肾阴不足,腰酸遗精,口干盗汗等证。眼科适应证参照六味地黄汤。

附方:左归丸(《景岳全书》):即本方去茯苓、炙甘草,加牛膝、菟丝子、鹿角胶、龟板。制成丸剂。

功效:同左归饮,唯滋补力较大。

19. 附桂八味汤(《金匮要略》)

组成:附子(制)10g,肉桂 3g(泡冲服),熟地 25g,山药 12g,山萸肉 12g,泽泻 10g,茯苓 10g,丹皮 10g。水煎服。

功效：温补肾阳。

适应证：本方主治肾阳不足，命门火衰证，症见面色㿠白，形寒肢冷，腰脊酸痛，阳痿早泄，尿少或多，食少便溏，少腹冷痛，苔白舌胖，有齿痕，脉象沉细等。眼科可用于巩膜炎、角膜炎、青光眼、夜盲、中浆病、视网膜色素变性、视神经萎缩等，证属肾阳虚者。长期服用者，可去附子，加五味子。

20. 右归饮（《景岳全书》）

组成：附子12g，肉桂1.5g（泡冲），熟地18g，山药12g，枸杞子12g，杜仲12g，山萸肉6g，炙甘草6g。水煎服。

功效：温补肾阳。

适应证：本方为纯甘补火之剂，温补之力大于附桂八味丸。主治肾阳不足，命门火衰证，症见肢冷畏寒，五更泄泻，遗精阳痿等。眼科适应证同桂附八味汤。

附方：右归丸（《景岳全书》）：即本方去炙甘草，加当归、鹿角胶、菟丝子。炼蜜为丸。功效较右归饮为强。

21. 驻景丸（《银海精微》）

组成：楮实子（微炒）30g，枸杞子30g，五味子30g，人参30g，熟地（酒浸焙干）60g，肉苁蓉（酒浸焙干）125g，乳香（制）30g，川椒（去目炒干）30g，菟丝子（酒浸焙干）125g（一方加当归）。共为细末，炼蜜为丸。每服10g。

功效：滋补肝肾，兼补气血。

适应证：本方用于肝肾两虚，气血不足所致的视神经萎缩、黄斑变性、白内障等眼病，症见头晕耳鸣，憔悴羸弱，腰足酸痛，脉象细微者。

附方

（1）加减驻景丸（《银海精微》）：即本方去人参、肉苁蓉、乳香，加车前子、当归（去尾）。蜜水为丸。

（2）驻景补肾明目丸（《银海精微》）：即本方去人参、乳香、川椒，加车前子、石斛、青盐、沉香、磁石。共为细末，炼蜜为丸。用于白内障初期，玻璃体混浊、视神经萎缩等。

（3）四物五子丸（《审视瑶函》）：熟地、当归、白芍、川芎、地肤子、菟丝子、枸杞子、覆盆子、车前子各等分。共为细末，炼蜜为丸。每服10g，日服二次。亦可作汤剂。用于肝肾两亏所致的眼目干涩，视神经萎缩等。

22. 石斛夜光丸（《原机启微》）

组成：人参、天冬、茯苓各60g，枸杞子、牛膝、菟丝子、甘菊花、苦杏仁、决明子各24g，石斛、肉苁蓉、五味子、甘草、枳壳、川芎、防风、羚羊角、犀角、青葙子、白蒺藜、黄连各15g，熟地、麦冬、生地各30g，山药12g。共研细末，炼蜜为丸。每服10g，日服二次。

功效：滋阴明目，平肝泄热。

适应证：本方主治肝肾两亏、虚火上炎所致的白内障、青光眼及某些眼底疾病。血虚者加补血药；气虚者重用补气药；虚而无热减泻火药。

附方：绿风还睛丸（《医宗金鉴》）：人参、茯苓、白术、甘草、羌活、防风、生地、蒺藜、肉苁蓉、山药、牛膝、青葙子、密蒙花、菟丝子、木贼、川芎各30g。共为细末，炼蜜为丸。每服10g。益气生精，培补肝肾。用于晚期青光眼。

23. 托里消毒散（《医宗金鉴》）

组成：生黄芪、皂角刺、金银花、连翘、桔梗、陈皮、白芷、川芎、当归（酒拌）、白芍、白术（炒）、茯苓、人参、甘草（炙）各等分。共为末，每服3~6g。水煎徐徐服。

功效：清热解毒，托里透脓。

适应证：一切痈疽疮疡，由于邪盛正虚，不能化毒成脓，或脓成不易外溃，或溃后脓液清稀，流而不畅者，可用本方治疗。眼科用于类似上述症状的急性泪囊炎、角膜脓疡、眼睑蜂窝组织炎、眶蜂窝织炎、眼眶骨膜炎等病。

附方

（1）四妙汤（《医宗说约》）：生黄芪15g，当归30g，金银花30g，甘草节6g。水煎服。

（2）透脓散（《外科正宗》）：生黄芪12g，穿山甲（炒）3g，当归6g，川芎10g，皂角刺5g。加酒水煎服。

24. 阳和汤（《外科全生集》）

组成：熟地30g，白芥子6g，鹿角胶10g，肉桂3g，炮姜炭15g，麻黄1.5g，生甘草3g。水煎，日服一剂，分二次服。

功效：温补消痈。

适应证：本方为治疗阴性痈疽的主要方剂。症见皮色白而不红、不肿或漫肿酸痛，以及面色㿠白，脉象迟细，苔白舌淡等虚寒症状。眼科用于具有上述症状的结核性眶骨膜炎等疾病。

十、外用剂

外用剂在眼科适应证颇广，包括点剂、滴剂、膏剂、熏洗剂、嗒鼻剂等，多用于外障疾病。诸如红肿热痛，胶眵粘结，胬肉攀睛，星点翳膜，以及打扑损伤，赤紫壅肿等，均可采用治法，以收退赤消肿，止痛祛痒，消翳磨障之效。必要时可与内服药配合治疗。

1. 如意金黄散（《外科正宗》）

组成：天南星、陈皮、苍术、厚朴各6g，黄柏、姜黄、白芷、大黄各15g，天花粉30g。共研极细末，用蜜、清茶、麻油或菊花煎汁，调敷患处。

功效：消肿止痛。

主治：睑腺炎等眼外部炎症。

2. 万应膏（《医宗金鉴》）

组成：川乌、草乌、生地、白蔹、白芨、象皮、白芷、当归、赤芍、羌活、土木鳖、穿山甲、乌药、甘草、独活、玄参、苦参、大黄、官桂（研粉过筛）各15g。

制法：将前十八味药酌予碎断，取麻油7.5kg，同置锅中,浸泡3~10天,用文武火,将药炸枯,浮起为度,去渣,再继续炼至滴水成珠,加适量黄丹拌匀,稍凉,入官桂粉搅匀,分摊在纸上即成。用时温热化开,贴于患处。

功效:活血解毒。

主治:睑蜂窝织炎,急性泪囊炎及睑板腺炎等眼病。

3. 洗烂弦风赤眼方(《审视瑶函》)

组成:苦参12g,五倍子10g,荆芥穗10g,防风10g,黄连10g,铜绿1.5g。共为细末,外以苏薄荷煎汤为丸,如弹子大。用时以热水化开洗眼,每日三次。

功效:祛风清热,除湿止痒。

主治:睑缘炎,眼睑湿疹等眼病。

附方:苦参汤洗剂(经验方):苦参12g,五倍子10g,黄连10g,防风10g,荆芥穗10g,漳丹2g,铜绿2g,蕤仁10g。水煎,以药棉蘸药汁洗患处,每日三次,每剂可洗三天。治症同上。

4. 犀黄散(经验方)

组成:硼砂粉(制)15g,冰片10g,麝香1g,犀黄1.2g。共研极细末,搅匀,用时点于内眦部。

功效:清热解毒,退翳明目。

主治:急性结膜炎、慢性结膜炎、疱性结膜角膜炎、沙眼性角膜炎、角膜溃疡、巩膜炎等病。

附方:珠黄散(经验方):珍珠粉2g,犀黄3g,朱砂2g,麝香2g,共研极细末。主治疱性结膜角膜炎。用法同上。

5. 石燕散(《医宗金鉴》)

组成:炉甘石(制)125g,硼砂(铜勺内同水煮干)5g,石燕5g,琥珀5g,朱砂(水飞)5g,麝香0.4g。为极细末。用时以玻璃棒沾少许,点于眼内眦部。

功效:清热退翳。

主治:沙眼、疱性结膜炎、巩膜炎、角膜血管翳等病。

6. 立胜煎(经验方)

组成:黄连、黄柏、秦皮、甘草各6g。加水300ml,煎半小时,浓缩至150ml,加缓冲液即成。每2小时滴眼一次。

功效:清热解毒。

主治:急性结膜炎,慢性结膜炎,角膜溃疡等病。

7. 五胆膏(《审视瑶函》)

组成:熊胆、鲭胆、鲤胆、猪胆、羊胆、蜂蜜各等分。将胆、蜜入铜勺中,微火熬成膏。每日3~4次,点于内眦部。

功效:清热解毒止痛。

主治:急性结膜炎、巩膜炎、角膜溃疡等病。

8. 朱砂煎(经验方)

组成:黄连、黄柏、秦皮、细辛、白芷各15g,乳香3g,朱砂(水飞)0.3g,冰片0.3g,蜂蜜60g。

制法:先将前五味药加水500ml,煎至250ml过滤,然后加乳香、朱砂、蜂蜜,微煎,最后入冰片,略煎过滤,净得药水250ml。每2小时滴眼一次。

功效:清热明目。

主治:疱性角膜炎、束状角膜炎、角膜溃疡等病。

9. 黄连西瓜霜(经验方)

组成:黄连25g(或小檗碱2.5g),西瓜霜(或皮硝)25g,硼砂1.0g。加蒸馏水1000ml,煎至500ml过滤即成(如用小檗碱加热溶化即可)。每日滴眼4次。

功效:清热收敛。

主治:急性结膜炎、慢性结膜炎、沙眼等病。

附录:西瓜霜制法:将皮硝装入西瓜内(挖去部分瓜瓤),吊至阴冷通风处,十天后瓜皮冒出白霜,收装瓶内备用。

10. 金菊兰眼药水(经验方)

组成:金银花125g,菊花125g,板蓝根60g,蒲公英60g。

制法:将上药用蒸馏水洗净浸泡10分钟,然后煮煎3次,首次45分钟,后两次各30分钟。合并3次药液,滤过浓缩至600ml,再加入95%乙醇1050ml,放置3天,过滤,回收乙醇,净得药液750ml,然后加氯化钠3.75g,吐温7.5g,尼泊金2.25g,煮沸滤过,调pH为6,最后加苯甲醇7.5g即成,每日滴眼4、5次。

功效:清热解毒。

主治:急性结膜炎、病毒性角膜炎等病。

11. 炉硝散(经验方)

组成:羌活、防风、黄芩、菊花、蔓荆子各10g,川芎、白芷各6g,火硝2.4g,冰片0.3g,炉甘石(制)15g。

制法:将前七味药煎成浓汁,去渣浓缩成糊,加入后三味药(均研细粉)调匀即成。用时先滴1%丁卡因,然后取药少许,涂于胬肉表面,每日1、2次。

功效:祛风清热收敛。

主治:翼状胬肉。

12. 桑菊祛风汤(经验方)

组成:桑叶、菊花、金银花、防风、归尾、赤芍、黄连各等分。水煎,趁热先熏后洗。

功效:散风清热,消肿止痛。

主治:急性结膜炎、角膜炎、角膜溃疡等病。

附方:赤眼熏洗方(经验方):薄荷25g,金银花15g,连翘12g,桑叶12g,生地15g,蝉蜕10g,黄柏10g。水煎熏洗,每日3次。用于急性结膜炎。

13. 搐鼻碧云散(《审视瑶函》)

组成:鹅不食草6g,青黛3g,川芎3g。为末。用时让患者含水满口,以小匙盛药少许,吸入鼻内,闭口5分钟,吐出含水,眨眼流泪,休息片刻。每日2~3次。

功效:清热解毒。

主治：急性结膜炎、角膜溃疡等。

14. 蕤仁膏（经验方）

组成：蕤仁霜（蕤仁去壳除油，焙干，研末）一份，制甘油二份，冰片少许，和匀研细，用蛋黄油调和成膏。

功效：疏散风邪。

主治：局部涂布治睑缘炎。

十一、单方验方

（一）眼睑湿疹

1. 霜桑叶、玄明粉各等分。煎汤洗患处。
2. 血竭、乳香、没药、轻粉、密陀僧各等分。研为细末，搽于患处。
3. 青黛、海蛤粉、黄柏、煅石膏、轻粉各等分。共研末，香油调搽患处。
4. 青黛4g，黄柏、潮脑、轻粉各3g，松香5g。共研细末，用青布卷药在内，麻油湿透烧灰，使灰油滴于茶盅内蘸搽患处。
5. 花椒10g，白矾3g（一方加艾叶6g，青盐3g）。痒甚加蛇床子。水煎熏洗患处。
6. 炒吴茱萸30g，乌贼骨20g，硫黄6g。共研细末撒布，或用蓖麻油（或猪油）调涂。
7. 白鲜皮30g，苦参30g，黄柏15g，黄连15g，苍术15g，羌活3g，香油500g。将上药炸透，去渣，入蜂蜜125g，再加凡士林配成20%软膏。涂患处。
8. 石膏30g，知母10g，羌活10g，防风10g，荆芥10g，甘草3g。水煎服。

（二）睑缘炎

1. 鸡蛋黄2枚或3枚。将鸡蛋煮熟取黄，以文火煎熬成油，加制甘石、冰片（研极细末）少许和匀，涂患处，每日2~3次。
2. 谷糠30g。用一张麻头纸放在碗上，上置谷糠，将谷糠点燃即向碗里滴油，以油涂患处，每日1次。
3. 晚蚕砂15g，麻油适量。将蚕砂焙焦，研细末，加麻油（或醋）调膏，涂睑缘，每日2~3次。
4. 青黛1.5g，煅石膏3g。共研细末，香油调成膏，涂患处，每日2~3次。
5. 铜绿10g，生蜜适量。研细末，以生蜜调涂粗碗内，将碗复转，烧艾烟熏至焦黑为度，取起冷定，以乳汁调匀，搽患处。
6. 五味子3g，炼蜜15g。将五味子研极细，加蜜调匀，涂患处，每日2~3次。
7. 白矾3g，白菊花10g。用水煎取一大碗，去渣，分2次洗眼，每日3次。
8. 白矾、梨汁适量。用梨汁化白矾，抹睑缘，每日2~3次。
9. 蕤仁肉10g，五倍子6g，荆芥3g。水煎服。
10. 荸荠粉6g，冰片0.6g。研末，用香油调抹患处。
11. 炉甘石粉、绿豆粉10g，冰片3g。共为细末，香油拌匀涂睑缘，每日2~4次。
12. 制甘石6g，黄连3g，铜绿1.5g。共研末，开水一大碗冲泡，澄清待凉，每日3次洗患处。
13. 归尾10g，玄明粉10g，铜绿10g，胆矾10g。水煎洗患处，每日3次。
14. 霜桑叶10g，菊花10g，龙胆草6g。水煎熏洗患处。
15. 苦参、枯矾、炉甘石各3g。冷开水泡半小时后，取液洗眼。
16. 黄连10g，炉甘石30g，冰片3g。共为极细末，滴眼，每日2~3次。
17. 荆芥10g，防风10g，连翘10g，蒲公英12g，车前子10g，茯苓12g，枳壳6g，甘草3g。水煎服。

（三）睑腺炎

1. 鲜生地30~60g。捣取汁与醋同量混合，涂患处，每日3~4次；或将鲜生地捣烂，与适量醋调和敷患处，每日2~3次。
2. 生南星、生地黄各等分。共捣成膏，贴患侧太阳穴，每日2~3次。
3. 雄黄粉适量。加醋涂患处，保持局部湿润，干后即除去。
4. 蛇蜕一块。醋浸贴于患处。
5. 大黄末适量，蛋清调敷患处。
6. 芙蓉叶125g，生大黄、赤小豆各60g。共研细末，用凡士林调成膏，摊于纱布上外敷。
7. 鲜蒲公英60g（干者30g）。水煎，头煎内服，二煎洗眼，每日2次。
8. 金银花15g，蒲公英15g，赤芍10g，大黄10g。水煎服。
9. 紫花地丁12g，野菊花10g，蒲公英10g，芙蓉花10g。水煎服，亦可煎汤外敷。
10. 羌活10g，防风10g，赤芍10g，板蓝根30g，蒲公英30g，皂角15g。水煎服。
11. 金银花15g，蒲公英15g，天花粉10g，黄芩10g，生地10g，赤芍10g，白芷10g，甘草3g。水煎服。

（四）睑板腺囊肿

1. 生南星30g，冰片1.5g。研末，醋调成膏，睡前敷患处。
2. 五倍子15g，生半夏15g，蟾酥0.6g。研细末，醋调成膏，睡前敷患处。
3. 昆布3g，黄柏3g。共研细末，开水送服，每日3次连服数日。

4. 昆布10g,浙贝母6g,苍术6g,枳壳10g。水煎服。

5. 生石膏12g,枳实6g,胆南星5g,夏枯草6g。水煎服。用于囊肿继发感染者。

6. 清半夏、橘红、茯苓、白僵蚕、蝉蜕、枳壳、防风、桔梗各10g,甘草3g。水煎服。

(五) 迎风流泪症

1. 木贼10g,菊花10g,苍术6g。水煎服。

2. 山药15g,熟地10g,枸杞子10g,山萸肉15g,牛膝6g,龟板10g。水煎服。

3. 白芷5g,细辛2.4g,川芎5g,乌贼骨10g,威灵仙10g,干地黄10g。水煎或酒泡服。

4. 巴戟天3g,枸杞子10g,甘菊花3g,肉苁蓉10g,水煎服。

(六) 眼睑皮肤癌

三氧化二砷(白砒)1g,穿山甲1g,黄芩素1g,活性炭3~6g。将穿山甲掰成碎块,和三氧化二砷一起放在坩锅内加热,至冒白烟后放冷,研成末,加入黄芩素及活性炭拌匀,用烧开放凉的植物油调成糊状,放于消过毒的瓶内备用。

(七) 泪囊炎

1. 枯矾、轻粉、血竭、乳香各等分。共研极细末,用少许点内眦角处,每日2~3次。

2. 文蛤(即五倍子)一枚。研极细粉,茶油调膏,抹患处,不得入眼,每日2~3次。用于泪囊漏管。

3. 明矾30g,米醋一碗半。共入铜锅内,文武火熬干,取出去火气,研极细末,用米糕和匀,作条晒干,用时量疮口深浅插入,每日2~3次。用于泪囊漏管。

4. 龙胆草10g,金银花10g,当归10g。水煎服,用于急性泪囊炎。

5. 六神丸(成药)水调化1~3粒,涂患处皮肤(不可入眼)每日3~4次,亦可同时口服,每日3次,每次10粒(成人量),用于急性泪囊炎。

(八) 急性结膜炎

1. 黄连0.6g,鸡蛋一个。将黄连研极细末,入蛋清中,搅匀滴眼,每日3~5次。

2. 秦皮3~12g。水煎,澄清,微温洗眼,每日2~3次。

3. 黄柏30g。研粗末,加水500ml,煮沸20分钟,滤取清液滴用。

4. 紫花地丁适量。捣烂取汁滴眼,每日5~6次。

5. 黄芩6g,霜桑叶10g。加200ml水煎汤洗眼。

6. 五味子10g,蔓荆子12g。煎汤熏洗眼,连用3~5天。

7. 蒲公英、金银花各60g。加水1000ml,煎至300~400ml,滤过滴眼,每日3~4次。

8. 黄连3g,冰片1.2g,白菊花7朵。加水20ml,蒸取液汁,滤过滴眼,每日3~4次。

9. 黄连3g,霜桑叶10g,菊花10g。煎浓汁(半小碗)过滤滴眼,每日3~4次;或煎淡汁(一大碗),每日分3次洗眼。

10. 黄连3g,当归3g,赤芍1.5g,防风1.5g,杏仁4个(锉细)。加入乳汁少许,蒸汁洗眼,每日4、5次。

11. 黄连10g,硼砂3g,氯化钠0.5g。将上药浸入140ml蒸馏水中数小时,文火煎至100ml,过滤后高压消毒备用,每日滴眼3~4次。

12. 龙胆草9~15g。水煎服,或研细末,早晚各3g,清茶送服。

13. 菊花10g,葶苈子3g。开水浸泡代茶饮。

14. 地骨皮10g,桑白皮10g,甘草3g。水煎服。

15. 霜桑叶10g,菊花10g,决明子6g。水煎服。

16. 青葙子10g,菊花10g,龙胆草6g。水煎服。

17. 木贼10g,菊花10g,赤芍6g。水煎服。

18. 龙胆草15g,鲜生地15g,竹叶10片。水煎服。

19. 黄连6g,黄芩10g,龙胆草10g。水煎服。

20. 野菊花15g,蒲公英15g,夏枯草15g。水煎服。

21. 蝉蜕10g,木贼10g,菊花10g。水煎服。

22. 菊花10g,蒺藜6g,木贼3g,决明子3g。水煎服。

23. 金银花10g,连翘15g,栀子12g,黄芩10g,大黄3~15g(头痛、鼻塞、多泪加薄荷5g,牛蒡子10g,桔梗10g)。水煎服。

24. 蒲公英60g,白菊花30g,车前子(炒、包)12g,栀子10g。水煎服。

25. 苍耳子(炒)60g,生栀子60g,木贼15g。共为细末,每服10g,日服3次,儿童酌减。

26. 茅根30g,菊花15g。水煎,当茶饮。

(九) 沙眼

1. 胆矾1g。加水120ml,煮沸10分钟,澄清过滤,每日滴眼3、4次。

2. 霜桑叶、野菊花、白朴硝各10g。纱布包,以清水400ml,煎煮20分钟,滤过洗眼,每日3~4次。

3. 菊花、金银花、黄连、青盐各6g,玄明粉12g。煎汤洗眼,每日3次。

4. 鲫鱼胆、冰片。取鲫鱼胆汁,加入冰片细粉少许,滴眼,每日3次。

5. 乌贼骨。去其硬骨部分,制成小棒状,以黄连水或大蒜汁浸过,用以摩擦沙眼颗粒,使微出血,用生理盐水冲洗。每隔2、3天擦一次。

(十) 疱性结膜角膜炎

1. 轻粉、荸荠粉各等分。共研极细,用少许点疱上,每日1~2次。

2. 桑白皮10g,地骨皮10g,黄芩6g,蝉蜕5g,木贼6g,

桔梗 6g。水煎服。

3. 龙胆草 10g，天花粉 10g，蜜桑皮 5g，金银花 15g，蒲公英 15g，甘草 1.5g。水煎服。

4. 金银花 15g，连翘 15g，黄芩 6g，桑白皮 15g，象贝母 10g，前胡 5g，牛蒡子 10g，麦冬 10g。水煎服。

5. 玄参 12g，生地 15g，麦冬 12g，菊花 10g，夏枯草 18g，甘草 10g。水煎服。

（十一）春季卡他性结膜炎

1. 羌活 15g，枯矾 15g，硼砂 1.5g。共研极细末，水泛为丸，如米粒大，每次一粒纳眼内，稍待片刻用 3% 硼酸水洗眼。

2. 制苍术、炒苡仁、连翘、乌梅各等分。共研末，每服 6g，日服 2 次。

3. 龙胆草 10g，菊花 10g，防风 10g，细辛 2g，甘草 3g。水煎，头煎内服，二煎洗眼，早晚各 1 次。

4. 茵陈 30g，车前草 30g，蒲公英 30g，白芷 10g。水煎，头煎内服，二煎一半内服，一半加明矾少许洗眼，每日 2~3 次。

5. 川乌 3g，川芎 6g，羌活 6g，荆芥穗 6g，防风 5g，牛蒡子 10g。水煎服。

6. 桑白皮 10g，夏枯草 10g，黄芩 10g，薄荷 6g，防风 10g，制川乌 10g，地肤子 10g，生地 15g，丹皮 10g，赤芍 10g，甘草 6g。水煎服。

（十二）翼状胬肉

1. 白丁香 3g。研极细末，用人乳或水调作糊，每用少许点胬肉所在的眼眦部（即胬肉根部）；或将白丁香以甘草水浸一夜，去水焙干，研制点用如上。

2. 白丁香 3g，白芨 10g，白牵牛 10g。研极细末。点法同上。

附注：以上两方，滴眼后有涩痛感，眼红流泪，此种刺激症状，有时可持续一、二天才逐渐消退，待刺激症状完全消失后，方可再次用药。若用药后，病情反见发展，应立即停药，如用药 1 个月，病情未见好转，亦应停用。

（十三）角膜溃疡

1. 白蒺藜 10g。煎汤，澄清洗眼，或先熏后洗，每日 3 次。

2. 龙胆草 30~60g。煎取浓汁，再熬炼成膏，滴眼，每日 3 次。

3. 鲜猪胆汁 10ml。加生理盐水或 0.25% 普鲁卡因 90ml，高压消毒后滴眼，每日 3~4 次。

4. 猪苦胆一个。取胆汁放铜勺内，文火焙干，取出做小粒如芝麻大，早晚各一粒，纳入眼眦部。

5. 黄连 70g。将黄连捣碎，分次水煎，至味尽去渣，将煎出液合并过滤，用文火浓缩，加等量蜂蜜收膏即成。每日滴眼 3~4 次。

6. 黄连、荸荠粉各等分。共研极细末滴眼，每日 3 次。

7. 炼蜜适量。取炼蜜（或适当稀释）滴眼，每日 3 次，用于外伤性角膜溃疡。

8. 鹅不食草 6g，青黛 3g，川芎 3g。为细末，先噙水满口，以药如米粒大，嗜鼻内，泪出为度，不拘时间。

9. 蒲公英 30~60g，白蒺藜 9~12g（大便秘结加大黄 9~15g）。水煎服。

10. 黄柏 10g，菊花 12g，蝉蜕 3g。水煎服。

11. 决明子 15g，龙胆草 10g，黄菊花 10g。水煎服。

12. 菊花 10g，蝉蜕 6g，生地 10g，炒栀子 6g。共为末，每服 6g，水煎服，每日 2 次。

13. 生石膏 30g，淡竹叶 15g。水煎服。

14. 生石膏 30g，木通 10g，连翘 12g，菊花 10g。水煎服。

15. 霜桑叶 10g，白芷 6g，连翘 10g，川芎 3g。水煎服。

16. 龙胆草 12g，黄芩 10g，栀子 12g，赤芍 15g，车前子（另包）10g。水煎服。

17. 山药 10g，火麻仁 10g，菊花 10g（后下）。小儿酌减。清水一碗，煎至半碗内服。用于外伤性角膜溃疡。

18. 银花 30g，蒲公英 60g，黄芩 12g，龙胆草 12g，枳壳 10g，甘草 3g。水煎服。

（十四）病毒性角膜炎

1. 板蓝根（或大青叶）31~60g。水煎服。

2. 大青叶 15g，板蓝根 15g，金银花 10g，连翘 10g，荆芥 6g，牛蒡子 6g。水煎服。

3. 荆芥 10g，羌活 5g，防风 5g，霜桑叶 10g，菊花 10g，蔓荆子 12g，薄荷 3g。水煎服。

4. 蒲公英、紫地丁、板蓝根、金银花各 15g，羌活、防风、牛蒡子、生甘草各 10g。水煎服。

5. 陈醋适量。煮沸熏眼，每日 2 次。

（十五）角膜实质炎

1. 白蒺藜 10g，蝉蜕 6g，土茯苓 12g，野菊花 10g。水煎服。用于梅毒性者。

2. 当归尾 10g，生地 12g，川芎 6g，黄芩 6g，天花粉 10g，连翘 12g（一方加桑白皮、地骨皮各 10g）。水煎服。用于硬化性角膜炎，亦适用于巩膜炎。

（十六）角膜翳

1. 乌贼骨粉 5g，生白蜜 100ml。共调成膏，用少许滴眼，每日 2~3 次。

2. 白丁香适量。研极细和人乳滴眼，每日 3 次。

3. 制甘石 6g，荸荠粉 15g，冰片 3g。共研极细末滴眼，每日 2~3 次。

4. 制甘石 15g，乌贼骨 3g，白丁香 1.5g，硼砂（煅）0.6g。共研极细末，滴眼每日 2 次。

5. 蝉蜕，为末，每服 3g，日服 3 次。

6. 煅石决明。研细粉，每餐取一匙，加猪油拌饭吃。

7. 石决明 10g,蝉蜕 3 个。共为末,白开水送服。

8. 菊花 10g,白蒺藜 6g,蝉蜕 3g。水煎服,或为末每服 6g,日服 2 次。

9. 蝉蜕、菊花各等分。为末,每服 10g。

10. 谷精草 15g,红枣 5 个。水煎连服 5~10 天,治角膜血管翳。

11. 木贼 10g,密蒙花 10g,归尾 10g,生地 12g,羌活 6g,川芎 3g。水煎服。

(十七) 巩膜炎

1. 鲜威灵仙。捣烂绞汁和人乳(各半)滴眼,每日 3 次。

2. 野菊花、夏枯草各 30g。水煎服。

3. 栀子 10g,桑白皮 12g,木通 10g,生地 15g,归尾 10g,川芎 6g,赤芍 10g,防风 10g,羌活 6g,白芷 10g,蔓荆子 10g。水煎服。

(十八) 前部葡萄膜炎

1. 盐知母、盐黄柏各 15g。共为末,每服 3~6g,早晚各服 1 次。

2. 石决明 10g,菊花 6g,甘草 3g。水煎服。

3. 夏枯草 60g,制香附 60g,甘草 12g。共为细末,每服 6~10g,日服 2 次。用于眼疼夜间加重。

4. 生石膏 30g,知母 6g,生甘草 6g,金银花 12g,粳米 10g。水煎服。

5. 柴胡 10g,青葙子 12g,寒水石 10g,黄柏 6g,生地 10g。水煎服。

6. 金银花 30g,蒲公英 30g,黄芩 15g,生地 15g,龙胆草 10g,芦荟 10g,大黄 10g,甘草 3g。水煎服。

(十九) 白内障

1. 决明子(微炒)。代茶饮,每日 3 次。

2. 磁石 15g,朱砂 1.5g,神曲 10g,石斛 15g,决明子 15g,香附 10g。水煎服。

3. 制首乌 15g,制黄精 15g,熟地 15g,菟丝子 12g,枳壳 10g,神曲 10g,磁石 15g(或磁朱丸 12g)。水煎服。

4. 杭菊花 30g,石斛 30g,茺蔚子 10g,谷精草 12g,草决明 10g,木贼 10g,甘草 10g。水煎服。用于外伤性白内障。

(二十) 玻璃体混浊

1. 枸杞子 250g。研末,每晚服 10g,白水送下。

2. 霜桑叶 60g,黑芝麻 60g,青葙子 15g。共为细末,每服 6g,日服 2 次。

3. 怀山药(炒)15g,枸杞子 125g,熟地 60g,菊花 60g。共研细末,炼蜜为丸,每服 10g,日服 3 次。

4. 磁石、甘菊花、石决明、肉苁蓉、菟丝子各等份。共研细末,制成蜜丸,每服 12g,空腹温酒送下。

(二十一) 眼内出血

1. 人发炭 10g。水煎服,每日 1 次。

2. 红花 10g,苏木 10g。水煎服。

3. 当归 10g,生地 10g,白芍 10g,川芎 5g,龙胆草 5g。水煎服。

4. 决明子 12g,归尾 10g,赤芍 10g,川芎 6g。水煎服。

5. 侧柏叶 15g,生地 12g,藕节 15g,艾叶 6g,防风 6g。水煎服。

6. 生地 25g,炒白芍 10g,当归 10g,川芎 3g,生蒲黄 10g,藕节 10g(一方有五灵脂 1.5g)。水煎服。

7. 当归 10g,赤芍 10g,川芎 6g,红花 10g,桃仁 10g,夏枯草 15g,郁金 10g。水煎服。用于陈旧性出血。

8. 葛根 10g,侧柏叶 10g,荆芥炭 10g,槐花 15g,银柴胡 10g。水煎服。

9. 云南白药。每次 0.5g,日服 2 次,用于新鲜出血。

10. 鲜茅根 100g。水煎服。每日 3~4 次。

11. 蒲黄 10g,五灵脂 6g。水煎服。早晚各 1 次。

12. 生地 15g,赤芍 10g,丹皮 6g,黑栀子 6g,白茅根 30g,藕节 30g,大黄炭 10g。水煎服。

(二十二) 青光眼

1. 升麻 15g,苍术 15g,荷叶一张。水煎服。

2. 五味子 6g,白芍 12g,羌活 6g,独活 6g。水煎服。

3. 龙胆草 10g,车前子 10g,羌活 10g,玄参 10g,知母 6g,当归 10g,干地黄 15g。水煎服。

4. 白芍 25g,郁金 12g,黄芩 15g,黄连 10g,黄柏 12g,生大黄 10g。水煎服。

5. 金银花 6g,香附 6g,川芎 10g,夏枯草 5g,钩藤 10g,白芷 10g。水煎服。常用于单纯性青光眼。

6. 生熟地各 12g,女贞子、夏枯草、黄芩各 10g,珍珠母、生牡蛎各 30g,五味子 6g。水煎服。

7. 纯蜂蜜 60~70ml。口服。有降低眼压作用。

8. 青皮 3g,柴胡 6g,郁金 10g,白芍 10g,珍珠母 15g。水煎服。

(二十三) 中心性浆液性脉络膜视网膜病变

1. 菟丝子(酒浸 3 天后晒干)60g,车前子 30g,熟地 30g。将前二味药研细末,合捣为丸,每服 6~10g。

2. 夏枯草 15g,益母草 10g,茯苓 10g,泽泻 10g,生黄芪 12g,车前子 10g。水煎服。用于水肿期。

3. 当归 10g,红花 10g,丹参、仙灵脾、赤小豆各 30g,炒车前 12g,生赤芍 12g,何首乌 15g(黄斑区水肿较甚,加蒲公英 9~15g)。水煎服。用于水肿期。

4. 银柴胡、菊花、蝉蜕、木贼、羌活、防风、苍术、白术、赤芍、生地、女贞子、菟丝子各 10g,甘草 3g。水煎服。

(二十四) 夜盲

1. 苍术 10g。煎汤或为末内服。

2. 青葙蒾(根或芽)31~60g。煮食并饮汤。

3. 黑大豆500g,枸杞子12g。煮熟晒干,研粉,每服一汤匙,淡盐水送服。

4. 苍术125g,木贼60g。研末混合,每次3~6g。如配羊肝尤佳。

5. 谷精草10g,青葙子10g。水煎服,每日1次。忌辛辣物。

6. 密蒙花6g,谷精草10g,龙胆草6g,石决明5g,决明子6g。水煎服。

7. 决明子30g,谷精草15g,羊肝一具(角膜软化者加夜明砂、密蒙花、苍术各10g)。水煮后,羊肝分几次吃下。

8. 决明子、地肤子各18g。水煎,每日一剂,分2次服,连服一周。

(二十五) 眼外伤

1. 鲜生地。捣烂,敷眼睑上;或加杏仁(相当生地的四分之一量),共捣,以人乳调敷,每日3~4次。

2. 芙蓉叶、生地黄各等份。共捣烂,敷眼睑上;或为末,以鸡蛋清调敷。

3. 生地15g,红花10g,芙蓉花10g。共捣烂敷眼,每日3次。

4. 生地黄、生薄荷、生艾叶、生当归、朴硝各等份。共捣烂,贴眼眶及患处。

5. 当归10g,赤芍10g,生地10g,川芎6g,防风5g,荆芥5g,黄芩10g,龙胆草10g。水煎服。

6. 血竭1.5g,红花、乳香、没药各3g,当归、川芎、苏木各5g。共研细末,分两次开水送服。

(二十六) 电光性眼炎

1. 鲜牛奶(或人奶)10ml,2%普鲁卡因0.3ml。混合滴眼。

2. 芒硝10g,硼砂15g,没药3g,冰片0.3g。先将前3味药加水450ml,放锅内煎1~2小时,然后入冰片,再煎10分钟,过滤3次。滴眼或湿敷。

3. 黄连10g,龙胆草6g,甘草3g。将药放锅内,加水450ml,煮4小时去渣,过滤3次。滴眼或湿敷。

(二十七) 眼眶蜂窝织炎

1. 金银花15g,蒲公英15g,皂角刺18g,白芷10g。水煎服,每日1剂,2次分服。

2. 板蓝根30g,连翘15g,紫花地丁30g,黄芩10g,赤芍25g。水煎服。每日一剂,2次分服。

3. 金银花30g,黄芩15g,连翘15g,菊花15g,板蓝根15g。水煎服。

(二十八) 眼肌麻痹

1. 橘络10g,丝瓜络6g,羌活3g,全当归10g,荆芥3g,防风3g。水煎服。

2. 羌活6g,独活10g,防风10g,归尾10g,川芎3g,桑寄生12g,地鳖虫2.4g。水煎服。亦可用于颜面神经麻痹。

3. 牛黄1.5g,白附子(泡)、肉桂、全蝎(炒)、川芎、石膏各3g,白芷、藿香各6g。共研末,炼蜜为丸。如芡实大,每服1~2丸,薄荷汤送服。用于小儿。

4. 桑寄生15g,钩藤6g,地龙干10g,石菖蒲6g。水煎服。用于动眼神经麻痹。瞳孔散大加五味子6g,细辛3g。

(二十九) 屈光不正

1. 远志(去心)60g,石菖蒲60g,人参30g,白茯神30g。为细末,炼蜜为丸,如桐子大,朱砂为衣,每服30丸,日服3次。用于近视。

2. 生地黄(焙)125g,天冬125g,枳壳(炒)60g,甘菊花(去蒂)60g。共为细末,炼蜜为丸,如桐子大,每服百丸,食后清茶送下。用于远视。

3. 银柴胡10g,黄芩10g,清半夏6g,夏枯草15g,香附10g,荆芥10g,防风10g,甘草3g(口干加麦冬9~15g)。水煎服。可缓解眉骨酸胀、视疲劳等症状。

(张铭连 杨赞章)

第二节 中成药

一、祛风剂

1. 明目蒺藜丸

【组成】 蒺藜(盐水炙)、蔓荆子(微炒)、菊花、蝉蜕、防风、荆芥、薄荷、白芷、木贼、决明子(炒)、密蒙花、石决明、黄连、栀子(姜水炙)、连翘、黄芩、黄柏、当归、赤芍、地黄、川芎、旋覆花、甘草。

【功效】 清热祛风,明目退翳。

【适应证】 用于上焦火盛引起的暴发火眼、云蒙障翳、羞明多眵、睑弦赤烂、红肿痛痒、迎风流泪;急性卡他性结膜炎、角膜溃疡、鳞屑性睑缘炎、化脓性睑缘炎、眼睑湿疹见上述证候者。

【用法用量】 口服。一次9g,一日2次。

2. 开光复明丸

【组成】 黄连、黄芩、黄柏、栀子(姜炙)、大黄、龙胆草、玄参、地黄、菊花、防风、蒺藜(去刺盐炒)、羚羊角粉、石决明、红花、当归、赤芍、泽泻、冰片。

【功效】 清热祛风,退翳明目。

【适应证】 用于肝胆热盛引起的暴发火眼、红肿痛痒、睑弦赤烂、羞明多眵;细菌性结膜炎、沙眼急性发作期、匐行性角膜溃疡、溃疡性睑缘炎见上述证候者。

【用法用量】 口服。一次1~2丸,一日2次。

3. 上清片

【组成】 菊花、黄芩(酒炒)、薄荷、连翘、黄柏(酒炒)、栀子、大黄(酒炒)、荆芥、防风、白芷、川芎、桔梗,辅料为淀粉、硬脂酸镁。

【功效】 清热祛风,解毒通便。

【适应证】 用于风热火盛上攻头目所致的目赤肿痛,头痛、口苦,烦躁易怒,便秘,尿黄赤;急性结膜炎见上述证候者。

【用法用量】 口服,每次5片,一日1~2次。

4. 黄连上清丸(片)

【组成】 黄连、栀子(姜制)、连翘、炒蔓荆子、防风、荆芥穗、白芷、黄芩、菊花、薄荷、酒大黄、黄柏(酒炒)、桔梗、川芎、石膏、旋覆花、甘草。

【功效】 祛风清热,泻火止痛。

【适应证】 用于风热上攻、肺胃热盛、肝火上犯目窍所致的头晕目眩、目内刺痒交作,羞明流泪、暴发火眼、白睛混赤。

【用法用量】 口服。丸剂:大蜜丸一次1~2丸,一日2次;水蜜丸一次3~6g,一日2次;水丸一次3~6g,一日2次。片剂:一次6片,一日2次。

5. 明目上清片(丸)

【组成】 菊花、连翘、黄芩、黄连、薄荷脑、荆芥油、蝉蜕、蒺藜、栀子、熟大黄、石膏、天花粉、麦冬、玄参、赤芍、当归、车前子、枳壳、陈皮、桔梗、甘草。

【功效】 清热祛风,明目止痛。

【适应证】 用于外感风热所致的暴发火眼、红肿作痛、头晕目眩、眼边刺痒,大便干燥,小便黄赤;细菌性结膜炎证属肝经风热者,溃疡性睑缘炎证属风热夹湿者。

【用法用量】 (片剂)口服。一次4片,一日2次。(丸剂)口服,一次9g,一日1~2次。

6. 清心明目上清丸

【组成】 黄连、黄芩、栀子(姜炙)、熟大黄、连翘、石膏、菊花、天花粉、薄荷、荆芥、蒺藜(去刺盐炙)、桔梗、赤芍、当归、麦冬、玄参、车前子(盐炙)、蝉蜕、陈皮、枳壳(麸炒)、甘草。

【功效】 清热祛风,明目止痛。

【适应证】 用于上焦火盛引起的结膜炎、角膜炎、热泪昏花、角膜云翳。

【用法用量】 口服。每次6g,一日2次。

7. 复方羊肝丸

【组成】 羊肝粉、夜明砂(筛净)、当归、蝉蜕、木贼。

【功效】 养血祛风,散热退翳。

【适应证】 用于角膜薄翳,干眼夜盲,迎风流泪。

【用法用量】 口服,每次9g,一日2次。

8. 除翳明目片

【组成】 夏枯草、青葙子、密蒙花、栀子、菊花、赤芍、丹皮、防风、川芎、连翘、金银花、车前子、牛蒡子、薄荷、木贼。

【功效】 清热泻火,祛风退翳。

【适应证】 用于风火上扰引起的目赤肿痛,角膜星翳,畏光流泪。

【用法用量】 口服,每次5丸,一日3次。

9. 熊胆丸

【组成】 熊胆、龙胆、大黄、栀子、黄芩、黄连、决明子、柴胡、防风、菊花、木贼、薄荷脑、当归、地黄、泽泻(盐制)、车前子(盐制)、冰片。

【功效】 清热利湿,祛风止痛。

【适应证】 用于风热或肝经湿热引起的目赤肿痛、羞明多泪;急性睑腺炎、急性细菌性结膜炎、年龄相关性白内障见上述证候者。

【用法用量】 口服。一次4粒,一日2次,小儿酌减。

二、清肝剂

1. 珍珠明目滴眼液

【组成】 珍珠液、冰片。

【功效】 清肝,明目,止痛。

【适应证】 用于肝阴内耗不能濡养目窍所致的眼胀、眼痛、干涩不舒、不能持久阅读;早期年龄相关性白内障、慢性结膜炎、视物疲劳见上述证候者。

【用法用量】 滴入眼睑内,滴后闭目片刻,一次1~2滴,一日3~5次。

2. 熊胆开明片

【组成】 熊胆粉、石决明、菊花、石决明(煅)、枸杞子、泽泻(炙)、龙胆、茺蔚子。

【功效】 清肝泄热,滋阴明目。

【适应证】 用于肝胆郁热,阴精不足所致的目赤肿痛,瞳孔紧小、羞明流泪、视物模糊、烦躁易怒、口苦咽干;结膜炎、急性虹膜睫状体炎、原发性开角型青光眼见上述证候者。

【用法用量】 口服,每次4片,一日3次。

3. 龙胆泻肝丸(颗粒、胶囊、片)

【组成】 龙胆草、柴胡、黄芩、栀子(炒)、泽泻、通草、车前子(盐炒)、当归(酒炒)、地黄、炙甘草。

【功效】 清肝胆,利湿热。

【适应证】 用于急性结膜炎、角膜炎、角膜溃疡、葡萄膜炎、甲状腺相关眼病、眶内炎性假瘤等眼病,证属肝胆湿热者。

【用法用量】 口服,丸剂3~6g/次,一日2次;胶囊剂4粒/次,一日3次。

4. 丹栀逍遥丸

【组成】 牡丹皮、栀子(炒焦)、柴胡(酒制)、白芍(酒炒)、当归、茯苓、白术(土炒)、薄荷、甘草(蜜炙)。

【功效】 舒肝解郁,清热调经。

【适应证】 用于眼科肝气郁结证或肝气郁结化火证。

【用法用量】 口服,一次6~9g,一日2次。

5. 黄连羊肝丸

【组成】 黄连、龙胆、胡黄连、黄芩、黄柏、密蒙花、木贼、菟蔚子、夜明砂、决明子(炒)、石决明(煅)、柴胡、青皮(醋炒)、鲜羊肝。

【功效】 泻肝明目。

【适应证】 用于翼状胬肉、病毒性角膜炎、急性卡他性结膜炎、流行性角膜结膜炎、球后视神经炎、视神经萎缩早期,见肝火旺盛证候者。

【用法用量】 口服。一次1丸,一日1~2次。

6. 千里光片

【组成】 千里光。

【功效】 清肝明目,清热解毒,燥湿止痒。

【适应证】 用于风热上攻或肝火上炎之目热肿痛;结膜炎、角膜炎见上述证候者。

【用法用量】 口服,每次4片,一日3次。

三、理血剂

1. 丹红化瘀口服液

【组成】 丹参、当归、川芎、桃仁、红花、柴胡、枳壳。

【功效】 活血化瘀,行气通络。

【适应证】 用于气滞血瘀引起的视物模糊;视网膜静脉阻塞、玻璃体积血、前房积血等眼科血证的吸收期。

【用法用量】 口服,1~2支/次,一日3次。

【注意事项】 有出血倾向者、视网膜中央静脉阻塞出血期患者以及孕妇禁用,阴虚阳亢者慎用。

2. 复方血栓通胶囊

【组成】 三七、黄芪、丹参、玄参。

【功效】 活血化瘀,益气养阴。

【适应证】 用于血瘀兼气阴两虚证的视网膜静脉阻塞、前房积血、视网膜出血、视网膜静脉周围炎、玻璃体积血、眼外伤等眼科血证,还用于防治糖尿病所致黄斑水肿,年龄相关性黄斑变性,中心性浆液性脉络膜视网膜病变。

【用法用量】 口服,每次3粒,一日3次。

3. 血府逐瘀口服液(胶囊)

【组成】 柴胡、当归、地黄、赤芍、红花、炒桃仁、麸炒枳壳、甘草、川芎、牛膝、桔梗。

【功效】 活血祛瘀,行气止痛。

【适应证】 用于气滞血瘀、瘀血内阻所致的视网膜静脉阻塞、外伤性视神经萎缩、眼底出血等多种眼科血证。

【用法用量】 口服。胶囊一次6粒,一日2次。口服液一次10ml,一日3次。

4. 灯盏花素片

【组成】 灯盏花素。

【功效】 活血化瘀,通络止痛。

【适应证】 用于视网膜静脉阻塞、缺血性视网膜病变、缺血性视神经病变以及青光眼等缺血性眼病,证属瘀血阻络者。

【用法用量】 口服,40mg/次,一日3次。

5. 血塞通片

【组成】 三七总皂苷。

【功效】 活血祛瘀,通脉活络。

【适应证】 用于瘀血阻络所致的视网膜静脉阻塞、前房积血等缺血性眼病。

【用法用量】 口服,2~4片/次,一日3次。

6. 复方丹参片(滴丸)

【组成】 丹参、三七、冰片。

【功效】 活血化瘀,理气止痛。

【适应证】 用于气滞血瘀所致的视网膜静脉阻塞、视网膜动脉阻塞、视网膜震荡、青光眼、视神经萎缩等。

【用法用量】 片剂:口服,3片/次,一日3次;滴丸剂:口服,10丸/次,一日3次。

7. 杏灵分散片

【组成】 银杏酮酯。

【功效】 活血化瘀。

【适应证】 用于血瘀型轻度动脉硬化引起的视网膜动脉阻塞、缺血性视神经病变、眼外肌麻痹、视神经挫伤等眼病的治疗。

【用法用量】 口服,0.3g/次,一日3次。

8. 通塞脉片

【组成】 当归、牛膝、黄芪、党参、石斛、玄参、金银花、甘草。

【功效】 培补气血,活血通络,养阴清热。

【适应证】 用于视网膜静脉阻塞、视网膜动脉阻塞、糖尿病性视网膜病变、缺血性视神经病变,证属气血两虚,瘀毒阻络者。

【用法用量】 口服,5~6片/次,一日3次。

9. 益脉康片(滴丸)

【组成】 灯盏细辛。

【功效】 活血化瘀。

【适应证】 用于视网膜静脉阻塞、视网膜动脉阻塞、糖尿病视网膜病变、缺血性视神经病变、青光眼等缺血性眼病的治疗。

【用法用量】 口服,片剂2片/次,一日3次;滴丸剂16丸/次,一日3次。

10. 银杏叶片（滴丸）

【组成】 银杏叶提取物。

【功效】 活血化瘀通络。

【适应证】 用于糖尿病视网膜病变、各种视神经损伤、青光眼、视网膜静脉阻塞、糖尿病性眼肌麻痹以及动脉硬化性视网膜病变，证属瘀血阻络者。

【用法用量】 口服。片剂一次2片，一日3次；滴丸一次5丸，一日3次。

11. 和血明目片

【组成】 蒲黄、丹参、地黄、墨旱莲、菊花、黄芩（炭）、决明子、车前子、茺蔚子、女贞子、夏枯草、龙胆草、郁金、木贼、赤芍、丹皮、山楂、当归、川芎。

【功效】 凉血止血，滋阴化瘀，养肝明目。

【适应证】 用于阴虚肝旺、热伤络脉所引起的眼底出血。出血早期用于止血，及至中后期可促进瘀血吸收。

【用法用量】 口服，一次5片，一日3次。

12. 止血祛瘀明目片

【组成】 丹参、三七、赤芍、地黄、墨旱莲、茺蔚子、牡丹皮、女贞子、夏枯草、毛冬青、大黄、黄芩（酒炙）。

【功效】 化瘀止血，滋阴清肝。

【适应证】 用于阴虚肝旺、热伤络脉所引起的眼底出血，如视网膜静脉阻塞、视网膜静脉周围炎、中心性渗出性脉络膜视网膜炎、糖尿病视网膜病变、玻璃体积血、视盘血管炎、黄斑出血等病。

【用法用量】 口服，一次5片，一日3次。

13. 云南白药

【功效】 化瘀止血，活血止痛，解毒消肿。

【适应证】 用于治疗多种眼科血证，包括外伤导致的眼内外出血，视网膜静脉阻塞、玻璃体积血、眼底新生血管导致的眼底出血等。

【用法用量】 口服，出血者用温开水送服，瘀血肿痛与未流血者用酒送服。1次0.25~0.5g，一日4次。2~5岁按1/4剂量服用；6~12岁按照1/2剂量服用。凡遇较重的跌打损伤可先服保险子一粒，轻伤及其他病症不必服用。

14. 云南红药胶囊

【组成】 三七、重楼、制黄草乌、紫金龙、玉葡萄根、滑叶跌打、大麻药、金铁锁、西南黄芩、石菖蒲。

【功效】 止血镇痛，活血散瘀，祛风除湿。

【适应证】 用于视网膜静脉阻塞、玻璃体积血、结膜下出血等眼科出血。

【用法用量】 口服，一次2~3粒，一日3次。

15. 夏天无眼药水

【组成】 夏天无提取物。

【功效】 活血明目，解痉舒筋。

【适应证】 用于血瘀筋脉阻滞所致的青少年远视力下降、不能久视；青少年假性近视症见上述证候者。

【用法用量】 滴眼睑内，一次1~2滴，一日3~5次。

四、退翳剂

1. 障翳散

【组成】 麝香、丹参、红花、茺蔚子、牛胆干膏、羊胆干膏、黄连素、青葙子、决明子、蝉衣、荸荠粉、硼砂、木通、黄芪、山药、没药、昆布、海藻、珍珠、琥珀、海螵蛸、炉甘石（水飞）、天然冰片、核黄素、无水硫酸钙。

【功效】 行滞祛瘀，退障消翳。

【适应证】 用于气滞血瘀，热邪内郁所致的视物模糊，或单眼复视；早、中期阶段年龄相关性白内障见上述证候者。

【用法用量】 临用时，将本品倒入滴眼用溶剂瓶中，摇匀后滴入眼睑内，一次1~2滴，一日3~4次，或遵医嘱。

2. 拨云退翳丸

【组成】 蒺藜（盐炒）、菊花、木贼、蛇蜕、蝉蜕、荆芥穗、蔓荆子、薄荷、当归、川芎、黄连、地骨皮、花椒、楮实子、天花粉、甘草。

【功效】 散风清热，退翳明目。

【适应证】 用于风热上扰所致的早、中期翼状胬肉，角膜炎愈后遗留的角膜瘢痕。

【用法用量】 口服，每次1丸，一日2次。

3. 八宝眼药

【组成】 炉甘石（三黄汤飞）、地栗粉、熊胆、硼砂（炒）、冰片、珍珠、朱砂、海螵蛸（去壳）、麝香。

【功效】 消肿止痛，退翳明目。

【适应证】 用于急性出血性结膜炎、早期流行性角膜结膜炎、眦部睑缘炎、溃疡性睑缘炎，证属肝胃火盛者。

【用法用量】 摇匀后每用1~2滴，点于眼角，一日2~3次。点药后，轻轻闭眼5分钟以上。

4. 白敬宇眼药

【组成】 熊胆、麝香、炉甘石（煅黄连水飞）、海螵蛸、珍珠（豆腐炙）、石决明（煅）、硇砂（炙）、冰片。

【功效】 清热消肿，止痛止痒。

【适应证】 用于急性细菌性结膜炎、睑缘炎、翼状胬肉等眼病，证属肝胃火盛者。

【用法用量】 取少许，滴眼内，一日3次。用于睑缘炎时，应以温水洗净痂皮，暴露疮面后再涂敷。

5. 马应龙八宝眼膏

【组成】 牛黄、麝香、炉甘石、珍珠、琥珀、硼砂、硇砂、冰片。

【功效】 清热退赤，止痒去翳。

【适应证】 用于风火上扰所致的眼睛红肿痛痒、流泪、睑弦赤烂；沙眼、化脓性睑缘炎、眼睑湿疹、急性细菌性结膜炎、病毒性角膜炎见上述证候者。

【用法用量】 睑内涂用，一日 2~3 次。用于睑缘炎时，应清洁创面后再涂敷。

6. 复方熊胆滴眼液

【组成】 熊胆粉、天然冰片。

【功效】 清热降火，退翳明目。

【适应证】 用于肝火上炎、热毒伤络所致的白睛红赤、眵多、羞明流泪；急性细菌性结膜炎、流行性角结膜炎、出血性结膜炎、单纯疱疹病毒性角膜炎见上述证候者。

【用法用量】 滴眼，一次 1~2 滴，一日 6 次。

7. 熊胆滴眼液

【组成】 熊胆粉、硼砂、硼酸、氯化钠。

【功效】 清热解毒，祛翳明目。

【适应证】 用于外感热邪所致的急、慢性卡他性结膜炎、流行性角结膜炎。

【用法用量】 滴入眼睑内，一次 1~2 滴，一日 3~5 次。

8. 鱼腥草滴眼液

【组成】 鱼腥草提取物。

【功效】 清热，解毒，利湿。

【适应证】 用于风热疫毒上攻所致的暴风客热、天行赤眼、天行赤眼暴翳，症见两眼刺痛、目痒、流泪；急性卡他性结膜炎、流行性角结膜炎、单纯疱疹性角膜炎、新生儿泪囊炎及急性出血性结膜炎见上述证候者。

【用法用量】 滴入眼睑内。一次 1 滴，一日 6 次。

9. 消朦眼膏

【组成】 珍珠粉、冰片、硼砂。

【功效】 退翳明目。

【适应证】 用于角膜炎症、角膜溃疡所致的角膜瘢痕。对石灰烧伤、麻疹、水痘、天花、高热、腹泻等疾病或创伤形成的陈旧性角膜瘢痕均有效。

【用法用量】 涂入结膜囊内，涂后最好作温热敷 30 分钟，一次适量（如绿豆大小），一日 4 次。

10. 消朦片

【组成】 珍珠层粉、葡萄糖酸锌。

【功效】 明目退翳，镇静安神。

【适应证】 用于角膜薄翳、斑翳、白斑、白内障及某些退行性眼底疾病。

【用法用量】 口服，每次 3 片，一日 3 次。

五、补益剂

1. 琥珀还睛丸

【组成】 熟地黄、地黄、肉苁蓉（酒炙）、杜仲（炭）、枸杞子、菟丝子、沙苑子、天冬、麦冬、知母、石斛、黄连、黄柏、党参（去芦）、山药、茯苓、当归、川芎、琥珀、水牛角浓缩粉、羚羊角粉、青葙子、菊花、苦杏仁（去皮炒）、枳壳（去瓤麸炒）、甘草（蜜炙）。

【功效】 补益肝肾，清热明目。

【适应证】 用于肝肾两亏，虚火上炎所致的内外翳障、瞳孔散大、视力减退、夜盲昏花、目涩羞明、迎风流泪；慢性球后视神经炎、视神经萎缩、视网膜色素变性、溢泪症见上述证候者。

【用法用量】 口服。一次 2 丸，一日 2 次。

2. 养肝还睛丸

【组成】 党参、杏仁、枸杞子、川牛膝（炒）、防风、菊花、水牛角浓缩粉、青葙子、熟地黄、菟丝子（炒）、白蒺藜（炒）、枳壳（炒）、茯苓、山药、羚羊角、决明子、地黄、天冬、麦冬、五味子（蒸）、川芎、黄连、炙甘草、石斛、蜂蜜（炼）。

【功效】 平肝息风，养肝明目。

【适应证】 用于阴虚肝旺所致视物模糊，畏光流泪，瞳孔散大。

【用法用量】 口服，每次 3~6g，一日 2 次。

3. 障眼明片

【组成】 熟地黄、菟丝子、枸杞子、肉苁蓉、山茱萸、白芍、川芎、黄精、黄芪、党参、甘草、决明子、青葙子、蕤仁（去内果皮）、密蒙花、蔓荆子、菊花、石菖蒲、车前子、升麻、葛根、黄柏。

【功效】 补益肝肾，退翳明目。

【适应证】 用于肝肾不足所致的干涩不舒、单眼复视、腰膝酸软或轻度视力下降；早、中期年龄相关性白内障、集合不足性视物疲劳见上述证候者。

【用法用量】 口服。一次 4 片，一日 3 次。

4. 复明片

【组成】 山茱萸（制）、枸杞子、菟丝子、女贞子、熟地黄、地黄、石斛、决明子、木贼、夏枯草、黄连、菊花、谷精草、牡丹皮、羚羊角、蒺藜、石决明、车前子、木通、泽泻、茯苓、槟榔、人参、山药。

【功效】 滋补肝肾，养阴生津，清肝明目。

【适应证】 用于肝肾阴虚所致的羞明畏光、视物模糊；青光眼、玻璃体混浊、干眼症、视神经萎缩，初、中期白内障见上述证候者。

【用法用量】 口服，一次 5 片，一日 3 次。

5. 石斛夜光丸

【组成】 石斛、人参、山药、茯苓、甘草、肉苁蓉、枸杞子、菟丝子、地黄、熟地黄、五味子、天冬、麦冬、苦杏仁、防风、川芎、麸炒枳壳、黄连、牛膝、菊花、盐蒺藜、青葙子、决明子、水牛角浓缩粉、羚羊角。

【功效】 滋阴补肾,清肝明目。

【适应证】 用于肝肾两亏、精血亏虚、虚火上炎所致的早期白内障、视神经萎缩、玻璃体混浊、玻璃体后脱离及青光眼术后高眼压症。

【用法用量】 口服,水蜜丸每次6g,小蜜丸每次9g,大蜜丸每次1丸,一日2次。

6. 复方石斛片

【组成】 人参、羚羊角、五味子、枸杞子、川芎、山药、地黄、当归(酒浸)、水牛角浓缩粉、黄芩、栀子、防风、石斛、枳壳(炒)、麦冬、杜仲(去粗皮盐水炒)、决明子、甘草、天冬、牛膝、菟丝子、熟地黄、茯苓(去皮)、苦杏仁、蒺藜(盐水炒)、菊花、青葙子、知母。

【功效】 滋养肝肾,益气明目。

【适应证】 用于昏渺内障,视物昏矇,瞳神散大,迎风流泪等症;视神经炎、视神经萎缩、青光眼、白内障、玻璃体混浊,证属肝肾亏虚者。

【用法用量】 口服或淡盐汤送服。每次4~6片,一日3次。

7. 金花明目丸

【组成】 熟地黄、菟丝子(盐炒)、枸杞子、五味子、白芍、黄精、黄芪、党参、川芎、菊花、决明子(炒)、车前子(炒)、密蒙花、鸡内金(炒)、金荞麦、山楂、升麻。

【功效】 补肝、益肾、明目。

【适应证】 用于因肝肾亏虚、精血不足、目失所养、翳膜障目所致的早、中期年龄相关性白内障。

【用法用量】 口服。一次4g,一日3次,饭后服用。

8. 石斛明目丸

【组成】 石斛、天冬、麦冬、地黄、熟地黄、枸杞子、肉苁蓉(酒炙)、菟丝子、五味子(醋炙)、牛膝、人参、山药、茯苓、甘草、水牛角浓缩粉、石膏、黄连、磁石(煅,醋淬)、决明子(炒)、青葙子、菊花、蒺藜(去刺、盐炒)、川芎、防风、苦杏仁(去皮炒)、枳壳(麸炒)。

【功效】 滋阴补肾,清肝明目。

【适应证】 用于肝肾两亏、阴虚火旺所致的视物昏花、内障目暗;中心性浆液性脉络膜视网膜病变、轻度视神经萎缩、早、中期年龄相关性白内障见上述证候者。

【用法用量】 口服。一次6g,一日2次。

9. 明目地黄丸

【组成】 熟地黄、山茱萸(制)、枸杞子、山药、当归、白芍、蒺藜、石决明(煅)、牡丹皮、茯苓、泽泻、菊花。

【功效】 滋肾、养肝、明目。

【适应证】 用于肝肾阴虚,目涩畏光,视物模糊,迎风流泪;慢性球后视神经炎、轻度视神经萎缩、黄斑部退行性病变、角膜结膜干燥症、溢泪症见上述证候者。

【用法用量】 口服。水蜜丸一次6g,小蜜丸一次9g,大蜜丸一次1丸,一日2次;浓缩丸一次8~10丸,一日3次。

10. 杞菊地黄丸

【组成】 枸杞子、菊花、熟地黄、酒萸肉、牡丹皮、山药、茯苓、泽泻。

【功效】 滋肾养肝。

【适应证】 用于肝肾阴亏所致的眩晕耳鸣、目涩畏光、迎风流泪、视物昏花;干眼症、初期年龄相关性白内障、糖尿病视网膜病变、高血压视网膜病变、视神经萎缩,见上述肝肾阴亏或阴虚阳亢证候者。

【用法用量】 口服。浓缩丸每次8丸,一日3次;大蜜丸(9g)每次1丸,一日2次;水蜜丸,每次6g,一日2次。

11. 知柏地黄丸

【组成】 知母、黄柏、熟地黄、山茱萸(制)、牡丹皮、山药、茯苓、泽泻。

【功效】 滋阴清热。

【适应证】 用于阴虚火旺,潮热盗汗,耳鸣遗精,口燥咽干;糖尿病视网膜病变、眼口干燥综合征见上述证候者。

【用法用量】 口服。浓缩丸每次8丸,一日3次;大蜜丸(9g)每次1丸,一日2次。

12. 六味地黄丸

【组成】 熟地黄、酒萸肉、牡丹皮、山药、茯苓、泽泻。

【功效】 滋阴补肾。

【适应证】 用于糖尿病视网膜病变、糖尿病性白内障、年龄相关性黄斑变性、中心性浆液性视网膜脉络膜病变,证属肾阴亏损者。

【用法用量】 口服,大蜜丸每次1丸,一日2次;浓缩丸每次8丸,一日3次;水蜜丸每次6g,一日2次。

13. 金匮肾气丸

【组成】 地黄、山茱萸(酒炙)、山药、牡丹皮、泽泻、茯苓、桂枝、附子(炙)、牛膝(去头)、车前子(盐炙)。

【功效】 温补肾阳,化气行水。

【适应证】 用于眼科肾阳亏虚证,症见视物模糊,眼目干涩、眼底渗出、水肿或眼底增殖性病变。

【用法用量】 口服,大蜜丸一次1丸,一日2次;水蜜丸一次4~5g,一日2次。

14. 左归丸

【组成】 熟地黄、菟丝子、牛膝、龟甲胶、鹿角胶、山药、山茱萸、枸杞子。

【功效】 滋肾补阴。

【适应证】 用于年龄相关性黄斑变性、眼底黄斑区域性色素上皮萎缩、视神经萎缩等眼病,证属肾阴不足者。

【用法用量】 水蜜丸一次9g,一日2次。

15. 右归丸

【组成】 当归、杜仲、附子、枸杞子、鹿角胶、肉桂、山药、山茱萸、熟地黄、菟丝子。

【功效】 温补肾阳,填精止遗。

【适应证】 用于眼科肾阳亏虚证,症见眼前固定暗影,眼目干涩,视物不清,兼见腰膝酸冷,精神不振,怯寒畏冷,阳痿遗精,小便清长。

【用法用量】 口服,一次1丸,一日3次。

16. 明目羊肝丸

【组成】 羊肝、青葙子、葶苈子、地肤子、细辛、菟丝子、车前子、黄芩、泽泻、决明子、熟地黄、肉桂、茯苓、枸杞子、苦杏仁、麦冬、茺蔚子、五味子、防风、蕤仁。

【功效】 滋阴明目。

【适应证】 用于肝肾衰弱,精血不足所致的视物昏花,瞳孔散大,两目干涩,迎风流泪,目生内障;年龄相关性白内障、视神经萎缩、干眼症和溢泪症见上述证候者。

【用法用量】 口服,每次1丸,一日3次。

17. 明目滋肾片

【组成】 枸杞子、决明子、菊花、地黄、女贞子、牛膝。

【功效】 滋补肝肾,益精明目。

【适应证】 用于视神经萎缩、高血压视网膜病变等眼底病,证属肝肾阴虚者。

【用法用量】 口服。每次3片(0.60g/片),一日3次。

18. 芪明颗粒

【组成】 黄芪、葛根、地黄、枸杞子、决明子、茺蔚子、蒲黄、水蛭。

【功效】 益气生津、滋养肝肾、通络明目。

【适应证】 用于2型糖尿病视网膜病变单纯型,辨证属气阴亏虚、肝肾不足、目络瘀滞证,症见视物昏花、目睛干涩、神疲乏力、五心烦热、自汗盗汗、口渴喜饮、便秘、腰膝酸软、头晕、耳鸣等。

【用法用量】 口服,一次1袋,一日3次。

19. 补益蒺藜丸

【组成】 沙苑子、黄芪(蜜炙)、菟丝子、芡实(麸炒)、白术(麸炒)、山药、白扁豆、茯苓、当归、陈皮。

【功效】 健脾补肾,益气明目。

【适应证】 用于脾肾不足,气虚精亏所致的眼目昏花,视物不清,腰酸气短;视神经萎缩见上述证候者。

【用法用量】 口服,水蜜丸每次8g,一日2次;大蜜丸每次2丸,一日2次。

20. 明珠口服液

【组成】 何首乌(制)、枸杞子、益母草、当归、白芍、赤芍、红花、决明子、珍珠母、夏枯草、菊花、车前子、茯苓、冬瓜子、甘草。

【功效】 滋补肝肾,养血活血,渗湿明目。

【适应证】 用于肝肾阴虚所致的视力下降、视瞻有色、视物变形;中心性浆液性脉络膜视网膜病变见上述证候者。

【用法用量】 口服,每次10ml,一日3次。疗程1个月。

21. 益视颗粒

【组成】 党参、当归、五味子(蒸)、山药、制何首乌、金樱子、覆盆子、木香、厚朴(姜制)、白术(焦)、山楂(焦)、石楠叶、菟丝子、六神曲(焦)。

【功效】 滋肾养肝,健脾益气,调节视力。

【适应证】 用于肝肾不足、气血亏虚引起的青少年近视及视物疲劳者。

【用法用量】 开水冲服,每次15g,一日3次。

22. 杞明胶囊

【组成】 枸杞子、菟丝子、女贞子、茺蔚子、何首乌、山茱萸、淫羊藿、谷精草、木贼、决明子、赤芍、川芎、丹参、黄柏、牡丹皮、地黄、红花、鸡血藤、冰片。

【功效】 补肝益肾,活血明目。

【适应证】 用于肝肾阴虚所致的眼部酸困,眼眶疼痛等症;预防、减缓青少年近视、视疲劳的发展。

【用法用量】 口服,每次2粒,一日3次。

23. 复方决明片

【组成】 决明子、菟丝子(炒)、制何首乌、远志(甘草制)、升麻、五味子、石菖蒲、丹参、黄芪、鹅不食草、桑葚、冰片。

【功效】 养肝益气,开窍明目。

【适应证】 用于青少年假性近视,证属气阴两虚者。

【用法用量】 口服,每次4~8片,一日2次,两个月为一个疗程。

24. 益肝活血明目片

【组成】 北寒水石、天竺黄、红花、丁香、诃子、毛诃子、余甘子、甘草、金钱白花蛇、木贼、葛缕子、绿绒蒿、岩精膏、铁粉(制)、文石。

【功效】 养肝益气,活血明目。

【适应证】 用于视物疲劳,青少年视力下降、近视,证属肝阴不足者。

【用法用量】 口服,每次2丸,一日2次。

25. 增光片

【组成】 党参、枸杞子、当归、远志、麦冬、石菖蒲、茯苓、丹皮、五味子、泽泻。

【功效】 补益气血,滋养肝肾,明目安神。

【适应证】 用于治疗青少年假性近视,证属肝肾不足、气血亏虚者。

【用法用量】 口服,每次4~6片,一日3次。

六、中药注射剂

1. 注射用血栓通

【成分】 三七总皂苷。

【功效】 活血化瘀，通脉活络。

【适应证】 用于视网膜静脉阻塞、前房积血、玻璃体积血、眼外肌麻痹、糖尿病视网膜病变、视网膜震荡伤、中心性浆液性视网膜脉络膜病变等眼病，证属瘀血阻络者。

【用法用量】 临用前用注射用水或氯化钠注射液适量使其溶解。静脉注射：一次150mg，用氯化钠注射液30~40ml稀释。每日1~2次。静脉滴注：一次150~250mg，用5%~10%葡萄糖注射液或氯化钠注射液250~500ml稀释。每日1~2次，或遵医嘱。肌内注射：一次150mg，用注射用水稀释至40mg/ml。每日1~2次。或遵医嘱。理疗：一次100mg，加入注射用水3ml，从负极导入。

2. 血塞通注射液

【成分】 三七总皂苷。

【功效】 活血祛瘀，通脉活络。

【适应证】 用于视网膜静脉阻塞、糖尿病视网膜病变、玻璃体积血、后天性眼外肌麻痹、中心性浆液性视网膜脉络膜病变、前部缺血性视神经病变见瘀血阻络证者。

【用法用量】 肌内注射：一次100mg，一日1~2次；静脉滴注：一次200~400mg，以5%~10%葡萄糖注射液250~500ml稀释后缓缓滴注，一日1次。

3. 灯盏花素注射液

【成分】 灯盏花素。

【功效】 活血化瘀，通络止痛。

【适应证】 用于外伤性前房积血、糖尿病视网膜病变、视神经损伤、中心性浆液性脉络膜视网膜病变，证属瘀血阻络者。

【用法用量】 肌内注射，一次5mg，一日2次。静脉滴注，一次10~20mg，用10%葡萄糖注射液500ml稀释后使用，一日1次。

【注意事项】

（1）出血急性期或有出血倾向的患者禁用。

（2）本品与pH低于4.2的溶液使用时，可使药物析出，故不得与酸性较高的液体或药物合用。

（3）本品与氨基糖苷类药物（如硫酸庆大霉素）反应产生沉淀，使用本品所用的注射器、输液器不得与氨基糖苷类药物有接触。

4. 葛根素注射液

【成分】 葛根素。

【功效】 活血化瘀，扩张血管。

【适应证】 用于视网膜动脉阻塞、视网膜静脉阻塞、青光眼、高眼压症、前部缺血性视神经病变。

【用法用量】 静脉滴注：每次200~400mg，加入5%葡萄糖注射液500ml中静脉滴注，一日1次，10~20天为一个疗程，可连续使用2~3个疗程。

5. 疏血通注射液

【成分】 水蛭、地龙。

【功效】 活血化瘀、通经活络。

【适应证】 用于瘀血阻络所致的缺血性眼病，如视网膜静脉阻塞、视网膜动脉阻塞、缺血性视神经病变等。

【用法用量】 静脉滴注，每日6ml，加于5%葡萄糖注射液(或0.9%氯化钠注射液)250~500ml中，缓缓静脉滴入。

6. 红花黄色素氯化钠注射液

【成分】 红花黄色素。

【功效】 活血、化瘀、通脉。

【适应证】 用于糖尿病眼底病变、缺血性视神经病变等缺血性眼病，中医辨证为心血瘀阻证的眼病。实验表明，本品可降低糖尿病大鼠视网膜VEGF及PDGF的含量，视网膜微血管内皮细胞增殖，从而起到抑制新生血管的形成；对视网膜光化学损伤有明显的保护作用。

【用法用量】 静脉滴注(滴速不高于30滴/分)。每日1次，每次1瓶(100ml)；14天为一个疗程。

7. 丹红注射液

【成分】 丹参、红花。

【功效】 活血化瘀，通脉舒络。

【适应证】 用于瘀血闭阻所致的缺血性眼病，眼底出血。

【用法用量】 肌内注射，一次2~4ml，一日1~2次；静脉注射，一次4ml，加入50%葡萄糖注射液20ml稀释后缓慢注射，一日1~2次；静脉滴注，一次20~40ml，加入5%葡萄糖注射液100~500ml稀释后缓慢滴注，一日1~2次；伴有糖尿病等特殊情况时，改用0.9%的生理盐水稀释后使用。

8. 丹参注射液

【成分】 丹参。

【功效】 活血化瘀，通脉养心。

【适应证】 用于瘀血闭阻所致的缺血性眼病、眼底出血。

【用法用量】 肌内注射，一次2~4ml，一日1~2次；静脉注射，一次4ml(用50%葡萄糖注射液20ml稀释后使用)，一日1~2次；静脉滴注，一次10~20ml(用5%葡萄糖注射液100~500ml稀释后使用)，一日1次。

【注意事项】 本品不宜与抗癌药、止血药、抗酸药、阿托品、细胞色素C、维生素B_1、维生素B_6、肝素、东莨菪碱、酚妥拉明、硫酸镁、麻黄碱、络贝宁、士的宁、雄性激素及藜芦等药联合使用。

9. 舒血宁注射液

【成分】 银杏叶提取物。

【功效】 活血化瘀,通络。

【适应证】 用于糖尿病视网膜病变、挫伤性视网膜病变、视网膜静脉阻塞,见瘀血闭阻证者。

【用法用量】 静脉滴注,每日20ml用5%的葡萄糖注射液250ml或500ml稀释后使用。肌内注射,一次10ml,一日1~2次。

10. 脉络宁注射液

【成分】 牛膝、玄参、石斛、金银花、山银花,辅料为聚山梨酯80。

【功效】 清热养阴,活血化瘀。

【适应证】 用于视网膜静脉阻塞、缺血性视神经病变等,见阴虚内热、血脉瘀阻证者。

【用法用量】 静脉滴注每次10~20ml,加入5%或10%葡萄糖注射液或0.9%氯化钠注射液250~500ml中,每日滴注1次,10~14天为一个疗程。根据病情需要,本品可使用3~4个疗程,每个疗程之间可间隔5~7天,重症患者必要时可连续使用2~3个疗程。

11. 参芎葡萄糖注射液

【成分】 丹参相当于丹参素20mg,盐酸川芎嗪100mg,葡萄糖5.0g,甘油1.0ml。

【功效】 活血化瘀,通脉养心。

【适应证】 可用于缺血性眼病,见脉络瘀阻证者。

【用法用量】 静脉滴注,每天一次,每次100~200ml,或遵医嘱,儿童及老年患者应遵医嘱。

【注意事项】 静脉滴注速度不宜过快,不宜与碱性注射液一起配伍。脑出血及有出血倾向的患者忌用。

12. 复方丹参注射液

【成分】 丹参提取液、降香提取液、葡萄糖。

【功效】 活血化瘀,通脉养心。

【适应证】 用于视网膜血管阻塞、糖尿病视网膜病变、缺血性视神经病变、视网膜震荡伤、外伤性前房积血、玻璃体积血、中心性浆液性视网膜脉络膜病变、黄斑变性。

【用法用量】 肌内注射:每次2ml,一日2次;静脉滴注:一次10~20ml,用葡萄糖注射液250~500ml稀释后使用,一日1次。

13. 苦碟子注射液

【成分】 抱茎苦荬菜。

【功效】 活血止痛、清热祛瘀。

【适应证】 用于瘀血闭阻引起的视网膜静脉阻塞、糖尿病视网膜病变、中心性浆液性脉络膜视网膜病变。

【用法用量】 静脉滴注,一次10~40ml,一日1次;用0.9%氯化钠或5%葡萄糖注射液稀释至250~500ml后使用。14天为一个疗程。

14. 清开灵注射液

【成分】 胆酸、珍珠母、猪去氧胆酸、栀子、水牛角、板蓝根、黄芩苷、金银花。

【功效】 清热解毒,化痰通络,醒神开窍。

【适应证】 眼科用于病毒性角膜炎、眼部带状疱疹、慢性泪囊炎、葡萄膜炎、流行性出血性结膜炎、视神经萎缩、缺血性视神经病变,证属热毒壅盛者。

【用法用量】 肌内注射。一日2~4ml;重症患者静脉滴注。一日20~40ml,以10%葡萄糖注射液200ml或氯化钠注射液100ml稀释后使用。

【注意事项】 目前已确认清开灵注射液不能与硫酸庆大霉素、青霉素G钾、肾上腺素、阿拉明、乳糖酸红霉素、多巴胺、山梗菜碱、硫酸美芬丁胺等药物配伍使用。清开灵注射液稀释以后,必须在4小时以内使用。滴速勿快,儿童以20~40滴/分为宜,成年人以40~60滴/分为宜。

15. 黄芪注射液

【成分】 黄芪。

【功效】 益气养元,扶正祛邪,养心通脉,健脾利湿。

【适应证】 本品用于正气虚损、血脉瘀阻之单纯疱疹性角膜炎、糖尿病性眼肌麻痹。

【用法用量】 肌内注射,一次2~4ml,一日1~2次;静脉滴注,一次10~20ml,一日1次,或遵医嘱。

16. 生脉注射液

【成分】 红参、麦冬、五味子。

【功效】 益气养阴,复脉固脱。

【适应证】 用于视网膜色素变性、青光眼视神经病变、高度近视性眼底退变、视神经萎缩等,证属气阴两亏者。

【用法用量】 肌内注射:一次2~4ml,一日1~2次。静脉滴注:一次20~60ml,用5%葡萄糖注射液250~500ml稀释后使用,或遵医嘱。

17. 参芪扶正注射液

【成分】 党参、黄芪。

【药理】 本品可增强单核巨噬细胞的吞噬功能,与环磷酰胺合用,对小鼠S180肉瘤的生长有一定的抑制作用。

【功效】 益气扶正。

【适应证】 用于缓解视网膜母细胞瘤患儿化疗毒副反应,提高气虚患者免疫功能、改善气虚症状及生存质量。

【用法用量】 静脉滴注:一次250ml,一日1次,疗程21天;与化疗合用,在化疗前3天开始使用,疗程可与化疗同步结束。

七、河北省眼科医院院内眼科中成药制剂

1. 活血通络颗粒

【成分】 黄芪、当归、赤芍、川芎、桃仁、红花、丹参、葛根等。

【功效】 益气活血，通络明目。

【适应证】 用于气血瘀滞而引起的视网膜动脉阻塞、缺血性视神经病变、外伤性视网膜病变、动眼神经麻痹等眼病。

【用法用量】 开水冲服。一次10~20g，一日3次。儿童酌减或遵医嘱。

2. 利湿颗粒

【成分】 猪苓、茯苓、女贞子、白术、泽泻、茺蔚子等。

【功效】 健脾化湿，通脉利水。

【适应证】 用于水湿上泛目窍所引起的视力下降、视物复形、眼睑水肿；中心性浆液性脉络膜视网膜病，黄斑囊样水肿，渗出性视网膜脱离见上述证候者。

【用法用量】 开水冲服。一次10~20g，一日3次。儿童酌减或遵医嘱。

3. 参芪明目颗粒

【成分】 党参、枸杞子、羊肝、石菖蒲、远志、决明子等。

【功效】 滋补肝肾，健脾益气，养血明目。

【适应证】 用于肝、脾、肾三脏虚损，气血不足引起的能近怯远、目昏目暗、视物不清。

【用法用量】 开水冲服，一次10g，一日3次。儿童酌减或遵医嘱。

4. 清热明目颗粒

【成分】 龙胆、黄芩、地黄、石膏、知母、天花粉、芦根、金银花、半枝莲等。

【功效】 清热解毒，消翳明目。

【适应证】 用于热邪犯目引起的目赤、视物不清；急、慢性葡萄膜炎，视网膜色素变性，年龄相关性黄斑变性见上述证候者。

【用法用量】 开水冲服。一次10~20g，一日3次。儿童酌减或遵医嘱。

5. 视康颗粒

【成分】 当归、枸杞子、白芍、茯苓、菊花、石菖蒲、决明子等。

【功效】 舒肝解郁，益阴明目。

【适应证】 用于肝郁阴虚，精血不能上荣于目所致的视物模糊；球后视神经炎晚期、视神经萎缩、缺血性视神经病变、原发性视网膜色素变性、年龄相关性黄斑变性见上述证候者。

【用法用量】 开水冲服。一次10~20g，一日3次。儿童酌减或遵医嘱。

6. 止血明目颗粒

【成分】 墨旱莲、丹参、郁金、蒲黄、赤芍、牡丹皮等。

【功效】 凉血止血，活血散瘀。

【适应证】 用于血热瘀阻所致的眼科出血性疾病，如视网膜静脉阻塞、视网膜血管炎、糖尿病性视网膜病变、中心性渗出性视网膜病变、玻璃体积血、眼底出血等。

【用法用量】 开水冲服。一次10~20g，一日3次。儿童酌减或遵医嘱。

（杨赞章　张铭连）

参 考 文 献

1. 国家药典委员会. 中华人民共和国药典临床用药须知：中药成方制剂卷. 2010版. 北京：中国医药科技出版社，2011：814-829.
2. 国家药典委员会. 中华人民共和国药典临床用药须知：中药饮片卷. 2010版. 北京：中国医药科技出版社，2011：734-739.
3. 国家基本药物临床应用指南和处方编委会. 国家基本药物临床应用指南（中成药）. 2012版. 北京：人民卫生出版社，2013：191-199.
4. 杨维周. 中华眼科方剂全书. 北京：科学技术文献出版社，2000：193-500.
5. 张铭连. 中西医结合眼科疾病诊疗手册. 北京：中国中医药出版社，2011：577-591.
6. 庞赞襄. 中医眼科临床实践. 第2版. 石家庄：河北人民出版社，1979：19-147.

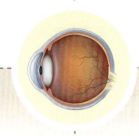

第三十一章

激光治疗学

第一节 眼科激光总论

激光于1965年首先进入医学的眼科领域,至今已有50余年的发展历程,但激光眼科应用仍在不断发展。由激光治疗眼底病,发展到激光治疗青光眼、后发性白内障,激光治疗屈光不正和飞秒激光辅助白内障手术等。激光手术是以激光光束为工具,利用其多种生物效应,以较小的组织损伤达到较好治疗效果的一种疗法。目前,激光手术已成为眼科常用和重要的治疗手段。

一、激光对眼组织的生物效应

激光与生物组织的相互作用的结果取决于激光的波长、功率密度、作用时间、工作效率以及靶组织的成分。这些效应可分为三大类:热效应、光化学效应和电离反应。

(一)热效应

热效应包括光凝作用、光汽化作用、光碳化作用三种形式。

1. 光凝作用　激光照射后,组织吸收光能转换为热能,使组织局部温度上升,引起组织内蛋白质变性而发生凝固,称为光凝作用,如激光治疗视网膜裂孔。

2. 光汽化作用　组织接受更强的激光照射,达到水的汽化温度时,细胞内外的水分变成水蒸气,称为光汽化作用,汽化时组织细胞内发生急剧的水分汽化和组织膨胀,引起组织破裂。在多数情况下,光汽化术伴随着光凝固术,例如 CO_2 激光手术的切割过程中,凝固作用提供了一个完全无血管的手术野。

3. 光碳化作用　组织达到汽化后再持续照射激光,可使组织温度急剧上升而呈碳化,称为光碳化作用,可利用其达到切割骨组织的作用。

(二)光化学效应

光化学效应的种类很多,它们的发生机制各不相同,但它们的一个最基本的规律是特定的光化学效应要特定波长的光子来激发。一般说来,可以引发生物分子产生光化学效应的是波长700nm以下的可见光和紫外线。在眼科激光治疗中涉及的光化学效应有光切除和光辐射治疗。光化学效应的途径与产物往往和基态热化学效应不同,只要光的波长适当,能为物质所吸收,即使在很低的温度下,光化学效应仍然可以进行。

1. 光切除　紫外波段的激光具有较高的光子能量。在较低的温度下,它们可以打断生物大分子的化学键,从而引发光化学效应。借助光化学效应切割组织,切口边缘特别锐利,而且切口周围没有热损伤的痕迹。能利用光化学效应切除组织的激光主要是准分子激光。

2. 光辐射治疗　这实际上是一种在光敏化剂和氧参与下的、以激光为照射光源的光敏氧化反应。在生物系统中,这种反应常被称作光动力反应,临床上也将它们称为光动力治疗,荧光发射波长范围为600~700nm。

(三)电离反应

高能脉冲激光作用于组织瞬间,使组织内的分子或原子发生电离作用,形成等离子体,等离子体中心高温、高功率密度,急剧扩张,于极短时间内发生微小爆炸,形成强大的冲击波,冲击波的机械压力造成靶组织的破坏、裂解。眼科用于治疗后发性白内障的YAG激光就是利用这一作用。

二、眼科常用激光及其特点

(一) 氩离子激光

氩离子激光是气体激光,其波长为488nm的蓝光和514.5nm的绿光,可以被视网膜色素上皮及脉络膜色素颗粒吸收,亦可以被血红蛋白吸收,因此常用于视网膜裂孔、开角型青光眼、糖尿病性视网膜病变、视网膜分支静脉阻塞等病变。

(二) 氪离子激光

氪离子激光也是气体激光器,可产生647.1nm的红光、568.2nm的黄光和520.8nm的绿光。黄光和红光不易被叶黄素所吸收,对视网膜神经上皮层损害较小,因此用来治疗黄斑区病变较好。其中的红光还可透过视网膜浅层出血而作用于色素上皮层,为其他波长激光所不能代替的。

(三) 掺钕钇铝石榴石激光(Nd:YAG)

Nd:YAG激光波长为1064nm,是一种不可见的红外线,不为眼内色素组织所吸收,可用于治疗眼前节的无色素组织的病变。在调Q方式下的Nd:YAG激光,可以在极短的时间内集中相当大的能量来完成透明组织的透切。由于时间极短,所以不会产生热损伤,主要用于白内障囊膜切开术、周边虹膜切开术、玻璃体机化条索松解术等。

(四) 准分子激光

准分子激光器中应用于眼科临床的主要是氟化氩激光,其输出波长为193nm的远紫外线,它的生物效应主要是利用光致化学作用中的光致分解作用,作为"冷刀"使生物分子键断裂。用这种刀施行光切术,其切割精度可达到微米级,其刀口损伤范围仅达纳米级,而且由于无热效应而不会损伤邻近组织。所以现已运用于角膜手术,如角膜屈光手术、角膜瘢痕去除等。

(五) 二极管半导体激光

半导体激光是由二极管激光器发射的辐射光,其工作物质为固态的砷化镓铝,波长为780~850nm,处于红外区,为不可见光,间质吸收少,能穿透混浊的晶状体及轻度的玻璃体积血,在眼底主要作用于深层视网膜和脉络膜层,临床上利用其光热效应,温热作用,微脉冲阈下光凝作用治疗各种青光眼、玻璃体视网膜和脉络膜等疾病。

(六) 二氧化碳激光

输出波长为10 600nm的远红外线,可以连续或脉冲发射。眼组织的穿透力浅,软组织容易被激光汽化切除。临床应用眼眶切开术,眼睑、结膜肿瘤切除术,眼内应用包括治疗新生血管性青光眼的小梁造口术、眼内肿瘤切除术等。

(七) 飞秒激光

飞秒激光是一种以脉冲形式运转的激光,非常高的瞬间功率,具有精确的靶向聚焦定位特点,且没有热效应和冲击波,在整个过程中都不会有组织损伤。临床上利用飞秒激光来辅助白内障手术,角膜屈光手术,包括飞秒激光辅助制作角膜瓣的准分子激光原位角膜磨镶术(LASIK)和飞秒激光小切口微透镜切除术(SMILE)。

(王莉菲)

第二节 白内障相关的激光治疗

一、脉冲Nd:YAG激光在白内障治疗中的应用

脉冲Nd:YAG激光具有全或无现象,通过等离子体爆破产生震荡冲击波破碎切割组织,基本上不产生热效应。可以精准地聚焦于虹膜、晶状体前后囊膜等组织,用于白内障术前的预处理和术后一些并发症的治疗。

晶状体上皮细胞增殖导致的囊膜混浊是白内障术后最常见的并发症。上皮细胞还可分化为肌成纤维细胞,使囊膜纤维化、产生收缩及皱褶,囊袋收缩综合征(capsular contraction syndrom,CCS)和囊袋阻滞综合征(capsular block syndrom,CBS)的发生均与此相关。CCS和CBS均是与白内障超声乳化术中连续环形撕囊有关联的术后囊袋相关综合征,环形撕囊直径过小是主要原因之一。Nd:YAG激光对于与晶状体囊膜相关的术后并发症的处理,并发症少,及时处理,效果较好。

有研究表明,距离大于0.8mm的治疗对角膜内皮是安全的,激光聚焦于角膜后1.2mm时,即使用较高能量也不产生角膜内皮损伤。在实际应用中,焦点大多是落在晶状体-虹膜隔平面及其后面的,安全性较好。

1. 后发性白内障(PCO) 后发性白内障(PCO)发生的主要原因是残余晶状体上皮细胞增生,并向后囊膜移行,逐渐形成致密的胶原束和Elschnig珍珠样小体,从而阻挡光线的通过,引发视物变形和视力下降。在临床上,视觉障碍的程度与PCO的程度并不是都成正比的。后囊膜混浊直接遮挡视轴区可影响中心视力,降低对比敏感度,造成眼内散射的增加,有些后囊膜牵拉性皱褶对患者的视觉质量干扰也很大。

操作前,需注意观察瞳孔的相对位置,确定视轴区及周围参照标记。散大瞳孔后,一般从上方开始,逐渐向下、向内、向外扩展。Nd:YAG激光一般从最小能量开始,逐渐增加,直到出现破裂效果。尽量避免开罐式截开,以免游离囊膜阻塞房角。后囊膜的切开大小,应根据具体情况,一般来说后囊切开相当瞳孔大小范围,或者略大于瞳孔,但不应大于人工晶状体光学面。操作中,要注意观察后囊膜与人工晶状体相对位置,将焦点聚集于后囊膜或者其略后方,避

免损伤人工晶状体。

激光后囊切开的并发症最常见的包括眼压升高，人工晶状体损伤，术后葡萄膜炎症反应，其他包括角膜内皮损伤，虹膜出血，玻璃体前界膜损伤，玻璃体疝，黄斑囊样水肿、黄斑裂孔等。术后可局部应用非甾体抗炎滴眼液，和（或）糖皮质激素滴眼液，注意观察眼压情况。对于后发性白内障浓厚致密者，可以分次完成，避免过度损伤。

2. 囊袋收缩综合征（CCS） 囊袋收缩综合征（CCS）表现为撕囊口面积和囊袋赤道部直径缩小，前囊膜混浊，IOL偏心、倾斜或移位。撕囊口面积的变化与CCC的大小、IOL的设计、悬韧带的张力等因素有关。较小的CCC，撕囊口直径会缩小，加上种种原因所致的前囊纤维增生收缩，导致囊袋体积缩小而致。目前，Nd:YAG激光是治疗囊袋收缩综合征的首选治疗方法。

对于CCS，激光能量从0.5mJ开始，一般为1.2mJ，最大不超过2.0mJ。激光切开时应放射状依次相连向外击射，各切口长度大致相等，一般为1.5~2.0mm，至撕囊口纤维环缩松解。撕囊口透明区扩大，IOL光学部平展即可。对轻度CCS即撕囊口直径>3.5mm（即大于正常瞳孔直径），但后囊膜有皱褶/混浊伴视力下降者，可先行后囊膜激光切开。如囊袋收缩未松解或视力未提高，则再行撕囊口放射状切开。需要注意的是，由于撕囊口纤维环的向心力和IOL襻对囊袋赤道部的张力及光学部对后囊膜的顶压力，后囊膜切开过大时会发生放射状撕裂而致IOL移位、脱位。对于重度CCS伴IOL移位的患者，需手术治疗。

3. 囊袋阻滞综合征（CBS） 晶状体囊袋阻滞综合征（CBS）是指在白内障术中或术后由于晶状体前囊连续环形撕囊的撕囊口被晶状体核或人工晶状体的光学面机械性阻塞，使晶状体囊袋形成一密闭的液态腔，进而引起一系列的眼部改变，如视力下降、屈光度改变、前房变浅、继发性青光眼等。CCC直径小于人工晶状体光学面是发生CBS的前提条件。由于撕囊口的向心性牵引力使前囊膜与人工晶状体光学部紧密接触，导致撕囊口的阻塞，从而使囊袋内液体潴留引起CBS。

Nd:YAG激光周边前囊膜切开术：适用于早期CBS者。治疗前散大瞳孔，充分暴露周边前囊膜，于IOL光学部边缘外周前囊膜行激光打孔，引流囊袋内液体至前房。

Nd:YAG激光后囊膜切开术：适用于晚期CBS者。将瞄准光点聚焦于后凸的后囊膜上击射切开，释放囊腔内的液体进入玻璃体腔。

Nd:YAG激光前、后囊膜联合切开术：早期CBS行前囊膜切开后，如囊袋内液体引流不充分，后囊膜与IOL光学部未相贴时，可再联合后囊膜切开术，以进一步引流囊腔内的液体。

进入玻璃体腔的液体，含有变性物质如致炎因子等，有引起葡萄膜反应的可能。后囊膜切开亦有引起黄斑囊样水肿和视网膜脱离的风险，术后应密切关注。囊袋阻滞综合征行Nd:YAG激光术后主要并发症为高眼压和虹膜炎。

4. 白内障术后恶性青光眼 恶性青光眼的发病机制目前尚不明确，多数认为由于异常的解剖关系导致晶状体/人工晶状体-睫状环阻滞或玻璃体-睫状环阻滞，使房水逆流入玻璃体腔引发。患者的睫状环往往较小，受到干扰时出现水肿或睫状肌收缩，导致睫状环进一步缩小，睫状体与人工晶状体光学部或玻璃体接触发生阻滞，房水逆流入玻璃体后方，严重时进入玻璃体内，使玻璃体内压力增高，将人工晶状体向前推移与虹膜紧紧相贴，前房均匀变浅，房水外流受阻。

Nd:YAG激光可以精细地切割玻璃体前界膜及晶状体前、后囊膜，白内障手术后的恶性青光眼由于无晶状体或只有人工晶状体的特点，使得激光治疗成为可能。通过Nd:YAG激光切开晶状体前后囊膜和玻璃体前界膜沟通房水循环途径解除玻璃体阻滞，使积聚于玻璃体中的房水进入前房，形成正常的房水循环。

激光治疗失败的病例分析可能有以下原因：①玻璃体黏稠，阻滞严重，激光打孔不足以解除玻璃体阻滞。②人工晶状体或后囊膜可能妨碍房水流动。激光治疗人工晶状体眼或无晶状体眼的恶性青光眼，优势在于其创伤小，操作简便，具有可重复性。若激光治疗有效，可避免再次手术。若激光治疗无效，在行手术治疗前经激光暂时控制眼压，有利于手术操作减少并发症。

5. 玻璃体条索 白内障术中如果有玻璃体溢出，术后可能出现玻璃体与伤口粘连，牵拉引起黄斑囊样水肿。从瞳孔进入前房的玻璃体条索，可通过缩瞳增加其张力，聚焦于条索的薄弱部位，最常见的是紧靠伤口的部位或者通过瞳孔区的颈部。

有些玻璃体脱出患者，因术中术者处理不到位，术后可形成脱出的条索进入前房或牵拉瞳孔变形。应用Nd:YAG激光，可以切断玻璃体条索与有关组织的接触，使其残余部位在前房内液化吸收。

6. 其他 某些白内障术后患者，瞳孔区可能出现致密的、有一定厚度的机化膜，还可形成虹膜后粘连，产生瞳孔阻滞。这种情况大多与手术有关，随着白内障手术的成熟，其发生已经非常少见。该种瞳孔膜致密、坚韧且厚，又缺乏后囊膜的张力和弹性，激光切开要困难得多。激光切开时，可采用连续多脉冲高能量，膜孔不宜过大，以免产生过多组织碎片。对于有瞳孔阻滞情况发生者，可行激光虹膜周边切开或中周部切开。

二、飞秒激光在白内障治疗中的应用

飞秒激光是一种以脉冲形式运转的激光，非常高的瞬间功率，具有精确的靶向聚焦定位特点，且没有热效应和冲击波，在整个过程中都不会有组织损伤。临床上利用飞秒激光来辅助白内障手术，可以制作白内障手术切口，前囊环形切除，角膜缘松解切口，使白内障手术更加精细、安全。详见白内障手术治疗章节。

（董玮　陈志敏）

第三节　青光眼相关的激光治疗

激光作用于组织会产生多种生物效应，包括热效应、电离效应、光化学效应、压强效应和生物刺激效应等。产生何种效应由激光的波长、能量、输出方式、光斑面积、照射时间等多因素决定。依据不同激光特性，可对多种青光眼进行有效治疗。

一、Nd:YAG 激光虹膜切除术

【适应证】

1. 急性闭角型青光眼　①临床前期；②缓解期或间歇期，房角开放 >180°。
2. 慢性闭角型青光眼　①早期或进展期，房角开放 >180°，无视野损害；②病人无法配合手术的进展期患者，存在视野损害，房角关闭 >180°，可行激光虹膜切除术，术后联合降眼压药物治疗。
3. 周边虹膜切除术未穿透残存色素层的可行激光虹膜切除术。
4. 开角型青光眼合并闭角型青光眼早期（混合型青光眼）。
5. 葡萄膜炎继发性青光眼，瞳孔闭锁。
6. 临床窄房角，有发作病史、暗室俯卧试验阳性或有明确闭角型青光眼家族史。
7. 先天性小眼球。

【禁忌证】

1. 角膜水肿及混浊，激光无法聚焦于虹膜表面。
2. 周边虹膜与角膜内皮接触，前房极浅患者。

【手术方法】

1. 术前用药　术前 30 分钟滴入 1% 毛果芸香碱滴眼液 1~2 滴，拉紧虹膜，使周边虹膜变薄。术前 1 小时滴入噻吗洛尔滴眼液 1~2 滴，防止激光术后眼压升高。
2. 麻醉　只需表面麻醉，儿童可行基础麻醉。
3. 接触镜　采用 66D 凸透镜的接触镜，可有效控制眼球运动，利于聚焦、瞄准。
4. 手术部位选择　上方或下方避开睑裂部位，尽量选择虹膜隐窝、淡色素区或萎缩区等较薄部位。
5. Nd:YAG 激光采用 3~8mJ 能量，瞄准光聚焦于虹膜基质深部，击穿后可采用低能量适度扩大孔洞，避免伤及晶状体。
6. 术后 1~2 小时及 48 小时内监测眼压，停用毛果芸香碱滴眼液，局部滴用皮质类固醇或非甾体类滴眼液 5~7 天；术后 2~3 个月复查房角，行暗室俯卧实验排除虹膜肥厚引起慢性房角关闭。

【并发症及处理】

1. 一过性高眼压　发生率约为 30%~50%，眼压轻中度升高，多于 24 小时后恢复正常，多与组织碎屑阻塞房水通道，外流阻力增加有关。部分病例眼压 >60mmHg，需按急性眼压升高处理，局部 β 受体阻滞剂，口服碳酸酐酶抑制剂，联合高渗剂，必要时需前房穿刺放液。
2. 前部葡萄膜炎　术后前房炎症，可局部滴用皮质类固醇或非甾体类滴眼液 5~7 天。
3. 晶状体混浊　多与激光损伤晶状体相关，前囊膜完整混浊多较局限，进展缓慢；如前囊膜破裂，晶状体混浊进展迅速，需手术治疗。
4. 角膜烧伤　多见于前房极浅的患者，激光爆破于角膜基质层或内皮，引起局限性混浊，多于 3~5 天内消退。
5. 出血　激光损伤虹膜血管会引起少许出血，用接触镜轻压眼球片刻可有效止血，如果影响进一步操作，可选择其他部位或择期出血吸收后再行治疗。
6. 虹膜切除失败　多与虹膜肥厚或出血有关，可分二次或多次治疗。
7. 激光孔闭塞　虹膜色素上皮增生或纤维素渗出引起激光孔闭塞，慢性葡萄膜炎患者较多见，可行再次激光治疗。
8. 复视或眩光　多发生于激光孔位于睑裂区，术前应观察患者睑裂大小，尽量将孔洞置于眼睑遮盖区域。

二、激光周边虹膜成形术

【适应证】

1. 高褶虹膜综合征，收缩虹膜基质，增宽房角。
2. 急性闭角型青光眼急性发作期，收缩周边虹膜，开放房角。
3. 激光小梁成形术的辅助治疗。
4. 小眼球　收缩周边虹膜，维持房角开放，避免过早手术介入引起的各种严重并发症。

【禁忌证】

1. 严重的角膜水肿及混浊，激光容易损伤角膜。
2. 无前房或前房极浅患者。

【手术方法】

1. 术前用药　术前30分钟滴入1%毛果芸香碱滴眼液1~2滴,拉紧虹膜,使周边虹膜变薄。术前1小时滴入噻吗洛尔滴眼液1~2滴,防止激光术后眼压升高。

2. 麻醉　只需表面麻醉,儿童可行基础麻醉。

3. 接触镜　采用三面镜或房角镜均可有效控制眼球运动。

4. 手术部位选择　尽量靠近虹膜周边部。

5. 氩激光采用50~300mW功率,200~250μm光斑,0.2~0.3秒曝光时间,全周360°击发约20~24个点。

6. 调整激光功率至可见明显虹膜基质收缩,该处前房明显加深。

7. 术后1~2小时及48小时内监测眼压,局部滴用皮质类固醇或非甾体类滴眼液5~7天。

【并发症及处理】

1. 一过性高眼压　眼压轻中度升高,多于24小时后恢复正常,可以局部滴用β受体阻滞剂,口服碳酸酐酶抑制剂。

2. 前部葡萄膜炎　术后前房炎症,可局部滴用皮质类固醇或非甾体类滴眼液5~7天。

3. 角膜烧伤　多见于前房极浅的患者,激光爆破于角膜基质层或内皮,引起局限性混浊,多于3~5天内消退。

三、选择性激光小梁成形术

氩激光小梁成形术(ALT)可造成小梁网微细结构的凝固性破坏和热损伤,目前临床上已经较少应用。随着倍频Q开关Nd:YAG激光(532nm)的选择性激光小梁成形术(SLT)的出现,其"无凝固、无热损伤"的特点,为开角型青光眼的治疗提供了新的途径。

【适应证】

1. 原发性开角型青光眼,特别是最大耐受量药物治疗失败的患者。

2. 高眼压症。

3. 剥脱综合征和色素性青光眼。

4. 正常眼压性青光眼。

5. 无晶状体眼和人工晶状体眼。

6. 闭角型青光眼行周边虹膜切除术后眼压高,房角大部分开放患者。

7. 玻璃体切除或角膜移植等术后,眼压升高,房角开放患者。

8. 眼外伤房角后退型青光眼。

【禁忌证】

1. 炎症/葡萄膜性青光眼。

2. 先天性青光眼。

3. 原发或继发性闭角型青光眼。

4. 疾病发展过程或组织结构变形而不能看清小梁网者。

【手术方法】

1. 采用表面麻醉,治疗镜头可以使用Latina SLT激光房角镜或Goldmann三面镜等激光治疗用房角镜。

2. 瞄准光束聚焦于色素小梁与无色素小梁交界处,开始进行激光击射。激光以刚不能看到气泡产生为准,如果有气泡产生,应适当减小激光能量。通常情况下,在180°范围内照射(50±5)个光斑,各光斑相邻但不重叠。

3. 激光治疗后应密切观察患者的眼压变化至少2小时,如果眼压升高超过5mmHg,则需给以降压药物。术后定期随访患者眼压、前房及视力变化等,根据眼压控制情况调整用药。

4. 激光治疗眼压下降幅度有限,约相当于1种降眼压药物的作用(3~6mmHg),随着时间逐渐减弱。可重复治疗,需每次记录激光治疗范围及能量,为再次治疗提供参考。

四、激光睫状体光凝术

激光直接破坏睫状体或间接引起葡萄膜炎使房水生成减少,达到控制眼压、解除症状的目的,属于破坏性手术,仅用于多次滤过手术失败或不宜行滤过手术的难治性青光眼。

【适应证】

1. 新生血管性青光眼。

2. 各种原因引起的绝对期青光眼。

3. 无晶状体眼或人工晶状体眼。

4. 玻切术后或角膜移植术后继发性青光眼。

5. 多次滤过手术失败的原发性青光眼。

6. 外伤性青光眼。

【手术方法】

1. 经巩膜睫状体光凝术　通过特制导光纤维照射角膜缘后的巩膜,选择性破坏睫状突,降低眼压。

(1) 采用球后麻醉,治疗时将激光头前缘放在角膜缘后1.5~2mm处,治疗过程中要求光凝手柄(光纤)与视轴并行,激光光纤硅胶头斜面正好放在角膜后巩膜上。每个光凝点的光凝时间设置为2000毫秒,激光能量开始时先设置为1500mW,根据光凝术中是否出现爆破声调整能量,以刚能听到爆破声时的能量下调50mW为治疗能量。

(2) 除颞上象限外在其他3个象限作32~50个光凝点。避开3、9点位置,以免损伤睫状后长动脉。

(3) 常见并发症为眼痛、眼内炎症、低眼压、脉络膜脱离、玻璃体积血、眼球萎缩等。

(4) 眼压控制欠佳,可在炎症控制4~6周后行再次治疗。

2. 经瞳孔睫状体光凝术　应用氩激光直接通过瞳孔光凝睫状体，特别适用于无晶状体眼或人工晶状体眼性青光眼，需充分散大瞳孔，至少见到17~18个睫状突。

(1) 激光聚焦于睫状突，使其变为苍白色。至少光凝16个睫状突。

(2) 激光参数光斑大小50~100μm，曝光时间0.1~0.2秒，功率600~1000mW。

3. 内镜下睫状体光凝术　内镜下行睫状体光凝术，可于直视下选择性破坏睫状体无色素上皮细胞，具有较好疗效及减少并发症，可同时联合其他内眼手术。

(1) 球后或球周麻醉，经透明角膜或睫状体扁平部切口。

(2) 能量选择0.3~1W，曝光时间0.5~1秒，依据病情选择光凝范围180°~270°。

(3) 对准睫状突进行光凝，以见到其变白、塌陷挛缩为标准。

(4) 光凝术后一般4~6周眼压才趋于稳定，若治疗后眼压控制不佳，可选择药物维持，或在8周左右再次治疗。

五、激光小梁切开术

通过激光切除部分小梁网，形成微形孔，直接沟通Schlemm管，使房水流出增加，进而降低眼压，用于治疗原发性开角型青光眼及房角开放的继发性青光眼。

六、激光在青光眼治疗中的辅助作用

1. 激光巩膜滤过口重建术　常见于青光眼滤过手术后，虹膜组织嵌顿滤过通道内口，应用Nd:YAG激光聚焦于滤过内口堵塞处，5~10mJ能量，击碎或松解嵌顿组织，术后可见滤过泡隆起，眼压下降。

2. 房角光凝术　新生血管性青光眼早期，烧灼房角细小新生血管，达到阻止房角关闭、维持眼压的目的。

3. 激光断线术　激光切断小梁切除术后缝合过紧的巩膜瓣缝线，适用于小梁切除术后，前房深，滤过泡扁平，眼压>18mmHg者。采用激光断线专用接触镜，激光功率400~800mW，光斑50~100μm，曝光时间0.1秒，一般1~2次即可切断缝线。缝线崩开，滤过泡增大，即达到治疗目的。

4. 激光辅助滤过泡渗漏修复　直接烧灼结膜渗漏口，使其收缩、凝结。采用氩激光，500μm光斑，功率500~1800mW，曝光时间0.1秒。

5. 恶性青光眼

(1) 无晶状体眼：Nd:YAG激光直接切开晶状体后囊膜和玻璃体前界膜，可见前房随即加深。

(2) 人工晶状体眼：可于虹膜周切口或散大瞳孔后露出人工晶状体边缘后，Nd:YAG激光直接切开晶状体后囊膜和玻璃体前界膜。

(卢文胜)

第四节　玻璃体和视网膜疾病相关的激光治疗

一、激光在眼底病中的应用

激光治疗眼底病主要利用热效应产生光凝作用。现在应用的眼底激光多为单波长激光、多波长激光、多点发射激光。激光透过角膜、虹膜、晶状体、玻璃体后，被视网膜色素组织吸收，光能转化为热能，使组织内蛋白质变性凝固，在视网膜上形成光凝斑，实质上是一种破坏性治疗，但疗效显而易见。

(一) 原理

利用激光的热效应，作用于病变部位，通过破坏眼底新生血管，消除视网膜微血管梗死区或毛细血管关闭区，阻止眼内新生血管的发生和发展，改变视网膜区域的缺氧状态。此外，激光热凝固作用可以封闭病损血管，消除出血和渗出，特别是黄斑和旁黄斑区的渗漏血管，以便保存或改善患者中心视力。眼球各层的总透射与入射光波长有密切的关系。紫外线和1400nm以上的远红外线不能透过眼的屈光间质；760~1400nm的红外线只能部分通过屈光间质。另外，随着年龄的增长，晶状体变黄、玻璃体混浊，都会使透射率降低。波长较长的光对巩膜有一定的穿透力，如巩膜对804nm和1064nm红外激光的透射率分别为35%和53%，对442nm激光的透射率为6%(如光纤与巩膜相接触，可使透射率进一步增加)。巩膜对各种波长光线的反射率约为40%左右。短波长的激光透过巩膜后，光束明显地弥散开来，但是较长波长的激光透过巩膜后仍有较窄的光束发散角。因此，800nm以上波长的激光可以透过巩膜，有效地对眼内组织进行光凝治疗。所以对于屈光间质混浊的病人可以采用波长较长的红外激光来进行眼底光凝治疗。

(二) 光凝参数的选择以及光斑的分级

1. 光斑大小　激光器主要是通过输出激光的聚焦系统来控制光凝斑的大小，但实际应用中曝光时间和功率也会对光斑大小产生影响。一般在治疗时增大光凝斑时，应相应地增加激光输出功率；但是增加激光功率也会使光凝斑变大。因此在增大光凝斑的同时相应按比例地增大功率，会产生过强的反应，造成大范围的视网膜损害。所以激光功率的增加幅度应低于光凝斑大小增加的幅度。通常做弥漫性视网膜光凝、环绕视网膜裂孔的光凝以及其他不太精确的光凝治疗时，可以选500μm的光斑；黄斑部脉络膜

新生血管的光凝常常需用100~200μm的光凝斑;而糖尿病黄斑水肿的微动脉瘤光凝只需用50~100μm较小的光凝斑即可。

2. 曝光时间 曝光时间(exposure time)是影响光凝的另一个重要因素。曝光时间短,功率强时,靶组织中心产生的温度就高,由于水分的蒸发和机械压力作用,可能造成组织撕裂,产生疼痛和出血。长时间低功率的曝光,使热量向周围传导增加,热损伤区扩大,光凝区的边缘变得模糊而不峻峭。短时间曝光时,眼球轻微的运动对光凝影响不大,而曝光时间长时,影响就比较明显,这一点在病人注视困难时,意义更大。

3. 功率 第三个影响光凝作用的因素是激光功率。光凝治疗过程中,通常第一是选光凝斑的大小,其次是选曝光时间,功率选择在最后。三个参数是相互关联的,一般来说,在屈光间质清楚的眼睛,曝光时间用0.1秒时,获得中等强度的视网膜光凝斑所需功率的mW数,等于光凝斑直径的μm数。例如,作一个200μm大小、中等强的光凝,需要的功率是正好是200mW。功率选择的目的是使光凝斑达到合适的能量密度,如果缩短曝光时间、加大光凝斑直径或者屈光间质混浊时,需要提高激光功率;相反,如延长曝光时间,则功率应减小。功率与光斑大小也有关系,大功率激光产生的热量多,引起的热损伤更容易向周围扩散,与曝光时间相比较,功率对光凝斑直径的影响更大一些。弥漫性视网膜光凝、治疗血管渗漏引起的黄斑水肿和封闭视网膜裂孔时,常常需要中等强度的光凝斑;较重的光凝用于消灭脉络膜新生血管或破坏其他病变组织;轻中度的光凝用于治疗中心性浆液性视网膜脉络膜病变的视网膜色素上皮渗漏。

应当强调的是,作用于靶组织的激光能量大小是受到很多因素影响的,如激光器的性能、光学系统中的灰尘、传导过程中的损失、接触镜的种类、病人屈光间质的情况,甚至有的激光器所标出的功率为输出功率而不是眼前功率等,都会对激光能量产生很大的影响。所以在实际应用中,一定要结合实际情况,先选较低的激光功率,然后再逐渐增加,直到光凝斑达到合适的能量密度为止,这样才能正确地完成光凝治疗。

4. 光斑的分级(Noyori分级方法)

(1) 一级光凝斑:光凝斑呈不易看见的淡灰色斑,其中央或边缘可能有轻微的色素变动。

(2) 二级光凝斑:视网膜变白,并可有小气泡形成。光凝斑的中央和周围有色素聚集,其外围常有一模糊的灰白色晕轮。二级光凝斑是临床治疗中比较理想的凝固反应。

(3) 三级光凝斑:损伤程度较二级严重、范围更大,常有气泡经视网膜的爆破性裂孔进入玻璃体内,同时光凝斑内可有少量的出血。

(4) 四级光凝斑:为过度的或破坏性光凝斑。常有大量的出血和气泡进入玻璃体中。视网膜被破坏成爆炸性裂孔,脉络膜的出血及视网膜的碎片可进入玻璃体内。

(三) 应用范围

由于激光不是放射线,故对人体无伤害。激光的高亮度、单色性和相干性好等优点,可以准确地针对眼球不同组织发挥作用,对正常眼组织无损害,为无痛性治疗,不影响生活、工作和学习。

目前,激光在眼底病中多用于糖尿病性视网膜病变(增殖期)、视网膜静脉周围炎、视网膜中央静脉或分支阻塞、中浆病、Coats病、黄斑水肿、高度近视、周边视网膜裂孔等疾病,主要有全视网膜光凝、局部视网膜光凝和光动力疗法(PPT)等方式。

二、玻璃体混浊和玻璃体条索的激光治疗

由于玻璃体后脱离或玻璃体出现浑浊、纤维、丝条和云雾体,患者主诉眼睛中一直有移动的阴影严重影响生活,对此可采用玻璃体消融术来进行治疗,以缓解患者的症状。1993年Tsai等首先报道了Nd:YAG激光成功治疗飞蚊症患者的病例,Delaney等观察一组病例得出结论:YAG玻璃体消融术是治疗玻璃体混浊安全有效的方法,但仅能起到中度效果,玻璃体切割术治疗玻璃体混浊虽然效果显著,但只建议应用于YAG玻璃体消融术无效的患者。而玻璃体切割术的手术风险、患者不切实际的期望及潜在的对视网膜的影响,制约着医务工作者的治疗选择。

在做玻璃体消融术前:建议使用一个经过优化设计的可以观察到后部玻璃体的Nd:YAG激光器,还有经过特殊设计用于治疗玻璃体条索/混浊的镜头,例如:Ocular Karickhoff Vitreous 21mm规格镜头。建议选择对因患PVD而导致出现症状明确、呈纤维状、Weiss环类型的玻璃体条索/混浊症状进行这种治疗。这种类型的玻璃体条索/混浊症状通常都远离晶状体和视网膜部位,因此,治疗起来比较安全。这种类型的玻璃体条索/混浊症状通常看上去像是被一层玻璃体皮质所"拴绑住",成为玻璃体皮质层的一部分。由于是呈纤维状,因此病变部位会很好地吸收激光能量,并且会更加高效地发生汽化(爆破)。相比而言,扩散性、云雾状、因脱水而收缩类型的玻璃体条索/混浊症状就更难看见,因此也就更难对其进行有效治疗。尽管这种类型的症状是可以治疗的,但是医生应只在YAG激光器玻璃体消融术方面有足够经验时才能对患者做这种治疗。患者出现玻璃体条索/混浊症状有2~3个月,但是有稳定的行为能力。周边没有出现闪光,表明患者出现了不完全性PVD。

尽管很少会出现IOP（眼内压）急速上升的情况，但是接受了青光眼治疗的患者或者IOP处在极高边界值的患者以及前部玻璃体上有密集漂浮物的患者不宜做玻璃体消融术。

治疗时对于新手，建议一开始做这种治疗时先是对人工晶状体类型的患者做这种治疗。但是，对于植入了多焦点人工晶状体的患者而言，由于需要多次聚焦瞄准光束，因此可能会难以对其进行治疗。做充分的瞳孔放大检查，检查期间多注意观察视网膜和周边部位。建议使用托吡卡胺和去氧肾上腺素对瞳孔进行充分放大。通过2~3次滴注表面麻醉滴眼液，对患者进行表面麻醉，前后两次要间隔几分钟。治疗用的光斑大小要固定为8μm，脉冲宽度要固定为4ns。唯一几个能够变化的参数就是脉冲的能量值以及在一次照射过程中所发射的脉冲次数（即：一次、两次、三次）。将激光前置镜放到患者的角膜上，用单脉冲开始治疗。将脉冲的能量设定为光击穿介质所需要的最低能量值（典型的能量值为1.5mJ）。在增加每个脉冲的能量值之前，先在原有脉冲能量下增加发射次数到2次或3次。注：由于与晶状体囊切开术相比，在做这种治疗时YAG激光器的能量必须穿过眼睛当中更多的介质，因此这种治疗方式通常也就需要更多的能量。但不论怎样，一开始都应先用低级别的能量，然后再逐渐增大能量级别，直到有适量汽化现象（爆破）出现并且击穿玻璃体胶原质。对于将激光焦点绝对准确定位在病变结构的三维空间当中而言，能够清晰地看见结构组织至关重要。如果红色瞄准光束没能对准或者叠加在一起，则可能会意外照射到晶状体或者视网膜。治疗过程中，必须要让聚焦点与眼内重要结构保持一个适当的距离。例如，要与晶状体保持2~3mm的距离，与视网膜保持3~4mm的距离。在开始治疗时，为了保证安全，要多预留一部分边缘。

如果瞄准光并不是明确地落在焦点处，不要进行发射。如果不确定瞄准的是玻璃体条索/混浊体，需要缓慢撤回操纵杆：这样一来，您就可以在将两束瞄准光束重新聚焦到一点往下进行治疗之前清楚地看到这两束瞄准光束，在对移动的玻璃体条索/混浊体直接进行发射时，始终要先等到条索/混浊体到达指定位置，然后再继续往下进行治疗。当玻璃体当中多处患有条索/混浊体时，要先从前部玻璃体开始，然后由外往内进行治疗。这样一来，您就可以先去除掉那些有可能会妨碍您观察到后部玻璃体结构的玻璃体条索/混浊体。而且，还要从上往下进行治疗，这是因为如果先治疗较靠下的条索/混浊体，则治疗所产生的气泡可能会妨碍你观察较高位置处的条索/混浊体。

这种治疗方式极少被报道过副作用和并发症，尤其是当由有经验的眼科医生做这种治疗时，副作用和并发症方面的报道就更少。其所带来的副作用可能包括：无意间触碰到视网膜，或者冲击波对视网膜或者视网膜下面的组织造成损伤。对于周边部位，这不会造成任何影响。不要对后部玻璃体中距离黄斑1/3个黄斑距离的玻璃体条索/混浊体进行治疗。尽管在知情同意书中需要提到视网膜脱离，但是在玻璃体消融术的20年治疗历史当中尚没有报道过因使用YAG激光器治疗玻璃体条索/混浊而导致视网膜脱离的病例。外伤性白内障，如果后囊上有一个缺口，则可能会迅速出现一些症状。这种缺口可能会导致白内障手术更为棘手也更加复杂。升高眼内压。虽然极少出现这种情况，但是小梁网排液能力下降并且对是前部玻璃体中的稠密的玻璃体条索/混浊体进行了治疗的较老龄患者更有可能会出现这种情况。

（刘志强）

第五节　激光在泪道疾病中的应用

自从激光引入医学领域以来，已被应用于多种手术。激光应用于泪囊鼻腔吻合术于1990年由Massaro最早提出。随后各种激光在泪道疾病治疗中接踵而来。应用于泪道手术的激光需具备柔韧的光导纤维，止血性好，穿透性较弱。

（一）激光的类型及优缺点

1. 钇铝石榴石（Ho:YAG）的优势　激光止血和消融骨质效果好，其所应用光纤可以多次使用降低成本。缺点：操作中组织碎片飞溅，对周围组织损伤大。

2. 二氧化碳（CO_2）激光　止血效果及消融骨质差，传导系统复杂笨重。

3. 氩（argon）激光　对骨质消融效果差。

4. 星型脉冲模式激光（KTP/532）　是最适合泪道手术的激光类型，优势：骨质消融效果佳，并且不容易引起组织碎片的飞溅。缺点：传导光纤单次使用成本高。

5. 二极管（diode）激光，优势消融骨质容易。缺点：传导光纤单次使用成本高。

（二）激光和非激光的泪囊鼻腔吻合术的优缺点

1. 非激光手术优势与缺点　非激光手术优点在于手术成功率高于激光手术，费用低，术中骨窗宽，没有热损伤，纤维化及再次阻塞概率低。其缺点是手术时间长，出血较多。

2. 激光手术优势与缺点　激光手术优势在于手术在局部麻醉下进行，手术时间短、出血少，止血效果好，可以为凝血障碍或凝血功能紊乱的病人手术。其缺点是手术成功率低，费用高；需配置激光防护措施。

一、内镜下激光泪囊鼻腔吻合术

【适应证】
1. 探通和冲洗无法缓解的鼻泪管阻塞。
2. 急性泪囊炎并发脓肿。
3. 凝血功能障碍的患者。
4. 不能耐受全身麻醉,需要局部麻醉手术的患者。
5. 泪囊鼻腔吻合术后复发的患者。

【禁忌证】
1. 上段泪道阻塞的患者,包括泪小点、泪小管、泪总管及泪囊。
2. 泪道系统或其周围恶性病变的患者。
3. 泪道肿瘤、肉芽肿及骨质厚的患者。

【手术方法】 选择星型脉冲模式(KTP/532)激光,切割软组织设置能量在50W,10毫秒,10/s。消融骨质设置能量在70W,5毫秒,20/s。术前患者眼睛需要覆盖湿眼垫避免激光损伤。局部麻醉及全身麻醉均可,局部麻醉术眼的筛前及眶下神经阻滞麻醉,丁卡因结膜囊表面麻醉,鼻腔丁卡因肾上腺素棉片表面麻醉及黏膜下浸润麻醉,将光导纤维自上泪小点按照泪道探通的方式插入至泪囊的下部,用鼻内镜通过透照位置定位,最亮区域位于中鼻甲附着点前方,在鼻内镜监控下应用激光造口,可以通过激光散焦的方式止血,气化泪囊内侧骨壁,造口直径约5~8mm,探针定位泪囊将其顶起至骨孔处激光气化泪囊内侧壁黏膜,造口直径不小于5mm,10mm最佳。造口位置越低越好。冲洗泪道通畅,安放泪道支架。

【注意事项,并发症预防及处理】
1. 术中插入光导纤维动作轻柔,避免医源性损伤上泪道形成瘢痕导致上段泪道阻塞或狭窄。
2. 合并鼻中隔偏曲、鼻息肉影响术区的鼻部疾病及时请耳鼻喉科早期处理。
3. 术中出血 一般术中出血少,大部分可以应用激光止血,必要时局部应用止血药及血管收缩剂。
4. 术中碳化的组织无法继续气化,不能强行激光治疗引起周围组织的过度热损伤。
5. 造瘘口直径至少达到5mm,及时清洁手术视野,减少术后瘢痕形成及造瘘口阻塞。
6. 泪道支架保持约3~6个月,直至造瘘口完全上皮化。
7. 造瘘口肉芽组织形成及鼻腔粘连,术后局部应用激素,定期内镜下复查,必要时分离粘连并用明胶海绵进行隔离。
8. 手术失败患者可以行经外路或鼻内镜下泪囊鼻腔吻合术。

二、激光泪道成形术

在泪道内镜应用于临床后,上段泪道再通成为可能,对于上段泪道中通过钻头无法清除闭塞的膜,可以通过铒YAG激光打开,这就是我们所说的激光泪道成形术(LDP)。

【适应证】 上段泪道膜性狭窄或阻塞。

【禁忌证】 不适用于各种原因导致的泪道骨移位、急性泪囊炎及病毒感染引起的广泛粘连。

【手术方法及术后处理】 术眼的筛前及眶下神经阻滞麻醉,爱尔卡因滴眼液结膜囊表面麻醉,扩张泪小点,将泪道内镜探头按照泪道探通的方法进入泪道,通过显示器直视下行激光破膜后置入泪道引流管,留置3~6个月以防止术后黏膜粘连。术中所应用铒YAG激光一般使用375mm的光纤,其顶端能传导50mJ,1~3Hz的能量,在水中能够达到最大的吸收,一般泪道闭塞的膜含水量约80%,激光可以行光切除消融。术后应用含有激素的抗生素滴眼液滴眼。

三、高频泪道浚通术

本手术是1992年中山大学眼科中心王智崇教授设计并推广应用的,本手术是通过高频电碳化鼻泪管内阻塞的组织,以达到疏通泪道的目的,本手术优点是微创、不需去除骨壁及切开泪囊。

【适应证】 适用于慢性泪囊炎、小泪囊或伴有萎缩性鼻炎的泪囊炎、手术失败的泪囊炎及部分上段泪道阻塞的患者。

【禁忌证】 骨性鼻泪管阻塞及全身患有严重心脏病不能耐受手术的患者。

【麻醉】 应用丁卡因棉片麻醉上下泪小点,局部浸润麻醉泪小管及鼻泪管,丁卡因肾上腺素棉片麻醉并收敛鼻泪管下口及下鼻道。耐受力差的患者可行筛前及眶下神经阻滞麻醉。

【手术操作】 应用大直径高频探针按照旋转泪道探通的手法使探针进入鼻泪管,观察下鼻道的棉片运动来定位,探针无法通过的重度鼻泪管阻塞,点烧阻塞点,探通后采用边烧灼边退出,直至探针无阻力通过,必要时重复操作。拔出探针后反复多次应用含有激素的抗生素滴眼液冲洗泪道,无反流及阻力时结束治疗。

【术中注意事项及术后处理】
1. 先旋转探通,后逆行再通,减少形成假道。
2. 表面麻醉的棉片填塞下鼻道,以便于定位及保护鼻甲防止粘连。
3. 术中可以轻度摆动探针,尽可能扩大鼻泪管内径,增加手术成功率。

4. 术后第一天应用含有激素的抗生素滴眼液冲洗泪道，根据分泌物的多少制订冲洗泪道的时间间隔，直至无分泌物及反流，一般至术后6周左右。

（张宏彬　白萍）

第六节　整形美容相关的激光治疗

激光在眼部美容治疗，主要涉及眼睑和眼周皮肤的小肿瘤及色素病变，如眼睑黄色瘤、睑缘痣、汗管瘤、扁平疣、脂肪颗粒、皮肤良性赘生物；色素性病变有：太田痣、咖啡斑、老年斑、错误文眉、文眼线等。近年来，利用CO_2点阵激光祛除眼周皮肤皱纹技术也得以开展，并取得了一定效果。

一、超脉冲CO_2激光在眼周整形美容治疗中的应用

CO_2激光是一种以CO_2为介质的激光，其激光波长为10 600nm，属红外激光。超脉冲CO_2激光作用于靶组织时，99%的激光能量被组织中的水分吸收（人体组织70%是水分），产生高热和蒸汽，使水分子进入汽化状态，可以对靶组织进行凝固、烧灼和切除，这种激光在外科切割时的主要优势在治疗中有良好的止血作用，它能使管径<0.5mm的血管凝固封闭，由于切割时几乎没有出血，术中视野清晰，能相对地缩短治疗时间。这种优点对那些凝血功能较差的患者及含血管较多的炎性肿物治疗具有很大的意义。

（一）治疗范围

眼睑黄色瘤、睑缘痣、汗管瘤、扁平疣、脂肪颗粒、皮肤良性赘生物等。

（二）治疗方法

1. 对治疗部位常规用生理盐水清洗、75%乙醇消毒。

2. 对疼痛敏感的患者，可采用局部2%利多卡因浸润麻醉或复方利多卡因乳膏表面麻醉。

3. 治疗参数

(1) 在单脉冲模式时：功率3~5W。

(2) 连续模式：功率5~10W。

激光照射瘤体组织，将病变组织逐层汽化，每汽化一遍用生理盐水或乙醇将激光激化后的焦痂擦去，再进行治疗，注意治疗层次不能过深，以避免损伤真皮，出现瘢痕及色素沉着。如果瘤体较大，可分次治疗，间隔时间2~3个月。术后保持创面干燥，每天用75%乙醇消毒2次，待其自然脱痂愈合。

二、眼周色素性疾病的激光治疗

眼周色素性病变有：太田痣、蓝痣、雀斑、咖啡斑、老年斑；错误文眉、文眼线及外伤性色素沉着等。

20世纪80年代，随着Anderson和Parrish提出的"选择性光热作用原理"的产生即：靶组织在受到激光的热作用时，会将热能向周围组织传导，使之出现不应有的热损伤；如果靶组织在热能传导之前即完成了彻底的光热效应，就是发生了"选择性光热作用"。基于该理论使人们认识到这样一个观点：采用特异性的激光参数（波长、脉宽、能量）来治疗特异性的靶或色基（黑色素、血红蛋白）。不同的靶色基对于不同波长的激光吸收具有特异性选择，如黑色素对波长为1064nm Nd:YAG激光和755nm翠绿宝石激光有很强的选择性吸收。随着Q开关技术和纳秒（ns）级脉宽的激光出现，眼周色素性病变的有效治疗取得了长足的进步。

（一）眼周皮肤深层色素性病变

如太田痣、蓝痣，可选用Q开关Nd:YAG激光（1064nm）、Q开关翠绿宝石激光（755nm）和Q开关红宝石激光（694nm）进行治疗，通常情况下波长越长的激光其穿透组织越深，Q开关激光的脉宽为纳秒级范围，可有效地靶向破坏黑色素细胞，并减少对周围胶原的热力损伤。

【治疗方法】

1. 对治疗部位常规用生理盐水清洗、75%乙醇消毒。

2. 对疼痛敏感的患者，可采用复方利多卡因乳膏局部表面麻醉。

3. 治疗参数：能量范围6~10J/cm^2，脉冲次数：4~6个/秒，光斑直径：3~5mm，开始治疗时使用大光斑、高能量，接着减小光斑再次治疗病变区域，治疗结束时治疗区域皮肤发红，可见点状渗血。治疗间隔为3个月，一般治疗5~10次，色素逐渐清除。

4. 术后保持创面干燥，每天可用75%乙醇消毒，预防感染。黑色素碎片可随薄层痂皮脱落或被淋巴系统消除。

（二）眼周皮肤浅层色素性病变

如雀斑、咖啡斑、老年斑，可选用倍频的Q开关Nd:YAG激光（532nm）、翠绿宝石激光（755nm）和红宝石激光（694nm）进行治疗，这些激光对表浅的和一些黑色素颗粒分布均匀的真皮色素性疾病有着较好的疗效。治疗前准备、麻醉方法和术后处理同眼周皮肤深层色素性病变的激光治疗。治疗参数：能量范围2~5J/cm^2，脉冲次数4~6个/秒，光斑直径：3~5mm。

（三）错误文眉、文眼线及外伤性色素沉着的激光治疗

首先选用Q开关Nd:YAG激光（1064nm）治疗1~2遍，治疗参数：能量范围3~8J/cm^2，脉冲次数：4~6个/秒，光斑直径：2~4mm；然后再倍频的Q开关Nd:YAG激光（532nm）治疗一遍，治疗参数：能量范围：2~5J/cm^2，脉冲次数：4~6个/秒，光斑直径：3~5mm。文眉、文眼线经1~2次激光治疗可

表 31-6-1　超脉冲 CO_2 点阵激光治疗参数

治疗项目	能量（mj）	图形选择	激光重复遍数	点间距（mm）	一次治疗操作遍数
角质层厚、肤质粗糙	15~20	方形	2、3	1.1	2、3
毛孔粗大	10~15	方形	2、3	1.1~1.5	1、2
痤疮凹陷瘢痕	15~20	方形	2、3	1.1	2、3
浅表瘢痕	15~20	方形、圆形、椭圆形	3~5	1.1	2~4
皱纹、松弛	15~20	方形	2、3	1.1~1.5	1、2

完全祛除；外伤性色素沉着的激光治疗，则需要多次激光治疗方可得到明显改善。治疗前准备、麻醉方法和术后处理同眼周皮肤深层色素性病变的激光治疗。

三、点阵激光在眼周整形美容治疗中的应用

点阵激光又称像素激光，它是将传统激光的发射模式转变为像素发射模式的一项新技术，像素发射模式是把原本就很小的激光束通过扫描器和空间透镜矩阵控制，变成多个更加细小的激光束，作用到皮肤上产生数百数千个矩阵形微孔热区，使治疗区内的表皮产生凝固、切除的磨削作用，而治疗区之间的组织则保护完好，成为热扩散区域，热刺激可活化角质细胞快速爬行修复治疗区受损表皮，同时激光对真皮的光物学效应和热效应，能刺激或轻微损伤真皮，启动皮肤的修复机制，使真皮胶原产生增生和重组，从而达到祛皱嫩肤的疗效。

（一）点阵激光应用范围

眼周皮肤皱纹（鱼尾纹、皱眉纹）、面部换肤、痤疮凹痕修复和浅表瘢痕的修复。

（二）常用的点阵激光

10 600nm 超脉冲 CO_2 点阵激光，2940nmEr:YAG 点阵激光。此两激光均以水为靶色基。

（三）治疗方法

1. 术前应用对治疗部位常规生理盐水清洗、如使用75% 乙醇消毒需待乙醇挥发后再行激光治疗，否则可能会被激光点燃。

2. 对疼痛敏感的患者，可采用复方利多卡因乳膏局部表面麻醉。给患者佩戴眼罩保护眼睛。

3. 10 600nm 超脉冲 CO_2 点阵激光治疗参数见表 31-6-1。

4. 首次激光照射时，皮肤表面会出现很多白色的小点，这表示细胞内水分汽化，而留下干燥的蛋白质碎屑，用生理盐水擦去碎屑，通常操作 1~2 遍；创面边缘与正常皮肤必须有过渡区，这种过渡区可通过减少激光能量密度而产生；眼睑应用较小的能量治疗，扫描不超过 2 遍，以免出现组织过度收紧，造成睑外翻。

5. 术后 1~3 天可有治疗部位的轻度灼痛、红肿、结痂现象，外敷冰袋可消肿和减轻疼痛；结痂通常在 7~10 天自然脱落。后期可采取表皮生长因子外敷，使用修复精华及保湿护理，防晒、口服维生素 E、维生素 C 以减少色素沉着。需要多次治疗时，间隔 3 个月。

（王健民）

参 考 文 献

1. 葛坚，刘奕志. 眼科手术学. 第 3 版. 北京：人民卫生出版社，2015：678-680.
2. Cohen MN, Rahimy E, Ho AC, et al. Management of Symptomatic Floaters: Current Attitudes, Beliefs, and Practices Among Vitreoretinal Surgeons. Ophthalmic Surg Lasers Imaging. Retina, 2015, 46(8): 859-865.
3. R.K.Weber, R.Keerl, S.D.Schaefer, et al. 泪道手术图谱. 陶海，侯世科，译. 北京：北京科学技术出版社，2015：35-137.
4. 范金鲁，郑颖洁. 鼻腔内镜下泪道微创手术学. 北京：科学技术文献出版社，2016：172-285.

第三十二章

放射治疗学和介入治疗学

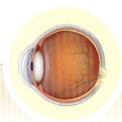

随着新技术、新设备的发展与应用,放射治疗和介入治疗成为眼科疾病,尤其是眼眶病与眼肿瘤的重要治疗手段。

第一节 放射治疗学在眼科的应用

放射治疗为当前眼部肿瘤重要的治疗手段之一。按照射线源与人体的位置关系可将放射治疗的实施方式分为外照射与内照射两种,放射治疗的常用方法有立体定向放射和三维适形放射治疗。放射治疗适应证:①眼眶内复杂的静脉性血管瘤;②视神经鞘脑膜瘤向视神经管内蔓延,眶内异位脑膜瘤及蝶骨嵴脑膜瘤,手术残留或患者视功能好,或者向颅内蔓延手术危险性大者;③眶后部肿瘤,特别是侵及眶尖者,患者对手术有顾虑,或术后病变残留者;④恶性肿瘤的综合治疗;⑤部分甲状腺相关眼病的治疗。

放射外科采用立体定向导向,使用单次高剂量聚焦电离辐射准确地集中于靶灶上,达到损毁作用,从而起到与手术相似的目的。放射外科技术包括伽马刀(γ刀)、带电粒子术和X刀,这3种放射外科技术经过不断改进、更新换代,在定位的准确性、治疗靶点的适形性和治疗过程的自动化程度方面都在不断提高和完善。近年来,也用于眶内某些恶性肿瘤的治疗。此方法的放射剂量与外照射治疗一致,优点是放射部位局限,铅制保护屏保护眼球等正常组织,不引起或少引起放疗并发症。粒子刀是将含有放射物质的针体刺入肿瘤内直接照射病变,或局部切除肿瘤后置于手术床预防复发。此法在大脏器肿瘤治疗中得到较好疗效,对于眶内肿瘤已有应用,疗效有待观察。

组织间近距离放疗根据放射性核素的植入方式不同,肿瘤组织间近距离治疗分为短暂种植和永久植入。近距离敷贴放疗已用于各种眼眶疾病的治疗。将敷贴器置于肿瘤邻近部位,主要用于治疗球内肿瘤,如视网膜母细胞瘤和脉络膜黑色素瘤(缝于巩膜表面)的治疗效果得到肯定。近年来,也用于眶内某些恶性肿瘤的治疗。此方法的放射剂量与外照射治疗一致,优点是放射部位局限,铅制保护屏保护眼球等正常组织,不引起或少引起放疗并发症。

第二节 介入治疗学在眼科的应用

介入治疗虽是一门新兴的医学科学,但因其具有微创、高效、安全、可重复性强等优点,在肿瘤的治疗领域中已经成为最富有活力和具有前途的分支学科。

根据操作途径介入治疗可分为血管性和非血管性介入技术。肿瘤血管性介入治疗是在诊断性血管造影的基础之上,通过导管向病灶供血血管内注射药物或栓塞剂,以达到治疗肿瘤等疾病目的的方法,其技术包括经导管动脉灌注术及经导管动脉化疗栓塞术。非血管性介入技术是在影像设备的引导下,对非心血管部位作介入性诊疗。其中经皮非血管技术较为安全,并发症较少。

动脉灌注化学治疗是介入治疗的一种,利用动脉血流将抗癌药物直接输送到肿瘤部位,可以提高局部药物浓度,减轻全身不良反应,提高疗效。经颈动脉内给药化学治疗的方法主要优势在于:①可直接作用于肿瘤区的血管系统,取得较佳的治疗效果;根据不同靶器官肿瘤细胞清除率的不同,经动脉给药的次数可多于经典的经静脉给药次数,同时该系统的毒副作用不会增加。②可使肿瘤体积缩小,利于手术。③可以诱导肿瘤细胞坏死,杀灭边界外的亚临床病变,减少局部复发,降低手术造成潜在瘤细胞播散的机会,利于手术完整切除肿瘤。

介入栓塞是在医学影像设备的引导下,将特制的导管、导丝等精密器械引入人体,对体内病灶进行诊断和局部治疗,是应用现代高科技手段进行的一种微创性治疗,目前已应用于眼眶静脉曲张、眼眶动静脉瘘等的治疗中。与手术切除相比较,该方法可以减轻术后眼球内陷,防止出血,操作简单易行,故风险相对较小,并发症少,并可应用于复杂且范围较大的静脉曲张。

(任明玉)

参 考 文 献

1. 宋国祥. 眼眶病学,第2版. 北京:人民卫生出版社,2010:41-510.
2. 肖利华. 眼眶病诊疗手册. 北京:人民卫生出版社,2009:254-281.
3. 高占国. 眼眶病临床实践与思考. 北京:人民卫生出版社,2014:74-246.
4. 李凤鸣,谢立信. 中华眼科学,第3版. 北京:人民卫生出版社,2014:1091-1268.
5. 王毅,肖利华,李月月,等. 鼻内镜下经筛窦摘除眼眶内侧肿瘤的初步研究. 中华眼科杂志,2015,51(8):569-575.
6. 肖利华,吴海洋. 眼眶手术入路的选择(附90例报告),中国实用眼科杂志,2000,18(12):780-782.

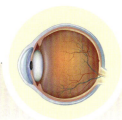

第三十三章

手术治疗学

第一节 眼科手术学基础

一、眼科无菌术

(一) 手术室消毒

1. 层流手术室 层流手术室是采用空气洁净技术对微生物污染采取程度不同的控制,以达到控制空间环境中空气洁净度,适于各类手术要求;并提供适宜的温度、湿度,创造一个清新、洁净、舒适、细菌数低的手术空间环境,使病人在手术时组织受到尽可能少的损伤,并大大减低感染率。一般于手术开始前半小时开启,至手术结束后关闭。

2. 非层流手术室

(1) 紫外线消毒:一般采用灯式紫外线消毒器,适用于房间及眼科室内大的仪器与器械消毒。每6~15m³ 空气用 15W 紫外线灯照射半小时,有效距离不超过 2m,可达满意无菌效果。

(2) 臭氧消毒:使用臭氧空气消毒机,有多种机型,如壁挂式、移动式、手提式等,定时开机,可以无人操控。一般于手术开始前半小时开启,至手术结束后关闭。

(3) 熏气消毒:常用药物为乳酸。只用于手术室的消毒,可弥补紫外线照射的不足。精密仪器及器械禁用。乳酸用量 1ml/m³ 加水稀释 20 倍,置蒸发皿内,加热蒸发,紧闭门窗 30 分钟后通风换气。

(二) 手术器械消毒

1. 高压蒸汽消毒 适用于粗钝器械、布巾、敷料、眼垫、手套、一般缝线等。压力为 103kPa(1.05kg/cm²),温度达到 121.5℃,时间 30 分钟。

2. 环氧乙烷低温消毒 环氧乙烷又叫氧化乙烯,是近年来最广泛使用的优良气体灭菌剂。它的杀菌能力极强,在室温下就能达到灭菌,故属于冷灭菌消毒剂。环氧乙烷消毒的优点:①能杀死一切微生物,包括细菌、结核杆菌、真菌、立克次体、病毒和芽孢等。②冷灭菌可用于其他方法不能达到灭菌目的的物品消毒,如塑料、橡胶、光学仪器、精密部件等。③环氧乙烷具有很强的穿透能力,能穿透许多塑料薄膜、Kraft 纸等。因此可将欲消毒器具用上述材料包装后,用环氧乙烷灭菌并贮存备用。④特别适于不耐高温、高压的物品。缺点:环氧乙烷消毒后,不能即刻应用,需经通风处理。一般不残留毒性,但包装完好的人工晶状体用此方法消毒,要经过 1 个月后植入人眼内才较安全。

(三) 眼科消毒

1. 消毒范围 以睑裂为中心,上至发际,下至鼻唇沟与耳垂连线,颞侧至耳前线,鼻侧过鼻中线。

2. 消毒液 5% 聚维酮碘。

3. 消毒方法

(1) 手术眼表面麻醉:减轻消毒药液对黏膜的刺激。

1) 一手用无菌棉签轻压患者下眼睑,另一手持药距眼球 1~2cm 处,将表面麻醉滴眼液滴入下睑结膜囊内 1 滴或 2 滴。

2) 轻提上眼睑,使药液充分弥散。

(2) 消毒眼睑周围皮肤

1) 无菌棉签蘸取 5% 聚维酮碘溶液,由内眦向外眦涂抹上眼睑皮肤。

2) 更换消毒棉签,同法消毒下眼睑皮肤。

(3) 消毒睫毛及其根部

477

1) 无菌棉签轻压上眼睑,充分暴露上眼睑睫毛及其根部,用蘸有5%聚维酮碘溶液的无菌棉签,内眦向外眦涂抹。

2) 更换消毒棉签,同法消毒下睑睫毛及其根部。

3) 重复消毒2次。

(4) 消毒眼睑及周围皮肤

1) 用蘸有5%聚维酮碘溶液的无菌棉球以睑裂为中心,由内向外按上述消毒范围涂抹眼睑及周围皮肤。

2) 重复消毒3次。

(5) 消毒结膜囊:无菌棉签推开眼睑,将安装在注射器上的静脉留置针套管分别插入上下结膜囊穹隆部,缓慢推注0.25%聚维酮碘溶液,作用3分钟,然后用生理盐水或眼内灌注液冲洗。

二、眼科围术期处理

(一) 术前人员准备

1. 手术者的准备　手术者对手术应有充分准备、充足的信心和把握;术前应该保持充足的精力,清醒的头脑。应核查手术患者是否已完全具备手术条件。对手术部位的解剖、病理情况应十分熟悉。对于术式的每个步骤和可能发生的问题,应和助手进行深入的研究,使助手能主动地配合,术中尽量不要讲话,因为局麻下手术,病人意识完全清醒,可能增加病人的不安和猜疑。术前注意检查所需仪器、器械,是否完全准备就绪。

2. 病人的准备　术前应向病人交待手术的目的、效果、预后和可能出现的问题及需要病人配合的关键步骤,以取得病人的理解与支持。对可能出现的问题和不利因素应与病人充分告知。而对未成年者,应与家长交代,取得家长的信任和理解。在此基础上,履行手术前签字制度。手术签字书的主要内容将根据手术种类确定,包括:①手术有生命危险;②手术有失明危险;③手术被迫中断;④术中并发症;⑤术后并发症等。如拟行人工晶状体植入术,应指出不能植入的可能性。

(二) 术前常规检查

1. 血、尿常规,血小板计数、出凝血时间及血沉均应在正常范围。

2. 心电图、胸部X线、血压均应正常。

3. 肝功能、血糖、尿素氮值均应正常。全身具备进行眼部手术的良好状态,可以进行眼部手术。

具有下列情况之一者,均暂不宜手术:①血红蛋白低于100g/L;②白细胞数 >10×10^9/L;③血小板低于90×10^9/L;④血沉超过正常值2~3倍;⑤谷丙转氨酶30U/L以上;⑥血糖超过8.3mmol/L;⑦尿素氮超过7.5mmol/L。心电图严重异常,而病人坚决要求手术者,手术时必须有内科医生及心电的监护。

若术前发现病人感冒、皮肤荨麻疹或药物疹,均应彻底治疗,使机体处于正常状态后再考虑手术。不要在退热后即刻手术,否则,因机体的病毒感染或过敏状态尚未结束,会造成术后严重并发症,甚至使手术失败。

有系统性疾患,要求复明手术(如白内障摘除术)者,如重度糖尿病、心和肾功能欠佳、心脏病有慢性心力衰竭者,肺气肿咳嗽、过敏体质或精神神经异常等,只要术前诊断明确,措施得当,病人及家属理解,选择操作熟练的术者,选择损伤最轻、时间最短的手术方法,手术时有内科医生监护,术后严密观察,积极主动治疗,也可达到预期手术目的。

对于前列腺肥大患者,由于内眼手术或术后有时要用阿托品滴眼,故术后有发生尿潴留的危险,而这种尿潴留,导尿不成,对老年人极易发生尿毒症、心力衰竭而致命。因此,应先做前列腺肥大切除术,然后做眼复明手术。

对广泛血管瘤切除以及容易有出血倾向者,术前应查血型做好配血、输血准备。对于注射胰岛素的糖尿病病人,因手术日进食少或禁食,所以用胰岛素或降糖药的剂量宜适当控制或术日晨停用,否则会出现低血糖。高血压者,术前收缩压控制在150mmHg(20kPa)以下方可手术,否则术中、术后容易出血。

(三) 术前眼科常规检查

1. 检查视功能　测双眼远、近视力(包括矫正视力)。凡远视力≤0.01,需查红、绿色觉,5m距离光感、1m距离9个方向光感定位。若光感定位不准确,进一步做视网膜电流图(ERG)及视觉诱发电位(VEP),若波幅全熄灭则手术治疗对视功能是无效的。

2. 眼睑、结膜、睑缘应无急、慢性炎症,若有炎症,必须彻底治愈后1个月,再择期眼部手术。

3. 屈光间质(角膜、晶状体、玻璃体)的透明情况、眼底情况应准确记录。

4. 测眼压,必要时测视野、眼球突出度。

5. 泪道冲洗,如有慢性泪囊炎,应先行鼻腔泪囊吻合术或泪囊摘除术,以后再做内、外眼手术。

6. 头、面部疖肿,应全身及局部进行治疗,彻底治愈后另择期眼部手术。

7. 鼻窦炎、慢性化脓性中耳炎、慢性扁桃腺炎急性发作,应在耳鼻喉科彻底治愈后再做内、外眼手术。

8. 龋齿等病灶应先经口腔科治疗后才能做内眼手术。

9. 根据不同手术要求,应正确掌握进行角膜厚度、角膜内皮细胞计数、眼轴长度测量、房角检查、睫状体镜检查、眼底荧光血管造影、CT、MRI(磁共振)、UBM(超声生物显微镜)、OCT(光学相干断层摄影)等检查。

(四)术前用药

1. 散瞳剂 某些手术,要求术前适当散大瞳孔。如传统白内障手术及视网膜玻璃体手术等,要求在术前1天以阿托品散瞳,以便瞳孔散大充分。现代囊外白内障联合人工晶状体植入术,要求术中能控制瞳孔大小,故选用中等强度的短效散瞳剂。一般在手术前1小时开始散瞳,应用托品酰胺和5%去氧肾上腺素交替滴眼15分钟1次,计3次。术中因刺激而瞳孔缩小时,可用1:100 000肾上腺素平衡液前房冲洗,即时使瞳孔散大,也可用0.25ml肾上腺素(0.1%)加到250ml平衡液中使瞳孔在术中始终保持散大状态。

2. 镇静剂 计划在局麻下手术,术前应消除病人的紧张和焦虑,术前1天晚睡前服鲁米那0.06~0.09g或地西泮(安定)5mg。对于比较敏感及兴奋型病人,手术前半小时可肌注眼科冬眠1号[氯丙嗪25mg、异丙嗪、哌替啶(杜冷丁)各50mg]。

3. 抗生素 术前是否应用抗生素,要依全身情况而定。一般情况下,没有必要全身使用。但对体质虚弱、伴有糖尿病等易感染倾向者,可在《抗菌药物临床应用指导原则》指导下合理使用。

4. 对于估计术后需较长时间卧床的病人应注意通便,必要时可给予开塞露。

5. 降眼压药物的应用 碳酸酐酶抑制剂及高渗剂是有效的降眼压制剂。但在现代白内障手术中,同机械压迫降压方法比较都存在一定缺点,前者抑制房水生成,不利术后房水循环;后者诱使排尿有时使手术发生困难(尤其是老年人)。因此,现在都不主张用这一类制剂作为术前降眼压手段。对于难以控制的青光眼病人,术前应给予高渗剂静脉快速滴注。目前白内障术都是在低眼压下进行也称软眼手术。具体方法:①球压法:将气囊与压力表相连,借头带固定于眼睑上面,充气后有效地压迫眼球,压力调在30~35mmHg以下。压迫15分钟,每2~3分钟放松一次,否则造成眼内动脉阻塞。②指压法:闭合眼睑,医师站位,鱼际压迫眼球后,前臂放松,以其自然下垂的重力压在眼球上10分钟使眼球变软。

6. 糖皮质激素类 如术前开始应用激素,持续到术后1周,对减轻术后反应有积极作用。口服吲哚美辛对消除与前列腺素释放有关的炎性反应,已得到实验室和临床证实。

7. 内科用药 对有内科疾病长期服药的病人,不应轻易中断和更改既定用药,比如苯乙双胍(降糖灵)、胺碘酮、降血压药等。术前长期应用抗凝剂如阿司匹林的病人,术前1周停止用药,使凝血机制恢复正常。

(五)术前眼部处理

1. 结膜囊细菌培养 随着广谱抗生素的术前眼部应用,术中严格消毒,无菌操作,常规结膜囊细菌培养已不主张。但对某些特殊病例,如糖尿病者、肾移植者、老年体弱者,内眼手术前,应该连续3天做3次培养。如有致病菌则用敏感抗生素滴眼治疗,1周后再做培养,连续2次阴性,方可考虑手术。

2. 术前3天开始,双眼点抗生素眼液3~4次/天,并冲洗泪道。

3. 术前1天剪睫毛,剪后用0.25%氯霉素眼液冲洗结膜囊。

4. 手术台上眼部准备 病人戴帽,发不外露。眼科手术部位消毒。铺好无菌单后,用医用手术粘贴巾粘贴术眼,沿睑裂剪开,将上、下睑缘包被于贴膜内。可用妥布霉素冲洗结膜囊,在局麻或全麻生效后即可开始手术。

三、眼科麻醉

适当和正确的麻醉方法是手术成功的必要条件。随着显微外科技术的发展,眼科手术较前更加精细,手术过程要达到眼球固定不动、眼睑不能闭合,不出现眼心反射、紧张、恐惧等。由于眼科手术普遍时间较短,对于能够配合的患者多采用局部麻醉方式,但局部麻醉难以克服患者的紧张焦虑情绪,近年来镇静止痛合用局部麻醉越来越受重视。全身麻醉要求麻醉清醒快而完全,无呛咳或躁动,尤其复杂的眼底手术在清醒期要平顺。因此,麻醉方式的选择对手术安全和术后康复至关重要。

(一)表面麻醉

1. 适用范围 通常用于眼科的特殊检查、结膜及角膜拆线,以及结膜和角膜的某些手术。近年来,表面麻醉逐渐为众多眼前节和后节手术所采用,如白内障手术,已经成为最主要的麻醉方式。在常见的眼科手术中,表面麻醉也常为其他麻醉方式的补充。

2. 常用药物 1%~2%丁卡因,0.5%丙美卡因,0.4%奥布卡因,1%~4%利多卡因。

3. 操作步骤

(1)嘱患者向上方注视,用无菌棉签轻压下眼睑暴露下方结膜囊。

(2)距眼球1~2cm处,将表面麻醉滴眼液滴入下睑结膜囊内1滴或2滴。

(3)嘱患者轻轻闭合眼睑,上下转动眼球,使药液充分弥散。

(4)通常每2~3分钟滴药一次,共3次。

(二)局部浸润麻醉

1. 适用范围 浸润麻醉是将麻醉药物直接注入手术

切口部位的组织内,以阻滞该部位组织中的神经末梢,达到麻醉效果。此麻醉方式操作简单,危险性较低,故适用于大部分眼前节手术。

2. 常用药物　0.25%~0.5%普鲁卡因,2%利多卡因,0.25%丁哌卡因,0.5%~0.75%左旋丁哌卡因,2%利多卡因与0.75%丁哌卡因1:1混合液,0.5%~1.0%罗哌卡因。

3. 操作步骤

(1) 结膜下浸润麻醉:用24G或25G一次性注射针头,针尖避开血管挑起结膜,然后快速刺入或用眼科镊提起结膜后入针,刺破球结膜后即可注入麻醉药液,待结膜隆起后再稍向前推针。为防止刺破表层巩膜,入针后针尖下面应平行朝向巩膜。注射后可用头部光滑的手术器械将麻醉药液推压至所需麻醉区域。

(2) 筋膜囊下浸润麻醉:视网膜脱离、眼球摘除等需要广泛分离筋膜囊的手术,需将麻醉药注射在筋膜囊与巩膜之间,以麻醉睫状神经分支。用眼科镊夹起离角膜缘约10mm处的结膜和筋膜,针头朝向眼球赤道部巩膜表面进针,进入筋膜下间隙注射药液。

(3) 皮下浸润麻醉:眼睑皮肤切开或皮下组织切除时,可将麻醉药液沿切开线注射在皮下。注射时在入针点注入少量麻药,再边注射边向前推进。如手术范围较大,涉及眶缘深部组织或做开眶手术时,可采用放射形注射方法,边注射边推针,使得手术区均有药物渗透。皮下注射后需用纱布按住针头,迅速拔针做局部按摩,使麻药扩散及压迫止血。

(三) 神经阻滞麻醉

1. 适用范围　神经阻滞麻醉是把麻醉药液直接注射在神经干或神经分支的旁侧,以麻醉该神经支配区域。如使用正确,用较少量麻药即可达到麻醉目的,同时避免手术区大量麻药所致的组织肿胀,因此适用于大部分眼科手术。

2. 常用药物　1%~2%普鲁卡因,2%利多卡因,0.25%~0.5%丁哌卡因,0.5%~0.75%左旋丁哌卡因,2%利多卡因与0.75%丁哌卡因1:1混合液,0.5%~1.0%罗哌卡因。

3. 眼球手术的神经阻滞麻醉方法及步骤

(1) 面神经阻滞麻醉:此麻醉方式目的是达到眼睑制动,消除术中眼睑闭合对眼球产生的压力。

1) 近端阻滞法:手指按压在耳屏前,嘱患者做张口动作,手指尖即可触及向前移位的下颌骨髁突,接着用25mm长的7号针头在髁突外缘处垂直刺入骨膜处,注入麻醉药2ml。

2) 中端阻滞法:40mm长7号针头从眶外侧的颧弓下缘进针,取30°角方向偏向颞上方越过颧弓表面,直至达到眉毛的高度,在此径路上边前进边注药3~4ml。

3) 远端阻滞法:40mm长7号针头从外眦外10mm处进针,先做一个皮丘,然后在眼轮匝肌下沿眶上缘直到眼眶的垂直中线处,边退针边注药2.5ml;当退针至将尽,再转变针头方向,沿下眶缘在眼轮匝肌下进针至中央处,接着边退针边注麻醉药2ml。

(2) 球后阻滞麻醉:在眼球后的肌锥内注入麻醉药,阻滞第Ⅲ、Ⅳ、Ⅵ对脑神经,以及第Ⅴ对脑神经的眼支,以达到眼球固定不动,结膜、角膜及葡萄膜的知觉消失;同时降低眼肌张力,令眼眶内血管收缩,有降低眼压的作用。

1) 用35~40mm长、针尖稍钝的7号针头,从眶下缘外、中1/3处让针尖斜面朝向眼球,经皮肤垂直刺入眶内15mm。

2) 嘱患者将眼球转向鼻上方,针尖先紧靠眶下壁刺入,待针尖穿过眶隔进入眶内脂肪组织时,进针深度达20mm越过眼球赤道部或针尖碰到眶底骨壁后,将进针方向改为向鼻上方倾斜30°继续进针。

3) 待进针深度达25~30mm时,针尖抵达视神经与外直肌之间,先回抽,如无回血,即可向肌锥内推注药液1.5~2ml。

4) 注药完毕,即行拔针,并用纱布间歇对眼球加压5~10分钟。加压时每压迫10~20秒与放松5~10秒交替进行。

5) 总进针深度不宜超过35mm,也不要过于偏鼻侧以免误伤眶内大血管和视神经。

(3) 球周阻滞麻醉:此麻醉方法是将麻药注射至肌锥外的眼球周围软组织内,使药液自行扩散到肌锥内达到麻醉效果。

1) 一点注射法:用30mm长6号针头,在眶下缘的外、中1/3处经皮肤垂直进针,刺入6.5mm,先注入少量麻药,再向眶底方向进针15~20mm,回抽无血后,注入麻药3~8ml,拔出针头,间歇压迫及按摩眼球10分钟。

2) 两点注射法:第一点注射位置及方法同上,但注药量为4ml。第二点注射从眶上缘的眶上切迹处进针,针尖进针方向与眶内壁平行,至25~30mm深处,回抽无血后,注入麻醉药2~3ml,拔出针头,间歇压迫及按摩眼球10分钟。

4. 眼球外手术的神经阻滞麻醉方法及步骤

(1) 泪腺神经阻滞:此法可麻醉上睑外侧皮肤、结膜及泪腺。泪腺神经属眼神经的分支,从眶上裂上部入眼眶,分支至泪腺后,沿眶外壁上部横越眶外缘的上、中1/3交界支配眶颞上方的皮肤。

麻醉方法用30mm长的6 1/2号针头自外眦上方的眶缘处刺入,沿眶外壁进入约25mm,在骨膜前注入麻醉药1.5~2ml。

(2) 额神经阻滞:此法可麻醉上睑中央大部分皮肤及结膜、前额皮肤。额神经亦由眶上裂上部进入眼眶,沿眶上壁前行分为眶上神经及滑车上神经，前者从眶上切迹出眼眶，后者则在眶上切迹鼻侧滑车上出眼眶。

麻醉方法：用45mm长的6 1/2号针头自外眦上方眶缘处进入，取水平方向贴近眶外壁进针约40mm，即可达到眶上裂上方，然后在该处注入麻醉药1~1.5ml。为防止刺伤血管，可在进针至30mm时开始边注药边再进针10mm。由于额神经阻滞刺入较深，故多改用阻滞眶上神经及滑车神经以代替额神经阻滞。

（3）眶上神经阻滞：此法可麻醉前额内侧皮肤、上睑内侧的皮肤及结膜。

麻醉方法：先摸到眶上切迹后，用短注射针直接刺向切迹，如回抽无血，即可注入麻药1.5ml。

（4）滑车上神经阻滞：此法可麻醉上睑鼻侧的皮肤及结膜。用短针头从滑车与眶内上壁夹角处靠近眶壁刺入约12mm，然后注入麻药1.5ml。

（5）滑车下及筛前神经阻滞：此法可麻醉内眦部皮肤、结膜、泪囊、鼻腔外侧前部、筛窦和鼻中隔前部。眼神经的第一分支鼻睫状神经由眶上裂下部进入眼眶，绕过视神经下方，沿眶内壁向前上方进行，分出筛后及筛前神经，最后成为滑车下神经，在滑车下方离开眼眶。

麻醉方法：麻醉时用35mm长的8号注射针从滑车下的眶内缘沿眶壁直接向后进针约20mm，即达到滑车下神经处。如再进针10mm，即达筛前神经，可注入麻醉药1.5ml。注意针头宜稍离开骨膜，以免骨膜受伤及刺破筛前动脉。

眶下神经阻滞：此法可以麻醉除内、外眦以外的下睑皮肤、上唇、泪囊窝下部及鼻侧。眶下神经属三叉神经第二支上颌神经的分支，从眶底的眶下沟经眶下孔出眼眶。眶下孔位于眶上切迹和同侧第二前磨牙连线与眶下缘交界之下约1cm处，用手指可扪及孔锐利的上缘有助于该孔定位。

麻醉方法：根据手指扪到的眶下孔定位点用25mm长的针头从鼻翼沟外侧旁数毫米斜向上、后外方进针，当针尖碰到骨壁后，经几次碰刺找到眶下孔，让针尖刺入孔内约10mm处，注入麻醉药0.5~1ml。如注后感到同侧上门牙麻木，则表示前上牙槽神经亦已被麻醉，这样鼻底及鼻泪管下段亦可同时得到麻醉。

颧面神经阻滞：此法可以麻醉眶外侧部分。颧面神经是上颌神经分出的颧神经分支，从眶外侧的前下方穿过眶壁，在眶外、下缘交界下约10mm处颧弓出口。

麻醉方法：用短针头在眶外、下缘交界下10mm处直刺向骨壁，注入麻醉药1ml。

（四）全身麻醉

随着医疗技术的不断提高，全身麻醉的安全性，消除患者对手术的恐惧及术中无不舒适体验，使医生和患者选择全身麻醉比例逐年升高。由于眼科手术时间短，要求麻醉清醒快而安全，无呛咳和躁动，尤其复杂的眼底手术在清醒期更要平顺，因此全麻后快速清醒很有必要。

1. 氯胺酮全身麻醉 5%盐酸氯胺酮是新的苯环哌啶的衍生物，系非巴比妥类、非麻醉性镇痛药类的全身麻醉药。氯胺酮由于其良好止痛作用的同时，咽部的保护性反射大部分依然存在，自主呼吸仍保留，特别适用于手术时间较短，要求止痛作用好，但又不需要控制呼吸的病例如角膜异物剔除、皮肤或角膜拆线等。

给药前准备：测量体重；麻醉前6小时禁食禁水。

（1）麻醉方法

1）肌内注射法：主要用于小儿，一般按4~10mg/kg计算，如全身情况较差可酌情减量。注射后3~4分钟即入睡，维持时间约25~30分钟，镇痛效果可达20~40分钟。如在此时间不能完成手术时，可以追加首次量的1/2至全量。

2）静脉注射：一般成人首次量为1~4mg/kg，平均约为2mg/kg。注入后很快入睡，一次剂量可维持10~15分钟，镇痛效果可达8~20分钟。如需延长麻醉时间，可追加首次量的1/2至全量。

（2）注意事项

1）氯胺酮可引起唾液腺和支气管腺分泌增多，故麻醉前常规给予阿托品或东莨菪碱以保持呼吸道通畅。

2）常规吸氧，保持其呼吸道通畅，密切观察通气氧和效果。

3）其缺点是升高眼压、颅内压和血压，出现精神症状，目前较少单独使用，可辅以静脉麻醉药如丙泊酚、咪达唑仑。

2. 丙泊酚复合氯胺酮全身静脉麻醉 丙泊酚起效快、代谢迅速，因此具有十分突出的清醒迅速而完全的优点。丙泊酚降低眼压的作用显著，尤其对于已有眼压增高的患者。近年来将丙泊酚与氯胺酮合用，既能克服氯胺酮的缺点，又可以减少丙泊酚的不良反应，用于全身静脉麻醉是一种较理想的组合，因此在临床上得到了较广泛的应用。在眼科手术中适用于白内障、睑板腺囊肿刮除、眼部小肿物切除等。

给药前准备：测量体重；麻醉前6小时禁食禁水。

麻醉方法：

（1）合作儿童给予氯胺酮1~1.5mg/kg静脉注射。

（2）不合作儿童给予氯胺酮2~4mg/kg肌内注射，手术开始前2分钟静脉注射丙泊酚1mg/kg，术中予丙泊酚6~10mg/(kg·h)和氯胺酮1.5~2.5mg/(kg·h)持续静脉微泵输注，至术闭，术中低流量吸氧。

注意事项：其不良反应表现为在该药快速大剂量静脉注射时（大于2.5mg/kg）可引起血压下降和呼吸抑制，对心率影响则不明显。

3. 气管内全身麻醉　适用于需全身麻醉并需要绝对制动的复杂内眼手术及创伤性较大的外眼手术或需要肌肉松弛的手术如斜视矫正术、上睑下垂矫正术等。

给药前准备：测量体重；麻醉前6小时禁食禁水。

麻醉方法及注意事项：

（1）常用麻醉诱导药为起效迅速的静脉麻醉药、强效镇痛药和肌肉松弛剂。巴比妥类镇静催眠药或丙泊酚、麻醉性镇痛药均可使眼压下降10%~15%，丙泊酚的降压效果更为显著。某些小儿可予七氟醚吸入诱导，入睡后予上述药物诱导后行气管插管。

（2）肌肉松弛剂首选非去极化类，鲻维罗举溴铵、阿曲库铵等。去极化肌松剂琥珀胆碱升高眼压，注射该药前先用小量非去极化肌松剂防止或减轻肌颤，但不能确切预防眼压升高。

（3）挥发性吸入麻醉药氟烷、恩氟烷、异氟烷及七氟烷均有降低眼压的作用。麻醉维持可单纯七氟烷吸入维持、七氟烷+丙泊酚静吸复合维持或丙泊酚+瑞芬太尼/阿芬太尼全凭静脉维持。

（4）麻醉诱导和维持要力求平稳，无呛咳及躁动，使用面罩位置得当，不压迫眼球。麻醉管理中应注意全麻深度不宜太浅。气管导管妥善固定，防止手术操作中将其推入气管内过深诱发呛咳，也不宜于术毕麻醉过浅时刺激气管引发剧烈呛咳。

4. 喉罩通气在眼科麻醉中的应用　气管内插管由于操作刺激较大，拔管呛咳等不利因素使其应用受到一定限制。喉罩不会对喉头、气管造成损伤，操作简便，无论患者自主呼吸还是辅助控制呼吸均能经喉罩施行。由于对咽喉部刺激轻，因此对循环功能的影响也较小。浅麻醉下患者能耐受，轻度改变体位不会诱发咳嗽反射。

由于不需要肌松剂，自主呼吸存在，在较浅麻醉下可通过喉罩维持通气，但仍需注意通气效果，给予相应的监测。使用喉罩时还要注意饱胃、严重肥胖或肺顺应性低的患者和有潜在气道梗阻的患者等不能使用，麻醉维持不宜过浅，术中注意喉罩有无移位或脱出。

（表立飞）

第二节　眼睑手术

一、睑腺炎切开术

睑腺炎又称麦粒肿，分为外麦粒肿及内麦粒肿，外麦粒肿是位于睑缘的Zeiss腺的急性化脓性炎症，内麦粒肿是睑板腺的化脓性炎症。

【适应证】　炎症发展到一定程度形成脓肿需切开引流，尤其是有波动感时，切开引流后脓液送细菌培养及药敏以了解敏感细菌，对症用相应的抗生素局部冲洗或全身治疗。

【禁忌证】　急性炎症期未形成脓肿。

【术前准备及麻醉】

1. 结膜囊滴抗生素滴眼液。
2. 病变皮肤周围局部浸润麻醉。
3. 内睑腺炎以丁卡因或爱尔卡因行表面麻醉3次。

【手术方法】

1. 外睑腺炎皮肤面如有破溃，自破溃处切开，如无破溃，以波动感最明显处即脓肿最高部位切开。
2. 脓液流出后以棉拭子擦拭脓腔，将脓液送细菌培养，腔内以过氧化氢及抗生素充分冲洗，放置引流条，加压包扎患眼。
3. 内睑腺炎在结膜面垂直于睑缘做睑结膜切口，脓液流出后结膜囊涂抗生素药膏包扎患眼，次日换药。
4. 对于长期慢性炎症，有肉芽组织增生的，手术切除肉芽组织，缝合皮肤切口后加压包扎，对于皮肤有缺损的可行皮瓣转移或其他方法覆盖创面。

【并发症及处理】

1. 感染不能控制　每日换药，继续以过氧化氢及敏感抗生素冲洗，直至感染控制。
2. 眼睑皮肤缺损　炎症控制后根据缺损范围选择适当的皮瓣修复。
3. 眼睑畸形　炎症控制后理疗，待眼睑皮肤恢复弹性后手术矫正。

二、睑板腺囊肿摘除术

睑板腺囊肿是继发于睑板腺或Zeiss腺开口堵塞的局限性炎症，手术是公认的治疗方法。

【适应证】　无法自行消退的睑板腺囊肿，发生于睑板的无痛性肿块，不红，与组织无粘连时手术治疗切除。

【禁忌证】　炎症期红肿较重，合并睑板腺炎的。

【术前准备及麻醉】　一般采用局部浸润麻醉；儿童不能配合的需全身麻醉。

【手术方法】

1. 将上睑或下睑的睑板腺囊肿置于睑板腺囊肿夹之间，翻转眼睑，将有环的一叶放在睑结膜面，旋紧夹子上的螺旋以固定紧，使结膜面朝上。
2. 自结膜面作与睑缘垂直的切口，长度约达囊肿上缘。
3. 囊肿切开后以小刮匙深入囊肿内壁充分搔刮，将囊壁内溃烂组织及肉芽组织完全清除。
4. 用小弯剪将囊肿壁轻轻剥离后予以摘除，防止术后复发。摘除囊壁时要区分肌肉组织与囊壁组织,否则会剪破皮肤。切口不予缝合,如皮肤面已有溃烂破溃,去除睑板腺囊肿夹后修剪皮肤将炎症浸润皮肤去除,其余尽量保留。观察睑缘位置,以免引起内翻或外翻,以 8-0 或 6-0 线间断缝合皮肤。

5. 合并肉芽肿增生的仔细分辨正常组织与肉芽肿的分界,将肉芽肿溃烂组织予以切除,皮肤缝合。

6. 去除睑板腺囊肿夹后马上压迫止血,应压迫至少数分钟,结膜囊涂抗生素眼膏后加压包扎。

【术中并发症预防及处理】 穿透皮肤:术中轻柔操作,分清轮匝肌及肉芽组织;穿透的皮肤予以缝合。

【术后并发症及处理】

1. 囊壁残留　观察是否存在复发情况,如有复发再次切除。

2. 出血　术中需妥善止血,术后以手掌根垂直压迫 30 分钟以上。

三、睑裂缝合术

【适应证】 麻痹性角膜炎、暴露性角膜炎、眼干燥症、眼球突出等需暂时闭合睑裂者;扩大结膜囊的植皮手术或移植唇黏膜手术后为预防皮片或唇黏膜收缩。

【禁忌证】 烧伤后睑缘组织瘢痕、缺损的。

【麻醉及手术方法】 2% 利多卡因上、下睑缘部浸润麻醉。

1. 分别在上、下睑缘外中 1/3 及内中 1/3 交界处或眼睑中央 1/2 范围,沿灰线切开睑缘,深度约 3mm,刮除睑缘上下唇上皮。

2. 6-0 可吸收线间断缝合后唇组织,5-0 丝线褥式缝合前唇组织,垫以棉枕防止嵌入组织。

3. 结膜囊涂抗生素眼膏后加压包扎。

【术后并发症及处理】 融合的睑缘裂开:注意术中缝合时创面对创面,术后 10 天拆线,一旦裂开需刮除创面上皮组织,重新缝合。

四、倒睫电解和矫正术

【适应证】 睑缘位置正常,睫毛生长方向异常,主要见于以下疾病:类天疱疮、沙眼、睑缘瘢痕、双行睫等。

【禁忌证】 倒睫数量较多且密集者,先天性睑内翻合并内眦赘皮者。

(一) 电解倒睫

【手术方法】

1. 结膜囊点丁卡因麻醉,眼睑倒睫部位以 2% 利多卡因局部浸润麻醉。

2. 直视下以电解针插入电解部位睫毛的根部,插入的位置基本达毛囊处,深度大约 2.5~4mm,破坏毛囊,通电时间 2 秒。

3. 涂抗生素眼膏,无须包扎。

(二) 矫正手术——毛囊切除术

【手术方法】

1. 结膜囊点丁卡因麻醉,眼睑倒睫部位以 2% 利多卡因局部浸润麻醉。

2. 显微镜下沿灰线切开眼睑,楔形切除包括倒睫及其毛囊在内的前唇组织,毛囊相应位置以电凝器电凝,以彻底破坏残留的毛囊,切口处以 8-0 可吸收线间断缝合。

3. 涂抗生素眼膏,包扎患眼。

【术后并发症】 术后复发:术中尽量将毛囊切除或破坏彻底。

五、睑内翻矫正术

睑内翻分为四种:先天性、瘢痕性、痉挛性及老年性,睑内翻达到一定程度,睫毛倒向眼球,摩擦角膜,因此睑内翻与倒睫常同时存在,患者因眼磨、流泪难以忍受要求手术治疗,先天性睑内翻较多见,患者年龄较小,小于 1 周岁时可通过下睑粘贴胶布的方法观察睑缘的发育,大于 1 周岁者可考虑手术治疗,我们主张 1~3 周岁者可行缝线矫正术,大于 3 周岁的患者建议行切开术。痉挛性睑内翻在去除痉挛因素后多数能自愈,如果较重的睑内翻不能自愈的则需手术治疗。

(一) 缝线矫正术

【适应证】 不伴睑板及结膜瘢痕的睑内翻,年龄较小的轻度先天性睑内翻或痉挛性睑内翻,或患者家属要求不行切开手术的。

【手术方法】

1. 眼睑皮下、穹隆结膜下局部浸润麻醉。

2. 距睑缘皮肤 3mm 处以 2-0 或 3-0 缝线进针,穿越睑板前与肌肉组织,在睑板下斜行向穹隆结膜出针,在同一水平穹隆结膜进针后返回皮肤面,间距约 5mm,根据睑内翻的程度做同样的褥式缝线 3~5 针,在皮肤面垫以浸 75% 乙醇的小棉枕,打结后观察睑缘位置,使其处于轻度外翻状态。

3. 结膜囊涂抗生素眼膏,包扎双眼。

拆线时间一般为 10 天,如果眼睑外翻明显,可以术后 7 天拆线。

【术中并发症】 划伤角膜:初学者可用双针单线自穹隆结膜进针,皮肤面出针可以预防。单针单线缝合时,尽量向下方牵拉眼睑,充分暴露穹隆结膜,一旦发生,马上涂抗生素眼膏促进角膜恢复。

【术后并发症及处理】

1. 矫正不足　可能为缝合位置距离睑缘较远或缝线

较松所致,可再次手术;部分眼轮匝肌过度肥厚患者需切除肥厚的眼轮匝肌矫正。

2. 眼睑外翻　术中缝线结扎不宜过紧,如果出现及早拆线可矫正。

(二) 皮肤轮匝肌切除法

【适应证】　退行性睑内翻及较严重的先天性睑内翻。先天性睑内翻如果合并内眦赘皮,需同期矫正。

【手术方法】

1. 眼睑局部浸润麻醉。

2. 距下睑缘3mm处切开皮肤,将睑板前眼轮匝肌剪除,暴露睑板组织,以6-0可吸收线缝合皮下组织固定于睑板处,可见睫毛呈轻度外翻状态,去除多余的皮肤及肥厚的眼轮匝肌,8-0可吸收线连续缝合皮肤切口。

3. 结膜囊涂抗生素眼膏,包扎双眼。

7天拆线,效果较持久。

【术中并发症及处理】　损伤泪道:尽量避开泪小管周边操作,对于环绕泪小点的结膜矫正,可自泪小点插入探针指引,避免伤及。

【术后并发症及处理】　眼睑外翻　术中避免过量去除皮肤导致眼睑外翻,一旦出现局部按摩6个月后决定是否手术矫正。

(三) 外眦韧带固定法

【适应证】　老年性睑内翻:多由于随着年龄增长,眼睑水平方向松弛,内眦韧带及外眦韧带拉长,下睑缩肌断裂,眼轮匝肌重叠,导致眼睑内翻。

【手术方法】

1. 眼睑局部浸润麻醉。

2. 距睑缘3mm处自内眦至外眦平行于睑缘切开皮肤,外眦部向颞下方延伸,将睑板前眼轮匝肌剪除,暴露睑板组织,操作时将皮肤拉紧防止误切。

3. 去除部分暴露的眶脂肪,寻找下睑缩肌的断裂部位,暴露外眦韧带,切除部分外眦韧带,将睑板端外眦韧带下支断端用5-0可吸收线缝合固定于眶外侧缘骨膜内侧。

4. 用6-0可吸收线将下睑缩肌断端重新缝合附着于睑板下缘,沿皮肤切口边缘切除一条眼轮匝肌及多余的皮肤,8-0可吸收线连续缝合皮肤,结膜囊涂抗生素眼膏,包扎双眼。

7天拆线,效果较持久。

【术中并发症及处理】　睑内翻过矫:术中切除松弛的皮肤要严格掌握量,避免过量切除导致的外翻。

【术后并发症及处理】　下睑退缩:与眼睑水平方向过多缩短或下睑缩肌前徙有关,早期可行按摩治疗,无效者6个月后自原切口切开皮肤,松解眶膈与下睑缩肌的瘢痕粘连。

(四) Fox 法

【适应证】　适于轻度老年性睑内翻。

【手术方法】

1. 患眼结膜囊局部浸润麻醉。

2. 下睑的中央区切除一块尖向睑缘,基底朝下的三角形睑板结膜瓣。

3. 下睑及外眦角下方垂直切除一块皮肤肌肉。

4. 睑板以6-0可吸收线缝合,5-0线缝合皮肤,结膜囊涂抗生素眼膏,包扎双眼。

【术中并发症及处理】

1. 损伤角膜　术中注意保护角膜。

2. 睑内翻过矫　三角形睑板基底不能大于5mm,否则容易形成外翻。

【术后并发症及处理】

1. 欠矫　可改用其他术式。

2. 眼睑外翻　多由于睑板及皮肤切除过多引起,术中严格控制切除的睑板基底不大于5mm,如果因皮肤切除过多引起,可提前拆线,按摩6个月后决定是否再次手术。

(五) 睑板部分切断术即 Hotz 法

【适应证】　瘢痕性睑内翻,各种原因导致的如外伤、睑板的化学烧伤、严重沙眼的后遗症导致的因瘢痕牵拉导致的内翻,多见于上睑。

【手术方法】

1. 眼睑局部浸润麻醉。

2. 距睑缘3mm处做平行于睑缘的重睑皮肤切口,切开皮肤。

3. 分离皮下组织,剪除部分轮匝肌,暴露睑板。

4. 在睑板下沟的位置做楔形切除,宽约2~3mm,基底朝外,尖向结膜面,深达睑板2/3,缝合时以针自皮肤切口的上唇进针,穿过楔形切除的睑板上缘,再从皮肤切口的下唇穿出,重睑式缝合皮肤,结膜囊涂抗生素眼膏,包扎双眼。

【并发症及处理】　欠矫:睑板楔形切除不足,切除部分基底越宽,越能增加矫正内翻的程度。

(六) 睑板切断术(潘作新法)

【适应证】　睑结膜瘢痕增殖产生的睑内翻。

【手术方法】

1. 眼睑局部浸润麻醉。

2. 准备5根带针3-0缝线。

3. 缝针自结膜面中央区进针,与缝线法缝合睑内翻一样,自睑板眼轮匝肌之间穿出至皮肤表面,再缝剩余4针。

4. 距离睑缘2.5mm处为睑板沟,切断睑板,结扎缝线,垫以小棉枕。

【术中并发症及预防】　角膜划伤:术中注意保护角膜,防止划伤。

【术后并发症及处理】

1. 矫正不足　注意切除的深度及距睑缘的位置,必要时更换手术方法。

2. 眼睑外翻,及早拆线,瘢痕处按摩可矫正。

六、睑外翻矫正术

睑外翻分为老年性睑外翻,麻痹性睑外翻,瘢痕性睑外翻等,睑外翻引起流泪、眼红等不适,时间久者可致睑结膜粗糙、变厚。

(一) 睑板部分切除术

【适应证】　老年性睑外翻。

【手术方法】

1. 眼睑及下睑外侧结膜局部浸润麻醉。

2. 采用经典下睑袋切口,距睑缘约 1~2mm 处切开皮肤,在下睑中外 1/3 或中央处将肥厚睑结膜及睑板切除,呈基底向睑缘尖端向下的"V"型,一般切除长度 5~7mm,切除后睑缘与眼球相贴,6-0 可吸收线间断对位缝合睑板,缝合睑缘,将外眦皮肤向外上拉,去除多余的皮肤,8-0 线缝合皮肤切口。

3. 结膜囊涂抗生素眼膏,包扎患眼。

【并发症及处理】

1. 矫正不足　睑板切除的范围以及去除皮肤的程度过于保守。

2. 睑缘畸形　睑缘缝合时可采用褥式缝合对抗后期收缩导致的睑缘凹陷性畸形。

(二) 外侧睑板条悬吊术

【适应证】　老年性睑外翻。

【手术方法】

1. 下睑外侧局部浸润麻醉。

2. 在外眦部做外眦全层切开,包括外眦韧带下支。

3. 用齿镊夹住眼睑的游离侧向外侧眶缘拉伸,做好标记,用刀片或剪刀去除睑结膜上皮及睑板前皮肤,暴露标志点颞侧的睑板。

4. 潜行分离外眦部皮下组织达眶外侧缘,4-0 丝线水平褥式缝合睑板条并缝合固定于外眦角上眶外侧缘内侧眶骨膜上,6-0 可吸收线重建外眦角,间断或连续缝合皮肤切口。

5. 结膜囊涂抗生素眼膏,包扎患眼。

【术中并发症】　欠矫:睑板条缝合固定时结扎不紧或固定位置过低。

【术后并发症及处理】

1. 矫正不足　术中注意缝合位置及松紧,术后早期避免用力运动或提重物。

2. 双眼不对称　术中缝合时应注意双眼睑裂对称性。

(三) V-Y 成形及 Z 成形法

【适应证】　瘢痕性睑外翻,切开去除垂直牵拉的力量,加强水平力量。

【手术方法】

1. 眼睑局部浸润麻醉。

2. 于瘢痕两侧 V 形切开皮肤,基底向睑缘,去除创面内瘢痕组织,松解瘢痕牵拉,使眼睑复位,分离皮下组织,先缝合下角,使创缘呈 Y 形缝合。

3. 根据瘢痕的形态,如果为纵行瘢痕或斜行较短的瘢痕,以瘢痕为主轴,设计一个或多个 Z 形皮瓣,切除瘢痕组织,松解瘢痕,按设计线切开皮肤并分离皮下组织,交换皮瓣并间断缝合。

4. 加压包扎。

【术中并发症及处理】　睑外翻欠矫　Z 形皮瓣的三角瓣夹角太小,三角瓣夹角以 45°~60° 为佳,角度越大延长主轴越明显,如果小于 30° 则主轴线延长不明显,如果大于 90° 则皮瓣不易换位出现猫耳畸形。V-Y 成形适合于瘢痕范围小而浅且外翻较轻的患者。

【术后并发症及处理】　睑外翻回退:瘢痕组织未完全松解或瘢痕较深较大,应改用皮瓣移植或游离皮片移植矫正。

(四) 带蒂肌皮瓣转移法

【适应证】　瘢痕性睑外翻,根据发病原因不同手术方式不同。

【手术方法】

1. 眼睑局部浸润麻醉。

2. 切除瘢痕组织,彻底松解原瘢痕牵引,使睑缘复位,暴露下睑缺损位置及范围。

3. 自颞侧标记出与缺损范围及形状相当的皮瓣,切取皮瓣,将肌肉蒂留置于眶部轮匝肌,将肌皮瓣转移至缺损处,蒂部位置不能扭转,5-0 可吸收线间断缝合皮下组织,5-0 慕丝线间断缝合皮肤切口,潜行分离颞侧皮瓣切取处周围皮下组织,5-0 慕丝线拉拢缝合皮肤切口;结膜囊涂抗生素眼膏,加压包扎患眼。

【术中并发症及处理】　颞侧供皮区损坏范围太大,不能拉拢缝合,需行游离植皮。

【术后并发症及处理】　皮瓣不成活、坏死:术中应考虑皮瓣血供,如果下睑大量瘢痕血供欠佳,应选择其他术式。下睑血供较好者应注意肌肉蒂的宽度,术后加压时注意蒂部压力不能太大,如果仅为表层坏死,将表层切除,如果全层坏死,需再次手术治疗。

(五) 游离皮片移植法

【适应证】　重度瘢痕性睑外翻,其他手术均无法解决的。

【手术方法】

1. 全身麻醉和(或)局部浸润麻醉。

2. 于睑缘下约3mm处平行于睑缘做皮肤切口,将瘢痕完全松解,睑缘位置正常,测量皮肤缺损的范围。

3. 切取上臂内侧或耳后大于缺损区约1/3面积大小全厚皮片,修剪皮下脂肪,移至缺损位置,间断缝合对角位置,中间间断加针缝合,相对方向留长线约6~8对,备打包用,皮片中央做2~3个全层切口,长度约3mm防止皮下血肿形成影响皮片血供;供皮区周围潜行分离,拉拢缝合,加压包扎。

4. 为对抗皮片收缩,行部分睑缘融合术。在上下睑中央1/2范围沿灰线切开睑缘,深度约3mm,刮除睑缘上下唇上皮,6-0可吸收线间断缝合后唇组织,5-0丝线褥式缝合前唇组织,垫以棉枕防止嵌入组织。

5. 皮片表面敷消毒纱布,包裹浸乙醇的碎纱打包加压皮片。

6. 结膜囊涂抗生素眼膏,患眼绷带加压包扎。

【术中并发症及处理】

1. 供皮区不能缝合 应根据缺损范围选取合适供皮区。

2. 切取皮片太小 因皮片有一定的收缩性,切取的皮片应大于缺损区面积的1/3。

【术后并发症及处理】

1. 皮片不成活、坏死 术中注意皮片中央留置引流口,术后加压力度适中,压力均匀,如果全层坏死,需再次手术治疗。

2. 睑外翻复发 术中切取的皮片大小适中,术后加压时间不少于3个月,睑缘融合者术后3~6个月切开。

七、眼睑肿瘤切除和眼睑再造术

【适应证】 眼睑肿瘤包括良性及恶性肿瘤。肿瘤范围小的根据皮肤的松弛程度切除后拉拢缝合。切除范围大的需皮瓣修复、眼睑再造。

(一)眼睑良性肿瘤

1. 良性上皮性肿瘤 反转性滤泡性角化病,假性癌性增生、鳞状细胞乳头状瘤、脂溢性角化病、角化棘皮病等。

2. 眼睑错构瘤 主要源于血管、淋巴管、神经源性肿瘤及黏液瘤,包括眼睑血管瘤(毛细血管瘤及海绵状血管瘤)和神经源性肿瘤(眼睑神经纤维瘤,眼睑神经鞘瘤)等。

3. 眼睑黄色瘤 多见于老年人,为类脂样物质在皮肤组织中沉积,多发生于上睑内侧,也可发生于下睑,最近年轻人也有增加趋势。

【手术方法】

1. 眼睑局部浸润麻醉。

2. 沿肿瘤边界完整切除肿瘤并送病理检查。

3. 根据眼睑缺损的情况及眼睑皮肤松弛情况,小的缺损可直接拉拢缝合,缺损范围较大的可行滑行皮瓣、旋转皮瓣或根据缺损形态剪切任意皮瓣进行修补,良性肿瘤切除范围较小,无须行皮片移植。

4. 切口表面涂抗生素眼膏,包扎患眼。

【术后并发症及处理】 复发:术中切除肿瘤彻底,术后注意护理,如眼睑黄色瘤应注意饮食,一旦复发且生长较快的需再次手术。

(二)眼睑恶性肿瘤

1. 皮脂腺癌 是体表的主要恶性肿瘤之一。眼睑及其邻近组织是皮脂腺癌的高发部位,发病数量约占全身皮脂腺癌发病总数的40%。

2. 基底细胞癌 是皮肤科临床常见的恶性肿瘤之一,其高发部位之一即是眼睑。研究数据表明,眼睑基底细胞癌约占眼睑恶性上皮性肿瘤的85%~95%,多发于中老年群体,平均发病年龄约为60岁左右。眼睑基底细胞癌会沿结膜侵犯泪道,并会进一步侵袭鼻腔和眼眶,严重者甚至会向内侵袭眼球。手术切除是眼睑基底细胞癌的最有效的治疗方式。

3. 鳞状细胞癌 鳞状细胞癌在眼睑3种常见的上皮性恶性肿瘤中占第3位。发病率约为眼睑恶性肿瘤的19.9%,多见于50岁以上老年人,男性多于女性。一般易沿淋巴组织转移到附近组织,如耳前及颌下淋巴结甚至全身。可自发,也可起自原有病变如上皮内癌、光射性角化病和激光治疗后。

4. 眼睑黑色素细胞性肿瘤 分为良性及恶性,良性包括皮内痣、交界痣、复合痣、蓝痣、太田痣等,恶性黑色素瘤发病率极低,可以起自原先存在的交界痣、复合痣,也可自行发生。

【适应证】 临床上经病理已确诊的恶性肿瘤。

【术前准备及麻醉】

1. 备皮 备左上臂内侧皮肤,眼周及颞侧皮肤备皮。

2. 设计切除范围及需要修补的范围。

3. 局部麻醉 儿童不能配合的需全身麻醉。

【手术方法】

1. Mohs法手术切除肿瘤

主要步骤:肉眼判断肿瘤边界,并用亚甲蓝标记切除范围,距离肿瘤边缘:基底细胞癌:结节型5mm,硬化型8mm,鳞癌:4~5mm,睑板腺癌:5~9mm,恶性黑色素瘤:7~10mm,沿标记线完整切除肿瘤,并于肿瘤的上、下、内、外侧缘及基底切除1mm宽度组织,送冰冻切片检查。根据检查结果,如果切缘为阳性则继续扩大切除范围,直至所有的切缘均为阴性。术者更换手术服、手套,重新消毒铺手术巾,进行眼睑缺损重建。

2. 眼睑缺损一期修复　根据眼睑缺损范围、部位、形状、患者年龄和眼睑松弛程度等综合考虑设计修复方案。

（1）小于1/4眼睑长度的前层眼睑缺损：根据皮肤松弛程度行滑行皮瓣或旋转皮瓣覆盖缺损区进行缝合；累及睑缘的前层缺损，自缺损边缘两侧沿灰线切开，潜行分离皮下及轮匝肌，拉拢缝合。睑缘处褥式缝合，皮肤间断缝合。

（2）小于1/4眼睑长度的全层眼睑缺损：自缺损缘向两侧沿灰线切开，潜行分离皮下组织及轮匝肌，褥式缝合睑缘后唇，间断埋藏缝合睑板，皮肤间断缝合，如果张力过大可剪断外眦韧带下支。

（3）1/4~1/2的眼睑长度的前层眼睑缺损：上睑或颞侧旋转皮瓣、滑行皮瓣修复缺损区，供皮区拉拢缝合。

（4）1/4~1/2的眼睑长度的全层眼睑缺损：分层修复，睑板需要用异体巩膜或硬腭或鼻中隔软骨替代，结膜最好采用残余球结膜的旋转，羊膜不易成活，皮肤层通过转移带蒂肌皮瓣的方法进行。

3. 眼睑后层修复　如果睑板垂直向部分缺损，可行将残留睑板两侧垂直于睑缘剪开，直至穹隆部，制作睑板滑行瓣修复。如果睑板垂直向全层缺损，可用异体巩膜或硬腭黏膜修复。下睑板缺损可用上睑板滑行修复。

4. 眼睑前层修复　上睑或颞侧旋转皮瓣、滑行皮瓣或带蒂的肌皮瓣修复。

（1）大于1/2的眼睑长度的前层眼睑缺损：上睑或颞侧旋转皮瓣、滑行皮瓣或带蒂的肌皮瓣修复。缺损较大或累及面颊部，上下睑均有较大范围缺损者可行游离皮片移植修复。

（2）大于1/2的眼睑长度眼睑全层缺损要分层修复，睑板需要用异体巩膜或硬腭或鼻中隔软骨替代，结膜最好采用残余球结膜的旋转瓣或上睑板结膜滑行瓣修复，前层通过转移带蒂肌皮瓣、眼周旋转皮瓣、颞浅动脉岛状皮瓣的方法进行修复。

5. 术后加压包扎5天后换药，观察皮瓣及再造的眼睑的成活情况。

【术后并发症及处理】

1. 移植的组织坏死　术中注意移植组织的血供，皮瓣的蒂不宜太窄，蒂宽与瓣长比例不宜超过1/5，术后加压力度适中避免压力过大导致的缺血坏死；前后层眼睑同时修复需考虑血供问题，不能同时采用游离组织移植。

2. 肿瘤复发　根据复发情况再次手术切除。

3. 术后眼睑畸形　眼睑移植的组织成活并稳定后可行眼睑畸形矫正手术。

八、眼睑痉挛的手术治疗

眼睑痉挛是一种局限性肌张力障碍疾病，其特征为过度的不自主闭眼。特发性眼睑痉挛是指除角结膜炎、倒睫引起的继发性睑痉挛及神经系统或其他有类似睑痉挛症状和体征的疾病以外眼、眶和眶周轮匝肌的自发痉挛性收缩。

【适应证】　经过药物及A型肉毒素治疗无效的或极重度患者考虑手术治疗切除。

【术前准备及麻醉】

1. 结膜囊以0.05%聚维酮碘冲洗，病变部位以5%聚维酮碘消毒。

2. 病变皮肤周围以2%利多卡因注射液局部浸润麻醉。

【手术方法】

1. 美蓝画出眉上"T"型皮肤切除区，该区的上线为正常眉高度线，依标出的线切除眉部皮肤和额肌，必要时两侧眉部切口可连接，注意眶上神经管神经束的保护。向两侧眉部的鼻内侧分离，依次暴露并用电刀切除皱眉肌和降眉肌，沿鼻根部向下方分离，暴露鼻肌，部分切除，间断缝合皮肤。

2. 如患者合并上睑痉挛较重，上睑缘上5~6mm重睑画线，适当切除松弛的皮肤，用电刀皮下做潜行分离，充分暴露睑部、眶部眼轮匝肌，保留睑缘上2~3mm的睑板前轮匝肌，把眶隔前、睑板前及眶轮匝肌全部切除。

3. 如患者合并上睑痉挛较重，做下睑眼袋切口，向下分离至眶下缘，完整地保留下睑板前一条3mm宽的眼轮匝肌，以提供闭睑之用。将余眶部、眶隔前轮匝肌全切除，适量切除过度松弛的皮肤，连续缝合皮肤。

4. 结膜囊涂抗生素眼膏后加压包扎。

【术中并发症】　出血，损伤眶上神经或额神经。

【术后并发症及处理】

1. 损伤神经　尽量保护神经，勿损伤。

2. 出血　术中需应用电刀、电凝妥善止血，做完手术后以手心垂直压迫30分钟以上。

（庞润晖　宋丽华　杨俭伟）

第三节　泪器手术

一、泪点栓塞

泪点栓塞术是目前治疗干眼症最常用的方法之一。其原理是封闭泪道，减少自身泪液的流失，延长泪液在眼表的停留时间。

【适应证】

1. 各种原因所致的中重度干眼，泪膜破裂时间小于5秒，Schirmer I试验小于5mm/5min，且角膜荧光染色阳性。

2. 频繁使用人工泪液超过半年，眼部症状或体征无明显改善。

【禁忌证】
1. 对硅胶过敏的患者。
2. 泪点位置异常，如泪点外翻。
3. 泪道和眼表感染，如泪小管炎、泪囊炎患者。
4. 泪道阻塞的患者。
5. 无泪液分泌的患者。

【手术方法】
1. 麻醉　泪点表面麻醉。
2. 以泪点扩张器扩展泪小点。
3. 用泪道栓子专用镊子将泪点栓子植入泪小管水平部。

二、泪点封闭

和泪点栓塞原理相同，可采用烧灼、电凝或手术切除等方式封闭泪点。

【适应证】
1. 因泪腺或副泪腺分泌过少所致的干眼症。
2. 慢性泪囊炎合并有角膜溃疡，不适合即刻做泪囊手术者。

【禁忌证】
1. 泪点位置异常，如泪点外翻。
2. 泪道存在急性炎症，如急性泪小管炎、急性泪囊炎患者。
3. 泪道阻塞的患者。
4. 无泪液分泌的患者。

【手术方法及步骤】
1. 泪小点烧灼术　在上、下泪小点周围组织局部浸润麻醉后，分别翻转上、下睑，以烧灼器或者电凝头烧灼上、下泪小点，使其封闭。烧灼后每日局部滴抗生素眼药水或抗生素眼膏。
2. 泪小管内电凝　泪小管周围结膜下及皮下浸润麻醉，用泪点扩张器扩大泪小点后，将电凝针插进泪小管水平部6~8mm处，通电破坏泪小管内壁。
3. 泪小管切除术　泪小管周围结膜下及皮下浸润麻醉，自泪小点切开泪小管，剔除泪小管组织，6-0的线缝合切口。

三、泪点息肉切除术

【适应证】泪点息肉遮挡全部或大部分泪点。
【禁忌证】泪道存在急性炎症，如急性泪小管炎、急性泪囊炎患者。结膜的急性炎症及角膜炎患者。

【手术方法】
1. 表面麻醉下以泪点扩张器扩张泪小点，使息肉组织翘起，以显微剪或巩膜咬切器将息肉自根部去除。
2. 每日于局部滴抗生素眼药水或抗生素眼膏。

四、泪点外翻矫正术

【适应证】
1. 泪小点大小正常，泪道冲洗通畅，只因泪小点位置轻度外翻。
2. 下睑外翻施行矫正手术后泪小点复位不良者。
3. 严重的下睑外翻造成的泪小点外翻，不适于接受下泪小点外翻矫正术，应做睑外翻矫正术。

【禁忌证】睑缘或结膜有急性炎症者。

【手术方法】
1. 结膜下灼烙术　适用于极轻度的泪点外翻。
（1）泪点及其周围结膜下和皮下局部浸润麻醉。
（2）翻转下睑，暴露下睑结膜。
（3）在泪点后约2.5mm处，以电烧灼器针头做1~2排烧灼，针头刺入的深度达睑板组织浅层，烧灼点间距2mm，烧灼点的多少依外翻程度而定。术毕结膜囊内涂抗生素眼膏。
2. 结膜及结膜下组织菱形切除水平缝合术　适用于轻度的泪点外翻。
（1）泪点及其周围结膜下和皮下局部浸润麻醉。
（2）翻转下睑，暴露下睑结膜。
（3）泪小点后缘下方2.5mm睑结膜处，平行睑缘切除长5~6mm，宽2~3mm菱形或梭形结膜和睑板组织，切除的最宽部位正对准泪小点后缘。
（4）用6-0吸收缝线间断缝合2~3针，缝针必须穿过全层。
（5）泪阜肥大者也可对泪阜进行电凝或部分切除。

五、泪小管切开术

【适应证】泪小管炎泪小管扩张者。
【禁忌证】泪小管炎急性期。

【手术方法】
1. 泪点及其周围结膜下和皮下局部浸润麻醉。
2. 将泪道探针插入泪小管，自皮肤侧切开泪小管。
3. 清除泪小管内的结石，去除部分扩张的管壁组织。
4. 抗生素溶液冲洗创腔。
5. 置入泪道引流管。
6. 缝合切口。

六、泪小管吻合术

详见第十四节眼外伤手术之泪小管断裂手术。

七、泪囊摘除术

泪囊摘除术是一种破坏性手术,虽然可以去除溢脓,但患者会终身溢泪,一般不主张做。

【适应证】
1. 年老体弱的老年慢性泪囊炎患者。
2. 泪囊造影提示泪囊小,同时伴有萎缩性鼻炎的慢性泪囊炎患者。
3. 泪囊肿瘤。
4. 同时有化脓性角膜炎的慢性泪囊炎患者。
5. 泪囊外伤破裂严重者。

【禁忌证】
1. 急性泪囊炎。
2. 适合做泪囊鼻腔吻合手术者。

【手术方法】
1. 麻醉　泪点表面麻醉,皮肤切口处局部浸润麻醉,滑车下神经和眶下神经阻滞麻醉。
2. 切开皮肤　自内眦鼻侧 3~5mm,内眦韧带上方 3mm 起,向下方顺皮纹切开皮肤,做长约 1.5~2cm 的全层皮肤切口。
3. 暴露、分离泪囊　分离皮下组织及肌层。找出泪前嵴及内眦韧带。是否需要剪断内眦韧带,按手术者的手术经验而定。沿泪前嵴在内眦韧带下剪开覆盖在泪囊表面的浅泪筋膜至鼻泪管上端。分离泪筋膜和泪囊壁,剪断泪小管,使泪囊充分游离,剪断鼻泪管。检查摘出的泪囊是否完整,泪囊如有破损应将残留的泪囊黏膜组织彻底切除干净。以 2% 的碘酒烧灼泪囊窝及鼻泪管上口。
4. 剔除泪小管管壁组织　将泪小管全长切开,并剔除管壁组织。
5. 缝合切口　内眦韧带剪断者应缝合于原位。逐层缝合肌肉、皮下组织和皮肤切口。
6. 结膜囊内涂抗菌药物眼膏,泪囊区加压包扎。

【术后并发症及处理】
1. 眦角畸形　在发现此情况时,应即拆除缝线,重新缝合。
2. 术后溢脓　术中泪囊黏膜残留或未清除鼻泪管黏膜及泪小管管壁组织,术后局部压迫欠佳或加压时间太短,遗留的泪囊窝无效腔发生感染等均可能导致术后出现黏液脓性分泌物。需再手术清除创面内残留泪囊组织、鼻泪管黏膜或泪小管管壁组织。

八、泪囊鼻腔吻合术

泪囊鼻腔吻合术是治疗慢性泪囊炎的经典的手术方式,目的是把泪囊与鼻腔黏膜直接吻合,使分泌物和泪液由泪囊直接通过中鼻道流入鼻腔。

【适应证】
1. 慢性泪囊炎。
2. 泪囊黏液囊肿。
3. 鼻泪管阻塞。

【禁忌证】
1. 急性泪囊炎。
2. 泪囊恶性肿瘤。
3. 泪囊造影显示泪囊极小者。
4. 鼻部病变　严重鼻中隔偏曲、严重化脓性副鼻窦炎、严重萎缩性鼻炎、鼻腔肿瘤等鼻腔疾病者。
5. 年老体弱　全身状况不允许施行泪囊鼻腔吻合术者。

【术前检查】
1. 病原学检查　泪囊分泌物做细菌培养及药敏试验。
2. 泪道冲洗及泪道探针探查　了解泪道阻塞或狭窄的部位。
3. 鼻腔检查　观察有无鼻腔炎症及中鼻道前部阻塞性病变、鼻息肉、中下鼻甲肥大等。
4. CT 泪道造影　了解泪道整体情况及泪囊的形态、大小、位置和阻塞部位、中鼻道骨质的厚薄及泪囊位置的高低。

【术前准备】
1. 抗生素眼药水滴眼,苯海拉明滴鼻剂滴鼻。
2. 手术前 1 小时内肌注或静脉滴注止血药及抗生素。
3. 高度紧张的患者可以口服地西泮。

【手术方法】
1. 麻醉　泪点部表面麻醉,中鼻道和鼻甲前段填入已浸有 1% 丁卡因、1:1000 肾上腺素棉片,并计棉片数目。泪囊区皮肤局部浸润麻醉,眶下、滑车下及筛前神经阻滞麻醉。
2. 切口　于内眦鼻侧约 3mm 内眦韧带上方约 3mm 向下顺皮纹做长约 1.5~2cm 的皮肤切口,深达皮肤全层。
3. 暴露泪囊　分离皮下组织、轮匝肌,暴露泪前嵴和内眦韧带,在泪前嵴前切开骨膜。分离泪囊窝骨膜及泪囊壁,向上达泪囊顶部,向下达鼻泪管上口,向后达泪后嵴。
4. 制作骨孔　先用弯血管钳在泪囊窝后下部顶破骨壁,形成一小骨孔,用咬骨钳伸入骨孔上下前咬切(图 33-3-1),制作约 10mm×12mm 大小的骨孔。
5. 制作并吻合泪囊与鼻腔黏膜瓣　"U"形切开泪囊

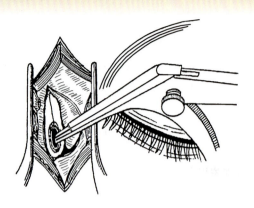

图 33-3-1　泪囊鼻腔吻合术制作骨孔

及鼻黏膜,去除鼻腔的棉片,6-0 线间断缝合泪囊瓣和鼻黏膜瓣 2~3 针。

6. 缝合皮肤切口　以抗生素滴眼液冲洗泪道,如合并泪道狭窄或阻塞,留置泪道引流管,5-0 的线逐层缝合骨膜、轮匝肌、皮下组织及皮肤切口。

7. 泪囊区加压包扎。

【术后并发症及处理】

1. 鼻出血　多见于术后 48 小时内。少量的一过性出血,一般不做处理。较大量的出血可用浸泡有肾上腺素液及丁卡因的纱布条鼻内填塞止血,全身加用止血药。

2. 吻合口阻塞　术后 2~3 周后发生冲洗不通者可试行探通,如经处理后仍不通者可于 2~3 个月可再次手术或鼻内镜下泪囊鼻腔吻合术。

九、鼻内镜下泪囊鼻腔吻合术

鼻内镜下泪囊鼻腔吻合术,即通过鼻内镜在鼻内进行的泪囊鼻腔吻合术。早在 1893 年 Caldwell 首次开展鼻内泪囊鼻腔吻合术,但由于鼻腔狭小、照明困难、手术视野小、视线不便等,未能推广和开展。1988 年 Rice 通过对尸体解剖的研究而首先提出鼻内镜下泪囊鼻腔吻合术的可行性,1989 年 McDonogh 首次报道了经鼻内镜泪囊鼻腔吻合术,随即该术式在国内外相继推广开展,经众多专家 20 多年的不断改进、完善,已成为世界公认的、先进而成熟的手术方式。该手术方式具有不遗留面部瘢痕,对泪囊周围组织损伤小,不用拆线,术后恢复快等优点,越来越受到临床医生及患者的青睐。

【适应证】

1. 慢性泪囊炎。
2. 复发性泪囊炎　鼻外泪囊鼻腔吻合术失败者。
3. 急性泪囊炎　急性期经抽脓及应用抗生素治疗 3~5 天后。
4. 泪囊黏液囊肿。
5. 鼻泪管阻塞。
6. 外伤性泪囊炎　包括鼻科手术损伤后泪囊炎。
7. 泪囊结石。

【禁忌证】

1. 上段泪道病变　单纯泪小点、泪小管及泪总管的狭窄或阻塞。
2. 鼻部病变　急性鼻炎、急性鼻窦炎、鼻咽部恶性肿瘤者。
3. 泪囊恶性肿瘤。
4. 全身疾病　如凝血机制障碍、糖尿病血糖控制不佳。
5. 3 岁以下儿童。
6. 功能性溢泪(患者期望值过高)。
7. 女性月经期。

【术前检查】

1. 病原学检查　泪囊分泌物做细菌培养及药敏试验。
2. 泪道冲洗及泪道探针探查　了解泪道阻塞或狭窄的部位。
3. 鼻内镜检查　观察有无中鼻道前部阻塞性病变、鼻息肉、中下鼻甲肥大、鼻中隔高位偏曲、血管瘤、巨大钩突等。
4. 鼻窦 X 线或 CT 检查　了解鼻窦的发育及病变程度,对鼻窦炎应行负压置换术或上颌窦穿刺冲洗。
5. CT 下泪道造影　了解泪道整体情况及泪囊的形态、大小、位置和阻塞部位、中鼻道骨质的厚薄及泪囊位置的高低。

【术前准备】

1. 抗生素眼药水滴眼,苯海拉明滴鼻剂滴鼻。
2. 手术前一天剪鼻毛,新洁尔灭清理鼻腔。
3. 手术前 30 分钟肌注或静脉滴注止血药及抗生素。
4. 高度紧张的患者可以口服地西泮。

【手术方法】

1. 体位　头高仰卧位,下颌抬高 15°。
2. 麻醉　中鼻甲及鼻腔前部用加有 0.1% 肾上腺素 3ml 的表面麻醉剂 20ml 浸入棉片做黏膜表面麻醉,用 2% 利多卡因加数滴 0.1% 肾上腺素液分别注射于眶下孔及眶内上缘滑车下面,麻醉眶下神经及鼻睫神经的终末支;于钩突前方的鼻腔外侧壁黏膜下局部浸润麻醉,以便于分离鼻黏膜与骨膜操作。儿童、老年患者、高度紧张或不能自主配合手术患者可给予术中镇静或全身麻醉。
3. 切开鼻黏膜　以剥离子或电刀自中鼻甲前端附着缘起,以钩突为后界,向前、下做一约 1cm×0.8cm 横置的门形黏骨膜瓣。剥离黏膜至中鼻道。暴露鼻丘部骨壁及泪颌缝。
4. 制作骨孔　用电钻或咬骨钳去除鼻丘处的骨质,形成约 1cm×0.5cm 大小的骨窗,暴露泪囊。

5. 切开泪囊黏膜　以泪道探针从泪小点探入泪囊,确定泪囊范围,于泪囊前下壁对应鼻黏膜瓣切开泪囊,并将泪囊瓣向鼻中隔方向翻转。观察泪囊内情况,如有结石、息肉、囊肿或异物者,予以清理。

6. 修整泪囊与鼻腔黏膜瓣　修整鼻腔黏膜瓣至与泪囊瓣等高或低于泪囊黏膜瓣,将泪囊瓣与鼻腔黏膜瓣对合。

7. 冲洗泪道、注入抗生素眼膏　以抗生素滴眼液冲洗泪道,如合并泪道狭窄或阻塞,留置泪道引流管,吻合口注入妥布霉素地塞米松眼膏。如为复发性泪囊炎,可在妥布霉素地塞米松眼膏中混以适量的丝裂霉素(2ml 眼膏混以 2mg 丝裂霉素 C 粉剂)。

【术中并发症及处理】　眶脂肪脱出:切开泪囊时避免切开泪囊外侧壁,如有脂肪脱出,可以电凝使脂肪回退。

【术后并发症及处理】

1. 出血　术后 2 小时内有少量血液滴出、24 小时内鼻孔有淡红色血水渗出,滴用麻考滴鼻剂即可,一般不需处理,如出血量较多或持续时间较长,可以用浸有 1% 肾上腺素的棉片填塞数小时。如无效可在鼻内镜下观察到出血点,予以电凝止血。

2. 术后吻合口闭塞　早期鼻内镜下换药可有效防止吻合口阻塞,已经阻塞的吻合口可在泪道探针配合下用镰状刀切开堵塞吻合口的黏膜,去除增生的组织,置入泪道引流管或泪囊造孔支架。必要时可以使用丝裂霉素。

十、儿童泪囊鼻腔吻合术

【适应证】　3 岁以上的骨性鼻泪管狭窄或阻塞的先天性泪囊炎患者。

【禁忌证】

1. 患有先天性心脏病等疾病不能全身麻醉。
2. 腭裂。

【手术方法】　儿童患者手术需在全身麻醉下进行,步骤及操作技巧和成人相似,但由于儿童鼻腔狭窄,如实施鼻内镜下泪囊鼻腔吻合术,适宜使用儿童内镜及小号的 Kerrison 咬骨钳。

十一、泪道探通术

泪道探通术是使用泪道探针对泪道进行探通,一方面可以检查泪道的情况,另一方面可以治疗泪道阻塞,虽然其直接的治疗效果有限,但是泪道置管的必备过程。

【适应证】

1. 6 个月到 2 岁左右的新生儿泪囊炎,经保守治疗无效的。
2. 首次就诊的溢泪患者,经泪道冲洗不通或通而不畅(泪道狭窄),但无泪道分泌物者。

【禁忌证】

1. 绝对禁忌证　泪道存在急性炎症,如急性泪小管炎、急性泪囊炎患者。
2. 相对禁忌证
(1) 泪道冲洗时有大量脓性分泌物者。
(2) 怀疑泪道肿瘤者。
(3) 半岁以下的新生儿泪囊炎。

【手术方法】

1. 体位　卧位或坐位,头部稍后仰。
2. 麻醉　表面麻醉。
3. 用泪小点扩张器扩大泪小点。
4. 将泪道探针垂直插入泪小点内 1~2mm,然后向颞侧拉动眼睑皮肤,使泪小管呈直线状,同时将探针转向水平位置沿泪小管推进探针,向颞侧拉动眼睑皮肤,可以减少假道的风险。如遇阻力可稍用力向前旋转进针。如能通过再向前推进探针至探针能触及泪囊窝骨壁,然后将探针轻抵挡骨壁,使探针从水平转向垂直向下,向后下推动探针至鼻泪管。
5. 留置探针在泪道内 20~30 分钟后拔出。

【术后并发症及处理】

1. 假道　操作时动作轻柔、因假道致皮下水肿者可以热敷治疗。
2. 泪小点撕裂　尽可能通过上泪小点进行泪道探通。

十二、泪道置管术

泪道探通后如发现泪小管或泪总管狭窄或阻塞,则需进一步行泪道置管术。

【适应证】

1. 泪小管狭窄或阻塞。
2. 泪总管狭窄或阻塞。

【禁忌证】　泪道存在急性炎症,如急性泪小管炎、急性泪囊炎患者。鼻泪管阻塞患者。

【手术方法】

1. 体位　卧位或坐位,头部稍后仰。
2. 麻醉　表面麻醉。
3. 用泪小点扩张器扩大泪小点。
4. 按泪道探通的方法分别自上、下泪小点将泪道引流管插至鼻泪管,自下鼻道钩出泪道引流管两端,结扎固定于鼻腔(图 33-3-2)。

十三、泪道内镜技术

随着泪道内镜的问世,泪道疾病的诊断,不再只依赖于泪道冲洗及影像检查等;通过泪道内镜系统可以在直接

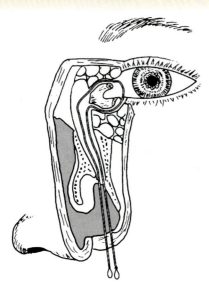

图 33-3-2　泪道引流管植入术

观察泪道的情况下,明确病变的性质、阻塞的部位和程度,并采取相应的治疗。泪道内镜技术包括泪道激光成形术和微钻泪道成形术。

(一) 泪道激光成形术

泪道激光成形术是应用泪道内镜持续灌注下应用激光再对病变部位进行治疗。

【适应证】

1. 泪小管狭窄。
2. 泪总管狭窄。

【禁忌证】

1. 泪道存在急性炎症,如急性泪小管炎、急性泪囊炎患者。
2. 泪囊黏液囊肿。
3. 外伤骨折移位所致的泪道狭窄。
4. 2岁以下儿童。

【手术方法】

1. 体位　卧位。
2. 麻醉　泪点表面麻醉,眶下、滑车下及筛前神经阻滞麻醉。
3. 用泪小点扩张器扩大泪小点。
4. 按泪道探通的方法自上或下泪小点插入泪道内镜,顺着泪道系统推进泪道内镜,发现病变部位后将激光光纤自第三工作通道进入内镜中,对狭窄的部位进行激光脉冲治疗。
5. 治疗成功后撤出泪道内镜,置入泪道引流管。

(二) 微型钻泪道成形术

微型钻泪道成形术是在泪道内镜视野下应用微型钻再对病变部位进行治疗。

【适应证】

1. 泪小管狭窄或阻塞。
2. 泪总管狭窄或阻塞。
3. 泪道内镜证实有泪道黏膜皱襞及息肉。
4. 泪道结石。

【禁忌证】

1. 泪道存在急性炎症,如急性泪小管炎、急性泪囊炎患者。
2. 泪囊黏液囊肿。
3. 外伤骨折移位所致的泪道狭窄。
4. 2岁以下儿童。

【手术方法】

1. 体位　卧位。
2. 麻醉　泪点表面麻醉,眶下、滑车下及筛前神经阻滞麻醉。
3. 用泪小点扩张器扩大泪小点。
4. 按泪道探通的方法自上或下泪小点插入泪道内镜,顺着泪道系统推进泪道内镜,发现病变部位后将微型钻自第三工作通道进入泪道,在内镜的监控下,将微型钻插到病变部位,在持续性水灌注下进行钻切治疗。
5. 治疗成功后撤出泪道内镜,置入泪道引流管。

十四、泪道义管置入术

泪道义管置入术是治疗难治性泪道阻塞的有效方法,该手术是绕开泪道系统,在结膜囊与鼻腔间另造一条新的排泪通道。

【适应证】

1. 泪小管切除术后、上下泪小管严重外伤或广泛阻塞,无法重建。
2. 泪囊已摘除或囊腔太小。

【禁忌证】

1. 急性结膜炎。
2. 泪囊区皮肤有炎症。

【术前准备】　抗生素液滴眼2~3天,手术日用生理盐水充分冲洗结膜囊。

【手术方法】

1. 麻醉　泪点、泪阜及其周围组织结膜下和皮下浸润麻醉。下鼻道及下鼻甲表面麻醉。
2. 用小刀尖在泪阜偏下部刺入作标记。
3. 将带标记穿刺针由小刀刺入处水平刺入,逐渐向前泪嵴方向推进,待针达泪囊窝后,将针转向垂直,缓慢向下推进,由鼻泪管进入下鼻道。拔出针芯,将生理盐水注入针内。若盐水能畅通地流入鼻腔,则提示位置正确,若水流不畅,则将针稍提起或推下,直至水流畅通时为止,观察针上的标记。
4. 按针上的长度标记选好金属管,用时先将金属管套在探针上,使呈适当的弯度。

5. 将探针插入穿刺针内,拔出穿刺针,留下探针。

6. 将金属管套在探针上,沿探针深入鼻泪管,使针帽部留在泪阜上。

7. 抽出探针,将生理盐水注入结膜囊,若能很快流入鼻腔,提示金属管位置正确,否则应作适当调整,直至盐水能顺利进入鼻腔为止。

【术后处理】

1. 局部滴抗生素滴眼液2周左右。
2. 保持内眦部的清洁,注意金属管位置的变化,防止金属管脱落,若出现金属管移位或局部有刺激症状,应及时加以调整。

十五、自体颌下腺移植术

重度角结膜干燥症的治疗是眼科的难题之一。自体颌下腺移植术是治疗重症干眼的有效方法,该手术采用颌下腺的分泌物代替泪液,能有效缓解干眼的症状。

【适应证】

1. 其他眼科治疗失败或无效的重度干眼。
2. 颌下腺分泌功能正常或部分受损但分泌功能不低于60%,排泄功能正常者。

【禁忌证】 各种原因导致腮腺和颌下腺功能严重损害者。

【手术方法】

1. 麻醉 全身麻醉。
2. 颞部做弧形切口,显露颞浅动静脉。
3. 游离颌下腺,显露颌外动脉、伴行静脉、面前静脉。
4. 将游离颌下腺移植到颞部,行颞浅动脉-颌外动脉及颞浅静脉-面静脉或颌外动脉伴行静脉端吻合。
5. 将颌下腺导管经皮下隧道引入颞上穹隆,导管口固定于颞上穹隆部。

【术后并发症及处理】

1. 腺体积液,为腺体断面唾液渗出所致,可于术后一周穿刺抽出积液。
2. 溢泪,术后移植的腺体分泌过多所致,可于术后3个月后行移植的腺体部分切除术。
3. 颌下腺囊肿,为颌下腺损伤所致,需行颌下腺囊肿切除术。
4. 颌下腺导管阻塞,系唾液分泌过少,导管口瘢痕所致。术后一周开始经常按摩腺体,局部热敷,以促进移植的腺体分泌。

(肖丽 宋丽华 杨俭伟)

第四节 结膜手术

一、翼状胬肉单纯切除术

翼状胬肉是结膜受到刺激而形成,在发展过程中又产生退行性改变。活动病变位于结膜下组织内,因此手术时要清除结膜下全部病变组织,否则手术后胬肉容易复发。术后在角膜上,尤其在角膜缘留有胬肉残余组织和术前血管已达胬肉的进行边缘者,复发率较高,再次手术比较困难,应当争取手术一次成功。手术目的是将胬肉下活动病变组织完全切除,同时切除胬肉的头部和颈部,在角膜缘与胬肉之间留出一条4mm宽的巩膜,当结膜上皮细胞逐渐增生,向角膜缘进展时,角膜面胬肉剥离处已由新生的角膜上皮细胞覆盖,不能再形成翼状胬肉。

【适应证】

1. 进行性翼状胬肉。
2. 翼状胬肉遮盖部分瞳孔,影响视力。
3. 翼状胬肉妨碍眼球运动。
4. 翼状胬肉有碍美容或突出于表面或进行其他眼科手术之前。
5. 翼状胬肉头部超过角膜缘是最低的手术起点。

【麻醉】 表面麻醉及结膜下浸润麻醉。

【手术方法】

1. 开睑器开睑,以有齿镊子夹住翼状胬肉头部,将翼状胬肉头部从角膜上撕下,将胬肉和它下面的巩膜分开,剪除头部及变性组织。
2. 令助手用镊子提起结膜组织,术者一手持镊子夹住胬肉下的退变组织,另一手持钝头剪子将结膜与病变组织分开,直至半月皱襞,但不可及内直肌。
3. 将角膜及巩膜表面刮净。用烧灼球或电凝器烧灼角膜缘及迂曲扩展的血管。
4. 将球结膜的边缘铺平,用8-0可吸收缝线固定在角膜缘外4mm处的浅层巩膜上,对减少复发起一定作用。用生理盐水冲洗结膜囊并涂抗生素眼膏,单眼遮盖。

【注意事项】 残留胬肉组织是引起复发的原因之一,故作角膜浅层剥离时务必将胬肉组织切除干净,但注意不可穿通角膜。

二、翼状胬肉切除联合自体角膜缘干细胞移植术

自体角膜缘干细胞移植术降低了翼状胬肉手术的复发率,复发率达1%以下。

【适应证】
1. 进行性翼状胬肉。
2. 翼状胬肉遮盖部分瞳孔，影响视力。
3. 翼状胬肉妨碍眼球运动。
4. 翼状胬肉有碍美容或突出于表面或进行其他眼科手术之前。
5. 翼状胬肉头部超过角膜缘是最低的手术起点。

【麻醉】 表面麻醉及结膜下浸润麻醉。

【手术方法】
1. 开睑器开睑，以有齿镊子夹住翼状胬肉头部，将翼状胬肉头部从角膜上撕下，将胬肉和它下面的巩膜分开，剪除头部及变性结膜组织。
2. 令助手用镊子提起结膜组织，术者一手持镊子夹住胬肉下的退变组织，另一手持钝头剪子将结膜与病变组织分开，直至半月皱襞，但不可伤及内直肌。
3. 将角膜及巩膜表面刮净。用烧灼球或电凝器烧灼角膜缘及迂曲扩展的血管。
4. 取自体角膜缘干细胞　向颞上方球结膜下注射利多卡因或罗哌卡因，将球结膜打成丘状，从颞侧作垂直角膜缘的切口长度约 5mm，达角膜缘，分离结膜下组织，并取下带有角膜缘干细胞的结膜瓣，瓣体大小要与植床相适应，或略大于植床。将带有干细胞的结膜瓣角膜缘侧对准角膜缘，四角对位缝合，固定于板层巩膜，结膜 3 个边缝合可加针，角膜缘处不做固定缝线，缝合后结膜瓣距角膜缘约 1mm 距离（暴露 1mm 巩膜便于干细胞移行）。角膜缘上下角要缝合严密，以防复发。用生理盐水冲洗结膜囊，双眼同时手术带角膜绷带镜，点抗生素眼药水。单眼手术可包扎或带角膜绷带镜。

【注意事项】
1. 术后避免揉眼以防干细胞植片脱落。
2. 避免吃刺激性食物以免干细胞植片过度充血影响恢复。

三、结膜瓣遮盖术

结膜瓣遮盖术适用于接近穿孔的角膜溃疡或角膜瘘及遮盖角膜或角巩膜伤口等。由于缝线的改善、手术显微镜的应用及角膜移植手术的广泛开展，目前这类手术已较少使用。但在条件不具备时仍可采用，具有一定应用价值。结膜瓣的种类繁多，现以桥形瓣及头巾式结膜瓣为例描述如下。

【适应证】
1. 接近穿孔的角膜溃疡或角膜瘘。
2. 角膜或角巩膜伤口不需缝合或无条件缝合者。

【麻醉】 表面麻醉及结膜下浸润麻醉。

【手术方法】
1. 桥形结膜瓣　适用于角膜中央部的损害。
（1）沿角膜缘（距角膜缘约 0.5mm 处）12 点至 6 点或 9 点至 3 点，剪开球结膜，分离结膜下组织。在此第一切口的外方，再作与第一切口平行的切口，其宽度取决于病损区的大小，一般应比病损区宽 2~3mm，形成一桥形结膜瓣。
（2）用 6-0 可吸收缝线将桥形结膜瓣缝在紧贴角膜缘的表层巩膜上。处理角膜病损后再结扎缝线。双眼包扎，隔日换药术后 7 天去包扎。4 周后剪断结膜两侧，去除角膜上游离多余的结膜组织。
（3）取桥形结膜瓣的结膜缺损区，可不予处理，结膜组织会自行爬过修复缺损区。

2. 头巾式结膜瓣（即 van lint flap）　适用于角膜边缘部的创伤及病变。
（1）沿角膜病损近侧的角膜缘剪开球结膜，用钝头弯剪子在结膜下作潜行广泛分离，形成松弛的结膜瓣，用两个镊子夹住结膜瓣的两端，把它拉起并试覆盖于病损的上面。结膜瓣必须宽大，才能容易盖住伤口，否则结膜瓣的收缩会拉豁缝线，露出病损区，使手术失败。结膜瓣如果太小、太紧，可将结膜切口向两侧延长，并剥离，也可在结膜瓣的表面，作几个与角膜平行的小切口，使结膜瓣松弛地覆盖于损伤区域。
（2）在结膜瓣两端各预置一条 6-0 可吸收缝线，把缝线的另一端固定在角膜缘的结膜或表层巩膜上，先试行拉紧缝线，注意被拉下的结膜必须超过病损区 2~3mm，然后再松开缝线，修复及处理病损区后，再行结扎，术毕上抗生素眼膏，双眼遮盖，每日换药，10 天后去包扎，此时角膜创口即与结膜瓣已牢固愈合。

四、睑球粘连分离术

睑球粘连（symblepharon）指眼睑与球结膜、角膜甚至巩膜的粘着状态。多发生于热烧伤、爆炸伤、化学性（酸、碱）烧伤、结膜本身疾患如 Steven-Johnson 综合征以及结膜手术等的后遗症，此外还有内外眦畸形、先天性睑球粘连。严重睑球粘连可以使眼球运动受限，影响视力，甚至发生复视，也可以形成内翻倒睫及眦角畸形，必须通过手术才能矫正。根据睑球粘连的程度、范围和性质，分为部分睑球粘连、广泛睑球粘连、闭锁性睑球粘连等。

【适应证】
1. 各种烧伤的病变过程已结束 1 年以上的睑球粘连。
2. 扇形睑球粘连影响视力及眼球运动者（病变已静止半年以上）。
3. 条索状瘢痕造成的睑球粘连影响视力者（病变已静止半年以上）。

4. 各种睑球粘连影响美容者。

【禁忌证】

1. 近期有过敏现象发生，暂不宜手术。

2. 外伤病变过程尚未结束，组织充血、水肿、血管怒张，不宜做睑球粘连分离术，否则会加重粘连的程度。

【手术方案】

1. 对于条索状瘢痕所致的睑球粘连，可直接切除瘢痕带，消除粘连，并对位缝合。

2. 对于扇形睑球粘连，尽量使穹隆部和睑结膜复位，如果缺损范围大，不能直接缝合，则做羊膜或唇黏膜移植予以修补缺损区。

【麻醉】 表面及局部浸润麻醉。

【手术方法】

1. 用镊子提起粘连组织的顶端，用尖刀沿角膜表面剖切粘连组织，将角膜及巩膜上所有粘连组织全部切除、刮除干净，勿残存，若有残存会刺激瘢痕增生。

2. 彻底解除眼球运动限制，使眼球各方面运动完全自如，利用从角膜剥离下来的组织形成穹隆，并用 2-0 丝线做褥式缝线从穹隆进针，从眶缘皮肤穿出结扎于棉卷上。

3. 球结膜缺损区范围不大时，若张力不大可直接用 6-0 或 8-0 可吸收缝线缝合，并在张力大的区域做垂直角膜缘的结膜切口以降低张力。球结膜缺损区范围大不能直接缝合者，用羊膜或唇黏膜或自体结膜移植用 6-0 可吸收缝线固定于浅层巩膜上。

4. 角膜及巩膜创面（距角膜缘 4mm）可暴露，待上皮自行形成。

5. 术后 结膜缺损范围大者可即刻放置眼托包扎 3 天换药，7 天拆除下穹隆固定缝线；结膜缺损范围小的可直接包扎，24 小时换药，7 天拆除下穹隆固定缝线，放义眼片。

（安军生）

第五节 角膜手术

一、羊膜移植术

羊膜的应用最早出现在 1940 年，roth 用新鲜的胎膜，移植到眼表面治疗睑球粘连。kim 和 tseng 在 1995 年把保存的羊膜运用于兔角膜重建术中并取得成功后，人们开始对羊膜的生物学特性有了一个全新的、深入的认识，在眼科的临床应用亦越来越广泛。该手术方式具有创伤小，手术时间短，更好地维持和保护眼表环境。

【适应证】 随着对羊膜保存技术的进步，对羊膜在眼表疾病病理机制的深度认知，临床适应证也逐渐扩大。从最开始治疗睑球粘连，到角膜上皮缺损、翼状胬肉、眼部酸碱热烧伤、病毒性角膜炎（局部需应用激素类药物，但角膜上皮不完整患者）、史-约综合征等。

【禁忌证】

1. 绝对禁忌证：真菌、细菌感染。

2. 相对禁忌证：主要取决于眼部感染的控制情况，眼部感染已基本控制，但存在其他因素所致的角膜上皮的延迟愈合属于相对禁忌证。

【术前用药】 见临床眼病学部分。

【手术方法】

1. 麻醉 多数采用局部浸润麻醉，也可采用球周或球后麻醉。婴幼儿、全身严重疾病的老年患者或不能自主配合手术患者可给予术中镇静或全身麻醉。

2. 开睑 多数用开睑器开睑，注意根据患者睑裂大小选择合适的开睑器，同时应将贴膜夹于开睑器内。对不适宜放置开睑器的患者，可采用缝线开睑：于眼睑中央部距睑缘 3mm 处，上下睑各做一条牵引线，用蚊式钳固定在消毒巾上。

3. 消毒 含碘 5% 聚维酮碘消毒术区皮肤，含碘 0.5% 聚维酮碘消毒结膜囊 1 分钟嘱患者上下左右转动眼球，使消毒药液充满结膜囊，然后 0.9% 氯化钠注射液冲洗。

4. 羊膜腹水 自甘油保存液中取出羊膜组织，以 0.9% 氯化钠注射液冲洗，将冲洗清洁的羊膜组织放置于妥布霉素水中浸泡，根据测量所需范围裁剪羊膜组织待用。

5. 缝合 分别在角膜缘处、角膜缘外 3~5mm 处，以 10-0 尼龙线连续 2 圈，以完全覆盖病灶范围为准。

【术中并发症及处理】

1. 角膜穿孔或巩膜穿孔 缝合羊膜过程中，缝针穿透角膜或巩膜组织，进入球内，如果出现上述情况，尽快自原口退出，观察穿孔处是否漏水。

2. 结膜下出血 缝合过程刺破较粗大的结膜或巩膜表面的血管，如果出现上述情况，尽快局部压迫止血，待无新鲜出血后可剪开球结膜放出部分结膜下积血。

【术后并发症及处理】

1. 羊膜溶解 术后出现羊膜溶解后，根据眼部病情决定是否再次行羊膜移植。

2. 继发感染或感染加重 及时拆除缝线，去除羊膜组织，以利于分泌物排出，全身及局部抗感染治疗。

二、穿透性角膜移植术

自 1954 年我院行第一例角膜移植手术后，随着技术不断进步，每年角膜移植手术数量在不断增加，而穿透性角膜移植术为角膜移植手术中的经典术式。穿透性角膜移植术是采用全层角膜组织（即包含所有 5 层）替代全层角膜病变组织，以达到增视、治疗某些角膜病和改善外观的目的。

【适应证】 角膜感染性疾病,角膜外伤,角膜化学烧伤,角膜内皮功能失代偿,角膜营养不良,及其他因素所致的角膜混浊。

【禁忌证】

1. 干眼症　干眼症可导致术后植片上皮延迟愈合,继而引起植片基质混浊,对于干眼症患者,术前需经药物或手术使泪液分泌 >5mm/5min;因角膜穿孔等原因必须手术的患者,必要时术中缩小睑裂,术后长期大量滴用不含防腐剂的人工泪液、佩戴湿房镜。

2. 青光眼　青光眼可导致视功能丧失,使角膜移植术失去增视效果。如在术前已检查出青光眼,需经药物或手术等方式控制眼压后再手术。

3. 暴露性角膜炎　一般在原发病控制前不建议行角膜移植术,但因角膜穿孔等原因必须行穿透性角膜移植术时,建议行穿透性角膜移植术联合球结膜遮盖术,或联合睑缘融合术。

4. 视网膜脱离　一般不建议行角膜移植术,但因眼部情况存在手术意义时,角膜混浊影响眼底手术时,建议行穿透性角膜移植术联合玻璃体切割术。

5. 葡萄膜炎　角膜移植手术不利于控制葡萄膜炎,需在眼内炎症控制稳定后方才考虑手术。

6. 化脓性眼内炎　对于角膜外伤、角膜感染所致眼内炎患者,建议行穿透性角膜移植术联合玻璃体切割术。

7. 泪囊炎　需先治疗泪囊炎后再考虑行角膜移植术。

8. 全身情况不能耐受眼科手术　内科控制全身病后再考虑行角膜移植术。

【术前用药】 见眼科手术学基础、临床眼病学部分。

【缩瞳】 术前缩瞳是非常重要的,可使用硝酸毛果芸香碱滴眼液等术前半小时开始滴眼,10 分钟一次。术前必须很好地了解瞳孔缩瞳情况,如果瞳孔缩小不理想或不能缩小,更应做好术中防止出现眼内容脱出的准备。

【手术方法】

1. 麻醉　多数采用球周或球后麻醉,婴幼儿、全身严重疾病的老年患者或不能自主配合手术患者可给予术中镇静或全身麻醉。

2. 开睑　多数使用开睑器开睑,注意根据患者睑裂大小选择合适的开睑器,同时应将贴膜夹于开睑器内。对不适宜放置开睑器的患者,可采用缝线开睑:于眼睑中央部距睑缘 3mm 处,上下睑各做一条牵引线,用蚊式钳固定在消毒巾上。

3. 消毒　含碘 5% 聚维酮碘消毒术区皮肤,含碘 0.5% 聚维酮碘消毒结膜囊 1 分钟嘱患者上下左右转动眼球,使消毒药液充满结膜囊,然后用 0.9% 氯化钠注射液冲洗。

4. 制备植床　根据角膜病变的性质及大小确定植床范围,植片直径大于 8mm 时,会增加术后排斥反应发生概率。植床的中心应尽可能瞳孔中心相对应,即膜光学中心,缩瞳后瞳孔中心微偏角膜光学中心鼻侧。在使用环钻时,均匀施压,缓慢转动环钻,往复环切(图 33-5-1),在切除达 3/4 时停止钻切,用 15° 刀穿透进入前房。环切时尽可能环钻与角膜表面相垂直,以有利于植片与植床的对合,减少术后散光。

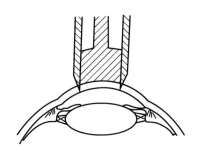

图 33-5-1　自供体眼球取角膜植片

5. 植床的剪切　当 15° 刀进入前房后,缓慢沿植床边缘切开少量底层植床以利于角膜剪进入前房,角膜剪沿逆时针剪约 1/2 圆周,再顺时针剪约 1/2 圆周,最后剪下近 6 点位残留角膜组织。此外,每次剪切时一定看清楚虹膜组织位置,防止虹膜损伤。

6. 植片的制备　在植床边界确定后,应先行制备角膜植片。湿房保存的角膜材料,在硫酸妥布霉素注射液冲洗后,自上皮面直接切削,方法同植床的制备,不同的是,剪下的角膜植片需严格保护内皮,涂透明质酸钠待用。眼库提供的全角膜片,需经 BSS 液冲洗后,放置在切割枕上,内皮面向上,位置居中,垂直按压环钻(图 33-5-2),可以听到切透角膜组织的特殊声音或感受到穿透感,切下的角膜植片同样需严格保护内皮,涂透明质酸钠待用。

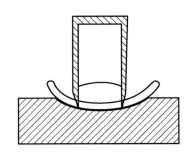

图 33-5-2　自供体角膜片取角膜植片

7. 植片的缝合　将植片盖于植床表面,多采用间断对位缝合,亦可采用连续缝合(图 33-5-3)。第一针间断缝合位于 12 点,然后依次缝合 6 点位、3 点位、9 点位。4 针缝合完毕后,擦除角膜植片表面液体,检查勒痕是否呈正方形,如不是正方形,需拆除部分缝线重缝。缝合深度一般控

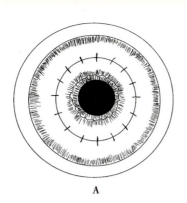 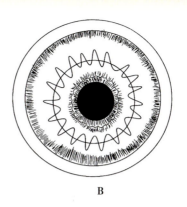

图 33-5-3 穿透性角膜移植的角膜缝合
A. 间断缝合；B. 连续缝合

制在角膜 4/5 厚度上，缝线跨度约 2mm，均匀结扎。一般植片直径在 7.0mm 及以内，只缝 12 针，7.0mm 以上缝合 16 针。

8. 重建前房　缝合完毕后，使用注吸针头注入 BSS 液，注吸透明质酸钠，如前房恢复不佳，可用钝针头自创缘注入 BSS 液，恢复前房深度及眼压，检查水密情况、是否伴有虹膜前粘。如不能水密，也可使用滤过空气注入前房形成气密。

9. 调整散光　术毕时应检查缝线张力是否均匀，使用 Placido 盘检查角膜散光情况，散光环为椭圆形或其他非圆形时，需调整散光。以椭圆形为例，应在长轴上进一步加强缝合力度，同样可在短轴上拆除缝线或再次缝合时减小缝合力度。

【术中并发症及处理】

1. 眶压过高　考虑可能由于注入眶内的药物过多或眶内出血所致，可较长时间地间歇按压，加强局部按压及按摩以减轻眶压。眶内压过高可导致眼内压增高，制备植床后易出现眼内容物脱出、虹膜前粘，增加术中缝合的难度，如控制不好眶压，宁可停手术择期再手术。

2. 植床出血、虹膜出血　常见于角膜、虹膜有新生血管的疾病，长期慢性炎症可刺激角膜、虹膜出现新生血管。角膜多量新生血管的疾病可在制作植床未穿透前房时尽可能切断新生血管，待其出血控制后再完全剪下角膜组织。虹膜多量新生血管的疾病多为真菌性角膜炎、细菌性角膜炎感染时间较长的患者，因长期慢性炎症导致虹膜表面大量新生血管增生，可在手术一开始频繁点肾上腺素水，以缩血管、抑制渗出。

3. 钻孔偏位　在使用环钻时，均匀施压，缓慢转动环钻，往复环切，一旦发生偏位，不易纠正。

4. 虹膜损伤　一种为环钻环切时用力过大，切透角膜后损伤下面的虹膜组织，另一种为角膜剪剪出角膜组织时，把剪刀头部深入虹膜下，在虹膜表面剪出一孔洞，需使用 10-0 聚丙烯线缝合。

5. 晶状体损伤　制备植床时剪刀或环钻损伤晶状体，必要时术中摘除晶状体，二期再植入人工晶状体。

6. 供体内皮细胞损伤　制备植片时因操作不当挤压、牵拉，或在术中重建前房时反复向前房注水、注气、分离虹膜前粘时，所致内皮细胞功能损伤。植片水肿是否可吸收取决于角膜植片内皮细胞功能的恢复情况。

7. 脉络膜下出血或驱逐性出血　手术过程中由于眼压过度降低，导致一条或两条脉络膜静脉破裂，发生脉络膜出血，出血可位于脉络膜局部或广泛扩散，当脉络膜破裂时可发生驱逐性脉络膜出血。如术中出现眼压突然升高，虹膜脱出，前房变浅，瞳孔区出现棕色反光，应立即终止手术，紧密缝合切口。在脉络膜隆起部位剪开球结膜，切开巩膜，放出脉络膜下的积血，降低眼压，整复虹膜，缝合切口。全身紧急静滴 20% 甘露醇，保持头高脚低位利于静脉回流。驱逐性出血后果严重，大多数情况下医生难以有时间采取抢救措施，眼内容往往几秒内脱出殆尽。因此，术中应逐渐降低眼压，始终保持眼内压处于正压状态，预防驱逐性出血的发生。

【术后并发症及处理】

1. 感染或感染复发　术后角膜植片和（或）植床出现浸润灶，前房出现积脓，则需在做病原学检查基础上，全身及局部应用抗生素抗感染治疗，如进展到眼内炎则预后差。

2. 角膜水肿　术后发生角膜水肿较为常见，一般局部或全身应用糖皮质激素后 7 天内可恢复。如角膜内皮细胞功能严重失代偿，可在角膜上皮细胞层间和角膜上皮细胞与前弹力层之间形成水疱，角膜基质层水肿。治疗主要是局部应用糖皮质激素，加强角膜营养及代谢和使用高渗剂滴眼，存在大疱性角膜病变可能，必要时再次行穿透性角膜移植术。

3. 切口渗漏　手术完毕后未检查水密情况，可伴有浅前房和低眼压，一般加压包扎可以缓解，如经过非手术治疗不能修复，应当考虑行植片重缝术或前房注气术。

4. 浅前房

(1) 切口渗漏：轻度切口渗漏可进行加压包扎，密切观察。严重的切口渗漏或经加压包扎无效者，应当考虑行植片重缝术或前房注气术。

(2) 瞳孔阻滞或玻璃体-睫状环阻滞：早期可散瞳、糖皮质激素局部滴眼（真菌感染患者禁用）和全身给予脱水剂，瞳孔阻滞者可行激光周边虹膜打孔，建立前后房沟通。对玻璃体-睫状环阻滞用散瞳剂不好转者，应尽早行睫状体平坦部玻璃体切割术，以减轻玻璃体的压力。

(3) 脉络膜脱离：多因切口渗漏和炎症引起。当有切口渗漏时，应修补切口，恢复前房，如果脉络膜脱离范围较大，手术引流脉络膜下液可加速眼压的恢复；若脱离范围较小，无明显的切口渗漏，可加强抗炎治疗并加压包扎。

5. 继发性青光眼　一种为瞳孔阻滞或玻璃体-睫状环阻滞，上面已介绍处理方法；另一种为术中前房透明质酸钠冲洗不彻底，可全身给予脱水剂，或在表面麻醉下自创缘处放出少量房水，少量多次操作后可排出部分透明质酸钠。

6. 排斥反应　全身及局部抗排斥治疗，如应用糖皮质激素类、免疫抑制剂等。

7. 角膜上皮延迟愈合　角膜移植术后常规包双眼，限制活动，排查干眼、倒睫等可能影响上皮愈合的因素，必要时可佩戴绷带式角膜接触镜。

8. 术后散光　角膜移植术后易出现不规则散光，可在复查期间根据角膜地形图、散光环检查及验光结果调整散光，如完全拆除缝线后仍有较大散光，可行散光矫正术或佩戴 RGP。

三、板层角膜移植术

板层角膜移植术是以角膜的部分组织为操作对象进行的手术，只切除有病变的角膜浅层组织，深层比较完好的受主角膜仍然保留作为移植床，以达到增视、治疗某些角膜病和改善外观的目的。这种手术的方法是用一定直径的环钻去除角膜基质，然后用同样口径或略大一些的环钻，裁取供体角膜片，用线严密地缝于患者角膜上。

【适应证】　角膜感染性疾病，角膜外伤，角膜化学烧伤，角膜营养不良，角膜变性，免疫性角膜疾病及其他因素所致的非全层角膜混浊。

【禁忌证】

1. 干眼症　干眼症可导致术后植片上皮延迟愈合，继而引起植片基质混浊，对于干眼症患者，术前需经药物或手术使泪液分泌 >5mm/5min；因角膜感染等原因必须手术患者，必要时术中缩小睑裂，术后长期大量滴用不含防腐剂的人工泪液、佩戴湿房镜。

2. 青光眼　青光眼可导致视功能丧失，使角膜移植术失去提高视力的意义。如在术前已检查出青光眼，需经药物或手术等方式控制眼压后再手术。

3. 暴露性角膜炎　一般在原发病控制前不建议行角膜移植术，但因角膜感染等原因必须行穿透性角膜移植术时，建议行穿透性角膜移植术联合球结膜遮盖术，或联合睑缘融合术。

4. 视网膜脱离　一般不建议行角膜移植术，但因眼部情况存在手术意义时，角膜混浊影响眼底手术时，建议行角膜移植术保证清晰视路，以利于行玻璃体切割术。

5. 葡萄膜炎　角膜移植手术不利于控制葡萄膜炎，需在眼内炎症控制稳定后方才考虑手术。

6. 化脓性眼内炎　对于角膜外伤、角膜感染所致眼内炎患者，不适合行板层角膜移植术。

7. 泪囊炎　需先治疗泪囊炎后再考虑行角膜移植术。

8. 全身情况不能耐受眼科手术　内科控制全身病后再考虑行角膜移植术。

【术前用药】　见眼科手术学基础、临床眼病学部分。

【缩瞳】　术前缩瞳是非常重要的，可使用硝酸毛果芸香碱滴眼液等术前半小时开始滴眼，10 分钟一次。术前必须很好地了解瞳孔缩瞳情况，如果术中出现角膜穿孔等并发症，小瞳孔状态有利于并发症的处理。

【手术方法】

1. 麻醉　多数采用球周或球后麻醉，婴幼儿、全身严重疾病的老年患者或不能自主配合手术患者可给予术中镇静或全身麻醉。

2. 开睑　多数使用开睑器开睑，注意根据患者睑裂大小选择合适的开睑器，同时应将贴膜夹于开睑器内。对不适宜放置开睑器的患者，可采用缝线开睑：于眼睑中央部距睑缘 3mm 处，上下睑各做一条牵引线，用蚊式钳固定在消毒巾上。

3. 消毒　含碘 5% 聚维酮碘消毒术区皮肤，含碘 0.5% 聚维酮碘消毒结膜囊 1 分钟嘱患者上下左右转动眼球，使消毒药液充满结膜囊，然后 0.9% 氯化钠注射液冲洗。

4. 制备植床　根据角膜病变的性质及大小确定植床范围，植床的中心应尽可能瞳孔中心相对应，即角膜光学中心，缩瞳后瞳孔中心微偏角膜光学中心鼻侧。在使用环钻时，均匀施压，缓慢转动环钻，往复环切，在切除达 1/2 时停止钻切，用板层剖切刀逐层板层剥离角膜基质（图 33-5-4），一般不少于 4/5 角膜厚度，剖切时勿穿透入前房。环切时尽可能使环钻与角膜表面相垂直，以有利于植片与植床的对合，减少术后散光。

5. 植片的制备　在植床制作完毕或边界确定后，方可制备角膜植片。甘油保存的角膜材料，经 0.9% 氯化钠注射液冲洗后，放置于 1∶4000 妥布霉素水中复水，放置在切割

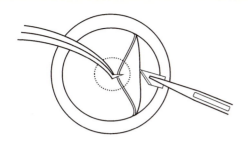

图33-5-4 环钻划界后徒手板层剖切

枕上,内皮面向上,位置居中,垂直按压环钻,可以听到切透角膜组织的特殊声音或感受到穿透感,切下的角膜植片去除内皮,放置于潮湿纱布上待用。

6. 植片的缝合 将植片盖于植床表面,多采用间断对位缝合。第一针间断缝合位于12点位,然后依次缝合6点位、3点位、9点位。4针缝合完毕后,擦除角膜植片表面液体,检查勒痕是否呈正方形,如不是正方形,需拆除部分缝线重缝。缝合深度一般控制在角膜4/5厚度上,缝线跨度约2mm,均匀结扎。一般植片直径在7.0mm及以内,只缝12针,7.0mm以上缝合16针。

7. 调整散光 术毕时应检查缝线张力是否均匀,使用Placido盘检查角膜散光情况,散光环为椭圆形或其他非圆形时,需调整散光。以椭圆形为例,应在长轴上进一步加强缝合力度,同样可在短轴上拆除缝线或再次缝合时减小缝合力度。

【术中并发症及处理】

1. 眶压过高 考虑可能由于注入眶内的药物过多或眶内出血所致,可较长时间地间歇按压,加强局部按压及按摩以减轻眶压。眶内压过高可导致眼内压增高,板层剖切植床时易出现角膜穿孔、眼内容物脱出,增加术中缝合的难度,如控制不好眶压,宁可停手术择期再手术。

2. 植床出血 常见于角膜有新生血管的疾病,长期慢性炎症可刺激角膜基质出现新生血管。角膜多量新生血管的疾病可在板层剖切植床时尽可能切断新生血管,电凝止血或使用肾上腺素棉片压迫止血,待其出血停止后再缝合植片。

3. 钻孔偏位 在使用环钻时,均匀施压,缓慢转动环钻,往复环切,一旦发生偏位,不易纠正。

4. 角膜穿孔 一种为环钻切时用力过大切透角膜;另一种较为常见,为板层剖切角膜时造成底层角膜植床穿孔,当穿孔微小时,无须特殊处理,当穿孔范围较大时,需单纯缝合穿孔处或使用薄片角膜基质修补后再覆盖角膜植片。

5. 脉络膜下出血或驱逐性出血 手术过程中由于眼压过度降低,导致一条或两条脉络膜静脉破裂,发生脉络膜出血,出血可位于脉络膜局部或广泛扩散,当脉络膜破裂时可发生驱逐性脉络膜出血。如术中出现眼压突然升高,前房变浅,瞳孔区出现棕色反光,应立即终止手术,紧密缝合切口。在脉络膜隆起部位剪开球结膜,切开巩膜,放出脉络膜下的积血,降低眼压,整复虹膜,缝合切口。全身紧急静滴20%甘露醇,保持头高脚低位利于静脉回流。驱逐性出血后果严重,大多数情况下医生难以有时间采取抢救措施,眼内容往往几秒钟内脱出殆尽。因此,术中应逐渐降低眼压,始终保持眼内压处于正压状态,预防驱逐性出血的发生。

【术后并发症及处理】

1. 感染或感染复发 术后角膜植片和(或)植床出现浸润灶,前房出现积脓,则需在做病原学检查基础上,全身及局部应用抗生素抗感染治疗,如进展到眼内炎则预后差。

2. 层间积液 术后角膜内皮功能未完全恢复,无法完全泵出层间渗出的液体,造成植片与植床层间出现积液,少量积液可不处理或自创缘放出积液,多量积液易造成瞳孔阻滞,继而出现继发性青光眼,需尽早放出层间积液。

3. 瞳孔阻滞或玻璃体-睫状环阻滞 早期可散瞳、糖皮质激素局部滴眼(真菌感染患者禁用)和全身给予脱水剂,瞳孔阻滞者可行激光周边虹膜打孔,建立前后房沟通。对玻璃体-睫状环阻滞用散瞳剂不好转者,应尽早行睫状体平坦部玻璃体切割术,以减轻玻璃体的压力。

4. 排斥反应 全身及局部抗排斥治疗,如应用糖皮质激素类、免疫抑制剂等。

5. 角膜上皮延迟愈合 角膜移植术后常规包双眼,限制活动,排查干眼、倒睫等可能影响上皮愈合的因素,必要时可佩戴绷带式角膜接触镜。

6. 术后散光 角膜移植术后易出现不规则散光,可在复查期间根据角膜地形图、散光环检查及验光结果调整散光,如完全拆除缝线后仍有较大散光,可行散光矫正术或佩戴RGP。

四、深板层角膜移植术

深板层角膜移植术是一种完全去除病变的角膜基质组织直至暴露后弹力层,再移植供体角膜组织的手术方法,适用于所有未累及后弹力层和内皮的角膜疾病。这种手术的方法是用一定直径的环钻去除角膜基质,然后用同样口径或略大一些的环钻,裁取供体角膜片,用线严密地缝于患者角膜上。

【适应证】 角膜感染性疾病,角膜外伤,角膜化学烧伤,角膜营养不良,角膜变性,免疫性角膜疾病及其他因素所致的非全层角膜混浊。

【禁忌证】

1. 干眼症 干眼症可导致术后植片上皮延迟愈合,继而引起植片基质混浊,对于干眼症患者,术前需经药物或手术使泪液分泌 >5mm/5min;因角膜感染等原因必须手术患者,必要时术中缩小睑裂,术后长期大量滴用不含防腐剂的人工泪液、佩戴湿房镜。

2. 青光眼　青光眼可导致视功能丧失,使角膜移植术失去提高视力的意义。如在术前已检查出青光眼,需经药物或手术等方式控制眼压后再手术。

3. 暴露性角膜炎　一般在原发病控制前不建议行角膜移植术,但因角膜感染等原因必须行穿透性角膜移植术时,建议行穿透性角膜移植术联合球结膜遮盖术,或联合睑缘融合术。

4. 视网膜脱离　一般不建议行角膜移植术,但因眼部情况存在手术意义时,角膜混浊影响眼底手术时,建议行角膜移植术保证清晰视路,以利于行玻璃体切割术。

5. 葡萄膜炎　角膜移植手术不利于控制葡萄膜炎,需在眼内炎症控制稳定后方才考虑手术。

6. 化脓性眼内炎　对于角膜外伤、角膜感染所致眼内炎患者,不适合行板层角膜移植术。

7. 泪囊炎　需先治疗泪囊炎后再考虑行角膜移植术。

8. 全身情况不能耐受眼科手术　内科控制全身病后再考虑行角膜移植术。

【术前用药】　见眼科手术学基础、临床眼病学部分。

【缩瞳】　术前缩瞳是非常重要的,可使用硝酸毛果芸香碱滴眼液等术前半小时开始滴眼,10分钟一次。术前必须很好地了解瞳孔缩瞳情况,小瞳下有利于术中进行前房操作,如果术中出现角膜穿孔等并发症,小瞳孔状态有利于并发症的处理。

【手术方法】

1. 麻醉　多数采用球周或球后麻醉,婴幼儿、全身严重疾病的老年患者或不能自主配合手术患者可给予术中镇静或全身麻醉。

2. 开睑　多数使用开睑器开睑,注意根据患者睑裂大小选择合适的开睑器,同时应将贴膜夹于开睑器内。对不适宜放置开睑器的患者,可采用缝线开睑:于眼睑中央部距睑缘 3mm 处,上下睑各做一条牵引线,用蚊式钳固定在消毒巾上。

3. 消毒　含碘 5% 聚维酮碘消毒术区皮肤,含碘 0.5% 聚维酮碘消毒结膜囊 1 分钟嘱患者上下左右转动眼球,使消毒药液充满结膜囊,然后 0.9% 氯化钠注射液冲洗。

4. 制备植床　根据角膜病变的性质及大小确定植床范围,植床的中心应尽可能瞳孔中心相对应,即角膜光学中心,缩瞳后瞳孔中心微偏角膜光学中心鼻侧。在使用环钻时,均匀施压,缓慢转动环钻,往复环切,在切除达 1/2 时停止钻切,在基质间注入滤过空气,使基质增厚以利于剖切。

角膜基质注气后,基质增厚,用板层剖切刀逐层板层剥离角膜基质,如果在基质注气时形成后弹力层大泡,则更加有利于完全切除角膜基质,达到后弹力层,剖切时勿穿透入前房。环切时尽可能使环钻与角膜表面相垂直,以有利于植片与植床的对合,减少术后散光。

5. 角膜穿刺口　一般在基质注气完毕后,剖切达深基质层时,在颞下方角膜缘处穿刺进入前房以放出部分房水,以降低眼内压,以利于剖切角膜基质。

6. 植片的制备　在植床制作完毕或边界确定后,方可制备角膜植片。甘油保存的角膜材料,经 0.9% 氯化钠注射液冲洗后,放置于 1:4000 妥布霉素水中复水,放置在切割枕上,内皮面向上,位置居中,垂直按压环钻,可以听到切透角膜组织的特殊声音或感受到穿透感,切下的角膜植片去除内皮,放置于潮湿纱布上待用。

7. 植片的缝合　将植片盖于植床表面,多采用间断对位缝合。第一针间断缝合位于 12 点位,然后依次缝合 6 点位、3 点位、9 点位。4 针缝合完毕后,擦除角膜植片表面液体,检查勒痕是否呈正方形,如不是正方形,需拆除部分缝线重缝。缝合深度一般控制在角膜 4/5 厚度上,缝线跨度约 2mm,均匀结扎。一般植片直径在 7.0mm 及以内,只缝 12 针,7.0mm 以上缝合 16 针。

8. 虹膜周切　在角膜植片缝合 8 针后可在穿刺口处做周边虹膜切除,以利于前后房沟通,防止出现继发性青光眼。

9. 恢复前房　如前房浅,可用钝针头自穿刺口处注入 BSS 液,恢复前房深度及眼压,检查水密情况、是否伴有虹膜前粘;如前房仍恢复不佳,也可使用滤过空气注入形成前房。

10. 调整散光　术毕时应检查缝线张力是否均匀,使用 Placido 盘检查角膜散光情况,散光环为椭圆形或其他非圆形时,需调整散光。以椭圆形为例,应在长轴上进一步加强缝合力度,同样可在短轴上拆除缝线或再次缝合时减小缝合力度。

【术中并发症及处理】

1. 眶压过高　考虑可能由于注入眶内的药物过多或眶内出血所致,可较长时间地间歇按压,加强局部按压及按摩以减轻眶压。眶内压过高可导致眼内压增高,板层剖切植床时易出现角膜穿孔、眼内容物脱出,增加术中缝合的难度,如控制不好眶压,宁可停手术择期再手术。

2. 植床出血　常见于角膜有新生血管的疾病,长期慢性炎症可刺激角膜基质出现新生血管。角膜多量新生血管的疾病可在板层剖切植床时尽可能切断新生血管,电凝止血或使用肾上腺素棉片压迫止血,待其出血停止后再缝合植片。

3. 钻孔偏位　在使用环钻时，均匀施压，缓慢转动环钻，往复环切，一旦发生偏位，不易纠正。

4. 高眼压　多见于注气时气体进入前房过多、气体进入后房时，自穿刺口放出前后房气体即可；气体进入脉络膜上腔时，需以针头刺破睫状体扁平部巩膜，放出脉络膜上腔气体。

5. 角膜穿孔　一种为环钻环切时用力过大切透角膜；另一种较为常见，为板层剖切角膜时造成底层角膜植床穿孔，当穿孔微小时，无须特殊处理，当穿孔范围较大时，可尝试前房注气以使底层植床紧密贴附与植片，可减轻层间积液，如穿孔区过大时，则需改行穿透性角膜移植术。

6. 脉络膜下出血或驱逐性出血　手术过程中由于眼压过度降低，导致一条或两条脉络膜静脉破裂，发生脉络膜出血，出血可位于脉络膜局部或广泛扩散，当脉络膜破裂时可发生驱逐性脉络膜出血。如术中出现眼压突然升高，前房变浅，瞳孔区出现棕色反光，应立即终止手术，紧密缝合切口。在脉络膜隆起部位剪开球结膜，切开巩膜，放出脉络膜下的积血，降低眼压，整复虹膜，缝合切口。全身紧急静滴20%甘露醇，保持头高脚低位利于静脉回流。驱逐性出血后果严重，大多数情况下医生难以有时间采取抢救措施，眼内容往往几秒钟内脱出殆尽。因此，术中应逐渐降低眼压，始终保持眼内压处于正压状态，预防驱逐性出血的发生。

【术后并发症及处理】

1. 感染或感染复发　术后角膜植片和（或）植床出现浸润灶，前房出现积脓，则需在做病原学检查基础上，全身及局部应用抗生素抗感染治疗，如进展到眼内炎则预后差。

2. 层间积液　术后角膜内皮功能未完全恢复，无法完全泵出层间渗出的液体，造成植片与植床层间出现积液，少量积液可不处理或自创缘放出积液；多量积液易造成前房变浅，底层植床与虹膜相粘连，出现继发性青光眼可能，可采用前房成形术或前房注气术处理。

3. 切口渗漏　手术完毕后未检查水密情况，可伴有浅前房和低眼压，一般包双眼，加压包扎可以缓解，如经过非手术治疗不能修复，应当考虑手术缝合渗漏处。

4. 瞳孔阻滞或玻璃体-睫状环阻滞　早期可散瞳、糖皮质激素局部滴眼（真菌感染患者禁用）和全身给予脱水剂，瞳孔阻滞者可行激光周边虹膜打孔，建立前后房沟通。对玻璃体-睫状环阻滞用散瞳剂不好转者，应尽早行睫状体平坦部玻璃体切割术，以减轻玻璃体的压力。

5. 排斥反应　全身及局部抗排斥治疗，如应用糖皮质激素类、免疫抑制剂等。

6. 角膜上皮延迟愈合　角膜移植术后常规包双眼，限制活动，排查干眼、倒睫等可能影响上皮愈合的因素，必要

时可佩戴绷带式角膜接触镜。

7. 术后散光　角膜移植术后易出现不规则散光，可在复查期间根据角膜地形图、散光环检查及验光结果调整散光，如完全拆除缝线后仍有较大散光，可行散光矫正术或佩戴RGP。

五、角膜内皮移植术

角膜内皮移植是一种新的治疗角膜内皮病变的手术方法，主要是采用健康的角膜内皮片替代病变内皮层。该方法的优点是只替换了病变的角膜内皮层，保留术眼正常的角膜上皮层及基质层，保证了角膜前表面结构和功能的完整性，保持了角膜正常的神经分布，维持了眼表的正常形态和屈光状态，减少医源性散光，损伤小，术后视力恢复快，减少了烦琐的术后护理。近年来在临床上逐渐被推广应用，取得较好愈后效果。

【适应证】　各种角膜内皮病变，如大疱性角膜病变、Fuchs角膜内皮营养不良等。

【禁忌证】

1. 干眼症　干眼症可导致术后植片上皮延迟愈合，继而引起植片基质混浊，对于干眼症患者，术前需经药物或手术使泪液分泌>5mm/5min。

2. 青光眼　青光眼可导致视功能丧失，使角膜移植术失去提高视力的意义。如在术前已检查出青光眼，需经药物或手术等方式控制眼压后再手术。

3. 暴露性角膜炎　一般在原发病控制前不建议行角膜移植术，但因角膜感染等原因必须行穿透性角膜移植术时，建议行穿透性角膜移植术联合球结膜遮盖术，或联合睑缘融合术。

4. 视网膜脱离等其他眼底病变　一般不建议行角膜内皮移植术，但因眼部情况存在手术意义时，角膜混浊影响眼底手术时，建议行穿透性角膜移植术保证清晰视路，以利于行玻璃体切割术。

5. 葡萄膜炎　角膜移植手术不利于控制葡萄膜炎，需在眼内炎症控制稳定后方才考虑手术。

6. 化脓性眼内炎　对于角膜外伤、角膜感染所致眼内炎患者，不适合行板层角膜移植术。

7. 泪囊炎　需先治疗泪囊炎后再考虑行角膜移植术。

8. 全身情况不能耐受眼科手术　内科控制全身病后再考虑行角膜移植术。

【术前用药】　见眼科手术学基础、临床眼病学部分。

【缩瞳】　术前缩瞳是非常重要的，可使用硝酸毛果芸香碱滴眼液等术前半小时开始滴眼，10分钟一次。术前必须很好地了解瞳孔缩瞳情况，小瞳下有利于术中进行前房操作，有利于术后维持前房稳定。

【手术方法】

1. 麻醉　多数采用球周或球后麻醉,全身情况不佳的老年患者或不能自主配合手术患者可给予术中镇静或全身麻醉。

2. 开睑　多数使用开睑器开睑,注意根据患者睑裂大小选择合适的开睑器,同时应将贴膜夹于开睑器内。对不适宜放置开睑器的患者,可采用缝线开睑:于眼睑中央部距睑缘3mm处,上下睑各做一条牵引线,用蚊式钳固定在消毒巾上。

3. 消毒　含碘5%聚维酮碘消毒术区皮肤,含碘0.5%聚维酮碘消毒结膜囊1分钟嘱患者上下左右转动眼球,使消毒药液充满结膜囊,然后用0.9%氯化钠注射液冲洗。

4. 植片的制备　带巩膜的供体角膜植片,放置于人工前房上,使用板层刀切除约80%~90%角膜基质,剩余厚度约100μm。将供体角膜植片内皮面朝上,放置在切割枕上,内皮面向上,位置居中,用9.0mm环钻钻切,垂直按压环钻,可以听到切透角膜组织的特殊声音或感受到穿透感,切下的角膜植片同样需严格保护内皮,涂透明质酸钠待用。

5. 制备植床　于上方角膜缘做宽约5mm的隧道切口,下方角膜缘处做约2mm辅助切口,进入前房,注入透明质酸钠形成前房,角膜表面以适当直径环钻轻压,遗留印记作为去除角膜内皮范围的标记,一般大于8mm,采用Sinskey钩,在患者角膜内皮面划出圆形内皮撕除范围,并撕除该范围内后弹力层。

6. 植片的植入　将角膜植片内皮面向内折叠后以植入镊植入前房,使供体基质面朝向患眼角膜内皮面,缝合关闭切口,注入平衡盐溶液加深前房,与此同时植片自然展开,调正位置,使植床与植片边缘对合良好后向前房注入滤过空气,使植片与植床贴合。再次调整移植片位置居中,检查指测眼压Tn,前房深度恢复好。

【术中并发症及处理】

1. 眶压过高　考虑可能由于注入眶内的药物过多或眶内出血所致,可较长时间地间歇按压,加强局部按压及按摩以减轻眶压。眶内压过高可导致眼内压增高,不利于前房的稳定,如控制不好眶压,宁可停手术择期再手术。

2. 植片展开不良或翻转　术中植片在前房展开不佳,可自穿刺口注入林格液加深前房以利于植片展开,当植片在前房内翻转时,需取出后再次植入,注意尽可能保护供体内皮。

3. 高眼压　多见于注气时气体进入前房过多,自穿刺口放出前后房气体即可;气体进入后房时,需以注吸针头自穿刺口进入前房,按压虹膜以利于气体自后房排出。

4. 脉络膜下出血或驱逐性出血　手术过程中由于眼压过度降低,导致一条或两条脉络膜静脉破裂,发生脉络膜出血,出血可位于脉络膜局部或广泛扩散,当脉络膜破裂时可发生驱逐性脉络膜出血。如术中出现眼压突然升高,前房变浅,瞳孔区出现棕色反光,应立即终止手术,紧密缝合切口。在脉络膜隆起部位剪开球结膜,切开巩膜,放出脉络膜下的积血,降低眼压,整复虹膜,缝合切口。全身紧急静滴20%甘露醇,保持头高脚低位利于静脉回流。驱逐性出血后果严重,大多数情况下医生难以有时间采取抢救措施,眼内容往往几秒钟内脱出殆尽。因此,术中应逐渐降低眼压,始终保持眼内压处于正压状态,预防驱逐性出血的发生。

【术后并发症及处理】

1. 感染或感染复发　术后角膜植片和或植床出现浸润灶,前房出现积脓,则需在做病原学检查基础上,全身及局部应用抗生素抗感染治疗,如进展到眼内炎则预后差。

2. 层间积液　术后角膜内皮功能未完全恢复,无法完全泵出层间渗出的液体,造成植片与植床层间出现积液,必要时前房补气,调整植片位置,术中注意保护植片内皮。

3. 切口渗漏　手术完毕后未检查水密情况,可伴有浅前房和低眼压,一般包双眼,加压包扎可以缓解,如经过非手术治疗不能修复,应当考虑手术缝合渗漏处。

4. 高眼压　多见于前房气体进入后房或玻璃体腔,挤压虹膜组织,关闭房角,继发青光眼,需行前房成形术,必要时联合周边虹膜切除。

5. 排斥反应　全身及局部抗排斥治疗,如应用糖皮质激素类、免疫抑制剂等。

六、人工角膜手术

早在1789年,人工角膜的概念就已经被提出,而组织溶解、漏水、眼内炎、人工角膜排出等严重并发症阻碍该手术的进展,随着材料学的发展,人工角膜的研究取得了巨大的进步。人工角膜根据材料的不同可分为软性和硬性,目前应用最广泛的硬性人工角膜为波士顿人工角膜,波士顿人工角膜属于领口式设计,对于患者的眼表无破坏,基本等同于一般传统的角膜移植手术,可以多次手术,并且具有可逆性,本文着重介绍Boston I 型人工角膜。

【适应证】　波士顿人工角膜分两种,即波士顿 I 型和波士顿 II 型。I 型是简单的领扣式设计,适用于有正常瞬目和泪液功能的角膜病患者,如眼化学烧伤等引起的角膜严重瘢痕、血管化的患者,多次角膜移植失败伴严重植床新生血管化的患者,必须严格保证术后随访的患者。II 型人工角膜适用于严重干眼症、瘢痕性眼表疾病终末期患者,它比 I 型人工角膜多了一个前突部分,这个部分可以从眼睑皮肤穿出,其他结构与 I 型相同,眼睑缝合可以保护Stevens Johnson 综合征及类天疱疮患者的眼表组织,减少组织溶解的发生率(本文着重介绍波士顿I型人工角膜)。

【禁忌证】

1. 干眼症　干眼症可导致术后载体植片溶解,对于干眼症患者,术前需经药物或手术(如颌下腺移植)使泪液分泌 >5mm/5min;因角膜穿孔、强烈要求提高视力的患者,可考虑采用波士顿Ⅱ型人工角膜。

2. 青光眼　青光眼可导致视功能丧失,使角膜移植术失去提高视力的意义。如在术前已检查出青光眼,需经药物或手术等方式控制眼压后再手术,必要时术中联合青光眼阀植入。

3. 视网膜脱离　一般不建议行角膜移植术,但因眼部情况存在手术意义时,角膜混浊影响眼底手术时,可联合手术。

4. 眼内活动性炎症　如葡萄膜炎、化脓性眼内炎均不适合行人工角膜手术。

5. 泪囊炎　需先治疗泪囊炎后再考虑行角膜移植术。

6. 全身情况不能耐受眼科手术　内科控制全身病后再考虑行角膜移植术。

【术前用药】　见眼科手术学基础、临床眼病学部分。

【手术方法】

1. 麻醉　手术对患者要求较高,风险较大,常规采用全身麻醉。

2. 开睑　多数采用缝线开睑:于眼睑中央部距睑缘3mm处,上下睑各做一条牵引线,用蚊式钳固定在消毒巾上。

3. 消毒　含碘 5% 聚维酮碘消毒术区皮肤,含碘 0.5% 聚维酮碘消毒结膜囊 1 分钟,使消毒药液充满结膜囊,然后 0.9% 氯化钠注射液冲洗。

4. 制备植床　根据角膜大小确定植床范围,植片直径 8.0~8.5mm,在使用环钻时,均匀施压,缓慢转动环钻,往复环切,在切除达 3/4 时停止钻切,环切时尽可能使环钻与角膜表面相垂直,以有利于植片与植床的对合。

5. 植片的制备　在植床边界确定后,应先行制备角膜植片。钻取比角膜植床直径大 0.5~1.0mm 直径的植片,植片中央钻取直径约 3.0mm 孔,将其置于人工角膜前后盘间,在后盘与载体角膜之间滴透明质酸以保护植片内皮,用固定环固定在前盘-镜柱主干末端的卡槽中。

6. 植床的剪切及缝合　按传统穿透性角膜移植的方法处理。

7. 晶状体及虹膜的处理　如果是人工晶状体眼可以根据术中情况取出或保留人工晶状体,如有白内障可做囊外摘除,注意保留完整的后囊。有数据显示,波士顿人工角膜术后由于长期使用糖皮质激素等多种因素,白内障的发生几乎是不可避免的,所以手术时晶状体是透明的,也建议做晶状体摘除。因为波士顿人工角膜有无晶状体眼的度数设计,所以人工晶状体的安装并不重要。术中可以做 1 个或 2 个虹膜切开,以利于前后房房水沟通。

8. 重建前房　缝合完毕后,使用注吸针头注入 BSS 液,注吸透明质酸钠,如前房恢复不佳,可用钝针头自创缘注入 BSS 液,恢复前房深度及眼压,检查水密情况、是否伴有虹膜前粘。

9. 眼表维护　术后使用接触镜可以减少泪液蒸发,防止脱水,减少干燥对角膜上皮的伤害,从而可以预防角膜植片的坏死和溶解。如不用角膜接触镜,术中也可以采取避开中央光学区的球结膜遮盖手术。

【术中并发症及处理】

1. 眶压过高　考虑可能由于注入眶内的药物过多或眶内出血所致,可较长时间地间歇按压,加强局部按压及按摩以减轻眶压。眶内压过高可导致眼内压增高,制备植床后易出现眼内容物脱出、虹膜前粘,增加术中缝合的难度,如控制不好眶压,宁可停手术择期再手术。

2. 植床出血、虹膜出血　常见于角膜、虹膜有新生血管的疾病,长期慢性炎症可刺激角膜、虹膜出现新生血管。角膜多量新生血管的疾病可在制作植床未穿透前房时尽可能切断新生血管,待其出血控制后再完全剪下角膜组织,也可在手术一开始频繁点肾上腺素水,以缩血管、抑制渗出。

3. 钻孔偏位　在使用环钻时,均匀施压,缓慢转动环钻,往复环切,一旦发生偏位,不易纠正。

4. 虹膜损伤　一种为环钻环切时用力过大,切透角膜后损伤下面的虹膜组织,另一种为角膜剪剪出角膜组织时,把剪刀头部深入虹膜下,在虹膜表面剪出一孔洞,需使用 10-0 聚丙烯线缝合或直接改做虹膜周切。

5. 供体内皮细胞损伤　制备载体植片时因操作不当挤压、牵拉,或在术中重建前房时反复向前房注水、注气、分离虹膜前粘时,所致内皮细胞功能损伤。植片水肿是否可吸收取决于角膜植片内皮细胞功能的恢复情况。

6. 脉络膜下出血或驱逐性出血　手术过程中由于眼压过度降低,导致脉络膜静脉破裂,发生脉络膜出血,出血可位于脉络膜局部或广泛扩散,当脉络膜破裂时可发生驱逐性脉络膜出血。如术中出现眼压突然升高,虹膜脱出,前房变浅,瞳孔区出现棕色反光,应立即终止手术,紧密缝合切口。在脉络膜隆起部位剪开球结膜,切开巩膜,放出脉络膜下的积血,降低眼压,整复虹膜,缝合切口。全身紧急静滴 20% 甘露醇,保持头高脚低位利于静脉回流。驱逐性出血后果严重,大多数情况下医生难以有时间采取抢救措施,眼内容往往几秒钟内脱出殆尽。因此,术中应逐渐降低眼压,始终使眼内压处于正压状态,预防驱逐性出血的发生。

【术后并发症及处理】 反复向患者及家属强调术后密切随访的重要性,这是患者能够实施该手术的第一适应证,严密的随访能够预防严重并发症。

1. 感染或感染复发 术后角膜植片和(或)植床出现浸润灶,前房出现积脓,则需在做病原学检查基础上,全身及局部应用抗生素抗感染治疗,如进展到眼内炎则预后差。

2. 青光眼 术后高眼压是该手术危及视力最主要的原因,眼压情况也是长期随访的重点内容。如术中前房透明质酸钠冲洗不彻底,可全身给予脱水剂,或在表面麻醉下自创缘处放出少量房水,少量多次操作后可排出部分透明质酸钠。如出现瞳孔阻滞,则需行虹膜周切或前房成形术。此外,在术前 UBM 房角检查,如果发现房角异常,以及对侧眼压高,则需植入青光眼阀。由于人工角膜术后的眼压不能明确,往往通过检查者指测,或者观察眼底视盘获得,此外还有一种非常有效的记录手段,采用视盘 OCT 观察视神经纤维层厚度。

3. 切口渗漏 手术完毕后未检查水密情况,可伴有浅前房和低眼压,一般加压包扎可以缓解,如经过非手术治疗不能修复,应当考虑行植片重缝术。

4. 载体角膜溶解 多见于术后随诊较差,未佩戴角膜接触镜,干眼症患者。有文献报道术后佩戴绷带式软性角膜接触镜可以增加角膜表面的湿润度,从而减少角膜表面凹痕形成,减少上皮缺失以及角膜溶解的发生率。

5. 人工角膜后膜 增殖膜形成的原因目前还未完全清楚,可能与一些因素有关,统计学上感染性角膜炎和无虹膜症与后增殖膜高度相关,这可能与前节的炎症反应加重有关,其他可能有关因素如:多次手术史、糖尿病、高血压、种族。

6. 视网膜、脉络膜脱离 多因切口渗漏和炎症引起。当有切口渗漏时,应修补切口,恢复前房,如果脉络膜脱离范围较大,手术引流脉络膜下液可加速眼压的恢复;如若视网膜脱离范围较大,则需行眼底手术;若视网膜、脉络膜脱离范围较小,无明显切口渗漏,可加强抗炎治疗并加压包扎。

7. 排斥反应 全身及局部抗排斥治疗(见临床眼病学部分)。

(马利肖 张培成)

第六节 白内障手术

一、白内障囊内摘除术

白内障囊内摘除术是将整个晶状体(包括晶状体囊膜、皮质和核)从眼内摘除。最早施行该手术目的是为了得到清亮的瞳孔区,切开伤口后用拇指压迫的方法压出晶状体。之后该手术经历了一系列的探索和革新,如术中松解悬韧带、用 α- 糜蛋白酶溶解睫状小带、冷冻法等。随着白内障手术的不断进步和革新,显微手术逐渐代替了传统的白内障囊内摘除术。目前临床应用的以显微手术为基础的现代白内障囊内摘除术。

【适应证】 晶状体完全脱位于前房、V级核白内障完全脱位于玻璃体腔、极严重的晶状体不全脱位。

【手术方法】

1. 麻醉 多数采用表面麻醉联合球周或球后麻醉。伴有全身严重疾病的老年患者或不能自主配合手术患者可给予术中镇静或全身麻醉。

2. 开睑 选择开睑器开睑,特殊情况可缝线开睑。

3. 角膜缘隧道切口 首先选择上方切口,做以穹隆为基底的结膜瓣,切口范围约150°,充分暴露下方的角巩膜缘。巩膜隧道外切口在角膜缘后 1mm 的巩膜上,1/2 角膜厚度,向前分离至角膜缘前界透明角膜处,由此位置进入前房,穿刺刀向两侧扩大切口,形成阶梯式切口。

4. 娩出晶状体 娩出晶状体前在前房及晶状体后注入粘弹剂,保护角膜内皮及玻璃体前界膜,借助晶状体圈套器可直接娩出脱位的晶状体。晶状体脱位到前房可直接娩出。严重晶状体脱位位于前部玻璃体,可首先将脱位晶状体移位至前房,防止全部脱入玻璃体腔,再用圈套器直接娩出。已经脱位到玻璃体腔的硬核白内障,需联合玻璃体切除注入重水(过氟化碳)后浮起晶状体再予以娩出,最后再将玻璃体腔的重水吸出。

5. 缩瞳、清除前房内玻璃体 缩瞳的目的是为了便于发现瞳孔区牵拉的玻璃体条索,如果缩瞳时发现瞳孔不是正圆或成角,可能有玻璃体的存在,用前部玻璃体切除的方法或眼内剪剪开条索再清除至眼外均可。术毕彻底清除前房粘弹剂,10-0 线缝合切口。结膜复位。

【术中注意事项】

1. 巩膜隧道内切口不可过于靠近角膜缘,防止虹膜脱出,影响手术操作及术后美观。

2. 娩出晶状体核之前要检查切口是否足够大,瞳孔是否充分散大,眼压是否合适。

3. 晶状体娩出后瞳孔区玻璃体条索要充分清除干净。

4. 为防止瞳孔区玻璃体疝继发青光眼,可加做周边虹膜切除术。

【术后并发症及处理】 见下面章节(非超声乳化小切口白内障手术)。

二、非超声乳化小切口白内障手术

非超声乳化小切口白内障手术,即只需要 5~6mm 的手术切口,将晶状体核娩出,植入人工晶状体。自 1745 年 Daviel 实施世界上首例囊外白内障摘除术后,白内障手术实现了白内障囊内摘除术到囊外摘除术的转变,他的技术方法一直沿用到20世纪中期,随着显微手术技术的不断提高和劈核技术的发展,使手术切口进一步缩小,即目前常用的小切口白内障手术。该手术有诸多的优点,如小切口人工晶状体植入,术后并发症明显减少,不需要缝合、术后散光小,具有成本低的优点等。由于它不依赖昂贵的手术设备,手术效果甚至可以和超声乳化手术相媲美,在基层医院广泛开展。

【适应证】 除了晶状体脱位和明显的半脱位以外,几乎所有类型的白内障均可行非超声乳化小切口白内障手术摘除。目前临床多用于成熟期、过熟期的硬核白内障,作为不能行超声乳化手术治疗的替代手术方法。

【禁忌证】 绝对禁忌证:晶状体全脱位,角膜内皮失代偿。

相对禁忌证:主要取决于根据术者的经验和技术,除了经验丰富的术者外,下列情况应视为非超声乳化小切口白内障手术的相对禁忌证。

1. 角膜白斑 较大的角膜白斑影响眼内手术操作,联合角膜移植手术可减少手术并发症、提高术后视力。

2. 小瞳孔 瞳孔小不易撕囊,影响核的旋出,术中容易造成虹膜损伤,囊袋的撕裂,甚至造成晶状体脱位,往往需要采用虹膜拉钩或瞳孔括约肌切开。

3. 晶状体半脱位 晶状体脱位范围越大,在旋核和劈核过程中,容易造成晶状体悬韧带的损伤加重,术中脱位范围加重需改为囊内摘除手术。

【术前用药】 除术前常规抗生素滴眼液滴眼外,术前充分散瞳是非常重要的,可使用0.5%~1%托吡卡胺和2.5%~10%去氧肾上腺素滴眼液等术前半小时开始滴眼,10分钟一次。术中灌注液中加入0.1%肾上腺素,以保持瞳孔的散大状态,但应注意,有严重心血管疾病的患者应慎用。术前必须很好地了解瞳孔散大情况,如果瞳孔散大不理想或不能散大,应做好术中开大瞳孔的准备。

【手术方法】

1. 麻醉 多数采用表面麻醉即可完成手术,也可采用球周或球后麻醉。伴有全身严重疾病的老年患者或不能自主配合手术患者可给予术中镇静或全身麻醉。

2. 开睑 多数用开睑器开睑,注意根据患者睑裂大小选择合适的开睑器,同时应将贴膜夹于开睑器内。对不适宜放置开睑器的患者,可采用缝线开睑:于眼睑中央部距睑缘3mm处,上下睑各做一条牵引线,用蚊式钳固定在消毒巾上。

3. 结膜囊消毒 有效碘含量0.5%聚维酮碘消毒结膜囊1分钟,嘱患者上下左右转动眼球,使消毒药液充满结膜囊,然后清水冲洗。

4. 制作切口 一般选择巩膜隧道切口。巩膜隧道切口分为水平状巩膜隧道切口和反眉状巩膜隧道切口。切口宽度一般取决于核的大小、出核的方式、植入人工晶状体的类型。水平状巩膜隧道切口作法:于10:00—2:00角膜缘处剪开球结膜,向下轻轻剥离,充分暴露巩膜,烧灼止血,用15°侧切刀于角巩膜缘后1mm处划开巩膜1/2,隧道刀向前分离至透明角膜约1mm,角膜穿刺刀垂直刺入前房。为了减少切口造成的角膜源性散光、减小切口宽度,可将巩膜隧道外切口做成反眉状。由于隧道切口的自闭性主要取决于内切口的位置(图33-6-1),选择距离角膜缘1.0~1.5mm的透明角膜内切口进入前房,向两侧水平扩大到所需的宽度,使隧道切口平面呈等腰梯形状。宽松的内切口即扩大了手术操作的范围和空间,也可以避免手术器械反复进出前房而造成切口周围的机械性损伤。为了操作方便,在和隧道切口相交80°~90°的角膜缘做一1.5mm的侧切口,辅助晶状体核的旋出及上方晶状体皮质的吸除。

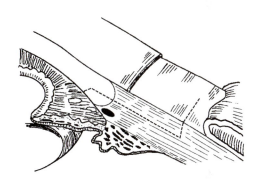

图33-6-1 白内障手术切口:自闭式巩膜隧道切口

5. 晶状体前囊连续环形撕囊 前囊膜连续环形撕囊口居中、大小适合是非超声乳化小切口白内障手术成功的保证。用撕囊镊于前囊膜正中刺破前囊,撕囊镊尖端夹住囊膜边缘,自3点逆时针方向连续环形撕开前囊膜,中途应调整撕囊镊位置,以便完成连续环形撕囊。撕囊过程中需注意向心力、晶状体囊膜张力、离心力的平衡,克服晶状体悬韧带、玻璃体压力、外力等潜在离心力的变化,完成满意的连续环形撕囊。

6. 水分离 水分离是通过水压对周围产生的均衡扩散,使晶状体皮质和囊膜分离、晶状体核层分离,目的是使晶状体核、皮质与囊膜分离,从而易于核旋转入前房。分两步完成:

(1) 前囊下水分离:用粘弹剂针头或5号平针头伸至前囊膜下,分别在不同方向分次注入眼用平衡盐液,边注水边轻轻旋转晶状体核,使晶状体核浮起。

(2) 层间水分离:用粘弹剂针头或5号平针头伸至核和皮质之间,注入眼用平衡盐液,可以观察到不同层次的晶状体核周围出现"金色"反光环。

(3) 水浮核：充分水分层后，可继续往晶状体核后面注入平衡液，很容易使较小的核心浮出囊口，甚至浮到前房，免除了旋、拨核的步骤。

(4) 水冲核：当核小、软，取出核后残留的软壳，可用注水的方法适当增加眼压，迫使碎核从切口被冲出，简化手术操作。

7. 核的处理

(1) 旋核入前房：对于较小的核可采用水浮核的方法使较小的核心直接浮出囊口进入前房。大而硬的核直接从5.5~6mm的前囊口旋入前房是手法碎核中技巧性较强的步骤。首先粘弹剂维持前房深度，避免操作时损伤眼内组织。双手各拿一把晶状体调位钩，或右手拿自制截囊针，将晶状体核中心部向右拨，露出左侧晶状体赤道部边缘，左手用晶状体调位钩顶住翘起的晶状体核赤道部边缘，随后用接力的形式顺时针将晶状体核旋、拨出囊口。切忌在囊膜表面拨核，以免晶状体囊口破裂，甚至悬韧带断裂、后囊膜破裂等严重并发症发生。

(2) 手法碎核：多采用二切核法和三切核法。将核垫板伸入核和虹膜、后囊之间的间隙，上方的劈核刀放于核的上方，上下挤压，将核碎成二或三块，再分别取出。注意前房维持稳定，如果有粘弹剂脱出，及时补充，防止粘弹剂不足造成的角膜内皮损伤、后囊膜破裂、虹膜根部离断等眼部损伤。

(3) 出核：用晶状体镊伸入劈核器劈开的核中间的缝隙，利用镊子向两侧的张力将相连的核彻底分开，分次取出。

8. 皮质吸出　用水冲核法冲出较大的晶状体皮质，采用注吸管吸出残余皮质，先吸出瞳孔区较大的皮质，使视野清晰，再对周边和虹膜后的皮质逐一吸出。先将周边部皮质拉至瞳孔区，确信没有吸住囊膜再增加负压吸出或拉至眼外。上方晶状体皮质可从侧切口插入注吸管吸除。后囊膜残留的皮质碎片可用钝性针头轻轻摩擦去除，前囊膜残留的晶状体上皮细胞、皮质碎片用抛光器机械性抛光，防止术后囊袋收缩综合征发生。后囊混浊不能抛光干净或较年轻的患者可考虑术中实施后囊膜连续环形撕囊术。

9. 植入人工晶状体　前房及囊袋内注入粘弹剂，人工晶状体装入推送器内，将推送器斜面向下自主切口进入前房，调位钩将人工晶状体推送入囊袋内。硬性人工晶状体扩大主切口宽度至适合后再植入。

10. 吸除残余粘弹剂　用注吸针头分别于人工晶状体前后充分吸除残留的粘弹剂。

11. 水密封闭切口　术毕观察主切口和侧切口是否渗漏，如有渗漏，可使用10-0尼龙线缝合一针，使主、侧切口达水密状态。

【术中并发症及处理】

1. 手术切口不理想　角巩膜手术切口对于手术成败至关重要。切口靠近角膜缘，隧道短，出现伤口渗漏、散光较大。手术切口靠后，隧道过长，影响手术操作，增加手术难度。如果手术刀钝，使手术切口参差不齐，影响伤口的愈合。隧道切口撕裂，术后需缝合伤口，必要时关闭切口，重新做新的手术切口。

2. 后囊破裂　引起后囊破裂的原因有：前囊撕囊不连续向后囊撕裂；误吸牵引后囊膜引起撕裂；出核过程中辅助工具损伤；后囊抛光过程中损伤后囊膜，锐利的核碎块刺破后囊。手术过程中发生后囊破裂，容易导致核块下沉，如果核碎块位于前部玻璃体，可采用前部玻璃体切除方法取出；如果核碎块较大，脱入玻璃体位置较深，应请玻璃体视网膜专业医生采用后路玻璃体切割术的方法取出。

3. 悬韧带断裂　旋拨核时用力过重可造成悬韧带断裂，悬韧带脆弱、假性剥脱综合征、外伤患者更易发生。如果悬韧带断裂，在植入人工晶状体前，最好植入一个囊袋张力环。断裂范围过大，考虑植入人工晶状体，行睫状沟缝线固定。

【术后并发症及处理】

1. 角膜水肿　术后发生角膜水肿较为常见，表现为手术区近角巩膜缘小范围水肿、雾状水肿、角膜中央斑块状水肿及弥漫性大疱性角膜病变。

(1) 切口周围轻度水肿：对手术后视力影响小，不必处理可自愈。

(2) 角膜弥漫性水肿：出核方法不正确可损伤角膜内皮，引起角膜切口周围大范围弥漫性水肿，多数可自然恢复，严重者引起角膜失代偿需行角膜移植手术。术后粘弹剂吸出不彻底，可引起眼压高及角膜弥漫性水肿，可通过穿刺口放液治疗。

(3) 斑片状水肿：多为术后切口区向前房注水或置换粘弹剂过程中水流冲击后弹力层，发生角膜后弹力层脱离所致。前节 OCT 可确诊。小的后弹力层脱离可自然恢复，较大的脱离引起严重角膜水肿影响视力，应尽快处理。处理方法选择虹膜周切联合前房注气术。

(4) 大疱性角膜病变：是角膜内皮功能严重失代偿的表现。角膜上皮细胞层间和角膜上皮细胞与前弹力层之间形成水疱，角膜基质层水肿。需要行穿透性角膜移植术。

2. 人工晶状体移位　术后早期发现人工晶状体移位多数由于术中植入人工晶状体一侧位于囊袋外、而另一侧位于囊袋内所致，或撕囊过大、撕囊偏中心、术后前房浅一侧脱出所致。发现人工晶状体移位及时重返手术复位。晚期由于前囊口小、囊袋收缩、悬韧带病变所致。术中前囊连续环形撕囊口大小适中、居中、充分抛光前囊可减少或避免人工晶状体移位并发症发生。

三、超声乳化白内障摘除术

白内障超声乳化手术，即行透明角膜或巩膜的小切口，超乳针头将混浊的晶状体和皮质击碎为乳糜状后，借助抽吸灌注系统将乳糜状物完全吸出。该术式自 1967 年美国的 Kelman 医生发明以来，经众多眼科专家近 50 年不断改进、完善，已成为世界公认的、先进而成熟的手术方式。该手术方式具有切口小，无痛苦，手术时间短，术源性散光小，随着技术的不断进步和多功能人工晶状体的问世，白内障超声乳化手术已经带领广大白内障患者走出复明手术，进入屈光手术时代。

【适应证】 随着白内障超声乳化技术不断进步，适应证也逐渐扩大。原则上，主要适用于没有角膜内皮病变、前房深浅正常、瞳孔能够散大、核硬度中等以下的白内障患者。

【禁忌证】 绝对禁忌证：晶状体全脱位，角膜内皮失代偿。

相对禁忌证：主要取决于术者的经验和技术，除了经验丰富的术者外，下列情况应视为白内障超声乳化术的相对禁忌证。

1. 角膜内皮变性 角膜内皮计数较少（1000/mm^2）的白内障患者。

2. 浅前房 部分浅前房患者也可进行此术式，但术中应注意充分扩容形成前房，以便有尽可能大的操作空间。

3. 小瞳孔 瞳孔小于 3mm 进行晶状体超声乳化摘除术对术者要求较高，瞳孔小不易撕囊，影响核的粉碎，术中容易造成虹膜损伤，往往需要采用虹膜拉钩或瞳孔括约肌切开。

4. 晶状体核硬化 晶状体核硬度越高，乳化晶状体核需要的能量越高、时间越长，可导致术后持续角膜水肿、慢性虹膜炎和继发性青光眼。在高硬度核硬化和过熟期白内障时，最好选择白内障囊外摘除术。

【术前用药】 除术前常规抗生素滴眼液滴眼外，术前充分散瞳是非常重要的，可使用 0.5%~1% 托吡卡胺和 2.5%~10% 去氧肾上腺素滴眼液等术前半小时开始滴眼，10 分钟一次。术中灌注液中和加入 0.1% 肾上腺素，以保持瞳孔的散大状态，但应注意，有严重心血管疾病的患者应慎用。术前必须很好地了解瞳孔散大情况，如果瞳孔散大不理想或不能散大，应做好术中开大瞳孔的准备。

【手术方法】

1. 麻醉 多数采用表面麻醉即可完成手术，也可采用球周或球后麻醉。全身严重疾病的老年患者或不能自主配合手术患者可给予术中镇静或全身麻醉。

2. 开睑 多数用开睑器开睑，注意根据患者睑裂大小选择合适的开睑器，同时应将贴膜夹于开睑器内。对不适宜放置开睑器的患者，可采用缝线开睑：于眼睑中央部距睑缘 3mm 处，上下睑各做一条牵引线，用蚊式钳固定在消毒巾上。

3. 结膜囊消毒 有效碘含量 0.5% 聚维酮碘消毒结膜囊 1 分钟，嘱患者上下左右转动眼球，使消毒药液充满结膜囊，然后清水冲洗。

4. 制作切口 一般可作角膜缘的阶梯状切口或巩膜隧道切口。角膜缘阶梯状切口作法：于 9—10 点透明角膜缘处，角膜穿刺刀垂直刺入约 1/2 角膜厚度，转折平行角膜前进约 2mm，再转折向下进入前房。巩膜隧道切口作法：于 9—10 点角膜缘处剪开球结膜，向下轻轻剥离，充分暴露巩膜，用 15° 刀于角巩膜缘后 1~2mm 处切开 1/2 巩膜，铲刀潜行向前行，形成 2.5mm 宽隧道至角巩膜缘，角膜穿刺刀垂直刺入前房。

5. 撕除晶状体前囊 成功的环形撕囊是完成超声乳化手术的重要保证。用撕囊镊于前囊膜正中刺破前囊，撕囊镊尖端夹住囊膜边缘，自 3 点逆时针方向连续环形撕开前囊膜，中途应调整撕囊镊位置，以便完成连续环形撕囊，撕囊大小控制在 5~5.5mm 大小。

6. 水分离 水分离目的是使晶状体核、皮质与囊膜分离，从而易于晶状体核在囊袋内旋转，减少对后囊膜和悬韧带的牵拉。分以下两个步骤完成：

（1）囊膜下水分离：用粘弹剂针头或 5 号平针头伸至前囊膜下，分别在不同方向分次注入眼用平衡盐液，边注水边轻轻旋转晶状体核，使晶状体核浮起。

（2）层间水分离：用粘弹剂针头或 5 号平针头伸至核和皮质之间，注入眼用平衡盐液，可以观察到不同层次的晶状体核周围出现"金色"反光环。

7. 晶状体核的超声乳化 白内障超声乳化手术中，处理晶状体核有多种方法。其中常用的技术有：

（1）原位碎核技术：是将核分为四块乳化吸出。

（2）分而治之法：是在核的中央创造一个空间，将超乳针头和辅助器械平行置于沟槽内，向外用力将核掰开。

（3）乳化劈裂法：是将超乳针头埋入核内的中心固定核，用劈核钩向中心用力，通过机械力量将一个完整的晶状体核劈成数个容易被乳化的小块，逐块乳化吸出。

（4）拦截劈核技术：先雕刻一个沟槽或火山口一样的坑，将核分为两半，将 1/2 核块转至下方，再用劈核钩将 1/2 核块分割成更小的碎块，逐块乳化。

8. 吸出皮质 超乳主机调成注吸模式，用注吸针头自主切口进入前房前囊膜下，从下方 6 点开始至鼻侧和颞侧，最后到12点将残留的晶状体皮质抽吸清除。残留的皮质较大时，将皮质拖至瞳孔中央后，再加大吸力将其吸出。

9. 植入人工晶状体　前房及囊袋内注入粘弹剂，将选择好的人工晶状体装入推送器内，将推送器斜面向下自主切口进入前囊口，将人工晶状体推送入囊袋内。

10. 吸除残余粘弹剂　用注吸针头分别于人工晶状体前后充分吸除残留的粘弹剂。

11. 水密封闭切口　术毕观察主切口和侧切口是否渗漏，如有渗漏，用5号注射器套粘弹剂针头，分别于切口两侧层间注入眼内用平衡盐液进行切口水化，使主、侧切口达水密状态。

【术中并发症及处理】

1. 撕囊口边缘撕裂　刻蚀过程中超乳针头接触撕囊口边缘，易引起前囊破裂，一旦撕囊口破裂，核易进入前房，此时应小心将核在虹膜面乳化吸除，尽量避免囊膜撕裂口进一步扩大。

2. 后囊膜破裂　引起后囊膜破裂的原因有：前囊撕囊不连续向赤道部撕裂；误吸牵拉后囊膜引起撕裂；刻蚀或碎核过程中，刻蚀过深或靠近赤道部，超乳针头接触后囊；劈核时囊膜破裂；前房变浅，锐利的核碎块刺破后囊膜。超声乳化过程中发生后囊膜破裂，容易导致核块下沉，如果核碎块位于前部玻璃体，可采用前部玻璃体切除方法取出；如果核碎块较大，脱入玻璃体位置较深，应请玻璃体视网膜专科医生采用后路玻璃体切割术的方法取出。

3. 悬韧带断裂　超乳针头乳化核或旋转核时用力过重可造成悬韧带断裂，悬韧带脆弱、假性剥脱综合征、外伤患者更易发生。如果悬韧带断裂，在植入人工晶状体前，最好植入一个囊袋张力环。

4. 脉络膜上腔出血或驱逐性出血　手术过程中由于眼压过度降低，导致一条或两条脉络膜静脉破裂，发生脉络膜上腔出血，出血可位于脉络膜局部或广泛扩散，当脉络膜破裂时可发生驱逐性脉络膜出血。如术中出现眼压突然升高，虹膜脱出，前房变浅，瞳孔区出现棕色反光，应立即终止手术，紧密缝合切口。在脉络膜隆起部位剪开球结膜，切开巩膜，放出脉络膜下的积血，降低眼压，整复虹膜，缝合切口。全身紧急静滴20%甘露醇，保持头高脚低位利于静脉回流。驱逐性出血后果严重，大多数情况下医生难以有时间采取抢救措施，眼内容往往几秒内脱出殆尽。因此，术中应逐渐降低眼压，始终保持眼内压处于正压状态，预防驱逐性出血的发生。

【术后并发症及处理】

1. 角膜水肿　术后发生角膜水肿较为常见，表现为手术区近角巩膜缘切口小范围水肿，雾状水肿、角膜中央斑块状水肿及弥漫性大泡性角膜变性。

(1) 条纹状角膜病变：角膜内皮细胞损伤较少，一般7天内自愈。

(2) 斑块状水肿：角膜内皮损伤面积约为全角膜的1/6~1/8，一般持续2~3周自行消退。严重时可造成永久性角膜混浊与失代偿，局部或全身应用糖皮质激素治疗。

(3) 小囊样水肿：角膜内皮泵因破坏失去正常功能，恢复缓慢，有发展为大泡性角膜病变的可能。

(4) 大泡性角膜病变：是角膜内皮功能严重失代偿的表现。角膜上皮细胞层间和角膜上皮细胞与前弹力层之间形成水疱，角膜基质层水肿。治疗主要是局部应用糖皮质激素，加强角膜营养及代谢和使用高渗剂滴眼，大多数大泡性角膜病变的患者，需要行穿透性角膜移植术或角膜内皮移植术。

2. 切口渗漏　多见于无缝线切口，可同时伴有浅前房和低眼压。一般加压包扎1周可以缓解，如经过非手术治疗不能修复，应当考虑行手术修补渗漏。

3. 浅前房

(1) 切口渗漏：轻度切口渗漏可进行加压绷带包扎，密切观察。严重的切口渗漏或经加压包扎无效者，应尽早行切口缝合修补。

(2) 瞳孔阻滞或玻璃体-睫状环阻滞：早期可散瞳、糖皮质激素局部滴眼和全身给予脱水剂，瞳孔阻滞者可行激光周边虹膜打孔，建立前后房沟通。对玻璃体-睫状环阻滞用散瞳剂不好转者，应尽早行睫状体平坦部玻璃体切割术，以减轻玻璃体的压力。

(3) 脉络膜脱离：多因切口渗漏和炎症引起。当有切口渗漏时，应修补切口，恢复前房，如果脉络膜脱离范围较大，手术引流脉络膜下液可加速眼压的恢复；若脱离范围较小，无明显的切口渗漏，可加强抗炎治疗并加压包扎。

4. 虹膜炎　由于手术器械过多刺激或残余晶状体皮质反应引起，多见于同时伴有糖尿病或葡萄膜炎的患者。表现为前房渗出性炎症反应。局部或全身应用皮质激素，每日散瞳、活动瞳孔，以防止虹膜后粘连。

5. 眼内炎　是白内障术后最严重的并发症。一般于术后1~4天急性发作，伴有眼部疼痛和视力显著下降。早期体征可能仅有房水闪辉增加，很快便出现前房和玻璃体积脓。一旦怀疑眼内炎，应尽快抽取房水和玻璃体进行细菌和真菌的培养和药敏试验。治疗可局部或全身应用大量抗生素，当获得细菌培养和药敏结果后，立即调整敏感抗生素。严重的眼内炎可行玻璃体切割术，亦可用万古霉素和头孢他啶玻璃体腔注射。

6. 高眼压　短暂的眼压升高可能24小时内消失，如果眼压显著升高或持续不减退，需用降眼压药物治疗，同时针对病因采取药物或手术治疗。

7. 后囊混浊 后囊混浊的发生率和年龄密切相关，年轻人较老年人的发生率显著增加。若明显影响视力，可行YAG激光后囊切开；若后囊膜较厚，YAG激光治疗不能奏效者，可采取手术治疗切开瞳孔区混浊的后囊膜。

8. 黄斑囊样水肿 主要发生在术中后囊膜破裂和玻璃体脱出的患者，治疗主要应用糖皮质激素和前列腺素抑制剂，加强视网膜营养和代谢，黄斑区严重渗漏者，可行氩激光光凝封闭黄斑周围渗漏的毛细血管。

9. 视网膜脱离 多数发生在术后1年内，术中精细操作和保持后囊膜完整性是降低视网膜脱离发生率的重要因素。一旦发生此并发症，应按视网膜脱离手术处理。

四、人工晶状体计算和选择

随着人工晶状体种类和型号的不断涌现，每一类别的人工晶状体都具有0.25/0.5D的差级供临床选择，为临床精确计算和选择人工晶状体以获得最佳视力提供了条件。

（一）与人工晶状体度数计算相关的生物测量

1. A型超声测量 超声波穿过两种具有不同声阻抗介质的界面时，会发生反射，而在均匀介质中不发生反射，因此在超声波从角膜顶点垂直入射眼球时，会在角膜顶点、晶状体前囊、晶状体后囊及视网膜内表面产生反射，即通常所说的回波。这些回波依照传播距离的远近，依次返回，超声换能器从发射超声波到接收回波的时间间隔对应着其与目标之间的距离，目前超声测量主要采用A型超声，有压平法和浸润法两种测量方法，压平法超声探头对角膜造成压力，使角膜下陷，测量结果低于实际值，浸润法探头和角膜之间存留较多的介质，则测量值高于实际值，在实际测量中务必注意测量的手法，提高测量的准确性。

2. 角膜屈光力

（1）手动角膜曲率计：适用于大多数患者，具有简单快速准确的优点，对于存在角膜不规则散光或者角膜或眼表疾病时，有一定的局限性。

（2）自动角膜曲率计：具有准确、客观、可重复性的优点，对于婴幼儿和不配合的患者有一定的局限性，可在麻醉状态下检查。

（3）角膜地形图：适合于大多数患者，对于角膜屈光度<40D或>46D，或需要更准确地了解手术前存在的散光状态时、角膜不规则、以前有屈光手术史的患者需在角膜曲率计检查基础上进一步行角膜地形图检查，提高人工晶状体屈光力选择的准确性。

3. 光学测量 德国Zeiss公司1999年推出光学相干生物测量仪（IOL Master），是目前国际上第一个非接触式人工晶状体生物测量仪。它运用光学原理测量眼轴，并且拥有五种测量功能：眼轴、前房深度、角膜曲率、水平角膜直径、公式计算人工晶状体度数。其优点有：①准确性，眼轴测量沿视轴方向，并可运用于高度近视、无晶状体眼、人工晶状体眼、硅油眼等特殊眼部情况，测量结果可重复性高。②高效性，5种测量功能在同一机器上完成，检查时间短，出结果快。③操作简单，非接触检查，无需麻醉或散瞳，在明亮条件下检查，自动探测左右眼，以对话框形式显示，自由选择数据转换或打印。④安全性，检查过程快速舒适，不接触角膜，防止交叉感染。

（二）人工晶状体屈光力的计算

人工晶状体度数计算可分为基于屈光状态的计算方法和基于测量值的计算方法两类。公式类型包括理论公式和回归公式。二者结合，按公式的发展分为五代。

1. 第一代公式

（1）根据以前的屈光状态为基础的人工晶状体度数估算 为早期最常用的方法。对于正视眼的患者，满足天然晶状体屈光度为23.7D，天然晶状体位于角膜顶点后方6mm，角膜屈光度不变时推算后房植入一枚20.0D的人工晶状体会得到与术前一致的屈光状态，被称为同前晶状体（IDEM晶状体），对于屈光不正的患者而言，为获得术后正视的屈光状态，需用以下公式矫正：到达正视的人工晶状体度数=ICEM晶状体度数+1.25×屈光不正的度数。但因需要满足的条件因人而异，人工晶状体度数计算误差较大，不推荐使用。

（2）基于测量值的计算方法

1）理论公式：1967年Fedorov最早提出理论公式。1973年，Colenbrander首次以英文发布理论公式。最终公式被演变为：$P=n/(L-ACD)-n.K/(n-K.ACD)$，其中P为获得正视眼的人工晶状体度数，n为房水和玻璃体的屈光指数，L为眼轴长度（mm），ACD为估计的术后前房深度（mm），K为角膜曲率（diopters）。

2）回归公式：许多研究人员通过线性回归得到回归公式，于1981年合并为SRKⅠ公式。是目前使用的人工晶状体屈光力技术公式的基础。SRKⅠ公式：$P=A-2.5L-0.9K$。其中P为人工晶状体屈光力。A为人工晶状体常数（由制造商提供）。L为眼轴。K为角膜屈光力。

2. 第二代公式

1）第二代理论公式：有Binkhorst公式，Hoffer公式和改良的Colenbrander公式。

2）第二代回归公式：$P=A1-2.5L-0.9K$。当L<20mm时，A1=A+3，当20mm≤L≤21mm时，A1=A+2，当21mm≤L≤22mm时，A1=A+1，当22mm≤L≤24.5mm时，A1=A；当L>24.5mm时，A1=A-1。在长眼轴和短眼轴时，对第一代回归公式进行了修正，进一步提高了公式的准确性。

3. 第三代公式

1) 第三代理论公式：HolladayⅠ公式进一步修正了以经验为主的术者因素（surgeon factor，SF），加入前房深度（ACD）的估计值，提出A常数和术者因素之间为相互作用的关系。1992年Hoffer发展了Hoffer Q公式，该公式基于个性化的前房深度（ACD），眼轴长度及角膜曲率，用以预测人工晶状体眼的前房深度（ACD），为个性化的理论公式。

2) 第三代回归公式：SRK/T公式是以非线性条件（后镜原理）为基础，但与经验回归公式进行优化组合的结果。这个公式对术后前房深度、视网膜厚度、眼轴长度的纠正及角膜屈光指数等数据进行了优化，并研发成软件。

第三代公式均有一个常数来预测术后前房深度，如SRT/T公式的A常数，HolladayⅠ公式的SF或者ELP（effect lens position 有效晶状体位置）和Hoffer Q公式的Pacd（personalized anterior chamber depth）等，公式的常数不同，单位不同，但在预测人工晶状体屈光度的准确性上各有千秋。对于L≤22mm时，Hoffer Q公式优于其他两者，24mm<L≤26mm时，Holladay公式最佳，L>26mm时，SRK/T公式最为优越，对于22mm<L≤24.5mm时，三种无明显差别。但第三代公式在超短眼轴眼，人工晶状体计算具有一定的局限性。

4. 第四代公式 以HolladayⅡ公式为代表，在原有HolladayⅠ公式基础上，准确预测眼前节人工晶状体的实际位置，它除了常规测量眼轴和角膜曲率外，还需要测量角膜直径（white-to-white），晶状体厚度（lens thickness），前房深度（ACD），手术前屈光状态，此公式对于双人工晶状体植入术（piggyback IOL）和二次人工晶状体植入术矫正屈光误差较为准确。

5. 第五代公式 1999年，Walfgang Haigis基于眼球和人工晶状体特性提出使用三个常数预测晶状体位置。提出公式ELP=a0+a1.ACD+a2.AL。公式中ELP为预测的人工晶状体位置，a0为晶状体的特殊常数，a1为术前测量的ACD影响常数，a2为受术前测量的AL影响的人工晶状体特殊常数，ACD为角膜顶点到晶状体前表面测量到的轴线距离，AL为眼轴长度。

公式的局限性在于必须对每一种人工晶状体和手术医生优化常数，单一优化仅优化了a0常数，对三个常数进行三重优化才能获得更高的准确度，但三重优化对于普通的手术医生很难完成。

（三）人工晶状体屈光力的临床选择

当采用适当的人工晶状体计算公式，运用生物测量的准确数据计算出人工晶状体度数后，临床医生应该根据患者的年龄、职业需求、生活习惯、对侧眼的屈光状态、患者对术后视力的预期等最后决定植入人工晶状体的度数。如果选择单焦点人工晶状体，对于爱好户外运动，尤其是术后仍然需要良好的远视力工作的患者，应该选择在手术后到达正视眼的人工晶状体度数。对于大部分时间需要阅读和近距离工作的患者，应该保留一定度数的近视。但无论选择手术后正视或者近视，都要保证患者手术后到达双眼单视，不要形成屈光参差。对侧眼的屈光状态一定程度上限制了患眼的人工晶状体度数的选择，一般情况下双侧眼的屈光差异不应该超过2.5D，对于双眼选择多焦点人工晶状体患者，主视眼选择正视眼，非主视眼选择正视或偏-0.5D近视，可使术后近视力更佳。对于单眼白内障的高度近视年轻患者，为使远视力脱镜，同时保持双眼单视，白内障术后对侧眼可选择有晶状体眼人工晶状体植入术，术后可同时保留对侧眼的调节力。

（四）特殊眼人工晶状体屈光力计算和选择

1. 硅油眼后房型人工晶状体计算 硅油眼人工晶状体计算困难在于A超测量眼轴的误差，硅油眼超声传播的速度低于自然眼球，因此监测出的眼轴较实际眼轴长。计算方法有如下几种：①如果术前屈光状态相近，可根据对侧眼眼轴长度来计算。②根据硅油填充术前眼轴长度和角膜曲率计算，如果以前做了环扎则要减低2~3D，因为环扎术后眼轴可增加1mm左右。③根据A超监测结果计算，粗略计算可根据测量眼轴长度×2/3作为实际眼轴长度，较为精确的计算：先计算晶状体前表面到玻璃体后表面这一段的真实眼轴：TAL=Vc/Vm.AAL。公式中Vc为超声波在硅油中的传播速度1010m/s，Vm为超声波在玻璃体内传播速度1532m/s，AAL为晶状体到玻璃体的距离=A超测量的硅油眼眼轴-前房深度。最后得出实际眼轴=TAL+前房深度。④使用光学相干生物测量仪如IOL Master可以自动测量硅油眼眼轴，不需要换算。

2. 角膜屈光术后后房型人工晶状体计算 角膜屈光手术后，角膜的光学参数已经发生了变化，用未手术前模型眼参数推导的公式计算人工晶状体屈光力必然会产生误差。角膜屈光手术后晶状体屈光度的计算重点在于角膜屈光力的计算。

（1）角膜切削术后角膜屈光度K值的测算方法如下：

1) 临床病史法：此法在1989年由Holladay首先提出，也是目前国内外应用最多结果比较准确的方法，被认为是角膜屈光术后K值测算的金标准，但要求患者保留完整的原始资料，并且术前后资料数据必须精确有效，因此应用受到很大的限制。计算方法如下：Ka=Kp+Rp-Ra，其中Ka为估测的角膜屈光术后K值，Kp为角膜屈光术前K值，Ra为角膜屈光术后稳定的等效球镜度数，Rp为角膜屈光手术前的等效球镜度数。

2) Oculus Pentacam直接测量法：最有效的方法就是利

用德国 Oculus 公司出产的 Pentacam 三维前房分析仪测量角膜曲率，该数值可以直接应用于 IOL 计算公式运算。此方法简便可靠，目前应用较多。

3）硬性角膜接触镜法：Bzard 于 1989 年首先介绍了该试验方法，它用已知基础屈光度的硬性角膜接触镜过矫患者，用所得结果来计算角膜屈光度，不需要患者术前任何资料，计算方法为：$\triangle D=$ 戴接触镜前等效球镜 - 戴接触镜后的等效球镜度数，估测的角膜屈光度 = 硬性角膜接触镜基础屈光度 $-\triangle D$。

（2）角膜放射状切开术后角膜屈光力 K 值的测算：RK 术后由于角膜前后表面变化相似，前后表面曲率半径均发生了变化，传统的计算方法仍然适用。RK 放射状切口越多，切口越长越深，中央区越小，当角膜光学区小于 3mm 时，投射环位于角膜中央光学区外，误差增大。Zeiss Humphrey atlas topographer 能够全面反映角膜情况，所测算角膜中心区域 1mm，2mm，3mm 半径环内 K 值有较高的精确性，可以将平均 K 值直接用于 IOL 计算公式。Oculus Pentacam 三维眼前节分析仪同样可以直接测量角膜中央区域的屈光度。

五、人工晶状体植入术

20 世纪后半叶白内障手术得到了突飞猛进的发展，使很多患者从中得到极大的收益，患者不仅恢复了光明，最重要的是通过人工晶状体的植入，患者又恢复近乎正常的视力。如今，不仅人工晶状体的材料、设计、生物相容性得到改进，而且从光学角度还是从单焦点到多焦点人工晶状体的进步，从改善无晶状体眼的屈光到能够改善有晶状体的屈光。

（一）囊袋内植入

1. 硬性人工晶状体植入术　具有代表性的是聚甲基丙烯酸甲酯（PMMA），透明性好，化学性质稳定，质轻，生物相容性好，不易被生物氧化反应降解。但不能折叠，要求手术切口大，植入时需首先扩大切口至超过光学面直径大小，向前房和囊袋内注入粘弹剂，作用为使前房加深，保护角膜内皮，同时使囊袋充盈，晶状体镊纵向夹住人工晶状体光学部上方，确定人工晶状体正反面后，将下襻经切口送入前房，然后送入 6 点位囊袋内，松开镊子，用人工晶状体调位钩下推上襻相连的光学面边缘至上方囊袋口下方，同时右拨下压、顺时针方向旋转，上襻可被旋入囊袋内。注意事项：巩膜隧道不宜过长，影响手术操作；要保持囊袋内粘弹剂充足，以防后囊破裂发生；植入后检查是否囊袋内植入，防止单襻进入囊袋，另一侧襻在囊袋外；如果前囊连续环形撕囊过小，需二次撕囊或全周截囊，防止术后囊袋收缩综合征发生。

2. 可折叠人工晶状体植入术　可折叠人工晶状体分为球面人工晶状体、非球面单焦点人工晶状体、非球面多焦点人工晶状体、散光矫正性人工晶状体、可调节人工晶状体等。根据患者眼部情况及对术后的不同要求，选择适合的人工晶状体。不同人工晶状体厂商会提供不同的人工晶状体植入装置，植入装置要和手术切口大小相匹配，通过植入装置将人工晶状体推送入眼内，通过调位钩的调位，最终固定于囊袋内。手术注意事项同硬性人工晶状体植入术。

（二）睫状沟固定

当手术中后囊膜破裂，不能将人工晶状体植入囊袋内，可考虑睫状沟固定，如果前囊膜有完整居中大小合适的连续环形前囊口时，可考虑睫状沟植入，否则需睫状沟缝线固定。

1. 睫状沟固定　人工晶状体最好选择襻为 PMMA 材质，支撑性好、人工晶状体居中性好；对虹膜、睫状体刺激小，术后反应轻。首先将粘弹剂注入前房及后房，最好将虹膜及前囊之间分开，形成空隙，人工晶状体下襻和光学部植入到前房，下襻直接送入虹膜和前囊之间，再将上襻植入到睫状沟，方法同囊袋内植入。调整人工晶状体位置居中，将前房粘弹剂清除干净后可关闭切口。注意事项：确保人工晶状体位于睫状沟，防止掉入玻璃体腔；后囊破裂部分玻璃体脱入前房，要将玻璃体条索切除干净，防止玻璃体条索牵拉引起瞳孔变形、人工晶状体移位及牵拉性视网膜脱离等并发症。

2. 睫状沟缝线固定术

【适应证】　前后囊膜均不完整，无禁忌证，均可选行人工晶状体睫状沟缝线固定。

【禁忌证】　白内障摘除术后发现明显的玻璃体腔出血或混浊；严重的眼外伤，睫状体病变或眼底损伤估计术后视力不能提高；虹膜有新生血管者。

【术前准备】　备一根带一长针和一短弯形铲针的 10-0 聚丙烯缝线。

【手术方法】　首先在 1 点和 7 点位角膜缘后 3~3.5mm 做一对称的潜行巩膜隧道，将长针从一侧隧道穿入另一侧穿出，可以用一支细注射器针头接力穿出，将眼内缝线从主切口拉出后中间剪开，分别固定于人工晶状体襻的两侧，送入后房后，调整人工晶状体居中，分别将两侧相连的缝线固定缝合于巩膜隧道下。

【注意事项】　确保两侧对称，防止偏位固定，造成人工晶状体移位；上下两侧聚丙烯线断端分别对应上下两襻，防止错误固定；巩膜外固定缝合时要双侧用力均匀，防止过松或过紧；巩膜线结不能过大或外露线结，将线结埋于巩膜内。

(三)前房型虹膜夹人工晶状体植入术

前房型虹膜夹人工晶状体植入术,手术方法简单,手术时间相对较短,对眼部损伤小,术后反应轻,但同时需注意手术适应证。

【适应证】 术前进行角膜内皮细胞计数及前房深度检查,脱位范围严重(超过2个象限),角膜内皮计数>2000/mm², 前房深度>3.0mm,可考虑植入前房型虹膜夹人工晶状体。

【手术方法】 手术切口要求巩膜隧道切口,同时扩大切口至5mm,前房注入充足的粘弹剂,将人工晶状体送入前房,调整位置,使两固定夹位于水平位,用辅助钩和破囊针头,将人工晶状体夹固定于虹膜中周部,同时于2点或10点位做虹膜周边切除,预防瞳孔阻滞性青光眼,缝合上方巩膜隧道切口。

【注意事项】 人工晶状体虹膜夹夹取虹膜不可过少,造成术后早期虹膜夹人工晶状体脱位,损伤角膜内皮。人工晶状体光学部中心位于瞳孔中央,过度偏位造成角膜内皮的损伤。要有确切的虹膜周切孔,防止术后瞳孔阻滞性高眼压。

(四)儿童二期人工晶状体植入术

儿童白内障术后人工晶状体植入时机选择:婴幼儿阶段眼球发育较快,2岁后眼球前段形态结构和生物学测量指标已接近正常成人,2岁后植入人工晶状体更有利于弱视训练的开展,人工晶状体植入和框架眼镜及角膜接触镜相比更容易被家长接受,2岁前白内障术后炎症反应较重,综合考虑,目前国内外专家多数建议2岁前单纯摘除白内障,2岁后再植入人工晶状体。

人工晶状体度数选择:与成人相比,儿童患者眼球处于生长发育阶段,屈光状态表现为生理性远视,如果植入正视化度数,术后很快将发生近视漂移。因此在选择度数时,不仅要求要有良好的视力、有利于弱视训练,而且要求其发育完成、屈光稳定后,也能接近正视。目前,大多数国内外术者建议预留一定的远视度,但预留度数稍有差别,目前浙江大学医学院附属第二医院参考3岁以下,预留+3.0D, 3~5岁预留+2.0D,6~7岁,预留1D,8岁以上,保留正视眼,残留远视度数通过框架眼镜矫正。

手术操作要点:儿童患者角膜和巩膜薄而软,切口自闭性差,最好采用巩膜隧道切口,前房注入足量的粘弹剂,钝性分离虹膜前后粘连,若前房存有脱出的玻璃体,则行前段玻璃体切割术将其切除。分离前后囊膜,找到瞳孔缘机化条索边缘,可用撕囊镊将其完整撕除,从而分开前后囊膜,否则需用囊膜剪剪开,周边皮质吸出干净,术中选择三片式人工晶状体植入囊袋内或睫状沟,彻底清除眼内粘弹剂,手术切口10-0尼龙线间断缝合一针。

六、飞秒激光辅助的白内障手术

飞秒辅助白内障手术代表了屈光性白内障手术的最先进医疗科技。将飞秒激光技术应用于白内障手术,其在撕囊和预劈核方面独具优势,可提升硬核白内障、全白内障、低角膜内皮手术等复杂手术的安全性。

【适应证与禁忌证】 飞秒激光由于其操作的准确性与安全性,对于部分复杂病例如:晶状体脱位、悬韧带松弛、假性囊膜剥脱综合征、外伤性白内障等独具优势。但飞秒激光要求激光设备能与眼部衔接理想、穿透组织透明性良好、操作过程中患者固视、眼前段解剖层次清晰等,故对于以下患者则应视为绝对或相对禁忌:①致密角膜白斑、营养不良、创伤、接触镜引发的角膜瘢痕;②眼球震颤、术中不能同视合作;③瞳孔散大小于7mm、瞳孔后粘连、结膜或其他眼组织粘连;④致密硬核白内障等。此外,激光仪器与眼部衔接过程中,负压吸引造成眼球变形与眼压升高,可能增加老年人群视网膜损害和一过性眼缺血的风险。同时,对于青光眼、视神经疾病等是否应作为潜在禁忌证需进一步证实。

【术前准备】 手术计划的制定强调对手术相关参数进行优化设置。术前需要测量患者角膜厚度、角膜地形图等解剖学参数。根据选择的IOL特点,如光学面大小、硬度等,确定前囊膜切开的大小等参数。与激光系统连接的同步图像指导系统使术者获得角膜到晶状体的实时显像,指导手术医生准确定位。激光系统与眼部的理想衔接,以及良好的图像指导系统是保证飞秒激光应用准确性与安全性的关键。术前应调整激光系统与眼部的衔接,尽量减少眼球牵拉变形及眼压升高,并保证足够的观察范围以利于操作。

【手术过程】

1. 患者取平卧位,表面麻醉手术眼。

2. 开睑器开眼睑,嘱患者注视指示灯,并调整一次性负压吸引环,使之接触于患者的眼球表面。

3. 启动负压吸引后,前节相干光断层扫描检查眼前节结构,并成像于显示屏,医生调整角膜缘定位环及瞳孔中心,依次设置激光范围,包括环形截囊直径、晶状体切割前后界、切割模式、主切口及侧切口的位置和长度,设置满意后启动发射激光,全程历时30秒,激光完毕,负压自动解除,移除负压环。

4. 将患者送入另一手术间继续进行超声乳化。

【术后并发症及处理】

1. 前囊截开相关并发症 包括前囊截开不完整、撕囊边缘呈锯齿状、截囊口不居中等。其原因有三:一是激光探头与眼球之间存气泡,导致激光不能穿透;二是由于眼位偏斜严重,导致激光治疗区域不能完全覆盖前囊膜;三是飞秒激光能量低,未能截开前囊膜。其中最常见的是眼位偏斜严重,所以,在手术过程中,采用固定头部的辅助设备,防止患者眼位的大幅度偏移影响顺利完成飞秒超乳手术。

2. 切口相关并发症　主要有切口未能完全切开和切口过于靠近中央。特别是角膜缘处容易出现切口无法完全切开情况。主要原因有:界面有气泡,激光不能穿透;角膜缘混浊,激光无法切开;切口过于靠近角巩膜缘及角巩膜缘处球结膜移行处,再者飞秒激光术中负压吸引导致角膜变平,术中对切口预设边缘辨认困难导致激光治疗区位于球结膜处,不能切开切口外缘。不宜轻易放弃激光切口,重做手工切口,因为飞秒激光白内障手术切口呈方形多平面,稳定性高,如果重新手工切口,对术源性散光的结果难以评估。切口过于靠近中央,主要原因为激光治疗前未能调整好治疗预设位置。处理方法如下:如预计切口位置不明显影响手术操作,可从原切口处继续进行手术,如果原切口明显影响手术操作,且预计术源性散光过大,应考虑重新手工切开。

3. 负压吸引相关并发症　球结膜下出血及充血是最常见并发症。一般无须特殊处理,术后均自行吸收。为减轻出血及充血程度,应操作轻柔减轻机械损伤,动作娴熟,缩短治疗时间。角膜上皮水肿及剥脱较少发生,处理方法:手术操作轻柔减少角膜上皮机械损伤;动作娴熟以缩短治疗时间,减轻负压对角膜上皮影响;术前减少表面麻醉药物应用次数,减轻角膜上皮毒性反应。

七、特殊类型白内障手术

(一)成熟或过熟期白内障手术
【临床特点】

1. 核成熟白内障(硬核白内障)　白内障核严重混浊所致深棕色或黑色核性白内障,白内障皮质很少,但部分患者核硬度达到V级,但患者矫正视力仍达0.3以上,需术前充分评估、与患者进行充分沟通。

2. 皮质成熟期白内障　晶状体皮质完全混浊,整个白内障呈乳白色,晶状体膨胀,前囊张力增加。

3. 过熟期白内障　皮质液化吸收、核浓缩、硬度增加或呈无皮质的黑核,悬韧带脆弱,易引起晶状体脱位。当液化的晶状体皮质进入前房或玻璃体腔,引起晶状体过敏性葡萄膜炎和晶状体溶解性青光眼。

【手术难点】

1. 撕囊困难　术中缺乏红光反射,皮质成熟期白内障囊内压力增高致囊袋张力增加,撕囊口易发生放射状裂开,过熟期白内障囊皱缩、钙化,晶状体囊膜变脆易于破裂。

2. 碎核困难　核成熟白内障或过熟期白内障核硬度大,超声乳化过程中不容易碎核,核大周围保护皮质减少,核不容易被抓牢,使超声乳化难度增加。

3. 损伤眼内组织　核硬,超声乳化能量、时间增加,容易损失角膜内皮,术中缺乏皮质的衬垫,硬核块或超乳针头容易损伤后囊膜;过熟期白内障晶状体悬韧带脆弱,操作不当容易引起悬韧带断裂,晶状体脱位。

【手术技巧和要点】

1. 提高连续环形撕囊的成功率

(1) 增加囊膜的可见度:可用染色法,或者提高显微镜的放大倍数、降低环境的亮度、采用斜照法等提高囊膜的对比度。

(2) 充分利用粘弹剂:对于皮质成熟期白内障,可以利用粘弹剂将中央区压平,将皮质压向周边部重塑前囊,或者先将中央制作小瓣,快速转弯,吸出部分皮质后再重新撕囊。

(3) 二次撕囊:前囊膜撕囊过小或偏中心,可以在人工晶状体植入后以人工晶状体光学面为参照,二次撕出合适的前囊口。

2. 减少眼内组织的损伤

(1) 软壳技术:内聚性和弥散性粘弹剂组合使用,可以起到保护角膜内皮和后囊膜,保护眼内组织。超声乳化时将弥散性粘弹剂均匀分布于角膜内皮,形成光滑、均匀的保护层。植入人工晶状体时,先将内聚性粘弹剂撑开囊袋,再在中央注入弥散性粘弹剂,防止人工晶状体触及眼内其他组织,同时容易被清除。

(2) 预劈核:超声乳化前用劈核刀和自制截囊针进行预劈核后再进行超声乳化手术,可以增加手术安全性。

(3) 改超声乳化手术为小切口非超声乳化手术:对于硬核白内障,改为小切口非超声乳化手术,可以有效预防术中并发症发生,增加手术安全性。

(二)高度近视的白内障手术
【临床特点】　晶状体悬韧带松弛容易发生晶状体半脱位;玻璃体发生变性、液化、混浊和后脱离,玻璃体对手术中液流冲击力弱,术中常出现前房过深;眼底视网膜脉络膜变性、萎缩等眼底病变导致术后视力差,易发生视网膜脱离、黄斑出血等眼底病变引起术后视力进一步下降。高度近视眼眼轴长、球壁后凸,造成眼轴测量误差,人工晶状体计算时发生偏差,造成术后屈光不正。

【手术技巧】

1. 手术切口　可采用透明角膜切口或巩膜隧道切口。根据核分级决定手术切口,高度近视眼巩膜壁薄而软,易发生术后漏水,适当延长隧道或采用透明角膜三阶梯切口,可提高手术安全性。

2. 前囊连续环形撕囊　高度近视患者前房较深,适当注入前房粘弹剂,避免过深前房导致撕囊过小。

3. 水分离　使用过多的水或过猛注入囊袋内水可造成悬韧带损伤,同时因晶状体核突然浮出堵塞前囊口形成术中囊袋阻滞综合征,造成后囊破裂。正确做法是多点少量注入水,然后再将皮质和核分层。

4. 超声乳化　首先将灌注液高度调低,防止术中突然加深前房,术中前房深浅变化,容易导致瞳孔缩小,影响手术操作。高度近视患者核硬度大、黏性高、术中易出现"藕断丝连"现象,术中勿使用过大吸力,导致后囊突然上移造成误吸。

5. 人工晶状体植入　选择光学面较大的人工晶状体有利于高度近视眼术后眼底的检查和治疗。

(三) 小眼球、浅前房白内障手术

【临床特点】　眼轴短、眼前节空间相对不足,随年龄增长,常伴随窄房角,散瞳后诱发闭角型青光眼。眼轴超短患者术后有发生恶性青光眼的风险。

【手术难点】

1. 目前人工晶状体计算公式对于过短眼轴很难提供准确的数据。

2. 部分患者瞳孔小,不能充分散大,或有虹膜后粘连(如抗青光眼术后等)。

3. 真性小眼球患者,晶状体悬韧带极易断裂,术前应适当降低负压,术中眼压降低容易出现突发脉络膜脱离,术中还应保持前房压力稳定,防止长时间低眼压。

【手术技巧】

1. 人工晶状体度数确定尽量选择光学生物测量,选择Hoffer Q 公式、HolladayⅡ公式、Haigis 公式等进行对比后选择适合的人工晶状体度数。

2. 小瞳孔　术前 2~3 天停止使用缩瞳剂,如果眼压高术前静脉滴注甘露醇注射液降低眼压。术中发现眼压偏高,将眼压稳定后再手术。术前 3 天开始使用非甾体药物有助于瞳孔保持散大状态。对于瞳孔后粘连患者,必要时使用虹膜拉钩。

3. 超声乳化手术　浅前房患者前房空间有限,要减少超声能量的释放,术中反复注入弥散性粘弹剂,保护角膜内皮,术中虹膜容易从切口脱出,因此手术切口不可过短,注意操作规范。术后有恶性青光眼倾向患者(如短眼轴、浅前房、睫状体前旋),术中联合周边部虹膜晶状体囊膜切开及前部玻璃体切割术可有效预防恶性青光眼的发生。

(四) 玻璃体切割术后白内障手术

【手术难点】

1. 小瞳孔,眼部的多次手术造成手术前瞳孔不易散大。

2. 眼内缺少玻璃体的支撑,眼压波动较大,前房深度变化大。

3. 晶状体悬韧带松弛且较脆弱,使前房和玻璃体腔房水可自由流动,导致灌注液过多进入玻璃体腔引起术中房水逆流,造成前房变浅,如果术中前房突然加深,又突然变浅,同时瞳孔缩小,此现象叫做"灌注偏差综合征"或"房水迷流综合征"。

4. 术中低眼压,术中无玻璃体的支撑容易引起眼球塌陷,术中前房波动,影响黄斑部功能,另一方面影响手术操作。

5. 后囊膜常存在难以吸除、抛光干净的混浊。

【手术技巧】

1. 采用三阶梯切口,且隧道应长于普通切口,保持切口的密闭性,防止眼压骤降,眼球难于维持形体。

2. 硬核白内障应选择小切口非超声乳化手术,增加手术安全性。

3. 撕囊要足够大,防止碎核过程对悬韧带的牵拉损伤,同时方便手术操作及术后眼底检查。

4. 水分离　采用多点少量水分离法,防止后囊膜破裂及晶状体核坠入玻璃体腔。

5. 超声乳化应根据前房深度变化调整液流、负压及灌注瓶高,保证足够灌注液前提下较慢速超声,维持前房正常深浅,避免"浪涌现象"。

6. 如果出现"灌注偏差综合征",应减慢手术,待前房正常后再进一步手术。

7. 对于后囊混浊者,根据术者的不同手术技巧,保证手术安全的基础上行后囊膜连续环形撕囊,或选择术后 YAG 激光后囊膜切开术。

8. 对于玻璃体切割术后迅速形成的白内障,考虑医源性损伤的可能,不能急于手术,等后囊膜机化形成、有一定支撑力后再手术更为安全。

(五) 合并葡萄膜炎的白内障手术

【临床特点】　葡萄膜炎并发性白内障要比常规白内障手术复杂得多,手术风险也要更多:术中容易发生出血、术后发生纤维素性渗出、人工晶状体周围形成膜状物、黄斑囊样水肿等,手术后视力预后决定于术后炎症程度、手术后并发症的发生及处理效果等。

【手术难点】

1. 手术时机选择　术后并发症发生很大程度决定于手术时机的选择,一般认为葡萄膜炎完全控制后 3~6 个月再进行手术比较安全,Vogt-小柳原田综合征葡萄膜炎稳定后 1 年以上再进行手术。

2. 全身疾病控制　手术前后还应该很好地控制全身疾病,在很多研究中,基础炎症的长期存在及进展决定了炎症的复发。

3. 术中操作　长期慢性炎症,患者可能存在虹膜萎缩、瞳孔括约肌硬化、渗出膜、虹膜后粘连、前囊增殖硬化及虹膜和房角新生血管等问题。

4. 后段炎症导致严重玻璃体混浊。

5. 术后炎症的控制。

【手术技巧】

1. 瞳孔的处理　对于瞳孔区残膜可用眼内剪沿瞳孔缘剪除,如果瞳孔仍较小,使用一次性虹膜拉钩,或者瞳孔扩张环、瞳孔扩大器,可以满足超声乳化手术需求。

2. 撕囊　较小的瞳孔容易导致撕囊小,可以在超声乳化完成后二次撕囊,或全周截囊,保证撕囊口的大小,防止囊袋收缩综合征发生。

3. 新生血管的处理　切口处新生血管在术前用氩激光局部光凝处理,减少出血,但术前最好找到引起新生血管的原因并给予相应处理。

4. 高眼压处理　严重的虹膜后粘连,周边部虹膜后粘连导致房水不能正常循环,术中需联合虹膜周切术,预防术后继发性青光眼发生。

5. 玻璃体混浊　如果怀疑患者中间葡萄膜炎或后部葡萄膜炎,术中联合曲安奈德玻璃体腔注药术,但术后应避免平卧,药物下沉到黄斑区引起视力下降。严重玻璃体混浊还可以联合玻璃体切割术。

(六) 白内障合并晶状体脱位

晶状体悬韧带的解剖特点:晶状体悬韧带是连接晶状体赤道部和睫状体的纤维组织,起自睫状体并从前面、后面和赤道部插入周边部晶状体囊膜。主要功能是固定并保持晶状体的正常位置,同时起到屈光调节作用,在成分改变时悬韧带纤维将变得脆弱和容易断裂。根据发病原因分为:外伤性和先天性,根据严重程度分为轻度异常——少于1个象限,中度异常——1~2个象限,重度异常——2~3个象限,严重异常——超过3个象限。分类方法主要用于术前评估和手术方案的选择。

【适应证】

1. 晶状体脱位呈进行性发展,脱位已达瞳孔区。

2. 晶状体不全脱位严重影响视力,配镜难以矫正。

3. 单眼复视或严重散光患者无法耐受。

4. 合并晶状体混浊影响视力。

5. 晶状体半脱位发展为全脱位向前脱入前房或向后脱入玻璃体腔。

6. 晶状体脱位继发青光眼。

7. 晶状体脱位妨碍视网膜疾病的检查和治疗。

8. 儿童严重晶状体不全脱位导致患者弱视,需及时进行弱视训练。

【手术难点】　悬韧带力量不均衡,增加了撕囊困难,晶状体悬韧带脆弱容易导致术中脱位范围增加,甚至脱入玻璃体腔。可能伴有玻璃体疝,影响手术操作。

【手术方法】

1. 晶状体不全脱位　如果脱位为轻中度患者,术中脱位没有继续扩大,术中可植入囊袋张力环后再进行皮质吸出及植入人工晶状体。

晶状体脱位范围超过2个象限,术中可用虹膜拉钩拉住晶状体囊袋口,防止术中晶状体脱入玻璃体腔,再根据情况行囊袋张力环巩膜固定术或摘除囊袋行人工晶状体睫状沟缝线固定术或前房型虹膜夹人工晶状体植入术。

2. 晶状体全脱位　如果脱位于前房,继发青光眼,降低眼压基础上及时取出脱位晶状体,二期再考虑植入人工晶状体。脱位到玻璃体腔需眼后段医生及时行晶状体及玻璃体切割术。

(刘彩娟　陈志敏)

第七节　抗青光眼手术

青光眼是一种常见的不可逆性致盲眼病,主要的临床特征是眼压升高及视盘、视功能损害。现代青光眼的治疗策略和治疗目标是控制眼压和保护视神经。对青光眼的治疗来说,降低眼压是青光眼最主要的治疗方法。目前,临床上控制青光眼眼压的主要手段包括药物治疗、激光治疗和手术治疗,其中手术治疗是最重要的手段之一。

我国对于原发性闭角型青光眼的治疗首选手术治疗,并以前房角的粘连程度为选择手术方式的主要依据。对于原发性开角型青光眼的治疗,一般认为只有在药物或激光治疗不能满意控制眼压时才采取手术治疗。

抗青光眼的手术种类很多,其目的是通过不同的手术方式,使增高的眼压降至正常,从而达到保持或增进视功能的目的。

一、青光眼虹膜手术

(一) 周边虹膜切除术

此手术只切除虹膜根部,解除瞳孔阻滞,符合生理要求,对眼球组织损伤较小,术后瞳孔保持圆形,结果较为满意。

【适应证】

1. 一眼确诊为闭角型青光眼,另一眼处于临床前期,可作预防性周边虹膜切除术。

2. 闭角型青光眼亚急性发作后之间歇期,房角无粘连或只有很少局部粘连,眼压不高。

3. 闭角型青光眼第一次急性发作,经治疗在24~48小时内眼压降至正常,停药后眼压不再升高,房角粘连范围少于1/2圆周,杯盘比、视野均正常者。

4. 继发性青光眼有广泛的虹膜后粘连,虹膜膨隆;或无晶状体眼的虹膜与玻璃体粘连者;硅油引起的瞳孔阻滞。

【手术方法】

1. 麻醉眼球筋膜下浸润麻醉或表面麻醉。

2. 开睑器开睑,在颞上或鼻上方位置,作以穹隆部为基底的小结膜瓣,宽约5mm。

3. 在角膜缘后界前0.5mm处,用安全刀片作与角膜缘平行并垂直于眼球壁的长3~4mm深3/4角巩膜厚度的板层切口(图33-7-1)。

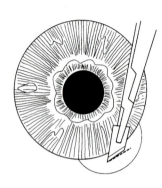

图33-7-1 周边虹膜切除术:角膜缘结膜及巩膜切口

4. 刀尖刺通前房,扩大切口,轻压切口后唇,虹膜根部即行脱出,虹膜镊夹住脱出虹膜的顶部,以虹膜剪平齐切口剪除小块虹膜组织。

5. 虹膜恢复器恢复虹膜,并在切口表面轻轻按摩,使瞳孔恢复圆形,显出虹膜根部的缺损区为止。

6. 烧灼或间断缝合球结膜,结膜囊涂抗生素眼药膏,包扎术眼。

【注意事项】

1. 麻醉药物内不加肾上腺素,以免瞳孔散大,切口后虹膜脱出太多。

2. 结膜瓣不宜过大,位置宜偏于一侧,以便为第二次手术留有余地。

3. 巩膜切口要正确,切口过高则虹膜脱出困难,且易伤及睫状体;切口过低不宜剪除虹膜根部。

4. 虹膜自然脱出时,必须控制好虹膜脱出的量,不可让虹膜全部脱出。否则,不仅影响手术操作,而且不易掌握周边虹膜切除的大小。

5. 夹虹膜全层时,不可将虹膜提起过高,以免切除时残留虹膜后色素层。

6. 剪除虹膜时要全层(包括色素上皮层)剪透,否则达不到手术目的。

7. 剪除虹膜时,显微剪必须轻下压虹膜切口,这样剪除的虹膜不宜嵌在巩膜切口处,而且瞳孔可自行退回。

8. 若虹膜未自然脱出时,在切口内夹虹膜要特别小心,镊子进入稍深,便可能损伤晶状体引起白内障。镊子夹虹膜稍浅,易残留虹膜后色素层。

9. 虹膜剪除后在眼外恢复虹膜时,若有困难,可放出少量房水,使眼压下降后,虹膜便可很容易恢复原位。尽量避免用器械伸入前房恢复虹膜。

10. 术中少量的前房积血可不必处理,量多时可用虹膜恢复器压迫切口后唇,用另一恢复器在角膜上朝切口方向按摩把血赶出前房。

【术后处理】 术后第1天,虹膜切口通畅,周边前房加深,眼压正常。应用抗生素滴眼液每日4次,持续2周。结膜缝线4~5天可拆除,如结膜下有滤过,可能是切口太大的原因,如切口整齐,前房正常可不必特殊处理,必要时可眼部包扎2天,即可逐渐消失。术后定期监测眼压,观察眼压变化。术后如需行房角检查,最好在术后第2周。

【并发症及处理】

1. 术中并发症

(1)前房积血:造成这种并发症的原因可能是角巩膜切口偏后损伤了睫状体;虹膜无法自行脱出时用有齿镊伸入切口抓拉虹膜时撕裂虹膜根部;虹膜有新生血管生长等。少量积血不必作特殊处理,多数几天内能自行吸收。极少数积血较多者,需作前房冲洗,以免发生继发性眼压升高和炎症反应加重。

(2)虹膜脱出困难:可能的原因包括眼压过低、切口位置选择不当、切口过小、切穿虹膜、周边虹膜前粘连、睫状体与虹膜粘连、虹膜与晶状体或玻璃体后粘连,此时可用虹膜镊子将切口中的虹膜拉出切口外切除。

(3)虹膜没有完整切透:手术只切除虹膜基质,留下色素上皮层。可采用氩激光穿透色素上皮层。

(4)晶状体损伤:导致这种并发症的原因可能是虹膜脱出困难时用有齿镊伸入前房抓拉虹膜所致,或是周边虹膜切除后,用虹膜恢复器或冲洗针头进入前房整复虹膜时不慎损伤。

2. 术后并发症

(1)术后眼压升高:可能的原因包括虹膜切除口未完全穿透、高褶虹膜综合征、混合型青光眼、睫状环阻滞性青光眼、残余性青光眼。

(2)前房积血:积血通常在2~5天内自行吸收。

(3)切口漏水:可能的原因包括切口不齐、缝合不良、虹膜嵌顿在切口中或术后眼压过高切口重新裂开。治疗方法是重新缝合角巩膜切口。

(4)瞳孔变形:可能的原因包括术中未完全将虹膜恢复正常,使切口周边的虹膜嵌顿于虹膜切口中。

(二) 节段性虹膜切除术

此适应证基本同周边虹膜切除术，对虹膜后粘连较严重，或急性闭角型青光眼急性发作，瞳孔重度散大且强直，无法行周边虹膜切除术时，可采用节段性虹膜切除术。手术方法基本同周边虹膜切除术，但角膜缘切口应大些。

二、青光眼滤过性手术

(一) 小梁切除术

巩膜板层下滤过手术的概念由 Sugar 于 1961 年提出，并由 Cairn 于 1969 年推广，称此技术为小梁切除术。这种基本的小梁切除术及随后的许多改良方案是最有代表性的防护性造瘘手术，几乎适用于各种类型青光眼。

【适应证】

1. 原发性开角型青光眼，药物治疗达不到目标眼压，视野和视神经呈进行性损害。
2. 原发性闭角型青光眼，房角粘连闭合≥180°。
3. 激光术后眼压仍不宜控制的原发性青光眼。
4. 小梁切开术或房角切开术后失败的先天性青光眼。
5. 与小梁切开术联合治疗先天性和发育性青光眼。
6. 部分继发性青光眼。
7. 滤过手术后无效者可再行小梁切除术。
8. 与其他手术联合治疗一些难治性青光眼。

【手术方法】

1. 麻醉　全身麻醉适用于儿童期。局部麻醉包括：眼球筋膜下浸润麻醉和表面麻醉。
2. 开睑器开睑，5-0 缝线作上直肌牵引缝线固定眼球，上直肌牵引固定缝线尽可能安置在肌腹处。
3. 作以角膜缘为基底或穹隆为基底的结膜瓣，如作以角膜缘为基底的结膜瓣应采取高位结膜切口，即距角膜缘 5~10mm 处。
4. 在选定的手术区，通常在正上方(11:00—1:00 方位)或鼻上方作以角膜缘为基底的巩膜瓣，烧灼器烧灼 4mm×4mm 大小的方形巩膜瓣范围，从巩膜瓣后缘开始，用 15° 角的显微手术刀或剃须刀改制成的尖刀片做深达 1/2 厚度与角膜缘平行的巩膜切口，其后在该切口的两端作两个平行的垂直角膜切口，深度同第一个切口，用无齿镊提起巩膜瓣向前进行层间剖切，刀刃需与巩膜床剖切面平行，刀尖必须自始至终可见，直至剖切到白色巩膜带和灰蓝色小梁带交界处前 2.0mm，即透明角膜内 1mm 处。
5. 于离巩膜瓣稍远位置的角膜缘或角膜缘血管前的透明角膜内 1~2mm 处，用 15° 角的显微手术刀或 25 号针头作前房穿刺。
6. 于巩膜床上用安全刀片划出待切除的小梁组织边界，巩膜瓣两侧与小梁切除区两侧边缘的覆盖范围分别为 0.5~1mm。前切口位于灰蓝色小梁带和透明角膜带交界处或透明角膜内，小梁的后切口位于白色巩膜带和灰蓝色小梁带交界处。先从前切口或两侧放射状切口开始用刀逐渐划开并进入前房，让房水缓慢渗出，让眼球略变软而前房不消失。扩大前切口或放射状切口的全层穿刺口，直至切口能伸入小梁剪并完成前切口剪开；再向后沿每侧放射切口剪开直达小梁切除的后切口两端。反转此小梁组织，于色素小梁网后方沿巩膜嵴切除该 2mm×2mm 小梁组织块。操作期间，如虹膜脱出，可轻压已脱出的虹膜表面，让房水进一步流出；或在脱出虹膜的基底部作一小切口，以降低前后房的压力差，促进虹膜复位。

7. 将虹膜恢复至正常位置后，轻轻提起切口中央颜色较浅的周边虹膜组织(或邻近先前切开的虹膜小口处)，周边虹膜切除的范围不宜过小，基底宽度至少应有 2mm。为了保证作如此宽度的基底切除，应提起虹膜组织并略移向术者左侧，虹膜剪在右侧先剪开 1/2 虹膜；其后将剩余的虹膜组织移向术者右侧并完成左侧 1/2 的虹膜剪除，在剪除过程中要注意瞳孔缘的形状与位置变化。

8. 在巩膜瓣和巩膜床的两个后角用 10-0 尼龙缝线各缝合一针，缝合的张力应适度。从前房穿刺口注入平衡盐溶液恢复前房，检查巩膜瓣边缘的渗漏功能，以确定是否需加做调整缝线。调整缝线应放在瓣两侧边缘的中央位置，所有线结均应埋藏在巩膜组织内。

9. 使用 10-0 尼龙线按照解剖层次逐层缝合，以期达到切口的水密闭合。

10. 于前房穿刺口再次注入平衡盐溶液或粘弹剂重建前房，如无渗漏，随着前房形成，滤过区的球结膜应呈泡状隆起。

11. 结膜囊涂抗生素眼药膏，包扎术眼。

【注意事项】

1. 精细操作和缝合结膜瓣，尽量减少组织损伤和出血，对术野内的出血灶需电凝止血，充分冲洗，防止血液流入前房。关闭巩膜瓣和结膜瓣之前，需仔细检查有无活动性出血点，以避免巩膜瓣或结膜瓣下的血凝块形成。

2. 巩膜瓣至少应剖入透明角膜内 1.0mm 处，以避免切除小梁组织后睫状突阻塞瘘口。剪除小梁组织时，首先应部分切口穿透全层深达前房，让房水缓慢流出以逐渐降低眼压，避免虹膜突然膨出、前房消失及虹膜-晶状体隔前移。剩余的小梁切口应尽量靠前并与角巩膜面垂直，保证小梁切除的内外口一致，不遗留任何底层角巩膜组织。

3. 相应区域的周边虹膜切除应宽于小梁切除口，避免因术后浅前房、使用强效散瞳剂或滤过泡按摩时，致虹膜挤入瘘口及虹膜切口粘连闭合。

4. 术中忌用任何器械进入前房，以免损伤眼内组织。

5. 手术滤过量的选择 前房极浅或疑有恶性青光眼倾向的原发性闭角型青光眼，疑有脉络膜渗漏或出血倾向的青光眼，术中发现老年人眼球筋膜较薄和视神经相对健全者，需较少的滤过量；难治性青光眼或低眼压性青光眼，视神经损害严重，眼球筋膜较厚的婴幼儿和年轻患者，需较多的滤过量。

【术后处理】

1. 控制术后炎症反应 术后常规应用抗生素 - 皮质类固醇滴眼液，每天 4 次，2 周后逐渐减量。视前房和炎症情况可使用短效的散瞳 - 睫状体肌麻痹药。

2. 滤过泡的观察及处理 术后早期的理想状态是：滤过泡结膜呈相对贫血状态，无明显局限边界，轻 - 中度隆起；前房恢复到术前深度或略浅；眼压在 6~12mmHg 之间。若前房变深、滤过泡平坦，眼压≥20mmHg，应尽早拆除可调整巩膜瓣缝线。若眼球筋膜组织较厚，结膜瓣或巩膜瓣下血肿形成，经缝线松解或按摩后，滤过泡仍局限或无滤过泡，术后前 2 周应尽早结膜下注射抗代谢药物。若前房浅或消失、滤过泡隆起、眼压 <6mmHg，应加强局部散瞳和抗炎治疗。

3. 术后疼痛一般不明显，若出现剧烈疼痛，应注意是否出现眼压急剧升高，可能的原因包括滤口阻塞、恶性青光眼、脉络膜渗漏、出血、感染。眼压升高可选用肾上腺素能 β 受体阻断剂或碳酸酐酶抑制剂，术后早期尽量避免使用缩瞳剂。

【并发症及处理】

1. 出血
(1) 前房积血：少量前房积血多可自行吸收，大量前房积血应作前房冲洗。
(2) 脉络膜上腔出血或爆发性出血：需行手术治疗。
(3) 眼底出血：未累及黄斑区的少量出血可自行吸收。

2. 浅前房 Ⅰ°浅前房，可适当使用去氧肾上腺素、托吡卡胺或阿托品滴眼液散瞳麻痹睫状肌，甘露醇注射液浓缩玻璃体，加深前房；Ⅱ°浅前房如常规保守治疗 5~7 天无效，伴有较重的葡萄膜炎并易引起早期房角广泛粘连，或继续进展至Ⅲ°浅前房时，需手术治疗。

3. 术后高眼压 可能由瘘口内部阻塞、瘘口外部阻塞或早期滤过泡失败导致。瘘口内部阻塞时可采用低能量氩激光、脉冲式激光、高渗脱水剂、房水生成抑制剂、缩瞳剂及皮质类固醇等治疗，后期可采用抗青光眼药物甚至重做滤过性手术来治疗。早期滤过泡失败可采用早期拆除或激光松解巩膜瓣缝线、按摩、皮质类固醇局部滴眼或结膜下注射、抗代谢药物结膜下注射、滤过泡分离、滤过泡手术探查修复等方法，后期可采用抗青光眼药物甚至再次滤过性手术来治疗。

4. 滤过泡渗漏 小的缺损可通过组织黏合剂、绷带加压包扎等方法使其自然愈合。上述方法失败，需移植游离结膜或异体巩膜覆盖。

5. 化脓性眼内炎 抽取房水和玻璃体行细菌培养和药敏实验，眼表面、结膜下、全身使用高剂量广谱抗生素，排除真菌感染后，局部或全身应用皮质类固醇药物，玻璃体受累者行玻璃体切割术。

(二) 复合式小梁切除术

复合式小梁切除术由下列 2~3 种技术联合组成，即标准小梁切除术 + 巩膜瓣调整缝线 + 抗代谢药物应用。

【适应证】 小梁切除与缝线松解或拆除手术方法联合的适应证：前房较浅的原发性闭角型青光眼；具有恶性青光眼倾向的闭角型青光眼；晚期原发性开角型青光眼；青光眼手术中出现高眼压症的患者；青光眼、白内障或人工晶状体植入的联合手术。

小梁切除术、缝线松解及拆除技术和 (或) 抗代谢药物联合应用的适应证：无晶状体眼或人工晶状体植入术后的青光眼；眼球筋膜旺盛的年轻开角型或闭角型青光眼患者；炎症性青光眼；外伤性青光眼；既往滤过性手术失败（由于瘢痕形成）的再手术眼或 2~3 次小梁切开术失败的难治性青光眼。

【手术方法】

1. 小梁切除方法同前所述，若只采用一根可拆除缝线，则该缝线应位于具有较宽覆盖区的一侧，若采用两根可拆除缝线 (图 33-7-2)，则具有最小覆盖区一侧的可拆除缝线是决定滤过量的关键缝线，应最后拆除。

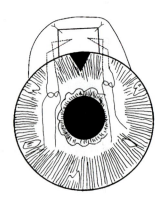

图 33-7-2 小梁切除术：缝合巩膜瓣及可调节缝线

2. 可调整缝线的拆除可采用激光缝线松解术或巩膜瓣缝线外露拆除术。

(1) 激光缝线松解术 (断线术)：眼球筋膜较厚的患眼应作部分筋膜剪除，以便术后容易发现黑色的尼龙缝线。在术后 4~15 天期间，如前房恢复到术前深度、滤过泡平坦和眼压≥17.3mmHg 时，可在表面麻醉下应用尼龙缝线激光镜或房角镜行氩激光断线术。

(2) 巩膜瓣缝线外露拆除术：在巩膜瓣两侧边缘（约在中央部）放置 1~2 根张力较大的可拆除缝线。

3. 抗代谢药物在术中和术后的应用。抗代谢药物主要用于难治性青光眼，如新生血管性青光眼、外伤性青光眼、葡萄膜炎继发性青光眼、先天性或青少年性青光眼、角膜移植术后继发性青光眼、无晶状体眼或人工晶状体眼性青光眼、以往滤过手术失败的青光眼、虹膜角膜内皮综合征、继发于视网膜和玻璃体手术的青光眼。

(1) 氟尿嘧啶：在术中应用时，在预先制备好的结膜瓣或巩膜瓣下，放置含有氟尿嘧啶的棉片 2~5 分钟，用平衡盐溶液反复冲洗角膜、结膜和滤过区的残留药液。在术后 2 周内结膜下（手术切口对侧 180°）共注射 5~7 次。

(2) 丝裂霉素：术中使用方法同氟尿嘧啶。

【注意事项】

1. 与基本的小梁切除术相同　术中不慎撕裂球结膜或穿破巩膜时，原则上避免使用抗代谢药物。使用抗代谢药物时，棉片的大小应适度。

2. 采用经透明角膜作外露的巩膜瓣可拆除缝线时，需掌握好进针深度，进针过深会伤及虹膜和睫状体并引起出血或损伤晶状体，过浅会撕裂或穿破结膜。如果两侧缝线拆除后滤过泡仍未建立，可采用激光断线法松解。

【术后处理】　与基本的小梁切除术相似。不同之处在于：①控制巩膜瓣缝线松解或拆除的时间和数目，根据术后眼压水平、滤过泡形态和前房恢复情况，通过控制缝线松解或拆除的时间（通常在术后 4~15 天）和数目，以产生理想的功能性滤过泡和控制术后眼压在正常范围；②术中或术后应用抗代谢药物时应密切观察是否有角膜上皮损害和结膜房水渗漏。如巩膜瓣缝线松解或拆除与抗代谢药物联合应用，缝线松解或拆除时间可适当延长。

【并发症及处理】　同小梁切除术。

三、前房角手术

(一) 前房角切开术

手术的原理是在房角处切开一个通道，使房水流入 Schlemm 管，将靠近 Schwalbe 线的小梁网前面的残存中胚叶组织膜切开，使虹膜后退，并解除睫状体纵行肌对小梁纤维的牵拉，减少对小梁的压力，增加房水排出而降低眼压。

【适应证】

1. 先天性青光眼，尤其是前房角发育为单纯性小梁，发育不良且角膜仍较透明者。

2. 原发性或继发性儿童期青光眼，预防先天性无虹膜继发青光眼。

【手术方法】

1. 牵引缝线固定患眼处于手术位置。

2. 将前房角镜置于角膜偏鼻侧部分，用手指或角膜镊固定，暴露颞侧部分角膜，方便进刀。

3. 房角切开刀在颞侧角膜缘内 1~2mm 处斜行刺入前房，平行越过瞳孔至对侧房角。

4. 在前房角镜下看清房角结构后，用刀尖对准并紧靠 Schwalbe 线下的小梁网缓慢切开 60° 范围的组织，然后反转刀刃，切开相反方向的 60° 小梁组织。第一次房角切开从颞侧进刀切开鼻侧 120° 小梁网，第二次房角切开则从鼻侧进刀切开颞侧 120° 小梁网。

5. 切开房角后，在前房角镜下可看到一条白色的细的小梁组织分离线，见到周边虹膜后退，房角隐窝加深，即可退刀。

【注意事项】

1. 至少保持房角切开刀的 4/5 留在前房，仅刀尖部进入小梁组织内，以免过深刺穿巩膜。

2. 切开前房角时不应有抵抗感，若刀锋切开组织时有手触摸栅栏的感觉，则表示切口过深。

3. 要在手术显微镜直视下进行操作，要能看准切口位置，切在紧靠 Schwalbe 线以下的小梁网上。

4. 术中要保持前房深度，防止房水从刀口溢出。可在前房注入粘弹剂，在保持深前房的状态下进行前房角切开术。术毕仍保留少许粘弹剂在房角切口，以维持前房角的开放，减少粘连和出血。

【术后处理】　患儿头部应转向小梁分离区的对侧，以便前房有少量积血时，可引流到对侧房角而不致堆积在手术区域引起虹膜前粘连。前房积血通常 3 天内可自行吸收。为扩张房角切口，术后数日宜用强效缩瞳剂。为防止切口粘连，术后早期局部应用皮质类固醇滴眼液。

【并发症及处理】

1. 房角切口位置错误　若切口位置偏后，会伤及睫状体和虹膜动脉大环，引起严重的眼内出血、虹膜根部离断和睫状体分离。若伤及晶状体会导致白内障。若穿破巩膜可能出血及纤维增殖。若切口位置偏前到 Schwalbe 线则无降压效果。故需放大显微镜倍率，看清小梁网结构方可切开小梁。

2. 术中前房变浅或消失　原因有过度牵拉眼球，切开刀挤压角膜时刀口移开或前房灌注不足。故需暂停手术操作，前房注入粘弹剂，以免损伤眼内组织。

3. 前房积血术毕向前房注入气泡或粘弹剂可减少出血和粘连。

(二) 小梁切开术

小梁切开术又称为外路小梁切开术，用于治疗婴幼儿型先天性青光眼,是婴幼儿期各种抗青光眼手术中效果最好的。它对于病情严重、角膜混浊看不清房角及较大的婴幼儿有更好的效果。因为在操作方面有与小梁切除术相似的部分,且不像房角切开术一样需要特殊的前房角镜,故近年在眼科中应用较广泛。

【适应证】

1. 单纯性小梁发育不良的婴幼儿或青少年型先天性青光眼。

2. 角膜水肿、角膜瘢痕、角膜混浊,却能窥清前房的先天性青光眼。

3. 两次及以上房角切开术失败的先天性青光眼。

【手术方法】

1. 标准小梁切开术

(1) 用开睑器或缝线开睑,睑裂较小者可作外眦切开。

(2) 作上直肌牵引缝线固定眼球。

(3) 作以角膜缘或穹隆部为基底的结膜瓣。若术中不放置抗代谢药物,一般选择以穹隆部为基底的结膜瓣,方便暴露视野;若术中放置抗代谢药物,一般选择以角膜缘为基底的结膜瓣。

(4) 于上方作以角膜缘为基底的长方形或三角形巩膜瓣,大小约3mm×3mm,厚度为3/4巩膜厚度,向前分离进入透明角膜1~1.5mm,以便识别角膜缘的解剖境界。

(5) 在巩膜瓣下,于角膜缘间灰蓝色移行带中间作一垂直于角膜缘的角巩膜板层切口,此切口应分别向前后切开1mm,缓慢加深,寻找深层的黑色点,若在黑色点处有少量房水或淡血水渗出,则表示Schlemm管外壁已被切开,将小梁切开刀插入Schlemm管的切口两断端。

(6) 把小梁切开刀的一刃插入Schlemm管内,沿角膜缘缓缓推进9~10mm,在虹膜与角膜直接切开Schlemm管内壁和小梁网,另一把小梁切开刀以相同方法切开另一端的Schlemm管内壁和小梁网(共切开120°)。

(7) 用10-0缝线间断缝合巩膜瓣。

(8) 以角膜缘为基底的结膜瓣可用8-0可吸收缝线连续缝合,以穹隆部为基底的结膜瓣用10-0缝线间断缝合。

2. 小梁切开联合小梁切除术 对于角膜直径>14mm、角膜混浊、角膜缘异常增宽、Schlemm管萎缩、单纯小梁切开术不能控制眼压者,可行小梁切开联合小梁切除术。

手术时先行小梁切开,后于Schlemm管剪开的两断端向角膜缘剪开,剪下2mm×2mm包括小梁在内的角巩膜组织,然后作周边虹膜切除,最后缝合巩膜瓣及结膜瓣。

【注意事项】

1. 先天性青光眼患者眼球增大,眼球壁比正常薄,做巩膜瓣时需小心剖切,避免穿破巩膜瓣。

2. 巩膜瓣的厚度较小梁切除术的巩膜瓣厚,便于识别巩膜瓣下角膜缘的解剖结构。

3. Schlemm管定位是手术成功的关键。

4. 术中如不能确定Schlemm管,则改行小梁切除术。

【术后处理】 同房角切开术。

小梁切开术或房角切开术的患儿均应在术后4~6周复查眼压、角膜直径、房角和杯盘比。若病情得到控制,可每3~4个月复查1次,第2年每6个月复查1次,第3年后每年复查1次。若复查发现眼压≥18mmHg、角膜水肿或角膜直径、杯盘比增大,则需要再作小梁切开术。

【并发症及处理】

1. 前房积血 同房角切开术。

2. 虹膜根部离断 须在切开小梁时密切注意有无虹膜随着刀切开而出现移动现象。若发生虹膜根部离断会引起前房大出血及恶性青光眼,若眼压正常出血不多可等待出血自然吸收;若眼压升高,药物无法控制,则需行前房穿刺促进积血排出。

3. 假道形成 假道进入睫状体上腔,引起睫状体分离,可发生前房积血。

4. 角膜后弹力层撕脱 因切开刀靠前进入角膜产生假道所致。

5. 晶状体损伤小梁 切开刀旋转进入前房时,若刀的偏转方向太靠后有可能损伤晶状体。

6. 结膜滤过泡形成 由于巩膜瓣缝合复位不牢所致。

7. 后巩膜葡萄肿 由于巩膜瓣缝合不牢,术后眼压仍高所致。

8. Schlemm管定位困难 角膜直径>14mm的病例Schlemm管定位困难。如不能定位,可临时改行小梁切除术。

四、前房手术

(一) 前房穿刺术

可达到暂时性降低眼压,扩张视网膜血管,冲洗前房内异常房水、积血,抽取房水检查及形成前房等目的。

【适应证】

1. 急性闭角型青光眼药物治疗眼压下降不明显,术前可先行前房穿刺降眼压。

2. 视网膜中央动脉阻塞可行前房穿刺降低眼压及扩张视网膜血管。

3. 冲洗前房积血、积脓及化学伤造成的房水内有害物质。

4. 外伤或内眼手术后浅前房或前房延缓形成,需注入空气、生理盐水或粘弹剂形成前房。

5. 抽取房水作生化或其他检查。

【手术方法】

1. 表面麻醉或局部麻醉(如为前房冲洗,宜用球后麻醉)。

2. 用镊子在穿刺点对侧的角膜缘固定眼球。

3. 如作为抽取房水、注入空气、生理盐水或粘弹剂的穿刺口,需要较小,以免房水流失。

4. 如作为排出房水的穿刺口,应略大些,用小尖刀或前房穿刺刀在角膜缘内1mm处切开角膜约3mm,轻压切口后唇,使房水缓慢流出,如需反复放出房水,可在12~24小时后再压迫切口后唇,放出房水。

5. 如作为前房冲洗的穿刺口,应更大些(4~5mm),以便冲洗物容易排出,必要时可使用镊子夹出冲洗物。

6. 结膜囊涂抗生素眼药膏,包扎术眼(前房积血可包扎双眼)。

【术后处理】 每天换药,注意有无新鲜出血及眼压情况。

【并发症及处理】

1. 周边虹膜前粘连 经角膜缘穿刺比经透明角膜穿刺更容易发生虹膜前粘连,且会有少量血液进入前房,故若为检查房水,应经透明角膜进入前房。

2. 虹膜嵌顿 若穿刺口过大,房水急速流出,会造成虹膜嵌顿于切口,术时可按摩角膜或用虹膜恢复器使其分离复位,形成前房。4mm以上的穿刺口,可用10-0尼龙线间断缝合。

3. 眼内组织损伤 用小尖刀或前房穿刺刀切开角膜时,如用力过大或前房较浅,易伤及虹膜甚至晶状体,故在切开角膜时,不宜用力过大,有突破感时即退刀,避免伤及眼内组织。

(二) 前房成形术

浅前房或前房延缓形成是内眼手术后常见的并发症。多数是由于切口渗漏、脉络膜脱离和房水错流等原因造成。持续的浅前房常导致角膜水肿、周边虹膜前粘连和白内障。故内眼手术出现浅前房时,应积极寻找病因,给予相应治疗。若保守治疗7~10天前房仍不形成或出现角膜水肿,应进行手术治疗,促进前房形成。

五、睫状体手术

(一) 睫状体冷凝术

此手术通过人工制冷产生的低温效果,直接破坏睫状体上皮及其血管系统,从而减少房水生成。它除了破坏睫状体上皮功能之外,还可导致角膜缘的神经组织破坏,从而对一些绝对期青光眼具有缓解疼痛的效果。

【适应证】

1. 穿透性角膜移植术后青光眼。

2. 无晶状体眼青光眼。

3. 新生血管性青光眼。

4. 继发性闭角型青光眼。

5. 多次抗青光眼手术失败后青光眼。

6. 外伤性房角后退性青光眼。

7. 人工晶状体植入术后青光眼。

睫状体冷凝术作为一种比较安全的睫状体破坏手术,主要适用于绝对期青光眼的治疗。但睫状体冷凝术后疼痛明显,且可引起慢性葡萄膜炎,故睫状体冷凝术目前主要用于其他治疗措施无效的晚期青光眼或已有严重视力损害又无法进行激光治疗的青光眼。但是由于目前经巩膜睫状体光凝术的应用大大减轻了患者术后疼痛,及内镜下睫状体光凝的准确定位技术,目前睫状体冷凝术应用越来越少。

【手术方法】

1. 行球后阻滞麻醉联合表面麻醉。

2. 开睑器开睑,用固定镊向冷冻部位对侧牵引眼球,将拟冷冻部位暴露出来。

3. 冷冻头的中心应恰好位于睫状体的睫状突处。睫状突的前缘位于Schlemm管后约0.28mm处,以角膜缘为标志,在颞侧、鼻侧及下方象限内冷冻时,冷冻头的前缘应离角膜缘约1.0mm,在上方象限冷冻时,冷冻头的前缘应离角膜缘约1.5mm。

4. 行睫状体冷冻时,应将冷冻头紧压在球结膜上,保证冷冻头和组织完全接触。打开冷冻器开关后大约15秒,冷冻头表面开始结霜,最低温度可达-60°~-80°,有效冷冻时间应从放置冷冻头之后20~30秒开始计算,一般要求冷冻温度在-80°左右,每一个冷冻点总的冷冻时间应持续40~60秒,若冷冻头温度为-60°,冷冻时间可延长至90秒。

5. 冷冻范围通常为2个象限,每个象限作2~4个冷冻点。降眼压效果和冷冻范围有关,冷冻范围越大,降眼压幅度越大,但发生眼球萎缩的可能性也增加。一般主张第一次行睫状体冷凝术,冷冻范围限于180°之内,如眼压控制不佳,可再次行冷冻手术,但总的冷冻范围不可超过300°。再次手术的时间应在第一次手术之后1个月进行。

【并发症及处理】

1. 一过性眼压升高 可发生于手术中,也可发生于术后早期。可能与冷冻时低温造成的巩膜急剧收缩和眼内容积突然减少有关。故术前应用降眼压药物,术中进行球后麻醉,冷冻时冷冻点间隔时间延长,术后早期常规应用降眼压药物(必要时可应用甘露醇)减少这类并发症的发生。

2. 葡萄膜炎 术后常规应用吲哚美辛及皮质类固醇。

3. 前房积血 尤其是新生血管性青光眼术后更常见,这种积血往往是一过性的,通过保守治疗一般可在数天内吸收。

4. 低眼压及眼球萎缩 术中需严格控制冷冻点及范围,可采用少量多次,较长的冷冻治疗时间间隔(1个月以上）的方式进行睫状体冷凝术，术后使用皮质类固醇可减少这类并发症的发生。

（二）经巩膜睫状体光凝术

经巩膜睫状体光凝术是目前临床应用最广泛的激光睫状体破坏术。因激光是透过完整的球结膜和巩膜到达睫状体，所以为角膜透明度很差和瞳孔不能散大的病例提供了可行性。

【适应证】

1. 多次滤过手术失败的原发性青光眼。
2. 新生血管性青光眼。
3. 无晶状体眼青光眼。
4. 外伤性青光眼。
5. 角膜移植术后青光眼。

【手术方法】

1. 病人取仰卧位，常规消毒，行球后麻醉，辅以表面麻醉，开睑器开睑。
2. 在角膜缘后 1.0~1.5mm 为最佳部位，对视功能损伤最小，激光光束入射角度与视轴垂直并轻压巩膜。
3. 激光功率一般为 1.5~2.5W，照射时间为 1.0~2.0 秒，治疗范围为 180°~360°，根据眼压确定所需要治疗的范围和激光照射点数，一般每 90° 范围 4~6 个激光治疗点。
4. 治疗时避开 3 点和 9 点角膜缘即避免损伤睫状后长动脉。

【术后处理】 根据术后眼内炎症反应轻重，局部滴用皮质类固醇和（或）非甾体类激素滴眼液、阿托品散瞳。根据眼压高低再决定是否使用降眼压药物，如有前房积血则进行对症处理。如一次光凝治疗无法完全将眼压降至正常水平，可重复治疗，间隔治疗的治疗周期最少要 4~6 周以上。

【并发症及处理】

1. 结膜烧伤 能量过大时可能发生，少见。
2. 前葡萄膜炎反应 程度往往较激光虹膜切除术、激光虹膜成形术、选择性小梁成形术严重，可见睫状压痛、房水闪辉、浮游细胞等典型的前葡萄膜炎体征。严重者前房内出现渗出，晶状体前形成渗出膜。术后除常规给予局部皮质类固醇滴眼液、非甾体类滴眼液外，还可酌情加用口服皮质类固醇、非甾体类抗炎药，结膜下或半球后注射皮质类固醇。
3. 疼痛 主要由于睫状体炎症所致，部分由于术后眼压反跳性升高所致。加强抗炎，密切观察术后眼压变化，给予相应处理。
4. 眼压反跳性升高 睫状体光凝术的降压效果往往在术后早期不明显，由于炎性房水的形成，术后早期眼压可能不降反升，反跳性升高多发生在术后 1~3 天。术后应密切观察眼压变化，尤其是尚存视力的眼睛，降眼压药物不要马上停止使用，而是根据眼压的变化增减，逐渐减少至最低量维持。
5. 巩膜变薄或穿孔 有些巩膜本身较薄的患者，在睫状体光凝术后一段时间后，治疗部位可出现与激光点一致的巩膜变薄区，透见下方的脉络膜，表现为颜色发黑的点状病灶，在高眼压状态下还可以发展成串珠状的巩膜葡萄肿。在同一部位反复进行光凝的患者，此处的巩膜可以出现缺血、溶解进而穿孔。故在睫状体光凝前应仔细观察患者的巩膜情况，需重复光凝的患者应避开上一次的激光点。如果发生穿孔，需用异体巩膜手术修补。
6. 术后低眼压导致眼球萎缩 在治疗时需根据患者眼部情况选择合适的激光能量和光凝范围，避免在第一次光凝后 2 周内再次光凝，尽量减少眼球萎缩的发生。

六、前房引流装置植入手术

难治性青光眼的治疗一直是眼科临床工作中的棘手问题之一。1969 年 Moiteno 发明了现代青光眼引流物植入术用于治疗难治性青光眼，它是通过一个人工引流装置将房水引流到赤道部的结膜下间隙，以获得新的房水引流通道。

房水引流装置通常由两部分组成。引流管和引流盘，引流盘植入后在盘周围形成一个和引流盘表面积相应的纤维性储液间隙，房水在压力作用下通过引流管被引流到这一储液间隙，再经其囊壁被动扩散或被毛细血管和淋巴管吸收，眼压下降。

【适应证】 此手术的适应证首先应选择前房较深者，要有引流管放置的位置，否则手术后易造成角膜内皮损伤，引起角膜内皮失代偿。适应证包括：

1. 新生血管性青光眼。
2. 无晶状体眼青光眼或人工晶状体植入术后青光眼。
3. 多次滤过手术失败的青光眼。
4. 虹膜角膜内皮综合征。
5. 先天性青光眼或青少年型青光眼。
6. 葡萄膜炎继发青光眼。
7. 角膜移植术后继发青光眼。
8. 外伤性青光眼。
9. 无虹膜或 Sturge-Weber 综合征继发青光眼。
10. 视网膜或玻璃体手术后继发青光眼。

【手术方法】

1. 麻醉 成人采用球后麻醉或球周麻醉联合表面麻醉，儿童采用全身麻醉。
2. 根据选择植入物的大小作相应大小不同的结膜瓣。在两条直肌之间选择放置引流物的位置，在可选择的条件下通常手术选择在颞上象限,由于可能损伤上斜肌导致假性 Brown 综合征,鼻上象限一般较少选择。作以穹隆部为基底的结膜瓣,并向两侧放射状剪开。

3. 取出包装中的眼内植入引流物,用 1ml 注射器从引流管前端注入 1ml 生理盐水,将管腔内的空气排出。用无齿镊夹住引流盘,掀起结膜及筋膜瓣,将引流盘缓缓顺巩膜弧度插入已分离好的赤道部筋膜下间隙,使引流盘前缘距角膜缘 9~10mm,用 6-0 黄线穿过引流盘两侧固定孔及浅层巩膜并打结将引流盘固定于巩膜表面。

4. 于引流管对应的角膜缘后方,作 4mm×5mm、1/2 巩膜厚度,长轴与引流管平行的巩膜瓣。对于覆盖眼内植入物的巩膜瓣可稍大,以便保护引流管。

5. 用 19—20 号注射针头,在巩膜床前界巩膜瓣下沿虹膜表面作穿刺口进入前房,沿此通道将房水引流管植入前房内,引流管植入前房的长度一般为 2~3mm,引流管断端斜面向上呈 45°的斜口。在植入引流管前,可用生理盐水或粘弹剂形成前房后再将引流管植入。

6. 将自体巩膜瓣覆盖引流管表面缝合,或取异体板层巩膜约 5mm×5mm 覆盖于引流管表面并缝合,以防引流物暴露。

7. 10-0 尼龙缝线间断缝合结膜。

8. 结膜囊涂抗生素眼药膏,包扎术眼。

【注意事项】

1. 术中必须对引流装置进行灌注冲洗,一方面排出引流装置管腔内的气体,另一方面确保引流装置的活瓣开放。

2. 选择引流管的位置很重要。在注射针头刺入前房之前,必须仔细确认穿刺口与虹膜及角膜之间的距离,不可过前或过后。一般应在角膜缘上 0.5mm,引流管伸入前房后,要反复检查其前端与周围组织的关系。

3. 引流管植入时所做的前房穿刺口一定要大小合适,宜选用稍大于引流管外径的穿刺针穿刺,引流管植入口一定要密闭。

4. 引流管的斜面朝上,避免损伤角膜内皮。

5. 有晶状体的眼,要根据瞳孔对光反应的程度决定引流管植入的长度,引流管进入前房过多易引起相应部位的晶状体局限性混浊。

6. 联合使用粘弹剂术中前房穿刺时注入适量粘弹剂,以便维持一定的前房深度及合适的眼压,便于引流管植入,且术后粘弹剂可在前房内停留 3~5 天,有利于稳定前房,减少术后早期低眼压和浅前房的发生。

【并发症及处理】

1. 术中并发症

(1) 出血:一般见于虹膜表面有新生血管者,手术中当眼压降到较低时,新生血管扩张、破裂造成出血。手术前仔细用房角镜检查,手术要避开房角有新生血管的部位。

(2) 引流管插入位置不合适:若穿刺口过于偏后易引起睫状体损伤、出血或玻璃体脱出。若穿刺口偏前易损伤角膜内皮。所以正确掌握穿刺口的位置,是手术成败的关键步骤之一。

(3) 浅前房:由于切口过大,引流管植入前房后,房水不仅从引流管口排出,还会从引流管旁渗漏,房水过多的排出,将导致前房变浅或消失。从而使引流管与角膜、虹膜及晶状体接触,造成严重的并发症。故植入引流管的穿刺口尽量与引流管的前端直接相通,不可过大,以免前房水过多地漏出。

(4) 巩膜穿孔:一般多发生于晚期先天性青光眼、视网膜脱离术后、玻璃体切割术后及多次手术后的患者。由于巩膜纤维结缔组织破坏,使其变薄、软化,在分离巩膜瓣时,易穿破眼球并暴露脉络膜组织。故对这样的病例在选择术式时,不作巩膜瓣,而直接应用异体巩膜覆盖植入物的前端。

2. 术后并发症

(1) 前房积血:术后早期引流过强,眼压偏低时,虹膜表面的新生血管会有出血;当引流管插入到房角有新生血管的部位时,凝血块可堆积在引流管周围而堵塞引流管内口。术后早期患者活动过多、动作过猛、咳嗽、打喷嚏、擤鼻子或便秘等均可造成术后前房积血。

(2) 术后浅前房:一般由于滤过过强或脉络膜脱离造成。故在手术结束时,从辅助穿刺口注入生理盐水或粘弹剂形成前房及将眼压升至 20mmHg 左右,大部分可避免术后浅前房。

(3) 引流管内口堵塞:对前房渗出膜或前房积血者,可先行药物保守治疗,若眼压持续下降,应尽快作前房冲洗,对不易冲出的血凝块及渗出膜,可用玻切头伸入前房将引流管口的有形物质切洗干净。

(4) 引流管移位:术后眼压较低时,引流管易向眼内移位。对晶状体威胁较大时,必须将其取出,剪断后再重新插入。

(5) 复视及斜视:多由于植入部位选择不当引起。术后发生复视后对患者的生活影响较大,不适感很强,一般应尽快取出植入物,必要时可更换小号的引流阀或改变部位重新植入。

(6) 角膜内皮或晶状体损伤:多由于引流管的位置异常造成,对术后恢复影响极大,必须果断处理,再手术取出重新放置,以免造成不可挽救的损失。

(7) 眼内炎:一旦发现结膜有破口,及时用异体巩膜修补,若有眼内炎的迹象,尽快将植入物取出,必要时玻璃体内注药及全身应用消炎药,严重者需做玻璃体切除及硅油填充。

(程素梅　韩瑞娟)

第八节　视网膜脱离手术

目前孔源性视网膜脱离的手术方式主要有巩膜垫压手术(外路)和玻璃体视网膜手术(内路),后者在后面章节详细介绍,本节主要介绍巩膜垫压手术的相关内容。简单裂孔性视网膜脱离是指增殖性玻璃体视网膜病变(PVR)分级≤C2,玻璃体增生不严重,脱离的视网膜活动良好,屈光间质清晰的病例。但可伴有视网膜下增生,包括了索状和虫蚀样视网膜下增生,但不包括餐巾环样视网膜下增生。这些种类的病例可以通过外路手术来治疗,并能获得相当高的成功率。

【适应证】　决定巩膜垫压手术的因素主要是 PVR、裂孔的大小、裂孔形态和位置、裂孔前期病变的范围和位置。下面是选择外路手术的参考条件。

1. PVR 分级　PVR 分级≤C2,且增生的前膜不在黄斑区和位于裂孔区以外,对裂孔不产生牵拉。如果患者有广泛的视网膜下膜,因玻璃体手术难度大,手术效果差,能从外路环扎和硅压缓解视网膜下膜的牵拉和封闭裂孔促进视网膜复位的病例,也不一定做玻璃体手术,可通过外路手术取得手术成功。

2. 裂孔的大小、形态和位置　①选择单纯硅压标准:萎缩性裂孔、单个马蹄型裂孔≤3DD 和萎缩性圆孔位于两个不同象限。②选择硅压联合环扎标准:睫状体上皮裂孔、巨大裂孔后瓣无翻转和锯齿缘巨大裂孔、格子样变性和萎缩性圆孔位于多个象限、在 2 个及多个象限的大马蹄形孔和位于 4~8 点的≥2DD 的马蹄型裂孔。有时,尽管是小裂孔,但视网膜下膜呈晾衣绳状,也要用环扎缓解周边的下膜对视网膜牵拉。

3. 裂孔前期视网膜病变　和单个裂孔连在一起,用硅压处理,在不同象限的变性用环扎加硅压术。

4. 无晶状体眼和人工晶状体眼　玻璃体显著前移,往往对玻璃体基底部产生广泛的牵拉,容易形成多个象限的玻璃体基底部小裂孔。单用硅压很难彻底缓解玻璃体的牵拉,故需联合环扎术。

5. 独眼患者　必须慎之又慎,除硅压裂孔外,必要时加环扎。

【手术时机】　一般认为最近刚发生的视网膜脱离属于急症手术范围,应尽早手术,推迟手术可导致视网膜脱离范围扩大累及黄斑或黄斑已经脱离眼将导致视功能严重受损,光感受器可能发生变性。黄斑脱离后 7~10 天是一个明显界限,超过这个时间,术后视力恢复不良。如果在黄斑脱离超过 6 周后才手术,视力预后更差。

然而,短时间推迟手术也是可以接受的,只要患者卧床休息,往往视网膜脱离不继续发展,有些患者还因为玻璃体腔液体进入视网膜下腔减少而视网膜脱离范围缩小。对裂孔性视网膜脱离急症手术,可能要冒增加眼部感染的风险。鉴于卧床休息可减缓视网膜脱离发展和短时间推迟手术对手术效果没有太大的影响,我们一般在术前给患者用抗生素滴眼剂 2~3 天后才手术,预防术后眼部感染。

【手术方法】

1. 巩膜外加压术和巩膜环扎术　根据术前设计的手术部位及范围,单纯硅压的病例在硅压的象限两条直肌之间放射状剪开球结膜,贴近角膜缘弧形剪开至硅压范围的两端,需做环扎的病例在鼻上方、颞下方放射状剪开球结膜,沿角膜缘剪开全周球结膜,钝性分离筋膜囊。

将弯剪在两个直肌之间沿巩膜表面向后伸入至眼球赤道部,张开剪刀钝性分离肌间的筋膜组织,用斜视钩紧贴巩膜表面向后滑动穿过直肌下方,钩住直肌止端,从肌肉下间隙穿过 0 号丝线作悬吊线。单纯硅压的病例只需要悬吊硅压范围内的两条直肌,环扎的病例需要悬吊四条直肌。用拉钩将巩膜表面的球结膜、筋膜向后拉开,暴露巩膜。

(1) 巩膜外加压术:用 5-0 非吸收尼龙线作巩膜预置缝线,持针以 45°方向进入巩膜,达巩膜厚度的 1/2~2/3,以巩膜表面能隐约透见针为度,改变针尖方向使之平行于巩膜表面,在巩膜深层继续前进 3~5mm 后出针,作"Z"形褥式缝合,先缝近角膜缘的一针,再缝近赤道部的一针。缝线的跨度、结扎缝线的松紧决定了手术嵴的高度。缝线跨度比硅胶块宽 1~2mm 形成较低的手术嵴,适用于较小的裂孔或萎缩孔;跨度比硅胶块宽 3~4mm 形成较高的手术嵴,适用于较大的马蹄形裂孔。目前常用的硅胶块有两种宽度,分别为 7mm 和 9mm,较窄的硅胶块适用于小裂孔,较宽的硅胶块适用于较大裂孔或两个以上裂孔分散在不同的纬度。最佳的硅压位置应使裂孔位于手术嵴的前坡,距离嵴缘约 1PD,这样裂孔的后唇被牢固顶起,不易张开或滑脱。硅胶块的长度以超过裂孔或变性区两端 1 个钟点以上为度。在预置的缝线内放入已剪好的合适长度和宽度的硅胶块,将预置的缝线收紧结扎,缝线的松紧要适度,过松不能形成有效的手术嵴,过紧则会导致眼内压过高,且容易形成视网膜皱襞。在初步固定硅胶块后,用间接检眼镜再次核实裂孔与手术嵴的位置关系,若裂孔正好位于手术嵴前坡,手术嵴的高度合适,则不需要调整缝线和硅胶。若手术嵴高度不够,可在预置缝线之间或根据裂孔的位置大小补充 1~2 对褥式缝线。若裂孔与手术嵴位置有偏差,则需要调整硅胶位置,重新缝线固定。

(2) 巩膜环扎术：在广泛的视网膜变薄、变性、玻璃体基底部浓缩牵引、多个视网膜裂孔分布在不同象限等病例，在巩膜外硅压的基础上需要联合环扎，环扎带放置的原则与硅压相同，令变性区或尽可能多的裂孔位于环扎嵴的前坡，若仅为缓解基底部玻璃体的收缩牵引，可放置在玻璃体基底部的后界（鼻侧锯齿缘后3mm，颞侧锯齿缘后2mm）。常用的环扎带规格为2.5mm宽，120mm长，放置时一般按从上到下的原则，用预置的悬吊线轻轻提起直肌，有齿镊夹住环扎带的一端穿过各象限的直肌，环扎带的两端一般在颞下方或鼻下方汇合，用弯血管钳夹紧一端，穿过另一端的袖套里，并用手协助向相反方向抽紧，环扎带缩短的程度根据眼球周径、病变程度、手术嵴的期待高度、术中的眼压等因素决定，一般眼球周径为74.9mm，环扎带较周径缩短5~10mm，缩短越多，手术嵴越高，但不可任意地增加缩短量，否则引起眼部缺血，过松起不到手术效果。环扎带的固定方法基本同硅压，在病变区域可固定2~3针，其余象限各固定1针。

2. 裂孔定位及视网膜冷凝术　冷凝治疗裂孔性视网膜脱离的原理是通过高压CO_2气体在冷冻头膨胀，产生 −60~−70℃低温，对脉络膜、视网膜色素上皮层和视网膜神经上皮层的外层产生损伤，术后炎症修复，局部形成瘢痕粘连，达到封闭裂孔的目的。在冷凝开始前，应先检查冷凝机各项功能是否正常，冷凝管有无漏气，踩下脚踏时冷凝头应能迅速出现白色霜样结晶，松开脚踏时冷凝头上的霜样结晶要能够迅速解冻。手术者左手提起直肌的悬吊线帮助旋转眼球，将冷冻头对准病变区域，用适度的力度压陷巩膜，踩下脚踏，在间接检眼镜下，可直观看到冷凝的部位和反应过程，脉络膜变红，紧接着色素上皮和外层视网膜变白，此时即可松开脚踏，让冷凝头自然解冻，再移至另一处冷凝点，重复上述操作。若冷凝时间过长，可出现全层视网膜发白，甚至视网膜表面结成冰晶，属于过度冷凝，从而加重术后反应，引起增生性玻璃体视网膜病变。对小裂孔可直接对准裂孔冷凝一次，使冷凝斑完全覆盖裂孔。对大裂孔或变性区，需在其周围冷凝数个点，冷凝斑之间要部分重叠。冷凝时要避免误伤周围组织，仅用冷凝头接触巩膜，不能在同一部位反复冷凝，以免加重炎症反应及损伤巩膜。在一些裂孔位于极周边部的病例，术前检查不易发现或准确定位，此时可借用冷凝头作巩膜外顶压，用间接检眼镜检查，若发现裂孔可直接踩下脚踏作冷凝。

3. 排放视网膜下液术　经巩膜外放出视网膜下液，可促使视网膜神经上皮层与色素上皮层相贴，并利于冷凝的能量经脉络膜传递到视网膜裂孔周围，更好地封闭裂孔。在视网膜下液量很少，视网膜脱离很浅的时候可不放液，因为少量的液体在有效封闭裂孔后能自行吸收，且放液时针头容易刺破视网膜，引起医源性裂孔或出血。放液的位置一般选择在视网膜脱离的最高处，避开血管经过的位置，放液点可选择在与裂孔相近的纬度上，一般距离角膜缘13~16mm，但要避开裂孔处，这样方便硅压或环扎时放液口与裂孔都可压在手术嵴前坡上，更加可靠。若是锯齿缘附近的裂孔，则不受此规则限制，因为放液点太靠前难以放出视网膜下液，此时放液点应选择在赤道部或稍偏前，根据视网膜下液的量决定。放液方法常用的有直接针头穿刺法和巩膜切开针头穿刺法。前者用25号针头斜面朝上，针尖与巩膜呈45°夹角缓缓刺入巩膜约1~2mm，抵达脉络膜下腔时针头会有落空感，拔出针头后清亮或淡黄色的视网膜下液即从穿刺口流出，轻压穿刺口的下唇直至液体完全排尽。巩膜切开针头穿刺法用剃须刀片，切开巩膜达深层巩膜，用显微有齿镊夹住巩膜瓣的游离端并轻轻提起，可透见深部棕黑色的脉络膜层，持25号针头斜面朝上呈45°角缓缓刺穿脉络膜直至有落空感，拔出针头后视网膜下液从穿刺口流出，轻加压周围巩膜及切口的下唇以促进液体排出，该切口不需缝合。

放液时要注意，若针头刺进一定深度时没有液体流出，有可能是没有选好正确的放液点，该处视网膜下液量很少或在脱离区的边缘；也可能是进针过程中损伤了脉络膜血管导致出血堵塞放液口，此时应另外选择放液点。术前眼压很低的患眼排出视网膜下液有一定困难，可先在玻璃体腔内注入平衡盐溶液提高眼压后再作穿刺。放出的液体应及时吸走，避免引起液体回流，进入玻璃体腔。

【术中并发症及处理】

1. 放置环扎带和硅胶块并发症

(1) 缝穿巩膜：在显微镜下缝合巩膜一般不会发生缝针太深的情况，但还是可能因进针方向不对和缝针太深穿过巩膜。在巩膜较薄的病例，按正常厚度缝线都有可能穿透巩膜，缝穿巩膜的征兆有出血、色素脱出和视网膜下液流出。如穿破巩膜时位于视网膜脱离区，有视网膜下液流出，眼球变软，应注意维持眼压；如在无视网膜脱离处穿透巩膜，可直接损伤视网膜，引起视网膜裂孔和玻璃体溢出。发现穿透巩膜时，应立即退出缝针，或缝针已穿出对面应抽出缝线。改变位置重新缝合。同时，应在间接眼底镜下检查穿孔处视网膜是否已破，给予相应的处理，如冷凝裂孔处视网膜和将裂孔压在环扎嵴或硅胶块的嵴前坡。

缝穿巩膜损伤脉络膜血管引起缝针处或视网膜下出血，应立即抽出缝线，压迫出血位置，提高眼压止血。同时调整眼球位置，避免因重力作用视网膜下出血流到黄斑下。一般出血不会太多，可不处理。较多量的出血可通过向玻璃体腔内注射0.3~0.5ml的空气或气体，术后面朝下体位，将出血从黄斑区移开。

预防方法：常规专业书描述预置巩膜缝线的方法是顺着缝针的弧度，先向巩膜斜向进针，进入板层巩膜后及时转弯，最后穿出巩膜。这种方法进入巩膜的针尖朝向眼球内，稍有不慎，就将巩膜缝穿。在术中是用针尖平行巩膜，轻轻向下压巩膜，形成板层巩膜阶梯，平推针尖穿过板层巩膜，可尽量避免因疏忽产生的缝穿巩膜。

(2) 环扎带扭转：在放置环扎带的过程中，有时会发生环扎带的扭转，发现后应重新放置。如果已经套好袖套才发现，处理方法有二：①从袖套里抽出环扎带，转正环扎带后再套入袖套；②已做了环扎带的固定（扎紧了巩膜缝线）才发现，可将环扎带的扭转处旋到袖套处。助手用有齿镊夹住袖套两边无扭转的环扎带并拉紧；手术者用有齿镊夹住袖套两边有扭转的环扎带，并向扭转相反的方向旋转，同时像拉锯样左右来回拉，逐渐将扭转的部位拉出袖套外，使环扎带位置恢复正常。

(3) 劈裂直肌：在勾直肌时没有按照标准操作，在直肌附着处就开始勾直肌，或横着勾直肌，将直肌纤维劈裂成二股，环扎带穿行其间。造成部分直肌被压在环扎带的下方，也不能放置硅胶块。应立即撤出环扎带，重新正确放置环扎带。

(4) 劈裂斜肌：最容易发生在上斜肌。因上斜肌的前止端就位于上直肌止端的外缘稍后边，在用斜视钩勾上直肌时，向后勾得太深，就容易将上斜肌肌腱劈裂，环扎带穿行其间。当要放置硅胶块的时候，发现硅胶块难于放入。因为下斜肌的止端较后，发生劈裂的机会极少。

预防措施：应在看清上直肌的止端准确地放入斜视钩，避免盲目向后深入放置斜视钩。一经发现劈裂斜肌，立即撤出环扎带，重新正确放置。已劈裂的斜肌不用处理。

(5) 视网膜裂孔鱼嘴状：环扎或360°环形硅压的结果之一是视网膜裂孔鱼嘴状，是因为环扎引起巩膜和脉络膜在环形方向缩短，视网膜表面积相对过多，导致视网膜在巩膜嵴上形成放射状视网膜皱褶。这些皱褶和玻璃体的牵拉一起能导致手术嵴上的裂孔封闭不良而手术失败。在巩膜嵴上的视网膜裂孔形成前后经线被拉长的卵圆形轮廓，像张开的鱼嘴状。鱼嘴现象可引起视网膜持续脱离导致手术失败，因此，必须注意。

预防和处理：有三种处理视网膜裂孔鱼嘴现象的基本技术。①最容易的方法是松解部分环扎量，对过多环扎的病例非常有效。②在环形硅压下放置一块放射状的硅压块可有效地关闭大多数的鱼嘴状裂孔，放射状加压增加裂孔下面RPE和脉络膜的表面积，因此，减少视网膜表面积大于巩膜嵴的表面积。③玻璃体腔内注气也能有效地关闭鱼嘴状裂孔。通过角膜缘后4mm的睫状体平部，向玻璃体腔内注入过滤空气可有效关闭裂孔。向玻璃体腔内注入膨胀气体可增加眼内气体的容积。应在直视下选择玻璃体液化腔的部位注射气体，避免形成多个小气泡，发生这些小气泡进入视网膜下。

2. 放视网膜下液并发症

(1) 视网膜嵌顿：放液孔视网膜嵌顿是一种比较常见的并发症，与视网膜穿孔的区别在于视网膜嵌顿不伴有玻璃体嵌顿，而视网膜穿孔多伴有玻璃体的嵌顿。临床表现在放液孔处出现放射状视网膜皱纹。

1) 发生视网膜嵌顿的原因：①放液孔过大，放液过程太快，大量视网膜下液涌出后，视网膜复位而嵌顿在放液孔处；②放液孔虽小但顺畅，在视网膜下液已排净的情况下仍希望多排出一些视网膜下液而用力挤压眼球，导致视网膜嵌顿。放液孔出现视网膜嵌顿和穿孔的话，嵌顿的视网膜和玻璃体很难退回。如果是刀片斜形切开放液，不幸引起视网膜嵌顿或穿孔，通过按压切口，嵌顿的视网膜有时可自行退回，见不到成形的玻璃体脱出。

2) 预防方法：按正确方法选择放液位置，针头和刀片斜行穿刺放液可有效地防止放液孔过大和放液过快的缺点。术中密切注意液体排出情况，见到有色素颗粒从放液孔溢出时，说明视网膜下液已基本排净，不要再挤压眼球，或试图通过扩大和探通切口内口的方法来增加液体排出。

3) 处理方法：立即停止放液操作，避免发生视网膜穿孔，显微镜下仔细区别玻璃体和脱出的视网膜，将过大的放液孔用7-0或8-0可吸收缝线关闭一针。针头穿刺孔一般不用缝合。探查放液孔内口，同时冷凝内穿孔周围视网膜，将放液孔压在手术嵴前坡。

(2) 视网膜穿孔：在放液过程中发生视网膜穿孔的原因很多，最常见的原因是在视网膜浅脱离区放液或穿刺针太深刺穿视网膜。如果放液孔太大，如电凝放液或刀片穿刺放液，过度压陷巩膜，引起视网膜嵌顿和穿孔，玻璃体脱出或流出。可先缝合放液孔一针后再进行以后的操作，可避免视网膜嵌顿或穿孔。如果视网膜穿孔位于硅压块处，冷凝穿孔处视网膜后扎紧硅胶块缝线。如果穿孔不在硅胶块处，在冷凝后进行适当的硅压。如果疏忽处理，将引起术后视网膜脱离。

(3) 眼内出血：按传统放液理论，放液孔应在视网膜脱离最高处，因此，很多放液处选在了4条直肌之间，往往是涡静脉分支较丰富的部位，可引起术中较严重的视网膜下出血和脉络膜上腔出血。将放液孔选择在4条直肌下可最大限度减少放液引起的眼内出血。在4条直肌下放液，一般出血量小不需要处理。较多的视网膜下出血，在显微镜下可见到眼底呈鲜红色反光，与常规眼底橙色反光不同，多伴有放液孔处出血。应压迫眼球提高眼压止血，在其后的视网膜冷凝和放置硅胶块均应保持较高的眼压。如果发生脉络膜上腔出血,放液孔处有黑红色的血流出,尽管已经放出部分视网膜下液,但眼压却升高。应立即停止放液,尽快用 5-0 丝线关闭放液口,并压迫放液口,使眼压升高而止血。如果是颞侧放液孔,应预防视网膜下出血沉积到黄斑处,将眼球转向放液孔;在鼻侧的放液孔,视网膜下出血较少流到黄斑下。检查眼底证实为大量脉络膜上腔出血后,立即结束手术,待以后脉络膜上腔出血液化后再做玻璃体手术。如果此时就做玻璃体手术,将不可能排除脉络膜上腔的出血,还会因睫状体的脱离注水头进入脉络膜上腔和眼压的降低加重眼内出血。

3. 视网膜冷凝并发症

(1) 视网膜出血:冷凝引起视网膜出血少见,仅在对视网膜血管跨过的马蹄形裂孔(视网膜血管脱)进行冷凝时,引起小血管破裂出血。这种出血一般量小,很少大量出血,可流到视网膜下和视网膜前,多能自行止住,不需特殊处理。

(2) 色素上皮播散:在做同一部位冷凝或冷凝后再次压陷巩膜时,常见到有絮状色素通过裂孔进入到玻璃体腔。这些色素颗粒内可能含有活着的 RPE 细胞,能在玻璃体内和视网膜表面增生,可引起术后 PVR。

应该尽量避免色素上皮进入玻璃体腔。预防方法:①避免重复冷凝同一部位和在冷凝过的部位反复压陷巩膜;②压陷巩膜动作尽量轻柔,慢压慢放;③充分放干净视网膜下液,视网膜贴回 RPE,没有液体通过裂孔流动是防止色素播散的有效方法。

(3) 视网膜水肿:术中冷凝过度引起的术后视网膜苍白水肿,是术后发生 PVR 和视网膜再脱离的重要原因。发生原因有:①冷凝机故障,不能及时解冻而冷凝视网膜时间过长。②冷凝压陷位置异常,用冷凝头的杆压在裂孔处,而冷凝头在他处,没有见到冷凝反应而误冷凝其他部位。③重复冷凝,在同一部位反复冷凝,冷凝剂量过大导致术后视网膜水肿。④盲目冷凝,不是直视下冷凝,而是根据巩膜表面结冰的范围(如结冰超过冷凝头 1mm,就估计冷凝已经穿透眼球壁),或通过读秒,冷凝 5~10 秒后停止。因冷凝的强度受到很多因素影响,如室温、冷凝机的状态(强而过度、弱而不足)、眼球局部血流状态和视网膜下液的状态等,均影响冷凝反应。⑤人为因素,不是术者自己踩冷凝器脚踏,由助手帮助踩脚踏,在配合不默契的情况下,有可能冷凝时间过长。在术中针对冷凝视网膜过度的原因,采取必要的预防措施,特别应避免盲目冷凝。在显微镜直视下冷凝视网膜裂孔和变性区,很少发生冷凝过度现象。

4. 玻璃体腔注射并发症

(1) 光感消失:当眼内注气过多,眼压高过眼动脉灌注压时,视网膜血流中断,影响视网膜功能。此时用手在显微镜光线下晃动,患者主诉无光闪亮,指侧眼压较高。应立即停止注射,拔出针头,应立即降低眼压,前房穿刺放出部分房水,或从玻璃体腔抽出部分气体。后者操作较难,一定要见到针尖在气体中央才能抽出气体,不然抽到玻璃体将堵住针孔。经上述处理,一般患者光感都能恢复。

(2) 刺伤晶状体:从睫状体平部向玻璃体腔穿刺注入液体或气体时,如果针尖位置不是朝向眼球中央,而是向前,有可能损伤晶状体。这种情况容易发生在放视网膜下液过多,眼压低和眼球塌陷时。预防方法:在角膜缘后 4mm 向眼球中央穿刺,用有齿镊夹住一侧肌止端,压陷巩膜维持眼压,使进针过程中一直保持眼球形态。如果眼压低,可通过压迫侧面巩膜提高眼压,使巩膜饱满后再进针。如果已经发生损伤晶状体,可不处理,留待完全混浊以后做白内障手术。

5. 术中角膜混浊 视网膜脱离外路显微手术中,保持角膜透明对成功进行手术至关重要。角膜混浊是常见的术中问题,常由巩膜压陷过程中的眼压升高引起角膜上皮水肿,也可由角膜干燥时间过长和散瞳药物引起。术中眼科器械意外刮伤角膜上皮,也引起角膜折光异常,影响观察眼底。轻度上皮水肿可局部滴甘油或用干棉签从上皮面卷过而减轻。严重的上皮水肿常需要用虹膜恢复器或直接用显微无齿镊刮除上皮,从角膜中央开始,范围和瞳孔一样大,保留角膜缘干细胞上皮。

6. 术中瞳孔缩小 尽管术前充分散大瞳孔,术中也可发生瞳孔缩小。发生原因与放液后的低眼压、冷凝和前房穿刺对虹膜的刺激有关。瞳孔缩小直径不小于 6mm,手术仍能进行。如果术中瞳孔缩小确实发生,可考虑结膜下注入 1∶1000 的肾上腺素 0.2ml。

【术后并发症及处理】

1. 眼前段缺血 环扎过紧阻断睫状体的静脉回流是眼前段缺血的主要原因,主要表现为术后早期出现角膜基质水肿,前房纤维素渗出反应,眼压升高,偶尔,前房变浅。晚期发生虹膜萎缩,虹膜前粘连或后粘连,角膜新生血管化。轻度眼前段坏死病例使用局部和全身皮质激素治疗效果良好,但严重患者应拆除环扎带。

2. 脉络膜脱离 脉络膜脱离按脉络膜上腔聚积物的性质不同分为浆液性和出血性,前者是指浆液或血清液聚积在脉络膜上腔,在巩膜加压手术后相当常见;后者指血液聚积在脉络膜上腔。脉络膜水肿是脉络膜组织内的液体潴留。区别脉络膜脱离和脉络膜水肿这两种病理改变有着重要的临床意义,如脉络膜上腔积液可通过巩膜切口给予排出,但脉络膜水肿可能排不出任何脉络膜上腔液体。巩膜加压术后脉络膜脱离的原因可是多方面的,主要原因有涡静脉受压、术中低眼压、过度冷凝等。脉络膜脱离一般发生在术后2~4天，可同时存在由于玻璃体炎症引起的玻璃体混浊。前房可变浅或加深，晶状体可出现震颤。脉络膜呈棕色实性隆起，轻度脱离范围局限，位于手术嵴前，不仔细检查容易和手术嵴相混淆。重度可发生全周脉络膜脱离，达手术嵴后，甚至可出现视网膜吻合现象。出现重度脉络膜脱离的首先用药物治疗，局部和全身使用激素类抗炎药物。眼局部滴皮质激素和非甾体类抗炎药物；眼内炎症渗出明显者可球结膜下注射地塞米松2.5mg/d，连续和间隔共2~3次。每日做眼局部热敷对炎症的吸收也有很好的促进作用。待脉络膜脱离明显好转并稳定再逐步减少全身用药。对视网膜裂孔没有封闭，广泛脉络膜脱离和视网膜吻合患者，需尽快手术干预。对大量脉络膜脱离引起的视网膜吻合，应怀疑出血性脉络膜脱离。这种患者的脉络膜脱离突然增加，患者常有严重眼痛，眼压不降低甚至升高。在近视眼和老年性患者容易发生出血性脉络膜脱离。超声波检查能够区分是浆液性还是出血性脉络膜脱离，或二者同时存在。脉络膜脱离伴视网膜裂孔未闭或伴视网膜吻合，无论是浆液性还是出血性，玻璃体手术和硅油填充是最佳选择。但对出血性脉络膜脱离，必须等1~2周，脉络膜上腔血块液化后才能被排除。

3. 硅胶块脱出　硅胶块脱出是一种常见的并发症。发生的原因主要是巩膜缝线松脱，硅胶块失去制约向前移位，覆盖在前移位硅胶表面的结膜萎缩穿破，硅胶块暴露。也有认为硅胶脱出与慢性感染有关。硅胶块前移常见于环扎患者，由于环扎带本身具有的弹性缩窄特性，赤道部的周径较大，而眼前段的周径较小，环扎带很自然向着张力小的方向移位。这一点也被单纯硅压块的缝线虽松脱，手术嵴消失，但硅胶块并不向前移位而证实。硅胶块前移后，患者可没有任何症状，或偶尔发现球结膜下有隆起物和轻微磨痛感。当硅胶块前移而暴露时，患者异物感明显，引起结膜充血和分泌物增多。眼球前段一般正常，眼底手术嵴消失，如果视网膜冷凝反应足够强，裂孔形态消失，不会出现视网膜脱离。而硅胶块脱出后，引起患者不适症状和结膜充血，以及有继发感染的危险，应该取出。取出硅胶块后在4%~33%的患者会发生视网膜再脱离，引起视网膜再脱离的原因包括原有的玻璃体牵拉和PVR时视网膜再脱离的高危因素。在取出硅胶块前，可在视网膜裂孔和玻璃体牵拉的周围光凝2~3圈，二周后再取出硅胶块，预防视网膜再脱离。

4. 硅胶块感染　巩膜加压材料是一种异物，因此有引起感染的危险。在冷凝和巩膜加压术后发生的感染并不立即表现出来，常发生在术后2周到2个月，也有在术后2~3天就发生感染或在术后十余年才感染的病例。外植体被细菌污染是感染的直接原因，术中污染，也可能是外植体暴露后引起。最常见的细菌是葡萄球菌，而凝血阳性的金黄色葡萄球菌和G⁻菌属引起感染发生的更早和毒性更强。凝血阴性的葡萄球菌如表皮葡萄球菌和白色葡萄球菌引起的感染发生较晚（数月），是一种慢性肉芽肿反应和外植体脱出。患者有眼红、眼痛、眼睑肿胀和眼球突出。结膜充血，瘘管形成和有脓性分泌物，瘘道口肉芽肿和结膜下出血，外植体也可露出。严重患者可出现手术嵴处视网膜变白，视网膜下奶油样渗出物和渗出性视网膜脱离。细菌毒素的刺激可引起玻璃体的炎症反应，这种反应是无菌性的，最终可发展成眼内炎。局部和全身使用的大剂量抗生素可改善局部症状，但难以彻底治愈，还可能引起硅胶块下的巩膜坏死。所以，一旦发现硅胶感染，应立即取出所有硅胶，才是最有效的治疗。同时做分泌物的培养和药敏试验，选用最敏感的抗生素做局部和全身治疗。

5. 黄斑皱褶　黄斑皱褶是巩膜加压术后视力减退的主要原因。在视网膜脱离手术后，患者视力提高，一段时间后，视力再次下降。巩膜加压术后黄斑皱褶的发生率是3%~7%，危险因素有术前PVR≥B级、年龄、全视网膜脱离、视网膜大裂孔和术后裂孔形态不消失、玻璃体积血和放液引起玻璃体脱出。术中冷凝、术后脉络膜脱离和视网膜裂孔封闭不良，RPE和其他细胞可聚集到黄斑区，增生并收缩引起黄斑皱褶。如果玻璃体没有后脱离，术前已经存在的PVR和巩膜加压手术诱导的PVR加重，玻璃体皮质增生可引起黄斑以及其他部位视网膜前膜形成。预防黄斑皱褶应避免术后仰卧位，尽量侧卧位或其他体位，因为仰卧时，黄斑位于最低处，由于重力作用，手术引起的炎症产物和玻璃体腔内的细胞下沉到中心凹，而黄斑中心凹缺乏血管，不容易吸收这些沉积物，导致纤维细胞在黄斑区视网膜前增生。玻璃体手术剥离黄斑前膜是治疗黄斑皱褶的唯一方法，及时进行黄斑前膜剥离后，视网膜可恢复正常，视力也可显著地改善。长时间黄斑区视网膜扭曲可能严重影响视功能的恢复。

6. 复发性视网膜脱离　复发性视网膜脱离或未愈性视网膜脱离是巩膜加压术后最严重的并发症，初次术后的发生率是9%~25%，大部分失败病例与裂孔未封闭有关。根据Foster的定义，将视网膜脱离巩膜加压手术后，视网膜下液完全吸收定为视网膜复位。视网膜复位至少3天以后发生的视网膜再脱离称为复发性视网膜脱离。而术后手术嵴后、嵴上或嵴前任何一部位仍存在视网膜下液，称未愈性视网膜脱离。在术后6周以前发生的视网膜再脱离为早期复发性视网膜脱离，6周以后发生视网膜再脱离称为晚期复发性视网膜脱离。术前尽可能仔细地检查眼底，不遗漏任何危险病变，通过术中再次检查，力求将所有视网膜裂孔和裂孔前期病变进行有效处理。对术前已经有PVR的病例(≥C级和对裂孔有牵拉),环扎的手术嵴应该做得更宽和更高,以缓解PVR对裂孔的牵拉。对手术失败病例的处理依赖失败的原因。①术后第1~2天,发现位于手术嵴前的视网膜裂孔未封闭,可通过向眼内注入气体,采取裂孔位于最高体位,关闭视网膜裂孔。如果有严重玻璃体牵拉,这种方法不起作用。②如果是硅压位置异常、漏掉视网膜裂孔和出现新裂孔,可通过调整硅压块或增加硅压而处理。③对医源性视网膜裂孔,应根据PVR的严重程度选择外路或内路处理,一般早期尚无增生,可通过环形或放射状的高度硅压、冷凝和眼内注气而处理。④脉络膜脱离引起的视网膜再脱离,如果裂孔重新开放,应及时做玻璃体手术;如果裂孔封闭良好和没有发现新裂孔,可密切观察,大剂量皮质激素和抗炎治疗1~2周,脉络膜和视网膜脱离不吸收,为防止长时间视网膜脱离影响黄斑功能恢复,也应及时做玻璃体手术。手术基本原则要放出脉络膜上腔液体,重水压平视网膜后,眼内光凝封闭裂孔和硅油填充术。⑤严重PVR引起的手术失败,要通过玻璃体手术切除增生牵拉膜。术中尽量将所有裂孔压在环扎的手术嵴前坡上,然后,通过眼内光凝或经巩膜冷凝促进视网膜脉络膜粘连,封闭视网膜裂孔。

7. 眼内炎　巩膜加压术后眼内炎很少见,但是一种严重并发症,需及时正确地处理,挽救眼球。主要原因是术中巩膜穿孔和眼内注射增加眼内感染的危险,如巩膜缝针刺穿巩膜、放视网膜下液和眼内注射液或气体等。这些刺入眼内的过程有可能将致病微生物带入眼内。巩膜加压术后眼内炎可在术后立即或几天之后发生,非常少见的病例可在术后几个月或甚至几年以后发生。患者主诉眼痛加重和视力下降,检查发现眼部充血加重和严重的葡萄膜炎症,很快就发生前房积脓。玻璃体腔形成脓肿,眼底不能看清。感染的早期可能仅有眼球剧烈疼痛,眼内感染的其他体征尚未表现出来之前,很难确立诊断。一旦前房积脓或玻璃体腔内脓肿形成,眼内炎的诊断就能确立。眼内炎一旦确诊,就要开始治疗,没有时间等待特异性微生物诊断出来后才开始。然而,可做出哪种微生物感染的合理推断,术后眼内炎最常见的微生物是表皮葡萄球菌、金黄色葡萄球菌和链球菌。其他常见G^+菌如短棒菌苗属和G^-菌假单毛菌属。真菌如链珠菌属和曲霉菌属常引起晚期感染。发现早期,采取玻璃体腔内注药。在注射药物前,抽出0.2ml的玻璃体液体,分别做涂片和培养加药物敏感试验。玻璃体腔注射万古霉素1mg和头孢他啶1mg药液。同时全身给予抗菌谱较广的抗G^+菌和G^-菌的抗生素。如果抗生素治疗三天无效或与培养细菌的药物敏感试验结果不同,应及时更换抗生素。提倡眼内炎一经确诊,就立即做玻璃体手术。手术一开始抽取玻璃体液体涂片和培养加药物敏感试验。手术能清除化脓的玻璃体以及致病菌和炎症产物,处理脱离的视网膜。还可进行眼内灌注抗生素或眼内注入抗生素,术后球结膜下注射抗生素能有效地进入玻璃体腔。

8. 屈光改变　巩膜加压手术后屈光异常改变的程度和方向取决于使用的手术技术。因为环扎引起晶状体前移位,导致屈光改变在有晶状体眼比无晶状体眼严重。硅压对眼轴长度影响较小,但引起较严重的不规则散光。硅压后,在硅压的一侧出现角膜曲率半径变小,弧度变陡。联合环扎后,整个角膜曲率半径变小或一侧增加、另一侧减少。这种硅压和环扎引起的角膜散光在术后早期明显,以后逐渐减轻,到术后6个月时,已基本恢复到术前角膜屈光状态。因为硅压和环扎引起的角膜散光在术后半年基本消失,所以在术后半年验光配镜比较准确。而环扎引起眼轴长度改变不会随着时间推移而改变,绝大多数患者均表现不同程度的近视度数增加,需要戴近视眼镜矫正。如果两眼屈光相差太大或有症状的不规则散光,可佩戴硬性接触镜改善症状,也可做准分子激光手术给予矫正。

(李云环　闫忠阳)

第九节　玻璃体手术

一、玻璃体切割术基本技术

经睫状体平坦部的玻璃体切割术,主要目的是切除混浊的玻璃体,恢复屈光间质的透明度以及解除玻璃体视网膜牵拉,视网膜复位。传统的20G玻璃体手术应用于治疗眼底疾病近40年,明显改善了玻璃体视网膜疾病的预后。目前25G经结膜免缝合玻璃体切割术因其创伤小、术后反应轻、伤口愈合快等优点,在临床广泛应用。

【适应证】　分为眼前节玻璃体适应证和眼后节玻璃体适应证。

1. 眼前节玻璃体适应证

(1) 后发性白内障、外伤性白内障或晶状体吸收后残留较多皮质者。

(2) 晶状体脱位:多见于外伤或马方综合征引起的晶状体脱位或半脱位。

(3) 恶性青光眼需行玻璃体手术者。

(4) 瞳孔膜闭或闭锁。

2. 眼后节玻璃体适应证

(1) 玻璃体混浊:包括各种原因引起的玻璃体积血、玻璃体炎性混浊、玻璃体变性混浊。

(2) 增殖性糖尿病视网膜病变、视网膜分支或中央静脉阻塞、家族性渗出性玻璃体视网膜病变、永存原始玻璃体增生症等。

(3) 复发性孔源性视网膜脱离。

(4) 牵拉性视网膜脱离。

(5) 眼内肿瘤或寄生虫。

(6) 黄斑疾病：包括黄斑前膜、黄斑裂孔、黄斑区视网膜下新生血管膜、玻璃体黄斑牵拉综合征、病理性近视黄斑劈裂及顽固性黄斑水肿。

(7) 诊断性玻璃体切割术。

(8) 急性视网膜坏死综合征。

(9) 早产儿视网膜病变。

(10) 眼外伤合并严重玻璃体积血或视网膜脱离或合并球内异物者。

【禁忌证】 全身情况不佳者，需慎重考虑；再者，对于严重玻璃体视网膜病变手术主要取决于术者的经验和技术。对于外伤性无光感眼，不再是绝对手术禁忌证。

【术前用药】 见眼科手术学基础。

【瞳孔散大】 术前充分散瞳是非常重要的，可使用0.5%~1%托吡卡胺和2.5%~10%去氧肾上腺素滴眼液等术前半小时开始滴眼，10分钟一次。术中灌注液中和加入0.1%肾上腺素，以保持瞳孔的散大状态，但应注意，有严重心血管疾病的患者应慎用。

术前必须很好地了解瞳孔散大情况，如果瞳孔散大不理想或不能散大，应做好术中开大瞳孔的准备。

【手术方法】

1. 眼外操作

(1) 麻醉：一般采用球后阻滞麻醉，儿童、不能合作、精神高度紧张、合并严重全身疾病的患者宜采用全身麻醉。

(2) 开睑：多数用开睑器开睑，注意根据患者睑裂大小选择合适的开睑器，同时应将贴膜夹于开睑器内。

(3) 结膜囊消毒：0.5%聚维酮碘消毒结膜囊1分钟，嘱患者上下左右转动眼球，使消毒药液充满结膜囊，然后清水冲洗。

(4) 结膜切口：23G、25G、27G玻璃体切割术不需剪开球结膜。传统的20G则剪开球结膜：可局部剪开，切口成L形。拟联合巩膜扎时，需360°环形切开球结膜。

(5) 巩膜切口：标准的三切口为颞下、颞上、鼻上，上方两切口一般间隔大于120°。有晶状体眼距离角膜缘4mm，无晶状体眼及人工晶状体眼距离角膜缘3.5mm。穿刺套管的安放，应该是以30°斜行穿刺进入，以使切口闭合良好，防止切口渗漏。

(6) 放置灌注头：灌注头一般放在颞下，也可以放在鼻下。根据不同的眼内情况，选择不同长度的灌注头。合并脉络膜脱离、周边部视网膜增殖膜时，需用长灌注头，确认灌注头位于玻璃体腔，才可以打开灌注。

(7) 缝制角膜接触镜固定环。

2. 眼内操作

(1) 切除玻璃体：玻璃体切割的参数要求高速率、低吸引力。原则是：尽量减轻对视网膜的牵拉，以原位切除为主。25G切割头可达2500~5000次/分，吸力设为300~500mmHg。而传统的20G切割头为750~1500次/分，吸引150~200mmHg。

(2) 切割方法：包括后极部玻璃体切除和基底部玻璃体切除。切割的顺序需根据病情决定。类似孔源性视网膜脱离等疾病，需彻底切除玻璃体者，可先切除玻璃体前界膜，再做中央区玻璃体切割术。而黄斑裂孔、黄斑前膜等疾病，则保留玻璃体前界膜。

(3) 识别和切除玻璃体后皮质：无玻璃体后脱离时需行人工玻璃体后脱离，用带硅胶头的笛形针或切割头，在视盘鼻侧视网膜前轻轻吸引，注意勿伤及视网膜。后皮质与视网膜分离时可以看到Weiss环。存在玻璃体后脱离时，可用切割头轻轻吸引，边吸边切，以防止牵拉周边部视网膜。

(4) 基底部玻璃体切除：使用角膜接触镜时，需助手采用巩膜外顶压，彻底切除基底部玻璃体，使用广角全视网膜镜者，可直接行基底部玻璃体切割术。

(5) 视网膜光凝、视网膜冷凝、视网膜电凝、液体-气体交换是玻璃体切除的特殊眼内操作。详见后述各论。

(6) 关闭巩膜切口及结膜切口：20G一般使用8-0可吸收线。25G免缝合。

【术中并发症及处理】

1. 医源性视网膜裂孔 多发生在初学者，周边部视网膜裂孔主要见于巩膜穿刺口以下，器械多次进出眼内，周边部玻璃体未切除干净时，可出现锯齿缘离断。处理：尽量切除干净切口附近的玻璃体，减少器械进出眼内次数，手术结束时，仔细检查周边部视网膜，发现裂孔及时处理。后极部视网膜裂孔多发生在视网膜活动度较大，可误切视网膜形成裂孔；或者在剥除视网膜前膜，过度牵拉视网膜形成裂孔。

2. 灌注液进入脉络膜上腔 多发生在合并睫状体脱离、眼外伤、合并前部增殖性玻璃体视网膜病变患者，或灌注头固定不佳，术中灌注液进入脉络膜上腔，造成严重并发症。预防措施：术前选择合适长度的灌注头，睫状体有脱离者，可先切开巩膜切口，注射器眼内注入灌注液，排出脉络膜上腔液体，然后再缝合固定灌注头。

3. 瞳孔缩小 多因为术前瞳孔不易散大，手术中眼压低、联合白内障手术刺激虹膜等原因。预防措施：术前充分散大瞳孔，术中结膜下注射1:1000肾上腺素0.3ml，或前房直接注入1:1000肾上腺素0.3ml，以散大瞳孔；高血压患者慎用。

4. 晶状体损伤　多因为初学者手术中操作不慎，器械直接损伤所致。在行基底部玻璃体切除、视网膜光凝时，切割头易伤及晶状体；眼压低时穿刺刀进入玻璃体腔时，易伤及晶状体。预防措施：切除穿刺口对侧的玻璃体时，需双手交换器械；眼压低时，先升高眼压，再行巩膜切口制作。

5. 角膜水肿　此并发症最常见，多因手术时间长、术中灌注液压力高、合并糖尿病等原因。处理：用干棉签反复滚压角膜，吸除角膜上皮水分，恢复角膜透明度，需反复进行。也可以刮除角膜上皮。

6. 脉络膜下出血或驱逐性出血　手术过程中由于眼压过度降低，导致一条或两条脉络膜静脉破裂，发生脉络膜出血，出血可位于脉络膜局部或广泛扩散，当脉络膜破裂时可发生驱逐性脉络膜出血。如术中出现眼压突然升高，前房变浅，瞳孔区出现棕色发光，应立即终止手术，紧密缝合切口。在脉络膜隆起部位剪开球结膜，切开巩膜，放出脉络膜下的积血，降低眼压，整复虹膜，缝合切口。全身紧急静滴20%甘露醇，保持头高脚低位利于静脉回流。驱逐性出血后果严重，大多数情况下医生难以有时间采取抢救措施，眼内容往往几秒内脱出殆尽。因此，术中应逐渐降低眼压，始终保持眼内压处于正压状态，预防驱逐性出血的发生。

7. 眼内出血　主要原因为手术器械直接损伤视网膜血管或脉络膜，造成眼内出血；剥膜时，血管破裂出血等。处理：暂时升高眼内压，可有效控制出血；出血暂停后，应进行电凝止血，防止血凝块脱落后再次出血。

【术后并发症及处理】

1. 角膜水肿或上皮缺损　主要原因为手术中刮除角膜上皮，术后高眼压。处理：控制眼压至正常；应用角膜表皮生长因子，上皮缺损者可包扎双眼。

2. 白内障　原因是机械性损伤；硅油或气体长期接触。处理：轻度混浊，可密切观察；混浊明显者，需行白内障超声乳化联合人工晶状体植入术，或在取硅油时联合白内障手术。

3. 高眼压　多种原因可导致术后高眼压。也是术后最常见的并发症之一。主要原因为视网膜复位后，房水循环平衡尚未建立；眼内气体或硅油填充过多。睫状体脱离，继发闭角型青光眼；术后眼内出血，血影细胞堵塞房角；新生血管性青光眼等。处理：分析眼压升高的原因，给予药物降眼压治疗；硅油过多时，可考虑手术放出少量；房角关闭者需行周边虹膜切开；血影细胞性青光眼可行玻璃体腔灌洗术。

4. 眼内炎　是玻璃体手术的严重并发症。重点是做好预防工作。处理：局部及全身抗生素治疗；玻璃体腔注药及同时行细菌培养及药物敏感试验；药物治疗仍恶化者，需考虑再次行玻璃体切割术。

5. 视网膜脱离　主要原因为术中视网膜裂孔遗漏；术后原视网膜裂孔再开放或形成新的裂孔；发生增殖性玻璃体视网膜病变。处理：查明视网膜脱离的原因，制定手术方案。

6. 眼内出血　主要原因是术中止血不彻底；术后再次出血；术后大便干燥、腹压升高、剧烈呕吐、活动均可导致眼内出血。处理：应用止血药物；分析出血原因；出血量大，长时间不吸收者，可考虑玻璃体腔灌洗。

7. 眼球萎缩　是少见但严重的并发症。一般多见于术后出现严重并发症，如反复的眼内出血、视网膜不复位、长期高眼压或低眼压、眼内炎等。处理：无特殊治疗方法，不适症状明显时，可考虑行眼球摘除术。

二、视网膜前膜剥离术

在伴有增生性玻璃体视网膜病变的玻璃体手术中，需剥除视网膜前膜。视网膜前膜剥离术，是玻璃体手术的重要组成部分，一般不单独使用。如果不能剥除视网膜前膜或部分残留，即使玻璃体腔填充硅油，也不能阻止视网膜脱离的复发。

【适应证】　视网膜固定皱褶，可表现为星状皱褶，黄斑前膜等，视网膜呈灰白色或者视网膜血管迂曲，均表示视网膜前膜的存在。糖尿病新生血管膜多于视网膜粘连紧密，不易剥除。前部增生性玻璃体视网膜病变主要表现为视网膜前移位和环形收缩，其处理方法和后极部视网膜前膜不同。

【禁忌证】　无绝对手术禁忌证。

【手术方法】　不同形态的视网膜前膜，需要不同的方法。可以使用眼内镊子、眼内剪刀、膜钩等器械，必要时可以双手操作。但基本可以分为用膜钩钩膜和直接用眼内镊子夹膜两种方法。剥膜时，均应该由后向前进行操作，因后极部视网膜较厚，张力较大，分离星状皱褶时，由沟的远端向中心方向操作。视网膜前膜剥离后，视网膜活动度恢复即达到目的。

黄斑前膜方法与此大致相同，只不过需要操作更加轻巧细致。双手操作剥膜，既安全又方便操作。

糖尿病性视网膜病变合并视网膜前新生血管膜，剥膜时极易出血，目前多先行玻璃体腔注射抗VEGF药物后，再行玻璃体切除及视网膜前膜剥除术，术中、术后视网膜出血的概率明显降低。1987年Abrams介绍了整体切除法，较完整地切除增殖膜，此法术中出血少，增殖膜切除彻底。也可以将增殖膜分段截开，可以残留与视网膜粘连紧密的岛状膜。但术后视网膜再出血及发生牵拉性视网膜脱离的概率较高。

前部增生性玻璃体视网膜病变多表现为环形收缩和

视网膜前移位。环形收缩可形成视网膜纵行皱襞，需彻底切除基底部玻璃体，剥除视网膜前膜，当前膜与视网膜粘连紧密，无法剥除时，需行视网膜切开，以缓解张力。前移位可使周边部视网膜环形槽形成，处理前移位，同环形收缩。

【术中并发症及处理】

1. 出血　多发生在剥除视网膜前膜，血管破裂所致，需及时电凝止血。尤其是对于糖尿病性视网膜病变形成的新生血管膜，术中极易出血，目前多先行玻璃体腔注射抗VEGF药物后，再行玻璃体切除及视网膜前膜剥除术，术中、术后视网膜出血的概率明显降低。

2. 医源性视网膜裂孔　剥除视网膜前膜时，操作不当，或视网膜变薄时，极易发生视网膜裂孔，尤其在剥除周边部增殖膜时。但剥除黄斑前膜时，需慎之又慎，否则将造成视功能永久性损伤。

3. 余同玻璃体切割术基本技术。

【术后并发症及处理】　同玻璃体切割术基本技术。

三、视网膜切开术

视网膜切开术是玻璃体手术中的特殊操作，需掌握其严格的手术指征。

【适应证】

1. 眼内放出视网膜下液或取出视网膜下物质　比如视网膜下增生条索、异物等。

2. 松解性视网膜切开　当行彻底的玻璃体切除、视网膜前膜剥除术后，视网膜仍僵硬、收缩，不能贴附时，需采用视网膜切开的方法，松解视网膜张力，使之贴附。

【手术方法】

1. 眼内放出视网膜下液或取出视网膜下物质　应选择在眼底中周部，尽量在鼻上，无血管的部位，先行电凝，防止出血，再用MVR刀刺穿视网膜。也可以加大能量，使局部视网膜坏死，直接形成裂孔。

2. 松解性视网膜切开　先彻底切除玻璃体，剥除视网膜前膜，在拟切开部位视网膜处，先做一排电凝斑，然后沿电凝斑用切割头或眼内剪刀切开视网膜，使之松解，恢复活动度，使之复位。

【术中并发症及处理】

1. 出血　主要是因为电凝不彻底或伤及脉络膜。所以切开视网膜前，应充分电凝，且注意切勿伤及脉络膜。

2. 余同玻璃体切割术基本技术。

【术后并发症及处理】　同玻璃体切割术基本技术。

四、视网膜下膜剥离术

视网膜下膜增生形态是多种多样的，比如盾形、树枝状或环形，甚至呈"晾衣绳"样和"餐巾环"样增生。

【适应证】　大部分视网膜下增生不影响视网膜复位，故不必取出。只有当视网膜下膜存在张力，影响视网膜复位时，才考虑手术取出。

【手术方法】　首先，在切除玻璃体后，去除可剥离的视网膜前膜，观察视网膜活动度。可先行气-液交换，在气体下观察视网膜是否存在张力，能否复位。取出视网膜下膜的手术方式有取出和切断两种。对于"晾衣绳"样增生，应选择在增殖膜张力较大的部位，行视网膜电凝，作一小的视网膜切口，用膜钩或镊子取出视网膜下膜。应注意如视网膜下膜与周围组织粘连紧密且视网膜已被松解，则不必强行取出。"餐巾环"样增生，多需作周边部大范围的视网膜切开，翻转视网膜，直视下取出视网膜下膜。

【术中并发症及处理】

1. 视网膜脉络膜出血　视网膜切开时电凝不充分，引起出血。部分增殖膜与脉络膜粘连紧密，取出时导致脉络膜出血。

2. 余同玻璃体切割术基本技术。

【术后并发症及处理】　同玻璃体切割术基本技术。

五、视网膜下出血排出术

视网膜下出血量少时，可不予特殊处理，给予药物治疗，待其自行吸收；大量视网膜下出血，可造成视功能不可逆性损伤，需手术排除。

【适应证】　严重眼外伤，包括脉络膜破裂和眼球穿通伤，可造成大量视网膜下出血。再者，手术时或脉络膜新生血管的自发性出血，均可导致视网膜下大量出血。

【手术方法】　对于未凝固的视网膜下出血，可以通过视网膜切开，气液交换，将视网膜下出血排除，也可以注入重水，辅助视网膜下积血的排除。用带软硅胶管的笛针向视网膜下吹入液体，可以较彻底地排出视网膜下液体。视网膜下出血形成凝固的血凝块时，很难清除。而取出血凝块时，极易损伤视网膜，可注入tPA，待血凝块溶解后，用灌注液冲出积血。而当视网膜下积血，量特别大，且与视网膜粘连紧密时，只能行周边部大范围视网膜切开，取出视网膜下出血。

【术中并发症及处理】

1. 视网膜色素上皮及光感受器损伤　当血凝块较难取出时，多与视网膜色素上皮或神经上皮粘连紧密，取出时极易损伤这些组织，故术后视力极差，甚至还不如不处理这些出血。

2. 余同玻璃体切割术基本技术。

【术后并发症及处理】　同玻璃体切割术基本技术。

六、眼内光凝术

视网膜粘连术主要包括视网膜冷凝和光凝术。

【适应证】 眼内视网膜光凝术主要用于封闭视网膜裂孔和变性区及全视网膜光凝治疗。

【手术方法】 目前主要采用氩离子和多波长激光，光凝以2级反应为宜，光凝斑之间的距离为0.5~1.5倍光斑直径。裂孔周围一般需要3~5排光凝斑。距离不同，光凝斑的反应也不一样。

七、黄斑转位术

黄斑转位术是造成视网膜脱离，将黄斑移到相对健康的RPE区。Linddsey和Finklestein最先报道用黄斑转位手术来研究黄斑和黄斑下RPE的关系。

【适应证】 多种原因引起的中心凹下CNV，包括AMD、病理性近视、眼组织胞浆菌病、血管样条纹、特发性CNV、多灶性脉络膜炎和息肉样脉络膜血管病变等。

【手术方法】 玻璃体切割，晶状体切割，360°切开周边部视网膜，将灌注液注入视网膜下，造成视网膜脱离，翻转视网膜，去除黄斑脉络膜新生血管膜，然后以视盘为轴心，将视网膜顺时针旋转一定的角度，使其再复位，视网膜切开处以激光光凝封闭。亦有不做周边部视网膜切开，仅行颞上部视网膜切开者，均需行玻璃体腔硅油填充。

【并发症及处理】

1. 严重的增殖性玻璃体视网膜病变 发生的主要原因是360°视网膜切开，视网膜色素上皮暴露、游离，发生增殖性玻璃体视网膜病变，牵拉视网膜脱离，是限制该手术开展的主要因素。

2. 视网膜脱离 术后增殖性玻璃体视网膜病变，牵拉视网膜脱离。

3. 视网膜前膜 与视网膜切开范围大、视网膜色素上皮暴露有关。

4. 玻璃体积血、黄斑皱褶、旋转性复视等均可发生。

八、气/液交换术

多数情况下，气/液交换与放出视网膜下液体同时进行，促使视网膜复位，进行气体或硅油的眼内填充；也可通过气液交换了解视网膜的张力及视网膜表面的牵拉。

【适应证】 排除玻璃体腔液体，以进行气体或硅油的眼内填充；排出视网膜下液体，使视网膜复位；作为玻璃体切除的辅助技术，利用气体表面张力的原理，了解视网膜的张力。

【手术方法】 有晶状体眼，需置双凹面接触镜；无晶状体眼放置平凹镜或棱镜。在有视网膜脱离时，将笛形针放在视网膜裂孔内，缓慢放开笛形针的侧孔，气体进入眼内，视网膜下液体由该孔排出。无视网膜脱离时，笛形针置于玻璃体腔即可，缓慢置换眼内液体。交换过程中，注意观察视网膜复位情况，及时发现并处理残留的视网膜牵拉。

【术中并发症及处理】 出血和色素上皮损伤，主要是术中笛形针吸住血管和色素上皮所致，应该予以避免。

【术后并发症及处理】 同玻璃体切割术基本技术。

九、玻璃体腔内注气术

玻璃体腔内注气术根据目的不同，既可以在玻璃体切除或巩膜扣带术中使用，也可以单独应用。

【适应证】 玻璃体切除或巩膜扣带术中，需注入无菌空气或膨胀气体；提升眼内压；充气性视网膜固定。

【手术方法】

1. 直接穿刺注入法 最常用的方法。将灌注管道去掉，三通道切口密闭。用注射器抽取一定量的无菌气体，从上方角膜缘后3~4mm巩膜穿刺进针，直接注入一定量的气体。拔出针头后，用湿棉签按压穿刺孔，防止气体溢出。术闭需注意眼压。此法操作简便，但不够精确。

2. 混合气体交换法 用50ml注射器按照拟定的浓度抽取一定量的纯膨胀气体，再抽取无菌空气至相应体积，将混合气体通过灌注管缓慢注入眼内，眼内气体通过另外的巩膜切口排出。当剩余气体约20ml时，一边继续注入气体，一边关闭巩膜切口。该方法的优点是眼内气体置换充分，注入浓度准确。

【术后并发症及处理】

1. 术后青光眼 多与注入气体浓度过高或气体量过多有关。故需严格计算注入气体量和混合气体的浓度。术后眼压过高者，需再次手术，排出部分玻璃体腔气体，以降低眼内压。

2. 余同玻璃体切割术基本技术。

十、玻璃体腔内注油术

硅油化学性质稳定，透明，可用来治疗视网膜脱离。1962年Cibis首先报道将硅油注入人眼玻璃体腔，治疗视网膜脱离。硅油具有以下特点：①硅油是一种惰性物质，屈光指数与玻璃体相似，为1.4。②比重0.96~0.98，比水轻。③不为组织吸收，可以在眼内长期填充。④表面张力21，小于气体。

【适应证】 视网膜脱离合并严重增生性玻璃体视网膜病变；巨大裂孔性视网膜脱离；伴有脉络膜脱离的视网膜脱离；伴有脉络膜缺损的视网膜脱离；高度近视合并黄斑裂孔性视网膜脱离；眼内炎；严重的增生性糖尿病视网膜病变；眼外伤；慢性葡萄膜炎伴有严重低眼压等。

【手术方法】 有两种方法，一种是先进行气液交换，再进行硅油-气体交换；另一种是硅油-液体直接交换法。

无晶状体眼注入硅油时,需要在下方作一虹膜周边切除,以利于房水进入前房,防止硅油进入前房。

1. 硅油-气体交换法　玻璃体切除完后,先行气-液交换,然后再行硅油-气体交换。注油的方法可以用切割机的自动注油系统,或助手手动推注,将备用注射器内的硅油从上方一侧巩膜切口注入眼内,气体通过另外一个切口排出。当注入大部分硅油后,应该减慢速度,防止因眼内气体不能及时排出,而造成眼内压过高。这一点,在手动注油时尤其应当注意。

2. 硅油-液体直接交换法　有时需要硅油-液体直接交换,要注意笛形针的开口始终位于液体平面以下,否则笛形针很容易被硅油堵住。

【术中并发症及处理】

1. 出血　主要由于术中损伤血管所致。
2. 硅油异位
(1) 硅油进入前房:主要因为术中后房压力过高,晶状体半脱位或晶状体悬韧带松弛所致。
(2) 硅油进入视网膜下:视网膜牵拉未完全解除时注入硅油,硅油有可能进入视网膜下。
(3) 硅油进入脉络膜上腔:注入硅油时,针头未进入玻璃体腔,或通过灌注管注入硅油时,灌注管松动,灌注管开口回退至脉络膜上腔所致。

【术后并发症及处理】

1. 白内障　有晶状体眼,白内障的发生率几乎为100%。发生白内障的原因不是由于硅油的毒性,而是因为硅油阻断了晶状体的正常代谢所致。故取油时可同时进行白内障超声乳化联合人工晶状体植入术。
2. 继发性青光眼　是硅油填充眼的严重并发症。眼压升高的原因很多,可以是硅油注入过多,无晶状体眼瞳孔阻止性青光眼,乳化的硅油滴阻塞小梁网等。
3. 低眼压　手术后眼压持续在5mmHg及以下为低眼压,是眼球萎缩,预后不良的征兆。发生的原因主要是多次手术或前期增生性玻璃体视网膜病变造成睫状体上皮功能损害,大范围的视网膜切开、切除、术后睫状体、脉络膜或视网膜脱离等。
4. 角膜变性　表现为角膜带状变性,角膜水肿,大疱性角膜病变。主要原因是硅油与角膜内皮接触,导致角膜失代偿。
5. 硅油乳化　硅油注入眼内,随着时间的延长,可逐渐发生乳化。乳化的硅油呈鱼卵样,贴附于视网膜表面,甚至进入前房,形成"假性前房积脓",硅油乳化可引起眼压升高,故硅油乳化后,应该及时取出硅油。
6. 硅油异位　硅油进入前房,亦有硅油进入颅内的罕见报道,多见于合并继发性青光眼的患者。

十一、复杂玻璃体视网膜病变的手术处理

复杂玻璃体视网膜病变有多种表现形式,增殖性玻璃体视网膜病变是其最常见的表现形式。本文以增殖性玻璃体视网膜病变为例,说明其手术方法。增殖性玻璃体视网膜病变其病理过程是细胞增生和膜的收缩。其在孔源性视网膜脱离的发生率是5%~10%。眼底临床表现为玻璃体内色素颗粒,玻璃体浓缩,视网膜僵硬及皱褶;视网膜下膜;视网膜前膜。

【适应证】　严重增殖性玻璃体视网膜病变合并视网膜脱离。

【禁忌证】　无光感眼;视功能严重不良者需慎重考虑。

【手术方法】

1. 手术的一般原则
(1) 视网膜脱离合并PVR A期、B期、部分C期患者,可考虑巩膜扣带术。
(2) 视网膜脱离合并视网膜固定皱襞、广泛视网膜前膜、需行玻璃体切割术;当存在前部PVR时,需切除晶状体,以利于彻底切除周边部玻璃体,剥除周边部视网膜前膜,甚至视网膜切开,视网膜下膜,影响视网膜复位时,需行视网膜切开,取出视网膜下膜。

2. 手术技巧
(1) 基底部玻璃体切割术:基底部玻璃体切除是PVR视网膜脱离手术中的关键步骤。基底部玻璃体的残留,常导致视网膜裂孔的不闭合,术后PVR复发。但基底部玻璃体浓密,难以完全切除。
(2) 视网膜前膜剥除:同前视网膜前膜剥除术章节。
(3) 视网膜前移位的松解:视网膜前移位是前部PVR的典型表现形式。切除晶状体,以暴露周边部玻璃体,彻底解除周边部视网膜与睫状体的粘连,尽量彻底切除基底部玻璃体。可行周边部视网膜松解性切开术。
(4) 视网膜下膜的剥除:同前述视网膜下膜剥离术。
(5) 松解性视网膜切开和切除术:视网膜切开前需彻底剥除视网膜前膜。环形视网膜切开:常用于视网膜脱离合并广泛的前PVR。子午线方向视网膜切开:用于修复巨大裂孔性视网膜脱离合并严重PVR,经玻璃体切除和剥膜后,视网膜仍不能复位者,需行子午线方向的切开。局限性视网膜切开:常用于穿通伤或手术所致的视网膜嵌顿。沿视网膜嵌顿部位做切口,先做电凝,再行视网膜切开。

【术中并发症及处理】

1. 出血　多发生在剥膜、内放液时损伤视网膜血管,视网膜切开电凝不彻底。
2. 医源性视网膜裂孔　剥除视网膜前膜时,操作不

当,或视网膜变薄时,极易发生视网膜裂孔,尤其在剥除周边部增殖膜时。但剥除黄斑前膜时,需慎之又慎,否则将造成视功能永久性损伤。

3. 角膜水肿　患者病情复杂,手术时间长,术中持续性眼压高。主要是避免此并发症的发生。

【术后并发症及处理】

1. 视网膜脱离复发　多于术后PVR复发,牵拉视网膜再脱离所致。

2. 术后低眼压　多因为术中睫状体分泌功能下降、大范围视网膜切开,色素上皮暴露,房水流出增加有关。

3. 医源性视网膜裂孔　在严重PVR术中,发生率较高。主要是因为切割玻璃体基底部极易发生裂孔。视网膜前膜与视网膜粘连紧密。

4. 前部增生性玻璃体视网膜病变　是该手术的严重并发症。

十二、硅油取出术

硅油作为眼内填充物的使用,已经相当普及,使大量病情严重的眼睛获得临床治愈。但是,硅油在眼内长期填充,并发症相当常见。故应当根据眼部情况,权衡利弊,适时取出硅油。硅油取出的时机,一般在眼内填充硅油,3~6个月后取出。

【适应证】　视网膜复位良好,视功能好;视网膜脱离复发,需再次手术者;有严重的硅油填充并发症发生,最常见是继发性青光眼。

【禁忌证】　严重眼外伤、多次手术,眼球处于萎缩状态者。严重低眼压,硅油依赖眼。

【手术方法】　同玻璃体切割术,建立标准的巩膜三通道。将留置套管针拔除针芯后,连接20ml注射器,插入玻璃体腔,负压取出硅油;也可以机器取油。前房存在乳化硅油者,需角膜缘前房穿刺,注吸前房乳化硅油。顶压巩膜,探查眼内周边部视网膜,发现视网膜病变及时对症处理。常规气液交换3次,清除眼内残留乳化硅油颗粒。

【术后并发症及处理】

1. 玻璃体积血　少量玻璃体积血无须特殊治疗,几周内可自行吸收;大量出血,一个月后仍不能吸收者,可考虑玻璃体腔灌洗。

2. 爆发性脉络膜上腔出血　多发生在高度近视眼、青光眼、动脉硬化患者,与术中持续性低眼压有关。

3. 低眼压　是硅油取出术后常见的并发症。低眼压的原因与多次手术、视网膜冷凝、前部增生性玻璃体视网膜病变有关等。

4. 视网膜脱离复发　是硅油取出术后最常见的并发症。视网膜脱离复发多与增殖性玻璃体视网膜病变复发有关,故取油时去除视网膜前膜相当重要。

（王伟　李志勇）

第十节　黄斑部疾病的手术治疗

一、黄斑裂孔的手术治疗

特发性黄斑裂孔(idiopathic macular hole,IMH)又称自发性黄斑裂孔或老年性黄斑裂孔,是一种较为常见的多发生于老年女性的黄斑部疾病。多见于50岁以上,女性发病率明显高于男性,对侧眼发病率在22%左右。特发性黄斑裂孔形成后病人视物变形,视力显著下降。病情会持续发展,裂孔很少自发闭合,因此有必要在合适的时机进行玻璃体视网膜手术使黄斑裂孔闭合,挽救病人的视觉功能。

【手术目的及时机】　特发性黄斑裂孔一旦发生,对视力损害严重,随着发病年限的延长,裂孔会发展扩大,因此目前多主张及时进行手术干预。IMH手术疗效在手术解剖成功率不断提高的情况下,视功能恢复效果优于裂孔分期和裂孔发生后持续时间的不同而有显著差别。从理论上讲,越早手术效果越好,但手术的选择取决于以下几个方面:①手术医生的技术水平;②手术设备;③患者症状、视力下降程度、视力要求、是否伴随眼部其他疾病、对侧眼情况等及患者对本病的认识程度。手术时机一般选择Ⅱ期、Ⅲ期及部分Ⅳ期病人,此外要考虑多方面因素。①病人的术前视力及对术后的视力要求:病人术前视力高于0.3,手术风险较大,但因为术前视力好术后视力恢复的程度相对也好。IMH术后视力提高幅度整体不大,因此一定告知病人不要对视力期望值太高,否则宁可手术不做。②病人的眼部条件:是否有黄斑区前膜、白内障、视神经疾病等其他眼病。伴有黄斑前膜,于玻璃体手术时同时剥除前膜。伴有白内障者,如遮挡手术视野,则玻璃体手术时联合实施白内障超乳术及人工晶状体植入术。如伴有视神经疾病等眼底内科疾病,应先治疗,待病情稳定后才考虑玻璃体手术。病程长的预后一般不好,应详细告知病人手术范围、手术风险及预期效果等,充分得到病人的理解。

【手术特点】　IMH玻璃体手术的基本步骤依次是部分全玻璃体切割术、剥离黄斑区视网膜前膜及内界膜、探查穿刺内口、气液交换及部分病例需用膨胀气体填充、术后保持适当的面朝下体位。

1. 经睫状体扁平部玻璃体切割术　所谓部分全玻璃体切除主要是将后极部玻璃体完全切除和巩膜穿刺孔内口附近基底部及睫状体平坦部玻璃体切除。遇到没有后脱离的玻璃体,采用切割头的吸拉法吸住残留玻璃体剥离,人工制作玻璃体后脱离,可使用曲安奈德注射后极部,玻璃体后皮质可清晰染色，染色后在视盘前及周围反复吸拉，当看到Weiss环或薄纱样混浊玻璃体浮起，这时继续吸拉，很容易见到玻璃体后皮质同视网膜分开的界面向周边扩展。在向周边剥离玻璃体后皮质的过程中，应密切注意不要在玻璃体与视网膜牢固粘连处撕破视网膜。IMH病人周边部玻璃体一般正常，基底部玻璃体不必全部切除干净。

2. 内界膜剥离术　内界膜剥离术有很多方式，最方便的是在无任何染色帮助下直接剥离内界膜。首先放大显微镜倍率调节清晰可见后极部视网膜后，在视网膜血管弓附近使用内界膜镊直接掀起内界膜，然后向撕除晶状体前囊膜样将内界膜剥离2~3DD半径大小面积，内界膜往往不会一次就完全撕除或撕除过大，可重复进行。一次撕除断裂后，要仔细寻找断端，确定看清楚断端后再进行下一次操作。也可在视网膜染色剂的帮助下完成此项操作。切除玻璃体后在后极部视网膜前注入0.3%锥虫蓝0.1ml或0.1%吲哚青绿（ICG）0.1ml留置眼内1分钟，重新注水将染色剂置换，内界膜被清晰染色，此时可用视网膜镊或剥膜钩将视网膜内界膜剥离，降低了手术难度，减少了手术并发症的发生。

在撕除内界膜的过程中往往有视网膜浅层出血，不染色撕内界膜容易损伤视网膜而出血，染色后撕内界膜的过程中出血，多是撕裂视网膜表面毛细血管出血。小的出血可不必处理，出血较大者可提高灌注压，一般出血可自止，不必特殊处理。撕除内界膜过程中可将撕除的内界膜夹住在玻璃体腔中央检查，如果撕除的模样组织光滑、卷曲则确认是内界膜，看到黄斑区内界膜剥离前放射状皱褶消失也是内界膜剥离完全的标志，否则要再次检查视网膜前组织，确定是否撕除的是内界膜，因为有时玻璃体后皮质劈裂会误认为是内界膜，导致手术失败。最后，用剥膜钩从外向心性轻轻搔刮裂孔边缘，检查裂孔缘有无残留的丝状前膜，帮助裂孔复位。

3. 眼内填充　在眼内填充前，通过巩膜顶压仔细检查周边部视网膜和穿刺孔内口，发现裂孔和严重玻璃体穿刺孔嵌顿，应及时处理。如果有视网膜损伤则可先行视网膜光凝治疗，确认周边部视网膜无手术损伤后进行气液交换，使用软硅胶管于视盘前将眼内液体充分引出。膨胀气体和硅油一直是黄斑裂孔手术的眼内填充物，膨胀气体眼内停留时间长，顶压黄斑裂孔作用确切，但是膨胀气体长时间眼内停留，术后眼压不易控制，增加了术后白内障发生和发展的机会，对于直径小于500μm且裂孔边缘无明显翘的裂孔的患者，可进行空气填充完全可以得到和膨胀气体填充相同的效果，裂孔较大的病人最好还是使用膨胀气体填充。

4. 术后体位　眼内气体填充患者术后常规面朝下休息，过滤空气填充面朝下3天，膨胀气体填充要保持面朝下体位一周以上。

【手术并发症】

1. 损伤视网膜　在剥离玻璃体后皮质的过程中，玻璃体切割头会不慎吸到视网膜，尤其初学者使用负压高或低切速切除未完全与视网膜分离的玻璃体后皮质时更易发生。此外，周边部裂孔发生在切除基底部玻璃体时不慎咬切到视网膜或玻璃体的反复牵拉所致，后极部裂孔常于剥离视网膜前膜时对视网膜牵拉过度引起。处理的方法是行眼内光凝或巩膜外冷凝联合气体填充。强调在拔出灌注管之前，应详细检查周边部视网膜有无遗漏的病变。

2. 视网膜脱离　若术中出现医源性裂孔未妥善处理，或术前周边部存在变性区及视网膜裂孔未予以处理，或穿刺口残留未处理干净的玻璃体皮质，导致术后的前段增生性玻璃体视网膜病变，导致牵拉性视网膜脱离。

3. 晶状体损伤　见于灌注头、切割头、导光纤维等触碰到晶状体，或切除基底部玻璃体时不慎咬伤晶状体，出现局限性晶状体后囊混浊或缺损。手术时间过长，反复气液交换也可导致晶状体后囊混浊。局限性的混浊不影响眼底观察可不必处理，严重的混浊影响眼底手术操作则需要切掉晶状体或超声粉碎晶状体后再完成玻璃体手术。

4. 术后白内障　术后气体摩擦，导致晶状体后囊损伤，导致后囊下皮质混浊。术中损伤晶状体后囊膜没有发现，术后气体接触及炎症反应，导致晶状体混浊。处理方法：如晶状体混浊明显遮挡视野，则考虑行白内障超声乳化，是否植入人工晶状体视手术中情况而定。预防则需要注意术中操作不要损伤晶状体，术后保持面向下体位至气体吸收，同时预防炎症发生。

5. 术后高眼压　术后眼内炎症，出血，可以使小梁网阻塞，房水排出障碍，而引起眼压升高。术中注入膨胀气体，于术后8小时迅速膨胀，向前推晶状体虹膜隔，在术前原有浅前房、窄房角的患者容易诱发闭角型青光眼发作。膨胀气体还能使小梁网功能受损，术前有开角型青光眼的患者诱发发作。处理方法根据性质，按照相应青光眼专科处理。

二、黄斑前膜的手术治疗

黄斑前膜（macular epiretinal membrane）是由于细胞增生在黄斑区视网膜内界膜表面形成的一层无血管结构的纤维组织，其主要成分是胶原纤维及各种具有增生能力的细胞如视网膜色素上皮细胞、胶质细胞、成纤维细胞等。根据病因可分为特发性黄斑前膜和继发性黄斑前膜两大类型。黄斑前膜形成后，除个别患者随着玻璃体后脱离可将黄斑前膜一起拉脱离外，大多数患者黄斑前膜不能自发脱离，需要手术治疗。

【手术时机】考虑手术治疗的前提是确定黄斑前膜

是视力损害的主要原因,视网膜皱褶、中心凹移位、血管渗漏、黄斑水肿以及致密的不透明膜遮盖中心凹等均可导致视力的严重下降。传统观点认为矫正视力低于0.3才考虑手术,以期获得较好的视力,矫正视力在0.3以上但视物变形严重影响视觉质量,患者有强烈的愿望解除症状也可考虑手术。在对一组特发性黄斑前膜的患者随访研究中发现,多数特发性黄斑前膜发展缓慢,但也有部分发展迅速,造成较严重的黄斑水肿致视功能损害明显,该部分中晚期患者即使最后采取了玻璃体手术干预,但术后黄斑水肿消退较慢,视功能恢复不理想。因此,在娴熟的玻璃体手术及剥膜技术的基础上,对特发性黄斑前膜进行早期干预,在其未对黄斑部视网膜造成严重牵拉的情况下将其尽早剥除,以利于视功能得到较好的恢复或维持。

继发性黄斑前膜的治疗以手术为主,但只有当原发眼病已被治愈或病情稳定,且前膜是引起视力减退的主要原因时才考虑手术,因前膜多较厚且与视网膜粘连较紧密,常需要作彻底的玻璃体切除,剥膜时忌强行撕拉,以免引起出血或医源性裂孔。

【手术方法】

1. 做部分全玻璃体切除　术中尽量清除玻璃体后皮质。在没有玻璃体后脱离患者,可用切割头在乳头前方吸拉造成玻璃体后脱离而切除,切周边部玻璃体和巩膜压陷切上方两个穿刺孔内口处基底部和睫状体平坦部玻璃体。

2. 剥离黄斑前膜　对视网膜前膜不清晰者,可使用曲安奈德注射后极部,视网膜前膜可清晰染色,染色后再行剥离,此种方法视网膜前膜清晰可见,剥离时相对简单,并发症少。对前膜边缘不清晰者可先使用软硅胶管笛针在可能是前膜边缘处轻轻往复运动,看到边缘翘起再使用剥膜钩或视网膜镊将前膜剥离。如果黄斑前膜与视网膜表面存在一定间隙,可直接用剥膜钩将增生膜勾起,再用眼内镊夹住边缘顺视网膜表面环形撕除,从后极部向周边部将其与视网膜粘连部分完整分离,再用切割刀将其切除净。撕膜过程中尽量避免对视网膜的牵拉,同时注意撕除膜的完整性,采用接力的方式夹住膜的根部,多方位、渐进性地进行撕除,将肉眼可见的前膜尽可能剥除干净。范围鼻侧可达视盘,颞侧至黄斑中心外2~3DD,上下达血管弓。如果增生膜与视网膜表面接近甚至粘连紧密,用较锐利的剥膜钩在膜的边界平行视网膜左右移动和向膜的底部轻轻插入,采用滑动、挑和勾的动作,将膜的一边分离,再用眼内镊夹住膜的边缘,逐步撕除前膜。如遇到和黄斑部视网膜融为一体的膜,强行撕膜,将引起黄斑撕裂伤,应避免,可用水平剪刀平着视网膜表面剪断黄斑前膜。若伴有黄斑裂孔,可同时撕除内界膜,然后行气液交换,滤过空气填充也可行膨胀气体填充。手术结束前需仔细检查周边部和基底部,以排除遗漏的周边部裂孔。

薄的视网膜前膜要和内界膜鉴别,黄斑前膜一般光滑,形状不一,边缘不整齐。内界膜弹性好,边缘清晰整齐,厚薄均一,剥离后卷曲,剥离视网膜前膜时有时将内界膜一同剥离,有时剥离内界膜时也可将前膜同时剥除。

【并发症及处理】　黄斑前膜玻璃体手术的并发症与一般玻璃体手术相同,请参考相关章节。

手术中的常见并发症:①膜剥离过程中可引起视网膜出血,通常为小血管末端的轻微渗血,不需特殊处理,多能自止。渗血量较大时可升高灌注瓶、提高眼内灌注压止血,尽量避免在黄斑区内电凝;②医源性视网膜裂孔,黄斑区裂孔多发生在剥离前膜时,尤其在黄斑囊样水肿或黄斑区视网膜已被牵拉成浅脱离或劈裂时,此时应在剥净前膜后行气液交换、长效气体填充,术后面朝下体位,促进裂孔愈合;③周边部裂孔多发生在穿刺孔玻璃体嵌顿的牵拉或切除基底部玻璃体引起,因此在结束手术前应详细检查周边眼底,一旦发现裂孔,应及时作冷凝或光凝,若发生视网膜脱离则按视网膜脱离手术原则处理。

三、玻璃体黄斑牵拉综合征的手术治疗

玻璃体黄斑牵拉综合征(vitreomacular traction syndrome, VTS),是玻璃体不完全后脱离引起玻璃体对黄斑部视网膜持续牵拉导致组织变形、增厚、水肿、囊样变性、裂孔形成等的一组疾病,好发于60岁以上老年人,女性多见,视力受损严重,进展快。近年来由于检查方法的进步,明确了VTS是独立于特发性黄斑前膜和黄斑裂孔前期的一种疾病,因其严重影响患者的中心视力和视觉质量,越来越受到重视。

【手术时机】　除了极少数病例玻璃体自发性完全后脱离解除了对黄斑的牵拉外,对大多数VTS应尽早施行玻璃体切割术解除黄斑牵拉,是改善视力的有效方法,可有效地恢复黄斑正常结构,防止黄斑全层裂孔及黄斑囊样水肿发生。McDonnell等建议如果术前视力持续下降至0.4应尽快考虑手术,否则将发生黄斑裂孔。若有严重的视物变形,即使视力在0.4以上也应考虑手术。当FFA检查提示黄斑区周围小血管渗漏、黄斑水肿明显或OCT显示黄斑区囊样变性、劈裂、即将发生黄斑裂孔或黄斑区神经上皮脱离等情况需及时手术。大部分患眼在解除玻璃体牵拉后视力有不同程度的提高,黄斑皱褶消失,囊样水肿消退或明显减轻,血管渗漏明显改善,手术前后黄斑的形态变化在OCT中显示十分明确。

【手术方法】　采取标准三切口玻璃体切割术,首先切除已脱离的玻璃体后皮质,解除玻璃体对黄斑区前后向的牵拉,然后根据玻璃体视网膜粘连的程度分离未脱离的玻璃体后皮质和黄斑前膜。玻璃体后皮质通常与黄斑区牢固

粘连不易分离,可用剥膜钩将后皮质钩离黄斑表面,或在视盘边缘处用玻璃体切割头反复吸拉将后皮质吸起。可使用曲安奈德注射后极部,玻璃体及视网膜前膜可清晰染色,染色后再做人为的玻璃体后脱离更为容易,操作时要十分小心,尤其是一些将要发生黄斑裂孔或高度近视黄斑区十分薄弱的患者,粗暴牵拉可引起黄斑撕裂孔或后极部裂孔。切除基底部玻璃体时应避免造成周边部视网膜裂孔,术中应仔细探查排除。

对于粘连较疏松的前膜,找到玻璃体视网膜粘连较疏松处作突破口,多数在黄斑区颞侧或视盘与黄斑之间,用膜钩从膜的边缘伸入其与视网膜之间的潜在间隙,将前膜挑起,逐渐扩大挑起的范围,然后用视网膜镊在靠近视网膜的部位夹住前膜,沿视网膜表面切线方向由内向外撕膜,若膜的面积较大,需多次松开膜镊再夹住前膜的根部继续向外剥离。若前膜的边界不清楚,可用膜钩在前膜较厚的部位表面搔刮,挑起前膜。对于粘连紧密、伴有黄斑囊样水肿或有发生黄斑裂孔危险的患眼,可用眼内剪或玻璃体切割头切断黄斑前膜,分割成小块状,最后切除残余的玻璃体后皮质和黄斑前膜。

VTS合并黄斑裂孔前期,可同时行内界膜剥除。内界膜剥离的范围一般在大血管弓以内,在距离黄斑中心凹约1DD处避开血管用锐利剥膜钩轻轻划开内界膜或用内界膜镊轻微下压使内界膜突入镊齿之间,闭合镊子夹住内界膜边缘围绕中心凹环形剥离,剥离内界膜的视网膜表面失去光泽,呈灰白色外观,与未剥离的视网膜表面反光有清晰的分界线。

术毕不作任何眼内填充,也不需要特殊体位。手术的关键是寻找粘连薄弱处,分离粘连的玻璃体后皮质及黄斑前膜,术中的主要并发症是医源性黄斑裂孔形成和术中出血,术后主要并发症是白内障,其次是视网膜裂孔及黄斑前膜形成。

(路天祥　闫忠阳)

第十一节　屈光手术

屈光手术是指通过调整眼睛的屈光状态进而矫治近视、远视、散光和老视等疾病的手术方法。按照手术部位的不同,分为角膜手术、晶状体手术和巩膜手术。

一、角膜屈光手术

角膜屈光手术是通过改变角膜曲率来矫正屈光不正。角膜屈光力约占整个眼球屈光力的70%,该手术可以更有效地矫正眼球的屈光状态。此类手术具备安全、有效、简便、预测性好和稳定等优点,现在已成为主流的屈光手术。按照改变角膜曲率方法的不同,将其分为两大类,即非激光角膜屈光手术和激光角膜屈光手术。

(一)非激光角膜屈光手术

主要有放射状角膜切开术、角膜松解切开术和角膜基质环植入术等。其他非激光角膜屈光手术包括:角膜楔形切除术、角膜磨镶术、角膜热成形术、角膜内镜片术和角膜表面镜片术等。

1. 放射状角膜切开术　主要矫正近视。在角膜光学区周边作多条深达90%角膜厚度的放射状松解切开,在正常眼压作用下,张力减低的角膜周边部向外膨出,中央部相对变平,屈光力降低,起到矫正近视的效果。该手术20世纪70年代起源于苏联,曾在我国风靡一时,但因其有效性、安全性和稳定性的局限,放射状角膜切开现已被角膜激光屈光手术所代替。但是其具有设备要求低、操作简单和手术费用低廉等优点,在少数医院仍在开展。

2. 角膜松解切开术　又称为散光性角膜切开术,主要矫正散光。在角膜曲率陡的径线上切开角膜基质层,使该径线角膜曲率变平,在"偶联效应"作用下,与其垂直之径线的曲率相应变陡,从而达到矫正散光的效果。手术效果与切口位置、形式、深度、长度及患者年龄等因素有关。一般来说,切口越靠近中央、切口越长、年龄越大,则矫正效果越明显。因其安全性、预测性和稳定性不足,逐渐被散光晶状体代替。由于其操作简单、有效和费用低,少数医院还在开展晶状体植入+角膜松解切开联合手术。

3. 角膜基质环植入术　可以矫正中低度近视,限制圆锥角膜的发展。利用旋转隧道分离器或飞秒激光在角膜周边部做两个弧形1/2~2/3深度的切口,将两片PMMA材料的环状片段插入角膜基质隧道内,利用弧长缩短效应,使角膜中央变平,从而达到改善屈光状态和加固角膜的目的。它虽具有不需切削角膜组织、可逆性和可调换性等优点,但对比敏感度下降、屈光回退、角膜感染、基质环脱出、深层新生血管、持续性上皮缺损和难以忍受的疼痛等缺点限制了它的发展。

(二)激光角膜屈光手术

通常分为两类:激光板层角膜屈光手术和激光表层角膜屈光手术。

1. 激光板层角膜屈光手术　包括以机械刀或飞秒激光辅助制作角膜瓣的准分子激光原位角膜磨镶术(laser in situ keratomileusis,LASIK)和飞秒激光小切口微透镜切除术(small incision lenticuleextraction,SMILE)。LASIK是目前激光角膜屈光手术的主流术式。

【适应证】

(1)患者本人有摘镜愿望,对手术效果有合理的期望值。

(2) 年龄≥18周岁(除特殊情况,如择业要求、高度屈光参差、角膜疾病需要激光治疗等);术前在充分理解的基础上患者本人及家属须共同签署知情同意书。

(3) 屈光状态基本稳定(每年近视屈光度数增长不超过0.50D)时间≥2年。

(4) 屈光度数:近视≤-12.00D,散光≤6.00D,远视≤+6.00D。

(5) 采用仅以飞秒激光完成角膜基质微透镜并取出术式者,建议矫正屈光度数球镜与柱镜之和≤-10.00D。

【绝对禁忌证】

(1) 疑似圆锥角膜、已确诊的圆锥角膜或其他类型角膜扩张。

(2) 眼部活动性炎症反应和感染。

(3) 角膜厚度无法满足设定的切削深度:中央角膜厚度<450μm、预期切削后角膜瓣下剩余角膜中央基质厚度<250μm(建议280μm)、预期术后剩余角膜中央基质厚度小于术前角膜厚度50%。

(4) 重度干眼。

(5) 严重的眼附属器病变:如眼睑缺损、变形等。

(6) 尚未控制的青光眼。

(7) 影响视力的白内障。

(8) 未控制的全身结缔组织疾病及自身免疫性疾病,如系统性红斑狼疮、类风湿关节炎、多发性硬化。

(9) 焦虑、抑郁等精神类疾病。

【相对禁忌证】

(1) 对侧眼为法定盲眼。

(2) 超高度近视眼合并显著后巩膜葡萄肿、矫正视力<0.3。

(3) 轻度睑裂闭合不全。

(4) 眼眶、眼睑或眼球解剖结构异常致微型角膜刀或飞秒激光无法正常工作。

(5) 角膜过度陡峭(角膜曲率>47D)或过度平坦(角膜曲率<38D)。

(6) 屈光状态不稳定,每2年屈光度数变化1.00D以内。

(7) 角膜上皮黏附性差,如上皮基底膜营养不良、复发性角膜上皮糜烂等。

(8) 角膜基质或内皮营养不良。

(9) 中度干眼。

(10) 在暗照明情况下瞳孔直径大于计划的角膜切削直径。

(11) 有单纯疱疹病毒性角膜炎病史。

(12) 有视网膜脱离及黄斑出血病史。

(13) 糖尿病。

(14) 青光眼(眼压控制良好)。

(15) 有结缔组织病史、自身免疫性疾病史。

(16) 怀孕及哺乳期妇女。

(17) 发生角膜创伤高风险者。

(18) 正在服用某些全身药物,如糖皮质激素、雌激素、孕激素、免疫抑制剂或抗抑郁药物(异维A酸、胺碘酮、左炔诺孕酮植片、秋水仙碱)等。

(19) 年龄<18周岁。

(20) 对手术期望值过高。

【术前评估】 在进行各种激光角膜屈光手术之前均应进行全面病史询问和眼部评估。

(1) 病史

1) 全身及眼部疾病等病史。

2) 要求手术的原因(如摘镜、戴镜不适、上学、就业等)。

3) 近2年屈光状态的稳定情况。

4) 佩戴角膜接触镜者应停止使用直到屈光状态和角膜曲率达到稳定状态:球性软镜应停戴1~2周,散光软镜和硬性透气性角膜接触镜应停戴3~4周,角膜塑形镜应停戴3个月以上。

(2) 常规眼部检查

1) 视力:单眼及双眼裸眼视力、小孔视力、近视力和习惯矫正视力(戴镜视力)。

2) 眼位和眼球运动:有无隐斜或斜视。

3) 客观验光:以电脑验光、检影验光初测小瞳孔下的屈光状态。

4) 综合验光:根据最高正度数镜片致最佳视力原则确定小瞳孔下的屈光状态,必要时给予框架眼镜或角膜接触镜试戴,有调节过强或潜伏性远视眼的患者可考虑睫状肌麻痹下验光,睫状肌麻痹下验光后应等待瞳孔恢复至正常再进行复验光。

5) 确定优势眼。

6) 检查角膜地形图。

7) 采用裂隙灯检查法(散大瞳孔前)排除眼前节疾病。

8) 眼压:压平式或非接触式眼压计筛查高眼压症及青光眼患者。

9) 瞳孔直径:在明视和暗视状态下测量瞳孔直径。

10) 裂隙灯检查法(散大瞳孔后)进一步排除眼前节和前玻璃体疾病。

11) 直接和间接眼底镜排除眼后节疾病,必要时行三面镜检查。

12) 角膜厚度:确定角膜中央厚度,必要时测定旁中央区角膜厚度。

(3) 特殊检查项目:根据患者主诉和症状及常规检查时发现,必要时采取以下检查。

1）泪液测试：泪膜破裂时间、泪液分泌试验。
2）角膜形态检查：分析角膜波前像差、角膜前后表面及角膜厚度。
3）全眼波前像差等眼部视觉质量检查。
4）对比敏感度和眩光对比敏感度检查。
5）A超检查：判断屈光不正度数与眼轴长度是否一致。
6）调节和辐辏功能检查。

【术前准备】
（1）常规广谱抗生素滴眼液滴眼3日，每日4次；或者滴眼2日，每日6次；或者滴眼1日，频点。
（2）若角膜有点状上皮缺损，可使用人工泪液或角膜上皮修复药物治疗至角膜病变痊愈。
（3）若有干眼症状，可酌情使用人工泪液。

【手术方法】
（1）术前常规清洁结膜囊，或者特殊患者选择泪道冲洗。
（2）核对患者、手术眼、输入准分子激光计算机的参数。
（3）遮盖非手术眼，对手术眼进行麻醉，放置开睑器以尽量暴露角膜。
（4）建议对角膜进行标记，以方便在手术结束时将角膜瓣复位。
（5）负压吸引环，确认达到有效吸力，然后用微型角膜刀制作一个带蒂的角膜瓣。使用不同的微型角膜刀可以将蒂制作在不同位置。操作前要仔细检查微型角膜刀工作状况以及刀片情况。
（6）若使用飞秒激光制作角膜瓣或角膜基质透镜，应选择适宜直径的角膜吸环，用负压固定眼球，设定激光分离深度，然后进行激光制作角膜瓣或制作角膜基质透镜。
（7）对角膜瓣进行检查后掀开并反折，仔细检查角膜瓣和基质床的大小及规则性。
（8）若角膜瓣和基质床质量足够好，可以进行准分子激光切削。若角膜基质暴露不充分或者基质床或角膜瓣不规则，则建议停止准分子激光切削，将角膜瓣原位平复。1~3个月待角膜瓣愈合后，考虑再次行表层或板层手术。
（9）以角膜顶点或视轴中心为中心对角膜基质床进行准分子激光切削，必要时切削中心需要调整移位。
（10）准分子激光切削之后，将角膜瓣复位，角膜瓣与基质床之间的界面用平衡盐水彻底冲洗，用吸血海绵抚平角膜瓣，并确认角膜瓣对位良好。
（11）确认角膜瓣附着，然后将开睑器取出。
（12）若进行SMILE术，可在角膜帽缘分离长度2~4mm切口，在角膜基质透镜上方和下方进行充分钝性分离后，将角膜基质透镜完整取出，冲洗后用吸血海绵抚平角膜帽。
（13）局部使用广谱抗生素及糖皮质激素滴眼液。
（14）在患者离开前，应再次采用裂隙灯检查手术眼，以确认角膜瓣的位置和外观无异常。

【术后处理】
（1）术后透明眼罩护眼。
（2）抗生素滴眼液连续滴眼7~14天。
（3）糖皮质激素或新型非甾体类抗炎滴眼液滴眼1~2周，并酌情递减。
（4）人工泪液或凝胶滴眼。
（5）术后需定期复查，复查时间通常在术后第1日、1周、1个月、3个月、6个月和1年。

【增效手术或再次手术】
（1）板层手术：对于板层手术后的屈光度数欠矫和过矫，条件允许时可通过再手术进行矫正。再手术时机通常以初次手术1~3个月后角膜情况良好并且屈光状态基本稳定时为佳。一般情况下，若角膜瓣正常、剩余基质足够，可采用直接掀开角膜瓣的方法；若角膜瓣过薄或不规则，可重新制作角膜瓣或改用表层手术方式以及使用角膜地形图或波前像差引导手术。
（2）放射状角膜切开术（RK）：增效手术应慎重，RK术后至少2年以上方可行增效手术，建议选择LASIK术。
（3）表层手术：表层手术后的板层手术应在术后至少1年以上。

【术后不良反应和并发症】
（1）光学方面的不良反应和并发症
1）有症状的屈光度数矫正不足或过矫。
2）屈光状态回退。
3）最佳矫正视力下降。
4）视觉干扰，包括一过性或永久性眩光或光晕，尤其在夜间的视力下降。
5）对比敏感度降低。
6）产生规则或不规则散光。
7）产生屈光参差。
8）过早需要佩戴阅读镜。
（2）医学方面的不良反应和并发症
1）不良反应：①非感染性弥散性层间角膜炎，也称角膜板层间撒哈拉反应；②出现干眼症状或使原有干眼症状恶化；③角膜知觉下降；④复发性角膜糜烂；⑤单纯疱疹病毒性角膜炎复发；⑥角膜雾状混浊、瘢痕早期或延迟发生。
2）并发症：①角膜瓣并发症，如游离瓣、小瓣、碎瓣、纽扣瓣和不全瓣等；②气体进入前房；③角膜浸润、溃疡、融解或穿孔（无菌性或感染性）；④糖皮质激素诱导的并发症，如高眼压症、青光眼、白内障和层间积液综合征等；⑤角膜上皮植入;⑥角膜扩张或继发性圆锥角膜;⑦眼后节病变,如视网膜裂孔或脱离。

2. 激光表层角膜屈光手术　以机械、化学或激光的方式去除角膜上皮,或者机械制作角膜上皮瓣后,在角膜前弹力层表面及其下角膜基质进行激光切削,包括:准分子激光屈光性角膜切削术、准分子激光上皮下角膜磨镶术、机械法-准分子激光角膜上皮瓣下磨镶术及经上皮准分子激光角膜切削术。

【适应证】
(1) 基本同板层手术,建议屈光度数≤-8.00D。
(2) 特殊职业需求,如对抗性较强的运动员、武警等。
(3) 角膜偏薄、睑裂偏小、眼窝偏深等特殊解剖条件不宜行板层手术。
(4) 增效手术预期剩余基质过薄,而角膜瓣厚度足够。
(5) 患者要求或医师建议行表面切削术。
(6) 角膜浅层疾病同时伴有屈光不正。

【绝对禁忌证】　基本同 LASIK。

【相对禁忌证】
(1) 对侧眼为法定盲。
(2) 高度近视眼合并显著后巩膜葡萄肿、矫正视力<0.3。
(3) 轻度睑裂闭合不全。
(4) 角膜基质或内皮营养不良(角膜内皮细胞数>1500个/mm^2)。
(5) 角膜地形图提示异常,如顿挫型圆锥角膜或其他类型角膜扩张(角膜外伤后角膜瘢痕、角膜移植手术后等)。
(6) 中度干眼。
(7) 在暗照明情况下瞳孔直径大于计划的角膜切削直径。
(8) 有单纯疱疹病毒性角膜炎病史。
(9) 糖尿病。
(10) 青光眼(眼压控制良好)。
(11) 有结缔组织病史、自身免疫性疾病史。
(12) 正在服用某些全身药物,如糖皮质激素、雌激素、孕激素、免疫抑制剂或抗抑郁药物(异维A酸、胺碘酮、左炔诺孕酮植片、秋水仙碱)等。
(13) 怀孕及哺乳期妇女。
(14) 年龄<18周岁。

【术前准备】　术前用药基本同 LASIK。可酌情点用新型非甾体类抗炎药,建议术前30分钟、15分钟及5分钟各点用1次,以减轻术后疼痛反应。

【手术方法】
(1) 术前常规清洁结膜囊,或者特殊患者选择泪道冲洗。
(2) 确认患者、手术眼、输入准分子激光计算机的参数是否准确。
(3) 术眼麻醉,放置开睑器以暴露角膜。
(4) 以准分子激光屈光性角膜切削术、经上皮准分子激光角膜切削术、去瓣机械法-准分子激光角膜上皮瓣下磨镶术去除角膜上皮,准分子激光上皮下角膜磨镶术及机械法-准分子激光角膜上皮瓣下磨镶术制作角膜上皮瓣。
(5) 暴露角膜基质范围应充足,包含计划准分子激光切削的范围。
(6) 以角膜顶点或视轴中心为中心,对角膜前弹力层和基质进行准分子激光切削,必要时切削中心需要调整移位。
(7) 准分子激光切削之后用冷平衡盐水充分冲洗。
(8) 准分子激光切削深度较大者可慎重选用0.02%丝裂霉素C。
(9) 带角膜上皮瓣术式应复位上皮,并用无屑吸血海绵抚平上皮瓣大致对位或者直接去除上皮瓣。
(10) 常规局部点用抗生素、糖皮质激素和新型非甾体抗炎药。
(11) 使用绷带式接触镜。
(12) 取出开睑器。

【术后处理】
(1) 术后佩戴绷带式接触镜数日(3~5天),直至角膜上皮完整恢复。
(2) 可加用促角膜上皮生长滴眼液帮助角膜上皮愈合。
(3) 止痛片备用。
(4) 抗生素滴眼液连续滴眼7日。
(5) 术后即刻开始点用糖皮质激素滴眼液,次日起每日滴眼4次,持续7~10日。根据患者的近视矫正度数、回退程度和 haze 等情况,持续点用糖皮质激素滴眼液1~3个月,按每月递减原则酌情递减。眼压升高或容易失访患者也可选择新型非甾体抗炎药。
(6) 同时监测眼压。
(7) 人工泪液滴眼数月。
(8) 推荐外出佩戴太阳镜防止紫外线损伤。
(9) 术后需定期复查,复查时间通常在术后第1日或3日、1周、1个月、2个月、3个月、6个月及1年。特殊不适情况随时复诊。

【增效手术和再次手术】
(1) 表面切削术后由于屈光度数欠矫、过矫或屈光状态回退需要再次手术者,应在初次手术后屈光状态、Haze 及角膜地形图检查稳定至少6个月后进行。
(2) 对有 Haze 需进行再次治疗者应认真考虑。2级以上 Haze,影响视力首选局部糖皮质激素滴眼,根据情况增加糖皮质激素用量和时间，1年内应用糖皮质激素效果不佳者可考虑再次手术。手术中可使用0.02%丝裂霉素C以预防Haze再发生(慎重选用)。

(3) 角膜移植术后表层手术：角膜移植术拆线后屈光状态稳定1年以上。角膜伤口愈合不良者应避免手术。

【术后不良反应和并发症】

(1) 光学方面的不良反应和并发症基本同LASIK。

(2) 医学方面的不良反应和并发症

1) 术后短期疼痛和不适。

2) Haze或瘢痕(早期或延迟发生)。

3) 糖皮质激素引起的并发症，如高眼压症、青光眼、白内障。

4) 角膜上皮延迟愈合、丝状角膜炎。

5) 其余基本同板层手术。

3. 角膜胶原交联术　主要用于圆锥角膜。采用去角膜上皮或保留角膜上皮的方法，将核黄素(一种光敏感剂)扩散进入角膜基质，再用370nm波长的紫外线照射角膜，使用紫外线激活核黄素，刺激胶原纤维交联，增加角膜硬度。角膜胶原交联术还可以用于角膜后膨隆、角膜溃疡、大疱性角膜病变和其他有角膜变薄的眼病。

二、屈光性人工晶状体手术

(一) 屈光性晶状体置换术

屈光性人工晶状体手术是在晶状体和前后房施行手术来改变眼屈光状态以达到治疗屈光不正的目的。根据手术是否保留晶状体分为两类，即屈光性晶状体置换术和有晶状体眼人工晶状体植入术。

将眼内透明或混浊的晶状体摘除后植入人工晶状体。手术对象以40岁以上成年人为宜。主要适合于那些不宜行角膜屈光手术的高度近视眼患者或屈光手术难以解决的高度近视眼患者。

(二) 有晶状体眼人工晶状体植入术

在有晶状体存在的情况下，在前、后房植入人工晶状体来矫正屈光不正的一种手术方式。根据人工晶状体的植入位置不同，主要分为有晶状体前房型人工晶状体植入术和有晶状体后房型人工晶状体植入术两大类。

1. 有晶状体前房型人工晶状体植入术　根据固定方式的不同可分为：房角固定型和虹膜夹型。前者为弹性开放襻设计，后者为夹型设计，将虹膜组织嵌顿于夹内来固定人工晶状体。由于该人工晶状体长期存在对角膜内皮有损害，该手术已被淘汰。

2. 有晶状体后房型人工晶状体植入术　后房型人工晶状体采用软性材料，适合于小切口折叠式植入。且它的单片或后拱形设计使植入人工晶状体与自身晶状体之间有一定的间隙。它可以矫正近视、散光和远视。其矫正度数范围更广，尤其适合高度近视和不适合角膜屈光手术患者。目前，可植入眼内接触镜(implantable contact lens, ICL)作为有晶状体后房型人工晶状体植入术的代表，已经经历了近20年临床验证，越来越被眼科医生和患者所接受，我们着重对ICL进行介绍。

【适应证】

(1) 年龄在20~45岁，对于部分患有严重屈光参差的儿童经严格评估后亦可考虑。

(2) 近视−3.0~−18D，散光≤6D，远视+2.0~+6D。

(3) 前房深度≥2.8mm，较低度数近视度数，前房深度≥2.65mm。

(4) 角膜内皮细胞密度20~40岁≥2500/mm^2，40岁以上≥2000/mm^2。

(5) 常规检查角膜、虹膜、房角和睫状沟无异常，自然瞳孔(明视)直径≤4mm。

(6) 自身晶状体透明，位置、形态无异常，先天性晶状体点状混浊不是禁忌证。

(7) 眼压控制标准：−8D≤20mmHg，−12D≤18mmHg；−15D≤16mmHg。

(8) 各类激光手术残余的高度屈光不正的补矫。

(9) 患者心理健康，具有合理的摘镜愿望，合适的术后期待心态。

【绝对禁忌证】

(1) 葡萄膜炎病史、色素播散综合征、晶状体囊膜假性剥脱综合征、眼内炎和未经控制眼压的青光眼。

(2) 眼及眼附属器活动性炎症、肿瘤。

(3) 有可能进行性影响视力的疾病：如晶状体混浊、视网膜病脱离和未经处理的视网膜裂孔。

(4) 晶状体半脱位、球形晶状体、晶状体悬韧带松弛或断裂。

(5) 角膜内皮细胞计数<2000个/mm^{2}和Fuch角膜内皮营养不良等角膜内皮病变者。

(6) 暗光下瞳孔直径>6.0mm或瞳孔偏位。

(7) 女性孕期、哺乳期。

(8) 全身胶原敏感症或自身免疫性疾病。

(9) 有胰岛素依赖性糖尿病。

(10) 精神心理异常者和不能理解手术风险者。

【相对禁忌证】

(1) 对手术认识欠缺或期望值过高，但经过反复交流达成共识。

(2) 精神心理异常者经治疗后痊愈者。

(3) 近视小于−3D。

(4) 前房深度小于2.8mm。

(5) 角膜变性或者角膜内皮细胞计数 2000~2500 个/mm²。

(6) 暗室瞳孔直径大于 7.5mm。

(7) 对侧眼为法定盲。

(8) 晶状体密度增加。

(9) 视网膜脱离手术史、黄斑出血史、黄斑区脉络膜新生血管。

(10) 药物可控制的高眼压或青光眼。

(11) 稳定性圆锥角膜。

(12) 睫状沟囊肿多发或比较大(大于 2mm)。

(13) 远视手术者但伴眼前段结构拥挤。

(14) 年龄小于 18 岁,但以矫正屈光参差为目的。

(15) 女性经期。

【术前评估】 在进行各种激光角膜屈光手术之前均应进行全面病史询问和眼部评估。

(1) 病史:同 LASIK 术。

(2) 术前检查

1) 常规眼部检查:同 LASIK 术。

2) 眼前节生物测量:角膜厚度、角膜内皮计数、前房深度、晶状体密度、晶状体厚度、角膜水平直径、睫状沟和眼轴等。

(3) ICL 度数和大小的选择

1) 度数计算:是专用软件计算的结果,有关计算参数包括屈光度数、角膜曲率、后顶点距离、角膜厚度和前房深度。

2) 大小计算:ICL V4c 晶状体有 12.1、12.6、13.2 和 13.7 四个型号。晶状体大小一般根据角膜水平直径、睫状沟直径、晶状体厚度和前房深度等多个参数和经验估算出来的。合适晶状体在术后产生的拱高在 0.5~1.5 角膜厚度之间。

【术前准备】

(1) 术前用药:广谱抗生素滴眼液滴眼 3 日,每天 4 次。

(2) 做角膜标记:如果植入带散光晶状体,术前需要做角膜水平轴和散光轴位标记。

(3) 散瞳:术前 30~60 分钟散瞳,共 2~4 次,让瞳孔充分散大(图 33-11-1)。

【手术方法】

(1) 麻醉:一般为表面麻醉,可选用 0.4% 盐酸奥布卡因滴眼液或 0.5% 盐酸丙美卡因滴眼液,术前 10 分钟开始滴眼,共 2~4 次;如果预见其配合欠佳,可以选择球周麻醉。

(2) 病人仰卧手术台,常规消毒铺孔巾。

(3) 推助器内装载晶状体:先将 ICL 拱面向上装入推注夹头内,再将推注夹头安装至推助器,避免晶状体干燥。

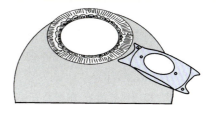

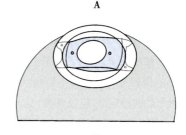

图 33-11-1 有晶状体后房型人工晶状体植入术
A. 术前散瞳和 ICL;B. 晶状体植入在虹膜后睫状沟内

(4) 做角膜切口:根据术者习惯和散光轴位做主切口和侧切口,一般在角膜颞侧做主切口,6:00 或 12:00 处做侧切口,前房注入粘弹剂。

(5) 推注晶状体:推注器前缘卡于角膜隧道切口内,不进入前房,缓慢平虹膜平面注 ICL,推注中确认晶状体的朝向正确。

(6) 将晶状体襻植入后房:植入时要保护自身晶状体和人工晶状体的光学区,并减少角膜内皮损伤。

(7) 调整晶状体位置:根据前房的深浅,适当调整晶状体位置;如植入散光晶状体,需旋转至相应的轴位。

(8) 清除前后房粘弹剂:方法有针头、超乳 I/A 或手动双套管,操作中勿使前房深度变化过大。

(9) 缩瞳:确认晶状体位置居中后,前房注入卡巴胆碱注射液缩瞳,也有很多医生术中不缩瞳孔。

(10) 用 BBS 置换出卡巴胆碱,充起前房,封闭角膜切口至水密状态,保持合适的眼压。

(11) 结膜囊涂典必殊眼膏或半球后注射涂布霉素+地塞米松注射液,包扎,术毕。

(12) 原则上不推荐双眼同时手术,如需同时手术,第 2 只眼需要按照新手术进行,例如重新刷手、消毒、铺单,并更新所有手术用品。

【术后处理】

(1) 术后当天:术后 2、4 小时测眼压,如果眼压比较高时(超过 30mmHg),可行前房放液处理。

(2) 术后第 1 日:检查视力、验光、眼压、拱高、瞳孔和晶状体,常规点激素类抗生素 1 周。

(3) 复查:术后 1 周、1 个月、3 个月、6 个月、12 个月复查。瞩高度近视患者要定期查眼底。

【术中并发症及处理】

(1) ICL 翻转:原因有:①晶状体装载不正;②推注过快或调位不及时;③粘弹剂注入过多,晶状体不宜展开。需要扩大切口,取出晶状体,重新植入。

(2) 虹膜脱出:和切口隧道短、眼压高有关。需要降低眼压,纳入脱出虹膜,必要时缝合切口。

(3) 前房积血:和眼压低、晶状体突然展开和操作不当有关。需要前房注入粘弹剂升高眼压来止血。

(4) ICL 破损:和反复牵拉、推注夹头润滑不足和操作粗暴有关。较小的襻脚和襻缘损伤不影响手术,如光学区受损或可能影响术后的稳定性,需要更换 ICL。

(5) 角膜内皮损伤:和手术不顺利,操作粗暴和时间长有关。

【术后并发症及处理】

(1) 白内障:多表现为前囊下局限性混浊和前皮质性白内障。

1) 原因

① 手术中的损伤。

② ICL 和自身晶状体接触摩擦:ICL 过小,拱高低;随着年龄增长,自然晶状体前后径变长;调节引起自然晶状体前凸或 ICL 后移;瞳孔变小时虹膜挤压 ICL 向自身晶状体移位;外力挤压眼球。

③ 粘弹剂、缩瞳剂和气泡对囊膜的刺激。

2) 处理

① 混浊明显,影响视力:很少见,取出晶状体,做白内障手术。

② 局限混浊,不影响视力,拱高过低:如果 ICL 直径小,进行 ICL 调位或更换大号 ICL;如果悬韧带缺失或襻脚插入过深,则须旋转 ICL 位置或取出 ICL。

③ 局限混浊,不影响视力,拱高正常:观察。

3) 预防措施

① 术前选择合适的 ICL 长度。

② 手术刀尽量锋利,避免用力控制不均。

③ 冲洗针头安装牢固,避免松脱。

④ 冲洗时避免前房起伏过大。

⑤ ICL 植入和展开时要缓慢。

⑥ 选择合适的粘弹剂。

⑦ 尽量将粘弹剂和缩瞳剂冲洗干净。

(2) 青光眼:有四种类型。

1) 早期急性高眼压:主要原因是由于瞳孔阻滞,粘弹剂残留,可以进行放液处理。

2) 恶性青光眼:属于术后严重并发症,很少发生。

3) 激素相关性眼压升高:多见术后较长时间和大剂量的应用长效激素,多见地塞米松类滴眼液。可以改用副作用小的激素,如氯替泼诺或氟米龙滴眼液,或加用降眼压药。

4) 慢性青光眼:和 ICL 摩擦引起的色素播散和炎症刺激有关,要抗青光眼药物或手术治疗。

(3) 瞳孔变形:原因有①术中的虹膜脱出;②术后高眼压未及时处理,损伤瞳孔括约肌;③ICL 过大。

(4) ICL 位置异常

1) T-ICL 旋转:和晶状体偏小、睫状沟的垂直径大于水平径和外力作用有关。可以调位或更换大号晶状体。

2) 偏心:和 ICL 直径小、术中放置不正、重力作用、睫状沟睫状体囊肿和悬韧带不健康有关。如果对视力影响不大可以观察,影响大需要调位、更换晶状体或取出。

(5) 角膜内皮损伤:如果是手术操作损伤,要术者提高手术技巧;如果和高眼压和青光眼有关,要及时控制眼压。

(6) 眼内炎:概率很小,注意避免挤压手术切口。

三、老视矫正手术

随着社会进步和人们对屈光手术的逐渐认可,越来越多的人希望通过手术来解决老视。目前已有的老视手术,按照作用原理可以分为"调节"和"拟调节"两大类。"调节"原理拟重塑人眼真正、动态和连续的离焦区间,包括可调节人工晶状体植入术、晶状体软化术、老视逆转术、巩膜扩张带植入术等;而"拟调节"原理则通过各种非调节因素提供功能性近视力,包括准分子激光手术、热传导角膜成形术、飞秒激光角膜基质内环形切开术、角膜层间植入物手术、多焦点人工晶状体植入术等。其中,角膜手术是目前老视手术的主流方式。

(一) 角膜手术

1. 准分子激光老视矫正手术

(1) 单眼视手术:通过准分子激光手术(也可以是晶状体手术)使双眼之间保留一定的屈光度差异,通常是使主视眼看远,非主视眼看近,但每只眼的角膜术后屈光状态都是单焦。这种手术的成功率为 72%~92%。单眼视手术的缺点是造成了双眼的屈光参差,使立体视及对比敏感度受到影响。该手术的优点有:屈光参差不超过 2.50D,主视眼矫正远视力好、立体视降低不超过 50',患者要能够接受并适应单眼视。

(2) PresbyMAX 手术:采用德国 SCHWIND 准分子激光,使术后角膜呈多焦点状态,中央区角膜用于视近,周边区角膜用于视远。PresbyMAX 目前已经形成 3 种手术模式,分别为 PresbyMAX Symmetric、PresbyMAX u-monovision 和 PresbyMAX Hybrid。PresbyMAX Symmetric 模式是这 3 种模式的基础模式,它对双眼的治疗目标屈光度相同,给角膜造成 −0.4D 的近视和 −1.5D 的角膜多焦点状态(焦深),这样会导致双眼角膜中央区 −1.9D 的近视,焦深范围覆盖眼前 0.52~2.50m。PresbyMAX u-monovision 模式为单眼视方案,使主视眼侧重于看远(预留近视度数为 0,焦深为 1.5D),非主视眼侧重于看近(预留近视度数 −0.8D,焦深为 1.5D)。PresbyMAX Hybrid 模式则结合了 PresbyMAX u-monovision 模式,使主视眼多焦点程度减轻,非主视眼多焦点程度充足。

(3) Supracor 手术:采用德国 Bausch and Lomb Technolas 准分子激光切削角膜使中央角膜曲率增加,在增加 2D 近视度的同时控制高阶像差,并采用像差优化的渐进性切削模式实现术眼从远视到近视矫正的平滑过渡。

2. 飞秒激光老视切削术(Intracor 手术) 采用德国 Baush+Lomb Technolas 公司飞秒激光在角膜中央区基质内进行同心圆模式的切割,形成 5 组精细微小的圆环结构,使中央区角膜前表面变陡成为长椭圆形,术后焦深增加,近视力得以提高。Intracor 的优点包括:无角膜瓣,不损伤上皮,没有去除上皮造成的疼痛和炎症反应,恢复时间短。缺点有术后中间频域对比敏感度下降、术后眩光发生率增加,部分患者术后最佳矫正视力下降。

3. 角膜植入物(inlay)手术 目前临床上可应用的角膜植入物有 3 种:

(1) Flexivue 微透镜:由美国 Presbia 公司生产,是一种具有双焦点,改变屈光参数的屈光性植入物。该微透镜是直径 3mm 的透明水凝胶晶状体,其中心有一直径 0.15mm 的孔,允许液体和营养透过。这种角膜植入物中央区为平的,周边区有 +1.25~+3.50D 的屈光度。

(2) Raindrop 角膜植入物:由美国 Revision Optics 公司生产,通过改变非主视眼角膜前表面曲率产生多焦效应,进而提高老视眼的近视力和中距离视力。该植入物是一个直径 1.5~2mm 的长椭圆形透明水凝胶晶状体,其边缘厚度为 10μm,中央厚度为 30μm,本身没有屈光力,含水量和屈光性都与角膜相似,植入深度 130~150μm。

(3) Kamra 角膜植入物:由美国 Acufocus 公司生产,利用小孔效应增加非主视眼的焦深,进而矫治老视。Karma 角膜植入物直径为 3.8mm,中央圆孔的直径为 1.6mm,厚度仅为 5μm,植入深度 200μm。

4. 角膜热成形术 手术通过规律而多点的环形插入周边角膜基质层的探针将射频能量传入非主视眼角膜,基质胶原受热皱缩形成缩紧带,使中央区角膜曲率改变增加了景深。其具有不损伤角膜中央光学区、不切削角膜、创伤小、费用低、术后早期能获得较满意的近 UCVA 的优点。根据预矫正的老视度数,在角膜周边 6mm、7mm 或 8mm 的位置进行 8—32 点凝固,老视度数越大,点凝固的数量就越多,可矫正 +3D 以内的老视。角膜热成形术包括激光角膜热成形术、半导体二极管激光热成形术和传导性角膜成形术。但是这种术式效果易回退,且患者术眼的远视力丢失率也较高,现已少用。

(二)晶状体手术

1. 多焦点人工晶状体(MIOLs)植入术 MIOLs 可以产生 2~3 个焦点,根据附加度数的不同从而提高远近不同距离的视力。根据光线折射原理的不同可分为两类:

(1) 折射型 MIOLs:采用 2 个以上、环形分布、屈光度不同的区域,不同区域分别负责远焦点或者近焦点成像,成像质量受瞳孔大小、近反射及 MIOLs 位置的影响较大。

(2) 衍射型 MIOLs:该人工晶状体表面为显微阶梯状,当光线遇到这些高度、宽度各不相同的阶梯时,就会向着远、近焦点改变方向,从而成像于不同的焦点。衍射型 MIOLs 又可以分为绕射型和非绕射型,前者的显微阶梯高、宽度从中央到周边逐渐降低,如 ResTOR(美国 Alcon 公司),而后者则保持一致高度,如 Tecnis(美国 AMO 公司)和 AT LISA 809(德国 Carl Zeiss Meditec 公司)。绕射型 MIOLs 阶梯渐进式衍射结构与周边折射区相融合,使得光线随瞳孔尺寸变化的分布更为合理。与折射型 MIOLs 相比,衍射型 MIOLs 可获得良好的远、近视力,并能够减少夜间光晕,提高患者术后满意度。值得一提的是,多数衍射型 MIOLs 对中间距离视力的改善作用不佳,因此三焦点 MIOLs 应运而生,如 AT LISA tri 839MP(德国 Carl Zeiss Meditec 公司)、FineVision(比利时 PhysIOL SA 公司)和 MIOL-Record 三焦点 MIOLs(俄罗斯 Reper NN 公司)。初步研究显示,三焦点 MIOLs 在改善远中近各距离的裸眼视力、提高脱镜率上均有显著提高。

(3) 旋转非对称 MIOLs:与前述各种环形旋转对称设计的 MIOLs 不同,基于旋转非对称理念的 MIOLs 不受瞳孔大小影响,能够减少入射光线因散射引起的损失。Lentis MPlus LS-312 及其升级版 X LS-313(德国 Oculentis GmbH 公司)旋转非对称 MIOLs 的远近光学区呈扇形分布。该 MIOLs 在提高远、中、近距视力的同时,还能保留高对比度,并减少幻视症状。

2. 可调节人工晶状体(AIOLs)植入术 尽管 AIOLs 的设计理念众多,如可塑凝胶、流体驱替及弹性襻等,但目的都是为了借助睫状肌收缩、囊袋弹性改变或玻璃体腔压力变化引起 IOLs 的形变或位移,模拟人眼的"调节"过程,从而使术眼光学焦点能够前后移动。理论上,当 AIOLs 屈光力一定且在囊袋内位置居中,前、后房稳定时,单一光学区和双光学区的 AIOLs 发生 1.0mm 位移可分别引起约 1.0D 和 2.5~3.0D 的调节。单一光学区 AIOLs,如 Crystalens HD(美国 Bausch & Lomb 公司)、Tetraflex HD(美国 Lenstec 公司)和 1CU Human optics(德国 Human optics AG 公司),虽然前期临床研究均显示其术后视觉效果令人满意,但是后发性白内障和随时间推移调节幅度逐渐变小也是其常见并发症。为了增加调节幅度,前半部使用高度动态正镜,而后半部使用静态负镜的双光学区 AIOLs 应运而生,如 Synchrony IOL(美国 AMO 公司)和 Sarfarazi IOL(伊朗 Shenasa Medical 公司)等。

近来还有一些处于研发阶段的新型 AIOLs,依赖调节运动改变自身曲率或形状的 AIOLs,以及独特充填技术制造的 AIOLs。例如,FluidVision 晶状体(美国 PowerVision 公司)、Nulens(以色列 Nulens 公司)、SmartLens(美国 Medennium 公司)等。

3. 晶状体软化手术　一些临床研究已经证实,采用飞秒激光可以在保证囊袋完整性无损的情况下制作晶状体内部滑动的立体切面,以改变其胶原纤维僵硬状态,提高晶状体弹性,从而治疗老视,且未产生白内障、急慢性眼内炎症、视网膜损伤等并发症。

(三) 巩膜手术

Schachar 的调节假说推测扩张睫状肌上方的巩膜壁可使睫状肌远离晶状体赤道部,从而提高调节幅度,逆转老视进程。基于 Schachar 调节假说的老视手术方法,如激光辅助的老视逆转术(LAPR)和巩膜扩张带植入术(SEB),其代表性设备为 LaserACE(美国 Ace Vision Group 公司)和 VisAbility Implant System(美国 Refocus 集团)。

1. LAPR　其手术采用手持式铒—YAG 激光光纤,在各象限巩膜壁分别输出 9 个呈钻石矩阵形排列的光斑,以降低眼球壁刚性,缩短锯齿缘与巩膜突之间的距离,增加前睫状肌纤维至晶状体赤道部的空间,增加睫状肌施予晶状体的"净力"作用。

2. SEB　用钻石刀或一次性巩膜切开器分别在 4 个象限的巩膜壁上制作纵向小囊袋,然后将 4 个米粒大小的植入物放入其内,通过植入物对巩膜施加的张力扩大前睫状肌纤维至晶状体赤道部的空间,增加睫状肌的工作距离,术后经视近训练恢复睫状肌力量,最终提高调节力,逆转老视。

(刘延东　王萌萌)

第十二节　斜视手术

斜视手术是通过机械性减弱或加强肌肉力量,从而改变眼位及眼球运动功能。手术的目的则是为了恢复双眼视功能和(或)改善外观。

【术前准备】

1. 详细地询问病史,了解发病年龄、诱因、发病情况、过去治疗情况以及是否伴有全身疾病。

2. 检查视力和检影验光,及时佩戴眼镜。伴有弱视患者先行弱视治疗。

3. 准确检查斜视度。常采用角膜映光法、弧形视野计法、三棱镜加遮盖法、三棱镜加马氏杆法、同视机等检查方法。需检查远与近处的斜视角度,以及各诊断眼位的斜视角度。

4. 眼球运动的检查,包括单眼和双眼的 6 个诊断眼位的检查,了解各眼外肌的功能状况,是不足还是亢进。

5. 复视像检查,对有复视的患者,要辨别是单眼复视还是双眼复视。对于早期的麻痹性斜视患者,利用各个方位的复视像的检查情况,即可做出麻痹肌的诊断。

6. 双眼视觉的检查,主要有同视机检查、四孔灯检查、线状镜检查、立体视锐度检查等。

【麻醉方法】

1. 局部浸润麻醉　分为结膜表面麻醉和结膜下浸润麻醉,局部麻醉适用于成年患者,优点在于手术成功率高,术中可以观察眼位,及时调整手术量。

2. 全身麻醉或基础麻醉　主要适应于儿童和不能耐受局部麻醉的患者。需手术前准确测量斜视度,由于手术中不能观察眼位,术后容易欠矫或过矫,适合肌肉调整缝线。

【手术方法】　斜视的手术方法有很多种,不外乎肌肉的加强或减弱,以达到矫正斜视的目的。根据斜视的类型及看远、看近的斜视度数,各诊断方位斜视角,眼球运动状态和视力情况来选择手术肌肉和手术方式。下面我们主要介绍几种临床上常用的手术方法。

一、直肌减弱手术

直肌减弱术包括直肌后退术、直肌后退联合移位术、直肌悬吊后退术、后固定缝线术、直肌边缘切开术、直肌断腱术等。下面主要介绍直肌后退术、直肌后退联合移位术、直肌悬吊后退术、后固定缝线术。

1. 直肌后退术　是临床常用的手术方法,是指通过肌肉附着点的后退而减弱该肌肉的作用力,达到矫正斜视的目的。

【适应证】

(1) 斜视度大于 15 三棱镜度的水平斜视。

(2) 斜视度大于 10 三棱镜度的垂直斜视。

【手术方法】

(1) 麻醉:局部麻醉包括结膜表面麻醉和结膜下浸润麻醉。对于儿童患者及不能接受局麻手术的成人患者采用全身麻醉。

(2) 做一结膜切口,目前常用穹隆部结膜切口,术后瘢痕较小。

(3) 勾全肌肉。

(4) 充分分离节制韧带和肌间筋膜,用 6-0 可吸收线做双套环缝线。

(5) 剪断肌肉,用两脚规量好后退量,按原肌止缘宽度平行后退至后退点。

(6) 经巩膜浅层做间断缝合,缝针不要过深,以确定穿过巩膜表层组织而隐约透见缝针即可。

(7) 缝合结膜切口或不用缝合仅对位闭合即可。

【注意事项】 分离肌肉节制韧带及肌间膜重要成分,以免影响手术效果,新的附着点必须和原来的附着点相互平行,以免出现垂直斜视。

2. 直肌后退联合移位术　是常用的减弱肌肉力量的手术方法。是指通过肌肉附着点的后退并移位减弱该肌肉的作用力及作用方向,达到矫正斜视的目的。

【适应证】

(1) 不伴有斜肌亢进的 A 型或 V 型斜视。

(2) 伴有小度数垂直斜视的水平斜视。

【手术方法】

(1) 麻醉:局部麻醉包括结膜表面麻醉和结膜下浸润麻醉。对于儿童患者及不能接受局麻手术的成人患者采用全身麻醉。

(2) 做一结膜切口,目前常用穹隆部结膜切口,术后瘢痕较小。

(3) 勾全肌肉。

(4) 充分分离节制韧带和肌间筋膜,用 6-0 可吸收线做双套环缝线。

(5) 剪断肌肉,用两脚规量好后退量,按原肌止缘宽度后退并向上或向下移位至后退点。经巩膜浅层做间断缝合。缝针不要过深,以确定穿过巩膜表层组织而隐约透见缝针即可。

(6) 缝合结膜切口,或不用缝合仅对位闭合即可。

【注意事项】 常规移位的范围是 5~10mm,移位范围过小矫正 A-V 现象不明显。过大则会导致眼球旋转运动异常。

3. 直肌悬吊后退术　是常用的减弱肌肉力量的手术方法。是指通过肌肉附着点的悬吊后退继而减弱该肌肉的作用力,达到矫正斜视的目的。

【适应证】

(1) 高度近视患者。

(2) 甲状腺相关眼病患者。

(3) 超量后退或后退操作困难者。

【手术方法】

(1) 麻醉:局部麻醉包括结膜表面麻醉和结膜下浸润麻醉。对于儿童患者及不能接受局麻手术的成人患者采用全身麻醉。

(2) 做一结膜切口。目前常用穹隆部结膜切口,术后瘢痕较小。

(3) 勾全肌肉。

(4) 充分分离节制韧带和肌间筋膜,用 6-0 可吸收线做双套环缝线。

(5) 剪断肌肉,用两脚规量好后退量,在肌肉附着点处交叉缝合并悬吊后退至后退点。

(6) 缝合结膜切口,或不用缝合仅对位闭合即可。

【注意事项】 在肌肉附着点处交叉缝合时应注意缝合巩膜厚度。

4. 后固定缝线术　是指通过肌肉附着点后的 12~14mm 肌肉与巩膜的固定而减弱该肌肉的作用力,达到矫正斜视的目的。

【适应证】

(1) 高 AC/A 型内斜视。

(2) 正前方斜视不明显,在某一方向斜视明显者。如向下方注视时有下斜视,可做下直肌的后固定缝线术。

(3) DVD 患者。

【手术方法】

(1) 麻醉:局部麻醉包括结膜表面麻醉和结膜下浸润麻醉。对于儿童患者及不能接受局麻手术的成人患者采用全身麻醉。

(2) 做一结膜切口,目前常用穹隆部结膜切口,术后瘢痕较小。

(3) 充分分离节制韧带和肌间筋膜,勾全肌肉,将肌肉附着点后的 12~14mm 肌肉固定在巩膜面。

(4) 缝合结膜切口,或不用缝合仅对位闭合即可。

【注意事项】 手术中充分暴露手术野,手术部分确切,注意与黄斑的距离。

二、直肌加强手术

直肌加强手术包括直肌截除术、直肌折叠术、直肌前徙术、直肌联结术、直肌转位术、直肌移植术等。下面主要介绍直肌截除术、直肌折叠术、直肌前徙术、直肌移植术、直肌联结术。

1. 直肌截除术　是临床常用的手术方法,是指通过肌肉的截除后再固定在原附着点处而加强该肌肉的作用力,达到矫正斜视的目的。

【适应证】

(1) 斜视度大于 15 三棱镜度的水平斜视。

(2) 斜视度大于 10 三棱镜度的垂直斜视。

【手术方法】

(1) 麻醉:局部麻醉包括结膜表面麻醉和结膜下浸润

麻醉。对于儿童患者及不能接受局麻手术的成人患者采用全身麻醉。

（2）做一结膜切口，目前常用穹隆部结膜切口，术后瘢痕较小。

（3）充分分离节制韧带和肌间筋膜，勾全肌肉，在肌肉附着点后需要截除的量的位置用6-0可吸收线做双套环缝线。

（4）在缝线前切断肌肉。

（5）将肌肉重新固定在原肌肉附着点处。

（6）缝合结膜切口，或不用缝合仅对位闭合即可。

【注意事项】 肌肉缝线距离切除部位过近时易误断缝线。

2. 直肌折叠术 是过去常用的加强肌肉力量的手术方法。是指通过将部分肌肉折叠在一起达到肌肉缩短加强肌张力的效果。但目前由于折叠的肌肉过于肥厚臃肿，影响美观，近年来此手术方式不常用。

【适应证】 同直肌截除术。

【手术方法】

（1）麻醉：局部麻醉包括结膜表面麻醉和结膜下浸润麻醉。对于儿童患者及不能接受局麻手术的成人患者采用全身麻醉。

（2）做一结膜切口，目前常用穹隆部结膜切口，术后瘢痕较小。

（3）勾全肌肉。

（4）充分分离节制韧带和肌间筋膜，暴露肌肉，分别于肌肉两侧需要折叠的肌肉处用6-0线行间断对位缝合。

（5）于折叠肌肉顶端行1~2针褥式缝合或间断缝合。

（6）缝合结膜切口，或不用缝合仅对位闭合即可。

【注意事项】 折叠肌肉量不宜过大，否则肌肉过于肥厚臃肿，影响美观。

3. 直肌前徙术 是增强肌肉力量的一种手术方法。是指将肌肉部分截除后并不固定于原附着点，而是固定于肌止点前2~3mm处，以达到加强肌肉的力量。

【适应证】 同直肌截除术。

【手术方法】

（1）麻醉：局部麻醉包括结膜表面麻醉和结膜下浸润麻醉。对于儿童患者及不能接受局麻手术的成人患者采用全身麻醉。

（2）做一结膜切口，目前常用穹隆部结膜切口，术后瘢痕较小。

（3）勾全肌肉。

（4）充分分离节制韧带和肌间筋膜，勾全肌肉，在肌肉附着点后需要截除的量的位置用6-0可吸收线做双套环缝线。

（5）在缝线前切断肌肉。

（6）将肌肉固定在原肌肉附着点前2~3mm处。缝合时缝线必须确切穿过巩膜浅层。

（7）缝合结膜切口，或不用缝合仅对位闭合即可。

【注意事项】 由于肌肉附着点的前移，肌张力增大，常导致缝合巩膜困难和术后肌肉滑脱。

4. 直肌移植术 主要适用于直肌麻痹的患者。是指通过麻痹肌相邻肌肉的一部分或整条肌肉移位至麻痹肌止缘，由此使麻痹肌功能得到改善。

【适应证】 直肌部分或全麻痹患者。

【手术方法】 以外直肌麻痹为例。

（1）麻醉：局部麻醉包括结膜表面麻醉和结膜下浸润麻醉。对于儿童患者及不能接受局麻手术的成人患者采用全身麻醉。

（2）自上直肌附着点处做平行角膜缘切口。

（3）充分分离节制韧带和肌间筋膜，勾全肌肉，暴露上直肌。

（4）自上直肌颞侧肌止缘剪开肌止缘的1/2宽，并在颞侧用6-0线行双套环预置线，并沿肌肉纵轴分开约12mm。

（5）同法分离下直肌颞侧1/2肌肉。

（6）分离外直肌，并充分暴露。

（7）将上、下直肌颞侧1/2分别缝合固定于外直肌附着点上、下缘巩膜浅层处。

（8）缝合结膜切口。

【注意事项】 注意睫状前动脉勿破坏过多，以免影响眼前节供血。

5. 直肌联结术 是肌肉移位术的一种改良的手术方式。主要适用于直肌麻痹的患者。此手术方式操作较简单，不剪断肌肉，减少眼前节缺血可能。

【适应证】 直肌部分或全麻痹患者。

【手术方法】 以外直肌麻痹为例。

（1）麻醉：局部麻醉包括结膜表面麻醉和结膜下浸润麻醉。对于儿童患者及不能接受局麻手术的成人患者采用全身麻醉。

（2）行跨外直肌平行角膜缘的颞侧半周结膜切口。

（3）充分分离节制韧带和肌间筋膜，暴露上、下、外直肌。

（4）分别沿上、下、外直肌肌肉纵轴钝性对半分离三条肌肉，分离长度约14~15mm。

（5）5-0丝线分别结扎上直肌颞侧1/2和外直肌上方1/2，外直肌下方1/2和下直肌颞侧1/2，结扎位置与距肌肉附着点后10mm后。

（6）连续缝合结膜切口。

【注意事项】 术中充分暴露肌肉，肌肉周围组织彻底分离。肌联结的缝线结扎部位应尽量靠后,结扎缝线应松紧适度。

三、下斜肌手术

下斜肌手术以减弱术为主。主要包括:下斜肌部分切除术、下斜肌断腱术、下斜肌后徙术、下斜肌转位术。

1. 下斜肌部分切除术　是临床常用的手术方法,对下斜肌亢进明显的病例效果好。

【适应证】

(1) 下斜肌亢进引起的垂直斜视,影响外观者。

(2) 出现伴有下斜肌亢进的 V 型斜视者。

【手术方法】

(1) 麻醉:局部麻醉包括结膜表面麻醉和结膜下浸润麻醉。对于儿童患者及不能接受局麻手术的成人患者采用全身麻醉。

(2) 做一结膜切口。目前常用穹隆部结膜切口,术后瘢痕较小。

(3) 充分分离巩膜面和下斜肌间纤维。

(4) 取小斜视钩平贴巩膜面向后伸入 14~15mm,翻转钩尖拉出下斜肌。

(5) 剪开钩尖顶端的下斜肌筋膜。

(6) 伸入另一斜视钩后分别向两方向钝性分离肌间膜,使下斜肌暴露至两斜视钩间距 5~8mm。

(7) 蚊式止血钳分别夹住预切除肌肉两端,两钳相距约 5~8mm,剪除两钳间肌肉,彻底止血,松开止血钳。

(8) 缝合结膜切口。或不用缝合仅对位闭合即可。

【注意事项】　术中应勾取肌肉完整,切除肌肉量为 5~8mm,太小影响手术效果。

2. 下斜肌断腱术　该术式操作简单。

【适应证】　同下斜肌部分切除术。

【手术方法】

(1) 麻醉:局部麻醉包括结膜表面麻醉和结膜下浸润麻醉。对于儿童患者及不能接受局麻手术的成人患者采用全身麻醉。

(2) 做一结膜切口,目前常用穹隆部结膜切口,术后瘢痕较小。

(3) 充分分离巩膜面和下斜肌间纤维。

(4) 取小斜视钩平贴巩膜面向后伸入 14~15mm,翻转钩尖拉出下斜肌。

(5) 剪开钩尖顶端的下斜肌筋膜。

(6) 伸入另一斜视钩后分别向两方向钝性分离肌间膜。

(7) 蚊式止血钳于近附着点处夹住肌肉,切断后彻底止血,松开止血钳。

(8) 缝合结膜切口,或不用缝合仅对位闭合即可。

【注意事项】　术中勾取肌肉完整,切断确切。

3. 下斜肌后徙/转位术　是临床常用的手术方法。

【适应证】

(1) 下斜肌亢进引起的垂直斜视,影响外观者。

(2) 出现伴有下斜肌亢进的 V 型斜视者。

(3) DVD 患者。

【手术方法】

(1) 麻醉:局部麻醉包括结膜表面麻醉和结膜下浸润麻醉。对于儿童患者及不能接受局麻手术的成人患者采用全身麻醉。

(2) 做一结膜切口,目前常用穹隆部结膜切口,术后瘢痕较小。

(3) 充分分离巩膜面和下斜肌间纤维。

(4) 取小斜视钩平贴巩膜面向后伸入 14~15mm,翻转钩尖拉出下斜肌。

(5) 剪开钩尖顶端的下斜肌筋膜。

(6) 伸入另一斜视钩后分别向两方向钝性分离肌间膜,距肌肉附着点 2mm 处用 6-0 可吸收线行双套环缝线,于附着点端剪断下斜肌。

(7) 将下斜肌固定于拟后徙处的浅层巩膜上。后徙一般至下直肌附着点颞侧 2mm,下方 3mm 处。

(8) 下斜肌一般转位至下直肌附着点颞侧,具体位置视垂直斜视度而定。

(9) 缝合结膜切口,或不用缝合仅对位闭合即可。

【注意事项】　注意缝合位置,避免防止发生抗上转综合征。

四、上斜肌手术

上斜肌手术包括上斜肌减弱术和上斜肌加强术。上斜肌减弱术包括上斜肌断腱术和上斜肌后徙术。上斜肌加强术包括上斜肌折叠术和上斜肌前部前徙术。上斜肌手术应尽量少地破坏肌鞘和筋膜层。

1. 上斜肌断腱术　是临床常用的上斜肌减弱方法,操作简单,风险较小。

【适应证】

(1) 上斜肌亢进引起的垂直斜视,影响外观者。

(2) 出现 A 型斜视者。

【手术方法】

(1) 麻醉:局部麻醉包括结膜表面麻醉和结膜下浸润麻醉。对于儿童患者及不能接受局麻手术的成人患者采用全身麻醉。

(2) 可行鼻上方穹隆部结膜切口。

(3) 勾取上直肌后下转,拉起切口后唇肌间膜,见白色上斜肌肌腱膜。

（4）勾取上斜肌肌腱，避免勾取过高、过深以免损伤提上睑肌。

（5）勾取肌肉后剪开钩尖处筋膜囊和肌间膜，使带鞘的肌腱完全进入斜视钩。

（6）伸入另一斜视钩后分别向两方向张开肌腱，在预剪断肌腱处剪开肌鞘，勾取肌腱，剪断。

（7）向内上方转动眼球使两断端分离。

（8）缝合结膜切口。

【注意事项】 断腱时注意断腱位置，越靠近滑车效果越明显。

2. 上斜肌后徙术　是临床常用的上斜肌减弱方法。

【适应证】

（1）上斜肌亢进引起的垂直斜视，影响外观者。

（2）出现 A 型斜视者。

【手术方法】

（1）麻醉：局部麻醉包括结膜表面麻醉和结膜下浸润麻醉。对于儿童患者及不能接受局麻手术的成人患者采用全身麻醉。

（2）可行颞上方穹隆部结膜切口。

（3）勾取上直肌后下转，拉起切口后唇肌间膜，见上斜肌肌腱。

（4）勾全上斜肌肌腱，距上斜肌附着点 2mm 处行双套环缝线。

（5）距缝线 1mm 处切断上斜肌肌腱。

（6）常将下斜肌悬吊后徙缝合固定于原附着点处，后徙量由上斜肌亢进程度决定。

（7）缝合结膜切口。

【注意事项】 由于上斜肌肌腱后缘向后 6~7mm 即为视神经，故上斜肌后徙常采用悬吊后徙。

3. 上斜肌折叠术　是临床常用的上斜肌加强手术方法。

【适应证】 上斜肌麻痹患者。

【手术方法】

（1）麻醉：局部麻醉包括结膜表面麻醉和结膜下浸润麻醉。对于儿童患者及不能接受局麻手术的成人患者采用全身麻醉。

（2）可行颞上方穹隆部结膜切口。

（3）勾取上直肌后下转，拉起切口后唇肌间膜，暴露上斜肌附着处肌腱。

（4）勾取上斜肌肌腱。

（5）折叠一定数量的上斜肌后，自折叠两侧，安置结扎缝线。

（6）将折叠部分肌肉顶端顺肌肉走形固定于浅层巩膜上。

（7）缝合结膜切口。

【注意事项】 勾取上斜肌附着点处肌腱时，因肌腱呈扇形，注意勾取完整。

4. 上斜肌前部前徙术　该术式适用于上斜肌麻痹引起的旋转性斜视。

【适应证】 上斜肌麻痹患者旋转型斜视。

【手术方法】

（1）麻醉：局部麻醉包括结膜表面麻醉和结膜下浸润麻醉。对于儿童患者及不能接受局麻手术的成人患者采用全身麻醉。

（2）可行颞上方穹隆部结膜切口。

（3）勾取上直肌后下转，拉起切口后唇肌间膜，暴露上斜肌附着处肌腱。

（4）勾取上斜肌肌腱。

（5）用斜视钩将上斜肌肌腱分为前后两部分，于前部肌腱距附着点 2mm 处 6-0 线行双套环缝合。

（6）自附着点处剪断前部肌腱，将其缝合固定于外直肌附着点后 8mm，上 2mm 处浅层巩膜上。

（7）缝合结膜切口。

【注意事项】 注意缝合前部肌腱的量，缝合量过大时不仅矫正旋转斜视也会同时矫正部分垂直斜视。

五、特殊类型斜视手术

1. 眶骨膜锚定术

【适应证】

（1）固定性斜视患者。

（2）完全麻痹性斜视患者。

【手术方法】 以固定性内斜视为例。

（1）麻醉：局部麻醉包括结膜表面麻醉和结膜下浸润麻醉。对于儿童患者及不能接受局麻手术的成人患者采用全身麻醉。

（2）行颞侧跨肌肉结膜切口。

（3）距离外眦角 1cm 处沿皮肤纹理做 1cm 的皮肤切口，分离皮下组织，暴露骨膜。

（4）用 5-0 丝线于外直肌肌肉附着点处缝合做牵引。

（5）经颞侧球结膜隧道将 5-0 丝线缝合于颞侧骨膜处。

（6）缝合结膜切口。

【注意事项】 注意缝线为不可吸收线。最好术中为过矫。

2. Yokoyama 术

【适应证】 由高度近视引起的限制性内斜视。

【手术方法】

（1）麻醉：局部麻醉包括结膜表面麻醉和结膜下浸润

麻醉。对于儿童患者及不能接受局麻手术的成人患者采用全身麻醉。

（2）行跨外直肌平行角膜缘的颞侧结膜切口。

（3）充分分离节制韧带和肌间筋膜，暴露上、外直肌。

（4）分别沿上、外直肌肌肉纵轴钝性对半分离二条肌肉，分离长度约14~15mm。

（5）于距离肌肉附着点10mm处，勾取外直肌上方1/2肌纤维与上直肌颞侧1/2肌纤维。用5-0丝线将勾取的两部分肌肉行双套环缝合并结扎。

（6）缝合结膜切口。

【注意事项】 术中充分暴露肌肉，注意缝线结扎部位，结扎缝线应松紧适度。

3. 调整缝线术

【适应证】

（1）全麻手术的成人或大龄儿童患者。

（2）较复杂的非共同性斜视患者。

【手术方法】 以外直肌后徙调整缝线为例。

（1）麻醉：局部麻醉包括结膜表面麻醉和结膜下浸润麻醉。对于不能接受局麻手术的成人患者采用全身麻醉。

（2）做一结膜切口，目前常用穹隆部结膜切口，术后瘢痕较小。

（3）勾全肌肉。

（4）充分分离节制韧带和肌间筋膜，用6-0可吸收线做双套环缝线。

（5）剪断肌肉，将肌肉交叉缝合，缝线穿过原肌止缘作隧道缝线后，自相应球结膜穿出。

（6）拉紧缝线，沿缝线自结膜面测量所需后徙量。

（7）在后徙量处用可吸收6-0线环绕结扎，使该结扎线牢固并可轻微上下滑动。

（8）转动眼球使肌肉后徙到位，使结扎线线结紧贴结膜面。

（9）必要时缝合结膜切口。

（10）将残余线固定于眼睑皮肤上。

【注意事项】 术中行隧道缝合时，长度不宜过短。环绕结扎线不宜过松。

【并发症及处理】

（1）术中并发症及处理

1）虚脱：常见于部分局麻患者。由于部分患者情绪紧张，在粗暴牵拉眼部肌肉时，个别患者出现面色苍白、呼吸困难等虚脱症状。这种表现与眼心反射不同，前者心率可能加快后者则心率明显缓慢。大部分患者经安慰或稍作休息或给予高糖食物后可继续手术。个别患者症状无缓解则需暂时中止手术。

2）出血：浅层或少量出血可棉签止血。大量或深层出血可用止血钳压迫止血或用套环缝线结扎止血。

3）肌肉脱失：常由于缝线时断端过短，线结结扎松弛，不慎剪断缝线。一旦出现，术者应该保持冷静，嘱患者不要过多转动眼球，充分暴露术野，用镊子沿脱失肌肉的巩膜面，由前到后逐层寻找，发现白色肌鞘或红润肌肉组织时，及时用镊子夹紧。若未能找到肌肉，可将该肌肉周围的筋膜组织成束缝合至该肌止缘处，希望能部分补偿肌肉功能，或待后期再做肌肉移植术。

4）角膜上皮剥脱：术中过多点用表面麻醉药物，角膜暴露时间过长，手术误伤等均可引起。患者表现为眼痛、异物感重等不适。术中应适量使用表麻药物，术中用生理盐水棉片覆盖角膜或者滴用生理盐水保持角膜湿润。

5）巩膜穿透：由于巩膜壁较薄或术中操作不当未能控制进针角度和缝针深度导致。发现后应该立即退出缝针。如伴有出血或者玻璃体脱出，应该按眼球穿通做常规处理。

6）眼心反射：牵拉眼外肌可使心率减慢，这种现象为眼心反射。眼心反射严重者每分钟可减缓60次甚至停止心跳而死亡。术前需了解患者的心功能状况，需做心电图的检查，个别患者需做系统心功能检查。凡是心功能不全者需在心电监测下进行手术。术者术中不要过多或粗暴牵拉肌肉。如果发现严重的眼心反射，需立即停止手术，监测心率、呼吸和心电反应，如病情无改善，应立即按每千克体重0.01mg静脉滴注阿托品。如发现心跳停止应该做心外按摩或人工呼吸，静脉滴注肾上腺素。

（2）术后并发症及处理

1）结膜水肿：斜视术后2~3天，结膜轻度水肿是正常现象。如果水肿明显，甚至眼睑闭合时结膜嵌顿时，可以用针挑破或切开小口放出液体后可消退，如果反复不退，水肿结膜切口处可以发生上皮植入性囊肿，应该拆除缝线，消除创口处的残留结膜组织。

2）肌肉缝线反应：术后肌肉附着地方出现肿胀结节，点用糖皮质激素不好转。这种现象多为缝线所致的慢性过敏反应的非炎症性肉芽肿。观察2~3个月后切开拆除缝线，清除肉芽组织后可愈合。

3）角膜干凹斑：常由于缝线的刺激、球结膜的水肿隆起，影响该区的泪膜形成引起的角膜上一外观1~3mm大椭圆蝶形小凹。细致的结膜缝合、早期使用抗生素、人工泪液和皮质类固醇溶液滴眼，可预防与避免此并发症。

4）眼内感染：比较罕见。一旦发生必然产生严重后果，患者眼睛甚至失明。术前要严格进行眼部清洁和无菌操作。术后静脉滴注广谱抗生素，出现眼内炎症状时，应积极进行处理。

5）眼前节缺血：常出现于术后2周或更长时间。如出现角膜雾状水肿、房水浑浊、瞳孔变形及虹膜萎缩等现象时需高度怀疑是眼前段缺血。应该迅速给予散瞳,全身及局部应用皮质类固醇激素治疗,适当用血管扩张剂。

6) 结膜瘢痕:多次手术更加明显,注意规范结膜切口操作。

7) 术后复视:矛盾性复视可自主消失。斜视过矫越过抑制区域引起的复视,过矫在5°以内可以在6周后消失者无需处理。如果过矫度数较大需佩戴三棱镜或再次手术。融合无力性复视患者可做同视机训练或带三棱镜,对视觉干扰不明显者无需处理。

8) 欠矫或过矫:轻度的欠矫或过矫早期观察。明显者经调整眼镜屈光度或佩戴三棱镜后待第一次手术效果稳定后再行二次手术。

(韩爱军　代书英)

第十三节　眼球及眼眶手术

眼眶结构复杂,发生于眶内的肿瘤病种繁多,目前眼眶肿瘤的治疗以手术为主,由于肿瘤位置、性质、大小不同,手术方式也有所不同,常用手术入路有前路开眶、外侧开眶、内侧开眶、内外联合开眶、经颅开眶以及眶内容切除术等20余种方法。不同的肿瘤部位需要采用不同的手术入路。鉴于眼眶手术操作比较精细,手术难度大,并发症多,近年来随着影像学的发展和手术技术的不断改进,眼眶手术方式及适应证也在不断发生改变,原则上应选择最接近肿瘤且重要解剖结构少的部位作为手术进路。常见切口见图33-13-1。

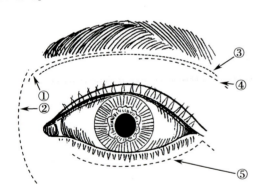

图33-13-1　手术常用皮肤切口部位
①内上方眶缘皮肤切口;②眶内侧皮肤切口;③眶上方眉弓下皮肤切口;④外上方眉弓下眶缘皮肤切口;⑤下睑睫毛下2mm皮肤切口

一、前路开眶术

前路开眶是治疗眶前部肿瘤的主要方法,适用于眼眶前部的肿瘤及眶深部的海绵状血管瘤,主要包括眶前部皮肤入路和结膜入路或皮肤联合结膜入路。

(一) 皮肤入路

以眶上部皮肤切口入路最常用,以肿瘤具体位置选择正上方、外上方、内上方皮肤切口,该术式切口位置多位于眉弓下缘,瘢痕不著,且暴露良好。

1. 外上方皮肤入路

【适应证】　眼眶外上方前2/3段肿瘤及泪腺部肿瘤。

【手术方法】

(1) 全身或局部麻醉。

(2) 术前剃眉,根据肿瘤位置和范围划出切口标记线,并确定切口长度,一般切口在眉弓下缘呈弧形。

(3) 沿标记线切开皮肤、皮下组织,深达眶缘骨膜,充分止血,暴露眶缘及眶隔。

(4) 沿眶缘切开眶隔,并与皮肤切口等长进入眶内,用脑压板将眶脂肪或泪腺向一侧牵拉,暴露肿瘤,沿肿瘤表面钝性分离,完整摘除肿瘤。如病变位于骨膜下,可在眶缘部切开骨膜,分离骨膜自骨膜下间隙摘除肿瘤。

(5) 肿瘤摘除后生理盐水冲洗眶腔。

(6) 用6-0可吸收缝线分层缝合眶隔、皮下组织及皮肤,加压包扎。

【并发症及处理】

(1) 除非泪腺肿瘤,应保留泪腺不要损伤,泪腺炎性假瘤可大部或全部切除,泪腺上皮性肿瘤应完整摘除。

(2) 检查有无出血及提上睑肌损伤,如有出血应充分止血,提上睑肌损伤应给予修复。

2. 内上方皮肤入路

【适应证】　眶内上象限前1/2段肿瘤及额、筛窦黏液囊肿。

【手术方法】

(1) 术前备皮,根据肿瘤位置和范围划出切口标记线,并确定切口长度。

(2) 全身麻醉或局部麻醉。

(3) 沿眶内上方眉弓下眶缘弧形皮肤切口,全长约2~3cm,切口深达眶隔,不要损伤滑车、眶上神经及上斜肌,必要时可缝线标记。

(4) 暴露眶隔后,脑膜剪剪开眶隔,眶内脂肪暴露,探查并暴露肿瘤,钝性分离后娩出。

(5) 如为骨膜下病变应切开眶缘骨膜,将滑车、内眦韧带一并向眶外侧分离,术毕应将组织结构复位。黏液囊肿应暴露额窦底,吸出囊肿黏液性内容物,去除窦腔黏膜及囊壁,扩大鼻额管开口,自鼻腔置引流管,窦腔生理盐水冲洗。

(6) 5-0丝线缝合眶隔,6-0可吸收线分层皮肤缝合。

【并发症及处理】

(1) 如术中操作不慎,易损伤上斜肌及滑车,为避免损伤,术中可做标记线,将滑车及肌肉拉开,术后完整复位。

(2) 术中注意保护眶上神经不要损伤或剪断,如剪断应断端缝线吻合。

(3) 术毕检查提上睑肌是否有损伤,如有肌肉断离,应断端复位缝合,防止术后上睑下垂。

3. 眶上方皮肤入路　即眉弓下皮肤入路。

【适应证】　主要用于病变位于眶上部肌锥外间隙或视神经上方肿瘤切除。

【手术方法】

(1) 除儿童需要全身麻醉外,一般采用局部麻醉。

(2) 术前备皮,根据肿瘤位置和范围划出切口标记线,并确定切口长度。

(3) 沿眉弓下眶缘弧形切开皮肤及皮下组织,深达眶缘骨膜,钝性分离轮匝肌暴露眶隔。

(4) 于眶缘上方2~3mm处水平切开骨膜,骨膜剥离子分离眶顶骨膜,保持骨膜的完整性,侵犯骨膜或骨膜内的病变即可暴露,位于骨膜和肌锥之间的病变可行骨膜前后垂直切口,分离出骨膜瓣使之眶内深部肿瘤暴露,钝性分离肿瘤周围组织摘除病变。有时沿眶缘切开眶隔,纵向眶内分离,暴露病变,手术应注意保护提上睑肌、上直肌、滑车免受损伤。

(5) 检查提上睑肌和眼球运动及视功能未受损伤后,充分止血,生理盐水冲洗眶腔,对位缝合眶顶骨膜及眶隔,分层缝合皮肤切口,加压包扎。

【并发症及处理】

(1) 提上睑肌损伤:打开眶隔分离肿瘤时如有提上睑肌损伤应确定损伤位置并立即修复。

(2) 滑车及上斜肌损伤:分离眼眶内上方肿瘤时易损伤滑车及上斜肌,应仔细分离肿瘤与滑车及上斜肌的粘连,必要时将上斜肌牵引线拉开,如需断开肌肉,则术后应手术复位。如有滑车软骨脱离,术后应原位重新固定。

(3) 眶上神经损伤:切口应尽量避免眶上神经切断或损伤,否则术后应将断端吻合。一般挫伤可以后逐渐慢慢恢复。

(4) 泪腺区手术可导致泪腺切除或泪腺导管损伤,引起术后干眼症,除非泪腺肿瘤需要摘除泪腺外,术中尽量避免过度泪腺分离。

4. 眶下部皮肤入路　通常行下睑皱襞或睫毛下切口,也可采用下眶缘切口,但此切口易留有皮肤瘢痕而较少使用,主要采用下睑睫毛下2mm皮肤切口入路。

【适应证】　主要用于眶下壁骨折、眶底肿瘤和甲状腺相关眼病眶压减压。

【手术方法】

(1) 局部麻醉或全身麻醉。

(2) 下睑睫毛下2mm切开皮肤,自内眦下泪点外侧平行睑缘平行切开皮肤至外眦,必要时可向外下延长5~10mm,以减轻皮肤张力。

(3) 自轮匝肌下方分离下睑至下眶缘,拉钩暴露眶下缘,切开眶缘骨膜,沿骨膜下向眶底分离,暴露眶底,修复眶下壁骨折。

(4) 如为眶底肿瘤,则在肿瘤相应部位纵行切开骨膜入眶,钝性分离,并摘除肿瘤。

(5) 5-0丝线骨膜复位缝合,6-0可吸收线分层缝合皮肤,加压包扎。

【并发症及处理】

(1) 下直肌和下斜肌损伤:应在手术时注意眼外肌保护,必要时在肿瘤摘除前做眼外肌预置缝线。

(2) 眶下神经损伤:切开眶下缘骨质时不要损伤眶下神经,如有眶下神经挫伤,通常数月会逐渐恢复。

(3) 下睑退缩:分离皮下组织时避免软组织过度损伤,关闭切口时将眼睑各层肌肉原位对合,检查下睑位置是否正常。必要时下睑皮肤缝线固定于前额部。

5. 内侧皮肤入路　此术式是眶内侧病变的主要手术入路,因眶内侧术野较窄,肿瘤不易暴露,操作相对困难,且内侧骨膜下间隙接近窦腔,骨质较薄,易于感染。有些眶内侧病变也可通过鼻内镜或结膜切口病变切除。根据眶内侧病变的位置,内侧皮肤切口也可选择靠近内上方或内下方。

【适应证】　适用于位视神经内侧,但体积较小肿瘤,或位于肌锥外间隙,内直肌内侧紧邻眶内壁或与眶内壁粘连的肿瘤及鼻窦黏液囊肿、眶内壁骨折。

【手术方法】

(1) 局部麻醉或全身麻醉。

(2) 眶内缘距离内眦角内侧4mm皮肤切口,切开内眦韧带及骨膜,沿骨膜向眶深部分离至手术所需位置。如术野狭窄,可去除部分眶内壁和筛窦。

(3) 垂直剪开眶内骨膜,拉钩或脑压板向两侧牵拉脂肪及肌肉,暴露肿瘤,仔细钝性分离肿瘤后摘除。小的眶内壁缺损不用处理,大的眶内壁或筛窦缺损为防止眼球内陷可人工骨板植入骨膜下修复。

(4) 骨膜及内眦韧带5-0吸收线复位缝合。

(5) 皮肤对位缝合,加压包扎。

【并发症及处理】

(1) 内眦韧带离断:术中如需切断内眦韧带,其内眦韧带的游离缘应保留在骨膜上,以便术后复位,否则可造成内眦畸形。

(2) 泪囊损伤:需要适当的泪囊手术。

(3) 眶内壁缺损:如果手术造成眶内壁缺损,易导致眶内脂肪疝入筛窦,术后眼球内陷,术中应严密缝合眶内侧骨膜。

(4) 滑车及上斜肌损伤：内侧鼻上方皮肤切口注意保护滑车及上斜肌免受损伤，可行标记性缝线，仔细分离与肿瘤粘连，如滑车软骨脱离应术毕复位固定。

(二) 结膜入路

此入路不经眶隔而直接进入眶内，临床常用，但术野狭窄，较大的肿物如暴露困难，可联合外眦切开。

【适应证】 结膜入路一般适于结膜下或眼球后极部以前肿瘤的切除。包括眼球周围、眼球内上方及眶下方前部肿瘤及肌锥内中部无明显粘连的海绵状血管瘤、静脉血管瘤等。

【手术方法】
1. 局部麻醉或全身麻醉。
2. 结膜切口选择穹隆结膜与肿瘤位置对应的象限，必要时外眦剪开并切断外眦韧带上（或下支），以扩大视野。
3. 如病变位于眼球周围可钝性分离后切除，如病变位于肌锥内，则沿穹隆结膜切口向深部分离，于直肌间剪开肌间膜向肌锥内分离，必要时做直肌牵引线将眼球向对侧牵拉，暴露肿瘤摘除之。
4. 术毕 5-0 吸收线连续缝合结膜，对位间断缝合外眦角皮肤。如外眦韧带断离应复位缝合。

【并发症及处理】
1. 眼外肌损伤　识别眼外肌解剖位置及走向是避免损伤的关键，不要盲目操作，深部肿瘤可做肿瘤附近的眼外肌牵引线，如需切断眼外肌，术后应断端复位。
2. 上睑下垂　避免眼球上方过度分离，以免损伤提上睑肌。

二、外侧开眶术

目前常用的外侧开眶术式有 3 种：①常规外侧开眶（Kronlein-Berke-Reese）是切除球后肿瘤的最常用术式；②改良外侧开眶，优点在于外上方暴露较常规外侧开眶暴露范围大，尤其是对于病变向颞窝蔓延的肿瘤切除更佳，主要是泪腺上皮性肿瘤和皮样囊肿的切除，还可用于眶上部延至眶深部肿瘤的切除；③内外联合开眶，主要适用于眶内侧较广泛病变的切除。

【适应证】 适用于眼眶深部肿瘤、球后肌锥内肿瘤、视神经本身肿瘤以及范围广泛的泪腺肿瘤，特别是实体性、牵拉不易变形，肿瘤不易全部暴露的病例。

【手术方法】
1. 皮肤切口　患侧外眦水平切开皮肤 2~3cm，保留外眦，或根据肿瘤位置和范围，而将切口延长至患侧下睑睫毛下 1mm，长 1~2cm，或采用改良外侧皮肤切口，起自患侧眉弓即眶上缘外、中 1/3 交界处，弧形切口达外眦后水平转向外侧，切口呈"S"形。
2. 沿眶外缘切开骨膜，分离内外侧眶外壁骨膜，暴露眶外缘骨壁。
3. 骨瓣切开　眶外壁上方切口在颧额缝上 5mm，下方骨切口平行于眶底，也可根据肿瘤位置、范围及性质采用改良外侧开眶，行外上方开眶或外下方开眶。外上方开眶上方骨切口在眶上缘外、中 1/3 交界处切口，眶上切迹外侧（包括大部分眶上缘）切口，下方切口位于眶底水平线；而外下方开眶下方切口在眶下缘眶下孔外侧，包括眶外壁和部分眶下缘，上方骨切口与常规开眶相同，适合视神经下方或内下方眶尖肿瘤的切除。如肿瘤蔓延至眶上裂翼腭窝，可将部分颧弓切开以利肿瘤切除。
4. 切开眶内侧骨膜及肌间膜，向肌锥内分离，暴露肿瘤摘除。
5. 充分止血后，缝合眶骨膜，恢复眶骨瓣，术终时骨瓣用钛板和钛钉固定。分层缝合皮肤，加压包扎。

【并发症及处理】
1. 眶内出血　多数出血为眶外侧缘切除时颞肌出血，眶内自身血管破裂也是常见原因，应压迫止血或双极电凝止血，骨壁出血可使用骨蜡止血，但眶深部软组织内或眶尖部应避免电凝，以免损伤视神经、眼动脉造成失明。
2. 视力丧失　为一种严重并发症。眼球的过度牵拉和挤压、眶内动脉血管损伤、大量眶内出血、视神经或睫状神经节损伤和牵拉扭曲等都可造成失明，术中应注意观察瞳孔变化。如发现瞳孔散大，应停止手术，查找原因并及时处理。

三、内外联合开眶术

为外侧开眶联合结膜切口，此入路可获得眼眶内侧较广阔视野，弥补单纯内侧开眶不足。但同时手术创伤大，手术时间长，外眦存在皮肤瘢痕。

【适应证】 适用于位置较深的眶内侧肿瘤及肌锥内、外侧范围广泛的肿瘤切除，如血管畸形、海绵状血管瘤等。

【手术方法】
1. 是在外侧开眶的基础上，眼球向外侧牵引进入颞窝，加大眶内侧的手术野。
2. 内侧结膜 180° 剪开，内直肌牵引线向外牵拉眼球，暴露内直肌内侧肿瘤。也可切断内直肌，眼球向外牵拉，内直肌向内牵拉，以摘除眶内侧肿瘤。
3. 检查无出血后，缝合内直肌，连续或间断缝合球结膜。
4. 缝合外侧骨膜，眶外壁复位固定，分层缝合皮肤切口，术毕加压包扎。

【并发症及处理】
1. 眶内出血　同外侧开眶术。

2. 视力丧失　同外侧开眶术。

3. 外眦愈合不良或畸形　术中如有外眦切开,应缝合时眦角准确对位,防止畸形愈合。

四、经额开眶术

是治疗眶颅沟通性肿瘤及相关眼眶肿瘤切除的手术方法,需要和神经外科合作。

【适应证】　适用于眼眶上部特别是累及眶尖的病变、眶颅沟通性肿瘤、累及颅骨的病变,优点是术野充分,且由于头发的遮盖术后不留明显瘢痕。

【手术方法】

1. 术前备皮,全身麻醉。

2. 作额部双冠状皮肤切口,额颞瓣翼点入路,分离包括皮肤、皮下组织和骨膜的皮瓣至眶上缘。

3. 将颞肌分离暴露眶外缘,自眶顶和眶外侧骨膜下分离,暴露眶顶和眶外壁。

4. 颅骨钻孔开颅,形成额肌骨瓣,剪开硬脑膜,放出少量脑脊液。沿前颅窝底将硬脑膜剥离至蝶骨嵴,注意保护筛板及嗅神经。凿开眶上神经孔,使眶上神经与皮瓣连同骨膜向前剥脱,取下眶顶骨板,必要时将眶顶部骨板咬除至眶尖,充分暴露眶顶骨膜。

5. 切开骨膜入眶,注意保护提上睑肌、上直肌和神经血管,必要时牵引线拉开,拉钩或脑板暴露眼球后极至眶尖部眶内容术野,如视神经管内肿瘤可将视神经骨管磨开,切除眶内和视神经管内肿瘤。

6. 摘除肿瘤后充分止血,缝合眶顶骨膜,颅眶沟通肿瘤者由神经外科医师继续处理颅内肿瘤。

7. 放回并固定眶骨板,缝合硬脑膜切口,复位固定颅骨瓣,逐层缝合,放置引流,加压包扎。

【并发症及处理】

1. 眶内及颅内出血　术中及术后彻底止血,术后皮下可放置引流管。

2. 脑脊液漏　术中如眶顶骨不完整或脑膜破损,可产生脑脊液漏,应使用组织材料修复眶顶或脑膜破损。

五、冠状切口外侧入路(颅外手术)

本切口多适合于开颅手术,也可用于外侧开眶切除眶内肿瘤和其他相关位置的眼眶肿瘤切除,优点在于外观无可见的瘢痕。

【适应证】　额部肿瘤、颞窝或颞部肿瘤及眶上部肿瘤,也适合其他外侧开眶术的肿瘤。

【手术方法】

1. 术前备皮,切口位置刮净发际部头发根部或剃净全头发。

2. 全身麻醉。

3. 根据肿瘤大小和位置,头皮半冠状或双侧全冠状皮肤切口及中线亚甲蓝标记。由于头皮血供丰富,为防止术中出血多,达到止血目的,可沿切口皮下注射含有0.1%肾上腺素的生理盐水(一般300ml生理盐水加肾上腺素0.3mg)。

4. 自一侧耳上在发际内至对侧耳上切开头皮、皮下组织和帽状筋膜,头皮切口电灼或头皮夹止血,钝性向前分离、翻转头皮瓣,距眶上缘1cm处切开骨膜,剥离骨膜显露眶上缘上壁、眶外侧缘外侧壁及剥离额部骨膜和颞肌显露额骨及颞窝。

5. 冠状皮瓣向下翻转后,暴露眼眶外侧壁及颞肌,必要时将颞肌自颞线起点切开并分离,以免影响术野。

6. 自骨膜下分离至眶内,分离并切除肿瘤,也可根据肿瘤的位置、性质和范围按照外侧开眶步骤锯开骨壁分离并切除病变。

7. 肿瘤切除后,眶缘骨膜复位缝合,复原头皮瓣,按照皮肤切口标记对位缝合头皮切口,皮下置负压引流管。

8. 术后常规应用抗生素及糖皮质激素,第10天拆线。

【并发症及处理】

1. 头皮下血肿　由于术中止血不彻底,可致皮下血肿,术毕皮下放置引流管,应用止血药,术后48小时去除引流。

2. 其他并发症同外侧开眶术。

六、鼻内镜眼眶手术

【适应证】　肿瘤位于肌锥内,且冠位像上肿瘤的中心位于视神经的鼻下象限,轴位像上位于眶中后部或眶尖。

【禁忌证】　病变为静脉性血管畸形,肿瘤多发,颅内蔓延,肿瘤后极部有异常粗大条索(常为肿瘤滋养动脉),严重的鼻窦炎、鼻中隔偏曲或鼻甲肥厚。

【手术方法】

1. 全身麻醉,常规消毒术野。

2. 浸有0.1%肾上腺素的纱条填塞鼻腔、中鼻道,收缩黏膜,使其变薄和减少出血。

3. 采用鼻内镜高清摄像系统,使用0°内镜镜头,开放筛窦,切除中下1/3钩突,咬切钳开放筛泡,咬除气房骨壁和黏膜组织。切除中鼻甲基板,继续向后开放后组筛房。以中鼻甲作为术野的内侧界限,筛顶作为上方界限,蝶窦口作为深部界限。为扩大术野,必要时可切除中鼻甲。

4. 充分显露并小心咬除邻近肿瘤的筛骨纸样板,开适当直径的骨窗,并划开眶骨膜。为避免眶脂肪疝出遮挡术野,可行辅助泪阜结膜纵行微切口,沿眶内壁分离至肿瘤所在深度,2个脑压板分离并压制包裹在肿瘤周边的脂肪,使肿瘤经筛骨纸样板上的骨窗向筛窦腔疝出。必要时内、下直肌可挂牵引线，便于明确肿瘤与肌肉的位置关系。

5. 在窦腔内充分显示肿瘤后，组织钳经筛窦进入，夹持肿瘤包膜并向筛窦方向牵拉。如肿瘤与周围软组织粘连紧密，可使用吸引器头或神经剥离子经眶内和筛窦两个入路分离，在监视器下剥离粘连及组织包裹，减少误伤肌肉、视神经及眶内运动和感觉神经的可能。粘连充分松解后，用组织钳夹持肿瘤并经鼻腔取出。如为神经鞘瘤，应避免组织钳夹持，可经筛窦用刮匙将肿瘤整体或分块刮出。如为囊肿，应先释放并吸除囊内容物，然后用组织钳夹持囊壁，监视器下确保所有囊壁切除的完整性。

6. 术毕鼻腔填塞止血棉球，眼部加压包扎 1~3 天。

【并发症及处理】

1. 脑脊液瘘　可行眶脂肪填塞，耳脑胶粘合。
2. 内直肌损伤　术后早期应用糖皮质激素以减轻水肿及粘连，损伤严重者无法恢复。
3. 视神经损伤　一旦发生很难恢复。
4. 眼窝凹陷　可行眶壁修复及眶内容物填充。
5. 术中、术后出血　肿瘤摘除后，眶内可有少量渗血，一般无须处理，纸样板的骨窗有助于渗血向筛窦引流。如有活动性出血，可经筛窦使用双极电凝止血或填塞止血海绵压迫止血。

七、眼内容物剜除术

【适应证】　全眼球炎或丧失视功能的化脓性眼内炎，严重的无视力的眼外伤，绝对期疼痛剧烈的青光眼，白内障手术时暴发性脉络膜大出血。

【禁忌证】　怀疑眼内恶性肿瘤者。

【手术方法】

1. 麻醉　多数采用局部麻醉即可完成手术。儿童、全身严重疾病的老年患者或不能自主配合手术患者可给予全身麻醉。
2. 开睑　多数用开睑器开睑，注意根据患者睑裂大小选择合适的开睑器。
3. 结膜囊消毒　5% 聚维酮碘消毒结膜囊 1 分钟，然后清水冲洗。
4. 于鼻下或颞下方角结膜缘处做一放射状切口，然后沿角结膜缘环形剪开角结膜缘。
5. 剪除角膜，以穿刺刀或安全刀处的刀尖自角膜后约 1mm 处切开角巩膜缘，以弯剪刀沿角巩膜缘环形剪开切除角膜。
6. 以镊子固定巩膜，将虹膜恢复器自巩膜与脉络膜交界处进入，向后分离至后极部，用刮匙将眼内容物刮出。用血管钳夹着纱布在巩膜内壁旋转清除残留色素层组织，碘

酊棉球烧灼破坏残存的脉络膜组织。

7. 自直肌之间放射状向后切开巩膜，达赤道部。
8. 将内、外侧巩膜瓣重叠缝合，同样方法重叠缝合上下巩膜瓣。6-0 可吸收线间断水密缝合 Tenon 囊。连续或间断缝合球结膜。
9. 术毕，结膜囊内涂抗生素眼膏，放入义眼膜或凡士林纱条。
10. 无菌纱布包扎术眼，绷带加压包扎。

【并发症及处理】

1. 眶内出血　多发生于术后三天内，可加压包扎，给予静滴 20% 甘露醇降低眶压。
2. 结膜囊肿　为术中结膜植入所致，可手术摘除。
3. 结膜肉芽肿　为术中缝合结膜时结膜植入所致，可手术摘除。

八、眼球摘除术

【适应证】

1. 眼球恶性肿瘤。
2. 眼球外伤导致眼球功能严重损伤，无有用视力，或外伤合并顽固性葡萄膜炎。
3. 眼球萎缩有美容要求者。
4. 伴有疼痛的各种类型的绝对期青光眼。
5. 眼球严重变形者，如角巩膜葡萄肿。

【手术方法】

1. 麻醉　多数采用局部麻醉即可完成手术。婴幼儿、全身严重疾病的老年患者或不能自主配合手术患者可给予全身麻醉。
2. 开睑　多数用开睑器开睑，注意根据患者睑裂大小选择合适的开睑器。
3. 结膜囊消毒　5% 聚维酮碘消毒结膜囊 1 分钟，然后清水冲洗。
4. 于鼻下或颞下方角结膜缘处做一放射状切口，然后环角结膜缘一周，剪开球角结膜缘。
5. 沿筋膜囊与巩膜交界处分离至眼球赤道部。
6. 用直肌钩依次钩取眼外肌，距肌肉止点约 2mm 处（内直肌约 3mm）做缝线，下、外、上直肌于肌肉止点处剪断肌肉，内直肌于距止点约 2mm 处剪断。
7. 以血管钳钳夹内直肌止点，向上提起，使眼球脱臼。以视神经剪刀自鼻上方巩膜与 Tenon 囊之间进入，至球后，左右摆动力，探查视神经，如感到条索状视神经后，张开剪刀口，使视神经位于剪刀之间，向颞下方牵拉眼球，向下压剪刀，尽可能贴近眶尖处剪断视神经。
8. 娩出眼球，剪断与眼球相连的上、下斜肌与其他结缔组织。用纱布填塞止血。

9. 结膜囊内可植入或不植入义眼台。将上直肌与下直肌缝线结扎,内直肌与外直肌缝线结扎。6-0可吸收线间断水密缝合筋膜囊。连续或间断缝合球结膜。

10. 术毕,结膜囊内涂抗生素眼膏,放入义眼模型或油纱条。

11. 无菌纱布包扎术眼,绷带加压包扎。

【并发症及处理】

1. 眶内出血　多发生于术后三天内,可加压包扎,给予静滴20%甘露醇降低眶压。

2. 结膜囊肿　为术中结膜植入所致,可手术摘除。

3. 结膜肉芽肿　为术中缝合结膜时结膜植入所致,可手术摘除。

4. 义眼台暴露　如植入义眼台时,有发生义眼台暴露的可能,主要是由于缝合Tenon囊欠水密所致,如发生且无感染时可重新缝合Tenon囊及球结膜,如有感染且保守治疗无效时,需要取出义眼台。

九、眶内容物剜除术

眶内容剜除术是治疗眼眶恶性肿瘤的一种手段,对于眶内的恶性和良性肿瘤,为挽救生命,解除疼痛,有时需要行眶内容剜除。

【适应证】

1. 眼睑结膜的恶性肿瘤,单纯切除不能治愈者。
2. 眼内或眶周围恶性肿瘤眶内蔓延者。
3. 眶内转移癌的姑息性治疗。
4. 其他如炎性假瘤视力丧失,因疼痛无法控制者。
5. 眶内复发性良性肿瘤,如视神经脑膜瘤,泪腺多形性腺瘤,纤维组织细胞瘤等。

临床上常用的为前部眶内容摘除术及全眶内容摘除术。

(一) 前部眶内容剜除术

多适用于眼睑或结膜等位于眶前部的恶性肿瘤,范围较大,不能单纯手术切除者,尚未侵犯眶后部组织者。

【手术方法】

1. 麻醉方法　全麻或局麻下操作。
2. 沿睑缘上方约2mm或肿瘤外5mm处切开皮肤,如果为结膜恶性肿瘤,为防止术中肿瘤播散,可行睑裂缝合。分离达睑板层,沿睑板与眼轮匝肌肌层,分离达眶隔,切开眶隔,向眶内分离,达赤道后方后,剪断与眼球相连的眼外肌及视神经,摘除眼球及前部眶内容物。
3. 对位缝合上下睑皮肤,如皮肤缺损,不能缝合时,可移植皮片或转移皮瓣修补皮肤缺损区。

(二) 全眶内容剜除术

【手术方法】

1. 麻醉方法　全身麻醉。

2. 切口　如保留睑板者可切开外眦角,沿上睑板上缘,下睑板下缘切开一起达内眦角。如皮肤切口,可距睑缘约2mm处或距眼睑肿瘤1cm处正常皮肤切开。

3. 沿眶隔与肌层之间分离达眶骨膜。

4. 于眶缘处切开骨膜,向眶尖处分离,一直达眶尖。

5. 剪断眶尖处视神经及周围组织,切除眶内容,眼动脉出血可钳夹止血或电凝止血。

6. 对位缝合上下睑板(保留睑板者)或上下睑皮肤,如眼睑皮肤缺损,不能缝合时,可移植皮片或皮瓣修补皮肤缺损区(皮肤切口)。

【并发症及处理】

1. 术中出血　多为剪断眶尖组织时,眼动脉破裂出血,可采用血管钳钳夹,纱布填塞压迫止血,然后逐渐抽出油纱条,电凝或结扎出血点。

2. 脑脊液漏　多为肿瘤侵犯眶顶壁,造成骨壁破坏,术中硬脑膜破裂所致,可切取皮肤切口附近横纹肌适量,置弯盘内捣碎,填塞于脑膜破裂处,严密缝合手术切口三层,加压包扎。术后半坐位,静滴高渗液甘露醇。

(高占国　刘立民)

第十四节　眼外伤手术

眼外伤是引起失明的主要原因之一,在单眼盲的患者中75%是眼外伤所致。眼外伤多数需要手术治疗,甚至需要急诊手术,手术的好坏直接决定着病人的预后。眼外伤病情复杂,应根据病人不同的眼部情况选择不同的手术时机和手术方式。

一、眼睑裂伤手术

眼睑裂伤根据损伤的部位和程度可有不同临床表现,可表现为皮肤裂伤、皮肤缺损,并可伴有提上睑肌断裂、泪小管断裂、内眦韧带断裂等,甚至表现为整个眼睑及眶周组织的撕脱及缺损。眼睑外伤后应尽早进行手术修复,以达到眼睑组织的解剖复位及功能恢复,尽量减轻术后瘢痕和畸形的形成。

【适应证】　眼睑皮肤撕裂伤,伤口闭合不良,需要手术缝合者。如眼睑裂伤已经缝合,但伤口明显错位畸形,伤口尚未愈合者,应拆除缝线后重新进行缝合。对眼睑较小的顺皮纹裂伤,伤口闭合较好、无张力者,可不予缝合。

【手术方法】

1. 伤口清创　彻底清除伤口内异物,特别是应注意清除伤口深部的异物及细小游离的碎骨片。清创时一般不做皮肤切除,但对于严重挫伤坏死的组织可将其边缘做适量的切除。陈旧性伤口可用手术刀片刮除两侧创缘,使其成为新的创面,然后进行缝合。清创时用生理盐水对伤口进行彻底冲洗,如伤口较深、较大,可用过氧化氢进行冲洗。

2. 深层组织缝合　对创口较深、张力较大者,应首先缝合深层组织,以减小皮肤张力和防止拆线后伤口裂开,但深部缝合针数要少,达到深层组织闭合避免无效腔形成即可。

3. 缝合皮肤

(1) 间断缝合:是最常用的缝合方法。缝合时,两侧创缘进针的深度和宽度要一致,避免伤口边缘卷曲、错位。对于张力较小及无张力的眼睑伤口,可用 8-0 可吸收线(或尼龙线)进行缝合,对于有一定张力的伤口可选择 6-0 缝线进行缝合。间断缝合的针距一般为 3~4mm,进针和出针处距创口边缘约 1.5~2mm,结扎缝线后创口略呈隆起。不规则的伤口,应首先找到解剖标志或成角的部位进行缝合,然后分段间断缝合。对于较整齐的创口,应先缝合创口中部 1 针,后逐渐缝合两端伤口,保持缝合两端匀称。

(2) 连续缝合:对于对合较好、无明显张力的伤口,为了减轻术后因针孔造成的瘢痕,可采用皮内连续缝合的手术方法。连续缝合时对合不良的部位,可补加间断缝合。如皮肤张力大,在连续缝合前可先行深层组织缝合。

4. 提上睑肌断裂缝合　修复前应先找到提上睑肌的断端,可用眼科镊在断裂的眶隔下向眶上缘寻找。当夹着可疑的肌肉断端后,令患者作开睑动作,如感到有明显的拉力,表示已夹着该肌,然后复位缝合。

5. 睑内侧韧带断裂缝合　应找到其断端加以缝合,否则内眦会变钝圆畸形。如在骨面附着处断裂,则把韧带缝系于骨膜上。

6. 睑板全层断裂缝合　眼睑全层的断裂伤,应分层作细致缝合,用 6-0 可吸收缝线行睑板间断或连续缝合,缝线穿过睑板的层间,将线结扎于眼睑组织内。缝合睑板时,缝线一般不要穿透睑结膜,更不能将线结扎于睑结膜面,以免线结摩擦角膜造成持续性上皮剥脱及角膜混浊。

7. 眼睑皮肤缺损　应根据缺损的部位、大小、患者局部皮肤的松弛程度以及医生的手术习惯选择不同的手术方法。局部皮肤缺损,在皮下滑行分离后直接拉拢缝合即可,较大的皮肤缺损则需要用皮瓣转移或游离植皮来完成手术。眼睑部的皮肤缺损,应尽可能利用其附近的皮肤来修补,因为它们的颜色和结构相同或相近,术后较美观,而且瘢痕相对较轻。

8. 眼睑全层缺损修复与重建　眼睑全层缺损的修复手术,应根据缺损的部位、大小、患者局部皮肤的松弛程度以及医生的手术习惯选择不同的手术方法。但手术的目的是尽量减少手术创伤,而且能够达到更好的美容效果。

(1) 小于等于 1/4 眼睑全层缺损:可直接进行对位缝合,或将创面修整为三角形、菱形或矩形等,然后切开两侧灰线,将眼睑劈分为两层,潜行分离后拉拢缝合。如张力过大,可采用外眦韧带切断眼睑缺损修复术,术中将眼睑缺损的创面修整为基底向睑缘的三角形或反向五边形,用剪刀剪开外眦角,剪断外眦韧带的分支,此时牵拉眼睑伤口可轻松闭合,再按上述手术方法进行缝合(图 33-14-1)。

(2) 上睑或下睑 1/4~1/2 长度的全层缺损:可采用 Tenzel 旋转滑行皮瓣修复术。修剪缺损部位创面后,在外眦处开始并向颞侧作与睑缘走向一致的新月形延伸切口,分离皮下组织,形成皮肤-眼轮匝肌瓣,切断外眦韧带分支(上睑缺损时切断上支,下睑缺损时切断下支),使皮肤-眼轮匝肌瓣向睑缘缺损方向轻松移位,缝合缺损部位。

(3) 大于 1/2 眼睑全层缺损:手术时可采用上睑缺损下睑全层滑行组织瓣修复术(又称为 Cutler-Beard 手术)、下睑带蒂皮瓣移植上睑缺损修复术等手术方法。

9. 复合性眼睑外伤处理　如同时伴有眼球裂伤,首先应缝合眼球伤口,然后再缝合其他部位的伤口。如眼球破裂伤严重,眼内容大量脱出,无法保留者,可行皮肤伤口联合眼内容物摘除术,同时植入眶内支撑物。伴有眶缘骨折者,应将其手术复位,用钛钉及钛板进行固定。伴有泪囊破裂者,应冲洗泪道观察是否通畅,必要时泪道内放置引流管。伴有内眦韧带断裂者,应将其复位后用钛钉或缝线进行固定。伴有耳、鼻、口腔颌面外科、颅内等组织损伤时,应请相应的专科医生进行会诊或共同参与手术。

【并发症及处理】

1. 皮肤错位愈合　手术时由于眼睑组织的挫伤和肿

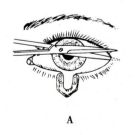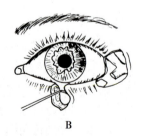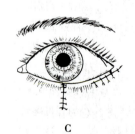

A　　　　　　　　　B　　　　　　　　　C

图 33-14-1　皮肤缺损缝合术

A. 修剪创口及外眦切开;B. 剪断外眦韧带下支;C. 缝合缺损部位皮肤

胀,缝合后容易造成皮肤错位对合。轻度的错位可不予处理,明显的错位,应及时拆除缝线并按正确的解剖关系重新缝合。

2. 伤口感染　不清洁的物体造成的眼睑损伤,可能将污物残留于伤口内,加之术中清洁不彻底,术后可能发生伤口感染。轻度的感染应去除包扎,局部清洁消毒;严重化脓感染可拆除1~2针缝线进行引流,同时应进行细菌培养+药敏实验。

3. 上睑下垂　提上睑肌损伤所致的睑下垂,术中应仔细寻找肌肉断端进行缝合。术后眼睑的瘢痕、组织的挫伤肿胀亦可造成上睑下垂,应软化瘢痕治疗,如瘢痕贴贴附、理疗等,伤后6个月以上仍明显下垂者可考虑手术治疗。

4. 睑裂局部切迹　眼睑全层裂伤缝合时切口对合不佳、缝合方法有缺陷所致。手术时应对破碎的伤口进行修整后再进行缝合,避免造成睑裂切迹形成。

5. 睑内翻及睑外翻　内翻时睑缘部皮肤内卷,皮肤面及睫毛接触眼球,引起眼球不适,应及时进行处理。眼睑外翻主要由于皮肤短缺,向周围组织分离不够,缝合时仍有一定的张力,以及术后瘢痕收缩所致,早期应软化瘢痕、晚期手术矫正。如发生睑裂闭合不全,应注意保护角膜,避免发生暴露性角膜炎。

二、泪小管断裂吻合术

新鲜泪小管断裂,应在伤后24小时内积极行吻合手术,力求在解剖学及生理功能上同时达到一期修复。损伤的泪小管若未能及时吻合或在急诊手术时吻合失败,即使在伤后7~10日亦可将伤口打开,找出泪小管断端,进行一期泪小管断裂吻合。

【适应证】　外伤性泪小管断裂。

【手术方法】

1. 清洁伤口　用生理盐水冲洗伤口,清除异物及坏死组织。

2. 寻找泪小管　可按照下述方法进行寻找。

(1) 直接发现法:在手术显微镜或放大镜下进行。首先观察近侧断端泪管的长度,据此判断泪小管鼻侧断端可能的位置。要在泪小管断裂可能的位置仔细寻找和辨认,泪小管断端的管壁光滑,呈色泽较淡的环形管状,与周围断裂的组织有所区别。

(2) 弯探针法:用猪尾探针或用5号球后针头或去除针尖,将末端弯曲成1/2圆周弧度进行探查。上泪点扩张后,自上泪点插入,依泪小管解剖走行,自下泪小管断端而出。

(3) 液体或空气注入法:用生理盐水或消毒空气自上泪点注入,推注时轻压泪囊,液体或空气流出部位,即为泪小管断端。此方法临床上基本不用。

(4) 泪囊切开法:通过上述方法不能找到泪小管断端及陈旧性泪小管断裂,可采用泪囊切开法寻找远侧断端。

3. 泪道内插入支撑物　一般应用硅胶泪道引流管经泪小点插入,经过泪小管断端进入泪囊、鼻泪管,经鼻孔勾出,引流管另一端由另一泪小点插入,由鼻孔勾出。亦可应用腰麻管经泪小点插入,经过泪小管断端进入泪囊及鼻泪管。

4. 吻合泪小管　用8-0可吸收线或10-0尼龙线对断端吻合2~3针,缝线应穿行于泪小管周围上下和前部的纤维组织上,但不穿通管壁,以免使管腔进一步缩小(图33-14-2)。断端两侧缝线位置要一致,避免使泪小管扭曲变形,务必使泪小管两断端紧密闭合。

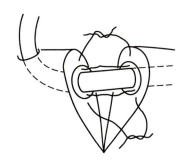

图33-14-2　泪小管断端吻合方法

5. 缝合皮肤及结膜伤口　首先缝合皮下组织,使吻合口部位不要有任何张力,间断缝合皮肤伤口。对于内眦部的结膜裂伤亦应进行间断或连续缝合。伤口张力较大者,可将裂伤部位的皮肤向内眦部位做一褥式缝线,以减轻伤口张力。

6. 引流管处理　泪道引流管在鼻腔外结扎,并将其送入鼻腔下鼻道内。术后嘱患者不要擦拭内眦角部位,不要用力擤鼻,以免泪道引流管脱出。应用腰麻管者将其固定于内眦皮肤,注意管的走向,要避免管的残端损伤角膜,避免造成睑内翻、睑外翻,以及泪小管损伤。

【术后处理】　硅胶引流管及腰麻管一般情况下应在泪道内保留3~6个月,然后将其取出。如果发生泪小点糜烂或泪小管壁的其他不良反应可考虑将硅胶引流管提前取出。

引流管拔管后应立即冲洗泪道,每日冲洗1次,连续3天;以后每周冲洗泪道2~3次,持续1个月,并同时用抗生素及激素滴眼液滴眼,用苯海拉明或麻黄碱可的松合剂滴鼻。

【并发症及处理】

1. 吻合口裂开　小于2mm不必重新吻合,因为裂开部位的鼻侧断端开口可成为新的泪小点,起到引流泪液的作用。如断端较长应拆除皮肤伤口缝线,在泪小管断端制造新的创面后重新吻合。

2. 泪点糜烂　可能是由于过粗的泪道内支撑物压迫所致。因此,手术时硅胶引流管不要拉得过紧,应用腰麻管作为泪道支撑物时不要过粗,必要时将其拉细后再用。

3. 拔管后泪道不通　3个月后按照陈旧性泪小管断裂进行处理。

4. 硅胶引流管自泪小点脱出　轻度脱出,用眼科镊直接将其由泪小点送入即可。严重脱出时,可用细钢丝或5号细长针头插入硅胶引流管内,按照泪道走向将硅胶引流管经泪道送入鼻腔内。

为了防止术后发生硅胶引流管泪小点脱出及便于术后取出,手术时可采取以下措施:①双结扎法:将鼻孔引出的硅胶引流管在鼻孔内结扎,再将鼻孔外的硅胶引流管进行结扎。②缝线法:用缝线将硅胶引流管结扎,将缝线缝合于鼻孔内或用胶布贴于鼻孔旁。

三、角巩膜外伤手术

角巩膜外伤一期手术治疗极为重要,将直接影响患者视功能的恢复及预后。临床上应根据角巩膜穿孔伤的致伤原因、受伤部位、创伤的轻重、伤口有无眼内组织脱出及嵌顿、眼内有无异物的存留、致伤物的污染程度等情况,采取不同的治疗方法。

(一) 角膜伤口缝合基本方法及原则

1. 缝合基本方法　角膜缝线应采用10-0尼龙线,角巩膜同时裂伤,角膜缘及巩膜裂伤应采用7-0可吸收线缝合。缝合角膜时其进出针位置应距创缘1.5~2mm,缝线垂直跨越创缘。在周边角膜进针深度可深达全层角膜厚度的2/3~3/4,在瞳孔区常为角膜厚度的1/2~2/3(图33-14-3)。缝合角膜时一定要注意伤口两侧的缝线深度和左右位置要一致,以免缝线结扎后角膜错位,影响伤口愈合及引起术后严重的角膜散光(图33-14-4)。缝线间距一般为2mm,缝线与伤口垂直,缝线与缝线应平行。常用方法包括间断缝合、8字形缝合、连续缝合、荷包式缝合。

2. 缝合原则

(1) 较长的伤口应先缝合伤口的中部1针,再在两侧伤口的中央各缝合1针,然后缝合全部伤口。

(2) 不整齐的线状伤口,在拐角处先行缝合,然后垂直伤口。

(3) 缝合时周边部缝线跨度要大、缝线要深,以使伤口能够紧密对合;中央部缝线跨度要小、缝线要浅,以减少瘢痕形成。

(4) 当伤口经过角膜视轴区时,应该尽量避免经过视轴中央区安置角膜缝线,以尽量减少瘢痕形成。

(5) 垂直角膜伤口缝合前,首先用眼科镊将伤口两侧的角膜平复及自然对合,并位于同一平面,然后进行缝合。

(6) 角膜斜行伤口缝合时,应首先将伤口两侧创缘表面铺平,自薄弱的角膜瓣一侧进针,经过伤口的底部由另一侧角膜瓣出针,使缝线跨度在底部两侧距离相等,结扎后使两侧角膜瓣在同一平面。

(二) 角膜穿孔伤手术

【适应证】

1. 角膜有穿孔伤口,伤口对合不良,或有眼内组织嵌顿者。

2. 较大的伤口,尽管前房已经形成,但角膜错位对合,形成明显散光者。

3. 非眼科专业医生缝合的角膜伤口,如存在下列情况者应将其缝线拆除,重新进行缝合:①缝线过粗,线结过长,产生明显的眼前节刺激症状,或导致角膜上皮剥脱者;

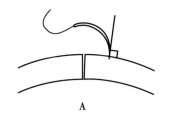
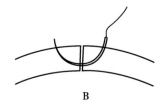

图33-14-3　角膜裂伤的缝合方法

A.缝针与角膜垂直;B.缝合时两侧跨度一致

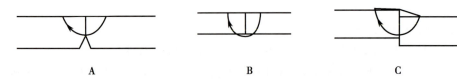

图33-14-4　角膜裂伤不正确的缝合方法

A.缝合过浅;B.缝合过深;C.两侧错位

②缝线过少,达不到伤口对合所需张力者;③伤口错位对合,缝线过松、过紧,出现角膜扭曲变形者。

【术前准备】

1. 了解受伤经过、伤后治疗情况及进行必要的眼部检查。眼部检查时禁止对眼球造成任何压力,以免造成眼内组织的脱出。角膜穿通伤禁止行 B 超、UBM、压陷式眼压等接触性检查。对怀疑眼内有异物者应行 CT 检查。

2. 对于有慢性泪囊炎的角膜新鲜伤口,术前不要冲洗泪道,以免脓液进入结膜囊,增加眼内感染的可能性。

3. 术前应向患者及家属交代有发生眼内炎的可能性,如感染不能控制,甚至可能需要眼球摘除。

【手术方法】

1. 麻醉　一般采用球后麻醉及结膜下麻醉,儿童及不能配合手术的采用全身麻醉。

2. 开睑　缝线开睑,以免用开睑器对眼球造成压力。

3. 结膜囊冲洗　可用生理盐水冲洗结膜囊。

4. 恢复虹膜　对于伴有虹膜脱出的角膜伤口,首先用虹膜恢复器把伤口两侧的虹膜和角膜分开,再将虹膜送回前房,必要时可在角膜缘用 15°穿刺刀作穿刺切口,注入适量的粘弹剂形成前房,再恢复虹膜。对脱出坏死的虹膜无法恢复时应将其切除。

5. 缝合角膜　在保持前房情况下缝合角膜伤口,尽量使角膜对合整齐,以最大限度地减少术后角膜散光及恢复患者的视功能。对角膜组织缺损者,在术中取少许自体结膜下组织填塞于缺损部位,能使伤口达到密闭效果。

6. 前房形成　角膜伤口缝合后,注吸出粘弹剂,应向前房内注射生理盐水或消毒空气使前房形成,同时应观察有无虹膜前粘连、伤口是否达到水密或气密。

7. 结膜遮盖　角膜破碎的伤口缝合后,有时不能使伤口达到水密或气密状态,造成术后伤口漏水、低眼压、前房形成迟缓,此时可用结膜遮盖的方法保护创面。

8. 结束手术　术毕,结膜囊涂抗生素眼膏,包扎术眼。

(三) 巩膜裂伤手术

【适应证】

1. 单纯性巩膜穿孔伤,伤口伴有或不伴有眼内组织(如葡萄膜、玻璃体、视网膜)嵌顿。

2. 巩膜穿孔伤伴有眼内异物存留,巩膜伤口需要缝合。

3. 角膜及巩膜同时有穿通伤口。

4. 隐匿性巩膜破裂伤。

【术前准备】

1. 术前应常规眼部 CT 检查,排除眼内异物的可能。巩膜有开放性穿通伤口时,禁止行接触性检查如 B 超、UBM、压陷式眼压检查等。

2. 对于严重的巩膜破裂伤,眼内容大量丧失,视力无光感,眼球外形及视力无恢复希望者,如拟行眼内容摘除术,必须向患者及家属解释病情,签字后方可实施手术。

3. 醉酒状态应待患者清醒后方可进行检查及手术,以免患者配合不佳,造成眼内容大量脱出加重眼部损伤。

【手术方法】

1. 麻醉　伤口较小者采用球后麻醉及结膜下麻醉,注射麻药后禁止对眼球加压按摩。对于眼球伤口较大者、儿童及不能配合手术者应采用全身麻醉。

2. 清洁结膜囊　术中可用生理盐水冲洗结膜囊,清除结膜囊异物。

3. 结膜切开　结膜切开,暴露巩膜裂伤部位。对于隐匿性巩膜破裂伤应自可疑伤口部位结膜切开。

4. 伤口脱出物的处理

(1) 脱出的葡萄膜组织,用生理盐水冲洗后,将其表面的细小异物及渗出膜仔细清除,尽量将其恢复眼内。严重游离及坏死的虹膜组织可予以剪除,但脱出及嵌顿的睫状体组织原则上不要切除,以免造成眼内出血。

(2) 伤口内有玻璃体脱出者,可用棉棒将玻璃体粘起,剪刀紧贴巩膜面将其剪除。

(3) 脱出于伤口外的视网膜组织,应尽量将其恢复至眼内,保留较多的视网膜利于二期玻璃体视网膜手术时复位。

5. 缝合角巩膜伤口

(1) 单纯巩膜穿通伤口缝合:用 7-0 可吸收线缝合即可,一般采用间断缝合,缝针深度为 1/2~2/3 巩膜厚度,针间距 1.5mm。

(2) 较长的巩膜伤口缝合:较长的巩膜伤口有葡萄膜嵌顿者,用虹膜恢复器将葡萄膜恢复后再行巩膜伤口缝合。如巩膜伤口较长,应首先缝合伤口的拐弯处,然后从近角膜缘端开始由前向后缝合,可边恢复边缝合,直至将伤口完全缝合。直肌下的伤口,应用直肌钩或缝线牵引暴露后进行缝合,必要时可断离直肌后再进行缝合。

(3) 角巩膜裂伤缝合:应首先缝合角膜缘,务必使两侧角膜缘准确对合、深度一致,如对合不良,术后将引起角膜变形及严重的散光。角膜缘伤口缝合后,先用 10-0 尼龙线缝合角膜伤口,将线结旋转于角膜基质内,后用 7-0 可吸收线缝合巩膜伤口。

6. 术中眼压恢复　巩膜穿孔伤常伴有眼内容的脱失,伤口缝合后眼压过低,眼球变形。严重低眼压常可导致视网膜脱离、脉络膜脱离、眼内出血甚至眼球萎缩,故巩膜伤口缝合后应向玻璃体腔内注射平衡盐液或粘弹剂将眼压恢复正常。前房消失者可行前房内注射粘弹剂或消毒空气至正常前房深度,切忌注射过多,以免造成房角裂伤。

7. **缝合球结膜** 对位缝合球结膜。如巩膜伤口与结膜伤口对应时,应将其错位缝合。

8. **结束手术** 术毕,结膜囊涂抗生素眼膏,包扎术眼。

四、虹膜根部离断修复手术

虹膜根部是虹膜组织最薄弱处,外伤后容易发生虹膜根部离断。较小的虹膜根部离断,可无任何症状,不予手术。明显的虹膜根部离断,使瞳孔呈 D 形,患者表现为调节力下降、视物不清、复视、眩光等症状,需要手术修复离断的虹膜。

【适应证】

1. 虹膜根部离断,特别是离断位于睑裂部位,患者有单眼复视、视觉干扰等症状者。

2. 离断的虹膜遮蔽晶状体中央部位,严重影响患者视力者。

3. 同时伴有眼部其他损伤,需要进行联合手术者。

【手术时机及术前准备】

1. 伤后 1~2 周内应积极治疗前房积血及外伤引起的炎症反应,眼部情况稳定后再进行手术。过早手术,由于外伤所致的眼前节组织炎症及水肿,手术中容易出血,术后炎症反应明显;过晚手术,受伤的虹膜萎缩、粘连及失去弹性,不利于虹膜复位。

2. 术前应作裂隙灯、前房角镜、UBM、B 超、眼压等检查,查明虹膜根部离断部位、范围,查明眼部其他部位的损伤情况,据此设计手术方案,决定是否进行联合手术。

3. 术前局部应用抗生素及糖皮质激素滴眼液,以清洁结膜囊、预防感染及控制眼部炎症。

虹膜根部离断有多种手术方法,临床上应根据离断的部位、范围、晶状体情况、是否需要联合手术以及术者的习惯和经验进行选择。

【手术方法】

1. 虹膜根部离断直接缝合术

(1) 结膜瓣:于虹膜离断部位做以穹隆为基底的结膜瓣。

(2) 巩膜瓣:做以角膜缘为基底 2mm×2mm 大小、1/2 巩膜厚度板层巩膜瓣,巩膜瓣形状为正方形、矩形或三角形均可,用刀片将其向前分离至角膜缘部位。根据离断范围的大小,一般做 1~3 个巩膜瓣。

(3) 前房穿刺及注入粘弹剂:于巩膜瓣下角膜缘后 0.5~1mm 处用穿刺刀刺透巩膜,眼内注入少许粘弹剂。前房形成后将针头绕过离断的虹膜部位再次注入,借助粘弹剂的力量使虹膜向切口方向移位。粘弹剂可以很好地维持前房深度、保护角膜内皮及透明的晶状体。

(4) 拉出虹膜:向虹膜后方注入适量的粘弹剂,使虹膜离开晶状体表面,用有齿镊固定眼球,可用压迫巩膜后唇、虹膜钩出、用眼内镊或人工晶状体植入镊夹出等方法将虹膜拉出切口外。

(5) 缝合虹膜:用 10-0 尼龙线依次穿过切口的前唇、虹膜根部、切口后唇,恢复虹膜至眼内,结扎缝线。根据虹膜离断的大小增加缝线数目,直至瞳孔圆形或基本圆形。

(6) 结束手术:吸出前房内粘弹剂,缝合巩膜瓣及结膜瓣,包扎术眼。

2. 虹膜根部离断褥式缝合法

(1) 结膜瓣:做以穹隆为基底的结膜瓣。

(2) 巩膜瓣:虹膜根部离断处角膜缘做以穹隆为基底 2mm 宽度、1/2 巩膜厚度的板层巩膜瓣。亦可作角膜缘为基底的板层巩膜瓣。

(3) 角膜穿刺及粘弹剂注入:用 15° 穿刺刀在虹膜根部离断的对侧或一侧角膜缘内做前房穿刺,注入粘弹剂,加深前房。注射时将虹膜推向房角部位,并向离断处注入适量的粘弹剂,可使部分粘弹剂进入虹膜后使虹膜与晶状体之间有一定距离。

(4) 缝合虹膜:用带有 2 个长针的聚丙烯线(两根线结扎在一起)的 1 针,由角膜缘穿刺口进入前房,穿过离断的虹膜根部,由巩膜瓣处角膜缘后 1mm 出针,另 1 针以同样的方式重复上述操作,两针相距 2mm,形成褥式缝合并结扎(图 33-14-5)。根据虹膜离断的大小及范围,可重复上述操作,针间距 2mm,直至瞳孔基本恢复圆形为止。

(5) 结束手术:吸出前房内粘弹剂,缝合巩膜瓣及结膜瓣,包扎术眼。

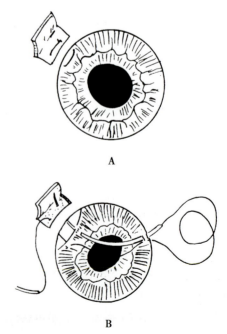

图 33-14-5 虹膜根部离断褥式缝合
A. 褥式缝合虹膜;B. 结扎缝线,瞳孔恢复圆形术

【并发症及处理】

1. 前房积血　小量的前房积血主要是由于血液自角膜缘切口流入前房所致,因此术中应注意止血,一般出血 1~2 天即可吸收。大量前房积血由于损伤睫状体部位的虹膜动脉大环及其分支所致,术中应采用应对措施控制前房积血,对较大的凝血块应通过角膜穿刺口吸出。

2. 晶状体损伤　主要是进入前房夹持或钩取虹膜离断缘以及缝针穿过虹膜根部时直接损伤晶状体所致。前房注入粘弹剂时应造成虹膜离断边缘翘起,用人工晶状体植入镊或眼内镊子夹取虹膜的前表面,或用虹膜钩针尖要向上钩取虹膜。若晶状体损伤轻微,视力无明显影响者,可望混浊稳定。若晶状体很快明显混浊,可行晶状体摘除人工晶状体植入术。

3. 玻璃体脱出处理　较大的虹膜根部离断有时伴有睫状体悬韧带的断裂以及玻璃体前界膜的破裂,使玻璃体疝入前房。手术时不要使前房突然消失、眼压突然降低,亦不可注入过量粘弹剂,以免加重晶状体脱位,虹膜缝合后可剪除脱出于切口外的玻璃体。

4. 瞳孔变形　较常见,手术时未能很好缝及虹膜根部,以及外伤造成的虹膜撕裂、虹膜萎缩、弹性减弱等,均可引起瞳孔变形。

5. 继发青光眼　虹膜外伤常伴有前房角的损伤,加之术后小梁网水肿、前房积血、部分房角关闭、晶状体膨胀等,均可引起眼压升高,继发青光眼。

五、虹膜囊肿切除术

【适应证】

1. 较大的虹膜囊肿,囊肿位于虹膜的周边部堵塞房角者。

2. 囊肿与角膜内皮相贴,囊肿壁遮盖瞳孔影响视力者。

3. 睫毛毛囊引起的虹膜囊肿,手术同时取出睫毛异物。

4. 经多次激光治疗后复发的虹膜囊肿,再次激光治疗可能效果不佳,应考虑手术治疗。

5. 伴有眼压升高,继发青光眼者。

6. 眼部有其他病变需要手术者,可进行联合手术,如前房异物、外伤性白内障等。

【手术方法】

1. 结膜切口　根据囊肿的部位做以穹隆为基底的结膜瓣,相应直肌牵引缝线。

2. 巩膜板层切开　于囊肿部位角膜缘做板层切口,长度一般为 3~4mm。

3. 分离囊肿　在虹膜囊肿对侧角膜缘内 1mm 用 15° 穿刺刀做前房穿刺,放出少许房水,从囊肿的一侧边缘向前房周边部方向注入粘弹剂,用粘弹剂将虹膜囊肿与角膜后壁及前房角分离。如囊肿较大,为防止其压力过大及破裂,必要时用针头刺入囊肿内吸出少许囊液使其缩小,再用粘弹剂将囊肿分离。要注意将房角部位的囊肿分离,否则囊肿破裂后将难以分离。

4. 切除囊肿　囊肿分离后,切透巩膜切口,用晶状体植入镊进入前房将囊肿前壁拉出眼外,用剪刀将其切除。对于残留较大范围的囊肿前壁者,可用晶状体囊膜剪或玻璃体手术的眼内剪进入前房,沿囊肿前壁的边缘处剪断并拉出眼外。主张只切除囊肿的前壁,保留囊肿的后壁,以起到正常虹膜的作用。

5. 缝合切口　注吸前房内的粘弹剂,平衡盐液形成前房。用 10-0 尼龙线间断缝合角膜缘切口及球结膜,埋藏线结。

6. 术毕结膜囊涂抗生素眼药膏,包扎术眼。

【并发症及处理】

1. 前房积血　一般为小量出血,能自行吸收。术中拉出囊肿壁时,要慢慢拉出不要过度用力,以免造成虹膜根部离断及前房积血。

2. 角膜内皮损伤　常由于进入眼内的器械损伤角膜内皮所致。因此手术时一定要用粘弹剂很好保持前房。

3. 囊壁残留过多　囊肿内液体排出后,囊壁塌陷贴附于虹膜,手术时容易造成囊壁残留。较小的残留属正常现象,无须处理。较大面积的囊壁残留可在前房内飘浮可堵塞前房角及遮蔽瞳孔,应手术切除。

六、睫状体分离缝合手术

当眼球受到钝性外力时,可造成巩膜突部位睫状体与巩膜分离形成裂隙,房水可通过此裂隙进入脉络膜上腔。患者可表现为视力下降、前房变浅、眼压降低、眼底黄斑区出现水肿及皱褶,前房角镜检查及 UBM 检查可确定诊断。

【适应证】　外伤性睫状体分离,UBM 检查及前房角镜检查有房角裂隙存在,经用药物治疗未能治愈者。

【术前准备】

1. UBM 检查及前房角镜检查,确定房角裂隙部位及范围。

2. 术前缩小瞳孔,能够防止术中虹膜脱出及术后瞳孔变形。

【手术方法】

1. 麻醉　常规球后麻醉及结膜下浸润麻醉。

2. 结膜切开　根据睫状体分离部位,做以穹隆为基底的结膜瓣,直肌牵引缝线。如手术范围较大可做 2 条直肌牵引缝线。

3. 巩膜瓣 做以角膜缘为基底 3mm 宽，1/2 巩膜厚度的板层巩膜瓣。

4. 深层巩膜切开 角膜缘后 1.5mm 处深层巩膜做全长度的再次板层切开，于切口的一侧切透深层巩膜，切穿后即有透明的睫状体上腔液体溢出，充分排房后，见睫状体组织暴露于切口之间，一次切穿范围不超过两个钟点，如虹膜脱出于切口外，应还纳后再进行缝合。

5. 缝合睫状体 用 10-0 尼龙线间断缝合，自巩膜前唇进针，穿过睫状体组织，自巩膜后唇穿出结扎（图 33-14-6）。应边切开边缝合，每针间距以 1.5mm 为宜，范围应为前房角镜检查的时钟方位向两侧延伸 1 个钟点。

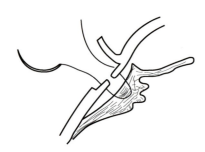

图 33-14-6 巩膜全层切开及缝合

缝合睫状体时要确实可靠，过多、过密会加重睫状体的损伤，过少、过稀会导致手术失败。缝合时不要发生巩膜瓣移位，防止术后角膜散光的发生。手术缝合时应避免损伤晶状体及锯齿缘。

6. 缝合巩膜瓣 睫状体缝合后，用 10-0 尼龙线间断缝合巩膜瓣，复位缝合球结膜。

7. 术毕结膜囊涂抗生素眼药膏，包扎术眼。

【并发症及处理】

1. 眼压升高 常出现于术后 8 小时左右，是手术成功的标志。多为短期高眼压，一般可采用对症治疗，高眼压常于 1 周左右恢复正常。若 3~4 周保守治疗眼压仍不能控制在 30mmHg 以下，必要时可手术治疗降低眼压。

2. 前房积血 术后少量的前房积血一般 2~3 天即可吸收；大量的积血首先应保守治疗，经 5~7 天治疗积血不吸收或伴有眼压升高者，可行前房穿刺放液或前房积血注吸术。

3. 玻璃体脱出 常见于伴有晶状体悬韧带部分断裂病人，手术时应将脱出的玻璃体剪除，直至伤口无玻璃体嵌顿为止。

4. 晶状体脱位 睫状体分离有时与晶状体脱位同时存在，睫状体分离缝合后，晶状体脱位可能加重，甚至部分脱入前房而继发青光眼。故术前应进行详细的眼部检查，对晶状体脱位明显者可行联合手术。

【注意事项】

1. 大范围睫状体分离（>180°），一次手术范围不宜过大，以免发生眼前节缺血。此时应采用间断巩膜瓣切口进行手术或分次进行手术，以减少手术并发症的发生。

2. 睫状体分离缝合术多数病例一次成功，但部分患者尽管手术顺利仍可能需要 2 次甚至 3 次以上手术。如睫状体分离第一次手术后，仍残留房角裂隙，眼压基本正常者可暂时观察或激光治疗；眼压明显低于正常，裂隙较大，可考虑再次睫状体缝合手术，两次手术时间间隔应至少在 2 周以上。如第一次手术范围较大、眼部充血明显，应适当延后第二次手术时间。

七、晶状体外伤手术

各种眼外伤致伤因素，均可能导致晶状体的混浊及脱位。晶状体是眼的重要屈光组成部分，晶状体混浊和缺如都将严重影响患者的视功能，临床上应根据不同的眼部情况选择不同的手术时机和手术方式，摘出混浊及脱位的晶状体，并根据眼部情况植入合适的人工晶状体，最大限度地恢复患者的视功能。

（一）白内障囊外摘出及吸出术

适用于外伤后晶状体明显混浊或晶状体皮质释放需要行晶状体摘出，而眼部情况又不适合植入人工晶状体者。手术时自角膜缘切口，环形撕囊或截囊，软核晶状体一般可用注吸针头直接将其吸出。硬核晶状体，采用晶状体核超声乳化将其吸出，或采用角膜缘切口娩出晶状体核，然后吸出残留的皮质。婴幼儿外伤性白内障，为防止术后后发障的发生，在晶状体组织完全吸出之后，可采用连续环形撕囊的方法撕除约 3mm 直径的后囊，亦可用玻切头切除瞳孔中央区域的晶状体后囊及前部玻璃体。

（二）晶状体及前部玻璃体切割术

适用于外伤性白内障手术中，玻璃体进入前房，脱出的玻璃体可将晶状体皮质挤压于虹膜之后，并与之交织在一起而无法吸出，造成大量的晶状体皮质残留者。

1. 通过前房晶状体及前部玻璃体切除 做常规外伤性白内障手术，娩出晶状体核，吸出晶状体皮质。对晶状体后囊破裂，玻璃体进入前房者。于 2:00 位角膜缘用输液针头刺入前房内进行灌注，玻璃体切除头于 10:00 位角膜缘进入前房，切除残留的晶状体皮质及瞳孔区的玻璃体，直至瞳孔恢复圆形。

2. 通过平坦部晶状体及前部玻璃体切除 做常规外伤性白内障手术，娩出晶状体核，术中玻璃体进入前房，有大量的晶状体皮质挤压于虹膜之后，此时应于 2:00 位角膜缘用输液针头直接刺入前房内进行灌注。于 10:00 位角膜缘后 3.5mm 处巩膜插入 25G 穿刺套管，用 25G 玻切头进入眼内,切除瞳孔区及虹膜后残留的晶状体皮质及相应的玻璃体,直至瞳孔恢复圆形。

(三) 人工晶状体缝线固定术

是将人工晶状体通过聚丙烯线固定于睫状沟的手术方法。

【适应证】

1. 外伤性白内障术中后囊膜破裂,残留后囊膜不能够支撑后房型人工晶状体者。

2. 晶状体切除术后囊膜缺失者。

【手术方法】

1. 结膜瓣　做穹隆为基底的结膜瓣。

2. 眼内灌注　眼内玻璃体存在者无须灌注。晶状体玻璃体切割术后病人,为防止术中眼压过低,可于颞下巩膜平坦部巩膜插入25G穿刺套管进行灌注,或角膜缘放置前房维持器进行灌注。

3. 角膜缘隧道切口　角巩膜缘后1.0~1.5mm板层切开巩膜,作隧道切口,长度7.0mm。

4. 三角形巩膜瓣在角膜缘对应部位各做一个3mm×3mm、1/2厚度的板层巩膜瓣,用以固定晶状体襻。固定晶状体襻一般选择3:00和9:00位置,亦可选用2:00和8:00或4:00和10:00位置。

5. 聚丙烯线固定人工晶状体襻　用带双长针的10-0聚丙烯线,采取双套环的方法固定于缝线固定型人工晶状体的固定孔内。固定后,务必提起两侧聚丙烯线,调整线结的位置及方向,使人工晶状体水平。

6. 缝合聚丙烯缝线　用穿刺刀刺透角膜缘切口,向前房内注入粘弹剂以保持前房、防止房水外溢及维持眼内压。扩大角膜缘切口,虹膜后有机化粘连者应予以分离。

(1) 双针双线缝合法:缝针通过角膜缘切口,经瞳孔、后房及睫状沟,使其位于三角形巩膜瓣内角膜缘后1mm的巩膜穿出眼外,以同样的方法缝合另一针(图33-14-7)。缝针要一次穿过睫状体及巩膜,如出针位置不理想,应将缝针退出后重新缝合。缝针在睫状体内禁忌来回滑动,以免引起睫状体损伤及出血。亦可用5号针头由三角形巩膜瓣下

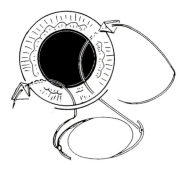

图 33-14-7　缝合聚丙烯线

角膜缘后1mm处进针,通过睫状沟而进入眼内瞳孔区或巩膜隧道切口之外,用持针器将聚丙烯线的缝针送入注射器的针孔内,在持针器的相助下,将缝针带出眼外。

(2) 单缝合法:选择两侧分别带有一直一弯的10-0聚丙烯线,直针在一侧巩膜瓣下角膜缘后1mm处通过睫状沟进入眼内,另一手将5号针头在另一侧巩膜瓣下进入眼内,与聚丙烯线长针对接,将带有聚丙烯线针头拉出眼外。用3.2mm穿刺刀刺透12:00位角膜缘切口,向前房内注入粘弹剂并扩大切口,用虹膜钩将聚丙烯线拉出眼外(剪断聚丙烯线,两断端分别系于人工晶状体襻上的固定孔内,结扎务必牢固提起两侧缝线使晶状体面达到水平,必要时调整线结的位置)。

7. 植入人工晶状体　用植入镊将人工晶状体植入虹膜后的睫状沟内,牵拉缝线至人工晶状体居于瞳孔区正中位置、面平。

8. 缝合巩膜切口　首先用平衡盐液恢复眼压及前房,拉紧两侧聚丙烯缝线,确保人工晶状体位置正、无倾斜后,用10-0尼龙线间断缝合角膜缘切口。

9. 聚丙烯线固定缝合　将聚丙烯线的缝针穿过后板层巩膜床,拉紧缝线做多次缠绕后结扎第一结,然后缠绕1次打结,共5~6结,另一侧以同样方式在巩膜瓣下缝合及打结。

10. 缝合　注吸出前房内的粘弹剂后,用10-0尼龙线缝合三角形巩膜瓣、巩膜切口及球结膜。

(四) 虹膜夹型人工晶状体植入术

是将人工晶状体植入前房内,通过夹持虹膜将其固定的手术。手术的前提是必须有正常或相对正常的虹膜,轻度的瞳孔散大及虹膜撕裂,术中行瞳孔成形后亦可植入该人工晶状体。

【适应证】

1. 外伤性白内障术中后囊膜破裂,残留后囊膜不能够支撑后房型人工晶状体者。

2. 晶状体切除术后囊膜缺失者。

【禁忌证】　外伤后明显的瞳孔散大、虹膜缺损者不适宜行此手术。

【手术方法】

1. 缩瞳　术前应用1%毛果芸香碱缩瞳。

2. 角膜切口　上方角膜缘隧道切口,长5mm,鼻上、颞上分别作辅助角膜切口。

3. 瞳孔成形　对于瞳孔散大、虹膜撕裂及虹膜部分缺损者,可用聚丙烯线对虹膜进行缝合,使瞳孔缩小和恢复圆形,以有利于人工晶状体的植入及固定。

4. 植入人工晶状体　前房内注入粘弹剂,用晶状体植入镊将人工晶状体植入前房。调整晶状体襻至水平位,晶

状体光学面居中。通过角膜隧道切口及辅助切口采用双手操作法，伸入虹膜镊抓牢虹膜根部，将人工晶状体轻轻下压，使晶状体两侧翼中间开口部位夹持住3:00及9:00部位的虹膜。

5. 虹膜周切　于上方周边虹膜做一小周切孔，以利于前后房房水沟通，防止因瞳孔阻滞造成的眼压波动及继发性青光眼。

6. 完成手术　吸出前房内的粘弹剂，闭合角膜切口，包扎术眼。

(五) 虹膜型人工晶状体手术

角膜缘穿孔伤有时虹膜大量脱出眼外而无法恢复，甚至虹膜完全脱出形成外伤性无虹膜。这类患者如植入普通类型的人工晶状体，出现的畏光、单眼复视、眩光等症状。虹膜型人工晶状体的中央是光学部，光学部外周的黑色环为虹膜隔部，能够起到减少光线进入眼内的作用。由于虹膜型人工晶状体直径大，术中角膜缘需做10mm以上的切口，术后常发生继发性青光眼、角膜内皮失代偿等并发症，故手术选择应持慎重态度。

目前虹膜型人工晶状体有多种型号，临床上常用的是单片式全虹膜隔型人工晶状体67G。

【适应证】

1. 外伤性无虹膜或先天性无虹膜患者，晶状体已经混浊，需要行白内障摘除人工晶状体植入手术者。

2. 外伤性无虹膜，已行晶状体玻璃体切除者。

3. 外伤致虹膜缺损≥180°；或瞳孔极度散大，单纯晶状体植入后可能出现复视及畏光者。

【禁忌证】

1. 年龄<7岁的儿童应慎重选择。因为儿童处于发育阶段，眼球较成人小，过大的人工晶状体植入后，易刺激睫状体，加重术后的炎症反应。

2. 角膜内皮细胞计数小于1500个/mm^{2}者。

3. 角膜缘部位眼球破裂伤，常行多次眼部手术，如再次在角膜缘做10mm以上的切口，可能引起术后角膜营养不良、角膜失代偿、角膜水肿及大疱性角膜病变。

4. 严重的眼外伤，玻璃体视网膜病变未得到有效治疗者。虹膜型人工晶状体植入后，妨碍对玻璃体视网膜的观察，容易耽误治疗时机。

5. 独眼患者原则上不选择此手术方法。

【手术方法】

1. 结膜瓣　做以穹隆为基底的结膜瓣，直肌牵引缝线。

2. 角膜缘切口　应尽量避开角膜瘢痕处，做隧道切口，宽度应>10mm。该晶状体襻较脆，容易折断，故切口不宜过小。

3. 巩膜瓣　于3:00及9:00位置(也可在其他对应部位)做角膜缘为基底，1/2巩膜厚度。3mm×3mm大小的板层巩膜瓣。

4. 眼内灌注　晶状体玻璃体切割术后的无虹膜患者，手术时可角膜缘放置前房维持器或平坦部放置25G灌注头进行灌注以维持眼压。对于未曾行晶状体玻璃体切除的患者，禁止采用眼内灌注。

5. 去除晶状体组织　有晶状体存在或部分组织残留者应予以去除。

6. 聚丙烯线固定人工晶状体襻　用双针10-0聚丙烯线，采取双套环的方法固定于虹膜隔型人工晶状体的固定孔内。固定后务必提起两侧聚丙烯线，使人工晶状体呈水平位置。

7. 缝合聚丙烯缝线　用穿刺刀刺透角膜缘切口，扩大角膜缘切口，缝针通过角膜缘切口由睫状沟穿出眼外，使其位于三角形巩膜瓣内角膜缘后1mm的巩膜。以同样的方法缝合另一襻。亦可采用针头引导缝合法进行缝合。

8. 植入虹膜隔人工晶状体　前房内注入粘弹剂，植入虹膜隔人工晶状体。晶状体植入后，拉紧两侧聚丙烯线，使两侧的晶状体襻均位于睫状沟内。虹膜隔人工晶状体的襻非常脆、容易折断，故手术操作时应十分小心。

9. 缝合　缝合角膜缘切口使其达到水密状态，注吸出粘弹剂，恢复眼压及前房深度，固定缝合聚丙烯线，缝合板层巩膜瓣。

10. 结束手术　使眼压达到正常状态，包扎术眼。

【并发症及处理】

1. 玻璃体积血　多为缝合聚丙烯时睫状体小血管破裂出血所致，呈溪流状流入玻璃体内。一般均提高灌注压达到止血目的。术中若出血较多，可清除玻璃体表层的积血块；玻璃体切割术后出血者，可眼内灌注液置换1~2分钟，术后半卧位，一般10天左右积血可完全吸收，并逐渐恢复视力。

2. 人工晶状体襻折断　虹膜型人工晶状体襻的脆性较大，易于折断，故在植入人工晶状体时，应做足够大的角巩膜缘切口(>10mm)，使人工晶状体能够顺利地通过切口进入前房。切勿夹住人工晶状体后襻强行植入。人工晶状体襻折断后，需更换人工晶状体再行手术。

3. 葡萄膜炎反应　虹膜型人工晶状体直径大，其襻只能固定于睫状沟内，可刺激睫状体后引起睫状体的炎性反应。故术后应尽早使用抗生素、糖皮质激素及非甾体类药物。

4. 继发性青光眼　继发性青光眼是此手术后常出现的并发症。可能由晶状体襻刺激造成小梁网水肿影响滤过、刺激睫状突使房水分泌增多等多种因素所致。一般经药物治疗数天后眼压可恢复正常,少数患者可成为持续性高眼压、大泡性角膜病,并可导致失明。

八、眼外伤玻璃体视网膜手术

严重的眼外伤可导致眼部各个部位的组织损伤,如晶状体脱位、玻璃体脱出、眼内积血、视网膜脱离、眼内异物存留等,而这些损伤用常规的治疗方法往往预后不佳。近年来由于玻璃体视网膜手术的开展,大大改善了严重眼外伤患者的预后,挽救了无数严重眼外伤患者的眼球,玻璃体视网膜手术目前已成为复杂性眼外伤最重要的治疗手段之一。一般选用23G或25G玻璃体视网膜手术器械进行手术,但对于复杂性外伤性玻璃体视网膜病变,20G璃体视网膜手术器械能够更好地完成手术。

外伤或其他原因造成的角膜混浊、角膜白斑、角膜血染,同时伴有玻璃体视网膜病变、眼内异物、视网膜脱离、化脓性眼内炎等需要进行玻璃体切除者,可采用人工角膜下或眼内镜进行玻璃体视网膜手术。

【适应证】

1. 眼前节适应证 角膜或巩膜裂伤缝合时,伤口玻璃体脱出;瞳孔闭锁及膜闭;外伤性白内障,晶状体物质进入玻璃体;后发性白内障;晶状体半脱位及全脱位;外伤性恶性青光眼等。

2. 眼后节适应证 外伤性玻璃体积血及机化条索(穿通伤、破裂伤、挫伤等所致);眼外伤增殖性玻璃体视网膜病变(外伤性PVR);外伤性视网膜脱离;眼球贯通伤;晶状体及人工晶状体脱位于玻璃体内;眼内磁性异物及非磁性异物;外伤性眼内炎。

【禁忌证】 严重的眼球破裂伤,眼内容大量脱出、眼球严重变形、眼压极低,手术无任何价值者;眼球明显萎缩者。不能控制的高血压、严重的肺心病、心功能不全、血液病、全身恶性肿瘤晚期、年高体弱不能承受手术及术后不能保持俯卧体位者。

相对禁忌证:视网膜大量增生性改变者;陈旧性视网膜脱离,呈闭合漏斗无望复位者;无光感或视功能极差,眼压低、眼球出现轻度萎缩者。

【手术时机】 眼外伤玻璃体手术时机,应根据外伤眼的病理改变过程及眼部具体情况进行选择。

1. 早期玻璃体手术 伤后早期(1~7天)为炎症反应期。此期手术容易发生术中眼内出血,玻璃体后脱离困难,容易玻璃体残留及发生医源性视网膜裂孔,手术难度较大。但有研究认为早期玻璃体切除手术并没有遇到明显眼内出血,相反能使眼外伤得到更及时的治疗。早期玻璃体手术注意适用于眼外伤引起的玻璃体伤口嵌顿、眼内铜质及铁质异物、感染性眼内炎和视网膜脱离等。

2. 常规玻璃体手术 伤后7~14天。此时炎症控制,组织充血水肿减轻,伤口疾病愈合,玻璃体出现后脱离,眼内纤维增生尚未完全形成,此期行完全性玻璃体切除,大多认为是最好的手术时机。开放性眼球外伤,外伤性璃体积血,眼内异物及脉络膜上腔出血等多数情况,需要此期进行手术。

3. 延期玻璃体手术 伤后2周以后。此时成纤维细胞形成与机化,PVR开始形成,牵引性视网膜脱离发生。故眼球穿孔伤后玻璃体手术应尽可能在眼外伤后14天内进行。单纯性外伤性玻璃体积血,出血量不大,B超显示无视网膜脱离者,可定期B超检查,不必急于手术。外伤性角膜水肿及混浊,眼内B超显示玻璃体明显混浊,但无视网膜脱离或仅为轻度局限性脱离,此时应治疗角膜病变,定期复查B超,一旦角膜允许及时行玻璃体视网膜手术。

【手术方法】

1. 麻醉 一般玻璃体切除手术采用局部麻醉即可。但眼外伤患者常有多次手术史,常对疼痛的耐受力较差及惧怕手术,由于该手术相对比较复杂,手术时间较长,需要患者很好地配合,故提倡全身麻醉。

2. 巩膜三通道切口 一般选择颞下象限放置灌注头,在颞上、鼻上2:00及10:00位置分别进入光导纤维及玻切头,进行手术。对于巩膜有穿通伤口时,因巩膜伤口尚未愈合,故应避开巩膜伤口,必要时可将灌注头放置于鼻下象限或下方。术中如发现角膜及巩膜伤口漏水及眼压降低,则应充分暴露巩膜伤口并进行缝合,直至达到伤口水密状态。

3. 瞳孔及虹膜的处理 术前充分散大瞳孔,瞳孔药物难以散大,或手术中瞳孔又逐渐缩小,使手术难以进行者,可用虹膜拉钩扩大瞳孔。眼外伤常造成角膜较大白斑,影响手术者,必要时做部分虹膜切除。

4. 灌注头放置 睫状体脉络膜脱离、睫状体平坦部被浓密的出血或纤维组织覆盖、严重的视网膜脱离等,应选用较长的灌注头。确认灌注头完全进入眼内后,方可打开灌注。如灌注头开口部有膜性组织,可用穿刺刀或光导纤维插入眼内将膜性组织分离。如晶状体及玻璃体混浊严重,不能确定灌注头是否位于眼内时,可用针头灌注(巩膜穿刺孔或角膜缘),在眼外照明情况下切除混浊的晶状体及前部玻璃体,直至发现灌注头。

5. 缝合角膜接触镜固定环 一般情况下将环的两个支架用缝线固定在3:00及9:00位(或相应对称位)近角膜缘处。

6. 晶状体的处理 晶状体透明者原则上应尽量保留。有以下情况者应考虑将晶状体切除 ①已形成外伤性白内障,手术野模糊,影响操作者;②前房积血需要清除;③术中误伤了晶状体;④巨大或多发视网膜裂伤需要眼内复杂操作者;⑤广泛性前增殖,晶状体的存在影响手术操作者;⑥钝挫伤所致晶状体半脱位或脱位需取出透明晶状体时;⑦眼内炎,特别是伴有明显眼前段炎症者。

7. 玻璃体切除　首先切除晶状体后的前部玻璃体,然后由前向后、循序渐进切除中轴部玻璃体,直至眼球后极部位。人工玻璃体后脱离后,再行彻底的玻璃体切除。如视网膜明显脱离并在眼内飘动,玻璃体切除时容易误伤视网膜,此时可先在后极部注入适量的全氟化碳液体,使视网膜适当复位,然后再进行手术。透明的玻璃体后皮质有时直视下难以分辨,此时可眼内注入曲安奈德 0.1ml,其药物颗粒可吸附于玻璃体残留皮质表面,然后再进行玻璃体后脱离及玻璃体视网膜手术。

8. 基底部玻璃体切割术　在全视网膜镜或斜面角膜接触镜下进行,可采用巩膜顶压法尽量将基底部玻璃体切除干净。

9. 视网膜前膜的剥离与切除　眼外伤视网膜前膜比较常见,由于前膜的收缩而导致视网膜固定皱折形成,使视网膜僵硬固定不活动。广泛的视网膜前膜引起不同程度的漏斗状视网膜脱离,影响视网膜复位。可采用勾膜、膜分离、撕膜、撬膜、切膜及碎膜等手法,去除视网膜前膜。

10. 视网膜切开及切除　应首先对视网膜切开及切除部位进行眼内电凝,以防手术时出血。

(1) 巨大裂孔边缘增殖、僵硬、翻转,视网膜不能完全松解者应将其边缘切除,视网膜缩窄明显者可做放射状切开。

(2) 外伤造成的视网膜嵌顿,常形成视网膜皱褶,应做局部视网膜环行切开,使视网膜松解复位。

(3) 视网膜下的积液、积血、增殖膜等有时影响视网膜的复位者,可行周边部视网膜切开。视网膜切开的范围根据手术需要而定,有时仅做一个小圆孔即可达到放出视网膜下积液使网膜复位的目的,而对于广泛性视网膜缩窄有时则需要 360° 全周视网膜切开。

11. 全氟化碳液体的应用　玻璃体切除和视网膜彻底松解后,玻璃体腔内入适量的全氟化碳液体,视网膜下的液体就会被驱赶到周边区域的视网膜处,通过周边视网膜裂孔(或术中人为造孔)被驱逐到了玻璃体腔内,使视网膜复位。

12. 眼内视网膜光凝术　视网膜裂孔周围及不健康的视网膜与脉络膜形成牢固的粘连方能预防术后视网膜脱离的发生。临床上选用眼内光凝斑直径 200μm,能量 200~500mW,持续时间 0.1~0.2 秒,间隔时间 0.5 秒,光凝斑及行距之间的距离应相隔 1~1.5 个光斑直径为宜。一般围绕裂孔打 3~4 排光凝斑。

13. 气液交换　有晶状体眼在角膜面放置双凹斜面或双凹平面镜,无晶状体眼放置斜面镜、平面镜,或不放任何接触镜。用笛针插入眼内,将眼内全氟化碳液体及灌注液排出眼外。

14. 眼内膨胀气体或硅油充填　在完成玻璃体手术后,根据眼部情况的需要决定眼内充填物的种类及浓度。眼内膨胀气体注入主要适用于视网膜有裂孔存在并已经行激光光凝者常用的膨胀气体有 SF6(六氟化硫)和 C3F8(全氟丙烷气体)。对于严重的视网膜病变及广泛性视网膜切开,考虑气体充填难以达到治疗目的者应选择注射硅油。

【术后处理】

1. 术眼每日换药 1 次。给予左氧氟沙星滴眼液、1%泼尼松龙滴眼液、复方托吡卡胺眼液滴眼。术后注意观察眼压、葡萄膜反应及视网膜状况。必要时给予地塞米松 5mg 作静脉或球结膜下注射 3 日,以减轻葡萄膜炎性反应。

2. 手术后一定要保持必要的头位或体位使裂孔处于高位,以便气体或硅油能够很好地顶压视网膜裂孔使之复位,并能防止眼内新形成的液体通过裂孔进入视网膜下。视网膜裂孔部位已形成一定粘连后,仍应保持每日 12~16 小时特殊体位,直到眼内气泡减少到大约相当于眼内体积的 30%。特殊体位并非完全采用俯卧位,而是指使视网膜裂孔位于最高位,上方的裂孔最好让患者取坐位,颞侧或鼻侧裂孔的患者侧位即可。

【并发症及处理】

1. 角膜水肿　角膜上皮水肿在外伤眼在玻璃体切割术后较为常见,这可能与角膜损伤及缝合、进行性眼内炎症反应、眼压增高等相关联。术后激素使用及降压治疗通常是有效的。当角膜受损严重时,伴有显著的内皮细胞丧失,产生持续性基质和上皮水肿。如果角膜水肿不能够恢复,特别是伴有角膜瘢痕时,可考虑穿透性角膜移植术。

持续性角膜上皮缺损可由术中对上皮的损伤或刮除造成。在上皮缺损修复时,可包扎双眼限制眼球运动,给以抗生素眼膏、促进角膜上皮生成的药物。绷带性接触镜的使用有利于上皮修复及减轻患者流泪、疼痛等刺激症状。

2. 视网膜脱离　术后早期视网膜脱离,常由于术中光凝不足、裂孔未被发现或遗漏有关。有时较复杂的外伤玻璃体切除后注入了膨胀气体,未能达到长时间顶压的目的,而发生视网膜脱离。在眼底观察欠清晰时,应当进行超声检查以排除脱离的可能。玻璃体切割术后硅油充填时视网膜脱离可能发生缓慢,膨胀气体或灌注液充填者,出现视网膜脱离后常迅速发展,这可导致全视网膜脱离,应尽早再次行视网膜复位手术。

3. 眼压异常　术后高眼压常有以下因素:①手术中注射气体过多、浓度过高,气体过度膨胀致眼压升高;②手术后体位不当、眼前段炎症反应等可致瞳孔阻滞、房角关闭,虹膜与角膜后壁长时间相贴,致广泛周边部虹膜前粘连,导致眼压升高;③许多眼外伤患者,由于外伤导致房角异常术前即出现眼压升高,这种高眼压术后常持续存在,而且难以控制。

膨胀气体一般在术后6~8小时膨胀得最快,2~3天时达高峰期,术后应常规监测患者的视力及眼压。轻度高眼压者给予抗青光眼药物,极度高眼压可致失明的严重后果,此时单用药物治疗常无明显效果,应立即在无菌条件下用1ml注射器,通过前房或睫状体平坦部抽出眼内部分气体,迅速降低眼压。眼内硅油导致眼压过高经治疗不能控制者,亦可放出适量硅油,但术后早期硅油放出有导致手术失败的可能。

九、眼球内异物取出术

眼内异物临床上极为常见,细小的、化学性质稳定的异物可在眼内异物存留数年而无明显变化,但多数情况下异物眼内存留可引起严重的眼部并发症,甚至失明的严重后果,因此眼内异物原则上应及早取出。临床上首先应对异物进行精确定位,然后根据异物不同的部位、性质、大小、形状、并发症情况,选择不同的手术时机及手术方法。

(一)角膜深层异物取出术

【术前准备】 术前缩瞳,术前应用1%毛果芸香碱滴眼液缩瞳,以免术中异物及进入前房内的器械损伤晶状体。

【手术方法】

1. 麻醉 单纯性深层异物表面麻醉即可,对于部分进入前房的异物需要结膜浸润麻醉及球后麻醉,小儿及不合作者可用全身麻醉。

2. 异物直接取出 裂隙灯显微镜或手术显微镜下进行,在异物旁用刀片或针头切开角膜,暴露异物后将其取出。角膜栗子刺异物及多发性异物,应将其一一取出。手术时如异物坠入前房应角膜缘切开按照前房异物进行手术。

3. 角膜V形瓣异物取出法 对于部分进入前房的异物,可在角膜作V形板层切口,深达角膜厚度的2/3,V形切口的尖位于角膜缘一侧,从角膜周边向中央方向分离直至将异物暴露,再用磁铁或眼科镊将异物取出。

4. 通过前房异物取出 适用于大部分位于前房内、小部分位于角膜的异物取出。此时,如强行通过角膜切口手术,不仅异物难以取出,而且异物可能坠入前房及损伤晶状体。术前应用1%毛果芸香碱滴眼液缩瞳,如异物表面的角膜组织尚未愈合或新鲜异物伤,可自角膜缘切口,注粘弹剂维持前房下,用晶状体植入镊或虹膜复位器将异物自前房顶出角膜伤口,然后用眼科镊将异物夹出;亦可用晶状体植入镊或眼内镊进入前房将异物取出。

(二)前房异物取出术

【术前准备】

1. 应进行详细的眼部检查,前房角异物角膜伤口闭合良好者可进行前房角镜及UBM检查,并标记出异物所在方位。为确定异物是否有磁性,可行磁性试验。

2. 术前用1%毛果芸香碱滴眼液缩瞳。禁用散瞳剂,术中麻醉药物中禁止加用肾上腺素,否则瞳孔散大,术中异物易坠入后房及损伤晶状体。

【手术方法】

1. 麻醉 结膜浸润麻醉及球后麻醉,小儿及不合作者可用全身麻醉。

2. 角膜缘切口 异物所在方位的角膜缘切口,切透角膜缘后,通过切口立即向前房注入少许粘弹剂以保持前房深度,扩大角膜缘切口,使其大于异物宽度1~1.5mm。切透角膜部位以角膜缘内0.5mm为宜,切口偏后在夹取异物时容易损伤虹膜,切口偏前可造成较大的房角隐窝,影响异物的取出。

3. 取出异物 在粘弹剂维持前房下,磁性异物用磁铁将异物吸出,非磁性异物用眼科显微镊(或人工晶状体植入镊,或眼内镊)将异物夹出。手术中如前房变浅应及时补充注射粘弹剂,尽量避免损伤角膜内皮、虹膜及晶状体。

4. 缝合切口 异物取出后,将脱出的虹膜恢复至瞳孔圆形,缝合角膜缘切口。用平衡盐液或消毒空气使前房恢复至正常深度。

(三)后房异物取出术

后房异物临床上比较少见。常由前房异物通过瞳孔区进入后房或异物直接穿通虹膜或睫状体进入后房。后房异物主要通过UBM检查、CT检查确定诊断。后房异物手术难度较大,如为玻璃、煤渣、石块等化学性质稳定的细小异物,可进行定期随访观察。如为铁、铜等化学性质不稳定异物,原则上则应及时取出。如伴有晶状体明显混浊者可行异物取出联合晶状体手术。

1. 经瞳孔异物取出术 先以磁铁由异物所在处的角膜上吸引,将异物吸引至前房并移动至前房角,立即缩瞳,按照前房角异物将其取出。

2. 周边虹膜切开异物取出术 根据异物定位结果及异物磁性实验选择手术切口部位,角膜缘切口,轻压切口后唇使周边虹膜脱出,做周边虹膜切开或切除,然后将虹膜恢复至前房,磁性异物用磁铁可直接吸引,将异物通过周边虹膜裂孔及角膜缘切口吸出眼外。如为非磁性异物,则角膜缘切口应适当扩大,周边虹膜切除后,轻压切口后唇,有时可见异物直接向切口处移动,然后将其夹出。有时可见后房有黄白色机化团块,此即异物所在,可将异物与机化团块一并取出。

(四) 晶状体异物取出术

晶状体内的磁性异物,如晶状体透明,视力良好,可用托吡卡胺眼药水散瞳,在眼球前方用磁铁将异物吸至距前极 3mm 处的前囊下,然后再加强磁力,使异物冲破前囊被吸至前房,并立即改变磁头方向,将异物引至周边部前房,再按前房异物取出法处理,异物吸出后应迅速缩瞳,以期使虹膜与创口粘连而阻止晶状体混浊的进展。晶状体如已全部混浊,可在摘出晶状体的同时取出异物,一般是在破囊之后(或外伤时囊已破裂)先吸出异物,后摘出(或吸出)晶状体。如晶状体尚有部分透明,可保守观察,特别是晶状体内非金属异物。

(五) 睫状体平坦部切口异物取出术

是传统的玻璃体内磁性异物取出的手术方法。其手术方法简便,对眼球损伤小,术后恢复快,手术费用低,一般基层医院均可开展。可以将眼内异物尽快取出,以减少异物眼内存留引起的化学反应、眼内炎等并发症。如异物取出失败,可采用玻璃体切除联合眼内异物取出手术。

【适应证】
1. 玻璃体内游离的磁性异物。
2. 角巩膜穿孔伤同时伴有玻璃体内磁性异物。如新发生的异物伤,角膜或巩膜伤口较大,即使伴有明显的玻璃体积血混浊,仍考虑先缝合伤口、取出异物,择期行玻璃体切割术。
3. 陈旧性眼内磁性异物,玻璃体无明显混浊,不伴有视网膜牵拉脱离者。

【手术方法】
1. 开睑 缝线开睑或用无磁性开睑器开睑。
2. 结膜切口 做以穹窿为基底的结膜瓣,直肌牵引缝线,暴露出平坦部巩膜,烧灼止血。
3. 巩膜切口 异物所在径线方位角膜缘后 3.5mm 部位巩膜做与角膜缘平行板层巩膜切口,用 7-0 可吸收线做预置缝线。巩膜切口应尽量避开 3:00 及 9:00 部位,以免切断睫状前动脉引起眼内出血;亦应避开 10:00、2:00 及颞下象限巩膜,以免日后玻璃体切除手术时影响灌注头的放置及手术操作。
4. 吸出异物 牵拉两侧缝线使切口张开,用磁铁于巩膜切口部位进行磁性跳跃试验,试验阳性后,切透眼球壁全层将异物取出。必要时可将磁铁头接触切口处的中心轻度压迫眼球使之更加接近异物,轻轻摆动磁铁将磁力方向指向异物做持续吸引,使异物逐渐磁化,磁力增强而被吸出。

对眼内细小的、磁性弱的、距手术切口部位较远的异物应选择较大的磁铁,以便能够将其吸出(图 33-14-8)。对眼内较大的异物应选用小磁铁,以免异物在眼内转位,损伤眼内组织。

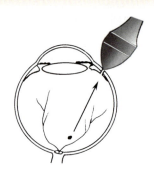

图 33-14-8 用磁铁吸出眼内异物

5. 眼内注射万古霉素 对术前检查房水闪辉阳性,特别是能够观察到异物周围有局限性黄白色混浊者,此时应考虑早期眼内炎的可能,而玻璃体的混浊并未达到需要手术的程度,这种情况下应在异物取出的同时向眼内注射万古霉素 1mg 及头孢他啶 2.25mg。

6. 缝合 异物取出后,缝合巩膜伤口及球结膜。

(六) 玻璃体切除眼内异物取出术

玻璃体切除用于治疗眼内异物,显著提高了眼内异物取出的成功率,也大大改善了手术的预后,是目前最常用、最有效的治疗方法。

【适应证】 眼内各种磁性及非磁性异物。

【手术时机】 临床上应根据异物的性质、大小、存留的部位及时间、有无眼内炎、视网膜有无损伤及脱离等情况选用不同的手术时机。眼内为铜、铁、植物等异物,特别是异物位于后极部视网膜表面引起严重的炎症反应,或伴有眼内感染以及视网膜脱离者,应尽早行玻璃体切除联合眼内异物取出手术。倘若眼内为化学性质稳定的细小异物,眼部无炎症反应,玻璃体无明显混浊者不必急于手术,可进行定期观察。

【手术方法】
1. 常规巩膜三通道行闭合式三通道玻璃体切割术。
2. 晶状体切除 如晶状体明显混浊,影响手术操作时,应将晶状体摘除。
3. 玻璃体切除 切除混浊的玻璃体直至发现异物。充分分离和切除异物周围的渗出膜和玻璃体使异物彻底游离。
4. 取出异物 一般通过 10:00 方位巩膜穿刺孔取异物,根据异物大小将其相应扩大。我们临床上有时于 12:00 位角膜缘后 3.5mm 另行切口,通过此孔取出眼内异物后将其缝合关闭,此方法有利于异物取出后进一步的手术。

(1) 细小异物取出:对于多发性漂浮于玻璃体内的细小异物,可利用切割头高负压吸引,将异物通过巩膜孔拉出眼外。

(2) 磁性眼内异物取出：用眼内磁铁接近异物后直接将其吸引取出即可。较大的异物取出时应扩大10:00位巩膜穿刺口，直至将异物吸出。亦可采用异物钳夹取的方法将眼内磁性异物夹出。

(3) 非磁性眼内异物取出术：位于后极部视网膜表面，在夹取异物时容易损伤视网膜而影响中心视力，此时应先用笛形针将异物吸引至眼球前段，在手术显微镜照明下，另一手持异物钳夹住异物将其取出。亦可用笛针将异物放到不健康的视网膜表面或周边部位视网膜表面（一般选择鼻上象限，避开视网膜血管）后再进行夹取。嵌顿于视网膜的异物，可先将异物与周围的机化组织分离，然后夹取异物。

(4) 巨大异物取出：长条状异物及薄片异物可通过角膜缘切开由前房取出；块状巨大异物要扩大巩膜切开使之呈L形，然后将异物取出。块状巨大异物若通过前房取出，可损伤角膜内皮及虹膜睫状体。

(5) 视网膜下异物取出：如异物嵌顿于眼球壁或位于视网膜下，可先用眼内激光对异物周围视网膜进行光凝3~4排，用眼内电凝或巩膜穿刺刀切开异物表面机化物使其游离，然后用眼内磁铁或异物镊将异物取出。

夹取异物时，不要对视网膜造成压力，以免损伤视网膜。异物夹持一定要牢固，防止其脱落，特别是异物通过巩膜内口时，必要时扩大巩膜切口。

5. 完成玻璃体切割术 异物取出后，切除残余的玻璃体。对异物着床处、视网膜裂孔、视网膜变性等任何有可能导致术后发生裂孔及视网膜脱离的部位进行激光封闭。如已经发生视网膜脱离，则应眼内注入全氟化碳液体，使视网膜平复后再行激光封闭。术中注意检查周边部视网膜，特别是取异物巩膜切口部位的锯齿缘有无裂伤。

6. 眼内充填 根据眼部情况选用不同的眼内充填物，如灌注液、膨胀气体、硅油等。

7. 缝合 分别缝合巩膜三通道的穿刺口，并注意手术结束时的眼内压。复位缝合球结膜。

十、眶内异物手术

眶内异物主要通过眼球与眶壁之间的间隙进入眼眶，少数病例也可经眼球双穿通口或经鼻进入眼眶，偶见外力较大的异物经眶外壁进入眶腔。异物进入眶内后，常与眶内组织形成机化粘连而被包裹，使异物难以发现及取出。较小的、化学性质稳定的异物，对患者的眼球及视力影响相对较小，并不一定需要取出。而较大的、化学性质活跃的异物及植物性异物，可引起严重的眼部并发症，故应及时取出。临床上应根据不同的眼部情况选用不同的手术方法。2013年河北省眼科医院成功研制了眶内异物强力磁铁，能使眶内磁性异物顺利取出，手术成功率高、用时短、创伤小、并发症少，拓宽了适应证。

（一）原伤口异物直接取出术

该方法是指通过异物进入眶内的伤道直接将异物取出的手术方法。

【适应证】

1. 新发生的，通过眼睑进入眶内的异物，伤后数天之内，伤道未愈合者。

2. 异物存留继发伤道感染者。

3. 眶内植物性异物，取出异物的同时将瘘管切除。

【手术方法】

1. 麻醉 一般局部麻醉即可。麻醉剂不宜注射过多，以免造成组织肿胀，影响手术。

2. 分离伤道 根据影像学检查结果，判断出异物的方位及深度。用剪刀或血管钳进入原伤道，循异物方向轻轻分离直至触及异物。如不能发现异物，可用眼科镊或注射针头探查异物所在。分离时操作要轻柔，不要形成假道，避免将异物顶压至更深的部位。如伤道口较小可适当扩大，以利于异物的取出。

3. 取出异物

(1) 磁性异物取出方法：相对较大、较浅的眶内磁性异物，伤道分离后用较大的磁铁在伤口部位直接吸引即可。相对较深的眶内异物取出，可选用眶内异物强力磁铁深入到眼眶深部直接接近异物将其吸引取出（图33-14-9）。

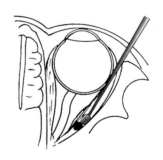

图33-14-9 用眶内磁铁吸出眼眶深部异物

(2) 非磁性异物取出方法：①直接夹取法：分离暴露异物后，用眼科有齿镊或血管钳夹持异物的一端将异物取出；②借助内镜取出法：对于异物难以发现者，可借助鼻内镜观察异物所在，然后将其分离后取出。

4. 瘘管的处理 植物性眶内异物周围常有肉芽组织增生及瘘管形成，手术时要彻底清除异物碎屑，用刮匙清除肉芽组织，切除瘘管壁，用生理盐水冲洗伤道。

5. 关闭伤口 缝合伤口深部组织，对位缝合皮肤。

6. 术后处理伤口局部附半干乙醇棉球，轻加压包扎术眼。如术中眶内出血者可加压绷带包扎。术后给予抗生素及止血药物。

（二）结膜切口眶内异物摘除手术

【适应证】

1. 异物位于眶内距眼球壁较近者。
2. 嵌顿于眼球壁、眼外肌的异物。
3. 眼球后肌锥内磁性异物。

【手术方法】

1. 结膜切口　异物所在象限做结膜切口。用剪刀或血管钳向异物方向分离，必要时做直肌牵引缝线。结膜切口时一般选择距离异物较近的穹隆部，眼球外壁异物及肌锥内异物可选择角膜缘结膜切口。向异物分离时，避免损伤眼外肌、泪囊、滑车等重要组织。

2. 取出异物根据术前异物定位的结果，沿异物通道仔细寻找异物。磁性异物可用眶内异物强力磁铁通过结膜切口，插向异物所在部位进行吸引，发现异物有磁性异物反应后，对阻挡异物的软组织再次进行分离，直至将异物暴露及取出。位于眼球后的磁性异物可用弯头眶内磁铁沿眼球表面进入到眼球后肌锥内将异物吸出。

非磁性异物应用眼钩或深拉钩扩大术野，一边寻找，一边用无齿镊子，探索前进或反复试行夹持，在相应部位有时即可探到异物，然后顺利夹出。术中有时可用小手指伸入眶内向眼眶壁压迫而触摸异物。

眶内异物被软组织包裹后有时很难发现，手术时应注意异物的通道，局部的瘢痕、尘埃状细小异物常是异物通过时所致。铜质异物、植物性异物及异物引起局部感染者，手术时局部发现坏死组织或脓液，常是异物所在部位。发现异物后应将机化包裹组织切开使异物游离后方可夹出，若包裹异物的机化团坚韧不易分离时，可将机化团和异物一并夹住，轻轻牵引至切口处，仔细检查如无重要组织，可将异物分离取出，或连同机化团块一并剪除。

对于异物贯穿眼球者或眼球有新鲜伤口的病例，应先处理好眼球伤口，然后根据情况决定是否行眶内异物取出。眶深部异物应注意避免造成视神经损伤，术中应不断观察患者光感情况及观察瞳孔变化，必要时即刻查眼底及进行相应的抢救处理。

手术中采取各种措施仍然未能发现异物，特别是发生局部出血、水肿者，应及时终止手术，可待局部水肿减轻后进行影像学检查，并确定下一步的手术方案或放弃手术。

3. 结束手术　异物取出后，复位缝合球结膜，包扎术眼。

（三）外侧开眶眶内异物取出术

【适应证】　适用于眼眶肌锥内较大异物的取出。

【手术方法】

1. 麻醉　一般应选择全身麻醉。
2. 眶外侧壁皮肤切口　于外眦角外侧水平切开皮肤2.5~3cm，另外，可根据异物位置选择自眶上缘外上方眉弓下缘或用上睑皱褶向外延长皮肤切口，或选择眶下缘或下睑睫毛下向外延长皮肤切口。自切口向两侧分离，其范围上至眶上缘、下至眶下缘水平，置乳突牵张器扩大切口并止血。

3. 切断外眦韧带　将外眦韧带用剪刀剪断，两侧断端做预置缝线，以便手术结束时复位。

4. 骨膜切开及分离　分离筋膜组织暴露眶外侧壁表面骨膜，沿眶外缘3~5mm弧形切开骨膜达眶上、下缘水平，再于切口两端各做一横切口，上端切口位于眶上缘水平，下端切口位于眶下缘水平。用骨膜剥离子将骨膜向周围分离。

5. 切开眶外壁　用Stryker往复式电锯或钢丝锯在相当于眶上缘水平和眶下缘水平，向后做线形锯开。

6. 眶外侧壁折断　眶外侧壁锯开后，用骨钳夹住眶外壁向外使其折断，为了使骨瓣容易折断和整齐，可用平凿自眶内面将外壁深部欲折断部位做板层凿开，然后将眶外侧壁折断。

7. 取出异物　骨膜切开后，距眶外侧壁较近的异物可随眶内脂肪的脱出而自行脱出。眶内的磁性异物可用磁铁吸出；非磁性异物应在牵拉开外直肌后仔细寻找，向异物所在方向进行轻轻分离，发现异物后用血管钳或眼科镊将其夹出。术中注意不要损伤眶内重要组织，特别是视神经。

8. 恢复眶外壁　异物取出后，将骨瓣放回原位，用5-0可吸收线缝合眶内骨膜。亦可用钛钉钛板或不锈钢、组织黏合剂等进行固定。

9. 缝合　缝合皮下组织，复位外眦韧带，对位缝合皮肤。对术中止血不充分或仍有再出血可能时，术毕则应在眶内置引流条或负压引流，24~48小时后取出。引流可减轻出血或眶组织水肿所引起的眶压增高，避免术后严重并发症的发生。

（四）眶内异物取出手术并发症及处理

1. 异物难以取出　主要原因有以下几种：①异物较小、较深、无磁性，术中难以发现异物；②异物被软组织包裹，并与之形成机化粘连；③手术切口分离时形成假道而远离异物部位；④手术深度不够、手术分离时偏离异物方向等。术中经过各种努力而不能将异物取出时，应暂时放弃手术，以免过度及长时间操作引起严重的手术并发症。

2. 视功能损害　眶内异物非常靠近眶尖或由于粘连包裹于视神经，对于这样的异物进行摘出手术时，术中容易对视神经造成创伤，损害视功能，甚至致盲。因此，遇此情况时应权衡利弊，慎重考虑手术。

3. 眼球运动障碍和上睑下垂　异物进入眶内的过程中及异物取出时，均可直接损伤眼外肌及位于眶内的支配眼睑及眼球运动的神经，而出现眼球运动障碍、眼位偏斜、复视以及上睑下垂等手术并发症。另外，眼外肌附近的异物取出后，局部软组织损伤后瘢痕化可与眼外肌发生机化粘连而引起复视。此类并发症经积极治疗，部分患者可于术后数周或数月消失。对于半年后仍不能恢复，且病情又完全稳定者，可行斜视矫正和上睑下垂矫正手术。

4. 眼球突出　眶内异物摘出后一般都有程度不同的眼球突出，一般于3~5天内消退，患者多无明显自觉症状。眶内出血引起的眼球突出，多是手术损伤眶内较大血管或伤口渗血所致。因此，术中应彻底止血，必要时取出异物后，伤口内放置橡皮引流条，加压包扎术眼。术后眶内出血所致的眼球突出，严重者可致视力丧失，应引起高度重视。一旦发生眶压明显升高伴有视力下降，则应迅速手术引流；亦可打开伤口进行止血。眶内感染引起的眼球突出，多是由于异物进入眶内过程中将病菌直接带入眶内所致，患者表现为严重的眼痛及头痛、眼睑水肿、眼球突出、眶压增高、眼球运动障碍，严重者形成眶蜂窝织炎和眶内脓肿，甚至视力丧失。一旦发生，应积极抗感染治疗，必要时应切开引流。

十一、眼眶骨折手术

眼眶骨折多数患者无明显的临床症状无须手术。只有少数伴有肌肉嵌顿出现明显复视者及眼球内陷影响患者容貌者才需要进行手术治疗。手术一般应在外伤后2周内进行。若过晚手术，骨折已经畸形愈合、局部机化粘连，将使手术更加困难而且影响手术效果。

【适应证】

1. 外伤后复视、眼球运动受限，CT显示有骨折存在及肌肉嵌顿，眼球牵拉试验阳性，经保守治疗无效者。

2. 超过2mm的眼球内陷，影响美观者。

3. 眶下壁骨折，眼球下方的眶内组织进入上颌窦，可使眼球向下移位。

4. 超过2cm² 的眶壁缺损，较多的眶内容疝出。它将引起晚期眼球内陷。

严重的眼球破裂伤行眼内容摘除义眼台植入时，如伴有眶壁骨折眶腔明显扩大，可同时行眶壁骨折修复术。

【手术时机】　眼眶骨折早期，由于伤后眶内组织水肿或出血，无法对眼球运动及眼球突出度进行测量，加之眼睑肿胀使手术时术野暴露困难，故不宜早期手术。一般爆裂性眶壁骨折的手术时间以伤后的7~14天为宜，此时组织水肿消退，眶内出血吸收，能更好地进行手术，从而获得满意的治疗效果。

(一) 眶下壁骨折修复术

眶下壁骨折可通过多种手术方法进行手术，如睫毛下皮肤切口眶下壁骨折修复术、下穹隆结膜切口眶下壁骨折修复术、犬齿窝上颌窦切口及睑缘下切口联合手术等。以睫毛下皮肤切口眶下壁骨折修复术为例。

【手术方法】

1. 麻醉　局部麻醉，对不能配合手术者可采用全身麻醉。

2. 皮肤切口　下睑睫毛下1~2mm处，作平行于睑缘的切口，至外眦角时，向外下斜行延长4~5mm。用剪刀及血管钳越过眼轮匝肌，向眶缘方向潜行分剥直至超越眶下缘水平。

3. 切开及分离骨膜　于眶缘外1mm处平行眶缘切开眶骨膜，将骨膜与眶下壁由前向后分离，即可见到骨折部位及眶内软组织嵌顿。术中要尽量暴露出骨折边缘，若骨折位置偏后甚至位于近眶尖部则不宜强行找出骨折后界，以免损伤眶尖部重要组织而产生严重的并发症。分离骨膜时注意不要损伤位于眼眶鼻下缘稍后浅凹处的下斜肌附着点，如发现眶下神经应尽量予以保护。

4. 还纳眶内组织　用剥离子或血管钳将嵌顿于上颌窦内的眶内组织还纳于眶内。下直肌嵌顿者，术中可反复对眼球进行牵拉，找出肌肉牵拉的阻力部位进行分离，直至下直肌完全松解。骨折局部的细小碎骨片应当取出。上颌窦凝血块可用吸引器吸出。手术中要定时监测术眼感光度及观察瞳孔变化。为了更好地暴露骨折的后部边缘，术中可用鼻内镜观察并协助还纳眶内组织及暴露骨折部位。

5. 重建眶下壁　测量骨缺损大小，并仔细观察骨缺损之形状，将备好的填充材料进行修剪。常用钛质眶底板或羟基磷灰石板或多孔聚乙烯板，按照骨折的大小和形状制作植入物，放置在骨膜下将骨孔覆盖。

6. 缝合　用6-0可吸收线缝合骨膜。复位眼睑皮肤，皮下组织不需缝合，间断缝合皮肤切口。

7. 结束手术　术毕，用绷带或双眼带轻度加压包扎术眼。术后给予抗菌药物及止血药物。

(二) 眶内壁骨折修复术

眶下壁骨折可通过多种手术方法进行手术，如皮肤入路眶内壁骨折修复术、结膜入路眶内壁骨折修复术、鼻内镜下眶内壁骨折修复术等。眶内侧壁解剖相对复杂、术野暴露困难、嵌顿的软组织难以恢复、植入物不易固定，而且手术时容易发生泪囊损伤、视神经损伤、眶内出血等并发症。因此，眶内壁骨折修复手术远比眶下壁骨折修复手术复杂，也更易产生手术并发症。

【手术方法】　以结膜入路眶内壁骨折修复术为例。

1. 结膜切开　结膜下麻醉后，用剪刀自泪阜部位纵行剪开球结膜，向上、下延伸至泪小点处。如同时伴有眶下壁骨折，则切口可向下延伸。用剪刀向内后方分离直至泪后嵴，分离时应注意走向，避免损伤泪囊及滑车等重要组织。

2. 切开骨膜　用手术刀片或单极电凝刀沿泪后嵴上

的梳状弓切开骨膜,向下延伸至鼻泪管后方,向上延伸至眶底部,以充分暴露整个眶内侧结构。

3. 暴露骨折部位 用骨膜剥离器在骨膜下沿眶内侧壁向后分离,暴露骨折部位。单纯性眶内侧壁骨折上下骨折边缘容易暴露,而后侧边缘一般位置较深与视神经孔较近,比较难以暴露,若强行暴露,则有造成视神经损伤的可能,故应适可而止。眶内壁、眶下壁联合骨折,可继续向下分离暴露下方骨折边缘。手术时应尽量避免损伤较大的血管,如筛后动脉等。

4. 还纳眶内组织 在术野充分暴露的情况下,可用剥离子、小拉钩等器械将嵌顿于筛窦内的眶内组织分离、还纳。分离时要使内直肌完全松解、嵌顿解除,应绝对避免损伤视神经。

5. 放置植入物 根据骨缺损大小及形状,选用钛质眶板、多孔聚乙烯板或其他植入物,将骨缺损部位覆盖修复,并用医用耳脑胶与骨折的边缘进行粘贴固定。注意植入物的大小、部位及方向,一定要使其位于骨膜下,位置不宜过深,以免刺激视神经。

6. 缝合 首先将骨膜复位进行缝合,然后缝合球结膜。缝合时注意不要伤及泪囊,结膜缝合前应将结膜组织与深层的丝状粘连予以解除。

(三) 眶外侧壁及颧骨骨折修复术

眶外侧壁及颧骨骨折临床上较为常见,骨折后眶腔扩大、眶缘移位,可表现为面部两侧不对称、眼球内陷等,并可压迫下颌关节造成咀嚼障碍。手术整复目的是恢复颧弓和上颌骨隆凸的位置,解除咀嚼障碍,恢复外眦和眼球的位置,解决与眶骨折相关的问题。大部分颧颌骨折患者都伴有眶底骨折,手术时应同时予以修复。

【手术方法】

1. 麻醉 一般在局部麻醉即可完成手术,患者配合不佳者可采用全身麻醉。

2. 下直肌牵引线 对伴有下直肌嵌顿者应做牵引缝线,以便术中观察下直肌嵌顿的解除情况。

3. 皮肤切口 下睑缘下 2mm 平行睑缘切开皮肤,外眦角斜向下 120°延长 6mm。

4. 分离 在眼轮匝肌深部向眶下缘方向潜行分离,由于眶缘骨折塌陷移位,其标志可能不明显,术中边剥离边触摸,直至分离到眶下缘骨膜表面。

5. 切开骨膜 在眶缘后 2mm 处切开骨膜,向前、后及两侧分离直至暴露骨折的边缘部位。向眶内剥离时,应尽量将疝入上颌窦内眶内容物还纳回眶内。

6. 骨折复位 新鲜的、错位小的骨折仅用骨膜剥离子将骨翘起回复至正常解剖位置即可。在晚期骨折中,可能需用一些力量使错位的骨片和组织从骨折两端和表面游离,然后进行复位及固定。伴有张口困难者,应注意咬合关系的恢复。分别复位眶外壁、颧骨及颧弓,检查两侧眼眶是否对称。

7. 骨折固定 选择大小合适的微型钛板对骨折部位进行固定。少许眶缘缺损可不予处理,较大的缺损可用高密度多孔聚乙烯眶缘植入体进行修复,并用医用耳脑胶粘贴及钛钉、钛板固定。

8. 修复眶下壁 大部分颧颌骨折患者都伴有眶底骨折,术中应注意复位下直肌,反复进行牵拉试验,直至肌肉嵌顿得以解除。眶下壁骨缺损部位应用钛质眶底板或高密度多孔聚乙烯板进行修复。

9. 缝合 用 6-0 可吸收线缝合骨膜组织,然后缝合皮下组织,间断缝合皮肤伤口。

10. 结束手术 术毕,用绷带或双眼带轻度加压包扎术眼。术后给予抗菌药物及止血药物。

(四) 眼眶骨折手术并发症及处理

1. 术后下睑外翻 由于下睑皮肤收缩所致。手术结束时应将下睑皮肤彻底松弛复位后再行缝合,下睑缘缝合牵引线固定于额部皮肤以对抗下睑收缩。下睑外翻常发生于术后早期,一般术后 2 周多能恢复。

2. 眶内出血 术中出血主要是还纳眶内容时伤及眶下血管或损伤眶下裂的血管所致,术中应仔细辨认,避免损伤,用吸收性明胶海绵填压或电凝止血。术后出血可给予止血药物,眶压高可给予高渗剂,除非大量出血一般不需要手术。

3. 视神经损伤 视神经损伤是严重的手术并发症,常由于骨折位置偏后分离还纳眶内组织及放置眶内植入物时刺激或损伤所致,因此术中要定时观察患者的视力和瞳孔变化。

4. 眼球上移、运动受限 可由分离还纳眶内组织时损伤下斜肌附着点、下直肌肌纤维及支配下直肌的动眼神经分支所致,可给予神经营养药物能量制剂等。早期的轻度眼球上移,眶内组织水肿消退后即可恢复。

5. 填置物过多 如眶内填置物过多,可引起眼球运动障碍、视力下降、眼部胀痛明显、眶压增高、眼底水肿等,应立即打开伤口,取出部分填置物。

6. 术后眶下神经分布区麻木,感觉迟钝 该症状为眶下神经损伤所致。麻木范围为下睑、颊部、外翼和上唇。约有半数患者麻木可在一年内消退。

7. 脑脊液漏 为修复眶顶、上眶缘骨折常见的并发症。患者原有硬脑膜损伤,分离粘连瘢痕时可诱发脑脊液漏;分剥骨膜、取出骨片刺激,均可造成脑脊液漏。漏口大,以丝线缝合漏口处,再用颞肌加生物胶填堵;漏口小可不缝,直接填堵。

(贾金辰 赵迷英 韩少磊 张伟)

第十五节 眼部整形美容手术

一、眼部整形美容手术的基本原则和基本技术

（一）基本原则

1. 无菌操作　任何外科手术都应该遵守无菌操作，眼整形美容手术更要严格执行无菌操作。无菌操作是防止感染的重要措施。

2. 无创操作技术　无创技术就是将操作损伤降低到最低程度。眼整形美容外科的无创操作技术是每一个医师必学的第一课，是保证手术成功的第一步。

（二）基本技术

1. 眼整形美容手术的切口选择　应选用最小、最隐蔽的手术切口。手术切口应采用自然皮肤皱襞切口，这样可使瘢痕隐藏于自然皱襞中。顺皮肤皱襞所做的切口，沿发际、皮肤黏膜交界处、耳前轮廓线等隐蔽部位作切口，术后形成瘢痕小。采用结膜切口的手术，及鼻内镜辅助的经鼻泪囊鼻腔吻合术等，皮肤无瘢痕形成。

2. 切开方法　作切口时要用锋利的刀片，刀片应与皮肤垂直，也可使用射频刀。

3. 剥离　眼睑手术中应以锐性剥离为主。在剥离时要注意层次，以免损伤过大及出血。

4. 止血
(1) 压迫止血：用温湿盐水纱布压迫创面3分钟左右。
(2) 结扎止血：较大血管出血采用结扎止血。

5. 创面清洗　用温生理盐水进行冲洗。

6. 引流　一般采用橡皮条引流。

7. 眼整形缝合技术
(1) 间断缝合　多用于皮肤、睑板、结膜的缝合，针距约为3.0~4.0mm，距切口缘约1.5~2.0mm。
(2) 连续缝合　在下睑成形术及结膜伤口的闭合时。
(3) 皮内缝合　在额部、眉部及近鼻侧的皮肤切口行连续皮内缝合。
(4) 褥式缝合　用在张力较大的切口缝合。
(5) 皮瓣尖角缝合　先将缝线穿过一侧皮肤切口，然后穿过三角形皮瓣尖端的皮下组织，再将缝线穿出另一侧皮肤切口。

8. 皮片移植技术　切取不同厚度的皮片，完全分离移植到缺损部位，修复缺损。

9. 皮片收缩及对抗收缩措施　眼睑皮片移植术后行睑缘融合术，术后6个月行睑缘切开；眼窝内皮片移植，皮片缝合固定后，置入眼膜，将皮片平铺，然后行上下睑缘2/3睑缘融合，术后6个月再行睑缘切开。

10. 皮瓣移植　皮瓣有一个与机体相连的蒂，蒂提供的血供。眼部任何皮肤、软组织的缺损修复都可采用皮瓣移植，皮瓣移植重建后的效果最好与眼睑相近。

11. 皮瓣移植技术
(1) 局部皮瓣皮瓣取自缺损周围。
(2) 滑行皮瓣在缺损区的一侧或两侧设计皮瓣，向缺损区滑行修复创面。
(3) 旋转皮瓣在缺损区外，按顺时针或逆时针方向旋转一定角度至缺损区修补缺损。
(4) 交错皮瓣又称"Z"瓣，通过皮瓣交错易位，缓解瘢痕的牵拉。
(5) "Y-V"与"V-Y"成形术："V-Y"成形术是将皮肤切口切成"V"形，经皮下分离松解后，再将皮肤缝成"Y"形，从而延长了"Y"长轴方向的组织。"Y-V"成形术则是将皮肤切口切成"Y"形，然后缝合成"V"形，从而增加"Y"长轴方向的皮肤张力。

二、眼睑整形术

（一）重睑成形术

1. 重睑形态的设计　重睑的宽度一般女性为7~8mm，男性5~6mm。重睑线设计通常定三点，分别位于中央、内侧和外侧，嘱患者上睑微闭，使皮肤抚平、松弛状态进行定点画线。

2. 埋藏缝线法
(1) 重睑设计：嘱患者轻闭眼，画出重睑线，定出内、中、外，a—b，c—d，e—f 三组六点的位置，每组两点之间距离约为2~3mm。
(2) 麻醉：睑缘处皮下及穹窿处结膜下局部浸润麻醉。
(3) 皮肤切口：于a—b，c—d，e—f点之间作三个短而浅的皮肤切口。
(4) 缝合

① 方式一：用可吸收缝线双针的一针从a点结膜面穿入，自相应皮肤面穿出，缝线的另一针再由a点结膜面穿入点进针，在结膜下潜行约3mm后于b点结膜面穿出，与b相对应处结膜面穿入，自皮肤面b点穿出。缝针再由b点穿入，在皮下潜行并穿过睑板浅层由a点出针，然后结扎缝线并埋藏于皮下。如此共做三对埋藏缝线。皮肤面切口无须缝合。

② 方式二：用双针丝线、尼龙线或可吸收线的一针从a点进针，穿过睑板上缘的浅层或提上睑肌腱膜，在b点出针，再从b点进针，穿过皮下组织由a点穿出，然后在a点将缝线结扎，线结埋于皮下。如此做三对埋藏缝线，皮肤切口不需缝合。

(5) 术后处理：消毒敷料覆盖双上睑，次日打开，清洁消毒，抗生素眼药水滴眼7天。

3. 完全切开法

(1) 重睑设计：嘱患者轻闭眼，设计重睑高度，采用三点定位法画出重睑线。

(2) 麻醉：同上。

(3) 切口：沿设计线切开皮肤，并切除画线内皮肤及部分眼轮匝肌。

(4) 分离：在皮肤切口下剪除一条睑板前轮匝肌，宽约3~5mm，修剪内、外眦角皮下组织。

(5) 去脂：暴露眶隔后，如眶脂肪饱满则行部分眶脂肪切除，用血管钳夹住疝出的眶脂肪，切除眶脂肪后止血。

(6) 缝合：先缝合弧度最高点，缝合时需缝合部分睑板前筋膜或提上睑肌腱膜，观察重睑高度及睫毛上翘情况后打结，以同法做其他缝线。

(7) 术后处理：切口处涂抗生素眼膏，加压包扎1天。术后48小时内可以冰敷，术后5~7天拆线。

4. 三点式小切口重睑成形术

(1) 重睑设计：同前。

(2) 麻醉：同前。

(3) 切口：切开三个小的皮肤切口，切除部分眼轮匝肌。

(4) 去脂：打开眶隔，去除眶隔内部分脂肪。

(5) 缝合：用尼龙线固定睑板和皮下缝合，每个小切口缝合一针，皮肤固定睑板缝合。

(6) 术后处理同前。

5. 中央小切口重睑成形术

(1) 重睑设计：同前。

(2) 麻醉：同前。

(3) 切口：切开皮肤切口，于小切口下切除部分眼轮匝肌，并打开、去除部分眶隔内脂肪。

(4) 缝合、术后处理同前。

【并发症及处理】

(1) 双侧重睑外形不对称：3~6个月后待肿胀完全消退后，手术调整。

(2) 上睑凹陷或上眶区凹陷畸形：轻者可不必处理。畸形明显者则需手术矫正。

(3) 上睑皱襞过高畸形：3~6个月后待肿胀完全消退后，手术调整。

(4) 术后三重睑畸形：沿原切口切开，打开眶隔，将眶脂肪释放于皮肤粘连处，皮肤以重睑成形方式缝合。

(5) 眼睑闭合不全：轻度可嘱患者按摩，待自行恢复，重者可术后半年考虑手术松解瘢痕矫正。

(6) 上睑下垂：如损伤了提上睑肌腱膜者，术后2周内发现者，则打开切口找到提上睑肌断端进行缝合固定。如术后晚期发现，则于术后3~6个月后行上睑下垂手术。

(7) 球后出血：常规止血措施，应用高渗剂等降低眶压。如症状渐加重者，应拆除缝线，引出积血。

(二) 睑袋切除术

睑袋：由于下睑皮肤、眼轮匝肌退变松弛、眶隔松弛致眶脂肪移位脱垂等病理改变，导致下睑皮肤松弛、堆积，眶脂肪脱出，形成如袋状的表现，通常称为眼袋。

【适应证】 下睑袋及伴有皮肤松弛，且伴有眶脂肪膨隆。

【禁忌证】 患有严重全身性疾病；对手术期望值过高而不切实际者。

【手术方法】

1. 皮肤切口设计 距下睑缘约1.5~2mm处，由下泪小点下方开始，平行于下睑缘，直达外眦角，然后以120°角转向外下方，顺鱼尾纹方向延伸约5~8mm。

2. 麻醉 睑缘处皮下浸润麻醉。

3. 切开皮肤，沿眼轮匝肌深面与眶隔之间的间隙向眶下缘处分离，直到睑下缘下10mm处。暴露眶隔筋膜，剪开筋膜后轻压上睑使眶脂肪疝出，用血管钳钳夹疝出的脂肪团，剪除眶脂肪，电凝止血，6-0可吸收线加固缝合眶隔。

4. 去除松弛多余的皮肤 嘱患者向上方注视，标记皮瓣与睑缘切口上缘重叠处的投影线，超过此线以上的皮肤即为拟切除量。切除多余皮肤，并修剪外眦部三角区多余皮肤，8-0可吸收缝线连续缝合皮肤（图33-15-1）。

5. 术后处理 切口处涂抗生素眼膏，加压包扎24小

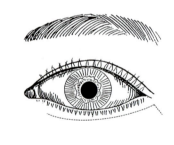

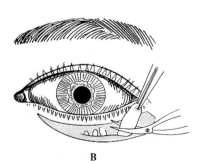

图33-15-1 眼袋手术
A. 睑缘下皮肤切口；B. 将松弛的皮肤和多余脂肪切除

时,术后第 5~7 天拆除皮肤缝线。

【并发症及处理】
1. 下睑外翻　轻者给予理疗、按摩等处理,待肿胀消退,多能自行恢复;重度的,3~6 个月后可根据情况行手术治疗。
2. 结膜水肿　轻度患者可使用激素类滴眼液,较严重者可加压包扎 2 天。如 2 周仍无好转可考虑放液。
3. 下眶区塌陷　轻度患者不必处理,重度患者术后 3~6 个月后,可行游离脂肪或真皮脂肪移植填充。
4. 下睑退缩　术后 1~3 个月内存在不同程度的下睑退缩,多可自行恢复。早期可嘱患者按摩,观察至 6 个月,如仍存在严重的下睑退缩可考虑手术治疗。
5. 术后瘢痕明显　拆线后切口处可应用抗瘢痕类药物,以尽量减轻瘢痕增生。如瘢痕明显,可于术后 6 个月行瘢痕切除。
6. 斜视　复视早期不应急于处理,如术后 3~6 个月不恢复,可行眼肌专科检查后决定是否对症行手术治疗。

(三) 眼睑松弛矫正术

眼睑松弛症:是以反复发作的无痛性、无红斑形成的、慢性进展性眼睑水肿为特征的疾病。

1. 上睑皮肤松弛矫正联合泪腺脱垂复位术

【适应证】　病情稳定期,眼睑皮肤松弛且伴有泪腺脱垂。

【手术方法】
(1) 皮肤切口设计:按重睑设计手术切口。
(2) 麻醉:上睑皮下浸润麻醉。
(3) 沿切口线切开皮肤,并去除松弛的皮肤及眼轮匝肌。
(4) 暴露脱垂的泪腺,用 2-0 缝线固定复位缝合到泪腺窝的眶骨膜上,从而达到泪腺复位;去除脱垂的眶膈组织,并加固缝合眶隔。
(5) 重睑缝合皮肤。
(6) 术后处理:术后加压包扎 24~48 小时,48 小时内冰敷,7 天拆除皮肤缝线。

2. 眼睑皮肤松弛及上睑下垂矫正术

【适应证】　眼睑松弛症且伴有上睑下垂。

【手术方法】
(1) 切口设计:同上。
(2) 麻醉:上睑皮下浸润麻醉。
(3) 沿切口线切开皮肤,并去除松弛的皮肤及眼轮匝肌。
(4) 自提上睑肌前间隙向上分离,暴露提上睑肌腱膜,折叠或缩短提上睑肌,以矫正上睑下垂;暴露并打开眶隔,去除脱出的脂肪组织,完全暴露节制韧带并剪断,加固缝合眶膈。
(5) 重睑缝合皮肤。
(6) 术后处理:术后加压包扎 24~48 小时,48 小时内冰敷,7 天拆除皮肤缝线。

【并发症及处理】
(1) 泪腺脱垂复发:术中只要固定缝合正确,较少有复发的可能。如果泪腺脱垂复发,可于术后 3 个月后再次行泪腺复位术。
(2) 矫正过度:同时矫正上睑下垂的患者,术后较为常见的并发症,在行提上睑肌折叠或缩短时要充分考虑到该患者的提上睑肌功能尚好,手术量要保守。如发生术后过矫,则需手术重新调整提上睑肌缝线。
(3) 矫正不足:皮肤松弛或上睑下垂欠矫,由于患者上睑皮肤较薄,缺乏弹性,所以在松弛量估计时可能出现偏差,可在术后 3 个月再次手术矫正。

(四) 上睑下垂矫正术

上睑下垂:正常人双眼平视时,上睑位于角膜缘下 1~2mm,各种原因导致上睑位置低于正常位置,即为上睑下垂。上睑下垂不仅影响外观,重度者常常影响视功能。

1. 提上睑肌折叠术

【适应证】　适用于各种腱膜性上睑下垂。

手术量:理论上手术量为 20mm 减去提上睑肌肌力(mm),术后以轻度过矫为宜,术后第一周内上睑可回落 1~2mm 左右。

【手术方法】
(1) 皮肤切口设计:根据患者要求设计重睑皮肤切口线。
(2) 麻醉:上睑皮下浸润麻醉。
(3) 沿切口线切开皮肤,分离眼轮匝肌,并切除睑板上缘部分睑板前轮匝肌,去除脱垂的眶膈组织。
(4) 暴露提上睑肌,用 5-0 可吸收缝线褥式固定缝合提上睑肌与睑板中上处,按手术量折叠提上睑肌,矫正上睑下垂,并加固缝合眶膈。
(5) 嘱患者坐起观,两侧睑裂大小及睑缘位置,调整缝线,至上睑缘位于角膜上缘下 1~2mm,两侧基本对称后,重睑缝合皮肤。皮肤缝合时要注意睑缘弧度及睫毛方向。
(6) 术后处理:术后加压包扎 24~48 小时,48 小时内冰敷,7 天拆除皮肤缝线。

2. 提上睑肌缩短术

【适应证】　中度上睑下垂、提上睑肌肌力在中等以上。

手术量:理论上提上睑肌缩短 4~6mm 矫正 1mm 下垂量。

【手术方法】
(1) 皮肤切口设计:根据患者要求设计重睑皮肤切

口线。

(2) 麻醉：上睑皮下及穹隆结膜下浸润麻醉。

(3) 沿切口线切开皮肤，分离眼轮匝肌，并切除睑板上缘部分睑板前轮匝肌，去除脱垂的眶隔组织。

(4) 暴露、分离提上睑肌，按手术量去除部分提上睑肌，用 5-0 可吸收缝线褥式固定缝合提上睑肌与睑板中上处，矫正上睑下垂，并加固缝合眶隔。

(5) 嘱患者坐起观，两侧睑裂大小及睑缘位置，调整缝线，至上睑缘位于角膜上缘下 1~2mm，两侧基本对称后，重睑缝合皮肤。皮肤缝合时要注意睑缘弧度及睫毛方向。

(6) 术后处理：术后加压包扎 24~48 小时，48 小时内冰敷，7 天拆除皮肤缝线。

3. 额肌缝线悬吊术

【适应证】 提上睑肌肌力 <3mm，在 1 岁左右的单侧完全性上睑下垂患者。

【手术方法】

(1) 麻醉：儿童需全身麻醉及上睑、眉上皮下浸润麻醉。

(2) 眉上切口于眉弓上缘中内 1/3、中央部、中外 1/3 处做三个小皮肤穿刺口，长约 2mm，深达额肌。

(3) 重睑皮肤切口线，一般高度为 3mm；在与眉上切口对应的上睑缘重睑线上做三个皮肤切口。

(4) 沿切口线切开皮肤，分离眼轮匝肌，并切除部分睑板前轮匝肌；钝性分离眉部皮下组织至额肌。

(5) 5-0 可吸收缝线褥式固定缝合额肌与睑板中上 1/3 处，矫正上睑下垂，行内、中、外三针缝合固定，至上睑缘位于角膜上缘下 1~2mm，两侧基本对称，注意睑缘弧度及睫毛方向（自眉上内侧切口插入，带上额肌腱膜，向下穿行于眼轮匝肌和提上睑肌之间，从上睑皮肤切口穿出；再由上睑切口处睑板进针，深度约 1/2 睑板，水平出针后，向上穿行于眼轮匝肌和提上睑肌之间，从眉上皮肤切口穿出，打结固定。

(6) 包埋缝线后，对位缝合眉上切口。

(7) 术后处理：术后加压包扎 24~48 小时，24 小时内冰敷，7 天拆除皮肤缝线。

4. 额肌瓣悬吊术

【适应证】 提上睑肌肌力 <3mm 的上睑下垂患者。

【禁忌证】 额肌发育不良或额肌无力患者；患侧面神经麻痹者；额部大面积瘢痕。动眼神经麻痹或其他疾病导致患眼 Bell 征不具备患者。全身情况不能耐受手术者。

【手术方法】

(1) 麻醉：儿童需全身麻醉及上睑、眉上皮下浸润麻醉；成人需行上睑、眉上皮下浸润麻醉。

(2) 重睑皮肤切口线，单眼患者参考健眼设计，双眼患者重睑高度一般为 3mm。

(3) 沿切口线切开皮肤及皮下组织，切除部分睑板前轮匝肌；沿着眶隔前间隙向上分离至眶上缘，寻找额肌并沿着皮下向上分离额肌瓣达眉上 1cm。

(4) 去除脱出的脂肪组织，加固缝合眶隔；用 5-0 可吸收缝线褥式缝合额肌瓣于睑板中上 1/3 处，共行内、中、外三针，调节缝线使上睑缘位于角膜上缘，弧度良好，两侧基本对称。

(5) 重睑式缝合皮肤切口，如果切口后唇皮肤较多压迫睫毛，可适量去除。上睑内侧置牵引线防止早期睑内翻，下睑中央置 Frost 缝线闭睑防止暴露性角膜炎。

(6) 结膜囊内涂红霉素眼膏后，加压包扎术眼及眉弓部（儿童需包扎双眼），术毕。

(7) 术后处理：术后加压包扎 48 小时，24 小时内冰敷，7 天拆除皮肤缝线。

【并发症及处理】

1. 矫正不足

(1) 提上睑肌相关手术：3~6 个月后上睑位置仍偏低，可再次行手术矫正。

(2) 额肌相关手术：3~6 个月后再次手术治疗。

2. 矫正过度

(1) 轻度过矫：<1mm，可于术后 1~2 周后，向下用力按摩上睑，多半可自行缓解。

(2) 严重过矫：>2mm，应于术后一周内打开切口重新手术调整。

3. 上睑内翻倒睫 术中重睑缝合时一定要注意睫毛的方向，如发现有内翻倾向要马上调整缝线，必要时可行灰线部分切开。

4. 结膜脱垂 术中发现可行褥式缝合；术后发现轻度脱垂，可加压包扎一般可自行复位，如较重者不能自行复位，可在术后行手术缝合复位。

5. 斜视、复视 观察、保守治疗 6 个月，如不好转，则行眼肌手术以对症处理。

6. 暴露性角膜炎 术后常规做下睑临时缝线以闭合眼睑，术后要加强护理保护角膜。

(五) 眼睑退缩矫正术

眼睑退缩：由于各种原因导致睑裂明显增大，可表现为眼球突出样外观，而且可造成角膜和结膜暴露、干燥，角膜上皮脱落，甚至形成溃疡。眼睑退缩分为上睑退缩和下睑退缩。

1. 上睑退缩的手术治疗

(1) 提上睑肌中央腱膜切断术

【适应证】 轻度上睑退缩，退缩量为 2~3mm。

【手术方法】

1) 行上睑皮下及上穹隆结膜下浸润麻醉。

2) 以重睑切口切开皮肤,切除睑板前部分眼轮匝肌,打开眶隔,去除脱出的脂肪组织。

3) 暴露提上睑肌腱膜,自睑板缘切断提上睑肌中央部分,保留两侧,嘱患者坐位,观察上睑位置及弧度,应过矫 2mm 左右。如矫正不足,则可再行提上睑肌腱膜的切断术,或者将切口向内或外侧扩大,必要时可切断提上睑肌的外角。

4) 重睑缝合皮肤。

5) 术后处理同上,术后 7 天拆除皮肤缝线。

(2) 提上睑肌-Müller 肌延长术

【适应证】 中、重度上睑退缩。

【手术方法】

1) 行上睑皮下及上穹隆结膜下浸润麻醉。

2) 以重睑切口切开皮肤,切除睑板前部分眼轮匝肌,打开眶隔。

3) 暴露提上睑肌腱膜,测量睑板上缘处提上睑肌腱膜的宽度,将其分成四部分,中央部分占 2,两侧各占 1,并标记;中央部分的高度以退缩量而定,沿画线部分剪断提上睑肌腱膜,将两端的肌肉缝于提上睑肌中央部分上端。

4) 嘱患者坐位,观察上睑位置及弧度,重睑缝合皮肤。

5) 术后处理同上,术后 7 天拆除皮肤缝线。

(3) 提上睑肌-Müller 肌切断异体巩膜移植延长术

【适应证】 退缩量大于 2mm 的中、重度上睑退缩。

【手术方法】

1) 行上睑皮下及上穹隆结膜下浸润麻醉。

2) 以重睑切口切开皮肤,切除睑板前部分眼轮匝肌,打开眶隔,暴露提上睑肌腱膜。

3) 分离提上睑肌腱膜于睑板上缘近内眦部(或外眦部),然后分离提上睑肌及 Müller 肌,打开眶隔,将提上睑肌-Müller 肌复合体自睑板和结膜面分离,切断提上睑肌内、外角及节制韧带,准备移植物(常用异体巩膜作为移植物,移植 2mm 的移植物可矫正 1mm 的上睑退缩);将异体巩膜修剪成长条状,宽度为提上睑肌的全缘宽度。以 6-0 可吸收线将异体巩膜一端缝于睑板上缘,另一端缝于提上睑肌-Müller 肌复合体边缘。

4) 嘱患者坐位,观察上睑位置及弧度,将眶脂肪重新置于异体巩膜表面。重睑缝合皮肤。

5) 术后处理同上,术后 7 天拆除皮肤缝线。

2. 下睑退缩的手术治疗

(1) 下睑缩肌后转切断术

【适应证】 轻、中度下睑退缩,一般可矫正 2mm 的下睑退缩。

【手术方法】

1) 采用经典下睑袋切口及麻醉。

2) 常规行下睑皮下及下穹隆结膜下浸润麻醉,去除睑板前部分轮匝肌,打开下眶隔,暴露下睑缩肌,分离下睑缩肌,将下睑缩肌完全分离,游离至下穹隆。将下睑缩肌后徙缝合于下穹隆处结膜面,或将下睑缩肌于穹隆水平处切除,此时嘱患者坐位以观察下睑位置,以下睑位于下方角膜缘上 0.5mm 为宜。

3) 以 6-0 可吸收线缝合眶隔。

4) 8-0 缝线连续缝合皮肤。

5) 术后加压包扎 24 或 48 小时,术后抗炎、止血治疗,7 天拆除皮肤缝线。

(2) Medpor 下睑插片植入矫正下睑退缩

【适应证】 中、重度下睑退缩。

【手术方法】

1) 采用经典下睑袋切口及麻醉。

2) 常规行下睑皮下及下穹隆结膜下浸润麻醉,去除睑板前部分轮匝肌。

3) 打开下眶隔,暴露下睑缩肌,分离下睑缩肌于睑板下缘处,用 6-0 可吸收线将植片固定缝合于下睑板的下缘,用手术剪依据下睑的退缩量及下睑的轮廓行植片的修整,将植片下缘与下眶骨缘的前缘骨膜固定缝合,下眶隔闭合缝合,植片前轮匝肌密闭缝合,要避免植片与皮肤伤口直接接触。

4) 8-0 缝线连续缝合皮肤。

5) 术后加压包扎 24 或 48 小时,术后抗炎、止血治疗,7 天拆除皮肤缝线。

【并发症及处理】

1) 矫正不足:眼睑退缩最常见的并发症。术中应取坐位观察眼睑位置,应过矫 2mm 左右。

2) 矫正过度(上睑下垂):较少见。如术中发现明显的上睑下垂,应寻找提上睑肌进行修复;如术后 1 周内发现可行手术调整,否则要待术后 3 个月后按上睑下垂行手术治疗。

3) 眼睑轮廓异常:多表现为眼睑内侧下垂、外侧后退,睑缘变平或两眼的重睑不对称等。术中如发现眼睑轮廓异常,需马上进行手术量再调整。如术后仍存在眼睑轮廓异常者,则于术后 3~6 个月行手术矫正。

4) 下睑退缩过矫:极少见。术中应根据情况调整下睑缩肌后徙量及植入物的宽度。

5) 植入物移位或脱出:下睑 Medpor 植入常可发生植入物的移位,偶有植入物的脱出,移位严重者需手术将植入物重新固定。

(六) 眦部整形手术

【适应证】

1. 各种因素造成的眦角畸形。

2. 内眦韧带离断的手术治疗。

【手术方法】

1）先在内眦部做标记线"Z"字，三角形皮瓣的大小、比例视移位的程度而定。

2）行常规局部浸润麻醉，沿标记线切开皮肤、皮下，彻底解除瘢痕牵拉、粘连，寻找内眦韧带的断端。

3）直接用金属丝捆扎内眦韧带断端，于泪前嵴植入钛钉，并将金属丝扭转固定在钛钉下，以固定内眦韧带。

4）两个三角皮瓣互换位置，适当修整皮瓣，以 8-0 可吸收缝线间断对位缝合。

外眦断裂

1）做"Z"字标记线，沿标记线切开皮肤及皮下组织，充分剥离皮瓣，松解瘢痕牵拉、粘连，如外眦韧带离断，应找到断端，重新固定于原眶骨附着点处。

2）两个三角皮瓣互换位置，适当修整皮瓣，以 8-0 可吸收缝线间断对位缝合。

三、结膜眼窝成形术

（一）睑球粘连矫正术

1. 部分睑球粘连分离术

【适应证】 条索状的部分睑球粘连。

【手术方法】

（1）局部结膜下及睑缘皮下浸润麻醉。

（2）"Z"字形结膜瓣设计沿粘连的条索主轴线切开，切开的长度与粘连的长度一致，以条索的主轴作为"Z"的轴。

（3）剪除结膜下瘢痕并分离结膜下组织，嘱患者眼球运动以判定是否仍有条索牵拉。

（4）将两个结膜瓣换位后缝合。

（5）术后处理：术后加压包扎 24 小时，点用加有糖皮质激素的抗生素眼药水，5 天拆除结膜缝线，也可不拆线。

2. 广泛的睑球粘连分离术

【适应证】 较广泛的睑球粘连，分离粘连后的角膜仍保持透明，而且结膜缺损不超过一个象限。

【手术方法】

（1）局部结膜下浸润麻醉。

（2）沿粘连顶端前 0.5mm 的清亮角膜处划一个浅界达角膜实质浅层，沿这个层次分离至角膜缘，角膜表面要干净而平整，不能残留粘连的组织，保留分离的结膜组织，将其后徙，去除瘢痕组织，使眼球运动不受限，根据结膜缺损的部位及大小选择结膜切取部位，如为鼻侧的结膜缺损多选择下方的结膜瓣转位修复，如上方或下方的结膜缺损多选择颞侧的结膜瓣转位修复。

（3）结膜瓣的切取：将结膜瓣转位于结膜缺损区，用 8-0 可吸收线将结膜瓣一端缝合固定于角膜缘后 2~3mm 处巩膜浅层，另一端与结膜残端缝合。

（4）供区结膜创面潜行分离后拉拢缝合，如张力过大，可不必紧密闭合，只以 8-0 可吸收线挂带创面两端，以使结膜后缘不过于回缩即可。

（5）术后加压包扎 48 小时，术后点用糖皮质激素的抗生素眼药水，缝线不必拆除。

3. 睑球粘连分离羊膜移植术

【适应证】 广泛性睑球粘连，分离粘连后，结膜缺损范围较大。

【手术方法】

（1）局部结膜下浸润麻醉，分离粘连并剪除其下的瘢痕组织，使残存结膜后徙。

（2）取常规处理的新鲜羊膜组织，切取与创面同等大小的羊膜植片，将其上皮面朝上，用 8-0 可吸收线固定缝合与角膜缘及结膜残端。

（3）角膜创面也以羊膜覆盖以促进角膜创面上皮化。

（4）结膜囊内置入大孔眼模（中央有 13~14mm 大孔的透明眼模），可支撑穹隆并使植片平覆。

（5）术后加压包扎 72 小时后，点用含有激素的抗生素眼药水，频点含有人工泪液成分的眼药水。

4. 睑球粘连分离自体唇黏膜移植术

【适应证】 闭锁性睑球粘连，眼球形态、结构正常，视功能存在，眼睑结构基本正常的患者。

【手术方法】

（1）局部结膜下浸润麻醉，切开、分离粘连组织。

（2）角膜完全暴露后，沿巩膜表面向上、下、左、右眶缘分离，下方可分离至眶缘，上方不必分离至眶缘，注意避免损伤提上睑肌。

（3）切除结膜下及巩膜表面的瘢痕组织，使眼球各方向运动自如，眼睑复位。

（4）2% 利多卡因及 0.75% 罗哌卡因（1:1 混合，含 1:100 000 肾上腺素）下唇黏膜下浸润麻醉，全结膜囊再造一般需切取 5mm×7mm 大小的唇黏膜，切取唇黏膜，将唇黏膜下方的脂肪及少许腺体颗粒剪除后，创面向下平铺放于生理盐水平中待用。下唇黏膜创面覆盖以凡士林纱布，以保护创面。

（5）用 8-0 可吸收线固定缝合唇黏膜与角膜缘及结膜残端，结膜囊内置入大孔眼模（中央有 13~14mm 大孔的透明眼模），可支撑穹隆并使植片平覆。

（6）术后加压包扎 72 小时后，点用含有激素的抗生素眼药水，频点含有人工泪液成分的眼药水。

（二）结膜囊狭窄矫正术

结膜囊缩窄是指结膜广泛损伤瘢痕化后，结膜总面积减少，结膜囊缩小、变浅，义眼不能置入，严重时结膜囊近乎完全消失,称之为结膜囊闭锁。

1. 结膜囊局部成形术或结膜囊部分成形术联合羊膜移植术

【手术方法】

(1) 常规行结膜下局部浸润麻醉。

(2) 球结膜中央水平切开,钝性分离结膜下组织,切除结膜下瘢痕及脱出的部分软组织。

(3) 经下穹隆和眶下缘骨膜至下睑皮肤做3针褥式缝合,结扎于下睑皮肤,以形成下穹隆。

(4) 中央缺损的结膜以羊膜修复。

(5) 用8-0可吸收线缝合结膜切口与羊膜组织,结膜囊内置入眼模。

(6) 作上、下睑缘缝线以闭合睑裂,术后加压包扎5天后,隔日清洁换药一次,一个月后根据结膜囊恢复情况佩戴义眼。

2. 游离皮片或口唇黏膜移植联合结膜囊成形术

【手术方法】

(1) 术前准备:供皮区清洁备皮,供皮区首选上臂内侧;一般采用全身麻醉,常规行结膜下局部浸润麻醉。

(2) 球结膜中央水平切开,钝性分离结膜下组织,切除结膜下瘢痕及脱出的部分软组织。

(3) 置入眼模观察结膜囊情况,结膜缺损大小。

(4) 再根据缺损范围在供皮区标记范围,一般比缺损区大约3~5mm,大于创面20%,稀释麻药后行皮下局部浸润麻醉,取全厚皮片,修剪游离皮片;或制备口唇黏膜。

(5) 将游离皮片或口唇黏膜移植在缺损区,用8-0可吸收线缝合结膜切口与移植组织,结膜囊内置入眼模。

(6) 作上、下睑缘融合以闭合睑裂,术后加压包扎,5天后,隔日清洁换药一次,6个月后行睑缘融合分离,佩戴义眼。

3. 结膜松弛矫正术 结膜松弛症是指球结膜过度松弛堆积,导致眼表泪液异常聚集等眼部不适症状的病变,常见于老年人,多双眼发病。

(1) 结膜缝线固定术

【适应证】 轻、中度结膜松弛症患者。

【手术方法】

1) 常规局部结膜下浸润麻醉。

2) 嘱患者平视,将结膜松弛的皱褶向下穹隆方向轻推,使结膜与眼球贴紧后,用6-0可吸收线在角膜缘后7~8mm处,在内、中、外各缝合一针,将结膜固定在浅层巩膜壁上。

3) 术毕给予结膜囊内涂抗生素眼膏,术后第二天去除包扎后,抗生素滴眼液滴眼以预防感染。

(2) 结膜新月形切除术

【适应证】 各种结膜松弛症,是目前最常用的手术治疗方式。

【手术方法】

1) 麻醉同前。

2) 标记结膜切除位置:角膜缘后5mm用有齿镊夹住松弛的球结膜,判定结膜的松弛量,并标记出拟切除的结膜组织范围。

3) 切除松弛的结膜组织,用8-0可吸收线间断缝合结膜切口。

4) 术毕给予结膜囊内涂抗生素眼膏,术后第二天去除包扎后,抗生素滴眼液滴眼以预防感染。

4. 人工骨植入术

(1) 一期人工骨植入术

【适应证】 除化脓性眼内炎患者外,凡符合作眼球摘除及眼内容摘除的患者均可以一期行人工骨植入术。恶性肿瘤如脉络膜黑色素瘤和视网膜母细胞瘤者不宜一期行人工骨植入术。

【手术方法】

1) 麻醉:目前多采用全身麻醉和球结膜下局部浸润麻醉。

2) 沿角膜缘全周剪开球结膜,并分离4条直肌,在直肌肌腱附着处预置牵引线,然后剪断直肌、视神经行眼球摘除,压迫止血。

3) 沿角膜缘全周剪开球结膜,钝性分离结膜下组织,剪除角膜,剜除眼内容物,剪短视神经后,压迫止血,制作巩膜花瓣。

4) 将妥布霉素+地塞米松浸泡过的人工骨植入肌圆锥内或巩膜腔内。

5) 用6-0可吸收缝线包埋缝合人工骨于直肌瓣或巩膜瓣内,用8-0可吸收缝线连续缝合结膜下组织及结膜切口。

6) 结膜囊内涂妥布霉素地塞米松眼膏后置入眼模后,闭合睑裂,加压包扎术眼。

7) 术后第五天去除包扎后,隔日常规换药,抗生素滴眼液滴眼以预防感染,术后一个月后待结膜切口愈合好后置入义眼。

(2) 二期人工骨植入术

【适应证】 凡眼球摘除及眼内容摘除的患者,眼窝凹陷畸形的均可以二期行人工骨植入术。

【手术方法】

1) 麻醉:目前多采用全身麻醉和球结膜下局部浸润麻醉。

2) 沿结膜中央水平剪开球结膜,分离结膜下组织,寻找并分离含有4条直肌的组织瓣。

3）将妥布霉素+地塞米松浸泡过的人工骨植入肌圆锥内。

4）用6-0可吸收缝线包埋缝合人工骨于组织瓣内，用8-0可吸收缝线连续缝合结膜下组织及结膜切口。

5）结膜囊内涂妥布霉素地塞米松眼膏后置入眼模后，闭合睑裂，加压包扎术眼。

6）术后第五天去除包扎后，隔日常规换药，抗生素滴眼液滴眼以预防感染，术后一个月后待结膜切口愈合好后置入义眼。如果植入人工骨后发现结膜囊狭窄，根据狭窄的情况行结膜囊成形术，具体术式的选择详见结膜囊狭窄部分。

【并发症及其处理】

1）植入物暴露：如暴露范围较小，可行修补手术治疗；如暴露范围较大，则需行人工骨取出，待结膜囊愈合后，再行人工骨植入联合结膜囊成形术。

2）上睑下垂：术后或伤后6个月不能恢复，可考虑行上睑下垂矫正手术。

3）植入性囊肿：发现后即行手术切除，囊肿需切除干净。

4）术后结膜囊狭窄：术后6个月以上行结膜囊成形术，具体术式的选择详见结膜囊狭窄部分。

5）肉芽组织增生：尽早手术切除，并可辅以抗代谢药液局部应用。

四、眼眶整形手术

（一）眼眶发育不良眶容积扩大术

【适应证】 年龄≥18岁，面颅骨已发育定型；眼眶发育过小、明显影响外观。

【禁忌证】

1. 年龄<18岁，面颅骨未定型。
2. 眼周、面部有感染灶。
3. 全身系统性疾病不能耐受手术。

【术前检查与评估】

1. 检查

（1）全身各项常规检查。

（2）眼眶CT行眶容积测定，眼球突出度、两侧眼球发育情况等。

2. 评估

（1）两侧眶缘差距，重点修复位置，手术入路。

（2）眼窝饱满度，是否需同期行眼球摘除及结膜囊成形术。

【手术技巧及方法】

1. 局部或全身麻醉后行下睑眼袋切口适当向颞侧延伸，根据情况联合眉弓下缘切口。

2. 如需联合行眼球摘除及结膜囊成形术需先行处理（方法参照眼球摘除及结膜囊成形术）。

3. 分离肌层、暴露眶缘、眶下壁（必要时联合眶上壁）外侧。

4. 切开骨膜，钝性分离，参照两侧眶缘高低及各径线长度，置入修剪后的人工眶缘（MEDPOR植入材料）；用钛钉固定；磨钻进行眶缘部分磨除扩大眶口。

5. 分层间断缝合骨膜、肌层及皮肤层

【并发症及预防】

1. 出血、感染 术中彻底止血，术后应用止血药物及抗生素。

2. 人工材料移位、暴露 术中固定、缝合要牢靠，术后局部加压包扎。

（二）鼻内镜下眶壁骨折修复术

【适应证】 累及眶底中后部的眶底骨折；眶内壁骨折的复位。

【禁忌证】 鼻窦、鼻腔炎症、有感染者。

【术前检查与评估】

1. 检查

（1）全身各项常规检查。

（2）眼眶、鼻窦及颅脑CT，眼球突出度、眼外肌功能、视功能等。

2. 评估

（1）何种手术入路可最大限度发挥鼻内镜优势。

（2）术后患者复视、眼窝凹陷改善程度，眼球运动及视功能影响程度。

【手术方法】

1. 鼻内镜下眶底骨折修复术

（1）局部或全身麻醉后切开患侧的钩突。

（2）确定上颌窦口，扩大到其窦口的骨边缘；前扩大上颌窦口，小心避免损伤鼻泪管。

（3）将嵌顿的软组织复位到眶中，通过下睑或下穹隆切口置入植入物（如：钛板、MEDPOR人工植入材料等）；鼻内镜下检查确定植入物周边特别是后壁均有支撑，并且没有压迫到Zinn总腱环和视神经。

2. 鼻内镜下眶内壁骨折修复术

（1）全麻或局麻下泪阜部结膜切口。

（2）打开中鼻道，切开钩突及筛泡。

（3）去除骨折的筛骨和黏膜，最大程度保留复位眶内壁骨碎片，还纳脱出的眶内容物。

（4）植入眶内修复材料重建眶内壁，植入物的大小以不影响额窦和上颌窦的引流为宜。

【术中并发症、预防及处理】

1. 并发症 损伤内直肌引起或加重复视；破坏筛前筛

后动脉后引起的眶内血肿、脑脊液漏等。

2. 预防及处理　鼻内镜扩大了手术视野,可直视下操作,较其他术式更容易避免上述损伤。术中止血要充分,如有脑脊液漏发生,可即刻取周围鼻黏膜或鼻中隔黏膜修补。

【术后并发症、预防及处理】

1. 并发症　视力下降或丧失、眼球运动障碍、感染、眶内血肿。

2. 预防及处理　密切观察视力及眼外肌功能,给予药物支持治疗;局部及全身给予抗生素及止血药物治疗。

(三)鼻内镜下视神经管减压术

【适应证】

1. 闭合性颅脑外伤,眼球无损伤,出现同侧严重的视力减退或失明,视神经管CT提示骨折。

2. 视神经管CT未提示骨折,但临床检查支持外伤性视神经病变,患者外伤后视力逐渐下降。

3. 外伤后7~10天以内。

【禁忌证】

1. 鼻窦炎。

2. 鼻息肉(为相对禁忌证)。

【术前检查与评估】

1. 术前检查

(1) 详细的眼科检查,包括视敏度,视野和眼底。

(2) 神经系统检查,注意有无脑脊液漏,有无颅脑损伤。

(3) 视神经管轴位及冠状位CT扫描,鼻窦冠状位和轴位CT扫描。

2. 术前评估

(1) 患者全身情况能否耐受手术,术中脑脊液漏及颅内动脉出血的预防。

(2) 术后视力预后情况。

【手术方法】

1. 全身麻醉下切除钩突、将中鼻甲向鼻中隔方向骨折移位,扩大手术进路;开放筛泡,清除全部前、后组筛窦气房。

2. 详细检查筛顶,纸样板,及蝶窦前壁,注意有无骨折线或骨质破坏;充分扩大蝶窦前壁,清除蝶窦内积血,严格止血。

3. 仔细辨认视结节和视神经管隆突,用磨钻磨除视神经管隆突的骨质,找到视神经并寻找骨折部位,判定骨折性质和程度,分别情况予以处理。

4. 镰状钩剔除去视神经管骨壁全程、周径达1/2的骨质,使视神经充分减压;并切开视神经鞘膜和前端的总腱环。

5. 仔细止血后,用含有抗生素的生理盐水冲洗蝶窦和筛窦腔;用鼠神经生长因子的吸收性明胶海绵轻轻贴附于裸露视神经处;膨胀海绵填塞前组筛窦和鼻腔。

【术后处理】

1. 全身应用广谱抗生素,同时应用糖皮质激素,能量合剂,神经营养药物,改善循环药物等。

2. 手术后第2~3天抽出鼻内填塞膨胀海绵。

3. 手术后10~14天清除筛窦和蝶窦内残留的吸收性明胶海绵,清除肉芽组织。

4. 注意观察患者视力变化及有无脑脊液漏发生,药物支持治疗至术后6个月。

【并发症及处理】

1. 脑脊液鼻漏和脑膜炎　常因伤势严重,或因手术中切开视神经鞘膜所致;如术中发现及时行修补填塞术,术后足疗程应用能透过血脑屏障的广谱抗生素。

2. 筛前动脉或颈内动脉破裂可以引起严重甚至致命的出血,出现后应大量输血,颈动脉结扎等紧急处理。

五、眉部整形手术

(一)眉下垂提升术

根据切口部位不同及病情严重程度又可分为眉上缘切口提升术、额中部切口提升术、冠状切口的眉提升术、睑成形术切口的眉提升术、内镜下提眉术等手术方式。

【适应证】

(1) 眉下垂伴上睑皮肤松弛导致上方视野被遮挡,影响患者视功能。

(2) 眉间或额部皱纹明显影响患者美观。

(3) 两侧眉位置不对称,或手术及面部疾病继发眉位置的改变,坐位观两侧眉位置高低相差≥2mm者。

【禁忌证】

(1) 有血液系统疾病、凝血功能有障碍者;瘢痕体质患者。

(2) 眼周及面部有感染病灶未治愈者。

(3) 面神经麻痹后病情尚未稳定者。

(4) 对于原发额部秃发的患者以及对术后发际线的改变有异议者不宜手术。

【术前检查与评估】

(1) 检查

1) 患者的面部特征,如眉的轮廓和位置,眉间宽度,上睑下垂的程度,发际线的位置,前额长度,额部皱纹等。

2) 血常规、凝血功能、心电图等常规检查。

(2) 评估

1) 患者手术目的是为了改善功能还是为了美容。

2) 可考虑的手术方式最终矫正程度及瘢痕状况,患者接受程度。

【术前标记与设计】

（1）标记：术前患者清醒并取坐位时标记：发际线、横向皱纹、眉间皱纹、上睑皱褶、鼻根部的横向皱纹。记录将患者眉毛固定于期望的高度时所需切除皮肤的量（mm）。

（2）设计要点

1）手术时需在设计切皮量基础上应过矫 2mm。

2）切口越靠近眉毛，额部提升越直接；采用眉上缘提升术，每提拉 1cm，眉可提升约 1cm；采用冠状切口时，每提拉 3~4cm，眉可提升约 1cm。

3）如眉上抬后上睑皮肤仍较松弛，需在提眉术后过一段时间再行上睑成形术。

【术中并发症及预防】

（1）眶上神经血管束损伤：术中解剖层次清晰，一般可避免。

（2）毛囊损伤：倾斜切口，避免毛囊损伤。

【术后并发症及处理】

（1）出血、感染　应用止血药物及抗生素。

（2）缝线松动、眉下垂复发：术中缝合固定可靠，术后加压包扎，必要时再次缝合固定。

（3）毛囊损伤：一般观察，严重的可行眉毛种植或纹绣处理。

（4）皮肤瘢痕局部理疗，药物治疗。

1. 眉上缘切口提升术

【适应证】　眉下垂，额部皱纹较轻者。

【手术方法】

（1）设计：根据眉下垂范围、程度及预计切皮量（加上 2mm）设计椭圆形、新月形、"S"形切口。

（2）麻醉：以 2% 利多卡因加少许（1：100 000）肾上腺素行局部浸润麻醉，等待 5 分钟，使其充分发挥镇痛及止血效果，麻药不宜过量以免使局部组织变形。

（3）沿画线切开皮肤全层、眉上缘切口呈 25°~30° 角倾斜，避免损伤毛囊。分离深部组织至额肌纤维，在此层面松解待切除的组织并整块切除，充分止血。下垂较严重者可于创面内做一平行眉毛上缘的骨膜切口，并向上下潜行分离，用 3-0 不可吸收缝线将切口下缘的额肌同切口上缘的骨膜作褥式缝合固定 1~2 针，可确保手术效果，减少复发。6-0 可吸收线逐层对位缝合切口。

（4）连续缝合关闭皮肤切口。术后局部加压，24~48 小时换药，5~7 天拆线。

2. 额中部切口提升术

【适应证】

（1）具有较深的额中部皱纹的眉下垂患者。

（2）不希望眉上缘留下瘢痕，伴有秃发、头发稀少、发际较高不适宜做冠状切口的患者。

【手术方法】

（1）根据额部皱纹线设计切口的形状，可为横条形、改良的哑铃形、锯齿形、中部加厚形等；上下切口之间对的距离为眉和眉间组织提升所需的量，在额中部应过矫 0.5~1cm。

（2）沿设计线切开并切除皮肤和皮下组织，皮瓣向下剥离至上眶缘，并上提 0.5cm；在鼻根部上方 4cm 处做一横切口、经额肌及筋膜层向下剥离至鼻根部和内上眶缘，注意保护眶上及滑车神经血管束。切除两侧的部分皱眉肌和降眉肌；两侧的轮匝肌上缘用 6-0 可吸收线间断缝合固定于骨膜上，防止眉下垂复发。

（3）切口上方的皮瓣在帽状腱膜下层剥离至发际线，去除部分额肌，切除后的组织创缘用 6-0 可吸收线缝合以提升眉间及眉中部组织。

（4）6-0 可吸收线褥式缝合皮下组织，连续缝合皮肤切口，术区轻加压包扎，5~7 天拆除缝线。

3. 冠状切口的眉提升术

【适应证】　较严重的眉下垂合并明显的额部及眉间皱纹，但不希望眉上缘及额中部有皮肤瘢痕的患者。

【手术方法】

（1）术前准备：术前晚清洗头发，术前 8 小时禁食水备全麻，术前 30 分钟预防性使用抗生素。

（2）平行于发际线画线设计切口，一般至少位于发际线后方 5cm，两侧延伸至耳廓根部上方；沿切口线分开头发，再次以消毒液清洁头发并加以固定，外耳道填塞消毒棉球。

（3）以 2% 利多卡因加少许（1：100 000）肾上腺素自浅层至帽状腱膜层逐层行局部浸润麻醉，等待 5~10 分钟，使其充分发挥镇痛及止血效果。

（4）皮肤切口可选择曲线形或"W"形，帽状腱膜层作曲线切口；双极电凝或头皮夹止血，皮瓣移动困难时可沿耳根方向延长切口，分离时注意保护颞肌筋膜、避免损伤颞浅动、静脉和面神经分支。

（5）钝性分离帽状腱膜下平面至距眶上缘 4cm 处，以充分提升冠状皮瓣；然后转为骨膜下分离至鼻根部，剪断或部分切除皱眉肌和降眉肌，以充分提拉眉部。剪断切除 3~4 条宽约 1cm 的额肌。彻底松解皮瓣后向上提拉一般以将预计的眉位置过矫 1cm 为标准，切除多余组织。

（6）逐层对位缝合，帽状腱膜层用 4-0 号聚丙烯缝线间断缝合，皮肤层可使用 5-0 慕丝线联合缝合病史边缘翻转，术后留置引流管 24 小时，加压包扎，10 天拆线。

4. 睑成形术切口的眉提升术

【适应证】　轻度眼睑皮肤松弛或中度眉下垂者，额部皮肤皱纹不明显、皮肤弹性尚可。

【手术方法】

(1) 坐位确定眉提升量,上睑皱襞画线设计切口。

(2) 以2%利多卡因加少许(1:100 000)肾上腺素行局部浸润麻醉。

(3) 沿画线作切口后,于上缘锐性剥离眶膈前轮匝肌,分离至肌肉层和眉部脂肪软组织之间的层面,注意保护眶上神经,并切除眉外下方的部分脂肪垫,但避免损伤肌层组织。

(4) 根据眉下垂的位置,在其中央及内、外侧作3针深部的固定缝线,一般使用4-0号聚乙烯缝线将眉毛下皮下组织向上方固定于高处的额肌和深部的骨膜组织,根据眉弓弧度调整缝线的松紧度及高度。

(5) 眉提至理想水平后,去除上睑多余皮肤组织,行睑成形术。

5. 内镜下提眉术

【适应证】 眉下垂、发际至眉上缘的距离<6cm。

【手术方法】

(1) 术前准备:患者取坐姿,测量从外眦、瞳孔中央、内眦到眉上方的距离;测量眉至发际的距离,一般要瞳孔中央到眉的距离必须>2.5cm。并标记出眶上缘、眶上神经、滑车上神经的可能位置。术前8小时禁食水备全麻,术前30分钟预防性使用抗生素。

(2) 接近额部设计5个2cm长的切口,一个中央切口,两个旁正中切口距中线3~4cm,颞侧切口位于从鼻翼与外侧眶缘连线的正切线上。

(3) 用2%利多卡因混合1:100 000肾上腺素的溶液做额部和头皮浸润麻醉。

(4) 切开皮肤,中央和旁中央切口深达骨膜,颞侧切口深达颞深筋膜层次,颞侧切口在内镜直视下分离并松解联合腱膜和沿眶上缘的骨膜,向下可剥离至颧弓,向外剥离至耳部。中央和旁中央切口于骨膜平面分离至眶上缘,后部达颅骨顶点。内镜直视下切除皱眉肌和降眉间肌。分离完毕后可使用肾上腺素棉片填塞止血。

(5) 于旁正中切口牵拉头皮瓣向上复位,于颞侧切口固定于颞肌筋膜,中央头皮使用经皮的螺丝固定,旁正中切口使用直径1.5mm的钛钉固定。

(6) 4-0号聚丙烯线埋藏缝合深部组织,浅层皮肤组织应用头皮钉关闭;皮瓣下留置引流管24~48小时,术后加压包扎。10~14天拆除钛钉和头皮钉。可使用抗生素预防感染,糖皮质激素减轻组织水肿。

(二) 眉畸形矫正术

正常成年男性,眉中央部的下缘与眶上缘一致,眉型平坦;而成年女性则位于眶上缘的上方,眉部成弓形。眉畸形是指无眉结构的缺少、眉的完整性被破坏,造成眉分离和错位。严重的老年性皮肤松弛或面神经额支的瘫痪,可导致眉下垂;某些先天或后天疾病、烧伤、外伤早期处理不当等导致眉毛错位畸形。对眉下垂、眉错位均可通过手术进行矫正。眉下垂畸形的矫正可参考上眉提升术,这里主要介绍一下眉错位矫正术。

1. 眉距过宽"V-Y"整形法

【适应证】 外伤及手术后眉距增宽者,先天性鼻裂患者。

【手术方法】

(1) 确定新的眉头位置,于眉内眦区设计两个对称的横形的"Y"切口。

(2) 用2%利多卡因混合1:100 000肾上腺素的溶液做局部浸润麻醉。

(3) 沿设计线切开皮肤、皮下深层彻底分离,注意保护眉毛毛囊;皮瓣向内眦区推进做"V"形缝合,轻压包扎24小时,一周后拆线(图33-15-2)。

2. 眉位不整"Z"整形术

【适应证】 外伤后或先天性眉毛向上、向下移位或中间错位者。

【手术方法】

(1) 根据需要矫正位置的不同设计不同的"z"形切口;单侧畸形时,设计时应参照健侧眉部的外形;两侧对称性畸形,手术切口的设计也需对称的。

(2) 用2%利多卡因混合1:100 000肾上腺素的溶液做局部浸润麻醉。

(3) 沿设计线切开皮肤、切口深达皮下脂肪层,松解瘢

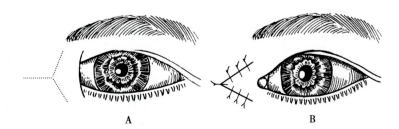

图 33-15-2 内眦赘皮 Y-V 矫正术
A. Y 形皮肤切口;B. 皮瓣 V 形缝合

痕所致局部张力,游离皮瓣时勿损伤眉毛毛囊,把两个三角瓣换位缝合,使移位之眉毛复位(图33-15-3)。

3. 经眉上睑提升术

【适应证】

(1) 患者以上睑皮肤特别是外侧皮肤松弛为主要临床表现及手术意愿者。

(2) 希望恢复天生的重睑皱襞者。

【手术方法】

(1) 手术设计:单纯表现为上睑皮肤松弛者采用眉下切口,合并有眉下垂者采用眉上切口;患者取坐位,平视前方,标记出需要切除的皮肤宽度,长度同眉毛长度大致相同,因大部分患者以上睑外侧皮肤松弛为主,故切口形状多为"手术刀"形,切口内侧不超过眉头,外侧可沿眉尾适当延长。

(2) 麻醉:用2%利多卡因混合1:100 000肾上腺素的溶液做局部浸润麻醉。

(3) 分离及提升 11号刀片沿设计线切开皮肤及皮下组织,分离至SMAS层;在眉下切口SMAS层为眼轮匝肌上部,将分离的眼轮匝肌向上提紧以5-0丝线穿过切口上缘额肌及眉部脂肪垫同深处骨膜做褥式悬吊缝合3~6针;眉上切口的SMAS层为额肌下部,去除皮肤后沿SMAS浅面在切口下缘向下分离暴露眼轮匝肌,分离宽度约5mm;以5-0丝线折叠悬吊3~6针;皮肤层以6-0丝线缝合;术后5~7天拆线。

六、微整形手术技术

(一) 针剂注射技术

注射美容技术是指通过注射药物和填充材料来矫正人体外部缺陷和治疗疾病而达到美容效果的一种治疗技术,具有操作简单、方便、损伤小、手术时间短、恢复快等优点。

(二) 肉毒素注射技术在眼睑、面部疾病中的应用

肉毒素注射最早被应用于眼睑痉挛、斜视、面肌痉挛、斜颈和多汗症的治疗,直到20世纪80年代,在治疗眼睑痉挛时发现其具有皮肤除皱作用,随后被美容界广泛应用。A型肉毒毒素于1989年12月被美国FDA正式批准为临床治疗药品,成为世界上第一个用于临床的微生物毒素。

【适应证】

1. 面部上1/3的表情纹如额头皱纹、眉间纹、鱼尾纹。

2. 眼睑痉挛,面颈部肌肉痉挛。

3. 改善面部轮廓眼轮匝肌肥厚、单纯咬肌肥大、口角不对称、改善鼻唇沟等。

【禁忌证】

1. 重症肌无力,上睑下垂等神经肌肉疾病患者。

2. 对白蛋白过敏或过敏体质者。

3. 全身重要器官有严重系统性疾病患者。

4. 使用氨基糖苷类抗生素者。

【操作方法】

1. 设计并标出注射点,预计每点注射量及总量。用无菌注射用水稀释冻干粉,浓度一般稀释至25U/ml,用1.0ml皮试注射器抽取配制好的溶液备用,首次每点注射0.1ml合2.5U,一次注射总量为20~50U。

2. 注射部位皮肤常规消毒。

3. 严格掌握每一个点的注射量及注射深度;较深的皱纹肌可注入肌肉内,而对表浅的眼轮匝肌额肌和降眉肌上可做皮下注射。

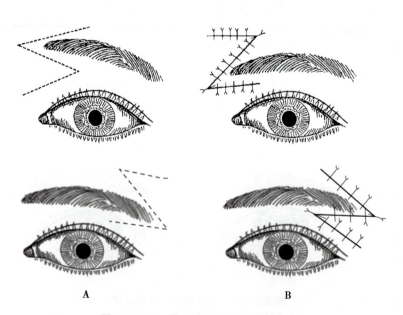

图33-15-3 眉毛移位Z形皮瓣矫正术

4. 不同部位的操作要点。

（1）前额皱纹：在眉上缘1.5cm以上按皱纹的走向设计，一侧注射3~6个点不等，每点相距1.5~2.0cm，对称分布并跨越额皱纹全长，每个点注射2.5~5U，总计25~60U。

（2）眉间纹：一般由额肌、降眉肌和眼轮匝肌内侧缘肌肉收缩引起，定点时要兼顾周围协同肌的范围，一般注射4~5个点，每点注射2.5~5U，共计10~25U。

（3）鱼尾纹：一般由眼眶肌的外侧缘肌肉收缩引起，故眼眶外侧各注射3点，第一点在骨性眶缘外侧1.0cm外眦水平处，其上方和下方1.0cm处再定另外两个点，每个点注射2.5~5U，总剂量7~12U。

（4）颈阔肌纹：一般在颏下，颈前注射4~5个点，每点注射5U，总剂量20~25U。

（5）眼睑痉挛、面颈部肌肉痉挛、眼轮匝肌肥厚、单纯咬肌肥大、口角不对称、改善鼻唇沟等症状时需以发病部位、程度确定注射点、注射剂量及层次。

【并发症及处理】

1. 局部血肿疼痛　一般较轻微，无须处理。

2. 表情呆板、畏光流泪、额部紧绷感、邻近部位皱纹加深、眉下垂、上睑下垂、复视、下睑外翻等，但都是短暂的，可于2~3周自行恢复；睑下垂症状明显时也可用0.25%新福林眼药水滴眼治疗。

3. 极少数人可能发生过敏反应，重者发生过敏性休克，应备急救药品。

4. 效果不持久　药效为3~6个月，重复注射可使效果更持久。

（三）透明质酸注射美容术在眼睑、面部美容中的应用

透明质酸又称玻尿酸，具有很强的保湿功能，可以增加皮肤弹性，是支撑皮肤弹性的必要成分。随年龄增加，体内透明质酸渐渐流失，造成真皮水分减少，促使皮肤产生皱纹。

注射使用的透明质酸在注入后会与体内原有的透明质酸融合，使皮肤膨胀，皱纹变平隆起，安全性极高。每次注射可维持6~8个月的效果。

【适应证】

1. 皱纹的修饰。

2. 唇型、脸型的美观；低鼻等体积的修饰。

3. 肌肉运动的刻痕、疾病或外伤致组织缺损的填补。

【禁忌证】

1. 周围组织有感染灶。

2. 全身重要器官有严重系统性疾病患者。

【注射方法】

1. 将注射部位用画线笔标出固定，局部用碘伏进行消毒。

2. 选择4~6号针头，安在有透明质酸的注射器上。

3. 皱纹的注射　细小皱纹用4号针头，深大皱纹选用6号针头，从皱纹一端注入，然后轻轻用手指抚平。注射鼻唇沟时，一定要将材料直接注入褶痕和褶皱中下真皮的深层。"线形注射"技术用于填充下方的鼻唇沟、丰唇或修饰个别结构，如唇珠和人中嵴。"扇形"或"交叉"注射技术，用于大面积注射区域的填充，如唇颏褶皱、上方鼻唇沟或面颊区。

【注意事项】

1. 注射皱纹时，必须注射到皱纹的凹槽里，而不能注入他处，否则起不到填充托平皱纹的目的。

2. 透明质酸因为本来就存在皮肤中，有很强的保湿效果，注入人体后几乎不会有过敏反应，因此可以反复注射。

3. 注射时要矫正完全但不要矫枉过正。

【并发症及处理】

1. 皱纹及复发　一般此注射只能维持6~8个月，在这之后需要再次注射。

2. 过敏反应　极少数人会在注射局部出现红肿发痒，此时即可涂用皮质激素软膏或用针头插入将其透明质酸挤出。

3. 注射不当可造成鼻部、眼部甚至颅内血管栓塞。

（四）颗粒脂肪注射技术在眼睑、面部美容中的应用

应用自体脂肪颗粒移植治疗软组织缺损和发育不良有上百年的历史，最早报道于1893年，后来因为研究发现成活率相对较低，坏死的脂肪颗粒往往引起纤维囊性化和假性囊肿，它的临床使用受到限制。20世纪80年代脂肪抽吸技术的出现，使得大量脂肪获取成为可能，研究证实移植的自体脂肪颗粒是可以存活的，自体脂肪颗粒移植作为一门新技术得以迅速发展，逐渐成为整形外科医师治疗相关畸形或缺陷的常用方法。因其具有来源丰富、取材容易、操作简便、易于成活、可重复性高、适用于身体任何部位、病人恢复快、费用低等特点，逐渐成为很多临床整形治疗的首选方案。

【适应证】

1. 退行性变、衰老、脂肪萎缩造成眼睑及面部凹陷者。

2. 重睑术、眼袋整形术去除眶脂肪过多后伴有轻、中度上下睑凹陷者。

3. 眼眶肿瘤摘除眶窝凹陷畸形；各种原因引起眼球萎缩。

4. 眼外伤造成眶内容减少、眶容积增大引起眼球内陷。

【禁忌证】

1. 有重要器质性病变者。

2. 瘢痕体质或有出血倾向者。
3. 精神病患者或术前沟通效果不满意者。

【手术方法与技巧】

1. 矫正睑面部凹陷者用画线笔标定出凹陷的范围,矫正眼球内陷及眶窝凹陷者根据相关检查结果估测需要脂肪颗粒的量;然后标记脂肪供区的抽吸范围;一般选择在下腹部脐旁。

2. 脂肪供区常规碘附消毒,采用局部浸润麻醉,利用 5ml 注射器、16 号注射针头反复负压抽吸,通过脂肪纯化技术对抽吸的脂肪颗粒进行处理,以萃取出注射所需的脂肪颗粒。

3. 睑面部等浅表组织凹陷矫正一般于边缘选择较隐匿处作切口,切口约 2mm 长,针头通过切口将颗粒脂肪均匀注射入凹陷区皮下或眶隔内,注射量应超过需要填充量的 50% 左右;适当按摩,使脂肪均匀分布;最后用 5-0 丝线缝合切口,6 天后拆线。眶窝及眼球内陷等的矫正一般注射于肌圆锥内,眼部轻加压 24 小时。

【注意事项】

1. 因脂肪颗粒部分吸收,应超过估计需要量的 50% 左右超量注射,如果效果仍欠佳,3~6 个月后可重复注射。

2. 脂肪抽吸、注射需注意无菌操作,以免感染导致手术失败。

【并发症及处理】

1. 外形不满意　因脂肪局部吸收量的不确定性导致术后矫正不足或某些部位过多,故首次应少量注射,不足时可补充注射。

2. 假性囊肿或纤维囊性化　彻底清除血脂,局部按摩或理疗可以减少纤维囊性化的发生,假性囊肿可以通过局部穿刺抽出液体。

3. 供区血肿或皮下瘀血　可采用加压包扎方法,血肿一旦形成,可在术后 4~5 天采取理疗及服用活血化瘀药物。

(五)激光治疗技术在眼部、面部美容的应用

激光照射到生物组织上,二者相互作用,激光和生物组织都发生了变化,这种变化称为激光的生物效应。激光引起生物组织变化的这种效应被应用于美容治疗中。激光治疗标准个体化是其临床应用中的重要原则。

【适应证】

1. Q1064nm,太田痣、文眉、文眼线、外伤性文身。
2. Q532nm,文唇、色素痣。
3. 褐色斑、咖啡斑、雀斑、老年斑。

【禁忌证】

1. 瘢痕体质、免疫功能低下、凝血机制障碍、全身或局部有感染的病人应避免治疗。

2. 有精神及心理异常者要慎重处理。

【方法与技巧】

1. 75% 乙醇局部消毒,以 2% 利多卡因溶液皮下浸润麻醉,或利多卡因乳膏表面麻醉。

2. 选择不同波长、不同参数激光对病变区进行治疗。

3. 局部涂抗生素软膏预防感染,每日消毒。

【注意事项】

1. 避免日晒,防止感染。
2. 注意休息,口服维生素 C 等预防色素沉着。

【并发症及处理】

1. 感染　局部消毒,应用抗生素。
2. 色素沉着　多为暂时性,可口服维生素 C,局部外擦氢醌霜。
3. 皮损再现　可重复治疗。
4. 瘢痕形成　治疗操作细心耐心,掌握照射深度、创面力求均匀平整。

附:义眼的定制与佩戴

【适应证】

1. 外伤或眼病所致眼球萎缩行结膜遮盖后。
2. 眼球摘除术后、眼座植入术后。
3. 先天性小眼球结膜遮盖术后。

【禁忌证】

1. 眼座位置过浅或移位、眼座暴露。
2. 结膜囊狭窄、眼睑缺损、畸形。
3. 结膜囊有明显炎症。

【检查与准备】

1. 检查眼球萎缩程度、两侧眼球突出度差别,结膜囊有无狭窄,有无炎症。

2. 检查眼睑有无先天或后天畸形,下睑是否松弛、退缩,是否有闭合不全。

3. 检查泪器情况,有无泪囊炎、泪腺萎缩等疾病。

【定制步骤】

1. 塑制义眼蜡模型。
2. 翻制义眼毛坯石膏成型模。
3. 制作塑料义眼坯。
4. 塑制义眼透明层(角膜、球结膜)蜡模型。
5. 翻制义眼透明层石膏成型模。
6. 制作塑料义眼透明层及角膜、球结膜。

【安装方法】

1. 装入时　嘱患者眼向下看、向上牵拉上睑,将义眼上缘插入结膜囊;眼向上看,向下方牵拉下睑,把义眼下缘推入结膜囊。

2. 取出时　眼向上看,向下牵拉下睑,向里压迫下睑,义眼下缘滑出,捏住义眼两侧将其取出。

【佩戴并发症及处理】

1. 下睑松弛、结膜囊狭窄、上睑下垂　手术矫正。
2. 眼座暴露　更换合适义眼片,药物保守治疗,必要时手术。
3. 结膜炎　药物治疗,更换义眼片。

(宋丽华　史俊虎　李妍　杨俭伟)

参考文献

1. 葛坚,刘奕志.眼科手术学.第3版.北京:人民卫生出版社,2015:1-34.
2. 欧阳明,刘桂琴,秦波,等.眼睑恶性肿瘤切除后睑板重建方法分析.中华眼外伤职业眼病杂志,2015,37(6):458-460.
3. R.K.Weber,R.Keerl,S.D.Schaefer,et al.泪道手术图谱.陶海,侯世科,译.北京:北京科学技术出版社,2015:35-137.
4. 范金鲁,郑颖洁.鼻腔内镜下泪道微创手术学.北京:科学技术文献出版社,2016:172-285.
5. 谢立信,石伟云.角膜病学.北京:人民卫生出版社,2007:440-542.
6. 王立强,黄立飞.波士顿人工角膜临床应用及其进展.中华眼科杂志,2014,50:307-312.
7. 陈志敏.白内障超声乳化术后恶性青光眼临床分析.眼科新进展,2014,10:959-962.
8. 葛坚.临床眼科学.第3版.北京:人民卫生出版社,2016:453-512.
9. 张秀兰.图解临床青光眼诊治.北京:人民卫生出版社,2014:183-208.
10. 黎晓新,王景昭.玻璃体视网膜手术学.第2版.北京:人民卫生出版社,2014:156-223.
11. 张少冲,吕林.临床眼底病·外科卷.北京:人民卫生出版社,2014:110-234.
12. 魏文斌.同仁玻璃体视网膜手术手册.第2版.北京:人民卫生出版社,2014:167-245.
13. 激光角膜屈光手术临床诊疗专家共识.激光角膜屈光手术临床诊疗专家共识(2015年).中华眼科杂志,2015,51(4):249-254.
14. 中华医学会眼科学分会眼视光学组.我国飞秒激光小切口角膜基质透镜取出手术规范专家共识(2016年).中华眼科杂志,2016,52(1):15-21.
15. 张军燕,李莹.老视的角膜矫正手术.中华眼视光学与视觉科学杂志,2015,17(9):569-572.
16. 李莹.老视矫正手术的临床应用与展望.中华眼视光学与视觉科学杂志,2015,17(9):513-517.
17. 刘莛.老视矫治手术治疗最新进展.中华实验眼科杂志,2017,35(6):567-571.
18. 韩爱军.实用斜视与弱视:诊疗重点与典型病例.北京:科学技术文献出版社,2016:120-141.
19. 葛坚,刘奕志.眼科手术学.第3版.北京:人民卫生出版社,2015:603-677.
20. 贾金辰.眼外伤手术实践与思考.北京:人民卫生出版社,2013:13-319.
21. 陈国海,吴文灿,姜方正.鼻内镜下经泪阜径路整复单纯性眶内侧壁骨折手术的临床应用及疗效分析.中华眼科杂志,2014,50(8):575-578.
22. 李冬梅译.眼整形外科手术设计与技术.北京:人民卫生出版社,2003,192-199.
23. 王毅,肖利华,李月月,等.鼻内镜下经筛窦摘除眼眶内侧肿瘤的初步研究.中华眼科杂志,2015,51(8):569-575.